D1574037

Real-time-
Sonographie
des Körpers

Real-time-Sonographie des Körpers

Herausgegeben von
Egon Bücheler, Gerd Friedmann,
Manfred Thelen

Unter Mitwirkung von
Dieter Beyer, Wulf-Peter Brockmann, Rolf Günther,
Peter-Jürgen Schulze

Mit Beiträgen von
D. Beyer
J. A. Bliesener
P. Brockerhoff
W.-P. Brockmann
E. Bücheler
H. Denkhaus
B. Frentzel-Beyme
G. Friedmann
R. Günther
J. Hagemann
M. Heller
G. Keller
F.-P. Kuhn
U. Mödder
H. J. Moeck
H. Neubauer
P. E. Peters
P.-J. Schulze
G. Schweikhart
M. Thelen
Ch. Thiel
H. v. Wilmsdorff

713 Abbildungen in 1264 Einzeldarstellungen

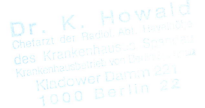

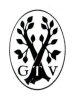

1983
Georg Thieme Verlag Stuttgart · New York

CIP-Kurztitelaufnahme der Deutschen Bibliothek

Real-time-Sonographie des Körpers/hrsg. von Egon Bücheler...
Unter Mitw. von Dieter Beyer...Mit Beitr. von D. Beyer...-
Stuttgart; New York: Thieme, 1983

NE: Bücheler, Egon [Hrsg.]; Beyer, Dieter [Mitverf.]

Wichtiger Hinweis:

Medizin als Wissenschaft ist ständig in Fluß. Forschung und klinische Erfahrung erweitern unsere Kenntnisse, insbesondere was Behandlung und Einsatz von Medikamenten anbelangt. Autoren, Herausgeber und Verlag haben größte Mühe darauf verwandt, daß die angegebene Dosierung und Applikation genau dem Wissensstand bei Fertigstellung des Werkes entspricht. Dennoch ist jeder Leser aufgefordert, die Beipackzettel der verwendeten Präparate zu prüfen, um in eigener Verantwortung festzustellen, ob die dort gegebene Empfehlung für Dosierungen oder Beachtung von Kontraindikationen gegenüber der Angabe in diesem Buch abweicht. Dies ist besonders wichtig bei neu auf den Markt gebrachten oder bei selten verwendeten Präparaten. Bei der Beurteilung von Computertomogrammen ist zu beachten, daß die Seitenbezeichnung international noch nicht einheitlich festgelegt ist.

Geschützte Warennamen (Warenzeichen) werden *nicht* besonders kenntlich gemacht. Aus dem Fehlen eines solchen Hinweises kann also nicht geschlossen werden, daß es sich um einen freien Warennamen handele.
Alle Rechte, insbesondere das Recht der Vervielfältigung und Verbreitung sowie der Übersetzung, vorbehalten. Kein Teil des Werkes darf in irgendeiner Form (durch Photokopie, Mikrofilm oder ein anderes Verfahren) ohne schriftliche Genehmigung des Verlages reproduziert oder unter Verwendung elektronischer Systeme verarbeitet, vervielfältigt oder verbreitet werden.

© 1983 Georg Thieme Verlag, Rüdigerstraße 14, D-7000 Stuttgart 30
- Printed in Germany -

Satz: Wipper Fotosatz GmbH, Esslingen (tpe/gst) - Druck: Karl Grammlich, Pliezhausen

ISBN 3-13-642901-X

Anschriften

Beyer, D., Priv.-Doz. Dr.
Radiologisches Institut der Universität Köln
Joseph-Stelzmann-Straße 9, 5000 Köln 41

Bliesener, J. A., Dr.
Radiologische Abteilung des
Städtischen Kinderkrankenhauses Köln
Amsterdamer Straße 59, 5000 Köln 60

Brockerhoff, P., Dr.
Klinik für Geburtshilfe und Frauen-
krankheiten der Universität Mainz
Langenbeckstraße 1, 6500 Mainz

Brockmann, W.-P., Dr.
Radiologische Klinik und Strahleninstitut des
Universitäts-Krankenhauses Eppendorf
Martinstraße 52, 2000 Hamburg 20

Bücheler, E., Prof. Dr.
Direktor der Abteilung Röntgendiagnostik,
Radiologische Klinik und Strahlen-
institut des Universitäts-Krankenhauses
Eppendorf
Martinstraße 52, 2000 Hamburg 20

Denkhaus, H., Dr.
Radiologische Klinik und Strahleninstitut des
Universitäts-Krankenhauses Eppendorf
Martinstraße 52, 2000 Hamburg 20

Frentzel-Beyme, B., Dr.
Radiologische Klinik,
Städtisches Krankenhaus Spandau
Lynarstraße 12, 1000 Berlin 20

Friedmann, G., Prof. Dr.
Direktor des Radiologischen Instituts
der Universität Köln
Joseph-Stelzmann-Straße 9, 5000 Köln 41

Günther, R., Prof. Dr.
Institut für Klinische Strahlenkunde
der Universität Mainz
Langenbeckstraße 1, 6500 Mainz

Hagemann, J., Dr.
Radiologische Klinik und Strahleninstitut
des Universitäts-Krankenhauses Eppendorf
Martinstraße 52, 2000 Hamburg 20

Heller, M., Dr.
Radiologische Klinik und Strahleninstitut
des Universitäts-Krankenhauses Eppendorf
Martinstraße 52, 2000 Hamburg 20

Keller, Gudrun
Radiologische Klinik und Strahleninstitut
des Universitäts-Krankenhauses Eppendorf
Martinstraße 52, 2000 Hamburg 20

Kuhn, F.-P., Dr.
Institut für Klinische Strahlenkunde
der Universität Mainz
Langenbeckstraße 1, 6500 Mainz

Mödder, U., Prof. Dr.
Radiologisches Institut der Universität Köln
Joseph-Stelzmann-Straße 9, 5000 Köln 41

Moek, H. J., Dr.
Radiologische Klinik und Strahleninstitut des
Universitäts-Krankenhauses Hamburg
Martinstraße 52, 2000 Hamburg 20

Neubauer, H., Prof. Dr.
Direktor der Augenklinik
der Universität Köln
Joseph-Stelzmann-Straße 9, 5000 Köln 41

Peters, P. E., Prof. Dr.
Radiologisches Institut der Universität Köln
Joseph-Stelzmann-Straße 9, 5000 Köln 41

Schulze, P.-J., Dr.
Radiologische Klinik und Strahleninstitut
des Universitäts-Krankenhauses Eppendorf
Martinstraße 52, 2000 Hamburg 20

Schweikhart, G., Dr.
Klinik für Geburtshilfe und Frauenkrank-
heiten der Universität Mainz
Langenbeckstraße 1, 6500 Mainz

Thelen, M., Prof. Dr.
Leiter des Instituts für Klinische Strahlen-
kunde der Universität Mainz
Langenbeckstraße 1, 6500 Mainz

Thiel, Ch., Dr.
Institut für Klinische Strahlenkunde
der Universität Mainz
Langenbeckstraße 1, 6500 Mainz

v. Wilmsdorff, H., Dr.
Orthopädische Klinik der
Universität Hamburg
Martinstraße 52, 2000 Hamburg 20

Vorwort

Die modernen Schnittbildverfahren haben in den letzten 5 Jahren zunehmend an Bedeutung gewonnen. An dieser Entwicklung hat die Real-time-Sonographie großen Anteil, da die Ortsauflösung der Geräte erheblich verbessert werden konnte und auch die Erfahrung der Untersucher beträchtlich zugenommen hat.

Das Hauptanwendungsgebiet der Real-time-Sonographie lag viele Jahre bei der Diagnostik abdomineller Erkrankungen. Durch die jetzt zur Verfügung stehenden hochfrequenten Schallköpfe eignet sich die Methode in zunehmendem Maße auch für Untersuchungen oberflächlich gelegener oder endokavitär erreichbarer Strukturen.

Aus diesem Grund wurde versucht, in dem vorliegenden Buch das gesamte Spektrum mit allen Anwendungsmöglichkeiten der Real-time-Sonographie in übersichtlicher Form zusammenzustellen. Dies geschah in enger Zusammenarbeit der Radiologischen Kliniken Hamburg, Köln und Mainz.

Auf ein Kapitel „Physik und Technik der Real-time-Sonographie" wurde bewußt verzichtet, da das Prinzip der Methode als bekannt vorausgesetzt werden darf.

Um die Möglichkeiten und Grenzen des Verfahrens zu demonstrieren, beschränkte sich der Text auf die klinisch wesentlichen Fakten und die Beschreibung der sonographischen Kriterien zugunsten eines die jeweilige Thematik möglichst umfassend darstellenden Bildmaterials.

Jedes Kapitel schließt mit einer Wertung und Standortbestimmung der Real-time-Sonographie im Verbund mit den anderen bildgebenden Verfahren, um den für eine exakte Diagnose kürzesten und den Patienten am wenigsten belastenden Weg aufzuzeigen.

Aus der kaum noch zu übersehenden Literatur konnten vorwiegend nur Übersichtsarbeiten und Monographien berücksichtigt werden.

Für die großzügige Unterstützung durch den Verlag danken die Herausgeber Herrn Dr. med. h. c. G. HAUFF und seinen Mitarbeitern.

Hamburg, Köln, Mainz
Im Frühjahr 1983

E. Bücheler   *G. Friedmann*   *M. Thelen*

Inhaltsverzeichnis

1 Schädelinnenraum
J. A. Bliesener

Untersuchungstechnik	1
Horizontalschnitt	1
Frontalschnitt	2
Fontanellenkoronarschnitt	2
Fontanellensagittalschnitt	4
Normale sonographisch darstellbare Hirnanatomie	5
Normvarianten	7
Erkrankungen	8
Indikationen	8
Erworbene Fehlbildungen	8
Peri- und intraventrikuläre Blutungen (IVB)	8
Subarachnoidale Blutung	13
Hirnödem	13
Hirnatrophie	14
Hygrom	14
Hirntumoren	18
Angeborene Fehlbildungen	18
Arnold-Chiari-Syndrom	18
Dandy-Walker-Zyste	20
Balkenagenesie	20
Genuiner familiärer Makrozephalus	21
Ventrikelableitungen	22
Wertung – Vergleich des Ultraschalles mit dem Computertomogramm	23
Literatur	24

2 Orbita
H. Neubauer und U. Mödder

Anatomie und Untersuchungstechnik	26
Erkrankungen und Ultraschallbefunde des Bulbus	27
Vorderer Augenabschnitt und Linse	27
Hinterer Augenabschnitt	28
Trauma des Augapfels	28
Intraokulare Tumoren	29
Erkrankungen und Ultraschallbefunde der Orbita	31
Tumoren	31
Endokrine Orbitopathie	32
Entzündungen	32
Trauma	32
Wertung	32
Literatur	33

3 Kopf- und laterale Halsweichteile
F.-P. Kuhn

Anatomie	34
Untersuchungstechnik	35
Erkrankungen	35
Lymphome	35
Glomus-caroticum-Tumor	39
Mediane und laterale Halszyste	39
Glandula parotis und submandibularis	41
Wertung	43
Karzinome von Mundboden und Zungengrundregion	44
Wertung	44
Literatur	47

4 Schilddrüse
J. Hagemann

Anatomie	49
Untersuchungstechnik	49
Normale Schilddrüse	50
Pathologische Veränderungen der Schilddrüse	51
Diffuse Schilddrüsenerkrankungen	51
Umschriebene Schilddrüsenerkrankungen	52
Endemische Struma	55
Wertung	56
Literatur	57

5 Nebenschilddrüsen
F.-P. Kuhn

Anatomie	58
Untersuchungstechnik	59
Erkrankungen	60
Primärer HPT	60
Sekundärer HPT	60
Ultraschallbefunde	60
Fehlermöglichkeiten	63
Wertung	65
Literatur	65

6 Herz

M. Thelen

Untersuchungstechnik..................... 67
Ultraschallbefunde....................... 71
   Herzklappen........................... 71
   Vorhöfe............................... 74
   Ventrikel 78
   Septen 82
   Perikarderguß 83
Wertung................................. 84

Literatur................................ 85

7 Pleura

W.-P. Brockmann und G. Keller

Anatomie................................ 87
Untersuchungstechnik des Pleuraraums 87
Pathologische Veränderungen 88
   Pleuraerguß – Ultraschallbefunde 88
   Solide Veränderungen – Ultraschall-
   befunde............................... 91
   Spiegelungen – Ultraschallbefunde 93
Wertung................................. 93

Literatur................................ 95

8 Mamma

Ch. Thiel und G. Schweikhart

Anatomie................................ 96
Untersuchungstechnik..................... 98
Erkrankungen und Ultraschallbefunde..... 99
   Zysten................................ 100
   Abszesse 100
   Hämatome 100
   Fibroadenome......................... 101
   Lipome................................ 102
   Mastopathische Veränderungen.......... 102
   Narben............................... 102
   Cystosarcoma phylloides............... 104
   Karzinome............................ 104
   Sonstige Veränderungen der Brust 108
Wertung................................ 110

Literatur............................... 113

9 Leber

D. Beyer und P.J. Schulze

Anatomie............................... 115
Untersuchungstechnik.................... 120
   Ultraschallgezielte Punktion 121
   Befunddokumentation.................. 121
Diffuse Leberparenchymerkrankungen 121
   Leberverfettung 122
   Leberzirrhose......................... 123
   Andere Leberparenchymerkrankungen... 127

Zirkulationsstörungen der Leber 127
Herdförmige Lebererkrankungen.......... 131
   Zystische Lebererkrankungen........... 131
   Leberabszesse 137
   Solide Lebertumoren 140
   Benigne Lebertumoren 141
   Primäre maligne Lebertumoren 145
   Sekundäre maligne Lebertumoren
   (Metastasen) 147
   Leberbefall bei malignen System-
   erkrankungen......................... 153
   Irrtumsmöglichkeiten bei der Diagnostik
   herdförmiger Lebererkrankungen 155
Wertung................................ 158

Literatur............................... 160

10 Gallenblase und Gallenwege

P.-J. Schulze und D. Beyer

Anatomie und Topographie 162
Untersuchungstechnik 163
Ultraschallbefunde der normalen
   Gallenblase 165
   Normvarianten und Anomalien der
   Gallenblase 166
Erkrankungen der Gallenblase 166
   Cholelithiasis........................ 166
   Cholezystitis......................... 170
   Gutartige Tumoren und Pseudo-
   tumoren der Gallenblase.............. 173
   Maligne Tumoren der Gallenblase 174
Ultraschallbefunde der normalen
   Gallenwege........................... 179
   Cholestase – biliäre Obstruktion 179
Anomalien und kongenitale Erkrankungen . 182
Erworbene Erkrankungen der Gallenwege.. 182
   Cholangiolithiasis 182
Gutartige und bösartige Tumoren der Gallen-
   wege 184
Strikturen.............................. 184
Wertung................................ 185

Literatur............................... 186

11 Pankreas

W.-P. Brockmann und R. Günther

Anatomie............................... 188
Untersuchungstechnik 189
   Schnittführung – Ultraschalltopographie. 190
   Ultraschalltomogramm des normalen
   Pankreas 194
Pankreatitis............................ 199
   Akute Pankreatitis.................... 199
   Wertung.............................. 206
   Chronische Pankreatitis................ 207
   Wertung.............................. 210
Pankreaszysten......................... 211
   Pseudozysten 211
   Wertung.............................. 216

Sonstige Pankreasaffektionen............... 217
   Zystische Pankreasfibrose................ 217
   Pankreastrauma 217
Pankreastumoren 217
   Pankreaskarzinom 218
   Wertung............................... 225
   Inselzelltumoren 226
   Wertung............................... 228
Pankreasanomalien 228

Literatur................................ 229

12 Milz

G. Keller und W.-P. Brockmann

Anatomie................................ 231
Untersuchungstechnik 231
Ultraschallbild der normalen Milz.......... 232
Anomalien, Formvarianten, Fehlbildungen. 232
Milzerkrankungen 234
   Zystische Milzveränderungen............ 236
   Dysontogenetische Zysten 236
   Echinokokkose 236
   Sonstige Zysten........................ 237
   Solide Raumforderungen............... 237
   Milzabszeß 238
   Milzverletzung........................ 239
   Hämodynamische Störungen 241
   Intralienale Verkalkungen............... 241
Wertung................................ 241

Literatur................................ 242

13 Magen-Darm-Trakt

D. Beyer und P.-J. Schulze

Anatomie............................... 243
Untersuchungstechnik..................... 244
Erkrankungen 246
Ultraschallbefunde....................... 246
   Pathologische Magenwandveränderungen 246
   Pathologische Darmwandveränderungen. 250
Wertung................................ 254

Literatur................................ 255

14 Peritonealraum

D. Beyer

Anatomie und Untersuchungstechnik
s. Kapitel 13
Ultraschallbefunde....................... 256
   Aszites-Abszeß-Hämatom 256
   Tumoren des Peritoneums und des Mesenteriums................................ 259
Wertung................................ 259

Literatur................................ 260

15 Nieren

W.-P. Brockmann und H. J. Moek

Anatomie................................ 261
Untersuchungstechnik 262
Ultraschallbild der normalen Niere......... 262
Erkrankungen der Niere................... 264
Entwicklungsstörungen 264
   Anomalien der Zahl und Größe 264
   Lageanomalien 266
   Anomalien der Form 266
   Anomalien des Nierenparenchyms....... 267
   Polyzystische Nierendegeneration........ 268
   Anomalien der Gefäßversorgung......... 270
Entzündliche Erkrankungen................ 270
Zystische Erkrankungen................... 275
Nierentumoren 277
   Parenchymtumoren 277
   Tumoren des Nierenbeckens 284
Urolithiasis.............................. 285
Harnstauungsniere........................ 286
Urographisch stumme Niere 290
Peripelvine Befunde im Ultraschall......... 290
Weitere Nierenerkrankungen im Ultraschall 292
Verletzungsfolgen........................ 294
Wertung................................ 295

Literatur................................ 296

16 Transplantatniere

M. Heller und J. Hagemann

Anatomie und Topographie 298
Untersuchungstechnik 298
Erkrankungen 299
   Akute tubuläre Nekrose (ATN) 299
   Rejektionen 300
   Pararenale Flüssigkeiten 302
   Stauungsniere......................... 304
   Übrige Komplikationen 304
Wertung................................ 305

Literatur................................ 306

17 Nebenniere

R. Günther

Anatomie................................ 307
Pathophysiologie und Klinik............... 308
Untersuchungstechnik 308
Ultraschallbefunde....................... 310
   Normale Nebennieren 310
   Hyperplasie 310
Nebennierenerkrankungen 312
Nebennierentumoren 314
   Nebennierenadenome.................. 314
   Nebennierenkarzinom 314
   Phäochromozytom 314
   Neuroblastom 315
   Ganglioneurom 315

Nebennierenmetastasen.................. 316
Seltene Nebennierentumoren 316
Nebennierenzysten, Pseudozysten 316
Nichttumoröse Nebennierenveränderungen 317
    Blutungen 317
    Verkalkungen......................... 317
    Entzündungen........................ 317
Fehlermöglichkeiten 319
Wertung................................ 319

Literatur................................ 320

18 Subdiaphragmales Lymphknotensystem

D. Beyer, G. Friedmann und P. E. Peters

Anatomie................................ 321
Untersuchungstechnik.................... 321
Erkrankungen........................... 322
    Maligne Lymphome................... 322
    Metastasen von Primärtumoren 322
Ultraschallbefunde....................... 322
Treffsicherheit 330
Differentialdiagnose und Fehlermöglichkeiten 330
Wertung................................ 330

Literatur................................ 332

19 Retroperitoneale Raumforderungen

D. Beyer, G. Friedmann

Anatomie................................ 333
Untersuchungstechnik.................... 333
Erkrankungen........................... 333
Ultraschallbefunde....................... 334
    Primäre retroperitoneale Tumoren....... 334
    Retroperitoneale Hämatome 336
    Retroperitoneale Lymphozelen.......... 338
    Retroperitoneale Abszesse 338
    Retroperitoneale Fibrose (Morbus Ormond).............................. 340
Wertung................................ 341

Literatur................................ 341

20 Harnblase

B. Frentzel-Beyme, H. Denkhaus, D. Beyer

Anatomie und Topographie 342
Untersuchungsmethoden.................. 342
    Suprapubische-transabdominelle Technik 343
    Transurethrale intravesikale Technik 343
    Transrektale Technik.................. 344
    Normalbefund 344
Erkrankungen........................... 346
    Änderungen der Blasengröße und -form . 346
    Entzündungen........................ 346
    Blasentumoren....................... 347
    Verschiedene Befunde 350

Differentialdiagnose und Fehlermöglichkeiten 352
Wertung................................ 353

Literatur................................ 353

21 Männliche Geschlechtsorgane

Prostata und Samenblasen 355

H. Denkhaus, B. Frentzel-Beyme und D. Beyer

Anatomie und Topographie 355
Untersuchungstechnik 356
    Suprapubische Technik 356
    Transrektale Technik 356
    Sonogramm der normalen Prostata und Samenblasen........................ 356
Erkrankungen 359
    Prostataadenom 359
    Prostatakarzinom 362
    Entzündungen........................ 366
    Therapierte Prostata 367
Differentialdiagnose und Fehlermöglichkeiten 370
Wertung................................ 370

Literatur................................ 371

Skrotalinhalt 373

D. Beyer, H. Denkhaus und B. Frentzel-Beyme

Anatomie................................ 373
Untersuchungstechnik 373
Erkrankungen 374
Ultraschallbefunde....................... 374
    Intraskrotale Flüssigkeitsansammlungen . 374
    Intraskrotale solide Läsionen............ 375
Wertung................................ 376

Literatur................................ 378

22 Weibliche Geschlechtsorgane

Ch. Thiel und P. Brockerhoff

Anatomie................................ 379
Untersuchungstechnik 381
Ultraschallbefunde in der Geburtshilfe 382
    Erstes Schwangerschaftsdrittel 382
    Erkrankungen im ersten Schwangerschaftsdrittel 383
    Zweites und drittes Schwangerschaftsdrittel 384
Erkrankungen und Ultraschallbefunde in der Gynäkologie 388
Uterine Prozesse......................... 389
    Uterustumoren....................... 389
    Flüssigkeitsansammlungen im Uteruskavum 391
Extrauterine Erkrankungen 392
    Ovarien 392
    Endometriose 393
    Entzündliche Adnexveränderungen 394

Wertung 395

Literatur 395

23 Gefäßsystem

Hals 397

F.-P. Kuhn

Anatomie 397
    Arterien 397
    Venen 397
Untersuchungstechnik 398
Normale Ultraschallanatomie 400
Erkrankungen 401
Ultraschallbefunde 401
Fehlermöglichkeiten 407
Wertung 408

Literatur 410

Abdomen 411

W.-P. Brockmann und E. Bücheler

Arterielles Gefäßsystem 411
    Anatomie 411
    Untersuchungstechnik 411
    Normales Ultraschallbild 413
    Gefäßveränderungen 413
Venöses Gefäßsystem 422
    Anatomie 422
    Untersuchungstechnik 422
    Normales Ultraschallbild 424
    Gefäßveränderungen 425
Wertung 429

Literatur 431

Extremitäten 432

F.-P. Kuhn und D. Beyer

Anatomie 432
    Obere Extremität 432
    Untere Extremität 432
Untersuchungstechnik 432
    Untersuchungsvorgang 433
    Normale Ultraschallanatomie 434
Erkrankungen 434
    Periphere Aneurysmen 434
    Verlaufskontrolle nach gefäßchirurgischen Eingriffen 436
    Arterielle Verschlußkrankheit 437
    Überwachung arteriovenöser Fisteln bei Dauerdialysepatienten 438
Wertung 439

Literatur 440

24 Weichteile

P. E. Peters und D. Beyer

Untersuchungstechnik 441
Erkrankungen 442
    Angeborene Fehlbildungen 442
    Entzündliche Prozesse 442
    Tumoren und tumorähnliche Neubildungen 443
    Traumafolgen und postoperative Komplikationen 448
Wertung 449

Literatur 450

25 Gelenke

W.-P. Brockmann und H. v. Wilmsdorff

Kniegelenk 451
    Untersuchungstechnik und Normalbefund 451
    Sonographisch erfaßbare Kniegelenksveränderungen 451
Hüftgelenk 455
    Untersuchungstechnik und Normalbefund 455
    Sonographisch erfaßbare Hüftgelenksveränderungen 455
Weitere Gelenke 457

Literatur 458

26 Besonderheiten im Kindesalter

J. A. Bliesener

Urogenitaltrakt 459
    Anatomie 459
    Untersuchungstechnik 461
    Indikationen 461
    Erkrankungen 461
Abdominalorgane 468
    Leber 468
    Milz 470
    Pankreas 470
    Gastrointestinaltrakt 470
    Tumoren im Bauchraum 472
Anhang/Organgrößen 473

Literatur 476

Sachverzeichnis 477

1 Schädelinnenraum

J. A. Bliesener

Untersuchungstechnik

Unsere Untersuchungen werden mit einem computergesteuerten automatisch-mechanischen Real-time-Sektor-Scanner durchgeführt. Benutzt werden 3,5-, 5- und 7,5-MHz-Schallköpfe. Handelt es sich lediglich um eine Screening-Untersuchung vor Entlassung eines Kindes aus stationärer Behandlung, werden nur koronare und sagittale Schnitte von der großen Fontanelle her angefertigt. Hierbei kommt man mit einem Minimum an Bilddokumentationsmaterial aus, und die Untersuchung ist kurz. Sie dauert im Normalfall 4–5 Min. Läßt dieser erste Routineblick eine irgendwie geartete Pathologie erwarten, erfolgt die ganze Skala der erforderlichen Schnittebenen.

Horizontalschnitt (Abb. 1)

Hierbei liegt der Kopf des Kindes streng seitlich. Der Schallkopf wird senkrecht auf die Schädelkalotte aufgesetzt, und Schnitte in 5 mm Parallelschritten zur Reidschen Basislinie (Augen-Ohr-Linie oder Kanthomeatuslinie) werden, nach kranial wandernd, angefertigt, um der Computertomographie vergleichbare Bilder zu erstellen. Eine Minimaluntersuchung erfordert die Darstellung der Mittelpartie des Seitenventrikels und die der Mittellinienechos. Mit Hilfe dieser Strukturen läßt sich dann der Ventrikel-Hirn-Quotient (VHQ) bestimmen (Abb. 2).

Ventrikel-Hirn-Quotient (VHQ)

Der Seitenventrikel wird in seinem Mittelabschnitt gemessen. Die Strecke vom Mittellinienecho zum 1. starken Echo der lateralen Ventrikelwand (me-lv) wird durch die an derselben Stelle gemessene Hemisphärenstrecke, die vom Mittelecho bis zum 1. starken Echo der inneren Schädelkalotte (me-s) reicht, dividiert (x100=%).
Die Normalwerte für Reifgeborene liegen bei 28% (24–30%), die der Frühgeborenen bei 31% (24–34%) (11, 13, 16, 17, 32). In Praxis hat sich dieser Ventrikel-Hirn-Quotient allerdings nur bedingt bewährt; der später beim Fontanellenkoronarschnitt erwähnte Seitenventrikelwinkel hat sich als subtiler und exakter erwiesen.
Infolge störender Eintrittsechos bekommt man

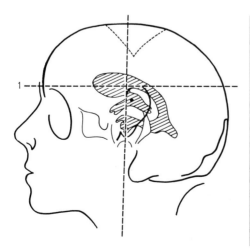 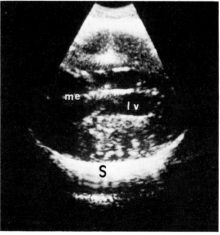

Abb. 1 Schemazeichnung eines Horizontalschnittes parallel zur Augen-Ohr-Linie mit Ultraschallbeispiel: normaler Horizontalschnitt eines Frühgeborenen. me = Mittelecho, lv = Seitenventrikel, S = Schädelkalotte. Die senkrecht gestrichelte Linie entspricht der frontokoronaren Schnittebene in Abb. 2 (aus *J. A. Bliesener, D. Sperlich:* Mschr. Kinderheilk. 129 [1981] 200).

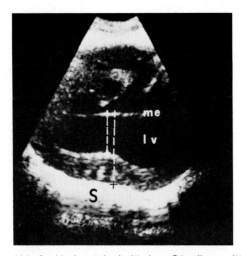

Abb. 2 Horizontalschnitt eines Säuglings mit Hydrozephalus. Der Ventrikel-Hirn-Quotient (VHQ) beträgt 50%.
VHQ = Strecke me-laterale Ventrikelgrenze dividiert durch die Strecke me-Sx100=% (aus *J. A. Bliesener, D. Sperlich:* Mschr. Kinderheilk. 129 [1981] 200).

Frontalschnitt (Abb. 3)

Im rechten Winkel zur Reidschen Basislinie werden von beiden Seiten vor dem Ohr Frontalschnitte angelegt. Sie ähneln dem Fontanellenkoronarschnitt und können deshalb hier vernachlässigt werden.
Bei noch offener Fontanelle lassen sich das Ventrikelsystem und die Hirnstruktur ohne durch den Schädelknochen bedingte Störechos besser untersuchen.

Fontanellenkoronarschnitt (Abb. 4)

Der Schallkopf liegt hier quer auf der vorderen Fontanelle, und lediglich durch Kippen des Schallkopfes wird eine Schwenkung von frontal nach okzipital durchgeführt, wobei das gesamte Ventrikelsystem ohne Störechos abgebildet wird. In dieser Schnittebene läßt sich der Seitenventrikelwinkel (SVW) bestimmen.

Seitenventrikelwinkel (SVW)

Eigene Untersuchungen (35) haben gezeigt, daß die Bestimmung des Seitenventrikelwinkels im Vergleich zum Ventrikel-Hirn-Quotienten eine größere Aussagekraft besitzt.
Zur Messung des Seitenventrikels werden zwei Linien durch genau determinierte Punkte des im Ultraschallbild dargestellten Ventrikelsystems im Koronarschnitt gelegt. Beide Linien bilden im Normalfall einen stumpfen, zur Schädelbasis zeigenden Winkel, der als SVW gemessen wird.
Die beiden oberen Punkte werden von dem maximalen Abstand der lateralen Seitenventrikelwände, der untere Schnittpunkt durch den unter-

die beste Darstellung von der dem Schallkopf gegenüberliegenden Seite, so daß der Patient in beiden Seitenlagen untersucht werden muß, was den Vorteil hat, daß man kleinere Subduralergüsse nicht übersieht.
Mit einer Wasservorlaufstrecke, ein dem Schallkopf vorgelagerter flüssigkeitsgefüllter Wassersack, entfällt diese Schwierigkeit weitgehend, da man damit einen Gesamtquerschnitt des Schädels erhalten kann.

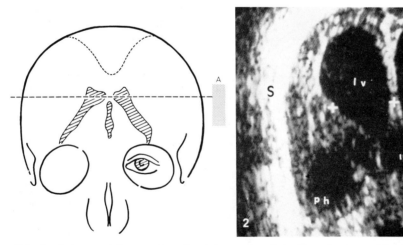

Abb. 3 Schemazeichnung eines frontokoronaren Schnittes, der im rechten Winkel zur Augen-Ohr-Linie vor dem Ohr gelegen ist. Daneben ein Ultraschallbeispiel: ausgeprägter Hydrozephalus bei einem Säugling. lv = Seitenventrikel, III = III. Ventrikel, ph = Hinterhorn, S = Schädelkalotte, A = Applikator oder Schallkopf, +---+ = Meßpunkte (aus *J. A. Bliesener, D. Sperlich:* Mschr. Kinderheilk. 129 [1981] 200).

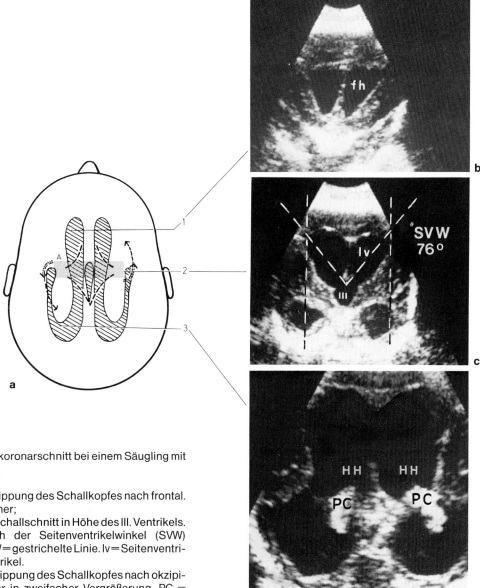

Abb. 4
a Fontanellenkoronarschnitt bei einem Säugling mit Hydrozephalus.
A = Applikator.
b Position 1: Kippung des Schallkopfes nach frontal.
fh = Frontalhörner;
c Position 2: Schallschnitt in Höhe des III. Ventrikels. Hier wird auch der Seitenventrikelwinkel (SVW) gemessen, SVW = gestrichelte Linie. lv = Seitenventrikel, III = III. Ventrikel.
d Position 3: Kippung des Schallkopfes nach okzipital. Hinterhörner in zweifacher Vergrößerung. PC = Plexus chorioideus, HH = Hinterhörner.

sten Pol des Corpus fornicis gebildet (s. Abb.6a). Letztere stellen sich im Sonogramm häufig als ein Teil einer schmalen echodichten Linie dar, die das Dach des III. Ventrikels bildet. In diesen Fällen bestimmt der Ansatz des Septum pellucidum an das Ventrikeldach den unteren Schnittpunkt des Seitenventrikelwinkels. Die Plexus chorioidei, die sich ebenfalls in diesem Bereich befinden, können gelegentlich mit Fornixstrukturen verwechselt werden.
Die Bestimmung des SVW in normalen bis mäßig erweiterten Ventrikelsystemen ist nach diesen Kriterien ohne Schwierigkeiten möglich. Bei stark vergrößerten Seitenventrikeln wird der größte Abstand der Seitenventrikel durch zwei zur Schädelbasis senkrecht laufende Geraden, die die lateralen Seitenventrikelwände tangieren, ermittelt.

Die jeweiligen oberen Berührungspunkte des Ventrikels mittels dieser Hilfslinie bilden den Durchzugspunkt für den entsprechenden Winkelschenkel (Abb. 4).
Um auch eine Aussage bei asymmetrischen Seitenventrikeln machen zu können, empfiehlt es sich, den SVW zu halbieren. Die Ermittlung des Winkels erfolgt analog der eben beschriebenen Methode. Im Gegensatz zum symmetrischen Seitenventrikel wird bei diesen Befunden ein Schenkel des Winkels durch eine Gerade gebildet, die von der echodichten Struktur der Falx cerebri durch das Septum pellucidum senkrecht zur Schädelbasis zieht. Der Normalwert und die Standardabweichungen für den SVW halbieren sich entsprechend.
Für die Erstellung des Normwertes bzw. eines

4 Schädelinnenraum

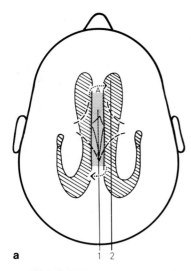

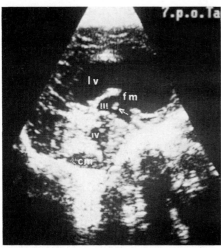

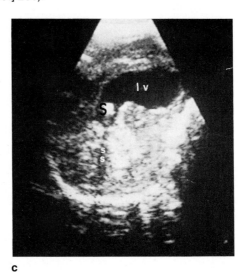

Abb. 5
a Fontanellensagittalschnitt desselben Kindes wie in Abb. 4, 7 Tage nach Shuntoperation. A = Applikator.
b Position 1: Sagittalschnitt in der Mittellinie. lv = Seitenventrikel, fm = Foramen Monroi, III = III. Ventrikel mit Massa intermedia (→), IV = IV. Ventrikel, cm = Cisterna magna.
c Position 2: Paramedianer Fontanellensagittalschnitt. lv = Seitenventrikel, S = (echodichter) Shunt-Katheder mit darunter gelegenem Schallschatten (s) (aus *J. A. Bliesener, D. Sperlich:* Mschr. Kinderheilk. 129 [1981] 200).

Normbereiches für den SVW wurden 50 Patienten mit normalem Ventrikelsystem ausgewählt. Auswahlkriterien waren ein normaler VHQ, ein zartes reguläres Ventrikelsystem und eine exakte Darstellung der für die Messung des SVW benötigten Strukturen. Weiterhin wurde darauf geachtet, daß eine möglichst gleichmäßige Altersverteilung vorlag. Es zeigte sich, daß der SVW in der Zeit, in der die Schädelsonographie noch möglich ist, keine altersabhängigen Veränderungen aufweist. Der Normwert des SVW liegt zwischen 110–120°. Liegt ein Hydrozephalus vor, verkleinern sich die Winkelwerte, eindeutige Vergrößerungen des SVW fanden sich bei drei Kindern mit einem Balkenmangel (s. Abb. 28).

Fontanellensagittalschnitt (Abb. 5)

In ähnlicher Weise wie in Abb. 4, nur in sagittaler Richtung, erfolgt ein „Sweep" von links nach rechts, wobei insbesondere die Mittellinienstrukturen, der III. Ventrikel, Aquädukt, IV. Ventrikel, Cisterna magna sowie die Gefäßpulsationen gut nachzuweisen sind.

Normale sonographisch darstellbare Hirnanatomie

In Abb. 6 wird ein normales Ventrikelsystem im Koronarschnitt im Vergleich mit einem in der gleichen Ebene gelegenen anatomischen Bild vorgestellt.

Die Schnittebene verläuft durch beide Seitenventrikel in Höhe des III. Ventrikels. Die Thalami sowie die Nuclei caudati liegen unterhalb der Seitenventrikel. Der Hirnstamm (Pons) liegt zwischen zwei nach außen halbrundbogig verlaufenden echodichten Streifen, die bds. die Gyri hippocampi umschließen. Diese echodichten Streifen werden einerseits aus dem Tentorium und den Cisternae ambientes gebildet, zum anderen durch die in diesem Bereich verlaufende A. carotis interna und die A. cerebri media, die in Richtung auf die Fissura Sylvii zieht. Eine leichte Kippung des Schallkopfes nach okzipital zeigt im Koronarschnitt dichte Echos, die die Basis der Seitenventrikel bilden. Es handelt sich hierbei um die Plexus chorioidei (Abb. 7).

Wiederum stellt sich das Tentorium als eine dichte Struktur zwischen Groß- und Kleinhirn dar.

Der Sagittalschnitt in der Mittelebene ist mit Real-time-Geräten leicht zu erhalten und gibt u. U. Aufschluß über die Genese eines Hydrozephalus.

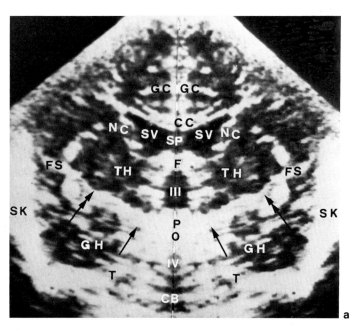

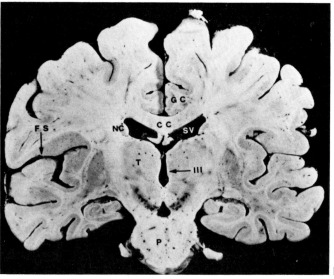

Abb. 6
a Normaler Fontanellenkononarschnitt in Höhe des III. Ventrikels im Vergleich zum hirnanatomischen Schnitt in dieser Ebene (Abb. **6b**).
GC = Gyrus cinguli, CC = Corpus callosum, SV = Seitenventrikel, SP = Septum pellucidum, F = Fornix, NC = Nucleus caudatus, TH = Thalamus, FS = Fissura Sylvii, III = III. Ventrikel, PO = Pons, T = Tentorium, GH = Gyrus hippocampi, → = A. carotis interna, ↠ = A. cerebri media, IV = IV. Ventrikel, CB = Zerebellum, SK = Schädelkalotte.

b Hirnanatomischer Schnitt in der koronaren Ebene in Höhe des III. Ventrikels (III) (aus *T. Matsui, T. Hirano:* An Atlas of the Human Brain for Computerized Tomography. Fischer, Stuttgart 1978).

6   Schädelinnenraum

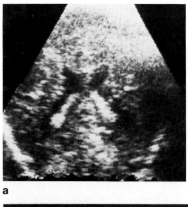
a

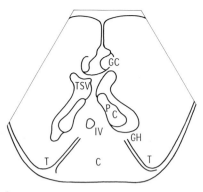
b

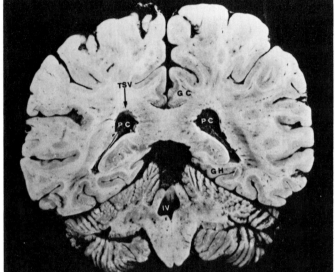
c

Abb. 7
a Normaler Koronarschnitt, nach okzipital geneigt, mit Schemazeichnung (**b**) und hirnanatomischem Schnitt in gleicher Ebene (**c**).
GC = Gyrus cinguli, TSV = temporaler Seitenventrikel, PC = Plexus chorioideus, IV = IV. Ventrikel, GH = Gyrus hippocampi, C = Zerebellum, T = Tentorium.
c Hirnanatomischer Schnitt in koronarer Ebene nach okzipital geneigt in Höhe des IV. Ventrikels (IV)
(aus *H. Matsui, T. Hirano:* An Atlas of the Human Brain for Computerized Tomography. Fischer, Stuttgart 1978).

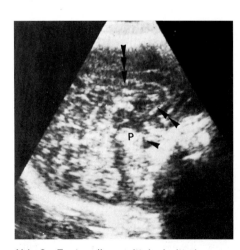
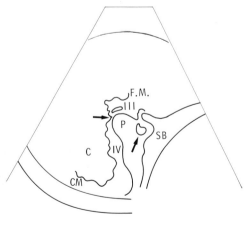

Abb. 8 Fontanellensagittalschnitt eines normalen Ventrikelsystems in der Mittellinie.
FM = Foramen Monroi, III = III. Ventrikel, → = Aquädukt, IV = IV. Ventrikel, C = Zerebellum, CM = Cisterna magna, → = basale Zisterne, SB = Schädelbasis (frontal) P = Pons, ▶ = A. basilaris, ▶▶ = A. cerebri anterior, Pars ascendens, ▶▶▶ = A. cerebri anterior, Pars pericallosa.

Normale sonographisch darstellbare Hirnanatomie 7

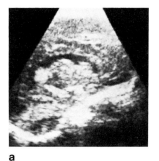
a

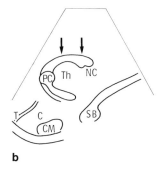
b

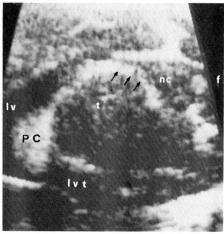
c

Abb. 9a u. b Paramedianer Schnitt eines normalen Seitenventrikels mit Schemazeichnung. → = Seitenventrikel, PC = Plexus chorioideus, Th = Thalamus, T = Tentorium, C = Zerebellum, CM = Cisterna magna, SB = Schädelbasis.
c Untersuchung desselben Bereiches mit einem 7,5-MHz-Schallkopf. Deutlich läßt sich der Thalamus vom Kopf des Nucleus caudatus trennen. Das echodichte Band zwischen beiden entspricht der Gefäßregion der V. thalamostriata (↑). nc = Nucleus caudatus, t = Thalamus, lv = Seitenventrikel, PC = Plexus chorioideus, lvt = temporales Seitenhorn, f = frontal.

In Abb. **8** wird ein normaler Sagittalschnitt in der Mittellinie gezeigt. Deutlich sind das Foramen Monroi, der III. Ventrikel mit der Massa intermedia, der Aquädukt und der IV. Ventrikel dargestellt. Die Cisterna magna umscheidet das Kleinhirn. Zwischen dem III. Ventrikel und der echodichten vorderen Schädelbasis liegt die basale Zysterne. In dieser Region läßt sich während der Real-time-Untersuchung leicht die A. basilaris finden. Hiervon zieht nach frontal die A. cerebri anterior Pars ascendens ab. Oberhalb der Struktur des Corpus callosums pulsiert die Pars pericallosa der A. cerebri anterior.
Durch Kippung des in der Sagittalrichtung gehaltenen Schallkopfes nach links oder rechts wird der entsprechende Seitenventrikel in ganzer Länge getroffen (Abb. **9**).
Unter dem Seitenventrikel liegt der Thalamus, davor in Höhe des Foramen Monroi der Nucleus caudatus. Okzipital im „Ventrikelknie" (=Trigonum) der Plexus chorioideus, die echodichte Struktur des Tentoriums trennt Groß- von Kleinhirn.

Normvarianten

Als Normvarianten lassen sich besonders beim Frühgeborenen das Cavum septi pellucidi und das Cavum Vergae aufzeigen. Bei beiden handelt es sich um die gleiche Struktur, wobei das Cavum septi pellucidi die anteriore und das Cavum Vergae die posteriore Höhlenbildung repräsentiert (33) (Abb. **10**). Die Obliteration der Hohlraumbildungen beginnt von posterior, so daß das Cavum Vergae beim Reifgeborenen nicht mehr nachweisbar ist. Das Cavum septi pellucidi bildet sich meist im 1. Lebensjahr zurück.

Abb. **10**
a Fontanellenkoronarschnitt eines Frühgeborenen. Zwischen den zarten Seitenventrikeln noch alterszulässige Darstellung des Cavum septi pellucidi (↓).
b Im exakt median eingestellten Fontanellensagittalschnitt sieht man hinter dem Cavum septi pellucidi (↓↓) das Cavum Vergae (▶).
III = III. Ventrikel, IV = IV. Ventrikel, C = Zerebellum.

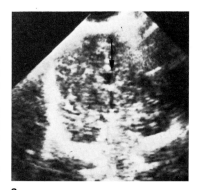
a

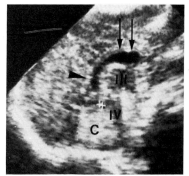
b

Erkrankungen

Indikationen

Als Indikationen sind generell klinische Symptome wie Schädeldruckzeichen, gespannte Fontanelle, Krämpfe, plötzlicher Hb-Abfall beim Früh- und Neugeborenen, Blut und Proteinerhöhung im Liquor und Verdacht auf angeborene und/oder erworbene Fehlbildungen anzusehen. In unserer Klinik werden alle sog. Risikokinder, ob klinisch auffällig oder nicht, vor ihrer Entlassung mit Ultraschall des Schädels untersucht.

Unter Risikokindern verstehen wir Früh- und Neugeborene, die infolge postpartaler Asphyxie, Aspiration, hyaliner Membranen, Ikterus unklarer Genese, Verdacht auf Hirnblutung etc. intensiver Behandlung bedurften. Insbesondere bei Frühgeborenen, bei denen ein plötzlich verstärkt einsetzendes Schädelwachstum als „Nachholwachstum" gedeutet wurde, hat die frühzeitige Ultraschalluntersuchung intrakranielle Veränderungen aufgedeckt, ohne daß zu diesem Zeitpunkt radiologische Veränderungen am Schädel nachweisbar waren (7).

Angeborene Fehlbildungen wie Hydrozephalus infolge einer Liquorzirkulationsstörung, z. B. bei einer Aquäduktstenose oder bei einer Meningomyelozele, Hydranenzephalus sowie Enzephalozelen, Verdacht auf zystische Mißbildungen wie Dandy-Walker-Zyste sowie jede Form von Makro- und Mikrozephalus, zudem *erworbene Fehlbildungen,* wie sie nach Hirnblutungen zu finden sind, sowie anoxische Hirnschäden mit ihren Spätfolgen, Hirnödem, Meningitis, subdurales Hämatom oder Hygrom sowie Tumoren.

Weiterhin bietet sich die Sonographie des Schädels an zur Verlaufskontrolle nach Shuntoperationen.

Erworbene Fehlbildungen

Peri- und intraventrikuläre Blutungen (IVB)

Computertomographische Untersuchungen haben erheblich zum Verständnis des Ablaufes einer IVB bei sehr unreifen Frühgeborenen beigetragen. 40–45% der Kinder mit einem Geburtsgewicht unter 1500 g können eine Hirnblutung haben. Sonographisch war teilweise eine noch größere Häufigkeit nachweisbar.

Klassifizierung der peri- und intraventrikulären Blutung

Eine Klassifizierung des Schweregrades peri-und intraventrikulärer Blutungen wurde aufgrund von Computertomogrammen von BURSTEIN u. Mitarb. (10) angegeben. Sie findet auch bei uns bei der Beschreibung sonographisch erfaßter Veränderungen ihre Anwendung:

Grad 1: nur im Subependymalraum (germinale Matrix) (Abb. **11**),
Grad 2: Subependymalblutung mit Einbruch in normal große Ventrikel (Abb. **12**),
Grad 3: Subependymalblutung mit Einbruch in bereits erweiterte Ventrikel (Abb. **13**),
Grad 4: Grad-3-Blutung mit Einbruch in das anliegende Hirnparenchym (Abb. **14** u. **15**).

Pathogenese der peri- und intraventrikulären Blutung

Die pathogenetische Basis der peri- und intraventrikulären Blutung ist letztendlich noch nicht vollständig aufgeklärt. Seit den Untersuchungen von TSIANTOS u. Mitarb. (37) mit chrommarkierten Erythrozyten hat sich als Prädilektionsstelle einer

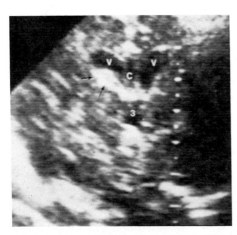

Abb. **11** Fontanellenkoronarschnitt eines 1380 g schweren Frühgeborenen mit rechtsseitiger subependymaler Blutung (→) ohne Einbruch in die normal großen Ventrikel (V), entsprechend Burstein I. Die Blutung stellt sich als Echoverdichtung dar. Als Nebenbefund findet sich eine Persistenz des Cavum septi pellucidi (C). 3 = III. Ventrikel.

Erworbene Fehlbildungen 9

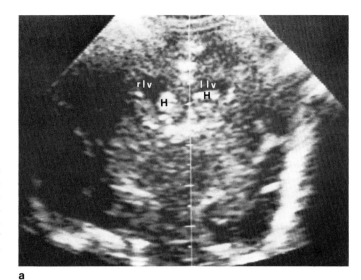

Abb. 12
a Fontanellenkoronarschnitt eines 1400 g schweren weiblichen Frühgeborenen mit periventrikulärer Blutung rechts und einer peri- und intraventrikulären Blutung links mit beginnender Ventrikelerweiterung entsprechend Burstein II–III. H = Hämorrhagie, rlv = rechter Seitenventrikel, llv = linker Seitenventrikel.

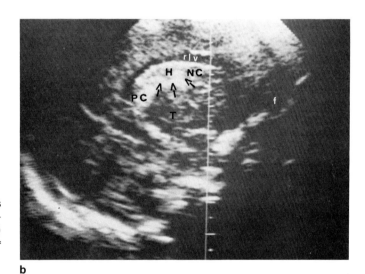

b Rechts paramedianer Sagittalschnitt. An typischer Stelle Nachweis einer Blutung (H ↑↑↑). Zwischen Thalamus (T) und Nucleus caudatus (NC) gelegen. PC = Plexus chorioideus, rlv = rechter Seitenventrikel, f = frontal.

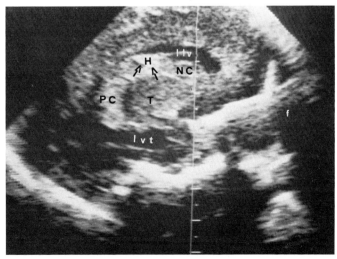

c Links paramedianer Sagittalschnitt mit Blutung (H↑↑↑), die in den gering erweiterten Ventrikel (llv) einbricht. lvt = temporales Seitenhorn.
Das Kind überlebte die Hirnblutung. Der weitere Verlauf ist in Abb. **29** dokumentiert.

10 Schädelinnenraum

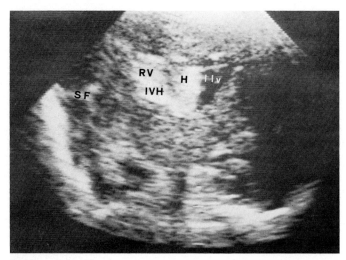

Abb. 13
a Fontanellenkoronarschnitt eines 20 Std. alten 1450 g schweren Frühgeborenen mit Streckkrämpfen.
Vollständige Tamponade des rechten erweiterten Seitenventrikels (RV) entsprechend Burstein III. Blutung (H) mit Einbruch in normal großen Ventrikel links. IVH = intraventrikuläre Hämorrhagie, llv = linker Seitenventrikel, FS = Fissura Sylvii.

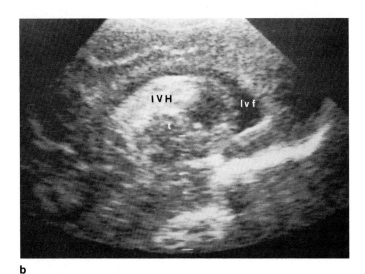

b Paramedianer Sagittalschnitt nach links geneigt. Blutung (IVH) an typischer Stelle mit Einbruch in den Ventrikel. t = Thalamus, lvf = frontaler linker Seitenventrikel.

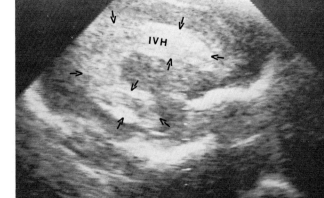

c Vollständige Ventrikeltamponade (↑↑) durch eine Blutung (IVH) in einen bereits erweiterten Ventrikel.
Das Kind verstarb am 3. Lebenstag; der sonographische Befund wurde autoptisch bestätigt.

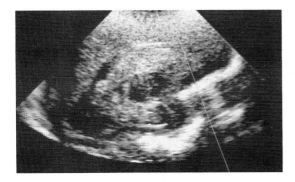
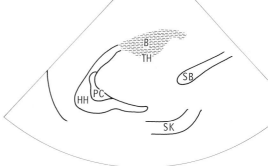

Abb. 14 Fontanellensagittalschnitt des linken Seitenventrikels bei einem 950 g schweren Frühgeborenen mit intra- und periventrikulärer Blutung (B) sowie Parenchymblutungen (Abb. 15, s. S. 12) entsprechend Burstein IV.

HH = Hinterhörner; Th = Thalamusregion; SB = Schädelbasis; SK = Schädelkalotte
(aus *J. A. Bliesener, D. Sperlich:* Radiologe 21 [1981] 527).

Hirnblutung die germinale (subependymale) Matrix zwischen dem Thalamus und dem Nucleus caudatus in Höhe des Foramen Monroi, dem Drainagegebiet der V. thalamostriata, herausgestellt.

Pathophysiologisch kann es im Rahmen einer *isolierten Hypoxie,* die meist zu einer diffusen Neuronalnekrose führt, zu Veränderung der zerebralen Durchblutung, speziell in der periventrikulären Region, kommen.

Im Falle einer *übermäßig starken Perfusion,* z. B. im Rahmen einer *Hyperkapnie* (18) oder einer *Blutdruckerhöhung* (15), kann es zur peri- und intraventrikulären Blutung kommen. Bei *Minderperfusion,* z. B. im Rahmen einer postasphyktischen Kreislaufdepression, droht der *ischämische Infarkt* mit nachfolgender *periventrikulärer Leukomalazie* (PVL) (21, 38–40). Aufgrund der *fehlenden Autoregulation* bei gestreßten Frühgeborenen wirken sich Änderungen des Systemblutdruckes direkt auf die zerebrale Perfusion aus (21, 24).

Ein *persistierender Ductus arteriosus* (PDA) soll nach DYKES und VOLPE ein statistisch signifikanter Risikofaktor bei der Entstehung der peri- und intraventrikulären Blutung sein. Bei unserem Krankengut lag in 50% der Fälle mit Hirnblutung ein PDA vor.

Durch die Bestimmung der zerebralen Durchblutungsgeschwindigkeit mit Hilfe der Doppler-Technik konnte die Beteiligung eines PDA an der Genese ischämischer und hirnblutungsbedingter Hirnläsionen kürzlich demonstriert werden (29).

Die Ursache für die Vorzugslokalisation der periventrikulären Region liegt in der anatomischen Besonderheit des Gehirnkreislaufes extrem unreifer Frühgeborener unter der 32. Schwangerschaftswoche. In dieser frühen Entwicklungsphase wird eine im Vergleich zum Reifgeborenen bedeutend größere Blutmenge in diese Region geführt, da bis zur 24. Schwangerschaftswoche Neurone aus der periventrikulären germinalen Matrix in die Hirnrinde wandern (26, 40). Weiterhin stellen die das Gebiet versorgenden Kapillaren ein unreifes, gebrechliches Gefäßnetz dar (15, 24). Zudem liegen periventrikulär an den vorderen und hinteren Enden der Seitenventrikel die „Wasserscheiden" der Gefäßversorgung durch drei Hirnarterien, im Gegensatz zum Reifgeborenen, bei dem die kortikalen Grenzgebiete reichlicher mit Anastomosen versorgt sind (39–41). Durch Ischämie oder durch Blutung bedingte Läsionen treten also bei sehr unreifen Frühgeborenen vorwiegend in den periventrikulären Bereichen auf.

Blutungszeit

Nach DYKES u. Mitarb. (12) ist das Blutungsereignis frühestens nach den ersten 6 Std. post partum zu erwarten. TSIANTOS u. Mitarb. (37) haben bei ihren Untersuchungen Blutungen bei einem mittleren Lebensalter von ca. 38 Std. festgestellt. Deshalb untersuchen wir unsere Frühgeborenen meist am 2. – 3. Lebenstag.

Die mittlere Blutnachweiszeit liegt nach MANTOVANI u. Mitarb. (25) zwischen dem 13. und 17. Tag.

Prognose der Hirnblutung

Etwa die Hälfte der Kinder überlebt das Ereignis; der weitere Verlauf in bezug auf das Ausmaß der späteren Schädigung ist direkt abhängig von der Ausdehnung der Blutung (6, 14, 20, 39).

Blutungen 1. und 2. Grades waren bei Kontrolluntersuchungen im Alter von 4 Wochen sonographisch nicht mehr nachweisbar. Ihre Prognose ist als meist gut anzusehen.

Blutungen größeren Ausmaßes (3. – 4. Grad) zeigten, wenn sie überhaupt überlebt wurden, meist eine progressive Ventrikeldilatation mit Ausbildung eines Hydrozephalus mit entsprechend schlechter Prognose (s. Abb. **29**).

Der meist kommunizierende Hydrozephalus kommt entweder durch Verklebung der Resorptionsräume in der hinteren Schädelgrube infolge erhöhter Proteinwerte im Liquor oder durch eine Arachnoiditis in diesem Bereich zustande.

12 Schädelinnenraum

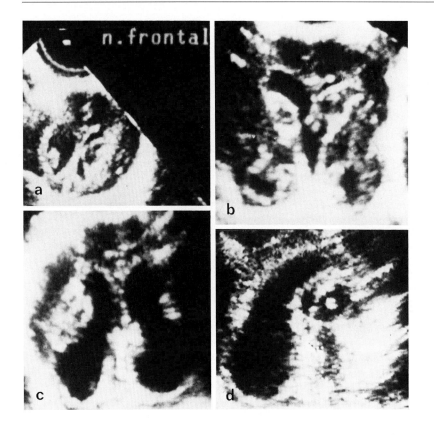

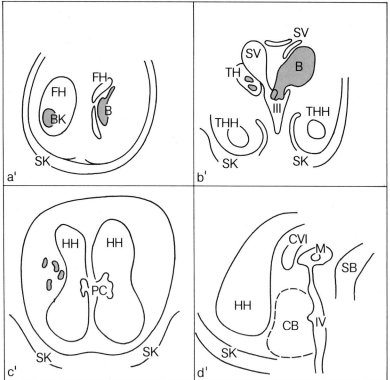

Abb. 15 Dasselbe Kind wie in Abb. 14 (s. S. 11), 8 Tage später.
a–c Fontanellenkoronarschnitte von frontal (a) über median (b) nach okzipital (c) gekippt.
d Fontanellensagittalschnitt. FH = Frontalhorn, BK = Blutkoagel, B = Blutung, SV = Seitenventrikel, III = III. Ventrikel, TH = Thalamus, THH = temporales Hinterhorn, SK = Schädelkalotte, HH = Hinterhorn, PC = Plexus chorioideus, CB = Zerebellum, IV = IV. Ventrikel, M = Massa intermedia, SB = Schädelbasis, CVI = Cavum vel interpositii
(aus J. A. Bliesener, D. Sperlich: Radiologe 21 [1981] 527).

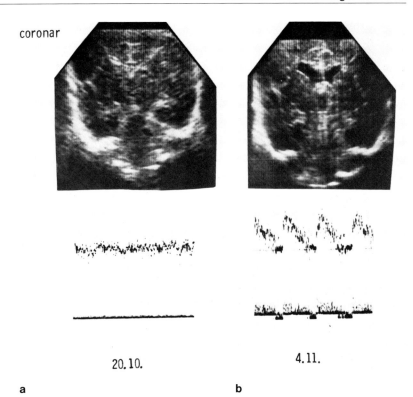

Abb. 16
a Schwere postpartale Asphyxie mit deutlichem Hirnödem am 3. Lebenstag. Kollabiertes Ventrikelsystem, verstrichenes Hirnwindenrelief, Gefäßpulsation der A. cerebri media im Bereich der Fissura Sylvii nicht nachweisbar. Doppler-sonographisch keine Pulsationen im Bereich des R. ascendens der A. cerebri anterior festzustellen.
b Am 18. Lebenstag Erweiterung der Ventrikelräume, bessere Strukturierung der Hirnoberfläche, positive Pulsation der Gefäße und normale Doppler-Pulskurve der A. cerebri anterior
(aus H. M. Straßburg, M. Sauer: Ultraschall 2 [1981] 43).

Ultraschallbefunde bei der Hirnblutung

Blutungen in der germinalen Matrix stellen sich als vermehrt echogene Zonen dar. Intraventrikuläre Blutungen sind als echodichte Bereiche im Vergleich zum echoarmen liquorgefüllten Ventrikelsystem leicht zu differenzieren. Parenchymblutungen weisen neben echodichten Strukturen kleinere echoärmere Zonen auf, entsprechend einer mehr oder weniger ausgeprägten Nekrose.

Subarachnoidale Blutung

Sonographisch gelingt es selten, eine umschriebene subarachnoidale Blutung zu erfassen. Sollte bei einem Frühgeborenen mit unklarer Apnoe, Krampfanfällen, sinkendem Hämatokrit und zunehmender Azidose eine peri- und intraventrikuläre Blutung sonographisch nicht erfaßbar sein, dann sollte man immer an das Vorliegen einer Subarachnoidalblutung oder schmaler extraxial gelegener Blutansammlungen denken (3, 22). In diesem Falle wäre eine Computertomogrammuntersuchung angezeigt. Umschriebene zerebelläre, kortikale sowie Plexusblutungen sind selten (2, 3, 39–41). Auch sie können sonographisch erfaßt werden (2).

Hirnödem

Das Hirnödem wird häufiger bei Reifgeborenen nach komplizierter Geburt, z. B. Nabelschnurumschlingung, und bei der diabetischen Fetopathie gefunden.
In Verbindung mit dem entsprechenden klinischen Bild läßt sich ein Hirnödem sonographisch

1. an den verstrichenen Hirnwindungen,

2. an der Schwierigkeit, die normale Ventrikelstruktur darzustellen, und

3. an der fehlenden oder verminderten Pulsation der Hirngefäße sowie der Plexus chorioidei erkennen. Eine verminderte Arterienpulsation ist besonders im Bereich der A. cerebri media festzustellen (36).

Zusätzliche Aussagen über das Ausmaß des Ödems und den Verlauf können mit Hilfe der Doppler-Sonographie gemacht werden (Abb. 16). Im akuten Stadium eines Hirnödems ist die Doppler-Pulskurve der sagittalen Hirnarterien (A. cerebri media Pars anterior, A. basilaris) wesentlich schlechter bzw. überhaupt nicht darstellbar.

Die Registrierung normaler Doppler-Pulskurven spricht gegen eine Beeinträchtigung der intrazerebralen Durchblutung durch ein bestehendes Hirnödem.

Hirnatrophie

Infolge einer Anoxämie kann es zu mehr oder weniger ausgeprägten Hirnschädigungen kommen. Bei Erstuntersuchungen können hierbei sonographisch noch völlig unauffällige Ventrikelverhältnisse vorliegen. Aus diesem Grunde sind fortlaufende Kontrollen oder vorsorgliche Ultraschalluntersuchungen vor Entlassung des Kindes aus dem Krankenhaus angezeigt. Diese Schädigungen können von schwerer Hirnatrophie mit Ausbildung eines Hydrocephalus internus et externus e vacuo (Abb. **17**) bis zu geringfügiger ausgebildeten Seitenventrikeldeformierungen mit z. T. porenzephaler Zystenbildung (Abb. **18**) bis zu diskreten Veränderungen, insbesondere im Vorderhornbereich (Abb. **19**), auftreten. Gerade die letztgenannten Veränderungen gilt es frühzeitig zu erfassen, um diese Kinder einer neuropädiatrischen Überwachung zuzuleiten.

Hygrom

Im 1., seltener im 2. Lebensjahr kommen subdurale Flüssigkeitsansammlungen vor. Diese sind meist symmetrisch, frontal und parietal anzufinden (Abb. **20**). Als Ursache werden rezidivierende Blutungen, Meningitiden und thrombophlebitische Veränderungen der Brückenvenen angesehen. Sonographisch lassen sie sich als kalottennahe echoarme Bezirke nachweisen (Abb. **21**). Es

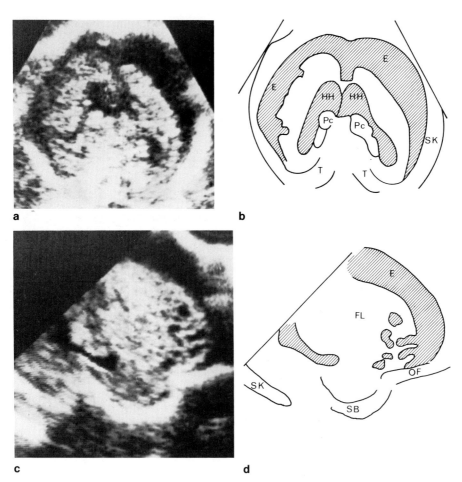

Abb. 17
a u. b Fontanellenkoronarschnitt eines 4 Wochen alten reifen Neugeborenen nach schwerer postpartaler Asphyxie. Darstellung eines ausgeprägten Hydrocephalus internus et externus.
E = Erguß, HH = Hinterhorn, PC = Plexus chorioideus, SK = Schädelkalotte, T = Tentorium.
c u. d Im Fontanellensagittalschnitt stellt sich ebenfalls der massive Erguß (E) dar. Die Vergrößerung des Hirnwindenabstandes auf 6 mm (normal 3–4 mm) sowie die zwischen den Windungen befindliche Flüssigkeit sind Ausdruck der Hirnatrophie.
FL = Frontallappen, SK = Schädelkalotte, SB = Schädelbasis, OF = Os frontale
(aus *J. A. Bliesener, D. Sperlich:* Radiologe 21 [1981] 527).

Erworbene Fehlbildungen 15

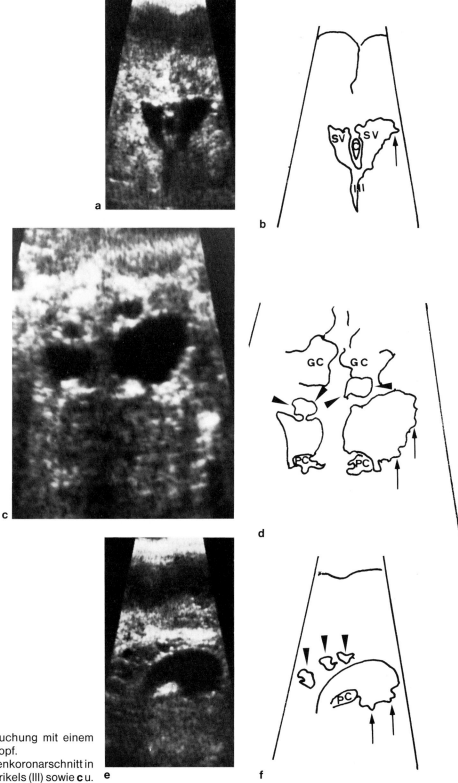

Abb. 18 Untersuchung mit einem 7,5-MHz-Schallkopf.
a u. b Fontanellenkoronarschnitt in Höhe des III. Ventrikels (III) sowie c u. d nach okzipital, in zweifacher Vergrößerung, geneigt bei einem 8 Wochen alten Säugling mit schwerster muskulärer Hypotonie nach ausgeprägter postpartaler Hypoxie. Darstellung eines asymmetrisch erweiterten Ventrikelsystems mit Zeichen einer periventrikulären Leukomalazie (↑↑) und Ausbildung porenzephaler Zysten (▶).

e u. f Im Fontanellensagittalschnitt findet sich die Deformierung besonders im Vorderhorn ausgeprägt. Über dem Seitenventrikel lassen sich erneut die Zysten nachweisen.
PC = Plexus chorioideus, C = Cavum septi pellucidi, GC = Gyrus cinguli.

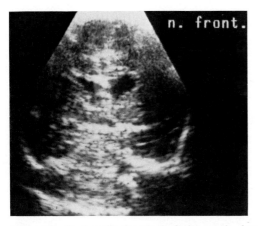

Abb. **19** Fontanellenkoronarschnitt nach frontal geneigt bei einem 3 Monate alten ehemals Frühgeborenen. Deutliche asymmetrische Deformierung und Verplumpung des linken Seitenventrikels. Dieses Kind entwickelte eine Monospastik des rechten Armes.

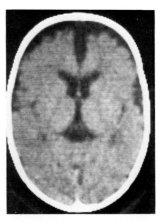

Abb. **20** Computertomogramm eines 14 Monate alten Jungen mit einem frontalen Hygrom (aus *J. A. Bliesener, D. Sperlich:* Radiologe 21 [1981] 527).

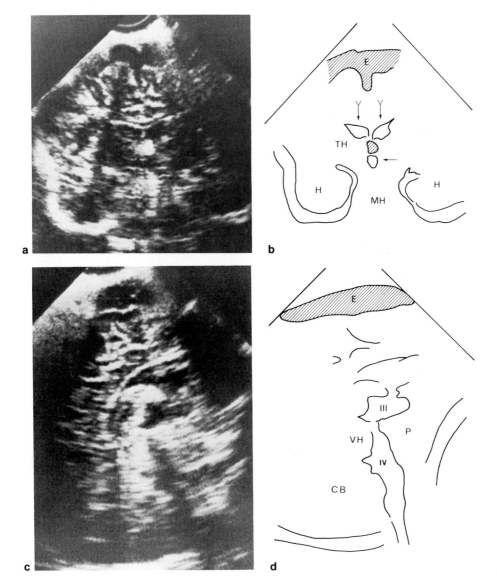

Abb. **21** (Leg. ▶)

Erworbene Fehlbildungen 17

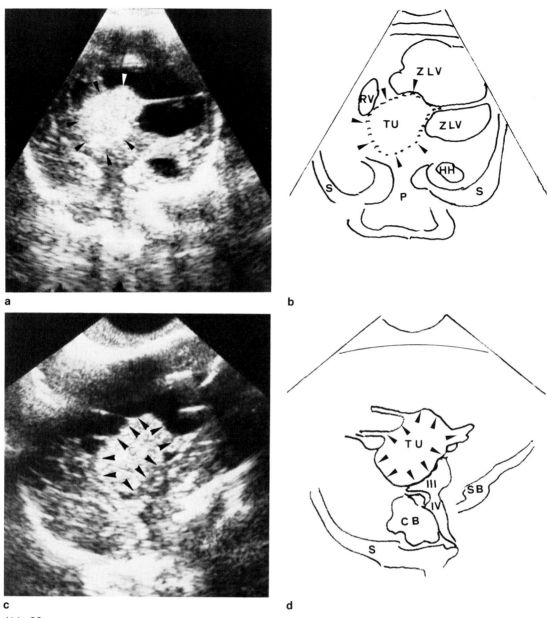

Abb. 22
a u. b Fontanellenkoronarschnitt eines 6 Monate alten Mädchens, welches mit asymmetrischem Makrozephalus auffiel.
Der rechte Seitenventrikel (RV) wird durch den echodichten Tumor (▶), der den linken Ventrikel zystisch umgewandelt hat (ZLV), nach rechts verlagert. HH = Hinterhorn des linken Ventrikels, P = Pons, S = Schädelkalotte.

c u. d Fontanellensagittalschnitt desselben Kindes. Der zentral gelegene Tumor (▶), der deutlich echodichter als das Zerebellum (CB) ist, komprimiert von kranial her das Dach des III. Ventrikels (III). IV = IV. Ventrikel, SB = Schädelbasis (frontal) S = Schädelkalotte (okzipital).

◀ **Abb. 21** Derselbe Patient wie in Abb. **20**.
a u. b Fontanellenkoronarschnitt: Direkt hinter der Fontanelle findet sich eine breite echofreie Zone = Erguß (E). Das Ventrikelsystem ist normal groß (▷▶). Th = Thalamus, ⇁ = III. Ventrikel, H = Hippokampusregion, MH = Mittelhirn.
c u. d Im Fontanellensagittalschnitt stellt sich der Erguß (E) ebenfalls gut dar. III = III. Ventrikel, IV = IV. Ventrikel, P = Pons, VH = Vierhügelplatte, Cb = Zerebellum
(aus *J. A. Bliesener, D. Sperlich:* Radiologe 21 [1981] 527).

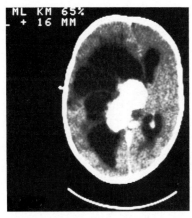

Abb. 23 Computertomogramm des Kindes mit dem Hirntumor (Aufnahmen: Prof. Dr. *Friedmann*).

ist wichtig, daß bei Verdacht auf pathologische Flüssigkeitsansammlungen im Nahbereich zumindest ein 5-MHz-Schallkopf, besser noch ein 7,5-MHz-Schallkopf benutzt wird.

Hirntumoren

Glücklicherweise sind Hirntumoren in dieser frühen Altersstufe selten. In Abb. 22 ist bei einem 6 Monate alten Mädchen, welches ein asymmetrisches Schädelwachstum aufwies, ein zentraler Tumor nachweisbar. Das zum Vergleich dargestellte Computertomogramm (Abb. 23), welches zur Artspezifizierung in solchen Fällen immer durchgeführt werden sollte, ergab in diesem Falle keine wesentlich zusätzliche Information. In der Literatur ist bereits über sonographisch entdeckte Tumoren wie Plexuspapillome, hämorrhagische Gliome und Astrozytome berichtet worden (2, 34, 36).

Angeborene Fehlbildungen

Während bei Kindern mit einer Meningo- oder Enzephalozele bereits frühzeitig mit intrakraniellen Veränderungen zu rechnen ist, können andere angeborene Fehlbildungen erst später klinisch auffallen und dies meist mit dem Symptom eines Makrozephalus.

Arnold-Chiari-Syndrom

Kinder mit Meningomyelozelen stellen eine spezielle Problemgruppe dar, bei der verschiedene Organbezirke betroffen und bei denen wiederholte radiologische Untersuchungen vielfach erforderlich sind. Sie weisen zahlreiche kranielle Defekte auf, insbesondere die Arnold-Chiarische Malformation, die in 80% mit einem Hydrozephalus assoziiert ist. Gerade diese Veränderungen können besonders gut mit Ultraschall aufgedeckt werden. Die Ausprägung eines Hydrozephalus kann bereits frühzeitig sehr groß sein, ohne daß bereits ein Makrozephalus vorliegt. Zum anderen kann ein nur mäßig vergrößertes Ventrikelsystem über längere Zeit sonographisch kontrolliert wer-

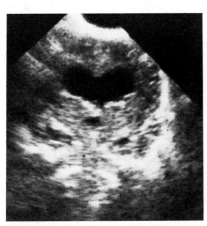
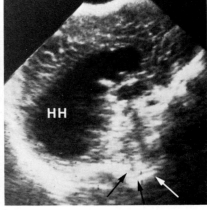

a
b
Abb. 24
a Fontanellenkoronarschnitt eines Kindes mit Meningomyelozele und frühzeitig auftretendem Makrozephalus.
Erheblich erweiterte Seitenventrikel, fehlendes Septum pellucidum, leicht vergrößerter III. Ventrikel in normaler Position.
b Im Fontanellensagittalschnitt kommen die stark erweiterten Hinterhörner (HH) zur Darstellung sowie die partielle extrakranielle Lage des Kleinhirns (→).

Angeborene Fehlbildungen

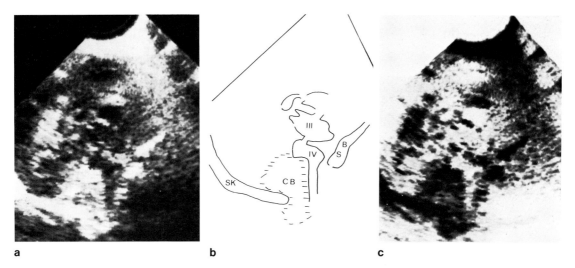

Abb. 25 Fontanellensagittalschnitt in der Medianebene bei einem Säugling mit tiefsitzender lumbaler Meningomyelozele. Das z. T. extrakraniell gelegene Kleinhirn (CB) verlagert den IV. Ventrikel (IV) nach frontal gegen die Schädelbasis (SB). Der III. Ventrikel (III) ist vergrößert. Zur besseren Darstellung Schwarzweißaufnahmen (a) und in Bildumkehr (c) (aus *J. A. Bliesener, D. Sperlich:* Radiologe 21 [1981] 527)

den. Bleibt das Schädelwachstum parallel zur Kopfumfangskurve, kann dieses Kind vor einer unnötigen Shuntoperation bewahrt werden.
In der Regel aber finden sich deutlich erweiterte Seitenventrikel, vielfach mit einem kompletten oder partiellen Mangel des Septum pellucidum kombiniert (Abb. 24). Üblich sind Veränderungen des III. Ventrikels wie Vergrößerung und Verlagerung nach frontal. Zudem ist die Massa intermedia in 80–90% der Fälle deutlich vergrößert (4). Vielfach läßt sich auch die extrakranielle Lage des Kleinhirns nachweisen (Abb. 25). Der hintere Hemisphärenspalt wird gerade bei Kindern mit ausgeprägtem Hydrozephalus bei Meningomye-

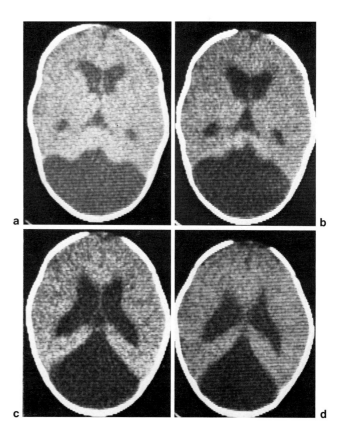

Abb. 26 a–d Computertomogramm (s. auch S. 20, Abb. 26e–h)

20 Schädelinnenraum

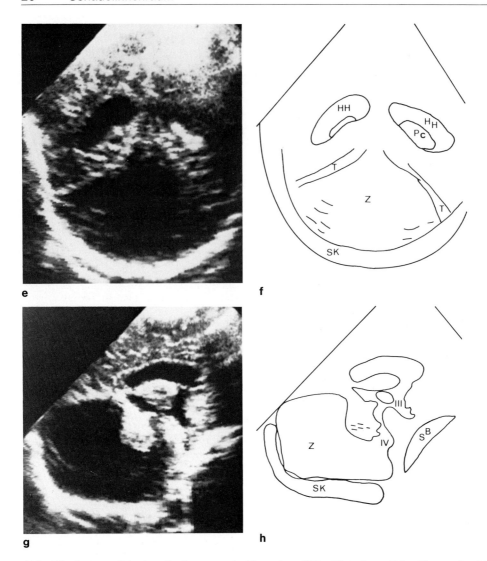

Abb. 26e–h e u. f Fontanellenkoronarschnitt nach okzipital geneigt
g u. h Fontanellensagittalschnitt eines 6 Monate alten Jungen mit Makrozephalus. Diagnose sowohl im CT wie im Sonogramm: Dandy-Walker-Zyste.

HH = Hinterhorn, PC = Plexus chorioideus, T = Tentorium, Z = Zyste, SK = Schädelkalotte, III = III. Ventrikel, IV = IV. Ventrikel, SB = Schädelbasis
(aus J. A. Bliesener, D. Sperlich: Radiologe 21 [1981] 527)

lozelen verbreitert vorgefunden (4). Eine große Anzahl dieser Kinder bedarf einer ventrikulären Ventilableitung. Diese sind häufig mit Komplikationen verbunden.

Dandy-Walker-Zyste

Das Dandy-Walker-Syndrom ist durch eine Entwicklungsstörung des IV. Ventrikels und des Kleinhirns begründet. Die sehr tiefe hintere Schädelgrube, der Hochstand des Sinus transversus und die zystische Erweiterung des IV. Ventrikels führen u. U. zu einem Verschlußhydrozephalus (3) (Abb. **26**).

Balkenagenesie

Die Abstandvergrößerung der Seitenventrikel ist das gemeinsame Zeichen eines vergrößerten Cavum Vergae und/oder einer Balkenagenesie. Die Balkenagenesie ist Folge einer Hemisphärenorganisationsstörung und somit oft von Krankheitswert je nach Ausmaß der Entwicklung (30). Die Balkenagenesie ist häufig kombiniert mit anderen Fehlbildungen wie Heterotopien, Kortexarchitekturstörungen, Porenzephalien, Holoprosenzephalien (Abb. **27**), Aicardi-Syndrom und Patau-Syndrom (Trisomie 13). Gerade hierbei bewährt sich die Bestimmung des Seitenventrikels, wobei Werte über 120° hinweisend auf eine Balkenagenesie sind (Abb. **28**).

Angeborene Fehlbildungen 21

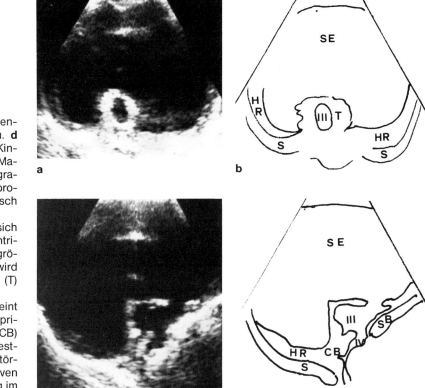

Abb. 27 a u. b Fontanellenkoronarschnitt und c u. d - sagittalschnitt eines Kindes mit ausgeprägtem Makrozephalus. Sonographische Diagnose: Holoprosenzephalie (autoptisch bestätigt).
Im Koronarschnitt zeigt sich ein riesiger „Monoventrikel"; der ebenfalls vergrößerte III. Ventrikel (III) wird von Thalamusresten (T) umgeben.
Im Sagittalschnitt erscheint der IV. Ventrikel (IV) komprimiert, das Kleinhirn (CB) hypoplastisch. HR = restliche Hirnrinde, SE = Störechos infolge der massiven Flüssigkeitsansammlung im „Monoventrikel".

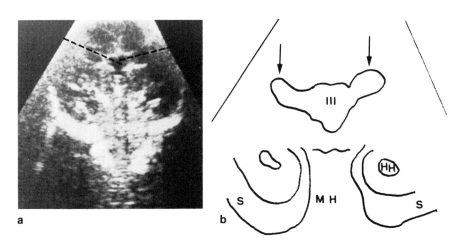

Abb. 28 Fontanellenkoronarschnitt bei einem Kind mit Balkenmangel. Der III. Ventrikel (III) ist nach oben zwischen die Seitenventrikel (→) verlagert. Sie erscheinen „lateralisiert". Es entsteht das Bild eines „Stierkopfes". Der Seitenventrikelwinkel (SVW) ist mit 142° pathologisch.

Genuiner familiärer Makrozephalus

Immer häufiger werden die Anforderungen für ein Schädelsonogramm bei Kindern mit genuinem Makrozephalus und mit der Fragestellung, ob sich hinter der Schädelvergrößerung eine intrazerebrale Mißbildung verbirgt oder nicht. Mit Hilfe der schnell durchzuführenden und harmlosen Untersuchung konnten wir schon wiederholt besorgte Eltern beruhigen und ihnen mitteilen, daß lediglich eine mäßiggradige harmonische Makroventrikulie bei dem meist familiären Makrozephalus vorliegt.

Ventrikelableitungen

Gerade für Kontrolluntersuchungen nach Shuntoperationen ist die Sonographie geeignet. Normale, zu schnelle oder zu langsame Ableitungen sowie korrekter (Abb. 29) und unkorrekter Sitz des zentralen Katheterabschnittes können geprüft werden. In Abb. 30 wird eine zu schnelle Ventrikelableitung demonstriert.

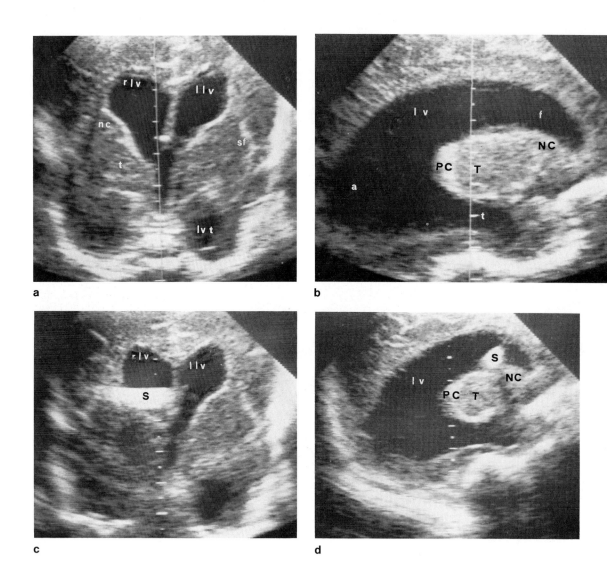

Abb. 29 a u. c   Fontanellenkoronarschnitt sowie b u. d Fontanellensagittalschnitt vor und nach Shuntoperation. Dasselbe Kind wie in Abb. 12.
Symmetrische Erweiterung der Seitenventrikel nach peri- und intraventrikulärer Blutung. rlv = rechter Seitenventrikel, llv = linker Seitenventrikel, nc = Nucleus caudatus, t = Thalamus, sf = Fissura Sylvii, lv-f-a-t = frontales Seitenhorn, Atrium des Seitenventrikels, temporales Seitenhorn, PC = Plexus chorioideus, S = Shunt (in diesem Falle in korrekter Position im rechten Vorderhornbereich).

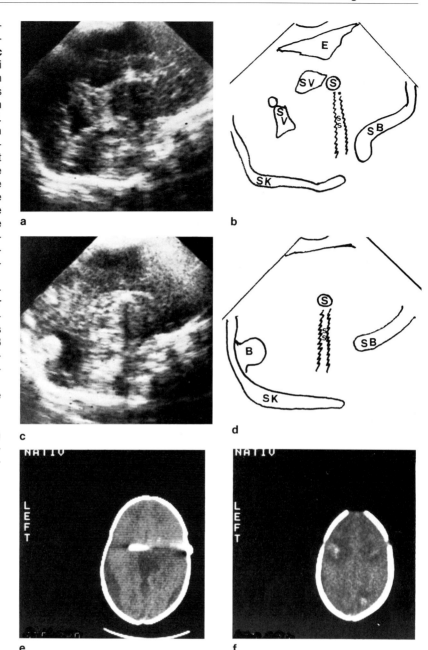

Abb. **30 a** u. **b** Paramedianer Fontanellensagittalschnitt nach links und **c** u. **d** rechts geneigt bei einem Kind mit drainiertem Hydrozephalus, welches klinisch durch Erbrechen und Somnolenz auffiel. Sonographisch findet sich eine Restfüllung der Seitenventrikel (SV); direkt unter der Schädelkalotte deutet eine echofreie Zone auf eine pathologische Ergußbildung (E) hin. Eine konstant nachweisbare rundliche Echoverstärkung in der hinteren Schädelgrube wurde als Blutung gedeutet (B).
Sonographische Diagnose: überdrainierter Hydrozephalus mit Ventrikelkollaps rechts mehr als links, Subduralerguß sowie Verdacht auf Parenchymblutung rechts okzipital.
e Dieser Befund wurde computertomographisch bestätigt.
f Hier fanden sich zusätzlich noch zwei kleinere frontal gelegene Blutungen.

Wertung – Vergleich des Ultraschalles mit dem Computertomogramm

Das Computertomogramm ist nach unserer Meinung in dieser frühen Altersstufe nicht als Primäruntersuchung einzusetzen. Es stellt eine teure, zeitaufwendige, mit einer relativ hohen Strahlenbelastung behaftete Untersuchung dar, die bei Säuglingen und Kleinkindern zumindest eine tiefe Sedierung wenn nicht gar eine Narkose erfordert.
Die besonderen Vorteile des Ultraschalles im Vergleich zum Computertomogramm liegen in folgenden Punkten:

1. Es läßt sich mit dem Ultraschall eine zweidimensionale Darstellung des Ventrikelsystems in den verschiedensten Ebenen ableiten.

2. Die Ultraschalluntersuchung ist jederzeit und unbedenklich wiederholbar und daher besonders geeignet für Verlaufskontrollen, wie z. B. bei der Frage, ob ein Hydrozephalus wächst oder wie sich das Ventrikelsystem nach einer Shuntoperation verhält.

3. Eine Sedierung ist nicht erforderlich.

4. Die Ultraschalluntersuchung des Schädels ist relativ kurz, so daß ein Auskühlen des Säuglings verhindert wird. Eine Routineuntersuchung dauert ca. 5 Min.

5. Man kann mit beweglichen Ultraschalleinheiten Untersuchungen auf der Intensivstation, ja selbst im Inkubator durchführen.
6. Es besteht keine Belastung durch ionisierende Strahlen.
7. Die Ultraschalluntersuchung ist weitaus preiswerter.

Die Sonographie des Schädelinnenraumes ist besonders wichtig für Kontrolluntersuchungen, wie sie nach Shuntoperationen erforderlich sind. Zu schnelle Ableitungen oder schlecht positionierte Ableitkatheter lassen sich leicht mit dem Sonogramm erfassen.
Mit Hilfe der sonographischen Vorsorgeuntersuchung bei Früh- und Risikoneugeborenen gelingt es immer häufiger, pathologische Hirnveränderungen aufzudecken, z. T. schon vor Auftreten neurologischer Erscheinungen. Diese Kinder werden dann frühzeitig einer neuropädiatrischen Überwachung zugeführt. Der Nachteil der Methode liegt darin, daß nach Schluß der Fontanelle sowie Erreichen einer zu dicken Schädelkalotte die Untersuchung im späteren Alter nicht mehr möglich ist. Zudem lassen sich, wie bereits zuvor erwähnt, isolierte subarachnoidale Blutungen schlecht bis gar nicht erfassen. Hier bleibt weiterhin eine Computertomogrammuntersuchung angezeigt.
Für die Diagnostik peri- und intraventrikulärer Blutungen jedoch stellt die Ultraschalluntersuchung in der Zwischenzeit eine sichere und aussagekräftige Methode dar, so daß hier auf ein CT verzichtet werden kann.

Literatur

1 American Institute of Ultrasound in Medicine Bioeffects Committee: Who's afraid of a hundred milliwatts per square centimeter (100 mW/cm^2, SPTA? American Institute of Ultrasound in Medicine, Oklahoma 1978 (pp. 840-37217
2 Babcock, D. S., B. K. Han, G. W. LeQuesne: B-Mode gray scale ultrasonic of the head in the newborn and young infant. Amer. J. Roentgenol. 134 (1980) 457
3 Babcock, D. S., B. K. Han: The accuracy of high resolution, realtime sonography of the head in infancy. Radiology 139 (1981) 665
4 Babcock, D. S., B. K. Han: Cranial sonographic findings in meningomyelocele. Amer. J. Roentgenol. 136 (1981) 563
5 Baker, M. L., G. Dalrymple: Biological effects of diagnostic ultrasound: a review. Radiology 126 (1978) 479
6 Bejar, R., V. Curbelo, R. W. Coen, G. Leopold, H. James, L. Gluck: Diagnosis and follow-up of intraventricular and intracerebral hemorrhages by ultrasound studies of infant's brain through the fontanelles and sutures. Pediatrics 66 (1980) 661-673
7 Bliesener, J. A.: Ultrasonographische Screeninguntersuchung des Schädels bei Risikoneugeborenen. Röntgen-Bl. 331 (1980) 626
8 Bliesener, J. A.: Intrakranielle Veränderungen im Säuglings- und frühen Kindesalter. Technik und Ergebnisse der Sonographie. Mschr. Kinderheilk. 129 (1981) 200-215
9 Bliesener, J. A., D. Sperlich: Der Stellenwert der Ultraschalluntersuchung des Schädels im frühen Kindesalter. Radiologe 21 (1981) 527
10 Burstein, J., L. A. Papile, R. Burstein: Intraventricular hemorrhage and hydrocephalus in premature newborns: A prospective study with CT. Amer. J. Roentgenol. 132 (1979) 631
11 Denkhaus, H., F. Winsberg: Ultrasonic measurement of the fetal ventricular system. Radiology 131 (1979) 781
12 Dykes, F. D., A. Liazzara, P. Ahmann, B. Blumenstein, J. Schwartz, A. W. Braun: Intraventricular hemorrhage: A prospective evaluation of etiopathogenesis. Pediatrics 66 (1980) 42
13 Grant, E. G., D. Schellinger, F. T. Borts, D. C. McCullough, G. R. Friedmann, K. N. Sivasubramemian, Y. Smith: Realtime sonography of the neonatal and infant head. Amer. J. Roentgenol. 136 (1981) 265-270
14 Groneck, P., J. A. Bliesener: Posthämorrhagischer Hydrozephalus und periventrikuläre zerebrale Atrophie bei Frühgeborenen mit einem Geburtsgewicht von 1500 g und weniger: Bestimmung der Inzidenz durch die Schädelsonographie. Mschr. Kinderheilk. 130 (1982) 825
15 Hambleton, G., J. S. Wigglesworth: Origin of intraventricular haemorrhage in the preterm infant. Arch. Dis. Childh. 51 (1976) 651
16 Johnson, M. L., L. A. Mack, C. M. Rumack, M. Frost, C. Rashbaum: B-mode echoencephalography in the normal and high risk infant. Amer. J. Roentgenol. 133 (1979) 375
17 Johnson, M. L., C. M. Rumack: Ultrasonic evaluation of the neonatal brain. Radiol. Clin. N. Amer. 18 (1980) 117
18 Kenny, A.: Hypercapnia at birth - a possible roll in the pathogenesis of NH. Pediatrics 65 (1978) 465
19 Kossoff, G., W. J. Garrett, G. Radanovich: (1974) Ultrasonic atlas of normal brain of infant. Ultrasound Med. Biol. 1 (1974) 259-266
20 London, D. A., B. A. Varroll, D. R. Enzmann: Sonography of ventricular size and germinal matrix hemorrhage in premature infants. Amer. J. Roentgenol. 135 (1980) 559
21 Lou, H. C., N. A. Lassen, B. Friis-Hansen: Is arterial hypertension crucial for the development of cerebral hemorrhage in premature infants? Lancet 9 (1979), 1215
22 Mack, A. L., K. Wright, J. H. Hirsch, E. C. Alvord, R. D. Guthrie, W. P. Schumann, J. V. Rogers, N. E. Bolender: Intracranial hemorrhage in premature infants: Accuracy of sonographic evaluation. Amer. J. Roentgenol. 137 (1981) 245
23 Matsui, T., T. Hirano: An Atlas of the Human Brain for Computerized Tomography. Fischer, Stuttgart 1978
24 Milligan, D. W. A.: Failure of autoregulation and intraventricular haemorrhage in preterm infants. Lancet 26 (1980), 896
25 Mantovani, J. F., J. F. Pasternak, O. P. Mathew, W. C. Allan, M. T. Mills, J. Casper, J. J. Volpe: Failure of daily lumbar punctures to prevent the development of hydrocephalus following intraventricular hemorrhage. J. Pediat. 97 (1980) 278
26 Pape, K. E., R. J. Blackwell, G. Cusick: Ultrasound detection of brain damage in preterm infants. Lancet 1979/I, 1261
27 Papile, L. A., J. Burstein, R. Burstein, H. Koffler: Incidence and evolution of subependymal and intraventricular hemorrhage: A study of infants with birth weights less than 1.500gm. J. Pediat. 92 (1978) 529
28 Papile, L. A., J. Burstein, R. Burstein, H. Koffler, B. L. Koops, J. D. Johnson: Posthemorrhagic hydrocephalus in low-birth-weight infants: Treatment by serial lumbar punctures. J. Pediat. 97 (1980) 273
29 Perlmann, J. M., A. Hill, J. J. Volpe: The effect of patent ductus arteriosus on flow velocity in the anterior cerebral arteries; Ductal steal in the premature newborn infant. J. Pediat. 99 (1981) 767
30 Ratzka, M., N. Sörensen, R. Wodarz: Zerebrale Mittellinienfehlbildungen im axialen Computertomogramm. Radiologe 21 (1981) 507
31 Rott, H. D.: Zur Frage der Schädlichkeitsmöglichkeit durch diagnostischen Ultraschall. Ultraschall 2 (1981) 56
32 Rumack, D., M. Johnson, M. Schroeder, M. Guggenheim: Detection of Neonatal Intracranial Hemorrhage: A Comparison of Twenty Patients with computed Tomography and Ultrasound. Paper presented: 22 Annual Meeting March 24-26, 1979 Toronto/Ontario

33 Shaw, C. M., E. C. Alvord: Cava septi pellucidi et vergae: their normal and pathological states. Brain 92 (1969) 213

34 Slovis, T. L., L. R. Kuhns: Real-time sonography of the brain through the anterior fontanelle. Amer. J. Radiol. 136 (1981) 277–286

35 Sommerhäuser, L.: Der normale und pathologische Seitenventrikelwinkel (SVW) gemessen mit Ultraschall. Diss., Köln 1981

36 Straßburg, H. M., M. Sauer: Ultraschalldiagnostik durch die offene Fontanelle des Säuglings. Ultraschall 2 (1981) 43

37 Tsiantos, A., L. Victorin, J. P. Relier, N. Dyer, H. Sundell, A. B. Britt, M. Stahlmann: Intracranial hemorrhage in the prematurely born infant: timing of clots and evaluation of clinical signs and symptoms. J. Pediat. 85 (1974) 854

38 de Vlieger, M., A. Sterke, C. E. de Molin, C. van der Ven: Ultrasound for two dimensional echoencephalography. Ultrasonics 1 (1963) 148

39 Volpe, J. J.: Neonatal intracranial hemorrhage. Clin. Perinat. (1977) 77

40 Volpe, J. J.: Neurology of the Newborn. Saunders, Philadelphia 1981

41 Volpe, J. J.: Neonatal intraventricular hemorrhage. New Engl. J. Med. 304 (1981) 887

42 Uematsu, S., A. E. Walker: Ultrasonic determination of the size of cerebral ventricular system. Neurology (Minneap.) 17 (1967) 81

(Alle Computertomogramme aus dem radiologischen Institut der Universität Köln).

2 Orbita

H. Neubauer und U. Mödder

Die Ultraschalluntersuchung des Auges und der Orbita hat erhebliche klinische Bedeutung erlangt, seit MUNDT u. HUGHES (10) mit der A-Bild-Diagnostik in der Ophthalmologie begannen. Unter vielen anderen Autoren haben vor allem OKSALA (11, 12), BRONSON (1965, 1969) und OSSOINING (13, 14) zu ihrem technischen Ausbau beigetragen. Das B-Bild wurde zuerst von BAUM u. GRENWOOD (1), dann von PURNELL (1969) und SOKOLLU (1969) in die ophthalmologische Diagnostik eingeführt. Heute werden beide Techniken in einander ergänzender Weise angewandt.

Anatomie und Untersuchungstechnik

Die meisten Untersucher bevorzugen gegenwärtig in der klinischen ophthalmologischen Anwendung das sog. *A-Bild*-Verfahren, weil sich damit relativ einfach biometrische Aussagen machen lassen. Die Entfernungen der jeweiligen Grenzflächen und die Amplituden der Echozacken werden gemessen, der Abfall der Zackenhöhe (Kappawinkel) ausgewertet.
Das *B-Bild*-Verfahren mit Umsetzung der Intensität der Echos in Helligkeitswerte auf einem Monitor eignet sich gut für kinetische Untersuchungen des Augapfels und der Orbita und erleichtert die topographische Zuordnung von Raumforderungen. Diesem Vorteil steht im Hinblick auf das A-Bild ein Verlust an Detailinformationen gegenüber. Im Vergleich zur Computertomographie hat das B-Bild eine unschärfere Raumauflösung. Es werden Frequenzen von 5–20 MHz benutzt.
Im *A-Bild* des normalen Auges sind Vorderkammer, Linse und Glaskörper schallhomogen. Schallreflexion tritt nur bei krankhaften Veränderungen auf. Die Untersuchung kann mit auf die Hornhautmitte oder auf die Sklera aufgesetztem Prüfkopf erfolgen. Im letzteren Fall sind keine Linsenechos vorhanden.
Stets sollten die Schallwellen durch den geometrischen Mittelpunkt des Augapfels gehen und möglichst senkrecht auf die gegenüberliegende Bul-

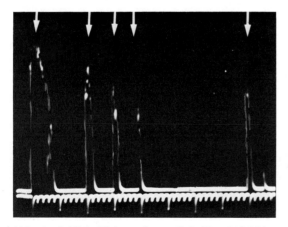

Abb. 1 A-Bild: (Eichung in µs, Schallkopf 12 MHz, 60 dB) Axiale Beschallung mit Vorlaufstrecke. Die Pfeile kennzeichnen (von links nach rechts): Initialecho, Hornhaut (Vorder- und Rückfläche), Linsenvorderfläche, Linsenrückfläche, Rückwandecho.

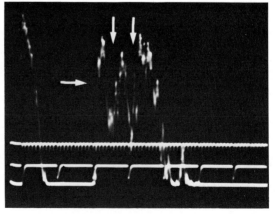

Abb. 2 A-Bild (Eichung in µs, Schallkopf 8 MHz): Bei 40–50° abduziertem Augapfel transsklerale Beschallung von temporal nach nasal. Die Pfeile zeigen (von links nach rechts): Sklerainitialecho, Optikusaussparung, Aussparung durch M. rectus int.

buswand treffen (11). Damit haben wir auch die Grundlagen der sonographischen Biometrie vor uns (Abb. **1**).
Die genaue Kenntnis der Augapfellänge ermöglicht die Errechnung der dioptrischen Stärke einer intraokularen Kunstlinse, wobei dann sowohl die Lage der Linse (Vorderkammer, Iris, Hinterkammer) wie auch die gewünschte Schärfenebene zu berücksichtigen sind. Die größte Exaktheit wird hier mit hohen Frequenzen von 20 oder 25 MHz erreicht (5). Eine Kompression des Augapfels während der Untersuchung ist zu vermeiden, damit ein möglichst schmales Schallbündel nur wenig durch die vorliegenden Krümmungen der Echoflächen beeinflußt wird.

Das *A-Bild* der *normalen Orbita* stellt sich als eine dichte Echogruppe von hoher Amplitude dar, die direkt an das Echo der hinteren Sklera anschließt. Die Echozacken verlieren mit zunehmender Entfernung von der Sklera an Amplitudenhöhe; es folgt ein akustisch leerer Raum, der durch Echos mittlerer Amplitude begrenzt wird, die die Augenmuskeln und knöcherne Orbitawand repräsentieren. Die Reflexion der Orbitawandechos wird durch die Tatsache beeinträchtigt, daß das Schallbündel hier meist nicht senkrecht auftrifft. Wenn der Schall den N. opticus kreuzt, so zeigt sich dessen Lage als Aussparung im Orbitafett an (Abb. **2**).

Das *B-Bild* des *normalen Augapfels* ist einem groben histologischen Schnitt vergleichbar; bei idealer Stellung des Prüfkopfes können die beiden Grenzflächen der Hornhaut dargestellt werden. Die Gegend des Kammerwinkels ist u. U. auszumachen; die vordere Irisfläche demarkiert sich. Sowohl die vordere als auch die hintere Linsenbegrenzung kann erfaßt werden, aber wegen der Bikonvexität der Linse sind die äquatorialen Linsenanteile nicht gut abzubilden. Anteile des Ziliarkörpers, die parallel zum Schallbündel liegen, sind ebenfalls erkennbar. Der Glaskörper-

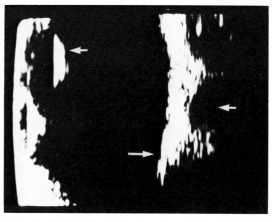

Abb. **3** B-Bild (Kontaktankopplung): Die Pfeile zeigen auf Linse, Rückwand, Optikusaussparung (Gerät nach Bronson-Turner).

raum erscheint akustisch leer bzw. echofrei. Der retinochorioidale Bezirk um den hinteren Augenpol stellt sich als weiche, konkave Echozone dar, die Sklera und Orbitafett einbezieht (Abb. **3**).

Wird im *B-Bild* der *normalen Orbita* die Schallebene durch den N. opticus gelegt, so entsteht in diesem Bereich ebenfalls eine Aussparung, da der N. opticus echoärmer ist als das orbitale Fettgewebe. Augenmuskeln erzeugen ebenfalls eine nur geringe Schallreflexion. Feinere Strukturen wie Blutgefäße sind mit dem Computertomographen der heutigen Generation darstellbar; die Dicke von Optikus und Augenmuskeln wird meßbar. Hier besteht im räumlichen Auflösungsvermögen eine Überlegenheit der Computertomographie, da mittels frei wählbarer Rekonstruktionsebenen und Dünnschnittomographien (1,5 oder 2 mm Schichtbreite) in letzter Zeit eine noch präzisere anatomische Detailauflösung erreicht worden ist (17).

Erkrankungen und Ultraschallbefunde des Bulbus

Vorderer Augenabschnitt und Linse

Man kann die Hornhautdicke bei Anwendung hoher Frequenzen mit großer Genauigkeit messen. Liegen erhebliche Trübungen der Hornhaut oder der Linse vor, so läßt der Ultraschall Aussagen über Existenz und Tiefe der Vorderkammer sowie Vorhandensein, Lage und Form der Linse zu. Damit und mit Hilfe der schon erwähnten Längenmessung des Augapfels kann die Ultraschalluntersuchung z. B. entscheidend zur Indikation und zur Errechnung der optischen Qualität einer Keratoprosthesis (Kunststoffimplantation in das Hornhautzentrum etwa nach schwerer Verätzung des Vorderabschnittes) beitragen. Die relativ seltene Differentialdiagnose zwischen Iriszyste und solidem Iristumor, zwar auch durch stark fokussierte Transillumination (Glasfaser) möglich, wird vielfach durch Ultraschall erhärtet. Eine „Napfkucheniris" nach Iritis ist auch bei totalem Leukom der Hornhaut feststellbar.

Mit Katarakt kombinierte angeborene Mißbildungen im Hinterabschnitt (z. B. persistierende

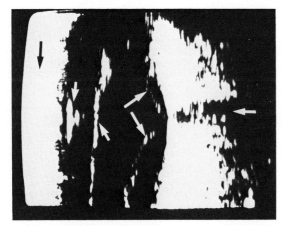

Abb. 4 Zustand nach diabetischer Retinopathie. Pfeile: Initialecho, Linse, retrolentale Membran, an der Papille adhärente trichterförmige Netzhautablösung, Optikusaussparung.

A. hyaloidea), aber auch erworbene entzündliche Veränderungen im Glaskörper oder vitreoretinale Befunde sind mit Ultraschall zu klären (Abb. 4).

Hinterer Augenabschnitt

Im Glaskörper lassen sich entzündliche und hämorrhagische Trübungen, aber auch Stränge nachweisen und ihre Struktur und die örtlichen Zusammenhänge mit der Netzhaut (Blutungsquelle, Stranganheftungen) differenzieren. Der Zusammenhang einer Netzhautablösung, einer retroretinalen oder retrochorioidalen Blutung oder einem Tumor der Aderhaut läßt sich weitgehend klären. Probleme können sich bei der Beurteilung von Echobefunden ergeben, die durch die Vorderfläche einer exakt begrenzten Einblutung

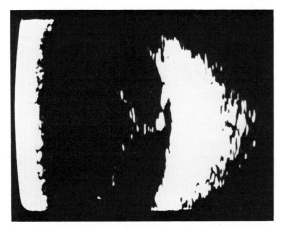

Abb. 5 Zustand nach Retinopathia diabetica mit posteriorer Strangbildung. Beschallung transziliar auf die Umgebung des hinteren Augenpoles. Die Differentialdiagnose dieser präretinalen Membran kann nur durch kinetische und A-Bild-Kriterien geklärt werden.

in einen jungen, also vergleichsweise intakten Glaskörper hervorgerufen sind. Auch präretinale Membranen und Strangbildungen können die Differentialdiagnose zur Netzhautablösung erschweren (Abb. 5).

Die *kinetische* Untersuchung im B-Bild, d. h. bei Kommandobewegungen des Auges, führt zu einer guten räumlichen Vorstellung und kann in vielen Fällen eine Computertomographie erübrigen, auch hinsichtlich der erwähnten Frage der Vortäuschung einer Netzhautablösung im A-Bild. Der Grad der Organisation läßt sich abschätzen; die Dokumentation ist im Hinblick auf Indikation und Zeitpunkt einer Vitrektomie durch die Pars plana corporis ciliaris eine entscheidende Hilfe. Selbst unspezifische degenerative Veränderungen des Glaskörpers lassen sich mit niedrigeren Frequenzen darstellen und einordnen; auch Amyloidose und Synchisis scintillans wären zu nennen. Die moderne Netzhaut-Glaskörper-Chirurgie kann auf eine exakte präoperative Untersuchung im A- und B-Bild nicht verzichten. Indikation und Zeitpunkt chirurgischer Maßnahmen bei den späten Stadien der proliferativen Retinopathia diabetica, bis zur „Windenblütenamotio" mit völliger Verschwartung einer axial kontrahierten Netzhaut, die sorgsame präoperative Analyse von evtl. punktuellen Stranganheftungen lassen sich wegen der Beweglichkeit der Untersuchungsanordnung gegenwärtig sonographisch sicher differenzierter durchführen, als es mit der Computertomographie möglich ist.

Trauma des Augapfels

Die Verletzungschirurgie, die mit Beginn der Mikrochirurgie in der Ophthalmologie besonders große Fortschritte gemacht hat, ermöglicht heute die Erhaltung manchen Auges mit verwertbarer Sehleistung, das noch vor 10 Jahren als verloren gelten mußte. Auch in überschaubarer Zukunft wird dabei die Ultraschalldiagnostik ein unverzichtbares Requisit im Operationssaal darstellen.

Die Lokalisation radiologisch nicht feststellbarer Fremdkörpermaterialien ist gegenwärtig noch mehr Domäne des Ultraschalls als der Computertomographie. Für Eisensplitter in anatomisch problematischer Situation, vor allem am hinteren Pol, wird auch heute noch die Prüfung der Magnetisierbarkeit erforderlich. Wir führen sie mit echographischer Kontrolle im A-Bild bei kurzen Magnetzügen durch. Dabei müssen die Richtungen von Schallbündel und Magnetzug auf die gegebene Extraktionsrichtung eingestellt werden. Oft muß man auch die jeweils maximale Beweglichkeit des Fremdkörpers gegenüber seiner rückwärtigen Anheftung durch Änderung der Prüfungssituation zu ermitteln versuchen. Dabei ist zu starker Magnetzug mit Folge einer möglichen Lageveränderung und Gewebsschädigung oder

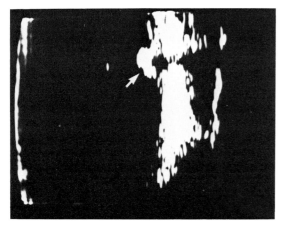

Abb. 6 Zustand nach durchdringender Fremdkörperverletzung des Augapfels. Pfeil zeigt das Echo eines Fremdkörpers, der durch Magnetzug in seinem Wundbett nicht zu bewegen war. Der Schallschatten kann als Schußkanal mißdeutet werden.

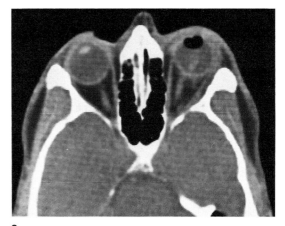
a

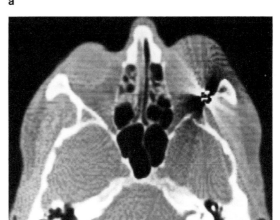
b

Abb. 7
a Computertomogramm: intrabulbäre Luftansammlung infolge einer perforierenden Verletzung durch Metallsplitter.
b Die eindeutig retrobulbäre Lokalisation des Metallsplitters beweist die Doppelperforation durch den Fremdkörper.

Blutung zu vermeiden. Der überlieferte „blinde" Magnetversuch mit Schmerzangabe durch den Patienten ist obsolet.
Auch zur Frage rückwärtiger Anschlagstellen von Fremdkörpern als Ausgangsort von Blutungen und der Lokalisation von gröberen Netzhautläsionen können bei den meist jüngeren Verletzten, die noch nicht die altersbedingten Destruktionen des Glaskörpers zeigen, mittels Ultraschall (A-Bild) wesentliche Erkenntnisse zur Festlegung des Operationsplanes gewonnen werden.
Bei der Klärung einer nach der radiologischen Lokalisation (Comberg-Verfahren) fraglichen Doppelperforation des Fremdkörpers ist allerdings die Computertomographie in ihrer Aussagefähigkeit dem Ultraschall öfter überlegen (Abb. 6 u. 7). Bei intraoperativer Kontrolle nach Wiederherstellung eines schwergeschädigten Vorderabschnittes nach Frontscheibenverletzung können am kollabierten Bulbus leicht übersehbare Sekuritfragmente nach Rekonstruktion der äußeren Hüllen und Auffüllung durch Ringerlösung oder BSS sonographisch feststellbar und damit im Zuge einer abschließenden Kerato- und Iridoplastik entfernbar werden.

Intraokulare Tumoren

Bei Augen mit Medientrübungen konkurrieren Ultraschall und Computertomographie bei der Differenzierung und exakten Ortung von Tumoren und begleitender vitreoretinaler Veränderungen. An der Bulbushinterwand sind vor allem die malignen Melanome der Uvea, Karzinommetastasen, Hämangiome und subretinale Blutungen zu unterscheiden.

Das **maligne Melanom** zeigt meist eine konvexe Begrenzung, wenn es die Bruchsche Membran nicht durchbrochen hat. Ist letzteres der Fall, so sind Einschnürungen des Tumorkomplexes an dieser Stelle im dynamischen B-Bild feststellbar; eine begleitende Netzhautablösung ist häufig. Das A-Bild spielt in der Differentialdiagnostik eine wichtige Rolle. Beim Vorliegen eines soliden Tumors bleiben die Absorptionscharakteristika auch bei Anwendung höherer Fequenzen bestehen. Dichte, stehende, starre Echos sprechen mehr für solide Tumoren als aufgelockerte. Im B-Bild erscheint infolge der hohen Schallreflexion bei soliden Tumoren der rückwärtige Anteil oft fast echofrei (Abb. 8 u. 9).

Bei **Hämangiomen** findet man im A-Bild konstante, aber mittelhohe Echos mit relativ weiten Abständen, im B-Bild wie bei malignem Mela-

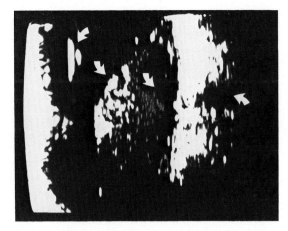

Abb. 8 Malignes Melanom der Aderhaut in schrägaxialer Beschallung. Die Pfeile zeigen: Linsenecho, inhomogenes großes Tumorecho mit Aussparung im Tumorinneren, Optikusaussparung.

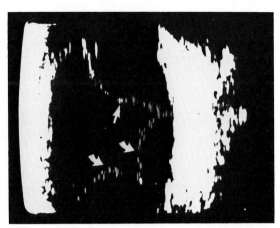

Abb. 11 Ausgedehnte postoperative Aderhautabhebung, transsklerale Beschallung. Zwischen dem Initialecho und dem gegenüberliegenden Sklera-Orbita-Echo ist die „Kleeblattfigur" dargestellt.

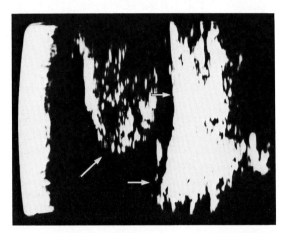

Abb. 9 Malignes Melanom. Transsklerale Beschallung, die nicht auf die Basis des Tumors gerichtet ist. Pfeile: Sklera, Tumor, sekundäre Netzhautablösung, Orbita.

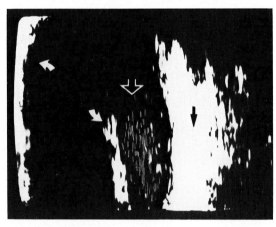

Abb. 12 Zustand nach Frontscheibenverletzung. Transsklerale Beschallung bei retrochorioidaler Blutung. Pfeile: Initialecho, Netzhaut, retrochorioidale Blutung, Sklera-Orbita-Echo.

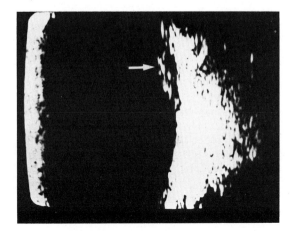

Abb. 10 Hämangiom der Aderhaut im Makulabereich. Im A-Bild liegt die Reflexibilität aus dem Tumorinneren höher, als es bei einem malignen Melanom zu erwarten wäre.

nom eine scharfe Begrenzung ohne Gefäßflirren (Abb. 10).

Das **Retinoblastom** ist echographisch oft schwer charakterisierbar. Die Gewebsdichte liegt hier nahe an der von Koagula. Der Tumor ist oft multizentrisch. Die radiologische Feststellung von Kalkeinlagerungen kann hilfreich sein.

Die **Aderhautabhebung** und die retrochorioidale Blutung (z. B. nach expulsiver Blutung) sind nach Lage und Qualität von anderen Tumoren abgrenzbar. Die meist postoperative Aderhautabhebung kann bis zur subtotalen fortschreiten, die sich im äquatorialen Schnitt als Kleeblattkontur darstellt (Abb. 11). Bei dieser und bei der retrochorioidalen Blutung hilft uns der Ultraschall, den für die u. U. dringende Chirurgie wichtigen Quadranten ausfindig zu machen. Abb. 12 zeigt eine große nasale retrochorioidale Blutung. Die hohe Beweglichkeit der Echos bei der kinetischen Sonographie spricht für ein Frühstadium.

COLEMAN u. Mitarb. (4) geben die Verläßlichkeit der Differenzierung mit 96% an und weisen auf die Kontrollfunktion des Ultraschalls bei der Strahlentherapie kleiner und mittelgroßer maligner Melanome hin.

Erkrankungen und Ultraschallbefunde der Orbita

Tumoren

Zu unterscheiden sind solide, zystische, angiomatöse und infiltrativ wachsende Tumoren der Orbita. In Verbindung mit der klinischen Untersuchung läßt die Ultraschalluntersuchung bei Befunden in den vorderen zwei Dritteln der Orbita eine Aussage zur Lokalisation, Größe, Konfiguration und Gewebsbeschaffenheit zu. Nochmals sei betont, daß die kombinierte Anwendung des A- und B-Bildes zu empfehlen ist.

Das **Hämangiom** kann in sehr verschiedener Weise außer- und innerhalb des Muskeltrichters ausgedehnt sein. Die häufigste kavernöse Form zeigt ein ungleichmäßiges Echobild. Hohe Amplituden und geringer Intensitätsverlust sind charakteristisch. Die Begrenzung durch die Kapsel ist meist gut auszumachen. Das **Lymphangiom** zeigt keine exakte Begrenzung und wächst diffus. Im übrigen ähnelt das Bild dem des Hämangioms.

Das **Lymphom** kann bekanntlich klinisch und histologisch erhebliche Unterschiede, vom benignen zum malignen Verlauf, zeigen. Es betrifft häufig vor allem die periphere Orbita und wird auch deswegen oft relativ spät entdeckt. Des diffusen Wachstums wegen ist die Ultraschalldiagnose nicht einfach; eine rückwärtige Begrenzung ist selten feststellbar. Kennzeichnend ist die hohe Schallabsorption. Ähnliches gilt für **Sarkome** und **Karzinommetastasen**.

Das **Meningiom** kann aus dem intrakraniellen Raum in die Orbita eindringen oder primär in der Orbita entstehen (Optikusscheidenmeningiom). Im ersteren Fall kommt öfter wandständiges Wachstum vor. Auch dabei kann es aber relativ früh durch venöse Stauung zum Exophthalmus kommen. In der Regel wird bei dieser Diagnose die Computertomographie sich dem Ultraschall gegenüber als überlegen erweisen, da computertomographisch der intrakranielle Raum miterfaßt wird und eine Knochenbeteiligung erkannt werden kann.

Bei vom *N. opticus* ausgehenden soliden Raumforderungen sind neben dem Optikusscheidenmeningiom, das Optikusgliom und Spongioblastom zu berücksichtigen. Sie gehen mit einer überwiegend spindelförmigen Verbreiterung einher und können weder aufgrund des Reflexmusters noch durch unterschiedliche Strahlenabsorption voneinander getrennt werden (Abb. 13).

Die **Tränendrüsentumoren** reichen vom Pseudotumor über Lymphom und Adenokarzinom bis zum adenoid-zystischen Karzinom. Die gutartigen Formen sind eher auf die Gegend der Tränendrüse beschränkt. Während bei ausgedehnten Tumoren die klinischen Untersuchungen meist wenig über die rückwärtige Begrenzung aussagen, ist die Ultraschalluntersuchung eine oft weiterführende, die Computertomographie in der Regel die stärkere Hilfe. Meist findet sich dann das Bild einer ausgedehnten lateralen Raumforderung mit Verdrängung von orbitalem Fett, was als Malignitätskriterium mit herangezogen werden kann.

Die **Mukozele** ist gut definierbar, weil Flüssigkeit die Schallwellen gut leitet. Während hier gelegentlich mit niedrigen Frequenzen geringe Echos nachweisbar sind, sind diese bei dem oft zystischen Dermoid ausgesprochener und zeigen verschiedenartigen Charakter. Die rückwärtige Ausdehnung ist in der Regel bei beiden gut darstellbar. Fettgewebsäquivalente Dichtewerte im CT sind für letztere pathognomonisch (8).

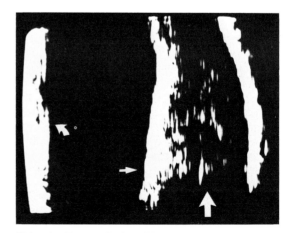

Abb. **13** Traumatisches Orbitahämatom. Transsklerale Beschallung von temporal nach nasal hinten. Pfeile: Initialecho, Augapfelrückwand, Hämatom im Bereich des M. rectus int., nasale Orbitawand.

Endokrine Orbitopathie

Die endokrine Orbitopathie ist initial oft auch nur einseitig nachweisbar. Fast immer lassen sich eine Verbreiterung einiger Augenmuskeln und eine Erweiterung der echofreien Zone zwischen retrobulbärem Fett und knöcherner Wand nachweisen (7). Eine Verdickung des N. opticus infolge der Zunahme des subarachnoidalen, perineuralen Raumes ist selten vorhanden (16).

Entzündungen

Bei der **Neuritis nervi optici** läßt sich eine deutliche Verbreiterung des Optikus nachweisen, mit Doppelecho und besserer Wahrnehmbarkeit auch der hinteren Optikusanteile. Eine solche Verbreiterung wird auch gesehen bei erhöhtem intrakraniellem Druck, aber auch bei lokalen orbitalen Alterationen wie Entzündungen und tumorösen Prozessen.

Bei der **Myositis** liegt meist eine Verbreiterung eines oder weniger Augenmuskeln vor, die dann mehr Spindelform zeigen. Zweifellos ist die Computertomographie auch hinsichtlich des Beitrages zur Differentialdiagnose Myositis, Pseudotumor, intrakranielles Meningiom mit Einbruch in die Orbita überlegen.

Bei **Pseudotumor** ist die Situation geprägt von einer Vermehrung der Flüssigkeit in den retrobulbären Faszien mit einer Vergrößerung des Durchmessers des N. opticus sowie einer Vergrößerung der Muskeln und der V. ophthalmica superior (6). Insgesamt besteht ein niedriger Reflexitätsgrad. Vor allem Lymphome müssen differentialdiagnostisch abgegrenzt werden. Hier wird die Verlaufskontrolle nach Steroidmedikation als diagnostisches Kriterium gezielt eingesetzt werden müssen. Entzündliche Ödeme sind von diffusen Hämatomen nicht immer zu trennen.

Trauma

Das **Orbitalhämatom** ist mehrheitlich durch Prellung bedingt. Durchsetzt die Blutung die Orbita diffus, so zeigt sich eine gewisse Auflockerung des Orbitalfettechos. Ein kompaktes Hämatom kann einem Ultraschallbild bei Neoplasma ähneln, enthält aber meist interne Echos. Wiederholte Ultraschallkontrollen klären oft die Differentialdiagnose.

Diagnostik und Lokalisation von **Fremdkörpern** setzen deutlich größere Partikelgröße voraus, verglichen mit der echographisch im Augeninnern gegebenen Detailerkennbarkeit. Die präoperative Ultraschalluntersuchung kann bei schweren Frontscheibenverletzungen eine große Hilfe für die Operationsplanung sein.

Gefäßverletzungen nach *a.v.Fisteln* im Sinus cavernosus, die zur Protrusio bulbi mit Pulsation oder evtl. Geräuschen führen, können auch heute noch den Rückgriff auf die Angiographie erforderlich machen.

Wie schon COLEMAN u. Mitarb. (5) feststellen, ist eine falsch-negative Aussage des Ultraschalls möglich, die falsch-positive wenig wahrscheinlich. Für die Verläßlichkeit der Ultraschalldiagnostik an der Orbita haben COLEMAN u. Mitarb. 88% angegeben. Frakturen und Orbitadefekte sind jedoch sicher nicht die einzigen traumatischen Situationen, bei der die Computertomographie gegenwärtig der Ultraschalluntersuchung überlegen ist.

Wertung

Die Ultraschalluntersuchung des Auges, aber auch der Orbita haben inzwischen einen nicht mehr wegzudenkenden Stellenwert in der ophthalmologischen Diagnostik. Bei einer Reihe von Erkrankungen am Augapfel besteht in der Befunderhebung eine Überlegenheit des Ultraschalls gegenüber der Computertomographie. Die Echogramme können als Grundlage zur Errechnung der dioptrischen Stärke von intraokularen Kunstlinsen, zur Bestimmung entzündlicher oder hämorrhagischer Trübungen im Glaskörperraum sowie degenerativer Veränderungen herangezogen werden. Ferner ist eine Differenzierung von Netzhautablösung, subretinaler Blutung oder Tumor weitgehend durch die Ultraschalluntersuchung möglich. Wegen der einfachen Handhabung, schnellen Verfügbarkeit und hohen diagnostischen Aussagefähigkeit ist die Sonographie bei der Klärung von Augenverletzungen einschließlich der Fremdkörperlokalisation eine unerläßliche Methode.

Trotz der Überlegenheit der Computertomographie im Orbitabereich, vor allem die hintere Orbita betreffend, wird man bei Exophthalmus jeglicher Genese die Ultraschalluntersuchung für obligat erklären müssen, werden doch mit geringerem und jedem Krankenhaus möglichem Aufwand bei einem großen Teil der Orbitapathologie zuverlässige Klärungen erzielt. Lokalisation, Größenbestimmung und Gewebsdifferenzierung, z. B. solid, zystisch, angiomatös, gelingen häufig. Die Sonographie bietet sich als ökonomisches Verfahren bei notwendigen Verlaufskontrollen an.

Präoperativ ist die Computertomographie als das zur Zeit optimale bildgebende Verfahren für orbitale Veränderungen jedoch oft unerläßlich. Abschließend sei daran erinnert, daß die physikalisch in der Schallwelle enthaltene Information derzeit nur unvollkommen ausgewertet wird. Präzisere Aussagen der Sonographie wären bei höherem technischen Aufwand durchaus denkbar.

Literatur

1. Baum G., J. Greenwood: The application of ultrasonics locating techniques to ophthalmology. J. Amer. Ophthal. 46 (1958) 319–329
2. Bigar, F., H. Siess, H. U. Gruber: Kombinierte Anwendung der Computertomographie und Echographie in der Ophthalmologie. Klin. Mbl. Augenheilk. 174 (1979) 806–815
3. Bronson, N. R., et al.: Ophthalmic Contact B-Scan Ultrasonography for the Clinician. Intercontinental Publications, Westport/Conn. 1976
4. Coleman, D. J., F. L. Lizzi, R. L. Jack: Ultrasonography of the Eye and the Orbit. Lea & Febiger, Philadelphia 1977
5. Coleman, D. J., R. L. Dallow, D. H. Abramson: Introduction in ophthalmic ultrasonography. In Duane, Th. D.: Clinical Ophthalmology, vol. II. Harper & Row, New York 1980 (pp. 25–27)
6. Harr, D. L., R. M. Quenzer, G. W. Abrams: Computed tomography and ultrasound in the evaluation of orbital infection and pseudotumor. Radiology 142 (1982) 395–401
7. Mann, K., W. Schöner, K. Maier-Hauff, R. Rothe, D. Jüngst, H. J. Karl: Vergleichende Untersuchung der endokrinen Ophthalmopathie mittels Ultrasonographie, Computertomographie und Fischbioassay. Klin. Wschr. 57 (1979) 831–837
8. Mödder, U., G. Friedmann: Orbita. In Friedmann, G., E. Bücheler, P. Thurn: Ganzkörper-Computertomographie. Thieme, Stuttgart 1981
9. Mundt, G. H., W. F. Hughes: Ultrasonics in ocular diagnosis. Amer. J. Ophthal. 41 (1956) 488–498
10. Nover, A., B. Löpping: Ultraschall. In Straub, W.: Die ophthalmologischen Untersuchungsmethoden, Bd. I. Enke, Stuttgart 1970 (S. 493–512)
11. Oksala, A.: Observations on choroidal detachment by means of ultrasound. Acta ophthal. (Kbh.) 36 (1958) 651–657
12. Oksala, A.: Bisherige Erfahrungen über die Ultraschalldiagnostik von Augenkrankheiten. Klin. Mbl. Augenheilk. 144 (1964) 347–360
13. Ossoinig, K.: Zur Ultraschalldiagnostik der Tumoren des Auges. Klin. Mbl. Augenheilk. 146 (1965) 321–337
14. Ossoinig, K.: Clinical echo-ophthalmology. In Blodi, F. C.: Current Concepts in Ophthalmology, vol. III. Mosby, St. Louis 1972 (pp. 101–130)
15. Purnell, E. W., A. Sokollua, E. Holasek: The production of focal chorioretinitis by ultrasound. A preliminary report. Amer. J. Ophthal. 58 (1964) 953–957
16. Skalka, H. W.: Perineural optic nerve changes in endocrine orbitopathy. Arch. Ophthal. 96 (1978) 468–473
17. Unsöld, R., D. Norman, W. Berninger: Multiplanar evaluation of the optic canal from axial transverse CT sections. J. Comput. ass. Tomogr. 4 (1980) 418–419

3 Kopf- und laterale Halsweichteile

F.-P. Kuhn

Anatomie

Wirbelsäule, oberflächliche und tiefe Hals- sowie Nackenmuskeln bilden 3/5 der Fläche eines Halsquerschnittes (Abb. 1). 2/5 entfallen auf den Eingeweideanteil mit Trachea, Ösophagus, Gefäßen und Nerven.

Regio colli anterior

1. Das *Trigonum submandibulare* zwischen Unterkieferrand, M. digastricus und M. stylohyoideus wird nahezu ganz von der seromukösen Glandula submandibularis ausgefüllt und enthält in der Tiefe neben zahlreichen Lymphknoten Versorgungsbahnen für Gaumen, Gaumenmandel, Zunge und Gesicht.

2. Das *Trigonum caroticum* zwischen den Mm. digastricus (venter posterior), sternocleidomastoideus und omohyoideus (venter superior) enthält die in einer gemeinsamen Gefäß-Nerven-Scheide verlaufenden A. carotis communis, V. jugularis interna, N. vagus, die Teilungsstelle der A. carotis communis in Aa. carotis interna und externa, an der medialen Seite der Bifurkation das Glomus caroticum, ein 2–5 mm großes parasympathisches Paraganglion (Chemorezeptor), sowie zahlreiche Lymphknoten.

3. Die *Regio colli mediana* zwischen Unterkiefer, Sternumoberrand und den seitlichen Senkrechten vom Sternoclavikulargelenk zum Unterkiefer umschließt die Halseingeweide Kehlkopf, Schilddrüse, Nebenschilddrüsen und Zungenbein.

Regio colli lateralis

Sie wird durch die Mm. sternocleidomastoideus (Hinterrand), trapezius (Vorderkante) sowie die Klavikula begrenzt und von einem ausgedehnten Fettkörper ausgefüllt, in dem die V. jugularis externa, der N. accessorius und Äste der Plexus cervicalis und brachialis eingebettet sind.

Regio sternocleidomastoidea

Sie entspricht der Ausdehnung des gleichnamigen Muskels und überdeckt den größten Teil des Gefäß-Nerven-Stranges. Innerhalb des Gefäßbündels liegen die V. jugularis interna lateral, die A. carotis medial und der N. vagus dorsal. Die V. jugularis interna ist dicht von Lymphknoten und Lymphgefäßen umgeben.

Regio parotideomasseterica

Die Glandula parotis ist zwischen Mandibula, M. masseter, äußerem Gehörgang und Processus mastoideus in die Fossa retromandibularis eingebettet. Ihr Ausführungsgang verläuft etwa 1 cm unterhalb des Jochbogens über den M. masseter, durchsetzt den M. buccinator und mündet gegenüber dem zweiten oberen Molaren.

Mundboden, Zunge

Die Zunge (Apex, Corpus, Radix linguae) liegt dem Mundboden auf. Als Zungengrund wird die Oberfläche der Zungenwurzel bezeichnet (s. Abb. 19 u. 20). Der Mundboden besteht in der Hauptsache aus dem M. mylohyoideus und wird nach innen durch den M. geniohyoideus, nach außen durch den vorderen Bauch des M. digastricus verstärkt. Lateral des M. genioglossus liegt die Glandula sublingualis (s. Abb. 20).

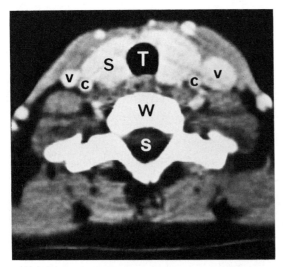

Abb. 1 Computertomographischer Halsquerschnitt in Höhe des Schilddrüsenisthmus.
T = Trachea, S = Schilddrüse, c = A. carotis communis, v = V. jugularis interna, W = Halswirbelkörper, s = Spinalkanal.

Untersuchungstechnik

Patientenlagerung, Schallkopfführung und Gerätejustierung entsprechen dem Vorgehen bei der Untersuchung von Schilddrüse, Nebenschilddrüse und A. carotis (s. entsprechende Kapitel). Die Untersuchung erfolgt grundsätzlich in Längs- und Querschnittebenen.
Die dorsale Schallverstärkung als Kriterium der zystischen Raumforderung ist im Bereich oberflächlicher Strukturen weniger zuverlässig nachweisbar (kürzere Laufstrecke des Ultraschallimpulses, geringere Schallabschwächung). Palpation und Überprüfung auf Schluckverschieblichkeit unter Real-time-Kontrolle müssen deshalb den sonomorphologischen Befund ergänzen.
Bei zystischen und soliden Prozessen über 3–4 cm Durchmesser sind hochauflösende 7,5–10-MHz-Nahfeldscanner wegen der begrenzten Eindringtiefe und des kleinen Bildfeldes weniger geeignet. Für die Untersuchung von Mundboden und Zungengrundregion ergeben Sendefrequenzen zwischen 3,5 und 5 MHz eine ausreichende Eindringtiefe mit zufriedenstellender Bildqualität.

Erkrankungen

Das Anwendungsspektrum der Ultraschalldiagnostik von Kopf- und lateralen Halsweichteilen umfaßt (Abb. 2):

1. Lymphome,
2. primäres „branchiogenes" Karzinom,
3. benigne und maligne Weichteiltumoren (Lipom, Fibrom, Leiomyom, Teratom, Sarkom etc.),
4. Tumoren der peripheren Nerven, der Hirnnerven, des Truncus sympathicus,
5. Glomustumoren,
6. Karotisaneurysma,
7. mediane und laterale Halszysten,
8. zervikale Aktinomykose,
9. Erkrankungen der Glandulae submandibularis und parotis,
10. Schilddrüsen- und Nebenschilddrüsenerkrankungen,
11. Karzinome von Mundboden und Zungengrundregion (s. Abb. 19).

Lymphome

Die wichtigsten Ursachen primärer und sekundärer Lymphknotenvergrößerungen sind:

1. unspezifische Lymphadenitis (bakteriell, viral),
2. spezifische Lymphadenitis (TBC, Morbus Boeck, Lues, Tularämie, Toxoplasmose, Diphterie, Katzenkratzkrankheit),

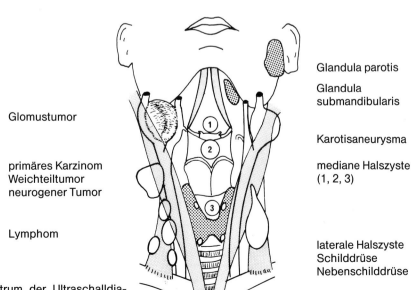

Abb. 2 Anwendungsspektrum der Ultraschalldiagnostik von Kopf- und lateralen Halsweichteilen.

Kopf- und laterale Halsweichteile

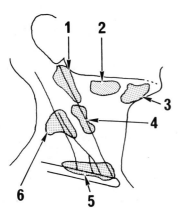

Abb. 3 Typische Metastasierungszonen im Halsbereich (nach *Stricker*):
1 = Nasenrachen;
2 = vordere Zunge, Mundboden, Gingiva, Wangenschleimhaut;
3 = Lippe;
4 = Mundhöhle, Pharynx, Larynx;
5 = Schilddrüse, Ösophagus, Thorax, Abdomen;
6 = Nasenrachen, Schilddrüse.

3. Systemerkrankungen (Morbus Hodgkin, Leukämie, Lymphadenose, Retikulose, großfolliculäres Lymphom),
4. regionäre Lymphknotenmetastasen bei Malignomen der Mundhöhle, des Nasenrachens, des Kehlkopfes, der Schilddrüse, des Mediastinums, der Bronchien und des Gastrointestinaltrakts.
5. Primärtumoren der Lymphknoten (Retikulosarkom, Lymphosarkom).

Der Befall einzelner Lymphknotengruppen gibt Hinweise auf den Ort der auslösenden Erkrankung (Abb. 3). Eingeschränkte oder aufgehobene Beweglichkeit bzw. Fixation derber Lymphknotenvergrößerungen spricht für Malignität.
Bei entzündlichen und systemischen Erkrankungen helfen Anamnese, hämatologisch-laborchemische und bakteriologische Untersuchungen weiter, in Zweifelsfällen die Probeexzision eines vergrößerten Lymphknotens.

Ultraschallbefunde

Normale Lymphknoten werden sonographisch im allgemeinen nicht erkannt. Die echographische Differenzierung von Lymphknotenschwellungen nach Dignität und ätiologischen Gesichtspunkten ist selbst bei Verwendung höchstauflösender 10-MHz-Nahfeldscanner nach unseren bisherigen Erfahrungen nicht möglich. Benigne wie maligne Lymphome können zystisch-echoleer, solid-echoarm bis echoreich oder komplex sein (5). Auch die Form der vergrößerten Lymphknoten, rund oder oval, ist im Halsbereich ätiologisch unspezifisch (Abb. 4 u. 5). Karzinommetastasen sind bei infiltrativem Wachstum in die umgebenden Weichteilstrukturen unregelmäßig begrenzt. Das Ausmaß ihrer Fixierung kann durch Palpation unter real-time-sonographischer Kontrolle objektiviert werden. Größere Lymphknotenmetastasen zeigen häufig spontan oder nach Chemo- bzw. Radiotherapie in ihrem Zentrum teilweise

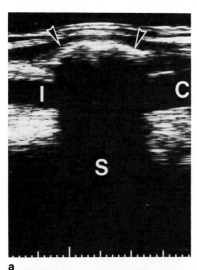

a

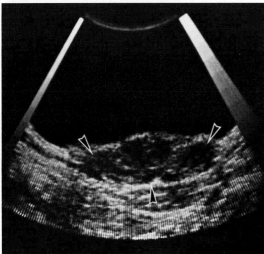

Abb. 4 Entzündliche Lymphknotenvergrößerung.
a 70 Jahre, weiblich: verkalktes Lymphom (Pfeilspitzen) nach abgeheilter Tuberkulose.
Real-time, 10 MHz. Längsschnitt ventral der linken A. carotis.
I = A. carotis interna, C = A. carotis communis, S = Schallschatten dorsal des verkalkten Lymphoms.
b 24 Jahre, männlich: akute unspezifische Lymphadenitis der linken Halsseite. Mehrere Lymphome (Pfeilspitzen) sind miteinander entzündlich verbakken.

b

Erkrankungen 37

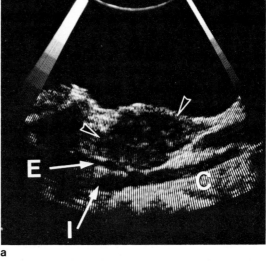

Abb. 5 Neoplastische Lymphknotenvergrößerung.

a 80 Jahre männlich: fixierte, echoarme Halsfilia (Pfeilspitzen) im Bereich des linken Kieferwinkels bei Tonsillenkarzinom.
Real-time, 3,5 MHz, Längsschnitt. Der Tumor (Pfeilspitzen) liegt der A. carotis externa (E) unmittelbar an. A. carotis interna (I) und A. carotis communis (C) sind frei.

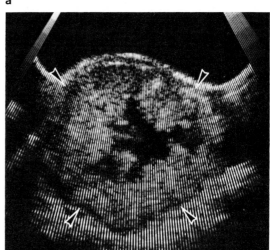

b 52 Jahre männlich: zentral einschmelzende, 8 cm große, echoreiche Lymphknotenfilia eines Mundbodenkarzinoms nach Chemotherapie. Real-time, 3,5 MHz, Längsschnitt.

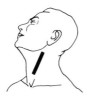

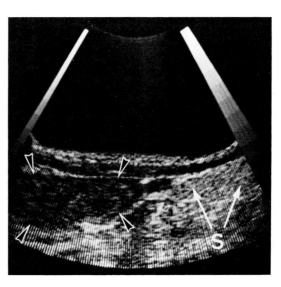

Abb. 6 37 Jahre, weiblich: primärer Halstumor. Leiomyom (Pfeilspitzen) der linken Halsseite, kranial des linken oberen Schilddrüsenpoles (S). Real-time, 3,5 MHz, Längsschnitt.

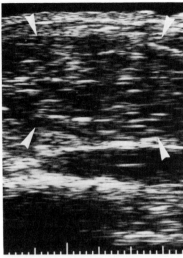
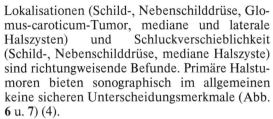

Abb. 7 73 Jahre, männlich: primärer Halstumor. Lipom rechts supraklavikulär (Pfeilspitzen). Echoreiches Reflexmuster.
Real-time, 10 MHz, Querschnitt.

bizarr begrenzte echoleere Zerfallshöhlen (Abb. 5b). Auch Änderungen des Reflexmusters zeigen die Wirkung therapeutischer Maßnahmen an. Die Größenzunahme eines Lymphoms infolge Tumorprogredienz oder Einblutung und Nekrose ist sonographisch zu unterscheiden.

Eingeschmolzene, jedoch gelegentlich auch solide Lymphknoten zeigen eine dorsale Schallverstärkung.

Kalkeinlagerungen innerhalb vergrößerter Lymphknoten werden als intensiv-echoreiche Strukturen mit dorsaler Schallauslöschung erkannt und vorwiegend bei tuberkulös verkalkten Lymphknoten nachgewiesen (Abb. 4a).

Differentialdiagnostisch müssen je nach Palpationsbefund die unter den Punkten 2–10 genannten Erkrankungen bedacht werden. Typische Lokalisationen (Schild-, Nebenschilddrüse, Glomus-caroticum-Tumor, mediane und laterale Halszysten) und Schluckverschieblichkeit (Schild-, Nebenschilddrüse, mediane Halszyste) sind richtungweisende Befunde. Primäre Halstumoren bieten sonographisch im allgemeinen keine sicheren Unterscheidungsmerkmale (Abb. 6 u. 7) (4).

Lipome mit dem relativ charakteristischen Bild einer scharf umschriebenen, echoreich strukturierten Raumforderung bilden möglicherweise eine Ausnahme (Abb. 7).

Derbe und raumfordernde Infiltrationen bei der Aktinomykose sind von Tumorgewebe echographisch nicht sicher zu differenzieren. Die Verkleinerung des entzündlichen Prozesses unter Therapie ist jedoch eindrucksvoll zu verfolgen.

Abszesse werden primär klinisch diagnostiziert. Das sonographische Bild wechselt mit dem Reifungsgrad und ist bei reifen abgekapselten Abszessen im allgemeinen echoarm-zystisch (17). Lufteinschlüsse sind als intensiv helle, unter Real-time-Kontrolle fluktuierende Reflexe nachweisbar.

Wertung

Der primäre Nachweis oberflächlicher Lymphome erfolgt unverändert einfacher und sicherer durch Palpation. Die Sonographie gibt wertvolle Zusatzinformationen:

1. sonomorphologische Charakterisierung (solid, zystisch, komplex) und differentialdiagnostische Abgrenzung des Palpationsbefundes,

2. Darstellung der Raumbeziehung fixierter Lymphknotenmetastasen zu den umliegenden Halsweichteilen,

3. Nachweis palpatorisch schwer zugänglicher Lymphome tief supraklavikulär.

Die Indikation zur Resektion fixierter Halslymph-

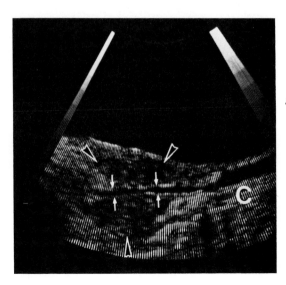

Abb. 8 74 Jahre, männlich: regionäre, fixierte Halsfilia eines adenoid-zystischen Zylindroms der linken Glandula submandibularis.
Real-time, 3,5 MHz. Längsschnitt linke Halsseite. Die A. carotis interna (Pfeile) ist erheblich lumenreduziert. C = A. carotis communis.

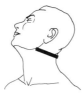
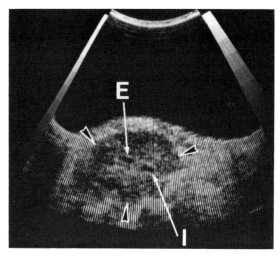

Abb. 9 40 Jahre, weiblich: Glomus-caroticum-Tumor links.
Real-time, 3,5 MHz. Halsquerschnitt unmittelbar oberhalb der linken Karotisbifurkation. A. carotis externa (E) und A. carotis interna (I) werden vom Tumor ummauert.

knotenmetastasen hängt von ihrer Größe und der örtlichen Ausdehnung ab (11). Für den Chirurgen sind folgende sonographische Befunde hilfreich:

1. Größe und Raumbeziehung des Tumors zu Schilddrüse, Trachea, Ösophagus, Schädelbasis, oberflächlicher und tiefer Halsmuskulatur, Halswirbelsäule und Supraklavikulaerregion,
2. Verdrängung, Ummauerung, Einengung oder Verschluß der Jugularvene, der Aa. carotis communis, interna und externa (Abb. 8 u. 9) (21),
3. Quantifizierung der Tumorregression nach Chemo- und/oder Radiotherapie (s. Abb. 5b).

Bei ausgedehnten Prozessen mit Infiltration von Schädelbasis oder Halswirbelsäule ist die Computertomographie überlegen (9, 13).

Glomus-caroticum-Tumor

Glomustumoren sind nichtchromaffine Paragangliome meist aus dem Glomus caroticum, seltener aus dem Glomus jugulare und aorticum oder den Glomera am Halsteil des N. vagus.
Glomus-caroticum-Tumoren wachsen langsam subadventitiell über Jahre, bevorzugt zwischen dem 4. und 6. Lebensjahrzehnt, bilateral in 4–5%, wenn familiär gehäuft in 25% (8, 22). Sie werden durchschnittlich 3,5 cm groß, vorwiegend aus Gefäßen der A. carotis externa versorgt, spreizen, umwachsen und komprimieren die Karotisbifurkation (20). In 2–6% sind lokal aggressives Wachstum, Organ- und Lymphknotenmetastasen Zeichen der Malignität. Histologische Dignitätskriterien versagen (8).

Ultraschallbefunde

Glomus-caroticum-Tumoren werden an typischer Stelle unmittelbar oberhalb des kranialen Endes der A. Carotis communis zwischen den Aa. carotis interna und externa lokalisiert (Abb. 9). Wegen des doppelseitigen Vorkommens in 4–25% der Fälle (22) müssen beide Halsseiten untersucht werden. Echogenität und Reflexmuster des Glomustumors sind unspezifisch solid, homogen reflexarm bis reflexreich (6, 18).
Sonographisch richtungsweisende Befunde sind:

1. relativ scharfe und regelmäßige Begrenzung,
2. Aufspreizung der Karotisgabel durch lokal verdrängendes Wachstum,
3. freie horizontale Verschieblichkeit unter Real-time-Kontrolle.
4. Ummauerung und Kompression der Karotisteilungsstelle bei größeren Tumoren (Abb. 9),
5. Doppler-sonographisch hohe Tumorvaskularisation (10).

Wertung

Differentialdiagnostisch müssen im wesentlichen Halsfiliae, benigne und maligne Lymphome, das Karotisaneurysma, neurogene Tumoren, branchiogene Halszysten und retromandibulär tiefliegende Parotistumoren abgegrenzt werden.
Besteht klinisch der Verdacht auf einen Glomustumor im Bereich der sonographisch einsehbaren Halsweichteile, sollte zunächst eine Ultraschalluntersuchung durchgeführt werden. Bei positivem B-Scan-Befund trägt die Doppler-Sonographie dazu bei, den hoch vaskularisierten Tumor von anderen soliden Raumforderungen zu differenzieren (10). Bei sonographisch nachweisbarer Gefäßummauerung, -stenose oder -verschluß ist die Angiographie indiziert.

Mediane und laterale Halszyste

1. Mediane Halszysten entstehen aus Residuen des Ductus thyreoglossus an jeder Stelle zwischen Foramen cecum der Zunge und Manubrium sterni (s. Abb. 2). 50% liegen unter- oder oberhalb des

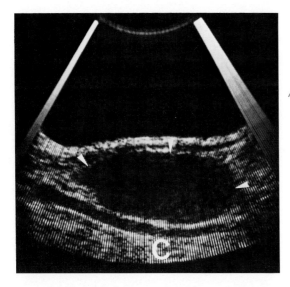
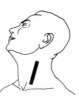

Abb. 10 32 Jahre, männlich: laterale Halszyste (ca. 8 x 4 x 3 cm). Halslängsschnitt von lateral. Real-time, 3,5 MHz. C = A. carotis communis.

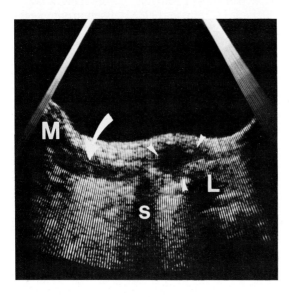

Abb. 11 39 Jahre, weiblich: mediane Halszyste (Pfeilspitzen) unterhalb des Zungenbeines. Real-time, 3,5 MHz. Längsschnitt in der Medianlinie des Halses von ventral.
S = Schallschatten des Zungenbeines, gebogener Pfeil = Mundbodenmuskulatur, M = Mandibula, L = Larynx.

Zungenbeines. Altersgipfel ist das 1. Lebensjahrzehnt.
Schluckverschieblichkeit und prallelastischer Palpationsbefund sind charakteristisch. Komplikationen sind Infizierung des Zysteninhaltes und Abszeßbildung.

2. Laterale (branchiogene) Halszysten leiten sich von der zweiten Kiemenspalte ab, werden in jedem Alter beobachtet und entstehen meist in Höhe des Kieferwinkels, jedoch grundsätzlich auch überall zwischen äußerem Gehörgang und Schlüsselbein.
Der Palpationsbefund ist indolent, umschrieben prallelastisch, gut verschieblich, im Bereich des Kieferwinkels rundlich, bei Ausbreitung entlang des M. sternocleidomastoideus länglich-oval. Druckschmerzhaftigkeit bei Sekundärinfektion der schleimgefüllten Zyste ähnelt dem Bild der akuten Lymphadenitis.

Ultraschallbefunde

Mediane wie laterale Halszysten erfüllen im allgemeinen die drei sonographischen Hauptkriterien der zystischen Raumforderung (Abb. 10 u. 11):
1. glatte Wandbegrenzung,
2. echoleeres bis echoarmes Lumen,
3. dorsale Schallverstärkung.

Form, Lage, Kompressibilität, Inhalt, freie Raumbeziehung und fehlende oder vorhandene Schluckverschieblichkeit der Zysten sind unter Real-time-Kontrolle leicht darzustellen. Schilddrüsengewebe, Zelldetritus und organisierte Blutbestandteile innerhalb der Zysten sind sonographisch als reflexreiche Binnenstrukturen erkennbar (17). Solide Gewebspartikel flottieren in der Zystenflüssigkeit, wenn die Zyste unter Real-time-Kontrolle in rascher Folge komprimiert wird. Bei kleineren Zysten mit sehr viskösem Inhalt kann eine dorsale Schallverstärkung fehlen.

Wertung

Die differentialdiagnostische Abgrenzung zu soliden Strukturen geschieht primär sonographisch. Schwierige Differentialdiagnosen sind eingeschmolzene Lymphknoten, Dermoidzysten und Schilddrüsenzysten in einem Lobus pyramidalis. Die Laryngozele wird klinisch diagnostiziert. Schilddrüsenzysten werden an ihrer Schluckverschieblichkeit und örtlichen Zuordnung erkannt.

Glandula parotis und submandibularis

Zu den sonographisch faßbaren Speicheldrüsenerkrankungen gehören:

1. akute und chronische Entzündung (Sialadenitis),
2. Speicheldrüsenzysten,
3. Steinbildung (Sialolithiasis),
4. Neoplasien (Sialome).

Sialadenitis
Ursachen der akuten Speicheldrüsenschwellung sind die retroduktale Bakterieneinwanderung und Virusinfektion bei Mumps.
Chronisch rezidivierender oder progressiver Entzündungsverlauf führt zu diffuser oder umschriebener Drüsenschwellung mit Parenchymfibrose, Drüsenatrophie, Striktur und Ektasie des Gangsystems.

Speicheldrüsenzysten
Speicheldrüsenzysten können kongenital, posttraumatisch und infolge Gangobstruktion durch Steine und/oder Entzündung auftreten. Sie enthalten klare Speichelflüssigkeit. Eine Komplikation ist die Infektion.

Steinbildung
Steinbildung tritt bevorzugt in der Glandula submandibularis auf (85–90%). 75–80% der Speichelsteine sind röntgenologisch spontan schattengebend und bestehen aus Kalziumphosphat oder Kalziumkarbonat. Sie führen zur Gangobstruktion mit Sekretstau und bilden den Boden für Sekundärinfektionen.

Neoplasien
Die meisten Speicheldrüsentumoren entstehen in der Glandula parotis, maligne Neoplasien bevorzugt in der Glandula submandibularis (15). Histologisch werden differenziert (15):

1. monomorphes Adenom und Zystadenolymphom (6%), gutartig,
2. pleomorphes Adenom (60–65% Parotis, 35–40% Glandula submandibularis), hohe Rezidivneigung, maligne Entartung in 4–5% (3),
3. Mukoepidermoidkarzinome (5–10%) niederer und höherer Malignitätsgrade,
4. Zylindrom (7%); hämatogene Metastasierung in 50% der Patienten,
5. Karzinom,
6. Weichteiltumoren (Hämangiom, Neurilemnon, Lipom, Neurinom, Sarkom).

Im Vordergrund steht die Speicheldrüsenschwellung. Normale Speicheldrüsen sind nicht tastbar. Zeichen der Entzündung sind Druckschmerzhaftigkeit, bei eitriger Einschmelzung Rötung der Haut und Fluktuation. Steine sind palpabel oder werden durch Speichelgangsonde und enorale Röntgenaufnahmen nachgewiesen. Schnelles Wachstum, Spontan- und Druckschmerzhaftigkeit, fehlende Verschieblichkeit des Tumors, Fazialisparese, regionale und Fernmetastasen sind Zeichen des malignen Speicheldrüsentumors. Chronisch entzündliche Schwellungen und Steine der Speicheldrüsen können palpatorisch einen Tumor vortäuschen.

Ultraschallbefunde

Glandula parotis und submandibularis werden sonographisch im Seitenvergleich nach Lage, Größe, Form, Verschieblichkeit, Kompressibilität und Parenchymstruktur beurteilt. Die Glandula parotis wird zwischen äußerem Gehörgang, Jochbeinbogen, M. masseter, Kieferwinkel und Mastoid aufgesucht. Die Drüse ist flach, etwa viereckig und relativ scharf begrenzt. Das Parenchymreflexmuster ist homogen feinfleckig und variabel in der Echoamplitude, ähnlich der Schilddrüse (Abb. 12).
Die Glandula submandibularis liegt submandibulär zur Umgebung relativ scharf begrenzt; ihre

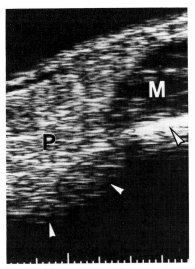

Abb. 12 39 Jahre, weiblich: normale Glandula parotis.
Real-time, 10 MHz. Längsschnitt. P = Glandula parotis, M = M. masseter, darunter Mandibula mit Schallschatten (große Pfeilspitze).

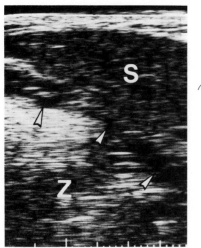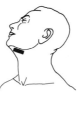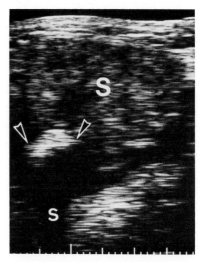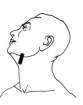

Abb. 13 38 Jahre, männlich: normale Glandula submandibularis.
Real-time, 10 MHz, Längsschnitt links submandibulär. Glandula submandibularis (S) zwischen Haut (obere Bildgrenze) und M. mylohyoideus (Pfeilspitzen). Z = Zungenmuskulatur.

Abb. 14 23 Jahre, männlich: Sialolithiasis der linken Glandula submandibularis (S).
Real-time, 10 MHz, submandibulärer Querschnitt. Zirka 8 mm großer, stark echogener Speichelstein (Pfeilspitzen) mit dorsaler Schallauslöschung (s) bei chronisch entzündlich vergrößerter Drüse. Vergröbertes Parenchymreflexmuster.

Form ist annähernd ovalär. Echogenität und Reflexmuster gleichen der Glandula parotis (Abb. 13).

Sialolithiasis

Sonographische Kriterien des Speicheldrüsensteines sind (16):
a) Steinreflex,
b) „dorsale Schallabschattung".
Speichelsteine werden intraparenchymatös als relativ scharf umschriebene und unterschiedlich intensiv helle Reflexe lokalisiert (Abb. 14). Die Schallabschattung dorsal des Konkrementes ist nicht obligat; sie ist abhängig vom Absorptions- und Reflexionsvermögen sowie der Größe des Konkrementes. Durch Obstruktion erweiterte Speicheldrüsengänge sind als tubuläre Strukturen erkennbar. Speichelsteine in oralen Gangabschnitten können sich dem sonographischen Nachweis entziehen.

Speicheldrüsenzysten

Zysten der Speicheldrüsen sind echoleer bis echoarm, vom Drüsengewebe scharf begrenzt sowie unter Real-time-Kontrolle frei verschieblich und kompressibel. Eine dorsale Schallverstärkungszone kann bei Zysten unter 2 cm Durchmesser fehlen oder sich im Schallschatten des Unterkieferknochens verlieren (Abb. 15).

Sialadenitis

Die akute Speicheldrüsenentzündung ist gekennzeichnet durch diffuse Organschwellung, Auflok-

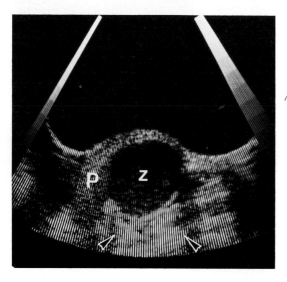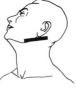

Abb. 15 75 Jahre, weiblich: dysontogenetische Parotiszyste (z) links.
Real-time, 3,5 MHz. Längsschnitt. Deutliche dorsale Schallverstärkung (Pfeilspitzen). Bogige Verdrängung des Parotisparenchyms (P).

kerung und Vergröberung des Reflexmusters bei Erhaltung der Organgrenzen (7). Der frische Speicheldrüsenabszeß imponiert scharf umschrieben oder auch unregelmäßig begrenzt, zystisch mit wenigen niederamplitudigen Binnenechos oder echoleer (Abb. 16). Bei der chronischen Speicheldrüsenentzündung werden entsprechend dem Ausmaß der Parenchymdestruktion Auflockerung und Vergröberung des Reflexmusters, kleinzystische Veränderungen und häufig auch Speichelsteine beobachtet. Die Organschwellung ist weniger ausgeprägt (Abb. 14) (7).

Neoplasien (Abb. 17 u. 18)

Einzelne Tumortypen sind sonographisch bisher nicht ausreichend sicher zu unterscheiden. Die hierzu von wenigen Autoren (1, 7, 14) erarbeiteten Kriterien stützen sich auf kleine Fallzahlen und sind teilweise widersprüchlich.

Vorherrschende Merkmale der Speicheldrüsentumoren sind:

1. Tumorechogenität geringer als die des normalen Drüsenparenchyms,
2. rundliche bis ovaläre Form,
3. deutlich definierbare Tumorgrenzen,
4. fakultativ dorsale Schallverstärkung (z. B. Zystadenolymphom).

Kriterien benigner Speicheldrüsenneoplasien sollen sein: homogenes Reflexmuster, scharfe und durchgehende Tumorgrenzen. Malignitätskriterien: heterogenes Reflexmuster, Verbleib mehrerer Echos auch bei herabgesetzter Geräteempfindlichkeit, verschwimmende Tumorgrenzen (1).

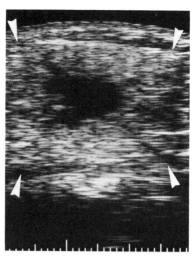

Abb. 16 67 Jahre, männlich: unregelmäßig begrenzter, zentraler Abszeß der rechten Glandula parotis. Real-time, 10 MHz, Längsschnitt.

Wertung

Die sonographische Diagnostik von Speicheldrüsenerkrankungen ist in mehrfacher Hinsicht hilfreich:

1. zur differentialdiagnostischen Abklärung unklarer Palpationsbefunde (Zyste, Lithiasis, chronische Entzündung, Neoplasie);

2. zur Abgrenzung von Prozessen anderer Ätiologie in unmittelbarer Nachbarschaft zu den Speicheldrüsen (Lymphome, Glomustumor, laterale Halszyste etc);

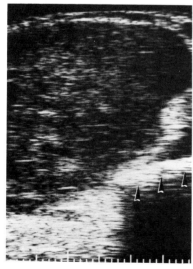

Abb. 17 63 Jahre, weiblich: pleomorphes Adenom der rechten Glandula parotis.
Real-time, 10 MHz, Längsschnitt. Der Tumor ist echoreich und relativ regelmäßig und scharf begrenzt. Pfeilspitzen: Mandibula.

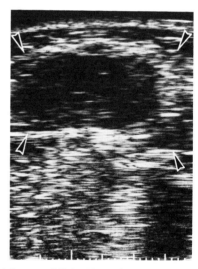

Abb. 18 67 Jahre, weiblich: Karzinom der linken Glandula submandibularis.
Real-time, 10 MHz, submandibulärer Längsschnitt. Der echoarme Tumor nimmt 2/3 der Drüse (Pfeilspitzen) ein.

dabei sind vergrößerte Lymphknoten innerhalb der Drüse von primären Tumoren nicht sicher unterscheidbar;

3. als komplementäres Verfahren zur Sialographie und Computertomographie (19):
a) zur Diagnostik sialographisch schwierig faßbarer Tumoren unter 1 cm Durchmesser (2),
b) zur Beurteilung der Tumorausdehnung,
c) zur prä- bzw. intraoperativen dreidimensionalen Lokalisation von Speichelsteinen (16).

Unklare Raumforderungen der Glandula parotis und submandibularis sollten zunächst sonographisch untersucht werden. Ist ein auf die Drüse begrenzter Tumor nachweisbar, kann auf weitere radiologische Maßnahmen verzichtet werden. Bei ausgedehnten, aggressiv wachsenden Parotistumoren ist die Computertomographie angezeigt (19). Sind sonographisch Speichelsteine und/oder diffuse Parenchymveränderungen nachweisbar, führt die Sialographie weiter. Bei akut entzündlichen Speicheldrüsenschwellungen ist die Sonographie nur zum Ausschluß eines Abszesses sinnvoll.

Karzinome von Mundboden und Zungengrundregion

Karzinome des Mundbodens und der Zungengrundregion sind überwiegend Plattenepithelkarzinome hohen Malignitätsgrades.

Nach der TNM-Klassifikation messen T1-Tumoren in ihrer größten Ausdehnung 2 cm und weniger, T2-Tumoren zwischen 2 und 4 cm, T3-Tumoren mehr als 4 cm. T4-Tumoren erreichen Knochen, Muskulatur, Haut etc. (15). Die 5-Jahres-Überlebensrate nimmt mit der Tumorgröße ab.

Bimanuelle Palpation, Spiegelbefund und gezielte Probebiopsien sichern die Diagnose.

Ultraschallbefunde

Im Längsschnitt erscheint die normale Zunge als homogen-reflexreiche Struktur zwischen der echoarmen Mundbodenmuskulatur und den Schallauslöschungszonen von Mandibula und Zungenbein (Abb. **19** u. **21a**).

Querschnitte in annähernder Frontalebene zeigen Zungenkörper und Zungengrund zwischen den Schallauslöschungszonen von Mandibula bzw. den sich bogenförmig darstellenden reflexarmen Mundbodenmuskeln (Abb. **20** u. **21b-d**). Das vordere Zungendrittel ist weniger sicher nachweisbar, da teilweise durch den Mandibulaschatten überdeckt.

Die Glandula sublingualis ist bei guter Bildqualität als echoarme Struktur lateral der Mm. genioglossi und oberhalb der Mm. mylohyoidei darstellbar (Abb. **21c**).

Zungen- und Mundbodenkarzinome sind unabhängig vom histologischen Bild überwiegend echoarm, gelegentlich auch echoreich und von einem echoarmen Randsaum umgeben. Die Grenzen sind unregelmäßig und unscharf. Praktisch relevante Befunde sind die Tumorgröße, Tumorlokalisation, Tumorausbreitung (Abb. **22** u. **23**) und der Nachweis regionärer Lymphknotenmetastasen.

Wertung

Die sonographische Untersuchung von Mundboden und Zungengrundregion ist komplementär zur konventionellen Röntgentomographie, Computertomographie und Xeroradiographie (12).

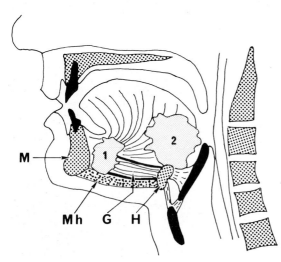

Abb. **19** Sagittalschnitt von Mundhöhle, Zunge und Mundboden. M = Mandibula, Mh = M. mylohyoideus, G = M. geniohyoideus, H = Hyoid.
1 = Tumor im vorderen Mundbodendrittel.
2 = Zungengrundtumor.

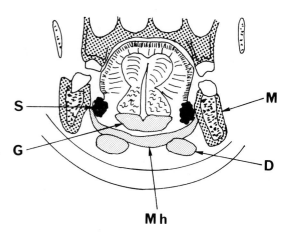

Abb. **20** Frontalschnitt von Mundhöhle, Zunge und Mundboden (nach *Waldeyer*).
M = Mandibula, S = Glandula sublingualis, G = M. geniohyoideus, Mh = M. mylohyoideus, D = M. diagstricus venter anterior.

Erkrankungen 45

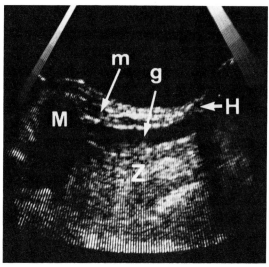

Abb. 21 Ultraschallanatomie von Mundboden und Zunge.
Real-time, 10 MHz.

a Sagittaler Längsschnitt von Mundboden und Zunge (s. Abb. 19). M. mylohyoideus (m) und M. geniohyoideus (g) sind zwischen den Schallschatten von Mandibula (M) und Hyoid (H) ausgespannt. Die Zunge (Z) liegt dem Mundboden auf.

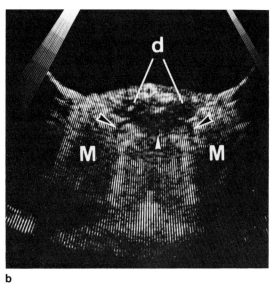

b Frontalschnitt des vorderen Mundbodendrittels (s. Abb. 20). M = Schallschatten der Mandibula, d = M. digastricus venter anterior, kleine Pfeilspitze = M. geniohyoideus, große Pfeilspitze = der bogenförmig ausgebildete M. mylohyoideus.

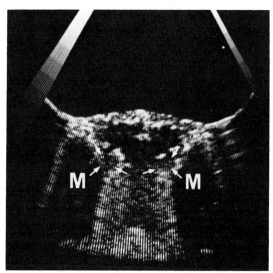

c Frontalschnitt des mittleren Mundbodendrittels mit Darstellung der Glandulae sublinguales (Pfeile) medial der Mandibula (M) und lateral der Mm. geniohyoidei.

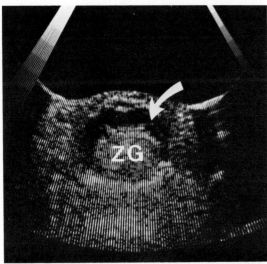

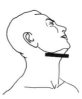

Abb. 21
d Frontalschnitt des Zungengrundes (ZG) zwischen der bogenförmig sich darstellenden Mundbodenmuskulatur (Pfeil).

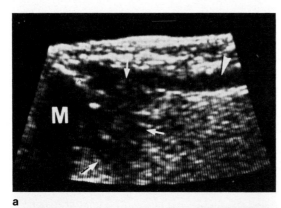

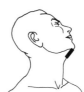

Abb. 22 76 Jahre, weiblich: Mundbodenkarzinom. Real-time, 3,5 MHz. Echoarmer Tumor (Pfeile) im Bereich des vorderen Mundbodendrittels zwischen Mandibula und Mundbodenmuskulatur.

a Mundbodenlängsschnitt. M = Mandibula, Pfeilspitze = Mundbodenmuskulatur, Pfeile = Mundbodenkarzinom.

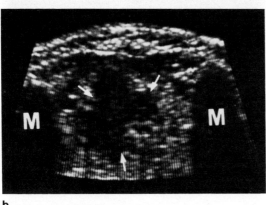

b Mundbodenfrontalschnitt. M = Mandibula, Pfeile = Mundbodenkarzinom.

Kleine Prozesse (ab etwa 1,5 cm Durchmesser) sind sonographisch besser erkennbar; die computertomographische Differenzierung von Tumorgewebe und normaler Zungenstruktur ist unsicher (12).

Nach den bisherigen Erfahrungen hat die Sonographie von Mundboden und Zungengrundregion folgende nützliche Indikationen:

1. Ergänzung des Tastbefundes in palpatorisch schwer zugänglichen Regionen;

2. Verbesserung des präoperativen Stagings durch dreidimensionale Bestimmung der Tumorgröße,

3. exakte Tumorlokalisation vor interstitieller Strahlentherapie (12),

4. Rezidivkontrolle.

Zur Therapiekontrolle während der Strahlentherapie ist die Sonographie weniger geeignet; radiogenes Ödem und Tumorgewebe sind sonographisch nicht zu trennen (12).

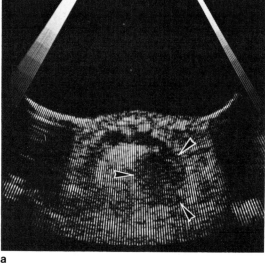

Abb. 23 41 Jahre: Zungengrundkarzinom links (Pfeilspitzen).
Real-time, 3,5 MHz.
M=Mandibula, Z=Zunge, gebogener Pfeil=Zungenbein.

a Frontalschnitt des Zungengrundes.

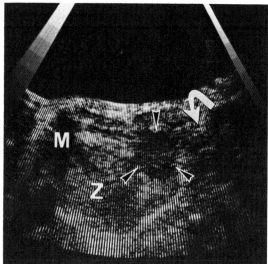

b Mundbodenlängsschnitt.

Literatur

1. Bruneton, J. N., D. Fenart, J. Vallicioni, F. Demard: Semiologie echographique des tumeurs de la parotide. A propos de 40 observations. J. Radiol. 61 (1980) 151
2. Calcaterra, T. C., W. G. Hemenway, G. C. Hansen, W. N. Hanafee: The value of sialography in the diagnosis of parotid tumors. Arch. Otolaryng. 103 (1977) 727
3. Eneroth, C. M.: Incidence and prognosis of salivary-gland tumors at different sites; a study of parotid, submandibular, and palatal tumors in 2632 patients. Acta oto-laryng. (Stockh.), Suppl. 263 (1970) 174
4. Goldberg, B. B.: Ultrasonic evaluation of superficial masses. J. clin. Ultrasound 3 (1975) 91
5. Gooding, G. A. W., K. A. Herzog, F. C. Lang, et al.: Ultrasonographic assessment of neck masses. J. clin. Ultrasound 5 (1976) 248
6. Gooding, G. A. W.: Gray-scale ultrasound detection of carotid body tumors: Report of 2 cases. Radiology 132 (1979) 409
7. Gooding, G. A. W.: Gray scale ultrasound of the parotid gland. Amer. J. Roentgenol. 134 (1980) 469
8. Jrons, G. B., C. H. Weiland, W. L. Brown: Paragangliomas of the neck - clinical and pathological analysis of 116 cases. Surg. Clin. Amer. 57 (1977) 575
9. Itzchak, Y., R. Tadmor: Evaluation of lateral neck masses by ultrasound and other modalities. Israel J. med. Sci. 16 (1980) 748
10. Lewis, R. R., M. G. Beasley, B. A. Coghlan, A. K. Yates, R. G. Gosling: Demonstration of a carotid body tumor by ultrasound. Brit. J. Radiol. 53 (1980) 368
11. MacComb, W. S.: Diagnosis and treatment of metastatic cervical cancerous nodes from an unknown primary site. Amer. J. Surg. 124 (1972) 441
12. Mettler, F. A., K. Schultz, Ch. A. Kelsey, K. Khan, J. Sala, M. Klingerman: Gray-scale ultrasonography in the evaluation of neoplastic invasion of the base of the tongue. Radiology 133 (1979) 781
13. Miller, E. M., D. Norman: The role of computed tomography in the evaluation of neck masses. Radiology 133 (1979) 145
14. Neimann, H. L.: Ultrasound of the parotid gland. In de Vlieger, M.: Handbook of Clinical Ultrasound. Wiley, New York 1978 (p. 941)
15. Noltenius, H.: Systematik der Onkologie. Klassifizierung, Morphologie, Klinik, Bd. I Urban & Schwarzenberg, München 1981

16 Pickrell, K. L., W. S. Trought, J. C. Shearin: The use of ultrasound to localize calculi with in the parotid gland. Ann. plast. Surg. 6 (1978) 542
17 Scheible, F. W., G. R. Leopold: Diagnostic imaging in head and neck disease: current applications of ultrasound. Head and Neck Surg. 1 (1978) 1
18 Southwick, H. W.: Advances in detection and diagnosis of head and neck tumors. Cancer (Philad.) 37 (1976) 604
19 Stone, D. N., A. A. Mancuso, D. Rice, W. N. Hanafee: Parotid CT sialography. Radiology 138 (1981) 393
20 Westbrook, K. C., O. M. Guillamondagni, H. Medellin, R. H. Jesse: Chemodectomas of the neck. Selective management. Amer. J. Surg. 124 (1972) 76O
21 Wiley jr., A. L., J. A. Zagzebski, D. D. Tolbert, R. A. Baujavic: Ultrasound B-scans for clinical evaluation of neoplastic neck nodes. Arch. Otolaryng. 101 (1975) 509
22 Wilson, H.: Carotid body tumors, familial and bilateral. Ann. Surg. 171 (1970) 843

Ich danke Herrn *Goetsch* und Mitarbeiterinnen für die Durchführung der fotografischen Arbeiten.

4 Schilddrüse

J. Hagemann

Anatomie

Die Schilddrüse entsteht entwicklungsgeschichtlich aus einer ventralen Ausstülpung des primitiven Pharynx. Die ursprünglich am Zungengrund gelegene Organlage wandert dann in der Mittellinie nach kaudal und liegt schließlich in Höhe des V.-VII. Halswirbelkörpers. Entlang dieses Ductus thyreoglossus, am häufigsten am Foramen caecum des Zungengrundes, findet man vereinzelt aberrierendes Schilddrüsengewebe. Der Ductus thyreoglossus obliteriert normalerweise während des Fetallebens. Bei unvollständiger Rückbildung des Ductus thyreoglossus können sich Zysten entlang der Mittellinie des Halses formen.
Die ausgewachsene Schilddrüse ist H-förmig. Ihre zwei Lappen werden durch den auf dem 2. oder 3. Trachealknorpel gelegenen Isthmus miteinander verbunden. Die Größe des Isthmus ist außerordentlich variabel. Mitunter besteht noch ein vom Isthmus ausgehender, in der Mittellinie gelegener Lobus pyramidalis, der als entwicklungsgeschichtlicher Rest des Ductus thyreoglossus angesehen werden kann.
Die Schilddrüsenlappen lagern sich der Trachea, dem Kehlkopf, dem Ösophagus und dem Pharynx von lateral her an. Die ventrolaterale Oberfläche wird von der infrahyalen Muskulatur (Mm. sternohyoideus und sternothyreoideus sowie omohyoideus) bedeckt. Dorsal der Drüse liegen der M. longus colli und die prävertebrale Muskulatur. Der Grenzstrang des Sympatikus liegt in der die prävertebrale Muskulatur bedeckenden Faszie. Unmittelbar vor der Faszie läuft der N. laryngeus recurrens, in seinem inferioren Anteil begleitet von der A. thyroidia inferior. Diese beiden Strukturen werden auch unter dem Begriff des kleinen Gefäß-Nerven-Bündels zusammengefaßt und sind zur Lokalisation der Nebenschilddrüsen wichtig. Laterodorsal der Schilddrüse liegt das Gefäß-Nerven-Bündel, bestehend aus A. carotis communis, V. jugularis interna und N. vagus. Dabei liegt die Arterie innerhalb dieses Gefäß-Nerven-Bündels mediodorsal und die Vene lateroventral. Dorsal der Schilddrüse, zumeist zwischen innerer und äußerer Schilddrüsenkapsel, liegen die vier Epithelkörperchen (Glandulae parathyreoideae). Entwicklungsgeschichtlich handelt es sich dabei um Abschnürungen aus der 3. und 4. Schlundtasche. Die einzelnen Epithelkörperchen haben etwa die Größe eines Weizenkornes (3 x 5 x 2 mm). Ihre Lokalisation ist außerordentlich variabel. Verlagerte Epithelkörperchen können überall im Halsbindegewebe, in der Umgebung von Schilddrüse und Trachea angetroffen werden. Mitunter liegen einzelne Nebenschilddrüsen auch im oberen Mediastinum. Seltene Fälle von intrathyreoidal gelegenen Nebenschilddrüsen wurden beschrieben. In der Regel liegt das untere Paar der Nebenschilddrüsen an der Eintrittsstelle der A. thyroidea inferior in die Schilddrüse. Die beiden oberen Nebenschilddrüsen sollten normalerweise auf Höhe des Ringknorpels, das ist am Übergang des Hypopharynx in den Ösophagus, liegen. Bei Strumen ist die Variabilität der Nebenschilddrüsenlokalisation noch größer als bei der normalen Schilddrüse.

Untersuchungstechnik

Zur Untersuchung von Schilddrüse und Nebenschilddrüse wird der Patient ebenso wie bei der Szintigraphie in Rückenlage mit Hyperextension des Kopfes gelagert. Von verschiedenen Untersuchern werden mehrere unterschiedliche Verfahren zur Sonographie der Schilddrüse angegeben. Am verbreitetsten ist die Kontaktuntersuchung (d. h. der Schallkopf wird direkt auf der Haut geführt) mit einem Compound-Scanner. Dazu wird üblicherweise ein nahfokussierter 5-MHz-Schallkopf mit geringem Durchmesser gewählt. Bei dieser Methode sollte die Schilddrüse zumindest mittels Querschnitten in 0,5 cm Abstand untersucht werden. Üblicherweise beginnt die

Untersuchung unmittelbar oberhalb des Sternums und endet am oberen Ende der Schilddrüse. Das Führen des Schallkopfes über die ungleichmäßige Oberfläche des Halses ist mitunter nicht ganz einfach. Bei Anfertigung der Längsschnitte ist es zweckmäßig, den Schallkopf um 10–15° nach medial anzuwinkeln, um störende Artefakte aus der Trachea zu vermeiden.

Wegen der sehr oberflächennahen Lage der Schilddrüse und des geringen Auflösungsvermögens der meisten Geräte im Nahbereich wird häufig eine Wasservorlaufstrecke benutzt. Dabei wird ein mit Warmwasser gefüllter Polyäthylenschlauch auf den Hals gelegt. Wichtig ist, daß die Unterseite des Polyäthylenschlauches ausreichend mit Kontaktgel bestrichen ist, um eine Luftblasenbildung zwischen Haut und Polyäthylenschlauch zu vermeiden. Die Oberseite wird nun ebenfalls mit einem Kontaktmittel bestrichen und die Untersuchung wie oben beschrieben durchgeführt. Die Verstärkung ist so zu wählen, daß der Beginn des Anstiegs mit der Hautoberfläche zusammenfällt. Andere Autoren benutzen eine offene Wasservorlaufstrecke. Dabei ist der Polyäthylenschlauch mit einem Rahmen versehen und nach oben offen. Der Schallkopf wird im Wasser geführt. Dabei ist die genaue Einhaltung des Abstandes schwierig, so daß mechanische Führungen des Schallkopfes eingebaut werden können (BIERLENZ 1975).

Für die Real-time-Untersuchung der Schilddrüse werden Linear-Array-Scanner oder Sektor-Scanner mit Wasservorlaufstrecke benutzt. Dabei ist der Wasserbeutel fest mit dem Schallkopf verbunden. SCHEIBLE u. Mitarb. (19) benutzen dazu einen 10-MHz-Linear-Array-Scanner mit exzellentem Auflösungsvermögen. Wir benutzen in der täglichen Routine einen 3,5-MHz-Sektor-Scanner mit festangekoppelter Wasservorlaufstrecke. Dieses Verfahren scheint zur Beurteilung der Schilddrüse ausreichend. Zum Ausschluß kleinerer Nebenschilddrüsenadenome ist jedoch eine zusätzliche Untersuchung mit einem höherfrequenten Schallkopf erforderlich.

Normale Schilddrüse

Die normale Schilddrüse (Abb. 1) stellt sich homogen mit feinen mittelhohen Echos dar. Die Schilddrüsenkapsel ist nicht zu identifizieren. Auf Querschnitten sieht man in der Mitte des Bildes einen breiten Schallschatten, zumeist mit einzelnen Wiederholungsechos. Dieser ist bedingt durch die Luft in der Trachea. In diesem Schallschatten verschwindet zumeist der Ösophagus. Lateral erkennt man die A. carotis communis und die V. jugularis. Die Wand der Arterie reflektiert deutliche Echos, jedoch sind häufig nur die Vorder- und die Hinterwand dargestellt. Die Lumenweite der V. jugularis ist sehr variabel und abhängig von der Atmung. Unter Vasalvabedingungen wird die Vene maximal erweitert und kann so eindeutig identifiziert werden. Die Muskulatur des Halses ist im Verhältnis zur Schilddrüse erheblich echoärmer. Ventral lassen sich der M. sternocleidomastoideus und die prälaryngeale Muskulatur eindeutig abgrenzen. Dorsal der Schilddrüse

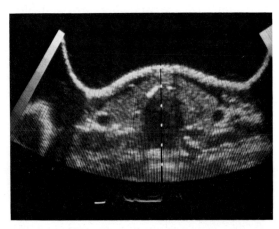

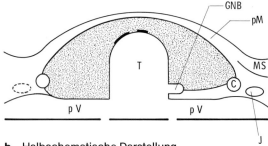

Abb. 1 Normale Schilddrüse, Querschnitt i. H. des Schilddrüsenisthmus.
Unter der Haut erkennt man zuerst die echoarme prälaryngeale Muskulatur. Dorsal der Schilddrüse liegt die prävertebrale Muskulatur.

b Halbschematische Darstellung.
T = Trachea mit starken Echos aus Trachealspangen ventral,
C = A. carotis,
J = V. jugolaris,
PM = prälaryngeale Muskulatur,
MS = M. sternocleidomastoideus,
PV = prävertebrale Muskulatur (Longus colli),
GNB = sog. kleines Gefäßnervenbündel, das aus der A. thyreoidea inferior und dem N. recurrens gebildet wird.

sollte in jedem Fall der M. longus colli abgebildet sein. So ist eine ausreichende Penetration der Schilddrüsenregion gewährleistet. Vom lateralen Teil des Querschnittes ist mitunter der Ösophagus im Schallschatten der Trachea darstellbar. Auf Längsschnitten erkennt man ebenfalls ventral der Drüse die echoarme prätracheale Muskulatur und dorsal den M. longus colli. Die lateralen Längsschnitte zeigen die A. carotis und die V. jugularis. Bei Untersuchung mit Real-time-Geräten kann die Pulsation der A. carotis gut zu ihrer Identifikation benutzt werden.

Pathologische Veränderungen der Schilddrüse

Diffuse Schilddrüsenerkrankungen

Thyreoiditis

Die häufigste entzündliche Erkrankung der Schilddrüse ist die subakute Thyreoiditis (Abb. 2) vom Typ de Quervain. Sonographisch ist eine sichere Differentialdiagnose zum Typ Hashimoto nicht möglich (4). Die Genese der normalerweise 2–3 Monate dauernden Krankheit ist nicht bekannt. Die Symptome der subakuten Thyreoiditis sind eine mäßige Vergrößerung der Schilddrüse und Fieber. Die Patienten klagen über Schmerzen, die in ein Ohr ausstrahlen können. Häufig bestehen in der Anfangsphase deutliche Symptome einer Hyperthyreose, die nach Abklingen der Krankheit in eine Unterfunktion übergehen kann. Zumeist sind beide Schilddrüsenlappen gleichzeitig und homogen befallen; es können aber auch nur Teile eines Schilddrüsenlappens befallen sein (fokale Thyreoiditis).

Ultraschallbefunde
Sonographisch sieht man ein vergrößertes Organ. Die Echobinnenstruktur des Organs ist homogen; sowohl die Anzahl der Binnenechos wie auch die Amplitude der Einzelechos sind vermindert. In der Regel ist wegen Befalls des gesamten Organs ein Vergleich zwischen normalem und erkranktem Schilddrüsengewebe nicht möglich. Es muß deshalb auf die Intensitätsdifferenz zwischen intra- und extrathyreoidalen Echos geachtet werden. Die Struktur der Binnenechos ist häufig einer Zyste ähnlich; deshalb wurde auch der Ausdruck eines zystoiden Echomusters (4) bzw. einer pseudozystischen Struktur (1) geprägt. Mit dem Abklingen der klinischen Symptome geht eine allmähliche Normalisierung der Echostruktur der erkrankten Schilddrüse einher.

Schilddrüsenüberfunktion

Ursache einer Hyperthyreose kann eine diffuse Schilddrüsenüberfunktion oder auch eine umschriebene Überfunktion (autonomes Adenom) sein. Die diffuse Schilddrüsenüberfunktion geht häufig mit einer Vergrößerung des Organs einher. Im Gegensatz zur Thyreoiditis kommt es bei der Schilddrüsenüberfunktion nicht zu einer spontanen Heilung nach einigen Monaten, sondern allenfalls nach Verlauf einiger Jahre. Es bestehen die bekannten systemischen Symptome wie Tachykardie, Haarausfall, Gewichtsverlust, Diarrhö. Lokale Symptome (Schmerzen) kommen nicht vor.

Ultraschallbefunde
Das sonographische Bild der Schilddrüsenüberfunktion ist dem der Thyreoiditis sehr ähnlich. Auch bei der Schilddrüsenüberfunktion sehen wir ein vergrößertes Organ mit verminderten Binnenechos. Die Intensität der Einzelechos ist im Vergleich zur Thyreoiditis etwas größer (4, 12). Die Differentialdiagnose zur Thyreoiditis ist sonographisch schwierig; ausschlaggebend ist die Klinik.

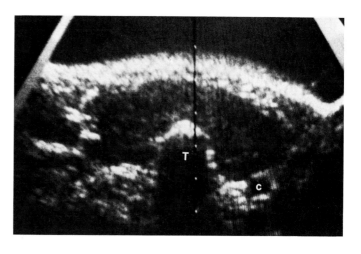

Abb. 2 Thyreoiditis, M. S., weibl., 32 J.: Querschnitt. Die Schilddrüse ist vergrößert. Starke Schwellung insbesondere im Isthmusbereich. Homogene Verminderung der Binnenechos der Schilddrüse. Vergleiche die Echobinnenstruktur mit der in Abb. 1.
T = Trachea,
C = A. carotis

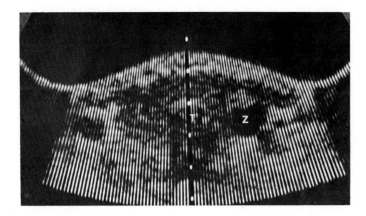

Abb. 3 Solitäre Zyste, R. G., 74 J.: Querschnitt. Glatt begrenzte Zyste dorsal im li. Schilddrüsenlappen mit dorsaler Schallverstärkung.
T = Trachea,
Z = Zyste.

Umschriebene Schilddrüsenerkrankung

Umschriebene knotige Veränderungen der Schilddrüse sind häufig. Dabei ist die Differentialdiagnose des solitären Schilddrüsenknotens besonders wichtig. Vom pathologisch-anatomischen Standpunkt aus kann man die umschriebenen Veränderungen der Schilddrüse einteilen in: 1. zystische Veränderungen, 2. solide gutartige Adenome, 3. Schilddrüsenkarzinome, 4. Raumforderung extrathyreoidaler Genese in der Schilddrüse (Metastasen). Diese pathologisch-anatomische Einteilung der umschriebenen Schilddrüsenerkrankungen wird in der klinischen Praxis überlagert von einer Einteilung, die nach dem Speicherverhalten im Schilddrüsenszintigramm unterscheidet in Knoten mit erhöhter Funktion (heiße Knoten) und Knoten mit verminderter Funktion (kalte Knoten).

Zysten

Zystische Veränderungen der Schilddrüse können in beiden Seitenlappen oder entlang des Ductus thyreoglossus entstehen. Szintigraphisch gehören Zysten zu den kalten Knoten.

Ultraschallbefunde

Sonographisch zeigen Schilddrüsenzysten das bekannte zystische Echomuster, d. h. fehlende Binnenechos und ausgeprägte dorsale Schallverstärkung. Die Abgrenzung zu extrem echoarmen soliden Veränderungen der Schilddrüse kann insbesondere mit Real-time-Geräten schwierig sein. Die beste Abgrenzung zystischer Veränderungen von zystoiden soliden Veränderungen ist mit dem A-mode-Verfahren bei hoher Schallverstärkung möglich. Mit den hochauflösenden Untersuchungsmethoden können Zysten von etwa 0,5–1 cm Größe sonographisch dargestellt werden (Abb. 3).

Die Differentialdiagnose zwischen zystischen und soliden Knoten ist sehr wichtig. Vollständig zystische Knoten sind so gut wie nie maligne, während bei den soliden, szintigraphisch kalten Knoten mit einer Malignominzidenz von ca. 20% zu rechnen ist (8, 15). Rein zystische Veränderungen können punktiert und der Inhalt zytologisch untersucht werden. Eine Operation läßt sich so umgehen.

Rasche Vergrößerungen eines bekannten Schilddrüsenknotens findet man häufig bei Einblutungen in diesen Knoten (Abb. 4). Sonographisch wirkt dieser Knoten dann partiell zystisch. Eine andere Entstehungsursache eines partiell-zystischen Knotens ist die zentrale Degeneration. Eine partiell-zystische Veränderung primär solider Schilddrüsentumoren ist nicht selten und bei Knoten über 4 cm Durchmesser die Regel. Die Differentialdiagnose zwischen reinen Zysten und partiell-zystisch veränderten soliden Tumoren ist äußerst wichtig, da die Malignomrate bei partiell-

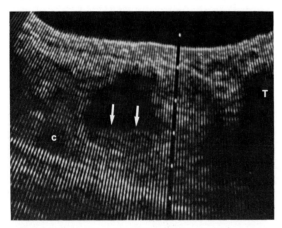

Abb. 4 Zyste mit alter Einblutung, N. K., weibl. 20 J.: Querschnitt durch den re. Schilddrüsenlappen. Behandlung mit Thyreostatika wegen Hyperthyreose. Rasch wachsende Knoten im re. Schilddrüsenlappen. Bei der sonographischen Untersuchung fand sich im re. Schilddrüsenlappen eine etwa 3,5 cm große, nicht ganz glatt begrenzte Zyste mit einem deutlichen Spiegel (Pfeile). Bei der operativen Resektion handelt es sich um eine Zyste mit einer älteren Einblutung und Detritus.
T = Trachea,
C = A. carotis.

zystisch veränderten Tumoren zwischen 10 und 30% angegeben wird (8, 15).

Autonomes Adenom

Das autonome Adenom ist ein solider gutartiger Schilddrüsentumor, der szintigraphisch als Bezirk erhöhter Stoffwechselaktivität imponiert (Abb. 5). Bei einem dekompensierten autonomen Adenom ist szintigraphisch kein weiteres Schilddrüsengewebe mehr nachweisbar, während beim nicht dekompensierten autonomen Adenom die restliche Schilddrüse noch darzustellen ist. Die Ursache des autonomen Adenomes ist ein fehlendes bzw. ein verändertes Ansprechen dieser Schilddrüsenzellen auf TSH. Klinisch gehen die dekompensierten autonomen Adenome mit einer Hyperthyreose einher; nicht dekompensierte autonome Adenome können in Euthyreose limitiert sein und erst bei Jodexposition (Kontrastmittel) in eine Hyperthyreose übergehen.

Ultraschallbefunde

Sonographisch stellt sich die Mehrzahl der autonomen Adenome als solider, im Verhältnis zur normalen Schilddrüse weniger echodichter Tumor dar. Mitunter sieht man jedoch auch autonome Adenome mit gleichem Echobinnenmuster wie die gesunde Schilddrüse. Diese lassen sich von der restlichen Schilddrüse durch einen „Halo", d. h. eine ringförmige Struktur verminderter Dichte, die den Tumor umgibt, abgrenzen (Abb. 6). Dieser Haloeffekt scheint bei Real-time-Untersuchungen häufiger zur Darstellung zu kommen. Vereinzelt werden auch autonome Adenome mit erhöhter Echodichte gefunden (13). Autonome Adenome können wie alle anderen soliden Schilddrüsentumoren zystisch degenerieren. Die zystische Degeneration läßt sich dann ausschließlich sonographisch nachweisen. Darüber hinaus kommen regressive Veränderungen des autonomen Adenoms mit Bindegewebsvermehrung und Verkalkung vor. Die Bindegewebsvermehrungen gehen einher mit einer Zunahme echodichter Strukturen. Verkalkungen sieht man als typische Dichtereflexe mit dorsalem Schallschatten. Möglicherweise handelt es sich bei den echodichten autonomen Adenomen um regressiv veränderte autonome Adenome.

Die Diagnose des dekompensierten autonomen Adenoms wird in der Regel szintigraphisch gestellt. Sonographisch kann ohne die patientengefährdende TSH-Belastung die Restschilddrüse einschließlich evtl. vorhandener pathologischer Veränderungen der Restschilddrüse dargestellt werden. Bei großen autonomen Adenomen kann die Differentialdiagnose zur Agenesie eines Schilddrüsenlappens gestellt werden. In der Therapie des autonomen Adenomes kann ein operativer Eingriff durch Darstellung der dritten Ebene besser geplant werden. Bei zystisch veränderten autonomen Adenomen besteht auch bei älteren

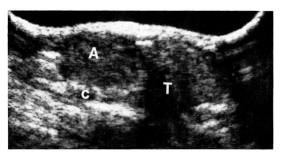

Abb. 5 Autonomes Adenom, M. B., 37 J., männl.: Querschnitt. Umschriebener Knoten re. kaudal in der Schilddrüse. Sonographisch stellt sich dieser Knoten etwas inhomogen, insges. aber deutlich echoärmer als der kontralaterale li. Schilddrüsenlappen dar. Szintigraphisch handelte es sich um einen Halsknoten ohne Darstellung des restlichen Schilddrüsengewebes.
A = autonomes Adenom,
T = Trachea,
C = A. carotis.

Leuten die Indikation zum operativen Vorgehen. Die zystischen Veränderungen lassen sich meist nur sonographisch fassen.

Andere gutartige Adenome der Schilddrüse

Einziges Symptom dieser gutartigen Adenome ist ein tast- oder sichtbarer Knoten im Bereich der Schilddrüse. Im Gegensatz zum autonomen Adenom sind sie niemals Ursache einer Schilddrüsenfunktionsstörung. Die Differentialdiagnose zum autonomen Adenom wird szintigraphisch gestellt: Es handelt sich um Adenome mit verminderter oder fehlender Funktion.

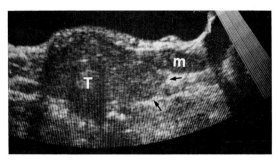

Abb. 6 Folliküläres Schilddrüsenadenom, E. G., 35 J., männl.: Querschnitt. Im li. Schilddrüsenlappen dorsal des M. sternocleidomastoideus sieht man einen umschriebenen, sonographisch isoluzenten Bezirk mit einem angedeuteten Halo (Pfeile). Der Knoten ist nicht tastbar, szintigraphisch kalt. Operativ ergab sich ein folliküläres Adenom.
T = Trachea,
M = M. sternocleidomastoideus.
Die Pfeile weisen auf das folliküläre Adenom, das von einem schmalen Halo umgeben wird.

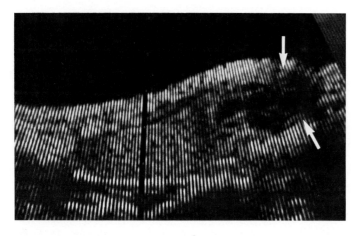

Abb. 7 Hämangiom, S. H., 34 J., weibl.: Längsschnitt durch den li. Schilddrüsenlappen. Am kaudalen Ende des li. Schilddrüsenlappens (Pfeile) findet sich ein umschriebenes Gebilde, das von echofreien Hohlräumen und einzelnen Rippen gebildet wird. Histologisch handelt es sich um ein gutartiges Hämangiom des li. Schilddrüsenlappens mit Übergreifen auf den Isthmus.

Ultraschallbefunde

Sonographisch ist eine sichere Unterscheidung vom autonomen Adenom nicht möglich. Die Abgrenzung zur normalen Schilddrüse ist scharfrandig, die Echobinnenstruktur hyperluzent, isoluzent oder hypoluzent. Adenome über 4 cm Durchmesser weisen häufig zystische oder hämorrhagische Veränderungen im Zentrum auf. Feine oder gröbere Verkalkungen sind häufig. Unter den szintigraphisch kalten Knoten sind 20% Zysten, 20% Schilddrüsenkarzinome, die restlichen 60% gutartige Schilddrüsenadenome. Zysten lassen sich sonographisch gut abgrenzen; eine Unterscheidung zwischen einem gutartigen Adenom und einem Schilddrüsenkarzinom ist sonographisch nicht mit Sicherheit möglich.

Szintigraphisch isoaktive Knoten (warme Knoten), d. h. Knoten, die im Szintigramm die gleiche Aktivitätsbelegung aufweisen wie die normale Schilddrüse, lassen sich sonographisch meist als Knoten verminderter Funktion entlarven. Entweder der Knoten wird von normal speicherndem Schilddrüsengewebe überlagert und erscheint deshalb szintigraphisch als warm oder der Schilddrüsenlappen ist an dieser Stelle erheblich dicker und die Radionuklidspeicherung pro Volumeneinheit reduziert. Mitunter können sonographisch umschriebene Schilddrüsenadenome nachgewiesen werden, die zuvor nicht palpabel waren. SCHEIBLE u. Mitarb. (13) haben mit einer 10-MHz-Real-time-Anlage Schilddrüsenadenome bis hinab zu 0,3 cm Durchmesser nachgewiesen.

Unter den seltenen, nicht vom Schilddrüsenparenchym ausgehenden gutartigen Tumoren sind Hämangiome häufig. Es handelt sich um palpable, szintigraphisch kalte Knoten, die sonographisch anhand der nachweisbaren Gefäßstrukturen erkannt werden können (Abb. 7). Bei Knoten im Bereich des ehemaligen Ductus thyreoglossus kann sonographisch zwischen soliden (Abb. 8) und zystischen Raumforderungen unterschieden werden. Die Zugehörigkeit eines solchen Knotens zur Schilddrüse ist sonographisch nur bei eindeutiger Gewebskontinuität bis zum Isthmus der Schilddrüse beweisbar.

Schilddrüsenmalignome

Pathologisch-anatomisch kann zwischen papillären, follikulären, anaplastischen und medullären Schilddrüsenkarzinomen unterschieden werden. Von den sarkomatösen Erkrankungen kommt das maligne Hämangioendotheliom hinzu. Klinische Symptome außer einem tastbaren Knoten im Schilddrüsenbereich bestehen meist nicht. Bei größeren Schilddrüsenkarzinomen kann es zu Heiserkeit durch Beteiligung des N. recurrens oder zu Schluckstörungen kommen. Vereinzelt wurde bei Schilddrüsenkarzinomen auch ein Stridor durch Kompression der Trachea beobachtet. Szintigraphisch gehören die Schilddrüsenkarzinome zu den umschriebenen Knoten mit verminderter Radionuklidspeicherung.

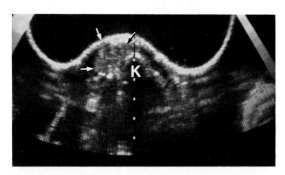

Abb. 8 Aberrierendes Schilddrüsengewebe im Bereich des Ductus thyreoglossus, T. G., 65 J., männl.: Bei einem Krankenhausaufenthalt aus anderem Grunde fiel ein Knoten i. H. der oberen Inzisur des Schildknorpels auf. Szintigraphisch war der Bezirk kalt. Sonographisch sieht man einen etwa 2 cm, etwas re. der Mittellinie prälaryngeal gelegenen Knoten. Die Echobinnenstruktur entspricht der der normalen Schilddrüse. Zytologisch normale Thyreozyten. Es handelt sich um aberrierendes Schilddrüsengewebe im Bereich des Ductus thyreoglossus.
K = Kehlkopf.
Die Pfeile weisen auf das aberrierende Schilddrüsengewebe hin.

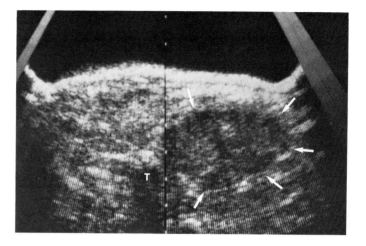

Abb. 9 Folliculäres Schilddrüsenkarzinom, A. M., 51 J., weibl.: Querschnitt. Follikuläres Schilddrüsenkarzinom in regressiv veränderter euthyreoter Struma. Etwa 5 x 3 cm großer, etwas unregelmäßig aufgebauter echoarmer Bezirk im li. Schilddrüsenlappen (Pfeile). Die restliche Schilddrüse zeigt einen sehr irregulären, teils echoärmeren, teils echodichteren Aufbau mit ungleichmäßigen Binnenechos. Der Aufbau der übrigen Schilddrüse ist typisch für eine endemische Struma.
T = Trachea.

Ultraschallbefunde

Das sonographische Erscheinungsbild der Schilddrüsenkarzinome ist dem der gutartigen Schilddrüsenadenome sehr ähnlich. Mitunter ist die Läsion nicht so glattrandig vom übrigen Schilddrüsengewebe abgegrenzt wie bei den gutartigen Adenomen. Die Binnenechos sind zumeist sehr spärlich und die Amplitude der Einzelechos sehr niedrig. Vereinzelt findet man aber auch Schilddrüsenkarzinome mit dichter Echobinnenstruktur. Häufiger sieht man bei Schilddrüsenkarzinomen ein etwas ungeordnetes Echobinnenmuster wie bei einer endemischen Struma (s. unten) (Abb. 9). Regressive Veränderungen sind auch bei Schilddrüsenmalignomen häufig. Im Inneren des Tumors kann es zu zystischen Degenerationen und Einblutungen kommen. Eine sichere Unterscheidung zwischen echoarmen benignen Schilddrüsenadenomen und Schilddrüsenkarzinomen ist nicht möglich.

Metastasen

Intrathyreoidale Metastasen (Abb. 10) bei anderweitigen Primärtumoren sind häufig. Dabei ist die Inzidenz bei Patienten mit vergrößerten Schilddrüsen höher als die in Patienten mit normal großer Schilddrüse. Der sonographische Befund intrathyreoidaler Metastasen ist dem primärer thyreoidaler Malignome gleich. Eine Differentialdiagnose ist sonographisch nicht möglich.

Endemische Struma

Die normale Schilddrüse des Erwachsenen wiegt etwa 25 g. Jede über 25 g vergrößerte Schilddrüse wird Struma genannt; dabei kann die Vergrößerung diffus oder auch knotig erfolgen (Struma nodosa). Abgesehen von der bereits besprochenen Thyreoiditis und der Hyperthyreose ist die häufigste Strumaursache ein Jodmangel. In der Bundesrepublik Deutschland beträgt die Strumahäufigkeit zwischen 4% in Schleswig-Holstein und 30% in Bayern (6). Das Verhältnis Frauen zu Männern beträgt 70 : 30. Die klinischen Symptome sind gegeben durch die räumlichen Verhältnisse am Hals. Es kann neben dem Hervortreten des Kropfes nach außen zu einer Verlagerung und Kompression von Ösophagus und Trachea kommen. Ebenso werden die großen Gefäße häufig nach lateral verlagert. Größere retrosternale Anteile können sich bis zur Trachealbifurkation hinab vorwölben.

Ultraschallbefunde

Sonographisch wirkt die kleine Struma diffusa wie eine normale Schilddrüse. Bei der etwas größeren Struma diffusa ist das Echomuster ungleichmäßig und gröber. Bezirke mit relativ hoher Echodichte wechseln sich mit Bezirken niederer Dichte ab. Diese Inhomogenität der Echobinnenstruktur sieht man noch ausgeprägter bei den nodösen

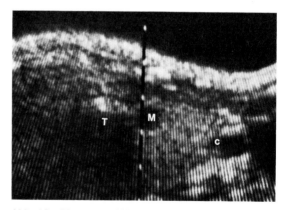

Abb. 10 Metastase, W. E., 52 J., männl.: Querschnitt. Bekanntes Hypernephrom. Sonographisch erkennt man im li. Schilddrüsenlappen ventral gelegen ein etwa 0,8 cm großes echoarmes Areal. Operationshistologisch ergab sich die Diagnose einer Metastase eines bekannten Hypernephroms. Szintigraphisch war der Befund nicht dargestellt.
T = Trachea,
C = A. carotis,
M = Metastase.

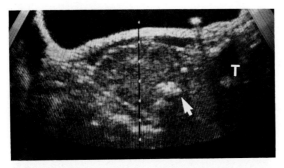

Abb. 11 Regressiv veränderte euthyreote Struma, W. H., 62 J., männl.: Querschnitt durch den re. Lappen. Etwas irreguläre Binnenstruktur der Schilddrüse. Der Schilddrüsenlappen ist deutlich vergrößert. Dorsal im re. Schilddrüsenlappen erkennt man einzelne, z. T. größere, z. T. kleinere, sehr dichte Reflexe mit dorsalem Schallschatten. Dabei handelt es sich um Verkalkungen. Zwischen Schilddrüse und Kutis ist sehr gut die prälaryngeale Muskulatur zu erkennen.
T = Trachea,
Pfeil = Kalk.
Daneben auch kleinere Verkalkungen.

Strumen. Hinzu kommen bei den meist größeren multinodulären Strumen ausgedehnte regressive Veränderungen mit z. T. kleineren zystischen Strukturen bzw. Verkalkungen (Abb. 11). Bei einer einseitigen Struma uninodosa kann die Differentialdiagnose zu einem Schilddrüsenadenom oder -karzinom schwierig sein. Eine sonographisch wichtige Methode ist die Bestimmung des Volumens der Struma. Sonographisch kann dann unter Suppressionstherapie eine Verlaufskontrolle der Größenzu- oder -abnahme der Struma erfolgen, ohne daß durch Szintigraphie die Suppressionstherapie zuvor abgesetzt werden muß.

Wertung

Die Darstellung der Schilddrüse ist grundsätzlich durch die Szintigraphie, die Sonographie und die Computertomographie möglich. Über die Möglichkeiten der Computertomographie der Schilddrüse liegen möglicherweise auch deshalb so wenig Mitteilungen vor, weil die diagnostische Aussagekraft der etablierten Verfahren, nämlich Szintigraphie und Sonographie, ausreichend ist. Unter den diffusen Schilddrüsenerkrankungen besteht eine besondere Indikation zur Sonographie bei der Thyreoiditis. Bei dieser Erkrankung ist das klinische Krankheitsbild häufig uncharakteristisch. Das sonographische Bild eines zystoiden Echomusters ist sehr charakteristisch für die Thyreoiditis, die Methode der Sonographie jederzeit anwendbar und nicht belastend für den Patienten. Deshalb sollte bei geringstem Verdacht auf Thyreoiditis eine sonographische Abklärung erfolgen, zumal die Schilddrüsenszintigraphie bei diesem Krankheitsbild auch infolge mangelnder Radionuklidaufnahme wenig hilfreich ist. Während die sonographische Diagnose einer diffusen Thyreoiditis eindeutig zu stellen ist, kann mitunter die fokale Thyreoiditis differentialdiagnostische Schwierigkeiten bei der Abgrenzung von anderen fokalen Prozessen innerhalb der Schilddrüse machen.

Bei der diffusen hyperthyreoten Struma ist mit Hilfe der Sonographie ebenso wie mit Hilfe der Szintigraphie eine Größenbestimmung der Schilddrüse möglich. Dabei ist eine exakte Größenbestimmung der Struma am besten durch eine Kombination beider Methoden möglich, da die Sonographie der zweidimensionalen Szintigraphie die dritte Dimension hinzufügen kann. Diese Größenbestimmungen sind für geplante operative Eingriffe und insbesondere vor einer geplanten Radiojodtherapie der Hyperthyreose wichtig. Bei nodös umgebauten hyperthyreoten oder euthyreoten Strumen ist die Schilddrüsenszintigraphie der Sonographie eindeutig überlegen, da nur mit Hilfe der Szintigraphie hormonstoffwechselaktives Schilddrüsengewebe von hormonstoffwechselinaktivem unterschieden werden kann. Bei der euthyreoten Struma kann die Sonographie insbesondere zur Therapiekontrolle eingesetzt werden, da im Gegensatz zur Szintigraphie zur sonographischen Größenkontrolle ein Absetzen der Suppressionstherapie nicht notwendig ist.

Der Diagnostik des umschriebenen solitären Schilddrüsenknotens kommt besondere Bedeutung zu. Szintigraphisch kann zwischen hormonstoffwechselaktiven und hormonstoffwechselinaktiven, d. h. zwischen autonomen Adenomen und anderen Läsionen unterschieden werden. Von den szintigraphisch kalten Knoten sind etwa 20% Zysten, weitere 20% Schilddrüsenkarzinome und die restlichen 60% benigne solide Adenome. Die Abgrenzung der Zysten von dem soliden Schilddrüsenknoten ist sonographisch einwandfrei möglich. Diese Abgrenzung ist von äußerster Wichtigkeit, da es sich bei reinen Zysten so gut wie niemals um Malignome handelt. Es sei hier nochmals die Differentialdiagnose zwischen reinen Zysten und partiell zystisch veränderten soliden Adenomen betont, da der Malignomausschluß nur für reine Zysten gilt.

Während die Abtrennung der Zysten von den soliden Tumoren die größte Stärke der Sonographie ist, kann innerhalb der soliden Tumoren sonographisch keine Unterscheidung getroffen werden. Das wird verständlich, wenn man sich vor Augen führt, daß auch die histologische Abtrennung bestimmter follikulärer Schilddrüsenkarzinome von gutartigen follikulären Adenomen äußerst schwierig ist und im Einzelfall nur an Hand eines umschriebenen invasiven Wachstums durchgeführt werden kann. Partiell-zystische Veränderungen sowie Verkalkungen kommen in gutartigen und bösartigen soliden Schilddrüsentumoren vor. Szintigraphisch können die soliden Schilddrüsentumoren in heiße, warme und kalte Knoten unterschieden werden. Dabei läßt sich sonographisch zumeist nachweisen, daß die sog. warmen Schilddrüsentumoren eine weitaus geringere Radionuklidspeicherung aufweisen als szintigraphisch angenommen. Die szintigraphische Isoaktivität wird zumeist durch Überlagerung von gesunden Schilddrüsenanteilen bzw. durch eine Massenvermehrung im Bereich des Knotens vorgetäuscht. Deshalb sollten szintigraphisch isoaktive Knoten, bei denen sich sonographisch die Minderfunktion nachweisen läßt, wie szintigraphisch kalte Knoten behandelt werden. Die Therapie der Wahl bei szintigraphisch kalten, sonographisch soliden solitären Knoten ist die operative Exstirpation. Mitunter lassen sich bei klinisch und szintigraphisch solitären Schilddrüsenknoten sonographisch weitere noduläre Veränderungen nachweisen. Dieser Befund ist deshalb von besonderer Wichtigkeit, weil das Malignitätsrisiko bei multinodulären Veränderungen weitaus geringer eingeschätzt werden muß und die Indikation zur Operation durch diesen Befund relativiert wird.

Das autonome Adenom läßt sich nur szintigraphisch von den soliden Schilddrüsentumoren abgrenzen. Mit Hilfe der Sonographie gelingt beim autonomen Adenom der Nachweis des funktionierenden Schilddrüsenrestgewebes ohne TSH-Belastung und damit zugleich die Differentialdiagnose zwischen autonomen Adenomen und einseitiger Schilddrüsenagenesie. Des weiteren sind pathologische Veränderungen im szintigraphisch nicht nachweisbaren restlichen Schilddrüsengewebe sonographisch darstellbar. Zystische Veränderungen der autonomen Adenome, die nicht selten sind, können nur sonographisch nachgewiesen werden. Zystische Veränderungen eines autonomen Adenoms ergeben auch beim älteren Patienten die Indikation zur Operation, während ansonsten eine Radiojodtherapie die Methode der Wahl wäre.

Bei Patienten mit unsicherem Tastbefund bzw. mit unklarem Szintigramm ermöglicht die Sonographie darüber hinaus unter Umständen in Kombination mit einer sonographischen gezielten Feinnadelbiopsie eine Abklärung des unsicheren Befundes. Im Gegensatz zur Szintigraphie geht die Schilddrüsensonographie mit keiner Strahlenbelastung des Patienten einher und kann deshalb auch bei Schwangeren und Kindern bedenkenlos durchgeführt werden. Häufig wird die Schilddrüsenszintigraphie beeinträchtigt durch vorangegangene Untersuchungen mit jodhaltigen Röntgenkontrastmitteln. Bei diesen Patienten ist ebenfalls ohne Schwierigkeit eine Schilddrüsensonographie durchzuführen.

Zusammenfassend stehen Sonographie und Szintigraphie als gleichwertig einander ergänzende Methoden nebeneinander. Über die Reihenfolge der einzusetzenden Methoden sollte im Einzelfall entschieden werden, jedoch sprechen die einfache Durchführbarkeit und die fehlende Strahlenbelastung des Patienten für einen vorrangigen Einsatz der Sonographie.

Literatur

1 Blum, M., A. M. Passalaqua, J. P. Sackler, R. Pudlowski: Thyroid echographie of subacute thyroiditis. Radiology 125 (1977) 795-798
2 Crocker, E. F., A. F. McLaughlin, G. Kossoff, J. Jellius: The gray scale echographic appearance of thyroid malignancy. J. clin. Ultrasound 2 (1974) 305
3 Frank, Th., Ch. Zollikofer: Möglichkeiten der Ultraschallsonographie im Rahmen der Schilddrüsendiagnostik. Fortschr. Röntgenstr. 124 (1976) 458
4 Frank, Th., A. Albers, H. Krämer-Hansen, G. Schneekloth, V. Petersen, Ch. Zollikofer: Differenziertes Schilddrüsenkarzinom, autonomes Adenom und Thyroiditis im Ultraschallbild. Fortschr. Röntgenstr. 127 (1977) 107
5 Fujimoto, Y., A. Oka, R. Omoto, M. Hirose: Ultrasound scanning of the thyroid gland as a new diagnostic approach. Ultrasonics 5 (1967) 177
6 Horster, F. A.: Der Kropf: eine endemische Krankheit in der Bundesrepublik. Dtsch. med. Wschr. 100 (1975) 8-9
7 Igl, W., U. Fink: Sonographische Darstellung von Schilddrüsenmalignomen. Tumor Diagnostik 2 (1981) 85-90
8 Melliere, D., J. P. Massin, C. Calmettes, J. P. Chigot, J. C. Savoie, H. Garnier: Le risque de malignité des nodules froids thyoidiens. A propos de 607 cas opérés. Presse méd. 78 (1970) 311
9 Miskin, M., I. B. Rosen, P. G. Walfish: Ultrasonography of the thyroid gland. Radiol. Clin. N. Amer. 13 (1975) 479-492
10 Müller, St., O. Schober, H. Hundeshagen: Zur Indikation der Sonographie innerhalb der Schilddrüsendiagnostik. Fortschr. Röntgenstr. 134 (1981) 148-152
11 Rasmussen, S. N., L. Hjort: Determination of thyroid volume by ultrasonic scanning. J. clin. Ultrasound 2 (1974) 143
12 Sackler, J. P., A. M. Passalaqua, M. Blum, et al.: A spectrum of diseases of the thyroid gland as imaged by gray scale water bath sonography. Radiology 125 (1977) 467-472
13 Scheible, W., G. R. Leopold, V. L. Woo, B. B. Gosink: Highresolution real-time Ultrasonography of thyroid nodules. Radiology 133 (1979) 413-417
14 Taylor, K. J. W., D. A. Carpenter, J. J. Barrett: Gray scale ultrasonography in the diagnosis of thyroid swellings. J. clin. Ultrasound 2 (1974) 327
15 Thijs, L. G., J. D. Wiener: Ultrasonic examination of the thyroid gland. Amer. J. Med. 60 (1976) 96
16 Walfish, P. G., E. Hazani, H. T. Strawbridge, M. Miskin, B. Rosen: Combined ultrasound and needle aspiration cytology in the assessment and management of hypofunctioning thyroid nodule. Ann. intern. Med. 87 (1977) 270-274

5 Nebenschilddrüsen

F.-P. Kuhn

Anatomie

Die normale Nebenschilddrüse ist von einer zarten Kapsel umgeben und von länglich-ovaler, abgeplatteter Form. Sie mißt durchschnittlich 5 (Länge) x 4 (Breite) x 2 (Dicke) mm und maximal 10 x 6 x 4 mm (25,30). In etwa 90% der Fälle sind zwei obere und zwei untere Epithelkörperchen (EK) vorhanden. Drei oder mehr als vier Epithelkörperchen sind die Ausnahme (5–11%) (3,30). Arterien der Nebenschilddrüsen sind überwiegend Äste der A. thyreoidea inferior.

Die *oberen Epithelkörperchen* liegen relativ konstant und symmetrisch an der dorso-lateralen Schilddrüsenkante zwischen oberem und mittlerem Schilddrüsendrittel, A. carotis communis, Sulcus oesophagotrachealis und M. longus colli, häufig dorsal und oberhalb der Eintrittsstelle des N. laryngeus recurrens in den Kehlkopf bzw. in Höhe der Überkreuzung von N. laryngeus recurrens und A. thyreoidea inferior. Die Lage der *unteren EK* ist variabler und weniger symmetrisch dorsal, lateral oder nicht mehr als 2 cm distal des unteren Schilddrüsenpols noch oberhalb der kranialen Thoraxapertur (Abb. 1).

Ektopische Positionen sind chirurgisch bedeutsam. Sie finden sich in der Karotisscheide, an oder im N. phrenicus, in der Pharynx- oder Ösophaguswand, retroösophageal, im vorderen Mediastinum (untere EK), in oder an der Thymusdrüse sowie prävertebral und paraösophageal im hinteren Mediastinum (obere EK), selten auch intrathyreoidal (Abb. 1c).

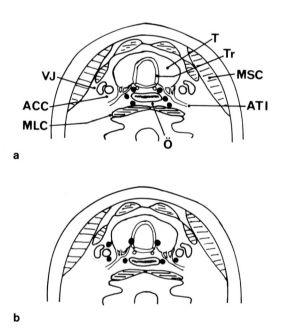

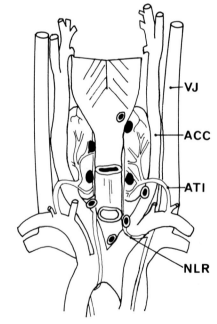

Abb. 1 Topographie der Epithelkörperchen (nach *Sample*) Tr = Trachea, T = Thyreoidea, VJ = V. jugularis interna, ACC = A. carotis communis, ATI = A. thyreoidea inferior, NLR = N. laryngeus recurrens, MSC = M. sternocleidomastoideus, MLC = M. longus colli.

a Obere Epithelkörperchen (●). Anatomischer Querschnitt.
b Untere Epithelkörperchen (●). Anatomischer Querschnitt.
c Obere und untere Epithelkörperchen. Dorsalansicht. Normale (●), ektopische (●) Positionen.

Untersuchungstechnik

Apparative Voraussetzungen

Zur sonographischen Lokalisation vergrößerter EK eignen sich prinzipiell alle nahfeldfokusierten Compound- und Real-time-Geräte mit Sendefrequenzen zwischen 3,5 und 10 MHz. Real-time-Systeme mit flexibler, an die Anatomie des Halses anpassungsfähiger Applikatormembran bzw. Wasser- oder Ölvorlaufstrecke bieten Vorteile. Ein Optimum an Detailinformation, allerdings zu Lasten von Sichtfeldgröße und Eindringtiefe, wird durch hochauflösende Nahbereichs-Scanner mit Frequenzen zwischen 7,5 und 10 MHz erreicht.

Patientenlagerung, Bildjustierung

Während der Untersuchung liegt der Patient auf dem Rücken mit leicht rekliniertem Kopf. Exakte Regulierung des Ultraschallbildes ist Voraussetzung: Die normale Schilddrüse ist homogen echoreich; V. jugularis interna und A. carotis communis sind echoleer; die oberflächliche und die tiefe Halsmuskulatur sind echoarm. Die ventrale Trachealwand imponiert als halbkreisförmige Struktur mit „dorsalem Schallschatten". Der Ösophagus liegt im Normalfall im Schallschatten der Trachea (Abb. 2).

Untersuchungsvorgang

Die Schilddrüse, vermutete Nebenschilddrüsenregion und angrenzenden Halsweichteile werden zunächst in Quer-, dann in Längsschnittrichtung durch kontinuierliche Verlagerung des Ultraschallapplikators im Real-time-Verfahren oder 2-mm-Abständen im Compound-Verfahren dargestellt.

Wichtige Leitstrukturen zur Lokalisation vergrößerter EK sind neben der Schilddrüse die Trachea, die A. carotis communis, die V. jugularis interna und der M. longus colli (Abb. 1 u. 2).

Verdächtige Strukturen werden auf Schluckverschieblichkeit überprüft. Untere EK-Tumoren werden gelegentlich erst während des Schluckens mit der Schilddrüse aus dem Retrosternalraum hervorluxiert. Unabhängig von der Sichtfeldbreite des Ultraschallapplikators müssen beide Halsseiten getrennt von ventral und lateroventral untersucht werden, um die im Trachealschatten oder Sulcus oesophagotrachealis verborgenen EK-Tumoren nicht zu übersehen.

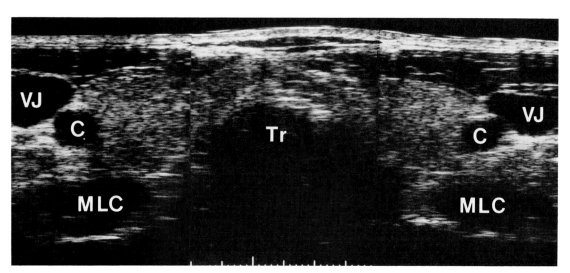

Abb. 2 Schilddrüsenquerschnitt in Höhe des mittleren Schilddrüsendrittels. Normalanatomie. Real-time, 10 MHz.

VJ = V. jugularis interna, C = A. carotis communis, MLC = M. longus colli, Tr = Trachea, Schilddrüse zwischen Tr und C, M. sternocleidomastoideus (oberer Bildrand) ventral von Schilddrüse, C und VJ.

Erkrankungen

Der Hyperparathyreoidismus (HPT) ist definiert als Zustand chronischer Parathormon-Übersekretion.

Ursachen des HPT:
Beim primären HPT: die autonome Parathormon-(PTH-)Überproduktion durch Adenom (80-90%), primäre Hyperplasie (bis 15%) aller oder mindestens zweier EK oder Karzinome (1-3%) (5, 6, 21, 29).
Beim sekundären HPT: die regulative PTH-Überproduktion durch Hyperplasie aller Drüsen infolge Niereninsuffizienz, Kalziummangel, Maldigestion, Malabsorption oder Endorganresistenz gegenüber Parathormon.
Beim tertiären HPT: das Autonomwerden eines ursprünglich sekundären HPT.
Intraoperativ werden Epithelkörperchentumoren an ihrer Form, Größe, Farbe und ihrem Gewicht (> 50 mg) erkannt. In Zweifelsfällen führt die histologische Schnellschnittuntersuchung weiter.

Beweisende Kriterien des Nebenschilddrüsenkarzinoms sind: Rekurrensparese, regionale und Fernmetastasen, Tumorinfiltration der Halsweichteile und histologischer Nachweis von Mitosen. Nach ROMANUS u. Mitarb. (21) liegen etwa 80% der EK-Adenome an oder nahe der normalen Epithelkörperchenlokalisation, 10% im Mediastinum (zwei Drittel im hinteren, ein Drittel im vorderen), 3% innerhalb der Schilddrüse und 2% entlang der großen Halsgefäße.

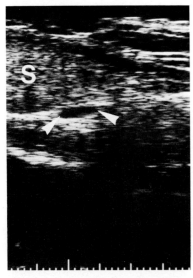

Abb. 3 Normales Epithelkörperchen. Real-time, 10 MHz.
Längsschnitt des rechten unteren Schilddrüsenpoles (S). An der dorsalen Schilddrüsenkontur ein 6 x 4 x 2 mm großes, echoarmes Epithelkörperchen (Pfeilspitzen).

Primärer HPT

Der pHPT tritt selten vor dem 20. Lebensjahr, am häufigsten im 5. und 6. Lebensjahrzehnt auf. Frauen sind im Verhältnis 2-3 : 1 gegenüber Männern betroffen (19).
Die Folgen der gesteigerten Parathormonproduktion Hyperkalzämie, Hyperkalzurie, Hypophosphaturie, prägen das klinische Bild. Im Vordergrund stehen die renalen Manifestationen mit Nephrolithiasis, Nephrokalzinose und Nierenfunktionsstörungen sowie klinisch („rheumatische Beschwerden") und röntgenologisch faßbare Knochenveränderungen mit ihrem heute seltenen Vollbild der Osteodystrophia fibrosa generalisata (Recklinghausen). Depressive Verstimmung, Benommenheit, Hyperreflexie, Polyurie und Polydypsie sind Folgen der Hyperkalzämie.
Zusammenhänge zwischen pHPT, Ulcus duodeni, Pankreatitis, Cholelithiasis, Gicht, Pseudogicht und Hypertonie werden diskutiert. Asymptomatische Formen des pHPT werden durch Screening-Untersuchungen des Serum-Kalziumspiegels zunehmend entdeckt.

Sekundärer HPT

Beim sHPT sind die Symptome des renalen oder intestinalen Grundleidens führend. „Rheumatische Beschwerden", die verminderte Belastbarkeit des Bewegungsapparates und die Neigung zu Spontanfrakturen sind Folgen der Skelettbeteiligung.

Die Diagnosesicherung bei klinischem Verdacht auf HPT erfolgt primär laborchemisch (Hyperkalzämie, Hypophosphatämie, erhöhtes PTH im Serum). Oft im Zusammenhang mit röntgenologisch nachweisbaren Frühveränderungen der Fingerphalangen (Aufsplitterung der Kortikalis durch disseziierende Fibroosteoklasie).
Therapeutisches Prinzip ist die Entfernung oder Reduktion des hormonüberaktiven Nebenschilddrüsengewebes. Beim sekundären HPT sind konservative Maßnahmen im allgemeinen ausreichend. Die Entwicklung einer Hyperkalzämie ist jedoch beim üblicherweise normo- bis hypokalzämischen sekundären Hyperparathyreoidismus eine absolute Operationsindikation (23, 24).

Ultraschallbefunde

Normale Epithelkörperchen

Strukturen der Größe normaler Epithelkörperchen liegen grundsätzlich im Bereich des praktischen Auflösungsvermögens hochfrequenter (7-

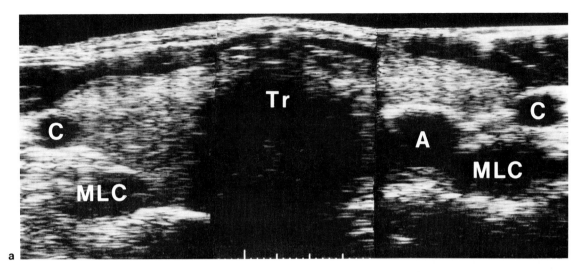

Abb. 4 19 Jahre, männlich: Epithelkörperchenadenom (2 x 1,5 x 1 cm) des linken unteren Epithelkörperchens bei primärem Hyperparathyreoidismus. Operativ gesichert. Real-time, 10 MHz.
a Querschnitt der unteren Schilddrüsenpole. An der dorsalen Schilddrüsenkontur (rechte Bildhälfte) und medioventral des M. longus colli (MLC) das echoleere, von der Schilddrüse durch einen echoreichen Randsaum deutlich abgegrenzte ovaläre Epithelkörperchenadenom (A). C = A. carotis communis, Tr = Trachea, Schilddrüsenlappen zwischen MLC, Tr und C.
b Längsschnitt des linken unteren Schilddrüsenpoles (S). Das ovaläre Epithelkörperchenadenom (A) an der dorsalen Schilddrüsenkontur.

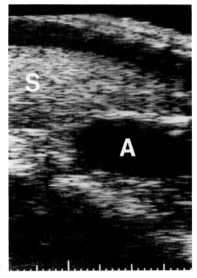

Abb. 5 40 Jahre, weiblich: Epithelkörperchenadenom (2,7 x 1,2 x 0,4 cm) des rechten oberen Epithelkörperchens bei primärem Hyperparathyreoidismus. Operativ gesichert. Real-time, 10 MHz.
a Querschnitt des mittleren Schilddrüsendrittels rechts. Zwischen Schilddrüse (S) und M. longus colli (gebogener Pfeil) das echoleere, flach-ovale Epithelkörperchenadenom (Pfeilspitzen). C = A. carotis communis, Tr = Trachea.
b Längsschnitt des mittleren Schilddrüsendrittels rechts. Zwischen M. longus colli (gebogener Pfeil) und Schilddrüse (S) das flach-ovale, echoleere Epithelkörperchenadenom (A), von der Schilddrüse durch einen echoreichen Randsaum deutlich abgegrenzt.
Sonographisch war nicht zu entscheiden, ob es sich um einen nach kranial wachsenden unteren Epithelkörperchentumor oder einen nach kaudal wachsenden oberen Epithelkörperchentumor handelte.

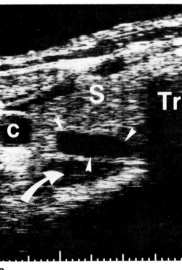
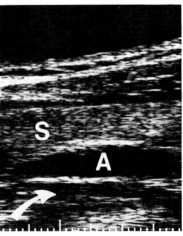

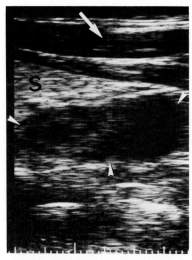 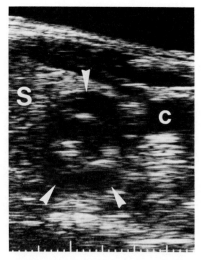

Abb. 6 50 Jahre, männlich: Epithelkörperchenadenom (ca. 3,0 x 1,0 cm) bei primärem Hyperparathyreoidismus. Histologisch sklerosiert und makroskopisch zystisch degeneriert. Real-time, 10 MHz. Längsschnitt des unteren Schilddrüsenpoles (S). Das Epithelkörperchenadenom (Pfeilspitzen) ist von der Schilddrüse deutlich abgesetzt und reflexreich. Innerhalb des Adenoms eine kleine (ca. 5 mm) und eine größere (ca. 1 cm) Zyste mit dorsaler Schallverstärkung. Pfeil: M. sternocleidomastoideus.

Abb. 7 60 Jahre männlich: Epithelkörperchenadenom (ca. 1,5 cm Durchmesser) links kaudal bei primärem Hyperparathyreoidismus. Real-time, 10 MHz. Histologisch Parenchymverkalkungen. Ultraschallquerschnitt des linken unteren Schilddrüsenpoles (S). Das Epithelkörperchenadenom zeigt ein inhomogenes Reflexmuster mit mehreren hochamplitudigen, grobfleckigen Echos. C = A. carotis communis.

10 MHz) Ultraschallgeräte. Wegen ihrer Kleinheit werden normale Epithelkörperchen jedoch nur gelegentlich als echoarme, flach-ovale, schilddrüsennahe Gebilde vom Untersucher erkannt. (Abb. 3).

Epithelkörperchentumor

Lokalisationsdiagnostisches Kriterium des EK-Tumors ist die mit der Schilddrüse schluckverschiebliche Raumforderung zwischen Trachea, dorsaler Schilddrüsenkontur, M. longus colli und A. carotis communis. Einzelne, in der Summe jedoch nicht obligate *Erkennungsmerkmale* des EK-Tumors sind (Abb. 4-6):

1. oväläre oder rundliche Form,
2. homogen echoarmes bis echoleeres Reflexmuster,
3. niederamplitudig-feinfleckige Parenchymechos,
4. deutliche Abgrenzung zur Schilddrüse,
5. echoreicher Randsaum.

Zystische Degeneration, Parenchymverkalkungen und ungewöhnlicher Reflexreichtum sind die Ausnahme (Abb. 6 u. 7) (31).

Im Transversalschnitt verdächtige Strukturen werden in Längsschnittrichtung verdeutlicht. Befunde im oberen Normbereich (10 x 6 x 4 mm) sind schwierig zu bewerten. Auch makroskopisch normal erscheinende Drüsen können hormonüberaktiv sein.

Die sonographischen Meßwerte liegen erfahrungsgemäß unter den intraoperativ oder anatomisch-pathologisch gewonnenen Meßdaten. Angaben zur Lokalisation beschränken sich auf die topographische Beziehung zur Schilddrüse. Nicht immer ist sicher zu entscheiden, ob es sich um ein vergrößertes oberes oder unteres Epithelkörperchen handelt. So können sich z. B. obere EK-Tumoren bis zum unteren Schilddrüsenpol erstrecken (s. Abb. 5).

EK-Tumoren infolge Hyperplasie, Adenom, Karzinom (32) oder ausschließlicher Fettdurchsetzung des Drüsengewebes beim älteren Patienten lassen sich nicht differenzieren. Die sonographische Aussage ist ätiologisch unspezifisch.

Treffsicherheit

Die praktische Nachweisgrenze vergrößerter Epithelkörperchen liegt dicht an der Grenze zur normalen Nebenschilddrüse, d. h. bei etwa 5 x 5 mm Querdurchmesser. EK-Tumoren lassen sich unabhängig von ihrer Größe und Ätiologie in durchschnittlich etwa 70% der Fälle richtig lokalisieren (15). Solitäre EK-Tumoren sind überwiegend größere Tumoren und werden deshalb mit der höchsten Treffsicherheit nachgewiesen. Die Sensitivität der Sonographie für EK-Adenome beträgt abhängig von der Erfahrung des Untersuchers und des verwendeten Ultraschallgerätes

durchschnittlich 80% (1, 2, 4, 7, 9, 11, 14, 15, 18, 25, 27, 28, 31).
Schlechtere Ergebnisse werden bei der Lokalisation der kleineren hyperplastischen Epithelkörperchen (Sensitivität 30–40%) (15) und wegen der veränderten Anatomie auch beim voroperierten Patienten erzielt (Rezidiv-HPT, Zustand nach Strumaresektion).

Fehlermöglichkeiten

Fehlerquellen der Sonographie vergrößerter Epithelkörperchen sind:

Dystope Lage

Retroösophageal, im vorderen oder hinteren Mediastinum liegende Epithelkörperchentumoren entgehen dem Nachweis. Der intrathyreoidale EK-Tumor unterscheidet sich nicht sicher von echoarmen Schilddrüsenadenomen.

Struma diffusa/nodosa

Bei Strumen wird eine größere Streuung der EK-Lokalisation beobachtet (20). Mit der Struma nach kaudal retrosternal verlagerte EK-Tumoren sind sonographisch nicht einsehbar. Zwischen Schilddrüsenknoten verborgene EK-Tumoren werden leicht übersehen.

Entzündliche Schilddrüsenveränderungen (25) Schilddrüsenadenom, -zyste

Das Reflexverhalten von Adenomen und kleinen Zysten der dorsalen Schilddrüsenpartien kann EK-Tumoren täuschend ähneln. Die sonographische Differenzierung ist im Einzelfall sehr schwierig, wenn nicht unmöglich (Abb. 8 u. 9).
Hilfreiche Unterscheidungsmerkmale zum EK-Tumor sind:

Schilddrüsenadenome

Sie sind im allgemeinen echoreicher, die Parenchymreflexe höheramplitudig. Die Grenzen zum normalen Schilddrüsenparenchym sind weniger deutlich abgesetzt. Ein echoarmer Randsaum schließt den EK-Tumor aus. Die echoreiche Randbegrenzung von EK-Tumoren ist für Schilddrüsenadenome uncharakteristisch.
Echoleere bzw. -arme autonome Schilddrüsenadenome werden szintigraphisch differenziert (Abb. 9).

Schilddrüsenzysten

Keine Binnenechos. Glatte Begrenzung insbesondere der hinteren Zystenwand. Dorsale Schallverstärkung (bei Zysten unter 2 cm Durchmesser unsicher; s. Abb. 8).

Regressiv veränderte EK-Tumoren

Histologisch sklerosierte und makroskopisch zystisch degenerierte EK-Tumoren können umgekehrt das sonographische Bild eines Schild-

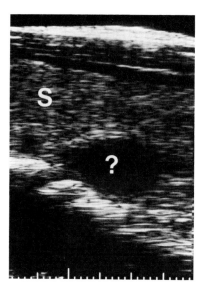

Abb. 8 42 Jahre, weiblich: Schilddrüsenzyste (Real-time, 10 MHz). Fehlerquelle der Sonographie vergrößerter Epithelkörperchen.
Längsschnitt des unteren Schilddrüsenpoles (S) links. Ca. 1,5 x 1,0 cm große, echoarme Raumforderung (?) an der dorsalen Schilddrüsenkontur. Keine dorsale Schallverstärkung. Die sonographische Differenzierung zum Epithelkörperchentumor ist schwierig.

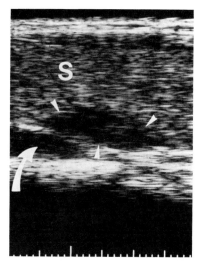

Abb. 9 36 Jahre, weiblich: Schilddrüsenadenom. Real-time, 10 MHz. Fehlerquelle der Sonographie vergrößerter Epithelkörperchen.
Längsschnitt des mittleren Schilddrüsendrittels rechts (S); ca. 1,2 x 0,6 cm große, reflexarme Raumforderung (Pfeilspitzen) zwischen dorsaler Schilddrüsenkontur und M. longus colli (gebogener Pfeil). Szintigraphisch autonomes Adenom, operativ gesichert.

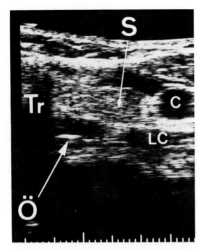
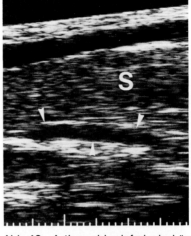

Abb. 10 Ösophagus, Real-time, 10 MHz. Querschnitt des linken Schilddrüsenlappens (S). Darstellung des Ösophagus (Ö) als echoarme Raumforderung links paratracheal mit zentraler echogener Zone (Ösophaguslumen). Tr = Trachea, C = A. carotis communis, LC = M. longus colli.

Abb. 12 A. thyreoidea inferior im Längsschnitt (Pfeilspitzen). Real-time, 10 MHz. Fehlerquelle der Sonographie vergrößerter Epithelkörperchen. S = Schilddrüse.

drüsenadenoms annehmen (s. Abb. 6 u. 7). Räumliche Abgrenzung zur Schilddrüse oder ein echoreicher Randsaum sprechen jedoch für einen EK-Tumor.

Weichteiltumoren, Lymphome

Lymphome sind ebenfalls echoarm und gelegentlich von einem echoreichen Randsaum umgeben, mit der Schilddrüse jedoch nicht schluckverschieblich. Selten geben primäre Halstumoren, wie z. B. ein Neurinom des N. vagus, oder atypisch lokalisiertes Thymusgewebe (27) Anlaß zu Verwechslungen.

Ösophagus, Musculus longus colli, Nervus laryngeus recurrens, Arteria thyreoidea inferior, untere Schilddrüsenvenen

Ein nach links verlagerter Ösophagus kann ebenfalls zu Fehldeutungen führen. Das typische Ösophagussonogramm ist die echoarme Raumforderung links paratracheal mit zentraler echogener Zone (Abb. 10). In Zweifelsfällen sind der Wechsel von echogener Luft- und nichtechogener Flüssigkeitspassage beweisend (15).

Der M. longus colli (s. Abb. 5 u. 8) ist im Real-

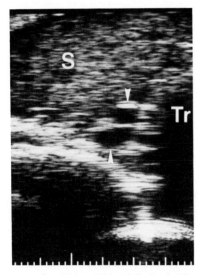
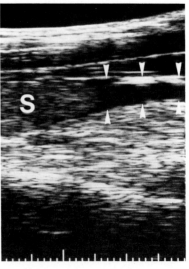

Abb. 11 A. thyreoidea inferior im Querschnitt (Pfeilspitzen). Real-time, 10 MHz. Fehlerquelle der Sonographie vergrößerter Epithelkörperchen. S = rechter Schilddrüsenlappen, Tr = Trachea.

Abb. 13 Untere Schilddrüsenvene (Pfeilspitzen). Real-time, 10 MHz. Fehlermöglichkeit der Sonographie vergrößerter Epithelkörperchen. S = unteres Schilddrüsendrittel.

time-Verfahren als nichtschluckverschiebliche Struktur von EK-Tumoren zu differenzieren. Die sonographisch echoarmen neurovaskulären Strukturen, A. thyreoidea inferior und N. laryngeus recurrens, grenzen unmittelbar an die normale EK-Lokalisation und sind deshalb von normalen EK und kleinen EK-Tumoren unter 5 mm Transversaldurchmesser schwierig zu unterscheiden. Der Nachweis von Gefäßpulsationen und die Darstellung der A. thyreoidea inferior im Längsschnitt oder auch kontinuierliche Verfolgung im Querschnitt ist differentialdiagnostisch hilfreich (Abb. 11 u. 12). Eine letzte Verwechslungsmöglichkeit bieten Venen der unteren Schilddrüsenpole (Abb. 13); Unterscheidungsmerkmale sind: Verlauf, Kompressibilität und atemabhängige Kaliberschwankungen.

Wertung

Der Einsatz präoperativer lokalisationsdiagnostischer Maßnahmen beim HPT hängt vom operationstaktischen Vorgehen und von der chirurgischen Treffsicherheit ab. Die Trefferquote erfahrener Operateure liegt für Erstoperationen bei über 90 % (17, 22, 26) und für Reexplorationen bei 62–100 % (10, 26). Als klassisches Vorgehen gilt, kein EK zu entfernen, bevor nicht alle Drüsen dargestellt sind (23, 24).

Derzeit praxisrelevante Methoden zur Lokalisationsdiagnostik beim HPT sind neben der Sonographie die Computertomographie, die Arteriographie und die selektive Parathormonbestimmung (8, 16, 12, 13). Keines dieser Verfahren erzielt jedoch die hohe Treffsicherheit erfahrener Chirurgen bei Primäroperationen.

Die Arteriographie ist lokalisationsdiagnostisch wenig spezifisch, EK-Tumoren unter 1 cm Größe werden selten erkannt. Die selektive Parathormonbestimmung ist die spezifischste Methode, ohne jedoch das hormonüberaktive Nebenschilddrüsengewebe topographisch exakt zu lokalisieren. Beide Methoden sind zudem invasiv mit nicht vernachlässigbarer Morbidität der Arteriographie.

Die Computertomographie wird vorzugsweise zum Nachweis mediastinaler EK-Tumoren eingesetzt; im Halsbereich ist sie der Sonographie unterlegen.

Vor Ersteingriffen haben die Arteriographie, die selektive PTH-Bestimmung und die Computertomographie daher keine Indikation.

Die Sonographie ist einfach und beliebig häufig durchführbar sowie ohne Belastung für den Patienten. Ihr Einsatz vor Erstoperationen ist in einem hohen Prozentsatz lokalisatorisch hilfreich, für den erfahrenen Chirurgen jedoch nicht unbedingt erforderlich, wenn prinzipiell alle vier Epithelkörperchen exploriert werden. Wird andererseits neben dem präoperativ lokalisierten Epithelkörperchentumor nur ein weiteres Epithelkörperchen aufgesucht, kann die Sonographie erhebliche Operationszeit einsparen helfen (27). Vor Reexplorationen wegen persistierendem oder rezidivierendem HPT sind lokalisationsdiagnostische Maßnahmen in Anbetracht der intraoperativ zu erwartenden Verwachsungen und veränderten anatomischen Verhältnisse obligat. Die Sonographie geht dann der Computertomographie, Arteriographie und selektiven PTH-Bestimmung als erste Untersuchung voraus.

Literatur

1 Arima, M., M. Yokoi, T. Sonoda: The preoperative identification of tumor of the parathyroid by ultrasonography. Surg. Gynec. Obstet. 141 (1975) 242

2 Bambach, C. P., J. W. Riley, R. H. Picker, T. S. Reeve, W. R. J. Middleton: Preoperative parathyroid identification by ultrasonic scan. Me. J. Aust. 2 (1978) 227

3 Black, B. M.: Hyperparathyreoidism. In Cooper, Ph.: The Craft of Surgery. Little, Brown, Boston 1971

4 Barraclough, B. H., T. S. Reeve, P. J. Duffy, R. H. Picker: The localization of parathyroid tissue by ultrasound scanning prior to surgery in patients with hyperparathyreoidismus. World J. Surg. 5 (1981) 91

5 Castleman, B., A. Schantz, S. I. Roth: Parathyroid hyperplasia in primary hyperparathyreoidism. Review of 85 cases. Cancer Philad. 38 (1976) 1668

6 Castleman, B., S. I. Roth: Atlas of Tumor Pathology, 2nd ed., vol. XIV. Armed Forces Institute of Pathology, Washington 1978

7 Crocker, E. F., G. J. Bautovich, J. Jellins: Gray scale echographic visualization of a parathyroid adenoma. Radiology 126 (1978) 233

8 Doppmann, J. L., M. Brennan, J. V. Koehler, S. J. Marx: Computed tomography for parathyroid localization. J. Comput. ass. Tomogr. 1 (1977) 30

9 Duffy, P., R. H. Picker, S. Duffield, T. Reeve, S. Hewlett: Parathyroid sonography: A useful aid to preoperative localization. J. clin. Ultrasound 8 (1980) 113

10 Edis, A. J., T. C. Evans: High resolution, real-time ultrasonography in the preoperative location of parathyroid tumors. New Engl. J. Med. 301 (1979) 532

11 Edis, A. J., P. F. Sheedy, O. Beahrs, J. A. van Heerden: Results of reoperation for hyperparathyroidism with evaluation of preoperative localization studies. Surgery 84 (1978) 384

12 Günther, R., M. Georgi, L. Diethelm, M. Rothmund: Gegenwärtiger Stand der präoperativen Lokalisationsdiagnostik des primären Hyperparathyreoidismus. Radiologe 16 (1976) 175

13 Günther, R.: Lokalisationsdiagnostik beim Hyperparathyreoidismus. In Rothmund, M.: Hyperparathyreoidismus. Thieme, Stuttgart 1980

14 Karo, J. J., L. C. Maas, H. Kaine, et al: Ultrasonography and parathyroid adenoma. J. Amer. med. Ass. 239 (1978) 2163

15 Kuhn, F.-P., R. Günther, P. K. Wagner, M. Rothmund, M. Thelen: B-Scan-Sonographie zur Lokalisationsdiagnostik beim Hyperparathyreoidismus. Fortschr. Röntgenstr. 135 (1981) 412

16 Lang, E. K.: The arteriographic assessment of parathyroid adenomas. In Gomes Lopez, J., J. Bonmati: Radiology, Proceedings of the XIII. International Congress of Radiology, Madrid 1973. Elsevier, New York 1974
17 Livesay, J. J., D. G. Mulder: Recurrent hyperparathyroidism. Arch. Surg. 111 (1976) 688
18 Lorenz, D., G. van Kaick, R. Wahl, H. Meybier: Echographische Lokalisationsdiagnostik von Adenomen und Hyperplasien der Nebenschilddrüse beim primären Hyperparathyreoidismus. Fortschr. Röntgenstr. 134 (1981) 260
19 Muller, H.: Sex, age and hyperparathyroidism. Lancet 1969 I, 446
20 Rohen, J. W.: Topographische Anatomie. Schattauer, Stuttgart 1971
21 Romanus, R., P. Heimann, O. Nilsson, G. Hansson: Surgical treatment of hyperparathyroidism. Progr. Surg. 12 (1973) 22
22 Romanus, R., P. Heimann, O. Nilsson: Chirurgische Erfahrungen mit 130 Fällen mit Hyperparathyreoidismus. Langenbecks Arch. klin. Chir. 319 (1967) 197
23 Rothmund, M.: Operative Behandlung des sekundären Hyperparathyreoidismus. In: Rothmund, M.: Hyperparathyreoidismus. Thieme, Stuttgart 1980
24 Rothmund, M.: Therapie des primären Hyperparathyreoidismus. In Rothmund, M.: Hyperparathyreoidismus. Thieme, Stuttgart 1980
25 Sample, W. F., S. P. Mitchel, R. C. Bledsoe: Parathyroid ultrasonography. Radiology 127 (1978) 485
26 Satava jr., R. M., O. H. Beahrs, D. A. Scholz: Success rate of cercival exploration for hyperparathyroidism. Arch. Surg. 110 (1975) 625
27 Simeone, J. F., P. R. Mueller, J. T. Ferrucci, E. von Sonnenberg, C. A. Wang, D. A. Hall, J. Wittenberg: High - resolution real-time sonography of the parathyroid. Radiology 141 (1981) 745
28 Scheible, W., A. C. Deutsch, G. R. Leopold: Parathyroid adenoma: Accuracy of preoperative localization by high-resolution real-time sonography. J. clin. Ultrasound 9 (1981) 325
29 Wang, C. A.: Surgery of the parathyroid glands. Advanc. Surg. 5 (1971) 109
30 Wang, C. A.: The anatomic basis of parathyroid surgery. Ann. Surg. 183 (1976) 271
31 Welter, G., K. R. Schmidt, H. F. Welter, K. J. Pfeifer, F. Spelsberg: Sonographische Diagnostik vergrößerter Nebenschilddrüsen beim Hyperparathyreoidismus. Fortschr. Röntgenstr. 134 (1981) 254
32 Welter, G., H. F. Welter, F. Spelsberg: Das Epithelkörperchenkarzinom beim primären Hyperparathyreoidismus. Fortschr. Röntgenstr. 135 (1981) 351

Ich danke Herrn *Goetsch* und Mitarbeiterinnen für die Durchführung der fotografischen Arbeiten.

6 Herz

M. Thelen

Die Bedeutung der Echokardiographie als nichtinvasives Untersuchungsverfahren in der kardiologisch-radiologischen Diagnostik liegt darin, daß die Sonographie des Herzens Strukturen unterscheiden kann, die sich im Nativröntgenbild homogen darstellen.
Sie liefert zuverlässige Angaben über die Größe und Kontraktion der einzelnen Herzkammern sowie über die Wanddicke des Myokards. Die Simultandarstellung von Herzklappenbewegungen, der gleichzeitige Einblick in mehrere Herzhöhlen und ihre Bewegungsabläufe sowie die Darstellung des Kammer- und Vorhofseptums zeigen sogar eine Überlegenheit dieses nichtinvasiven Verfahrens gegenüber invasiven Untersuchungstechniken.
Das Spektrum echokardiographischer Untersuchungsmöglichkeiten beinhaltet das M-Mode-Verfahren sowie die Untersuchungsverfahren in Real-time-Technik. Das M-Mode-Verfahren (Echoimpulsverfahren) erlaubt sowohl die Registrierung der Tiefe als auch die des Bewegungsmusters der intrakardialen reflektierenden Schichten in Beziehung zu einer fixierten räumlichen Bezugsgrundlage und zur Zeit. Die hohe Bewegungsauflösung dieses Verfahrens ergibt überlegene Information bei der Demonstration funktioneller Anomalien.

Die Informationen der Real-time-Schnittbilder ähneln dagegen dem Kineangiogramm. Sie sind teils anatomisch, jedoch durch die mögliche Analyse von Bewegungsabläufen auch funktionell orientiert. Insbesondere ist eine umfassende Information über die systolisch-diastolischen Bewegungsabläufe der Herzhöhlen und Herzklappen möglich, welche durch Videoaufzeichnung dokumentiert werden kann (13).
Die Einbindung der Informationen aus den genannten Verfahren in die übrigen Befunde einer speziellen kardiologischen Diagnostik ist dem besonders geschulten Kardiologen vorbehalten. Hiervon losgelöst ermöglicht die mehr morphologisch orientierte zweidimensionale Schnittbilduntersuchung eine Entschlüsselung des Nativröntgenbilds des Herzens durch nichtinvasive Zusatzuntersuchung.
Die Verknüpfung der Real-time-Ultraschalluntersuchung mit der konventionellen radiologischen Nativdarstellung hilft bei der Lösung differentialdiagnostischer Probleme bei angeborenen sowie erworbenen Vitien, Myokarderkrankungen und vor allem bei der Differentialdiagnostik der großen Herzen; sie liefert in allen Fällen wichtige Zusatzinformationen und nur bei wenigen Fragestellungen keine ergänzenden Aspekte.

Untersuchungstechnik

Zur Schnittbilddarstellung des Herzens unter mehr anatomisch orientierten Aspekten bieten sich z. T. die Ultraschallgeräte an, die auch zur abdominellen Sonographie eingesetzt werden. Vorranging können mechanische Sektorscanner von 2,5–3,5 MHz eingesetzt werden, da sie handlich sind. Sie verfügen über eine ausreichende Bildwiedergabe, sind jedoch den Sonographiesystemen unterlegen, die nach dem Phased-Array-Prinzip arbeiten. Diese aufwendigen Scannertypen gehören in aller Regel zur Ausrüstung spezieller echokardiographischer Arbeitsplätze (12). Linear-Array-Scanner, die im abdominellen Bereich eingesetzt werden, kommen wegen der großdimensionierten Schallköpfe für die Echokardiographie kaum in Frage.

Die Schallkopfpositionen für Real-time-Schnittbilder des Herzens liegen
parasternal (3.–5. ICR links neben dem Sternum)
oder
subxiphoidal (unterhalb des Xiphoids). Ergänzend können Schnittbilder
apikal (über dem Herzspitzenstoß) oder
suprasternal (in der Fossa jugularis) abgeleitet werden.
Die Einstellungen vom Abdomen her sind besonders aussagekräftig (11), da die Richtung des Echostrahls topographisch besser zugeordnet werden kann. Vor allem kommt das zweidimensionale Schnittbild dieser Einstellung entgegen, da auch die Anteile des Herzens oder des perikardialen Gewebes abgebildet werden, die diagonal oder

68 Herz

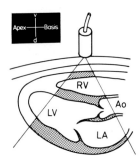

Abb. 1 Zweidimensionale Schnittbilddarstellung des Herzens in der Längsachsenebene. Longitudinalschnitt, schematische Darstellung.
RV = re. Ventrikel,
LV = li Ventrikel,
LA = li. Vorhof,
Ao = Aorta.

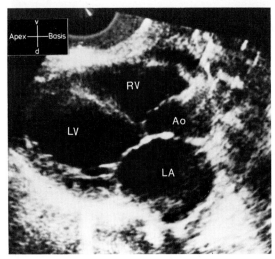

Abb. 2
a Schnittbilddarstellung in der Längsachsenebene mit subxiphoidaler Schallkopfpositionierung. Endphase der Ventrikelfüllung mit noch geöffneter Mitralklappe und geschlossener Aortenklappe.
b Spätdiastolische Aufnahme mit bereits geschlossener Mitralklappe. Die Aortenklappe hat sich noch nicht geöffnet.

RV = re. Ventrikel,   LA = li. Vorhof,
LV = li Ventrikel,   Ao = Aorta.

parallel (Vorhof- und Kammerseptum) zum Schallstrahl verlaufen bzw. sich bewegen (1, 12, 31).

Die Einstellungen suprasternal, parasternal und subxiphoidal erfolgen in Rückenlage, die apikale Darstellung in linker Seitenlage des Patienten. Durch die vier unterschiedlichen Schallkopfpositionen sind Schnittbilder des Herzens in drei verschiedenen Ebenen möglich:

1. Längsachse: Darstellungsmöglichkeiten der Herzlängsachse (Abb. 1 u. 2) ergeben sich von apikal, parasternal und suprasternal. Bei dieser Einstelltechnik finden sich folgende Aussagemöglichkeiten:
– Größenbestimmung und Kontraktionsverhalten der vier Herzhöhlen,
– Morphologie und Kontraktionsverhalten des Ventrikelseptums,
– Morphologie und Beweglichkeit der Mitral- und Aortenklappen,
– Aneurysmen der Aortenbasis und des linken Ventrikels,
– intrakardiale Raumforderungen in allen Herzabschnitten,
– Perikarderguß.

2. Vierkammerebene: Die zusätzliche Einstellung der Herzhöhlen von subxiphoidal oder apikal (Vierkammerblick) (Abb. 3 u. 4) ermöglicht die
– anatomisch besonders übersichtliche Beurteilung der Ventrikelgröße und -funktion,
– simultane Beobachtung der Mitral- und Trikuspidalklappenbewegungen,
– Dickenbestimmung des Ventrikelseptums und der linksventrikulären Hinter- und Seitenwand,
– Beurteilung des Vorhofseptums.
Bei der subxiphoidalen (auch apikalen) Einstellung soll nochmals die gute anatomische Überschaubarkeit der Herzhöhlen und Binnenstrukturen (Papillarmuskeln, Mitral- und Trikuspidalklappen) hervorgehoben werden (Abb. 5). Sie sind für die im folgenden dargelegte, vorwiegend morphologisch orientierte Betrachtungsweise der Echokardiographie zur Ergänzung der Information aus dem Nativröntgenbild somit besonders geeignet.
Zusätzlich sind diese Schallbilder meist auch bei adipösen Patienten möglich.

3. Querachse: Zweidimensionale Schnittbilddarstellungen in der Querachse erfolgen in verschiedenen zueinander parallelen Ebenen, die senkrecht auf der Längsachse stehen sollen. Obwohl in der Querachse des Herzens eine Vielzahl von Schnittebenen möglich ist, haben sich, orientiert an der topographischen Anatomie des Herzens, Standardschnitte (Abb. 6) herauskristallisiert:
– Querschnitt in Höhe der Aortenwurzel,
– Querschnitt in Höhe der Mitralklappen,
– Querschnitt durch die Kammermitte des linken Ventrikels (in Höhe der Papillarmuskeln).

Untersuchungstechnik

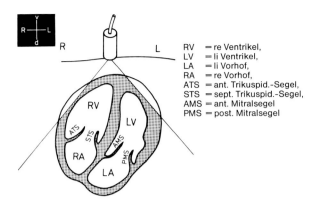

RV = re Ventrikel,
LV = li Ventrikel,
LA = li Vorhof,
RA = re Vorhof,
ATS = ant. Trikuspid.-Segel,
STS = sept. Trikuspid.-Segel,
AMS = ant. Mitralsegel
PMS = post. Mitralsegel

Abb. 3 Zweidimensionale Schnittbilddarstellung des Herzens in der Vierkammerebene von apikal aus; schematische Abbildung.

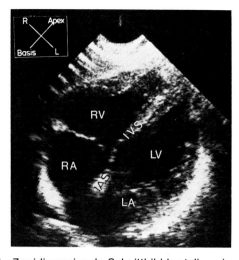

Abb. 4 Zweidimensionale Schnittbilddarstellung in der Vierkammerebene von apikal.
RV = rechter Ventrikel, LV = linker Ventrikel, RA = rechter Vorhof, LA = linker Vorhof, IVS = Ventrikelseptum, IAS = Vorhofseptum.

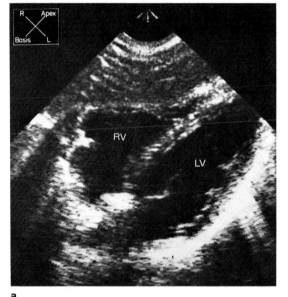

a

Abb. 5 Zweidimensionale Schnittbilddarstellung in der Vierkammerebene von subxiphoidal.
a Späte Diastole mit geöffneter Mitral- und Trikuspidalklappe.
b Der Füllungsvorgang der Ventrikel ist abgeschlossen. Diese sind maximal dilatiert. Schluß der AV-Klappen. Kleine entleerte Vorhöfe.
c Späte Systole mit kontrahierten Ventrikeln. Dicke Papillarmuskel, dickes Myokard. Die Atrioventrikularklappen sind noch geschlossen.
RV = rechter Ventrikel, LV = linker Ventrikel, RA = rechter Vorhof, P = Papillarmuskel, IVS = Ventrikelseptum, IAS = Vorhofseptum, M = Mitralklappenebene, T = Trikuspidalklappenebene.

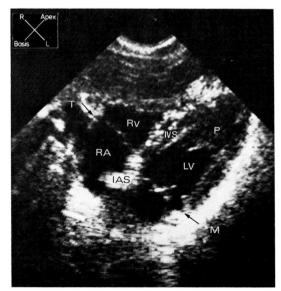

b   c

70 Herz

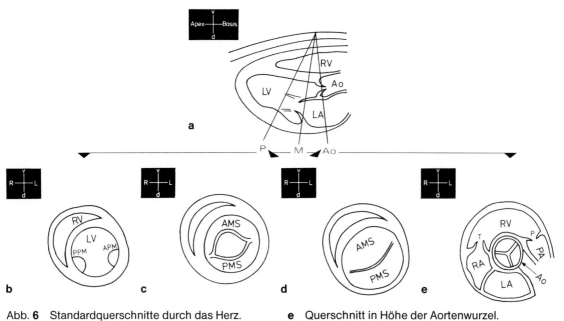

Abb. 6 Standardquerschnitte durch das Herz.
a Schematische Darstellung der Schnittebenen im Longitudinalbild.
b Querschnitt in Höhe der Papillarmuskeln.
c Querschnitt in Höhe der geöffneten Mitralklappe.
d Querschnitt in Höhe der geschlossenen Mitralklappe.
e Querschnitt in Höhe der Aortenwurzel.
RV = rechter Ventrikel, LV = linker Ventrikel, RA = rechter Vorhof, LA = linker Vorhof, Ao = Aorta, PA = Pulmonalarterie, P = Pulmonalklappe, T = Trikuspidalklappe, AMS = anteriores Mitralsegel, PMS = posteriores Mitralsegel, PPM = posterior Papillarmuskel, APM = anteriorer Papillarmuskel.

Die Querachsendarstellung gibt Informationen über:
– Öffnungs- und Schlußfähigkeit von Aorten- und Mitralklappe,
– anatomische Lage von Aorten und Mitralklappe.

Sie ergänzen die im Längsschnitt oder Vierkammerblick gewonnene Information über:
– Größe der rechten und linken Kammer,
– Kontraktionsverhalten des linken Ventrikels,
– Ausmaß von Perikardergüssen.

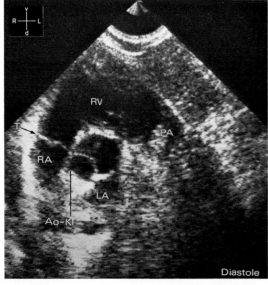
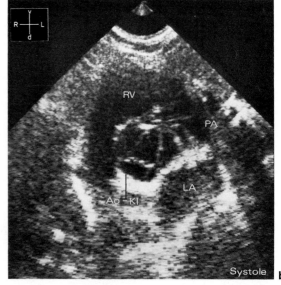

Abb. 7 Schnittbilddarstellung einer normalen Aortenklappe.
a Querschnitt in Höhe der Aortenwurzel bei geschlossener Aortenklappe.
b Querschnittdarstellung der geöffneten Aortenklappe.
RV = rechter Ventrikel, RA = rechter Vorhof, LA = linker Vorhof, Ao-Kl = Aortenklappe, T = Trikuspidalklappe, PA = Pulmonalarterie

Ultraschallbefunde

Herzklappen

Aortenklappe

Die Real-time-Schnittbildechokardiographie erlaubt die morphologische Darstellung der Aortenklappen und der supra- und subaortalen Region. In Longitudinalschnitten legen sich die geöffneten Klappenränder fast parallel der Aortenwand an. Nach Klappenschluß stellen sie sich als feines Aufhellungsband im Bulbus aortae dar, dessen Mitte eine kleine Erhabenheit zeigen kann (gemeinsamer Berührungspunkt der freien Klappenränder). Im Querschnitt stellt sich die geschlossene Aortenklappe als Kreis (Klappenansatzring) mit der sternförmigen dreizipfligen Klappe dar (Abb. 7).

Die Diagnose einer verkalkten bzw. nicht verkalkten Aortenklappenstenose beruht auf folgenden Kriterien:
1. verdickte, u. U. mehrschichtige Klappenstruktur (durch Fibrose der Klappensegel mit endokarditischen Vegetationen, Verkalkungen) (Abb. 8)*,
2. Bewegungseinschränkung der verformten Klappensegel, die sich in der Systole kuppelartig in den Aortenbulbus vorwölben.

* Dem emeritierten Direktor der II. Med.-Klinik der Universitätsklinik Mainz, Herrn Prof. Dr. *Paul Schölmerich*, danke ich für die Überlassung der Phased-Array-Aufnahmen und zahlreicher hämodynamischer Meßwerte.

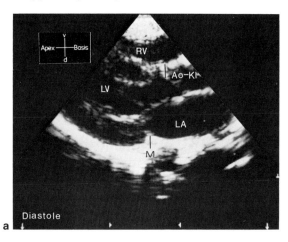
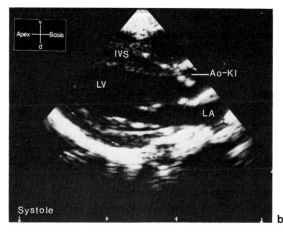
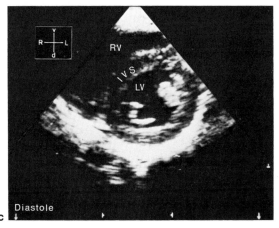

Abb. 8 Angeborene Aortenklappenstenose mittlerer Druckgradient an der Aortenklappe 100 mm Hg; Aortenklappenöffnungsfläche 0,75 cm^2 pro m^2 Körperoberfläche.

a u. b Schnittbilddarstellungen in der Längsachsenebene. Verdickte und teils verkalkte Aortenklappe, die sich unvollständig öffnet. Starke systolisch-diastolische Volumenschwankungen des linken Vorhofs und linken Ventrikels.

c u. d Schnittbilddarstellungen in Höhe der Papillarmuskeln in Diastole (c) Hypertrophie des Myokards und der Papillarmuskeln. In Systole (d) asymmetrische Hypertrophie der linksventrikulären Muskulatur.
RV = rechter Ventrikel, LV = linker Ventrikel, LA = linker Vorhof, IVS = Ventrikelseptum, Ao–Kl = Aortenklappe, M = Mitralklappe, PPM = post. Papillarmuskel, APM = ant. Papillarmuskel.

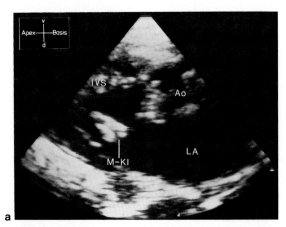 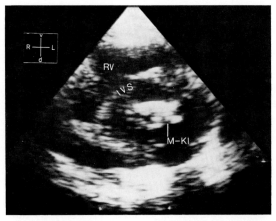

Abb. 9 Kombinierter Mitralklappenfehler mit überwiegender Stenose. Diastolischer Druckgradient an der Mitralklappe 22,8 mm Hg.
a Schnittbilddarstellung in der Herzlängsachse. Reflexreiche verdickte und verkalkte Mitralklappen vor allem im Bereich des anterioren Segels. Vergrößerter linker Vorhof.

b Schnittbilddarstellung in der Querachse in Höhe der Mitralebene bei geschlossener Mitralklappe. Hyperreflexives Band durch fibrotischen und sklerosierten Klappenapparat.
RV = rechter Ventrikel, LA = linker Vorhof, M-Kl = Mitralklappe, Ao = Aortenwurzel, IVS = Ventrikelseptum.

Die echokardiographische qualitative und quantitative Wertung der valvulären Aortenklappenstenose ist möglich, sollte aber immer mit der gebotenen Zurückhaltung erfolgen, da die Befunde einer verdickten, exzentrischen oder unvollständig geöffneten Klappe allein für die Diagnose nicht ausreichen. Atembedingte Verschiebungen der Klappenebene und vergleichbare physiologische „Artefakte" verlagern den Klappenring aus dem Zentrum der Schallebene, so daß er nur tangential erfaßt wird. Dies täuscht dann eine unvollständige Öffnung der Aortenklappe vor. Außerdem können bikuspide Aortenklappen Anlaß zu Fehlinterpretationen sein (25).

Die Aortenklappeninsuffizienz ist echokardiographisch dann zu erfassen, wenn Aortenklappensegel in die Ausstrombahn der linken Kammer zurückschlagen (starkes Flattern der Segel). Eine hämodynamisch bedeutsame Aortenklappeninsuffizienz führt zu hochfrequenten Schwingungen der Mitralklappensegel; die Schwingungen werden durch die zurückströmende Blutsäule und/oder durch Füllungsturbulenzen des linken Ventrikels verursacht.

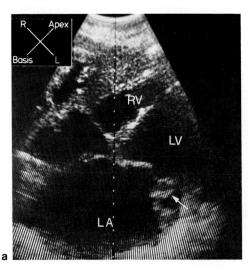 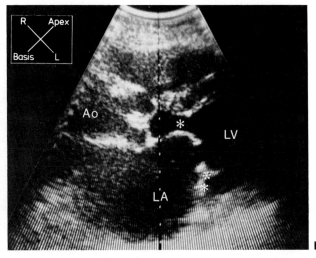

Abb. 10 Mitralstenose. Schnittbilddarstellung in der Vierkammerebene bei subxiphoidaler Schnittführung.
a Mehrschichtige Reflexe durch die verdickte und teilweise verkalkte Mitralklappe (↓), die sich

b kuppelartig in die Kammereinstrombahn vorwölbt und sich nur unvollständig öffnet. Großer linker Vorhof.
RV = rechter Ventrikel, LV = linker Ventrikel, LA = linker Vorhof, Ao = Aortenwurzel, * = anteriores Mitralsegel, ** = posteriores Mitralsegel.

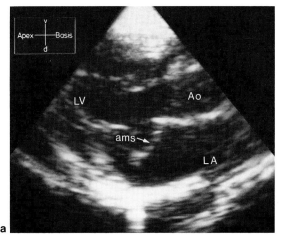 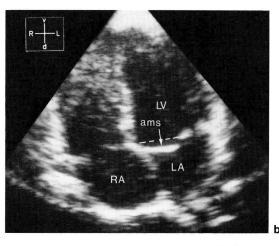

Abb. 11 Mitralklappenprolaps.
a Schnittbilddarstellung in der Längsachsenebene. Das anteriore und das posteriore Mitralsegel wölben sich bogenartig in den linken Vorhof vor.
b Schnittbilddarstellung mit apikaler Schnittführung (Vierkammerebene). Das anteriore Mitralsegel wölbt sich konvexbogig in den linken Vorhof vor.
LV = linker Ventrikel, RA = rechter Vorhof, LA = linker Vorhof, Ao = Aortenwurzel, ams = anteriores Mitralsegel.

Mitralklappe

Der Bewegungsablauf der Mitralklappe ist eingebunden in die Eigenbewegung des Herzens, den transvalvulären Blutfluß durch die Mitralis sowie die Drücke im linken Vorhof und linken Ventrikel. In der Frühdiastole bewegt sich das vordere Mitralsegel septumwärts, während es gegen Ende der Diastole in einer Neutralstellung in Verlängerung der Aortenwand liegt. Das geöffnete Segel zeigt eine geringe Beweglichkeit.

Die sonographisch erfaßbaren Veränderungen bei Mitralstenose sind:

1. verzögerte frühdiastolische Bewegung des anterioren Mitralsegels nach hinten,
2. abnorme Position und Parallelbewegung des posterioren Segels,
3. Verdickung und Verkalkung der Segel (dicke mehrschichtige Reflexe) (Abb. **9**),
4. verminderte diastolische Öffnungsfläche (Abb. **10**),
5. kuppelartige diastolische Vorwölbung der Klappenfläche in die Kammer,
6. Vergrößerung des linken Vorhofs,
7. verminderte diastolische Kammerfüllung.

Die kuppelartige Deformierung der geöffneten Klappe zeigt die Rigidität und eingeschränkte Beweglichkeit des Klappenapparates an, der das in die linke Kammer einströmende Blut behindert (Abb. **10**).

Da vor allem im Querschnitt die Öffnungsfläche der Mitralklappe erkennbar wird, besteht hier eine Möglichkeit, den Schweregrad einer Mitralstenose zu bestimmen. Die korrekte Berechnung der Klappenöffnungsfläche (Referenzmaß ist die mittels Herzkatheter bestimmte Fläche) gelingt bei Patienten mit Sinusrhythmus; gewisse Vorbehalte bestehen bei mittelgradigen Mitralstenosen. Die Klappenöffnungsfläche wird bei 20% der Patienten mit schwerer Mitralstenose im Ultraschallbild rechnerisch unterbewertet (22, 23, 29, 38).

Der Nachweis einer Mitralinsuffizienz ist auch im zweidimensionalen Echokardiogramm schwierig, eine quantitative Wertung unmöglich (18). Ein Einblick in die morphologischen Veränderungen ermöglicht jedoch z. T. Aussagen über die Ursache einer Mitralinsuffizienz (Mitralklappenprolaps, Segeleinriß, Abriß von Chordae tendineae, idiopathische hypertrophische Subaortenstenose) (40).

Eine eingehende Erwähnung verdient das Mitralklappenprolapssyndrom (Abb. **11**). Es handelt sich hierbei um den Prolaps eines oder beider Mitralsegel, ohne daß zunächst eine Schlußunfähigkeit der Klappenränder besteht. Der Prolaps kann graduell unterschiedlich sein. Leichte Formen des Mitralklappenprolapses finden sich bei 3–8% kardiologisch untersuchter Patienten als Zufallsbefund. Ein ausgeprägter Prolaps kann zu schwerwiegenden Komplikationen führen (akute schwere Mitralklappeninsuffizienz, Thrombenbildung, bakterielle Endokarditis); etwa 20% der Patienten mit Mitralklappenprolaps leiden an verschiedenen, teilweise schweren Herzrhythmusstörungen (41).

Anstelle der allmählichen systolischen Bewegung der Segel tritt eine abrupte mesosystolische Ausbuckelung nach dorsal. Die Segel hängen durch, da sie zum Vorhof hin prolabieren, während der Klappenring sich zur Herzspitze hin bewegt.

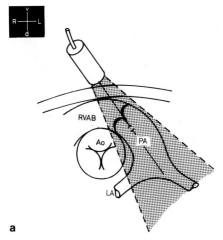

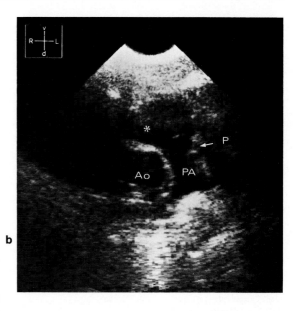

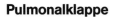

Abb. 12 Parasternale Schnittführung zur Darstellung der Pulmonalarterie.
a Schematische Darstellung.
b Die Ausflußbahn des rechten Ventrikels (*), die Pulmonalklappenebene (P), der Pulmonalarterienhauptstamm (PA) sowie die Abgänge der rechten und linken Pulmonalarterie sind darstellbar.
Ao = Querschnitt durch die Aortenwurzel, LA = li. Vorhof, RVAB = Ausflußbahn re. Ventrikel.

Pulmonalklappe

Pulmonalklappenstenose oder -insuffizienz ist selten. Veränderungen dieser Klappe resultieren meist aus Druck- und Strömungsveränderungen im Lungengefäßgebiet. Patienten mit pulmonaler Hypertonie zeigen reflexreiche fibröse Klappen und eine Verdickung der Pulmonalarterienwand; bei schwerer pulmonaler Hypertonie ist das Kammerseptum hypertrophiert.

Da die Real-time-Technik eine Darstellung der A. pulmonalis bis in ihren rechten und linken Ast ermöglicht, bietet sich dieses Verfahren zur Suche nach Emboli in den großen Pulmonalgefäßen an (Abb. 12).

Trikuspidalklappe

Trotz unterschiedlichen Aufbaus ist das Bewegungsmuster dieser Segelklappe ähnlich dem der Mitralklappe, entsprechend sind auch die Abbildungsmöglichkeiten; die Darstellung ist jedoch schwieriger. Die stenosierte und verdickte Klappe zeigt ein intensives, u. U. mehrschichtiges Reflexmuster mit eingeschränkter Beweglichkeit. Der rechte Vorhof ist vergrößert. Die Beurteilung der Trikuspidalklappe ist in der Differentialdiagnose des großen Herzens von Bedeutung (z. B. Mitral-Trikuspidal-Klappenfehler, relative Trikuspidalinsuffizienz bei myogener Dilatation des rechten Ventrikels, Perikarderguß). Durch die Einstellung aller vier Herzhöhlen ist eine Differentialdiagnose zur Ebstein-Anomalie möglich, die an einer Kaudalverlagerung des septalen Trikuspidalsegels zu erkennen ist.

Das Bewegungsbild normaler und pathologischer Herzklappen zeigt für zahlreiche Erkrankungen typische Befunde (z. B. bei Mitralfehlern oder kongestiver und hypertropher Kardiomyopathie usw.) (8).

Dies beruht auf Veränderung der Klappen, Veränderungen ihres Widerlagers an den Insertionsstellen oder auf den abnormen Kontraktionsabläufen des Herzens selbst (16). Diese rein funktionellen Analysen gehen über den selbst gesteckten Rahmen einer vorwiegend morphologischen Betrachtungsweise der echokardiographischen Real-time-Untersuchung hinaus und sollten deshalb nicht weiter verfolgt werden. Der interessierte Leser sei deshalb auf spezielle Veröffentlichungen verwiesen.

Vorhöfe

Linker Vorhof

Die Echokardiographie und hier wiederum die Schnittbildtechnik ist die sicherste bildgebende Methode, den linken Vorhof zu beurteilen (Abb. 13) und seine Vergrößerung nachzuweisen. Sie ist der Thoraxaufnahme in zwei Ebenen – auch mit Ösophagogramm – überlegen. Mit einer Vergrößerung des linken Vorhofs gehen Mitralfehler, Stauungsinsuffizienz, Kardiomyopathie und Vitien mit Links-rechts-Shunt (z. B. Ductus arterious Botalli, VSD) einher. Der Nachweis von Tumoren (Abb. 14) und alten Thromben im linken Vorhof ist eine Domäne der Echokardiographie (6). Bei frischen Thromben fällt die diagnostische Sicherheit etwas ab (20, 31), da der frische Thrombus ähnliche akustische Eigenschaften besitzt wie Blut.

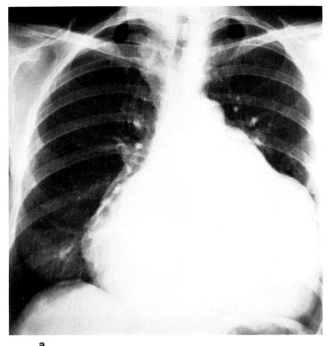
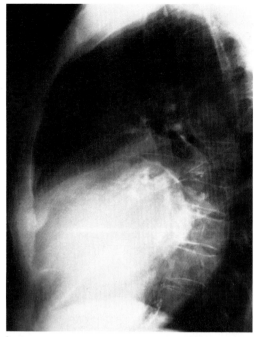
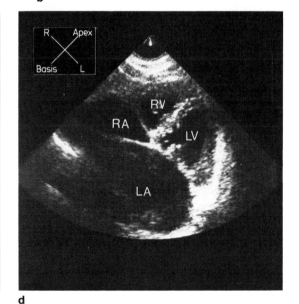

Abb. 13 Kombinierter Aortenfehler; kombinierter Mitralfehler mit hochgradiger Mitralstenose.
a u. b Thoraxaufnahme in 2 Ebenen. Hochgradige Vergrößerung des rechten und linken Vorhofs. Vergrößerung des rechten Ventrikels.
c Echokardiographische Schnittbilddarstellung in subxiphoidaler Vierkammereinstellung. Der linke Ventrikel ist muskelstark. Bandförmige Reflexe in der Mitralklappenebene. Die Verdickung des linken ventrikulären Myokards spricht für eine hämodynamisch wirksame Überlastung der linken Kammer (Aortenfehler). Die erhebliche Drucksteigerung im linken Vorhof bewirkt die Vorwölbung des Vorhofseptums in den rechten Vorhof.
d Unvollständige Öffnung der stenotischen Mitralklappe, die sich nur gering in den linken Ventrikel vorwärts bewegt.
RV = rechter Ventrikel, LV = linker Ventrikel, RA = rechter Vorhof, LA = linker Vorhof, IAS = Vorhofseptum.

76 Herz

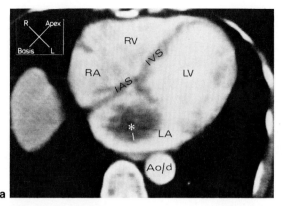
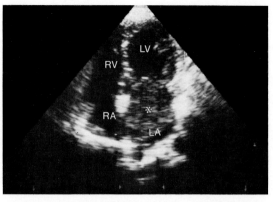

Abb. 14 Vorhofmyxom.
a Im Kardiocomputertomogramm Darstellung eines großen Thrombus (*) im linken Vorhof.
b Schnittbilddarstellung in der Vierkammerebene.

Der Thrombus füllt den linken Vorhof komplett aus und prolabiert in die Mitralklappenebene.
RV = rechter Ventrikel, LV = linker Ventrikel, RA = rechter Vorhof, LA = linker Vorhof, IVS = Ventrikelseptum, IAS = Vorhofseptum, Ao/d = Aorta descendens.

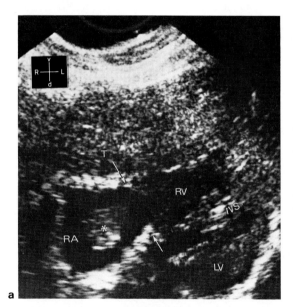
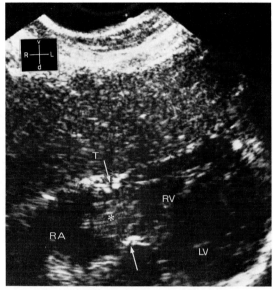

▲ Abb. 15 Thrombus (*) im rechten Vorhof. Subxiphoidale Schnittbilddarstellung in Längsachsenebene.
a In Vorhofdiastole liegt der Thrombus im Zentrum des rechten Vorhofs.
b In Systole prolabiert der Thrombus in die Trikuspidalklappenebene.
RV = rechter Ventrikel, LV = linker Ventrikel, RA = rechter Vorhof, T→← = Trikuspidalklappenebene, IVS = Ventrikelseptum.

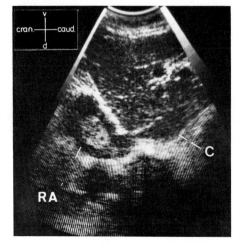

◄ Abb. 16 Fixierter Vorhofthrombus. Subxiphoidale Schnittbilddarstellung in atypischer Längsachsenebene.
Der reflexreiche Thrombus liegt im rechten Vorhof, ohne in die Trikuspidalklappenebene zu prolabieren.
RA = rechter Vorhof, C = V. cava inferior.

Ultraschallbefunde 77

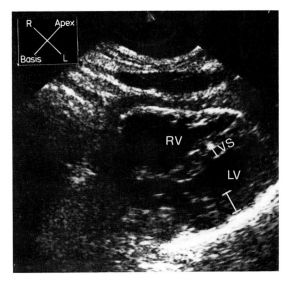

Abb. **17** Arterielle Hypertonie. Schnittbilddarstellung der Längsachsenebene bei subxiphoidaler Schnittführung. Ventrikeldiastole. Hypertrophie der Hinterwand des linken Ventrikels (17 mm) sowie des Ventrikelseptums (19 mm).
RV=rechter Ventrikel, LV=linker Ventrikel, IVS=Ventrikelseptum.

Abb. **18** Kombiniertes Mitralvitium mit überwiegender Mitralklappeninsuffizienz.
a Thoraxaufnahme d.–v.
Mitralfehler mit chronischer Lungenstauung. Arterielle pulmonale Hypertonie. Vergrößerung des linken Vorhofs (→).
b Subxiphoidale Schnittbilddarstellung in der Vierkammerebene. Unvollständige Öffnung beider Mitralsegel. Vergrößerter linker Ventrikel.
c Ausgeprägte systolische Kontraktion des linken Ventrikels. Sehr großer linker Vorhof mit Vorwölbung des Vorhofseptums in das Niederdruckgebiet des rechten Vorhofs.
RV=rechter Ventrikel, LV=linker Ventrikel, RA=rechter Vorhof, LA=linker Vorhof, T = Trikuspidalklappenebene, M = Mitralklappenebene.

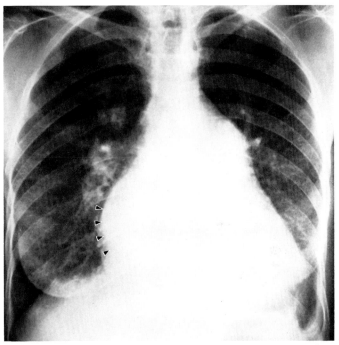

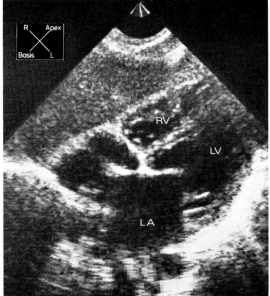

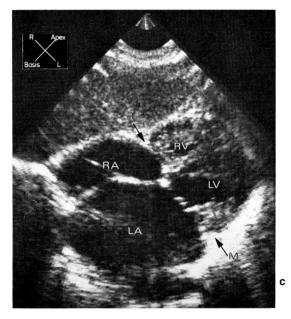

Rechter Vorhof

Die Darstellungsmöglichkeit des rechten Vorhofs erlaubt gleichfalls eine sichere Größenbeurteilung. Auch hier ist die Sonographie dem Röntgenbild überlegen, das nur die rechte Lateralkontur, seine mediale Begrenzung dagegen nicht erkennen läßt und keinerlei Information über den Innenraum liefert. Der Nachweis von Thromben und Tumoren in der rechten Vorkammer erfolgt gleichfalls mühelos (Abb. 15 u. 16).

Ventrikel

Linker Ventrikel

Da das zweidimensionale Schnittbild sowohl eine Darstellung der räumlichen Geometrie als auch des Bewegungsmusters der linken Kammerwände ermöglicht, kann die Untersuchung bei allen Erkrankungen des linken Ventrikels eingesetzt werden. Neben der Beurteilung von Hypertrophie (Abb. 17), Dilatation (Abb. 19) und Dysfunktion

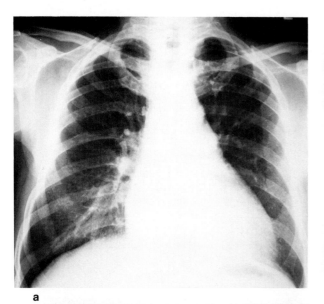
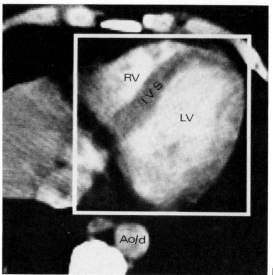
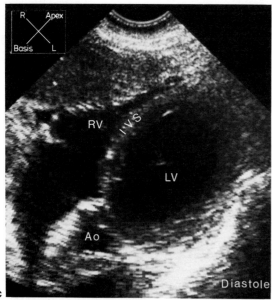
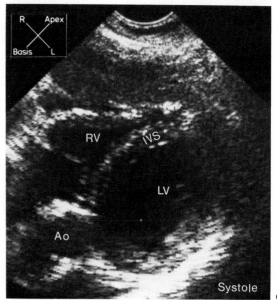

Abb. 19 Koronare Herzkrankheit. Zustand nach Herzinfarkt.
a Dilatation des linken, geringer auch des rechten Ventrikels. Lungenstauung.
b Das Kardiocomputertomogramm zeigt den deutlich dilatierten linken und den gering dilatierten rechten Ventrikel. Muskelstarkes Ventrikelseptum.

c u. d Echokardiographische subxiphoidale Schnittbilddarstellung in der Längsachsenebene. Diastolisch dilatierter linker Ventrikel. Das Ventrikelseptum wölbt sich bogig in die rechte Kammer vor. In Systole unzureichende Kontraktion der linken Kammer. Erhebliche Restblutvermehrung.
RV = rechter Ventrikel, LV = linker Ventrikel, Ao = Aortenwurzel, IVS = Ventrikelseptum, Ao/d = Aorta descendens

dieser Herzhöhle liegt die echokardiographische Möglichkeit vor allem in der Aufdeckung von Komplikationen (Aneurysmen [Abb. 20], Thromben [Abb. 21], Papillarmuskelruptur). Die Schnittbildechokardiographie hat sich hier als so empfindlich erwiesen, daß sie der Angiokardiographie nahezu gleichwertig ist, dabei aber die großen Vorteile eines nicht invasiven Untersuchungsverfahrens bietet. Die Dickenbestimmung des linksventrikulären Myokards bei Druck und/oder Volumenbelastung (Abb. 18) sowie primären Kardiomyopathien (Abb. 22) ist durch Vierkammer- bzw., xiphoidale Längseinstellung des Herzens ohne Schwierigkeiten möglich. Da es sich bei der Schnittbildechokardiographie um ein junges Verfahren handelt, liegen noch keine längeren Verlaufsbeobachtungen vor. Der Wert dieser Parameter hinsichtlich einer prognostischen Aussage und zur Überprüfung einer Therapie liegt auf der Hand.

Umschriebene Verdickungen des Myokards finden sich bei IHSS vor allem im Septumbereich und hier wiederum bevorzugt in den klappennahen Septumanteilen (15 mm). Sie führen in Systole zur Einschnürung der linksventrikulären Ausstrombahn, die hierdurch ihren frühsystolischen Normdurchmesser (20 mm) unterschreiten kann. Der zunehmende Einsatz echokardiographischer Untersuchungsverfahren hat aber gezeigt, daß die Myokardverdickung bei asymmetrischer hypertropher Kardiomyopathie zwar bevorzugt, aber nicht ausschließlich die septalen Abschnitte der linken Kammer erfaßt. Sie ist auch in den spitzennahen und freien Wandarealen anzutreffen (30, 39). Die Dilatation des linken Ventrikels bei einer primären Myokarderkrankung (dilative Kardiomyopathie) (Abb. 23) oder sekundären Schädigung (Dekompensation nach Druck- und/oder Volumenbelastung, Herzmuskelinsuffizienz [Abb. 24] bei koronarer oder entzündlicher Herzerkrankung) führt zur Erweiterung der Kammer in allen Abschnitten. Die Ausstrombahn ist über 35 mm erweitert; das rundlich deformierte Herz zeigt eine allgemeine Hypokinesie. In schweren Fällen sind nicht nur die linke Kammer, sondern alle Herzhöhlen betroffen.

Nach bisherigen Berichten nimmt die Real-time-Untersuchung des Herzens bei koronarer Herzerkrankung eine besondere Stellung ein, da sie sich bei der Lage- und Größenbestimmung der Herzhöhlen (vor allem des linken Ventrikels), beim Nachweis von Dyskinesien und Aneurysmen als sensibles Verfahren bewährt hat und in ihren Ergebnissen der Angiokardiographie teilweise vergleichbar ist.

Umschriebene Kontraktionsstörungen werden, wenn auch nicht obligat, jedoch mit hoher Sicherheit erfaßt, vorausgesetzt, daß eine Standardschnittführung möglich ist. Diese wird erschwert, da ca. 20% aller Koronarpatienten echokardiographisch nicht ausreichend untersuchbar sind, da

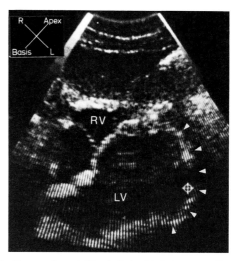

Abb. 20 Zustand nach Herzinfarkt. Linksherzinsuffizienz mit großem dyskinetischen Bezirk an der Spitze des linken Ventrikels. Subxiphoidale Schnittbilddarstellung in der Längsachsenebene. Die ausgedehnte dyskinetische Zone der Kammer wölbt sich deutlich vor (↑). Fast die gesamte Spitze und die Hinterwand der linken Kammer sind von der Veränderung betroffen.
RV = rechter Ventrikel, LV = linker Ventrikel.

bei ihnen vor allem wegen eines Lungenemphysems kein zufriedenstellendes Echokardiogramm abgeleitet werden kann.

Gleiches gilt für den Nachweis von Ventrikelthromben bei koronarer Herzkrankheit und Kardiomyopathie (7, 19, 32, 33). Zusätzlich kann die Echokardiographie zur Qualifizierung umschrie-

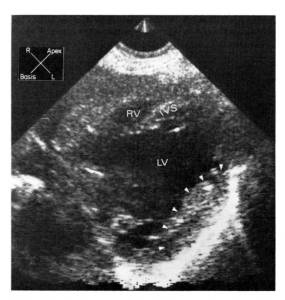

Abb. 21 Kardiomyopathie. Subxiphoidale Schnittbilddarstellung der Längsachsenebene. An der Hinterwand des linken Ventrikels findet sich ein ausgedehnter wandständiger Thrombus (↑).
RV = rechter Ventrikel, LV = linker Ventrikel, IVS = Ventrikelseptum.

80 Herz

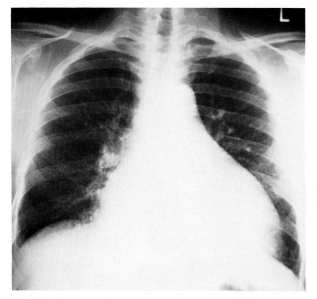
a

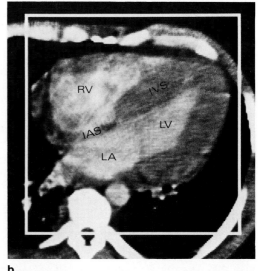
b

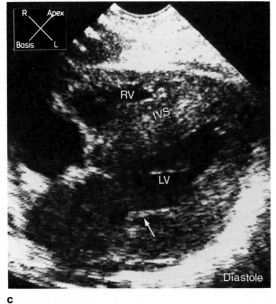
c

d

Abb. 22 Hypertrophe Kardiomyopathie.
a Thorax d.-v. Myogene Dilatation des linken Ventrikels. Lungenstauung. Rechtsseitiger Pleuraerguß.
b Kardiocomputertomogramm. Erhebliche Hypertrophie des linksventrikulären Myokards im Bereich des Ventrikelseptums und der Ventrikelseiten- und - hinterwand. Verdickung des Vorhofseptums.
c u. d Echokardiographische Schnittbilddarstellung in der Längsachsenebene bei subxiphoidaler Schnittführung. Hochgradige diffuse Myokardhypertrophie, vor allem im Bereich des Ventrikelseptums sowie der Wand des linken Ventrikels. In Systole fast völlige Obliteration des linksventrikulären Kavums. Über die Diagnose einer hypertrophen Kardiomyopathie läßt die Echokardiographie die Füllungsbehinderung des linken Ventrikels erkennen, die nicht auf der muskulären Insuffizienz, sondern auf der Obliteration der Kammer beruht, die Folge der exzessiven Myokardhypertrophie ist.
RV = rechter Ventrikel, LV = linker Ventrikel, LA = linker Vorhof, IVS = Ventrikelseptum, IAS = Vorhofseptum, ↑ = Mitralklappenebene.

Ultraschallbefunde 81

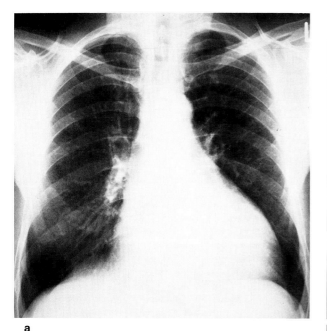
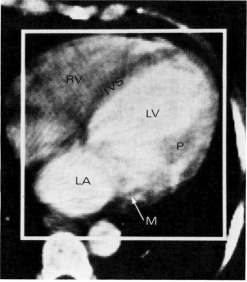
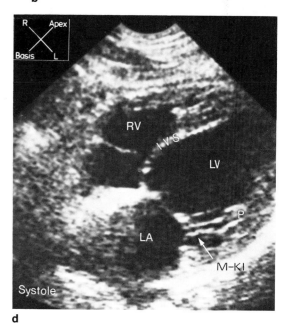

Abb. 23 Dilative Kardiomyopathie.
a Thorax d.-v. Dilatation des linken Ventrikels. Mäßige Lungenstauung.
b Kardiocomputertomographie. Dilatation des linken Ventrikels. Dünnes Myokard im Bereich der linksventrikulären Seiten- und Hinterwand. Kräftiger Papillarmuskel. Bogige Vorwölbung des Ventrikelseptums in den vergrößerten rechten Ventrikel. Linker Vorhof nicht vergrößert.

c u. d Echokardiographische Schnittbilddarstellung des linken Ventrikels in der Längsachsenebene mit Darstellung der Mitralklappenbewegungen. Diastolisch dilatierte linke Herzkammer. Vorwölbung des Ventrikelseptums in den rechten Ventrikel. Frei bewegliche Mitralklappen (c). In Systole erhebliche Restblutvermehrung.
RV = rechter Ventrikel, LV = linker Ventrikel, LA = linker Vorhof, P = Papillarmuskel, M-Kl = Mitralklappenebene, IVS = Ventrikelseptum.

82 Herz

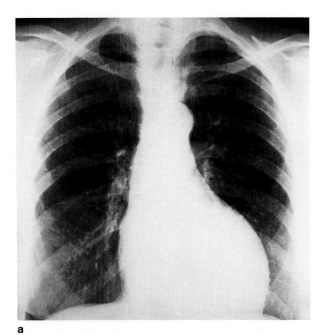

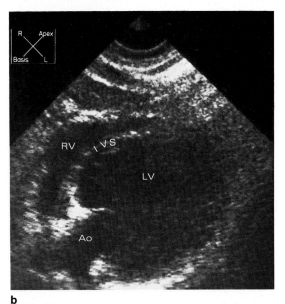

Abb. 24 Linksherzinsuffizienz.
a Thorax d.–v. Myogene Dilatation des linken Ventrikels. Geringe Lungenstauung.
b Schnittbilddarstellung des Herzens bei subxiphoidaler Schnittführung in der Längsachsenebene. Ventrikelsystole. Erheblich myogene Dilatation der linken Kammer. Bogige Septumverlagerung in den rechten Ventrikel, dessen Ausflußbahn durch die Septumvorwölbung partiell verlegt wird.
RV = rechter Ventrikel, LV = linker Ventrikel, Ao = Aortenwurzel, IVS = Ventrikelseptum.

Rechter Ventrikel

Die sonographische Untersuchung der rechten Kammer bietet, vergleichbar den konventionellen und invasiven Röntgenverfahren, die größeren Schwierigkeiten, da diese Kammer deutlichen atemabhängigen Form- und Lageänderungen unterworfen ist.

Dennoch sind Aussagen über die Dilatation des rechten Ventrikels und über die Myokarddicke möglich. Speziell letztere ist aufschlußreich bei der hämodynamischen Beurteilung einer Volumen-(z. B. Shuntvitium mit Links-rechts-Shunt) und/oder Druckbelastung (z. B. pulmonale Hypertonie, Mitralfehler) (s. Abb. 18).

Septen

Ventrikelseptum

Die echokardiographische Darstellung erfolgt am übersichtlichsten durch subxiphoidale oder apikale Schnittführung.

Die Sonographie ist die einzige Untersuchungsmethode, die eine zuverlässige Analyse der Kammerseptumbewegungen erlaubt und (mit Ausnahme der Kardiocomputertomographie) das einzige nichtinvasive Verfahren, das anatomische Veränderungen erkennen läßt. Die Real-time-Sonographie ist aber der Kardiocomputertomographie insoweit überlegen, als sie eine zusätzliche simultane Beobachtung der Septum- und Klappenbewegungen erlaubt. Während der Herzaktion verändert das Septum seine Dicke. Die normale Dickenzunahme soll 30% des diastolischen Wertes nicht überschreiten. Andernfalls besteht eine asymmetrische Septumhypertrophie (asym-

bener Wandbewegungsanomalien mit brauchbarer Sicherheit herangezogen werden (2, 4).
Durch die Darstellung von räumlicher Geometrie und Bewegungsmuster der linksventrikulären Wände sind Größe, Form und Amplitude segmentaler Kontraktionsstörungen bewertbar. Detaillierte Ausführungen über geschwindigkeitsabhängige Parameter, Durchmesserverkürzungen und -verlängerungen, Wandverdickungs- und -erschlaffungsindizes sind möglich. Diese speziellen kardiologischen Probleme sollen in diesem Rahmen nicht weiter vertieft werden (5, 15, 34, 36, 37).

metrische Septumhypertophie auf dem Boden einer Kardiomyopathie). Eine Dickenabnahme des Kammerseptums ist bei dilativer Kardiomyopathie und jedweder myogener Dilatation des linken Ventrikels zu beobachten. Das verschmälerte Septum wölbt sich dann in den rechten Ventrikel vor (Bernheim-Syndrom).

Vorhofseptum

Die direkte Darstellungsmöglichkeit des Septum interatriale durch die zweidimensionale Echokardiographie ermöglicht den direkten Nachweis eines Vorhofseptumdefekts (Abb. 25). Die subxiphoidale oder apikale Schallkopfposition bietet auch hier die günstigste Darstellungsmöglichkeit. Bei exakter Einstellung ist die Differenzierung eines Ostium-primum- von einem -secundum-Defekt möglich (3,35). Über die Darstellung eines Sinus-venosus-Defektes wurde berichtet (28). Bei der sonographischen Diagnose ist aber zu beachten, daß das schmale Gewebsband des Septum atriale im Schnittbild durch Überverstärkung „ausgelöscht" werden kann, so daß die Diagnose mit der gebotenen Vorsicht gestellt werden muß und eher der Unterstützung eines verdächtigen Röntgenbefundes dient.

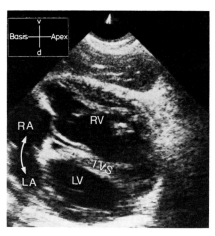

Abb. 25 Vorhofseptumdefekt. Schnittbilddarstellung in der Vierkammerebene mit subxiphoidaler Schnittführung. Großer Vorhofseptumdefekt (‡). Ausgeprägte Dilatation des rechten Ventrikels. Hypertrophie der Trabekel; Dorsalverlagerung des Ventrikelseptums. Kleiner linker Ventrikel.
RV = rechter Ventrikel, LV = linker Ventrikel, RA = rechter Vorhof, LA = linker Vorhof, IVS = Ventrikelseptum.

Perikarderguß

Gehörten die Thoraxröntgenaufnahme und die Herzkymographie zu den Standardmethoden, um einen Perikarderguß nachzuweisen, so wurde in den vergangenen Jahren die Sonographie zum diagnostischen Verfahren der Wahl entwickelt (Abb. 26 u. 27). Unter normalen Bedingungen liegen Epi- und Perikard dicht aufeinander; der dazwischenliegende Spalt ist nicht darzustellen. Dies ändert sich durch die Ansammlung von Flüssigkeit im Herzbeutel. Der mit Flüssigkeit gefüllte Perikardspalt stellt eine echofreie Zone dar, die das Herz fast zirkulär umgibt. Lediglich dorsal des linken Vorhofes fehlt an der Lungenvenen-Perikard-Umschlagstelle die Möglichkeit einer Perikardabhebung. Hier ist Herzbeutelflüssigkeit nur im Sinus transversus pericardii nachweisbar. Der seröse Perikarderguß kommt als echofreies Areal zur Darstellung. Bei fibrösem oder hämorrhagischem Erguß sind die korpuskulären Bestandteile bei subtiler Untersuchungstechnik innerhalb des Flüssigkeitsmantels als feine Echos zu erkennen. Die Diagnose eines Blut oder Partikel beinhaltenden Perikardgusses darf aber nur dann gestellt werden, wenn sich der Untersucher einer subtilen Untersuchungstechnik und Geräteeinstellung sicher ist, da Störechos die genannten Befunde vortäuschen oder aber verwischen können. Echokardiographisch sind Perikardergüsse ab 20 ml nachweisbar (8, 34).
Große Perikardergüsse umgeben das Herz wie einen Mantel. Da sie häufig von Pleuraergüssen begleitet werden, sollte die sonographische Untersuchung in diese Richtung ausgedehnt werden.
Die Diagnose eines Pleuraergusses ergibt sich aus seiner Lagebeziehung zum Zwerchfell. Auf zusätzlichen Längsschnitten der Leber kommt er als sichelförmige liquide Masse supradiaphragmal

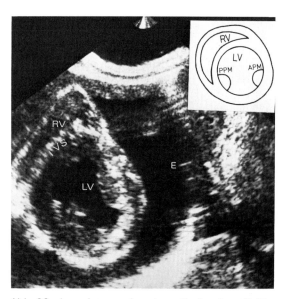

Abb. 26 Lymphogranulomatose. Perikarderguß. Die Schnittbilddarstellung in der Querachsenebene in Höhe der Papillarmuskel zeigt den Perikarderguß auf die linke Herzseite.
RV = rechter Ventrikel, LV = linker Ventrikel, E = Perikarderguß, IVS = Ventrikelseptum, PPM = posteriorer Papillarmuskel, APM = anteriorer Papillarmuskel.

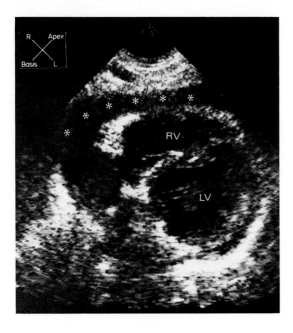

Abb. 27 Globale Herzinsuffizienz. Perikarderguß. Myogene Dilatation des rechten und linken Ventrikels. Der Perikarderguß (*) umgibt das gesamte Herz, ist jedoch vorwiegend ventral lokalisiert.
RV = rechter Ventrikel, LV = linker Ventrikel.

zur Darstellung. Die Atem- und Lagerungsverschieblichkeit ist bei der Diagnose Pleuraerguß zusätzlich hilfreich. Ergänzende Transversalschichten des rechten Oberbauches erleichtern die topographische Zuordnung, indem sich der Pleuraerguß dorsal des reflexogenen Diaphragmas, d. h. im hinteren Sinus phrenicocostalis, darstellt.

Wertung

Die Vorteile der zweidimensionalen Real-time Echokardiographie liegen darin, daß große Teile des Herzens zusammenhängend bildlich dargestellt werden können. Die Beurteilung erstreckt sich sowohl auf die normale und pathologische Anatomie als auch auf funktionelle Analysen. Die bildliche Wiedergabe moderner Systeme ist der angiographischen Darstellung durchaus gleichwertig und in bestimmten Fragestellungen sogar überlegen. Ein besonderer Vorteil der Methode liegt in der jederzeitigen Anwendbarkeit. Sie kann zudem beliebig wiederholt werden. Kontraindikationen bestehen nicht. Einschränkungen erfährt die Echokardiographie durch Lungenerkrankungen (Emphysem).

Indikationen zur Real-time-Echokardiographie

Herzhöhlen
- Größenbeurteilung
- Darstellung von Form- und Lageänderungen
- Nachweis und Differenzierung intrakavitärer Raumforderungen

Septum interventriculare/Septum interatriale
- Bestimmung der Septumdicke

Tabelle 1 Echokardiographische Herzmessungen (Normalwerte beim Erwachsenen nach *Feigenbaum*)

	mm	Mittelwert mm
Aortenwurzeldurchmesser (ED)	20–37	27
Durchmesser linker Vorhof	19–40	29
Durchmesser linker Ventrikel	35–57	47
Durchmesser rechter Ventrikel	<26	17
Durchmesser linksventrikuläre Ausflußbahn	20–35	
Durchmesser Ventrikelseptum (ED) (systolische Dickenzunahme des IVS 30–65%)	6–11	9
Hinterwanddicke linker Ventrikel (ED) (systolische Dickenzunahme des LV-Hinterwand 30–95%)	6–11	9

ED: enddiastolisch, LV: linker Ventrikel, IVS: Septum interventriculare

- Darstellung des Septumverlaufs
- Formänderung durch Hypertrophie, Infarkt, ggf. Septumdefekt

Kammerwand
- Bestimmung der Wanddicke
- Nachweis von Aneurysmen
- Beurteilung der Wandfunktion
- Nachweis von Herzwandtumoren

Klappen
- Beurteilung von Klappenauflagerungen
- Beurteilung der Klappenbeweglichkeit und -funktion

Perikard
- Nachweis von Perikardergüssen
- Nachweis von Perikardtumoren oder Tumorbefall des Perikards

Literatur

1 Bansal, R. C., A. J. Tajik, J. B. Seward, K. P. Offord: Feasibility of detailed two-dimensional echocardiographic examination in adults: prospective study of 200 patients. Mayo Clin. Proc. 55 (1980) 291
2 Barrett, M. J., Y. Charuzi, E. Corday: Ventricular aneurysm: cross-sectional echocardiographic approach. Amer. J. Cardiol. 46 (1980) 1133
3 Biermann, F. Z., R. G. Williams: Subxiphoid two-dimensional imaging of the interatrial septum in infants and neonates with congenital heart disease. Circulation 60 (1979) 80
4 Bloch, A., J. D. Morard, C. Mayor, J.-J. Perrenoud: Cross-sectional echokardiography in acute myocardial infarction. Amer. J. Cardiol. 43 (1979) 387
5 Carr, K. W., R. L. Engler, J. R. Forsythe: Measurement of left ventricular ejection fraction by mechanical cross-sectional echocardiography. Circulation 59 (1979) 1196
6 Chandraratna, P. A. N., W. S. Aronow, D. Wong: Echocardiography of intracardiac and extracardiac tumors. In Raymond, H. W., W. J. Zwiebel: Seminars in Ultrasound, Vol. II. Grune & Stratton, New York 1981 (p. 143)
7 Come, P. C., J. E. Markis, H. S. Vine, B. Sacks, C. McArdle, A. Ramirez: Echocardiographic diagnosis of left ventricular thrombi. Amer. Heart J. 100 (1980) 523
8 D'Cruz, I. A.: Two-dimensional echocardiography in valvular disease. In Raymond, H. W., W. J. Zwiebel: Seminars in Ultrasound. Grune & Stratton, New York 1981
9 DeMaria, A. N., W. Bommer, J. A. Joye, D. T. Mason: Cross-sectional echocardiography: physical principles, anatomic planes, limitations and pitfalls. Amer. J. Cardiol. 46 (1980) 1097
10 DeMaria, A. N., W. Bommer, G. Lee, D. T. Mason: Value and limitations of two dimensional echocardiography in assessment of cardiomyopathy. Amer. J. Cardiol. 46 (1980) 1224
11 Edwards, W. D., A. J. Tajik, J. B. Seward: Standardized nomenclature and anatomic basis for regional tomographic analysis of the heart. Mayo Clin. Proc. 56 (1981) 479
12 Eger, Ch. A.: Echocardiography: techniques and instrumentation. In Raymond, H. W., W. J. Zwiebel: Seminars in Ultrasound, Vol. II. Grune & Stratton, New York 1981 (p. 99)
13 Feigenbaum, H.: Assessment of echocardiography in clinical practice. Progr. cardiovasc. Dis. 20 (1978) 329
14 Fowles, R. E., R. P. Martin, R. L. Popp: Apparent asymmetric septal hypertrophy due to angled interventricular septum. Amer. J. Cardiol. 46 (1980) 386
15 Heger, J. J., A. E. Weyman, S. Wann, J. C. Dillon, H. Feigenbaum: Cross sectional echocardiography in acute myocardial infarction: detection and localization of regional left ventricular asynergy. Circulation 60 (1979) 531
16 Hurst, J. W.: Valvular heart disease. In Hurst, J. W.: The Heart, 4th Ed. McGraw-Hill, New York, 1978 (p. 1022)
17 Köhler, E.: Ein- und zweidimensionale Echokardiographie. Enke, Stuttgart 1980
18 Kotler, M. N., G. S. Mintz, W. R. Parry, B. L. Segal: M mode and two dimensional echocardiography in mitral and aortic regurgitation: pre- and post-operative evaluation of volume overload of the left ventricle. Amer. J. Cardiol. 46 (1980) 1144
19 Kramer, N. E., R. Rathod, K. K. Chawla, R. Patel, W. D. Towne: Echocardiographic diagnosis of left ventricular mural thrombi occurring in cardiomyopathy. Amer. Heart J. 96 (1978) 381
20 Lappe, D. L., B. H. Bulkley, J. L. Weiss: Two-dimensional echocardiographic diagnosis of left atrial myxoma. Chest 74 (1978) 55
21 Lieppe, W., V. S. Behar, R. Scallion, J. A. Kisslo: Detection of tricuspid regurgitation with two-dimensional echocardiography and peripheral vein injections. Circulation 57 (1978) 128
22 Martin, R. P., H. Rakowsky, J. H. Kleiman, R. L. Popp: Is the catheter passé? Limitations of the two-dimensional echocardiographic measurement of mitral valve area (Abstr.) Circulation 56, Suppl. 3 (1977) 154
23 Martin, R. P., H. Rakowski, J. H. Kleiman, W. Beaver, E. London, R. L. Popp: Reliability and reproducibility of two-dimensional echocardiographic measurement of the stenotic mitral valve orifice area. Amer. J. Cardiol. 43 (1979) 560
24 Mintz, G. S., M. N. Kotler, B. L. Segal, W. Parry: Two-dimensional echocardiographic evaluation of patients with mitral insufficiency. Amer. J. Cardiol. 44 (1979) 670
25 Morard, J.-D., A. Bloch, C. Mayor, P. Bopp: L'échocardiographie bidimensionnelle dans l'évaluation des sténoses mitrale et aortique. Arch. Mal. Cœur 72 (1979) 165
26 Morganroth, J., R. H. Jones, C. C. Chen, M. Naito: Two-dimensional echocardiography in mitral, aortic and tricuspid valve prolapse. Amer. J. Cardiol. 46 (1980) 1164
27 Morganroth, J., C. C. Chen, D. David, M. Naito, T. J. Mardelli: Echocardiographic detection of coronary artery disease. Detection of effects of ischemia on regional myocardial wall motion and visualization of left main coronary artery disease. Amer. J. Cardiol. 46 (1980) 1178
28 Nasser, F. N., A. J. Tajik, J. B. Seward, D. J. Hagler: Diagnosis of sinus venosus atrial septal defect by two-dimensional echocardiography. Mayo Clin. Proc. 56 (1981) 568
29 Olshausen, K. V., B. Stockins, H. Haueisen, G. Schuler, W. Kübler: Möglichkeiten echokardiographischer Quantifizierung von Mitralstenosen mittels M-Mode und Sector-Scan. Verh. dtsch. Ges. inn. Med. 85 (1979) 812
30 Perrenoud, J.-J.: Valeur et limites de l'échocardiographie bidimensionnelle dans les cardiopathies acquises de l'adulte. Schweiz. med. Wschr. 111 (1981) 918
31 Popp, R. L., R. E. Fowles, D. J. Coltart, R. P. Martin: Cardiac anatomy viewed systematically with two-dimensional echocardiography. Chest 75 (1979) 579
32 Reeder, G. S., A. J. Tajik, J. B. Seward: Left ventricular mural thrombus: two-dimensional echocardiographic diagnosis. Mayo Clin. Proc. 56 (1981) 82
33 Reeder, G. S., M. Lengyel, A. J. Tajik, J. B. Seward, H. C. Smith, G. K. Danielson: Mural thrombus in left ventricular aneurysm incidence, role of angiography, and relation between anticoagulation and embolization. Mayo Clin. Proc. 56 (1981) 77
34 Roelandt, J.: Echokardiographie. Krayenbühl, H. P., W. Kübler: Kardiologie in Klinik und Praxis. Thieme, Stuttgart (1981)
35 Schapira, J. N., R. P. Martin, R. E. Fowles, R. L. Popp: Single and two-dimensional echocardiographic features of the interatrial septum in normal subjects and patients with an atrial septal defect. Amer. J. Cardiol. 43 (1979) 816
36 Schiller, N. B., H. Acquatella, T. A. Ports: Left ventricular volume from paired biplane two-dimensional echocardiography. Circulation 60 (1979) 547

37 Schiller, N. B., T. A. Ports, N. H. Silverman: Quantitative analysis of the adult left heart by two-dimensional echocardiography. In Raymond, H. W., W. J. Zwiebel: Seminars in Ultrasound, Vol. II. Grune & Stratton, New York 1981 (p. 173)

38 Speiser, K., R. Jenni, J. Turina, H. P. Krayenbühl: Wie zuverlässig ist die Echokardiographie zur Beurteilung des Schweregrades einer Mitralstenose? Schweiz. med. Wschr. 110 (1980) 1685

39 Tajik, A. J., J. B. Seward, D. J. Hagler: Detailed analysis of hypertrophic obstructive cardiomyopathy by wide-angle two-dimensional sector echocardiography. Amer. J. Cardiol. 43 (1979) 348

40 Wann, L. S., H. Feigenbaum, A. E. Weyman, J. C. Dillon: Cross-sectional echocardiographic detection of rheumatic mitral regurgitation. Amer. J. Cardiol. 41 (1978) 1258

41 Winkle, R. A., M. G. Lopes, I. W. Fitzgerald, D. J. Goodman, J. S. Schroeder, W. C. Harrison: Arrhythmias in patients with mitral valve prolapse. Circulation 52 (1975) 73

7 Pleura

W.-P. Brockmann und G. Keller

Anatomie

Pleurahöhlen

Die Pleurahöhlen, Cava pleurae, sind spaltförmige flache Räume, die begrenzt werden von zwei Pleurablättern, der äußeren Pleura parietalis und der inneren Pleura visceralis, die geringe Flüssigkeitsmengen enthalten. Eine leichte Verschieblichkeit der Pleurablätter gegeneinander ermöglicht der Lunge in Inspiration ihre Ausdehnung, während in Exspiration die Pleuraspalten die Lungenränder überragen. Dadurch entstehen die Rezessus (Sinus) pleurales.
Für die Ultraschalldiagnostik ist der Rezessus costadiaphragmaticus (Sinus phrenicocostalis) der wichtigste, der in der Axillarlinie 6–8 cm, paravertebral 2,5 cm und in der Medioklavikularlinie 3,5 cm hoch ist. Eine vollständige Entfaltung des Rezessus costadiaphragmaticus geschieht beim Gesunden auch in maximaler Inspiration niemals vollständig.
Größere Pleuraergüsse unterschiedlicher Genese, interpleurale Ansammlungen von Blut und Eiter können insbesondere beim stehenden Patienten die Rezessus aufweiten.

Pleura

Die Pleura bildet links und rechts vom Mediastinum eine geschlossene Tasche, die als Pleura parietalis die Thoraxwand überzieht. Am Lungenhilus geht sie über in die Pleura pulmonalis, die sich auf den Lungen als Überzug fortsetzt.
Die Pleura pulmonalis sitzt fest verwachsen auf der Lungenoberfläche. Am Lungenhilus und Lig. pulmonale erfolgt der Übergang von der Pleura pulmonalis in die Pleura mediastinalis.
Die Pleura parietalis überzieht als Pleura costalis die Rippen, Wirbelkörper und Rückfläche des Brustbeines, als Pleura diaphragmatica die obere Zwerchfellfläche und als Pleura mediastinalis das Mediastinum. Der dem Herzen aufliegende Pleuraanteil heißt Pleura pericardiaca. Pleura costalis und Pleura mediastinalis gehen vorn, hinten und neben dem Sternum unter Bildung des Rezessus costamediastinalis ineinander über. Pleura costalis und Pleura diaphragmatica bilden unterhalb des unteren Lungenrandes den Rezessus costadiaphragmaticus, der als einziger Rezessus größere klinische Bedeutung besitzt.

Untersuchungstechnik des Pleuraraums

Der Pleuraraum wird ultraschalldiagnostisch erst bei pathologischen Veränderungen darstellbar, insbesondere, wenn eine pathologische Flüssigkeitsvermehrung interpleural aufgetreten ist (1, 2). Bei der Untersuchung sollte der Patient möglichst stehen, damit sich pathologische Flüssigkeitsansammlungen basal im Pleuraraum anreichern können. Ist der Patient bettlägerig, kann die Untersuchung auch in Rückenlage mit möglichst angehobenem Oberkörper erfolgen. Die leichte Schräglage sorgt bei evtl. Vermehrung interpleuraler Flüssigkeit dafür, daß sie sich in abhängiger Lage genau dort sammelt, wo sie ultraschalldiagnostisch am ehesten zu erkennen ist, nämlich im dorsalen Randsinus. Bei tiefer Inspiration und dem Tiefertreten der Zwerchfelle verbessert sich die Darstellungsmöglichkeit noch etwas. Man beginnt mit der Untersuchung des rechten Pleuraraumes besonders vorteilhaft bei guter Einstellung von V. cava und linkem Leberlappen im Längsschnitt. Danach verschiebt man parallel zuerst den Schallapplikator langsam nach rechts lateral und sollte in der Medioklavikularlinie bei einer routinemäßigen Lebergrößenbestimmung auch das Zwerchfell mit abgebildet haben. Bei unauffälligem Pleuraspalt bleibt ein weiterer ultraschalldiagnostischer Einblick kranial des Zwerchfells aufgrund der Totalreflexion durch die Lunge verwehrt (6). Dies ändert sich jedoch bei Pleuraergüssen, die sich auch bei kleinen Flüssigkeitsmengen jenseits des Zwerchfells als deutlich echoverarmte, allseits von einem Reflexband konturierte Lamellen darstellen. Ist der Patient nicht bettlägerig, ist die Untersuchung im Stehen am erfolgreichsten. Gleiches gilt für die linke Seite, bei der man versucht, die Milz als Schallfenster zum dorsalen Randsinus hin auszunutzen.

Die Untersuchung im Stehen ist ebenfalls dann von Bedeutung, wenn auch trotz Patientenvorbereitung mit entblähenden Medikamenten gastrointestinaler Gasgehalt die Ausnutzung von Leber und Milz als „Schallfenster" verhindert und die Untersuchung von dorsal oder lateral durch Zwischenrippenräume hindurch erfolgen muß.

Pathologische Veränderungen

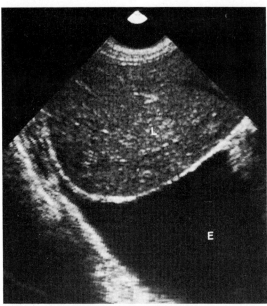

Abb. 1 (Holm) Rechtsseitiger Pleuraerguß bei viraler Pleuritis.
L = Leber, E = Erguß, (S. B., ♂, 34 J.).

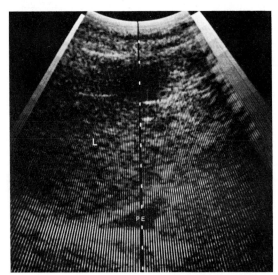

Abb. 2 (Transversalschnitt) Rechtsseitiger Pleuraerguß bei viraler Pleuritis.
PE = Pleuraerguß, L = Leber, (R. R., ♀, 52 J.).

Pleuraerguß - Ultraschallbefunde

Der Pleuraerguß sowohl *bei entzündlichen* oder *malignen Veränderungen* als auch bei einer *Rechtsherzinsuffizienz* oder *nach Strahlentherapie* stellt sich regelmäßig als allseits von einem echogenen Saum umgebene Lamelle dar (Abb. 1 u. 2), die in ihrer Konfiguration an eine im längsten Durchmesser angeschnittene Milz erinnert (5). Atemabhängig bewegliche Binnenreflexbänder in diesem liquiden Raum sind das Ultraschallkorrelat für Septierungen oder Membranen (Abb. 3 u. 4). Diese können jedoch auch den gesamten Erguß völlig durchsetzen, zu Kammerungen führen und sich sonographisch als beginnende Schwielenbildung abzeichnen (Abb. 5 u. 6). Zwischen linker und rechter Seite ist diesbezüglich kein Unterschied zu erkennen (13).
Bei einem *Hämatothorax* kann die Flüssigkeitsvermehrung ebenfalls echoarm imponieren. Eine zusätzliche Vermehrung von Pleuraflüssigkeit läßt häufig den Anteil des Blutvolumens echoreich erscheinen, wobei Sedimentationsphänomene mit Spiegelbildungen entstehen können. Ähnliche Bilder findet man beim *Pleuraempyem*, dessen Reflexreichtum mit der Anzahl von Detritusteilchen oder bei Chemotherapieerfolg mit zunehmender Organisierung ansteigt (4).

Wichtigste Differentialdiagnosen

Differentialdiagnosen sind Perikardergüsse und Aszites (10). Während ein Aszites sich jedoch schattenförmig ohne Reflexkontur über die kranialen Leber- oder Milzanteile legen kann, ist ein Pleuraerguß grundsätzlich durch eine echogene Grenzzone, den Zwerchfellreflex, von diesen Organen getrennt. Besonders deutlich wird dies bei gleichzeitigem Auftreten von Aszites und Pleuraerguß, wenn nämlich beide Flüssigkeitsräume ebenfalls voneinander durch dieses zarte Reflexband getrennt zur Darstellung kommen.
Der Perikarderguß zeigt als typische Konfiguration ein echoarmes Band, das bei einem Vierhöhlenanschnitt des Herzens um seine Außenkontur herumzieht und sich meist ohne echogene

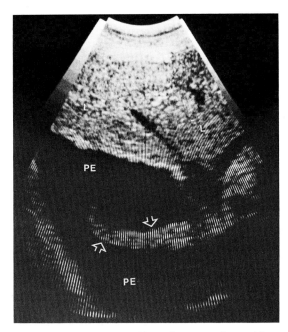

Abb. 3 (Holm) Rechtsseitiger Pleuraerguß ungeklärter Ätiologie mit beginnender Verschwielung.
PE = Pleuraerguß, L = Leber; Schwiele durch Pfeile markiert (F. G., ♀, 46 J.).

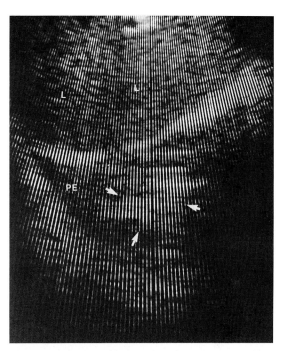

Abb. 5 (Transversalschnitt) Rechtsseitiger maligner Pleuraerguß, großenteils verschwielend während erfolgreicher Chemotherapie (Primärtumor: Hodenteratom).
PE = Pleuraerguß, L = Leber, schwielige Durchsetzung mit Pfeilen markiert (K. F., ♂, 31 J.).

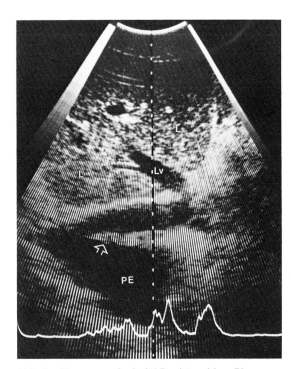

Abb. 4 (Transversalschnitt) Rechtsseitiger Pleuraerguß bei Rechtsherzinsuffizienz (Zustand vor Punktion, Punktat = 1,5 l).
PE = Pleuraerguß, L = Leber, Lv = Lebervene; beginnende Septierung durch Pfeile markiert (G. D., ♂, 67 J.).

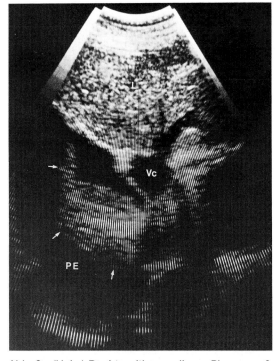

Abb. 6 (Holm) Rechtsseitiger maligner Pleuraerguß mit beginnender Verschwartung bei Zustand nach Mammakarzinom.
PE = Pleuraerguß, L = Leber, Vc = V. cava; Schwarte durch Pfeile markiert (B. A., ♀, 58 J.).

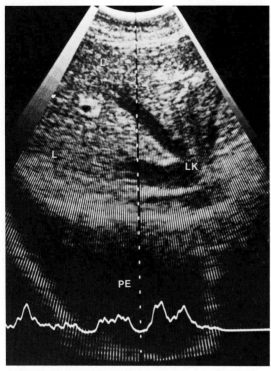

Abb. 7 (Holm) Rechtsseitiger Pleuraerguß bei Rechtsherzinsuffizienz.
PE = Pleuraerguß, L = Leber, LK = Lebervenenkonfluenz (L. A., ♀, 68 J.).

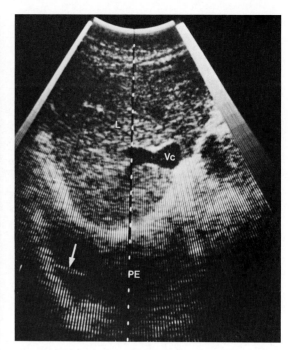

Abb. 9 (Transversalschnitt) Rechtsseitiger Pleuraerguß bei Zustand nach oberer Abschnittsbestrahlung wegen Non-Hodgkin-Lymphoms.
PE = Pleuraerguß, L = Leber, Vc = V. cava mit einmündender Lebervene; Membran im Erguß durch Pfeil markiert (L. M., ♀, 32 J.).

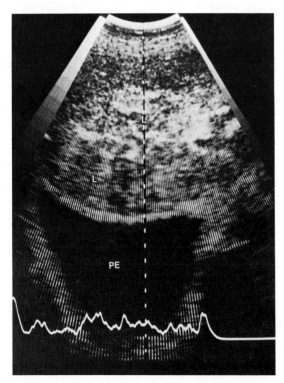

Abb. 8 (Transversalschnitt) Rechtsseitiger maligner Pleuraerguß bei Bronchialkarzinom mit diffuser Leberfilialisierung.
PE = Pleuraerguß, L = re. Leberlappen (R. A., ♂, 78 J.).

Begrenzung an die Muskulatur anlegt. Ein Pleuraerguß ist jedoch auch am Herzen durch ein deutliches, dünnes echogenes Band getrennt.
Subphrenische Abszesse, Leber- und Milzzysten sowie -abszesse sind bei hochauflösendem Gerät immer als kaudal des Zwerchfellreflexes gelegene rundlich-echoarme Raumforderungen zu identifizieren und deshalb kaum mit Pleuraergüssen zu verwechseln.

Sensitivität und Spezifität der Methode

Mit der US-Diagnostik können auch kleine Pleuraergüsse von 30–50 ml nachgewiesen werden. Die kausale Ursache ist nur beim Vorliegen sekundärer Zeichen zu klären. So findet man bei der Rechtsherzinsuffizienz eine Vergrößerung des rechten Herzens (insbesondere des rechten Vorhofs) (s. Kapitel „Herz") sowie eine Dilatation der V. cava auch in Exspiration und bei verstärktem Auflagedruck des Schallapplikators. Ebenso sind die Leber- und Nierenvenen meist deutlich erweitert (Kaliberdurchmesser der Lebervenen im Konfluenzbereich > 1,2 cm, der Nierenvenen > 0,8 cm rechts und > 1,0 cm links (Abb. 7).
Entzündlich bedingte Ergüsse und interpleurale Flüssigkeitsvermehrungen auf dem Boden einer Pleuritis carcinomatosa oder nach Strahlentherapie in der Thoraxregion lassen sich nicht voneinander differenzieren (Abb. 8 u. 9).

Solide Veränderungen – Ultraschallbefunde

Grenzen solide Raumforderungen von kranial an die Zwerchfellkuppe, so werden sie sonographisch darstellbar. Hierzu gehören primäre Tumoren oder größere Lungenmetastasen.

Lungenmetastasen

Lungenmetastasen stellen sich ans Zwerchfell oder an die Thoraxwand grenzend sonographisch als mäßig reflexreiche Gebilde dar. Liegt gleichzeitig ein Pleuraerguß vor, in den sie sich hineinwölben, grenzen sie sich besonders klar als rundlich-echogene Gebilde vom umgebenden echoarmen Flüssigkeitsvolumen ab. Sie unterscheiden sich deutlich differentialdiagnostisch von „Spiegelungen" (s. S. 93) (Abb. 10 u. 11).

Verschwartungen

Schwarten oder Schwielen an der lateralen Thoraxwand oder Zwerchfellkuppe stellen sich als echoarme bandförmige Raumforderungen dar, die sich in einer Flächenausdehnung von wenigen Zentimetern bis über die gesamte Thoraxbreite einige Zentimeter tief als echoarmes Band in den Thorax hinein erstrecken und zwischen den Rippenschatten erkennbar werden (Abb. 12) (12). Dabei fällt eine glatte, recht gleichförmige Begrenzung zur Lunge hin auf. (Abb. 13). Verkalkungen in ihnen zeigen sich als glänzende Reflex-

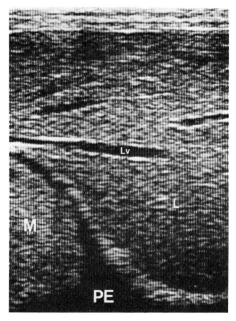

Abb. 11 (Holm) Rechtsseitiger Pleuraerguß mit basal sich hineinwölbender Lungenmetastase bei malignem Phäochromozytom.
PE = Pleuraerguß, L = re. Leberlappen, Lv = Lebervene, M = Milz, (H. D., ♂, 51 J.).

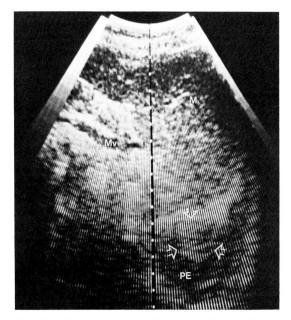

Abb. 10 (Transversalschnitt) Linksseitiger maligner Pleuraerguß bei Bronchialkarzinom mit basaler Lungenmetastase links.
M = Milz, Mv = Milzvene, Metastase durch Pfeile markiert (H. G., ♂, 57 J.).

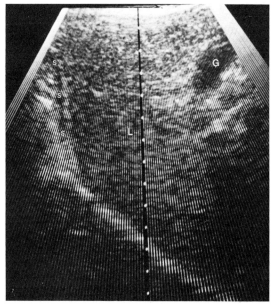

Abb. 12 (Longitudinalschnitt) Zustand nach rechtsseitigem Pleuraerguß (Pleuritis tuberculosa) mit diskreter basaler Pleuraschwiele.
L = Leber, S = Schwiele, G = Gallenblase (S. W., ♂, 79 J.).

Pleura

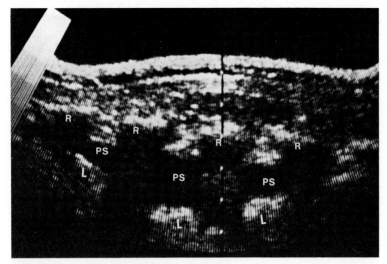

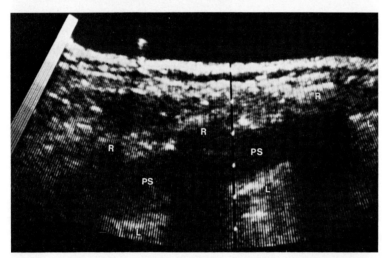

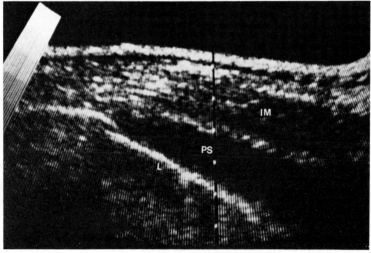

Abb. 13
a (Longitudinalschnitt) Linksseitige, ausgedehnte Pleuraschwarte (ventrolateral). Zustand nach Pleuritis tuberculosa.
R = Rippenreflexe mit distalem Schallschatten, PS = Pleuraschwarte, L = Lungengrenzreflex (S. W., ♂, 53 J.).
b (Longitudinalschnitt, lateral von a) Linksseitige, ausgedehnte Pleuraschwarte (ventrolateral). Zustand nach Pleuritis tuberculosa.
R = Rippenreflexe mit distalem Schallschatten, PS = Pleuraschwarte, L = Lungengrenzreflex (S. W., ♂, 53 J.).
c (interkostaler Schrägschnitt) Linksseitige, ausgedehnte Pleuraschwarte (ventrolateral). Zustand nach Pleuritis tuberculosa.
IM = Interkostalmuskulatur, L = Lungengrenzreflex (scharf nach distal konturiert), PS = Pleuraschwarte (S. W., ♂, 53 J.).

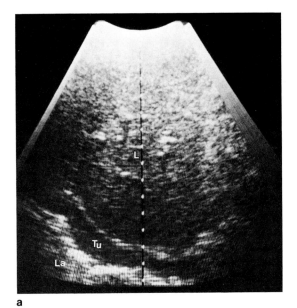

Abb. 14
a (Longitudinalschnitt) Rechtsseitiges Pleuramesotheliom (basaler Anteil).
L = Leber, Tu = Tumor, La = Lungenartefakte (S. H., ♂, 88 J.).

b (Transversalschnitt) Rechtsseitiges Pleuramesotheliom (basaler Anteil).
L = Leber, G = Gallenblase, La = Lungenartefakte (S. H., ♂, 88 J.).

strukturen und bei ausreichender Dicke (> 2 bis 3 mm) mit distalem Schallschatten.

Pleuranahe Tumoren

Primäre Pleuratumoren wie Mesotheliome oder Endotheliome und wandständige Lungentumoren sind meist ebenso echoarm wie Schwarten, heben sich von diesen jedoch durch eine oftmals unregelmäßige Konturierung und unterschiedliche Dicke zum Totalreflex der Lunge hin ab. (Abb. 14 u. 15). Von einem gleichzeitig auftretenden Erguß sind sie durch ein dünnes Reflexband getrennt. Im Gegensatz zur nicht gekammerten Flüssigkeitsvermehrung verändern sie Dicke und Ausdehnung bei Umlagerung der Patienten nicht (7). Trotzdem ist die Differentialdiagnose zwischen Pleuratumor, Schwarte und gekammertem Erguß sonographisch schwierig zu stellen (9). Am ehesten noch lassen sich gekammerte Ergüsse als solche erkennen, da sich die Septierungen atemabhängig in ihrer Konfiguration ändern, ebenso wie die Breite der Distanz zwischen Zwerchfell oder Thoraxoberfläche und Lungenreflex. Klinik des Patienten und Zytologie grenzen die Diagnose weiter ein.

Spiegelungen - Ultraschallbefunde

Spiegelungen sind distal des Zwerchfells spiegelbildlich abgebildete Befunde aus der Leber (z. B. Metastasen), da aufgrund der Totalreflexion des Schalls an der Lungenoberfläche nach distal ein Wiederholungsbild der ersten Abbildungszentimeter bis zum Zwerchfell entsteht. So können sich umschriebene Leberbefunde distal des Zwerchfells wiederum darstellen und den Eindruck von Lungenmetastasen erwecken.

Wertung

Aufgrund der hohen Sensitivität der ultraschalldiagnostischen Ergußdarstellung bietet diese Methode eine höhere Empfindlichkeit für die Dokumentierung pathologischer Flüssigkeitsansammlungen im Pleuraraum als das konventionelle Thoraxröntgenbild (Thoraxröntgenaufnahme im Stehen seitlich: 200–300 ml Mindestergußmenge, a.-p. im Liegen: ca 300–500 ml gegenüber Sonographie: 30–50 ml). Eine ähnlich hohe Nachweisempfindlichkeit wie der Ultraschall bietet nur die Computertomographie (8). Daher bietet sich die Sonographie auch wegen der fehlenden Röntgenstrahlenbelastung für engmaschige Verlaufskontrollen von Pleuraergüssen an, insbesondere bei nicht mobilisierbaren Patienten und bei Kindern (14).

Eine Screeningmethode für pleurarandständige solide Befunde ist der Ultraschall jedoch nicht. Hier sind ihm das konventionelle Thoraxröntgenbild und die Computertomographie eindeutig überlegen (11).

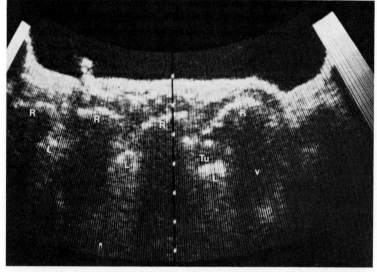

a

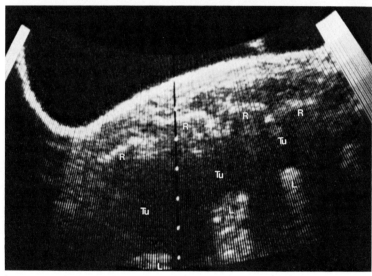

b

Abb. 15
a (Longitudinalschnitt) Rechtsseitiges Pleuramesotheliom (ventro–lateraler Anteil).
R = Rippenreflexe mit distalem Schallschatten, L = Lungengrenzreflexe, Tu = Tumor, Tumor durch Pfeil markiert (S. H., ♂, 88 J.).
b (Longitudinalschnitt, lateral von a) Rechtsseitiges Pleuramesotheliom (ventro–lateraler Anteil).
R = Rippenreflexe mit distalem Schallschatten, Tu = Tumor, L = Lungengrenzreflexe (S. H., ♂, 88 J.).

Ein weiterer Vorteil der Sonographie liegt in der Risikoverringerung ultraschallgesteuerter Pleurapunktionen bei soliden und liquiden Raumforderungen (3) (s. Punktionen und Ultraschallkontrolle).

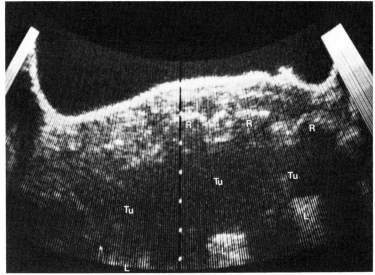

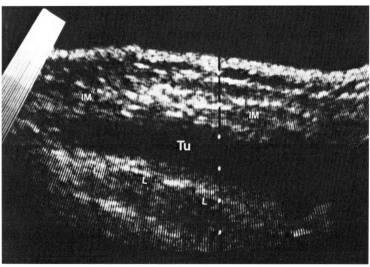

Abb. 15
c (Longitudinalschnitt, lateral von b) Rechtsseitiges Pleuramesotheliom (ventro-lateraler Anteil).
R = Rippenreflexe mit distalem Schallschatten, Tu = Tumor, L = Lungengrenzreflexe (S. H., ♂, 88 J.).
d (interkostaler Schrägschnitt) Rechtsseitiges Pleuramesotheliom (ventro-lateraler Anteil).
IM = Interkostalmuskulatur, Tu = Tumor, L = Lungengrenzreflexe (unscharf konturiert) (S. H., ♂, 88 J.).

Literatur

1 Chang, W., W. P. Yung, Y. C. Feng: Clinical application of ultrasound for detecting pleural fluid. China med. J. 3 (1977) 194–203
2 Cunningham, J. J., M. A. Cunningham: Qualitative distorsion at fluid-air interfaces during echography of simulated pleural effusions. Invest. Radiol. 13 (1979) 436–438
3 Edell, S. L.: Pleural effusion aspiration with ultrasound. Clin. Radiol. 29 (1978) 377–379
4 Forsberg, L., U. Tylen: Ultrasound examination of lesions in the thorax. Acta radiol. Diagn. 21 (1981) 375–378
5 Hirsch, J. H., J. V. Rogers, L. A. Mack: Real-time sonography of pleural opacities. Amer. J. Radiol. 136 (1981) 297–301
6 Laing, F. C., R. A. Filly: Problems in the application of ultrasonography for the evaluation of pleural opacities. Radiology 126 (1978) 211–214
7 Lipscomb, D. J., C. D. Flower: Ultrasound in the diagnosis and management of pleural disease. Brit. J. Dis. Chest 74 (1981) 353–361
8 Lipscomb, D. J., C. D. Flower, J. W. Hadfield: Ultrasound of the pleura: an assessment of its clinical value. Clin. Radiol. 32 (1981) 289–290
9 Phillips, G., M. G. Baron: Use of 5,0 MHz transducer in the evaluation of pleural masses. Amer. J. Radiol. 137 (1982) 1085–1087
10 Ponhold, W., H. Czembirek: Sonographische Differentialdiagnose supra- und infradiaphragmaler Prozesse. Fortschr. Röntgenstr. 130 (1979) 319–322
11 Sample, W. F.: Ultrasound and computed tomography of the pleura (Letter). Semin. Roentgenol. 12 (1978) 259–260
12 Schwerk, W. B., K. P. Riester, F. Hess: Real-time-Tomographie von Pleuraergüssen und pleuranahen intrathorakalen Raumforderungen. Respiration 39 (1981) 219–228
13 Shin, M. S., P. W. Gray: Pitfalls in ultrasonic detection of pleural fluid. J. clin. Ultrasound 6 (1979) 421–423
14 Sullivan, D., M. Fishaut, K. J. Taylor: Diagnostic ultrasound in the management of persistent pleural opacities. Amer. J. Dis. Child. 132 (1978) 206–207

8 Mamma

Ch. Thiel und G. Schweikhart

Die Sonographie der Mamma – im Vergleich beispielsweise zur geburtshilflichen oder zur Oberbauchsonographie – hat bisher noch eine erheblich geringere Bedeutung. Dies hat im wesentlichen zwei Gründe:

1. Die Mammadiagnostik ist eine Feindiagnostik. Dieser Tatsache trug bisher von allen diagnostischen Verfahren am besten die Mammographie Rechnung, mit deren Hilfe es möglich war, auch klinisch okkulte Läsionen zu entdecken. Neue Verfahren müssen sich an der diagnostischen Aussagekraft der Mammographie messen lassen. Mit den heute allgemein in der Oberbauchsonographie bzw. der geburtshilflichen Ultraschalldiagnostik eingesetzten Real-time-Geräten ist eine ausreichend subtile Mammadiagnostik nicht möglich. Erforderlich sind spezielle hochauflösende Geräte, entweder statische (Compound-) Ultraschallgeräte oder spezielle hochauflösende Real-time-Geräte mit einer Frequenz von 5–10 MHz. Versuche, handelsübliche Real-time-Geräte mit speziellen Nahbereichsschallköpfen auszurüsten, werden derzeit unternommen (13). Auch hier handelt es sich im allgemeinen aber um aufwendigere Geräte, die in der Praxis des niedergelassenen Arztes nur selten zum Einsatz kommen.

2. Die erforderlichen Spezialgeräte bedingen bisher noch einen erheblichen technischen Aufwand, sowohl was die Durchführung der Untersuchung als auch was die ausreichende Dokumentation betrifft, die aus Gründen der Vergleichsmöglichkeit unbedingt zu fordern ist.

Aus den genannten Gründen nimmt die Mammasonographie im Rahmen der sonstigen Ultraschalldiagnostik eine Sonderstellung ein.

Anatomie

Die Entwicklung der Brustdrüse zum Laktationsorgan beginnt mit Einsetzen der Ovarialfunktion unter der Einwirkung hauptsächlich von Östrogen und Progesteron. Form und Größe der Mamma sind abhängig von der individuell unterschiedlichen Ausprägung der drei Hauptbestandteile, des Drüsenkörpers, des Fett- und des Bindegewebes, wobei der Drüsenkörper die konstanteste Größe darstellt (1).
Er hat annähernd die Form eines flachen Kegels und besteht aus 15–20 Drüsenlappen, die sich in zahlreiche Lobuli, die eigentlichen sekretorischen Einheiten, gliedern.
Der Lobulus setzt sich zusammen aus dem terminalen Gangsegment sowie den Endsprossen oder Azini, die in das intralobuläre oder Mantelbindegewebe eingebettet sind. Die einzelnen Azini bauen sich auf aus Basalmembran und zweireihigem Epithel, den basalen Myoepithelien und den eigentlichen sekretorisch aktiven darüberliegenden Drüsenepithelien. Die Einheit des Lobulus zeigt eine wechselnde Morphologie, abhängig von hormonellen Einflüssen im Verlauf des Zyklus, in der Schwangerschaft, der Laktationsperiode sowie der Drüsenkörperrückbildung in der Menopause.
Fettgewebe ist in wechselndem Ausmaß vorhanden und bestimmt hauptsächlich die Größe der Brust. Es bildet meist eine zusammenhängende Schicht subkutan und präpektoral, durchsetzt aber auch in individuell wechselnder Ausdehnung den Drüsenkörper und kann ihn mit zunehmendem Alter fast vollständig ersetzen.
Beim Bindegewebe ist zu unterscheiden zwischen dem intralobulären Mantelbindegewebe, das der funktionellen Einheit des Lobulus (s. o.) zuzurechnen ist und deutliche hormonabhängige Veränderungen erkennen läßt, und dem interlobulären und -lobären Stützbindegewebsapparat, der in Form der Cooperschen Retinakula den Drüsenkörper von der Pektoralisfaszie nach ventral durchzieht und an der Kutis locker fixiert ist. Das Stützbindegewebe unterliegt keinen hormonellen Einflüssen. Sein Zustand ist konstitutions- und altersbedingt und in erster Linie für die Form der Brust verantwortlich.
Sonographisch lassen sich in der Mamma folgende Strukturen unterscheiden (Abb. 1a u. b):

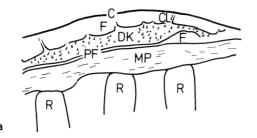

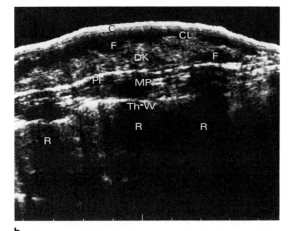

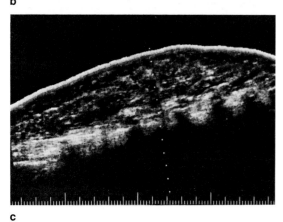

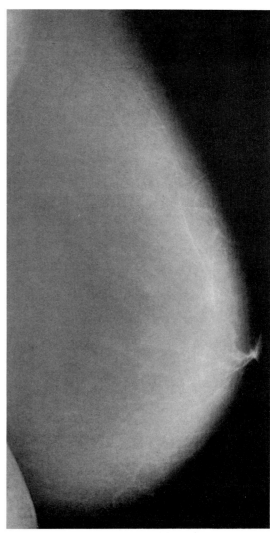

Abb. 1 a u. b Anatomie der Mamma im sonographischen Bild: C = Kutis, F = Fettgewebe, CL = Coopersches Ligament, DK = Drüsenkörper, PF = Pektoralisfaszie, MP = M. pectoralis, Th–W = Thoraxwand, R = Schallschatten durch Rippen.

c u. d Drüsenkörperinvolution mit Ersatz durch Fettgewebe. d Zugehörige Mammographie.

1. Haut (sehr reflexreich),
2. Fettgewebe (reflexarm),
3. Drüsen- und Bindegewebe (abgestuft reflexreich),
4. Coopersche Ligamente als Teile des Stützbindegewebsapparats (reflexreiche, septenartig zur Haut ziehende Strukturen),
5. Pektoralisfaszie mit der darunterliegenden Pektoralismuskulatur,
6. Thoraxwand mit den Rippen.

Reflexarme und reflexreiche Strukturen zeigen unterschiedliche Verteilungsmuster je nach der Gewebszusammensetzung der einzelnen Brust (Abb. **1c–f**) (2, 22, 35).

Untersuchungstechnik

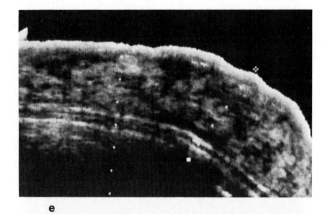

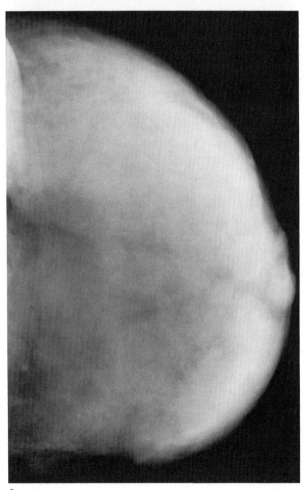

Abb. 1 e u. f. „Dichte" dysplastische Brust (Mammographien zum Vergleich).

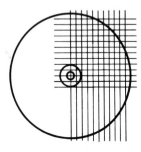

Abb. 2 Schema der Ultraschallschnitte (in 5-mm-Abständen) bei systematischer Untersuchung der Brust.

Für die Ultraschalluntersuchung der Brust wurden verschiedene Techniken beschrieben (Zusammenstellung und Literatur bei FRIEDRICH [12]).

1. Automatisierte Untersuchungstechniken:

a) Immersionscanner, Beisp.: Ul-Octoson. Die Patientin liegt dabei auf dem Bauch; die Brust hängt frei in einem großen Wassertank, rotierende Schallköpfe können einzeln oder simultan in allen Ebenen definierte Schnittbilder anfertigen. Die Technik ermöglicht vermutlich am besten die Darstellung dilatierter Milchgänge (22).

b) Automatisierter Bogenscanner mit Auflage eines Wassersacks (25,31).

Die Patientin befindet sich bei der Untersuchung in Rückenlage.

c) Automatisierte Untersuchungseinrichtung unter Verwendung eines handelsüblichen Realtime-Scanners, an den ein Wassertank angekoppelt wird (3). Die Untersuchung der Patientin erfolgt im Sitzen.

2. Untersuchungstechniken mit handgeführtem Schallkopf:

a) Untersuchung mittels eines handgeführten Compoundgerätes.

Die Patientin befindet sich dabei in Rückenlage; Ultraschallschnitte in verschiedenen Schnittebenen sind möglich. Das Verfahren ist gut geeignet zur reproduzierbaren Dokumentation von Untersuchungen und ermöglicht am exaktesten die direkte Zuordnung von Tastbefunden.

b) Hochauflösende Real-time-Geräte.
Ihre Auflösung bei hohen Frequenzen (7–10 MHz) ist gut, Nachteile sind die geringe Eindringtiefe und der kleine Bildausschnitt sowie die fehlende reproduzierbare Dokumentation der Befunde.

Die automatisierten Scanverfahren können von medizinischem Assistenzpersonal durchgeführt werden; die handgeführten Verfahren erfordern einen erfahrenen Arzt oder einen speziell ausgebildeten, mit der Problematik vertrauten medizinisch-technischen Assistenten (19). Gemeinsam ist den Verfahren die Problematik der aufwendigen und reproduzierbaren Dokumentation und der gegenüber der Mammographie erhebliche größere Zeitaufwand.

In unserem Institut werden die Ultraschalluntersuchungen der Brust routinemäßig mit einem Compound-Scanner mit handgeführtem 5-MHz-Schallkopf durchgeführt. Die hohe Frequenz und der langsame Bildaufbau führen dabei zu einer guten Strukturauflösung. Es wird jeweils ein Quadrant bzw. ein interessierendes Areal einer Brust mittels Longitudinal- und Transversalschnitten im Abstand von 5 mm untersucht, wobei die Mamille als Bezugspunkt dient (Abb. **2**). Die Dokumentation erfolgt über eine Multiformatkamera auf Transparentfilm, bei Normalbefunden in 1-cm-Abständen, bei pathologischen Befunden in den Ebenen der besten Darstellbarkeit.

Zur Abklärung umschriebener palpabler Veränderungen kommt außerdem noch fakultativ ein hochauflösendes Real-time-Gerät zum Einsatz (Picker Microview).

Erkrankungen und Ultraschallbefunde

Die Brustdrüse unterliegt im Laufe des Lebens, vorwiegend unter hormoneller Regulation bzw. Dysregulation, wechselnden Einflüssen, die ihr pathologisch-anatomisches Bild unterschiedlich prägen, so daß es, strenggenommen, das Bild einer „normalen Brust" nicht gibt. Diese Tatsache ist verantwortlich für die Schwierigkeiten in der gesamten Mammadiagnostik und findet ihren Niederschlag in den pathohistologischen Befunden, in denen immer, wenn auch geringe, Veränderungen beschrieben werden. Darüber hinaus gibt es einige typische umschriebene Läsionen, die klinisch und mikroskopisch greifbar sind und die auch sonographisch typische Strukturen auf-

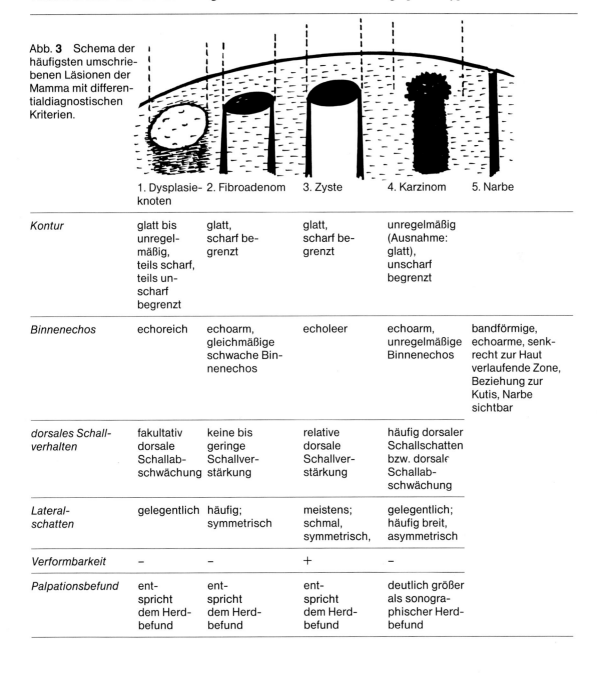

Abb. **3** Schema der häufigsten umschriebenen Läsionen der Mamma mit differentialdiagnostischen Kriterien.

	1. Dysplasie-knoten	2. Fibroadenom	3. Zyste	4. Karzinom	5. Narbe
Kontur	glatt bis unregelmäßig, teils scharf, teils unscharf begrenzt	glatt, scharf begrenzt	glatt, scharf begrenzt	unregelmäßig (Ausnahme: glatt), unscharf begrenzt	
Binnenechos	echoreich	echoarm, gleichmäßige schwache Binnenechos	echoleer	echoarm, unregelmäßige Binnenechos	bandförmige, echoarme, senkrecht zur Haut verlaufende Zone, Beziehung zur Kutis, Narbe sichtbar
dorsales Schallverhalten	fakultativ dorsale Schallabschwächung	keine bis geringe Schallverstärkung	relative dorsale Schallverstärkung	häufig dorsaler Schallschatten bzw. dorsale Schallabschwächung	
Lateralschatten	gelegentlich	häufig; symmetrisch	meistens; schmal, symmetrisch,	gelegentlich; häufig breit, asymmetrisch	
Verformbarkeit	–	–	+	–	
Palpationsbefund	entspricht dem Herdbefund	entspricht dem Herdbefund	entspricht dem Herdbefund	deutlich größer als sonographischer Herdbefund	

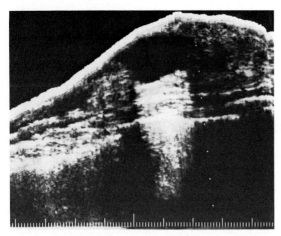

Abb. 4 Zyste: ovalärer echoleerer Bezirk mit deutlicher relativer dorsaler Schallverstärkung.

weisen (s. Schema zur Differentialdiagnose der häufigsten umschriebenen Läsionen, Abb. 3).

Zysten

Die Zystendiagnostik ist in der gesamten Sonographie eines der dankbarsten Gebiete. Sie gelingt auch in der Mamma in nahezu 100% (9, 31, 34, 36). Zysten in der Brust treten auf im Rahmen einer vorwiegend zystischen Mastopathie; je nach Lage, Größe und Füllungszustand sind sie als weiche bis prallelastische, unter Umständen komprimierbare, gut abgrenzbare runde Resistenzen tastbar. Gelegentlich schwankt ihre Größe periodenabhängig. Große Zysten können die Haut vorwölben, Spannungsgefühl, Ziehen und Schmerzen hervorrufen (1).
Sonographisch stellen sie sich dar als umschriebene ovaläre oder runde, glatt begrenzte echofreie Bezirke, die aufgrund von fehlenden reflektiven Strukturen in ihrem Inneren zu einer dorsalen relativen Schallverstärkung hinter der gut abgrenzbaren Rückwand führen (Abb. 4) (22). Außerdem finden sich durch Brechungsphänomene bedingte symmetrische laterale Schallschatten. Der Palpationsbefund, der zumindest beim handgeführten Compound-Scanner dem sonographischen Befund direkt zuzuordnen ist, entspricht der Größe der Zyste. Differentialdiagnostische Schwierigkeiten bezüglich der Abgrenzung gegenüber einem Fibroadenom können (selten) entstehen, wenn bei gallertigem, eingedicktem Zysteninhalt einzelne feine Binnenechos vorhanden sind und die dorsale Schallverstärkung wenig deutlich ausgeprägt ist, ebenso bei sehr kleinen oder direkt über einer Rippe gelegenen Zysten, bei denen die dorsale Schallverstärkung nicht sichtbar wird.
Bei eindeutigem Nachweis einer Zyste mit glatten Wänden erübrigt sich im allgemeinen ein operativer Eingriff. Die Behandlung besteht in Punktion, Luftfüllung und anschließender Pneumozystographie zur Objektivierung der glatten Innenwand. Lediglich bei hartnäckig rezidivierenden Zysten mit erheblicher Induration aufgrund mehrfacher Punktionen kann eine operative Entfernung erforderlich werden.

Abszesse

Sie stellen sich je nach Reifegrad unterschiedlich dar, sind häufig komplex strukturiert mit zystischen und soliden Anteilen, haben wegen des inhomogenen Inhalts oft Binnenechos und sind weniger scharf begrenzt.
Der Tastbefund überschreitet den sonographischen Herdbefund deutlich. Differentialdiagnostische Schwierigkeiten der Abgrenzung gegenüber einem inflammatorischen Karzinom lassen sich im allgemeinen durch exakte klinische Untersuchung sowie bei adäquater Behandlung durch klinische und sonographische kurzfristige Kontrolluntersuchungen beseitigen.

Hämatome

Normalerweise ist ein Trauma eruierbar. Es finden sich Schmerzhaftigkeit und Spannungsgefühl sowie Schwellung in der Brust. Ihr sonographisches Bild ist unterschiedlich von zystisch bis solide je nach Alter und Grad der Organisation. Verlauf und Klinik sowie kurzfristige Kontrolluntersuchungen, die sonographisch ohne weiteres möglich sind, geben Aufschluß über die Natur des Prozesses, so daß sich ein operatives Eingreifen meist erübrigt. Spontane Hämatome können allerdings auch im Bereich eines Karzinoms vorkommen.

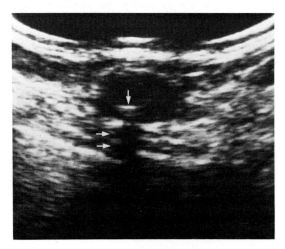

Abb. 5 Fibroadenom: nur ganz diskrete Binnenechos, keine dorsale Schallverstärkung.
Pfeile: Verkalkung mit dorsalem Schallschatten.

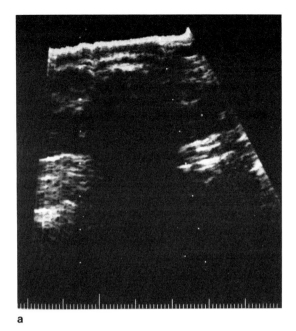

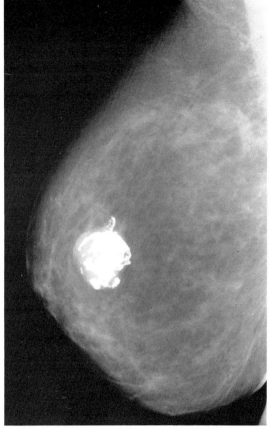

Abb. 6 a u. b Stark verkalktes Fibroadenom: helle Reflexe im Bereich der kranialen Kontur, dahinter schallarme Zone mit breitem dorsalem Schallschatten. Der mitmarkierte Tastbefund (punktierte Linien) entspricht dem Herdbefund und spricht für Benignität. Mammographie zum Vergleich.

Fibroadenome

Sie stellen eine umschriebene, hormonell stimulierte Hyperplasie des Mantelbindegewebes dar, das im jugendlichen Alter meist eine starke Verquellung mit Flüssigkeitseinlagerung zeigt, mit fortschreitendem Alter aber eine zunehmende Fibrosierung mit regressiven Veränderungen und Verkalkungen erkennen läßt.

Bei der klinischen Untersuchung finden sich je nach Lage und Größe gut abgrenzbare, je nach Flüssigkeitsgehalt elastische bis derbe, verschiebliche Knoten. Im Ultraschall stellen sie sich typischerweise dar als ovaläre, manchmal polyzyklische, glatt begrenzte echoarme Areale mit homogenen, feinen Binnenechos (abhängig vom Fibrosierungsgrad des Stromas) und symmetrischen, lateralen Schallschatten. Eine dorsale Schallverstärkung fehlt oder ist nur gering ausgeprägt (Abb. 5) (14, 23). Gelegentlich können sie – bei sehr homogener Binnenstruktur und im Schallbild nicht nachweisbaren Binnenechos mit nachfolgender Schallverstärkung – zur Verwechslung mit einer Zyste Anlaß geben. Der Punktionsversuch klärt die solide Struktur. Stark verkalkte Fibroadenome (Abb. 6) zeigen helle Reflexe im Bereich der Ventralkontur, bedingt durch den Kalk, sowie eine dorsale Schallauslöschung, vergleichbar dem Befund bei Gallen- und Nierensteinen in der Oberbauchsonographie. Der Tastbefund entspricht – im Gegensatz zum Karzinom – dem sonographischen Herdbefund und unterstützt damit die Diagnose eines benignen Prozesses. Täuschungsmöglichkeiten sind hier allenfalls gegeben bei tiefliegenden Knoten und straffem umgebendem Stützgewebe.

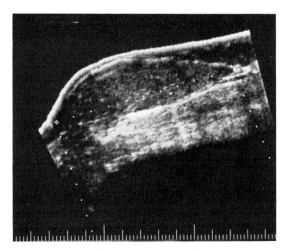

Abb. 7 Lipom: 76jährige Patientin mit weicher Resistenz oberhalb des oberen äußeren Quadranten. Sonographisch ovalärer Bezirk mit deutlicher Kapsel, homogene feine Binnenechos, Tastbefund und sonographischer Herdbefund entsprechen sich.

Lipome

Lipome tasten sich meist als weiche umschriebene Resistenzen, die je nach Größe gut abgrenzbar und verschieblich sind. Im Ultraschall sind sie ähnlich wie Fibroadenome glatt begrenzt, meist ovalär und zeigen feine, regelmäßige Binnenechos (Abb. 7). Nach unserer Erfahrung sind sie echoreicher als Fibroadenome und auch als das umgebende normale Fettgewebe der Mamma, von dem sie durch eine schmale Kapsel getrennt werden können.

Mastopathische Veränderungen

Der Begriff Mastopathie umfaßt verschiedene herdförmig oder diffus lokalisierte, teilweise hormonabhängige proliferative und regressive Veränderungen der Lobuli, des Mantelbindegewebes und der Milchgänge, die in wechselndem Ausmaß in jeder Brust vorhanden sind. Bezüglich ihrer klinischen Relevanz im Hinblick auf eine spätere Karzinomentwicklung werden sie nach Vorschlägen von PRECHTEL (32) und BÄSSLER (1) in verschiedene Formen je nach der Proliferationstendenz des Epithels unterteilt. Dabei zeigt die einfache Mastopathie (Grad I) keine Epithelproliferation; ein erhöhtes Entartungsrisiko liegt nicht vor. Eine Mastopathie II. Grades zeigt Proliferationen ohne Zellatypien. Bei der Mastopathie III. Grades findet sich eine erhöhte Proliferationstendenz mit wechselnd ausgeprägten Zellatypien und fließenden Übergängen zum Carcinoma in situ; es besteht ein deutlich erhöhtes Risiko hinsichtlich der Entwicklung eines invasiven Karzinoms.

Klinisch finden sich bei der Mastopathie gelegentlich zyklusabhängige, u. U. sehr stark ausgeprägte Schmerzen (Mastodynie) bei wechselnd ausgeprägten palpablen knotigen Resistenzen, wobei sich die Formen unterschiedlicher Proliferationstendenz vom klinischen Befund her nicht unterscheiden.

Sonographisch findet sich entsprechend der unterschiedlichen makroskopischen Ausbildung mastopathischer Veränderungen ein unterschiedliches Bild. Meist lassen sich umschriebene, ovalär oder rundlich konfigurierte, gelegentlich unregelmäßige echoreiche Areale nachweisen, die mit einem evtl. vorhandenen Tastbefund gut korrelieren und wegen der erhöhten Reflexivität der Strukturen häufig eine leichte dorsale Schallabschwächung erkennen lassen. Differentialdiagnostisch wichtig ist die Unterscheidung vor allem zur Abklärung eines mammographisch geäußerten Karzinomverdachts, um Patientinnen unnötige Probeexzisionen zu ersparen (Abb. 8-10). Bei ausgeprägten Fibrosen oder einer Sonderform der Mastopathie, der sklerosierenden Adenose, kann die Schallabsorption so ausgeprägt sein (Abb. 11), daß gelegentlich die Unterscheidung von einem Malignom auch sonographisch sehr schwer ist und eine bioptische Klärung erfolgen muß.

Narben

Narben stellen sich sonographisch meist als senkrecht zur Haut verlaufende, bandförmige echoarme Zonen dar, die sich bis zur Kutis verfolgen lassen. Vom sonographischen Bild allein können sie gelegentlich Anlaß zur Verwechslung mit einem Karzinom geben (Abb. 12) (9, 14); die an der

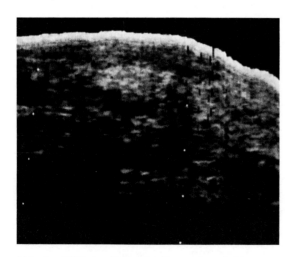

Abb. 8 30jährige Patientin, Zustand nach Mammakarzinom rechts. Linke Mamma: knotige Mastopathie, multiple Mikrokalzifikationen. Sonographisch: umschriebener echoreicher Bezirk: Mastopathie, kein Malignom. Histologisch bestätigt.

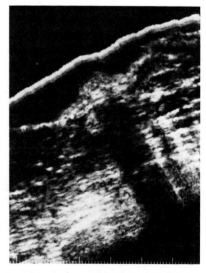

Abb. 9 Mastopathie: unregelmäßige echoreiche Struktur, wegen der starken Reflexion deutliche zentrale dorsale Schallauslöschung.

Erkrankungen und Ultraschallbefunde 103

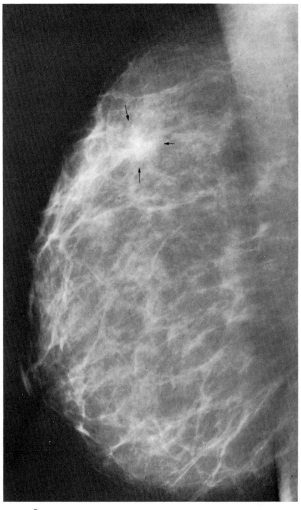

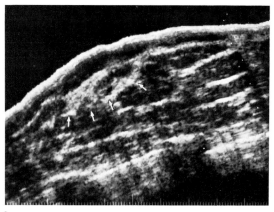

Abb. 10 54jährige Patientin, Untersuchung anläßlich einer Routinemammographie.
a Mammographie: suspekter unscharfer Verdichtungsbezirk mit einigen Mikrokalzifikationen im oberen äußeren Quadranten.
b Sonographie: unregelmäßiges echoreiches Areal in weitgehend von Fettgewebe ersetztem, von schmalen Bindegewebssepten durchzogenem Drüsenkörper: Mastopathie, kein Karzinom.
c Entfernung des Verdichtungsbezirks nach Markierung mit einer Harpunennadel, Präparatradiographie: der mammographische suspekte Bezirk ist sicher erfaßt. Histologisch: Mastopathie und Adenofibrose, kein Karzinom.

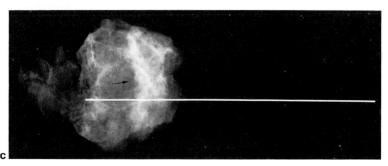

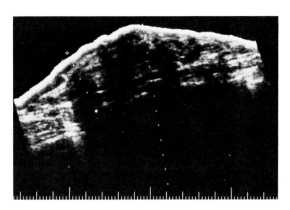

Abb. 11 36jährige Patientin mit derbem knotigem Drüsenkörper. Sonographisch ausgedehnte echoarme unregelmäßige Bezirke, Verdacht auf Karzinom. Histologisch ausgedehnte Adenofibrose.

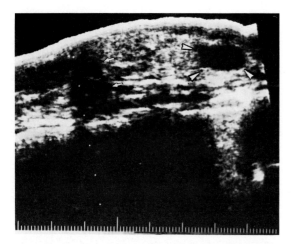

Abb. 12 Narbe: bandförmige echoarme Zone, vom sonographischen Bild allein bei unscharfer Begrenzung Verwechslung mit einem Karzinom möglich. Rechts im Bild: zusätzliche Zyste mit relativer dorsaler Schallverstärkung.

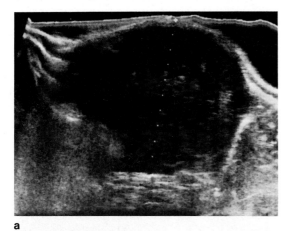

a

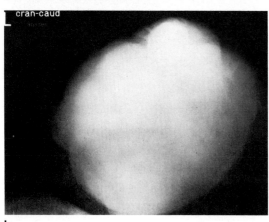

b

Abb. 13 34jährige Patientin mit großem, die Haut vorwölbendem, derbem polyzyklischem Tumor der linken Brust.
a Sonographisch gut abgrenzbarer echoarmer Bezirk mit Binnenechos, deutliche Rückwand, keine dorsale Schallverstärkung: Cystosarcoma phylloides.
b Zugehörige Mammographie.

Hautoberfläche sichtbare Narbe und der fehlende umgebende Palpationsbefund machen die Interpretation aber meist unproblematisch. Bei frischen Narben mit erheblicher Induration ist die diagnostische Aussagemöglichkeit allerdings eingeschränkt, und es bleibt nur die Verlaufskontrolle.

Cystosarcoma phylloides

Der Tumor ist selten. Klinisch imponiert er meist als großer derber, polyzyklischer Tumor, der die Kontur der Brust deutlich vorwölbt, aber gut abgrenzbar ist. Die sonographische Darstellung ist ähnlich der eines Fibroadenoms mit gut abgrenzbarer Außenkontur (16), deutlich abgrenzbarer Rückwand, feinen, annähernd gleichförmig verteilten Binnenechos und fehlender dorsaler Schallverstärkung (Abb. 13) (21). Eine herdförmige maligne Entartung ist sonographisch nicht nachzuweisen. Wegen der hohen Rezidivneigung und der Möglichkeit der histologischen Malignität stellt das Cystosarcoma phylloides auf jeden Fall eine Indikation zur Operation dar.

Karzinome

Das Mammakarzinom ist der häufigste bösartige Tumor der Frau mit annähernd gleicher Inzidenz in den westlichen Ländern sowie der Tendenz zur weiteren Zunahme und zum Auftreten in immer früherem Alter (7). Etwa ein Drittel der Patientinnen mit Mammakarzinom ist unter 50 Jahre alt (37). Die Mammographie hat bei der Früherkennung des Tumors einen entscheidenden Fortschritt gebracht insofern, als sie in der Lage ist, auch klinisch okkulte Mammakarzinome bereits zu erfassen; sie bietet dabei aber eine Reihe von Problemen. Insbesondere lassen sich etwa 9–13% (5, 11, 28, 33) der Karzinome mammographisch nicht nachweisen; nach einer neueren Untersuchung werden sogar bis zu 40% der Karzinome bei Patientinnen unter 50 Jahren übersehen (30).

Schon in den fünfziger Jahren ist der Versuch unternommen worden, Mammakarzinome sonographisch darzustellen (18, 39). Im Hinblick auf eine Früherkennung blieben diese Untersuchungen jedoch zunächst irrelevant, da nur Tumoren mit einem Durchmesser über 2 cm nachweisbar waren.

Mit der technischen Verbesserung der Geräte bestand in den letzten Jahren zunehmend die Möglichkeit, auch Läsionen unter 2 cm Durchmesser zuverlässig zu verifizieren (16, 20, 23, 29). Damit gewann die Methode an Interesse.

Das sonographische Erscheinungsbild der Karzinome ist sehr heterogen, und nur die Kombination mehrerer Kriterien erlaubt eine annähernd sichere Diagnose. Das Prinzip der sonographi-

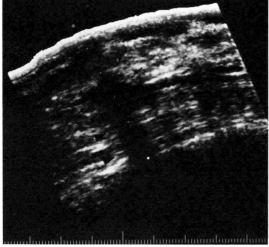

schen Nachweisbarkeit beruht auf der vermehrten Schallabsorption des Tumors gegenüber seiner Umgebung (2, 6, 15, 36). Speziell japanische Untersucher haben darauf hingewiesen, daß der unterschiedliche Grad der Fibrosierung und damit das unterschiedliche histologische Bild die Darstellung des Karzinoms im Ultraschallbild beeinflussen (24, 25).
Sonographisch stellen sich die Karzinome als umschriebene echoarme Areale dar, meist mit unscharfen, unregelmäßigen Randkonturen und wenigen unregelmäßigen Binnenechos (Abb. 14). Häufig sind sie umgeben von einem unregelmäßig strukturierten echoreicheren Randwall (2, 16, 29), der gegenüber Fettgewebe hyperreflexiv, gegenüber echoreichem mastopathischem Gewebe aber oft hyporeflexiv oder nicht deutlich abgrenzbar ist. Der zentrale dorsale Schallschatten, ebenfalls ein Zeichen der erhöhten Schallabsorption durch den Tumor, ist, wo vorhanden, ein sehr spezifisches Kriterium. Er ist aber nur bei einem Teil der Karzinome deutlich ausgeprägt und vermutlich abhängig vom Grad der Fibrosierung (Abb. 15). Häufig findet sich lediglich eine leichte dorsale Schallabschwächung (Abb. 16). Andere Malignome weisen statt dessen unregelmäßig breite, asymmetrische Lateralschatten auf (Abb. 17), oder der Tumor zeigt echoarme Ausläufer in die Umgebung ohne jedes Schallschattenphänomen. Gelegentlich lassen sich Ausläufer zur Haut (14) mit Verdickung oder Retraktion (29) der Kutis nachweisen (Abb. 18); es wurde auch eine Verdickung mit Doppelkonturierung der Haut über Karzinomen beschrieben. Eine Verwechslung mit soliden benignen Veränderungen ist möglich bei den Sonderformen des sog. medullären (9, 25) und des Gallertkarzinoms (Abb. 19) (23), die glatt begrenzt sind und schmale, symmetrische Lateralschatten aufweisen können (Abb. 20). Beim Gallertkarzinom kann es bei fehlenden Binnenechos

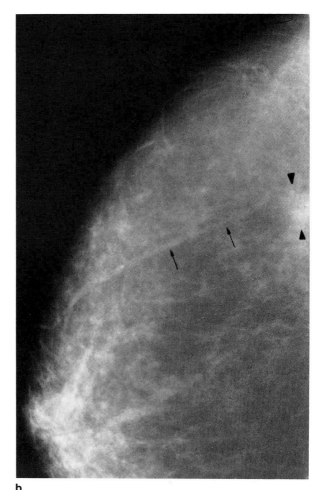

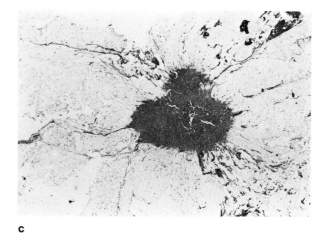

Abb. 14 63jährige Patientin, Routinemammographie mit suspektem Verdichtungsbezirk thoraxwandnah.
a Sonographisch umschriebener, unscharf begrenzter, echoarmer Bezirk mit zentralem Schallschatten thoraxwandnah. Histologisch 1,2 cm großes adenozystisches Mammakarzinom.
b Zugehörige Mammographie, Pfeile: Tumor, breite Vene.
c Histologischer Großflächenschnitt.

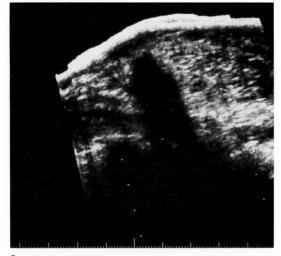

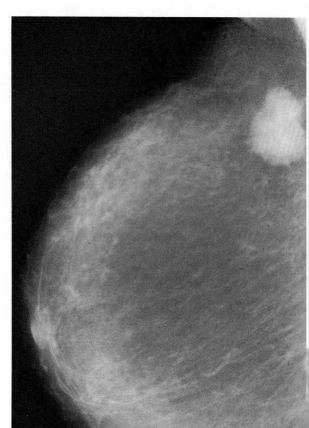

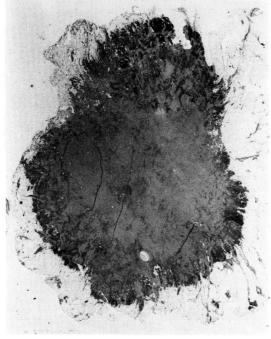

Abb. 15 79jährige Patientin, Knoten im oberen äußeren Quadranten der rechten Mamma. Histologisch solides drüsiges Mammakarzinom mit starker Fibrosierung.
a Sonographie echoarmer, unregelmäßig begrenzter Bezirk mit breiter dorsaler Schallauslöschung.
b Zugehörige Mammographie.
c Histologischer Großflächenschnitt.

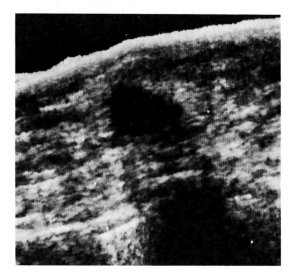

Abb. 16 Undifferenziertes Mammakarzinom. Lediglich mäßige dorsale Schallabschwächung. Deutlich größerer (Markierungen!) Tastbefund.

Erkrankungen und Ultraschallbefunde 107

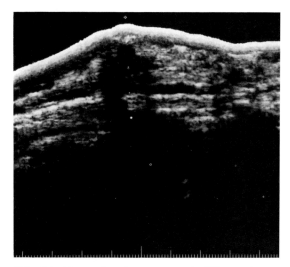

Abb. 17 Mammakarzinom: unregelmäßiger echoarmer Bezirk, Verdickung der Kutis. Asymmetrisch breite laterale Schallschatten.

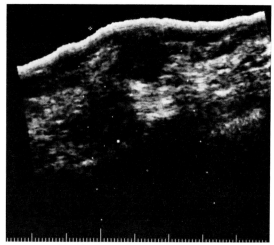

a

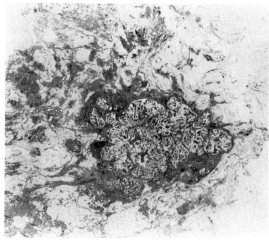

b

Abb. 19 61jährige Patientin, tastbarer Knoten.
a Sonographie: echoarmer Bezirk, etwas unregelmäßig begrenzt, asymmetrischer breiter lateraler Schallschatten, deutlich größerer Tastbefund (Markierungen). Histologisch: Gallertkarzinom.
b Histologischer Großflächenschnitt.

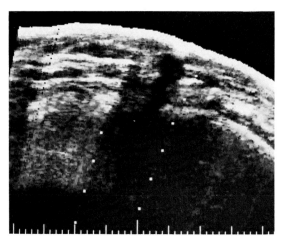

Abb. 18 68jährige Patientin, tastbarer Knoten im oberen äußeren Quadranten links. Sonographisch umschriebener echoarmer Bezirk mit zentralem Schallschatten, deutlich größerer Tastbefund (Markierungen); über dem Tumor deutliche Verdickung der Haut.

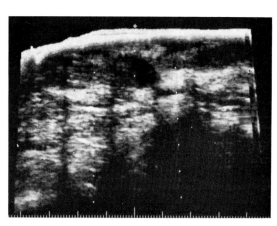

Abb. 20 49jährige Patientin mit tastbarem Knoten. Sonographie: ovalärer relativ glatt begrenzter Bezirk mit symmetrischen schmalen lateralen Schallschatten und etwas unregelmäßigen Binnenechos. Den sonographischen Herdbefund deutlich überschreitender Tastbefund (Markierungen): Malignom. Histologie: invasiv papilläres Milchgangskarzinom.

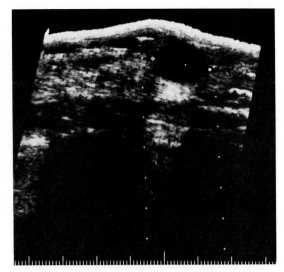

Abb. 21 26jährige Patientin mit tastbarem Knoten. Sonographisch glatt begrenztes echoleeres Areal; sonographischer Herdbefund und Tastbefund stimmen praktisch überein; deutliche relative dorsale Schallverstärkung. Sonographische Diagnose: Zyste. Die PE erfolgte, da sich das Gebilde bei Punktion als solide erwies. Histologie: undifferenziertes Mammakarzinom.

und leichter relativer dorsaler Schallverstärkung auch zur Verwechslung mit einer Zyste kommen. Meist hilft hier die Zuordnung eines Tastbefundes diagnostisch weiter, der im Fall eines malignen Tumors den sonographischen Herdbefund fast immer deutlich überschreitet (14, 27, 38) und unserer Meinung nach eines der sichersten Kriterien zur Differenzierung zwischen malignen und benignen Veränderungen darstellt. Differentialdiagnostische Schwierigkeiten ergeben sich gelegentlich bei Entzündungen oder Abszessen, die sich ebenfalls als echoarme, schlecht abgrenzbare bzw. unregelmäßige Areale (15, 25) (Abszesse: meist mit zystischem Anteil) und größerem Tastbefund darstellen können. Im allgemeinen verhelfen klinisches Bild und kurzfristige Kontrolluntersuchungen – die sonographisch im Gegensatz zur Mammographie ohne weiteres möglich sind – zur richtigen Diagnose; in Zweifelsfällen muß die bioptische Klärung erfolgen. Stark verkalkte Fibroadenome können ebenfalls ein karzinomähnliches Bild mit dorsalem Schallschatten bieten. Die „Kappe" aus starken Reflexen im Bereich der ventralen Kontur, hervorgerufen durch den Kalk, sowie der dem sonographischen Herdbefund entsprechende Tastbefund weisen in diesem Fall auf Benignität hin (s. Abb. 6); die Mammographie bringt die eindeutige Klärung. Weder sonographisch noch mammographisch noch klinisch lassen sich gelegentlich Befunde einer ausgedehnten Adenofibrose oder sklerosierenden Adenose von einem Karzinom trennen, so daß eine Probeexzision unumgänglich ist (s. Abb. 11). In einem einzigen bisher beobachteten Fall bot uns ein undifferenziertes Karzinom das Bild einer Zyste mit glatten Wandkonturen, fehlenden Binnenechos, dorsaler relativer Schallverstärkung und einem dem Herdbefund entsprechenden Tastbefund (Abb. 21).

Mikrokalzifikationen sind sonographisch nicht nachweisbar.

Sonstige Veränderungen der Brust

Implantierte Silikonprothese nach subkutaner Mastektomie (Abb. 22)

Sonographisch findet sich das Bild einer von einer Kapsel umgebenen liquiden Struktur. Wieweit der Ultraschall die Möglichkeit bietet, bei der subkutanen Mastektomie wegen eines Karzinoms ein Rezidiv im Bereich belassener Weichteile zu erkennen, kann noch nicht mit ausreichender Sicherheit beantwortet werden; unsere Erfahrungen sind zu gering. Außerdem bieten die operationsbedingten Narben differentialdiagnostische Schwierigkeiten.

Strahlenfibrose

Eine radiogen bedingte Fibrosierung der Mamma, wie sie gelegentlich im Rahmen einer thorakalen Mantelfeldbestrahlung oder auch einer Bestrahlung der ganzen Brust nach Enukleation eines Tumors vorkommen kann, kann mammographisch u. U. nicht von einem diffusen inflammatorischen Karzinom mit ausgeprägter Lymphangiosis carcinomatosa zu unterscheiden sein (Abb. 23 u. 24). Sonographisch finden sich diffuse, feine, regelmäßige Echos, die den Befund deutlich von einem malignen Prozeß abgrenzen lassen.

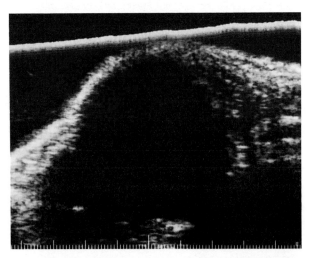

Abb. 22 43jährige Patientin, Zustand nach subkutaner Mastektomie wegen Mammakarzinoms mit Einlegen einer Silikonprothese. Sonographisch: liquides Areal mit glatter Begrenzung. Die dorsale Schallverstärkung kommt wegen des direkten Sitzes auf der Thoraxwand nicht deutlich zur Darstellung.

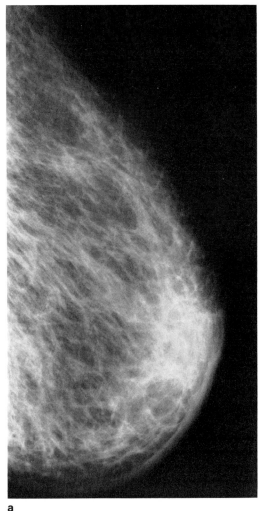

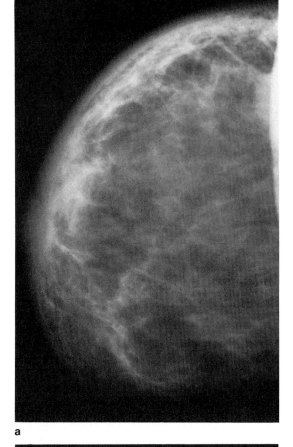

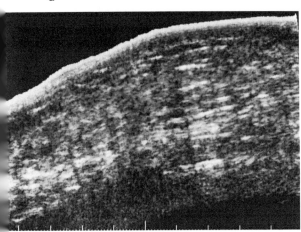

Abb. 23 64jährige Patientin, Zustand nach thorakaler Mantelfeldbestrahlung wegen eines malignen Lymphoms. Erhebliche Induration der linken Mamma.
a Mammographie: ausgeprägte Verdickung der Kutis und netzige Struktur des Drüsenkörpers, von einem inflammatorischen Mammakarzinom nicht zu unterscheiden (s. Abb. 24).
b Sonographie: annähernd homogene streifige Echos im Bereich des gesamten Drüsenkörpers, kein Anhalt für Malignität. Histologie: Strahlenfibrose.

Abb. 24
a Mammographie (ähnliches Bild wie bei Abb. 23): Verdickung der Kutis und netzige Struktur des Drüsenkörpers.
b Ausgedehntes unregelmäßiges echoarmes Areal: Karzinom; (histologisch ausgedehntes Mammakarzinom mit Lymphangiosis carcinomatosa der Kutis).

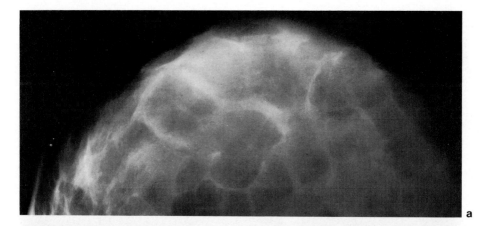

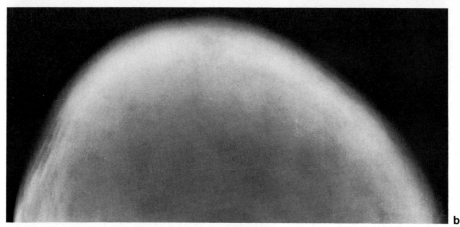

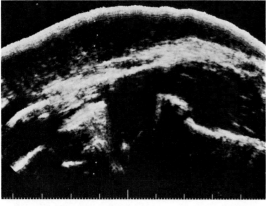

Abb. 25 45jährige Patientin mit Morbus Hodgkin, mehrere Knoten im Bereich der rechten Mamma.
a u. b Mammographieverlauf innerhalb 1 Jahres: zunächst normale Drüsenkörperstruktur mit eingelagertem Fettgewebe, 1 Jahr später homogene Verdichtung ohne abgrenzbare Strukturen.
c Sonographie: ausgedehnte echoarme Areale, z. T. unterhalb der Thoraxwandmuskulatur sitzend, mit feinen homogenen Binnenechos, knotiger Infiltration bei Morbus Hodgkin entsprechend.

Infiltration der Mamma bei malignen Systemerkrankungen

Knotige Infiltrationen der Mamma bei Systemerkrankungen, insbesondere bei malignen Non-Hodgkin-Lymphomen, sind bekannt. Während sich mammographisch im allgemeinen lediglich eine diffuse Gewebsverdichtung ohne einzelne abgrenzbare Strukturen findet, lassen sich sonographisch die knotigen echoarmen Areale deutlich darstellen. Wir konnten eine solche Infiltration im Rahmen eines generalisierten Morbus Hodgkin beobachten und sonographisch untersuchen (Abb. 25).

Wertung

Untersuchungen der letzten Jahre haben gezeigt, daß die Sonographie eine hohe Sensitivität in der Diagnostik von Brusterkrankungen besitzt (8, 25, 31). Ihre Domäne ist in erster Linie die Unterscheidung zwischen zystischen und soliden Strukturen (10, 27, 34). Hier ist sie der Röntgenmam-

Erkrankungen und Ultraschallbefunde

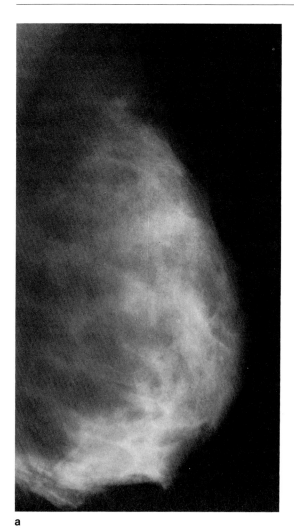

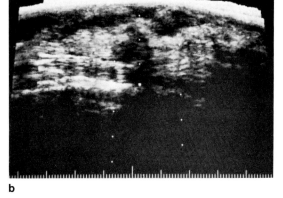

Abb. 26 43jährige Patientin, palpabler Knoten kranial der Mamille links.
a Mammographie: unregelmäßig dichter Drüsenkörper mit eingelagertem Fettgewebe, kein sicher malignitätsverdächtiger Befund.
b Sonographie: unregelmäßiges echoarmes Areal mit partiellem dorsalem Schallschatten, größerer Palpationsbefund (Markierungen): Malignom. Histologie: undifferenziertes Mammakarzinom.

Abb. 27 57jährige Patientin, Routinemammographie.
a Mammographie: unregelmäßiger Verdichtungsbezirk im oberen äußeren Quadranten mit einzelnen Mikrokalzifikationen, ansonsten weitgehend rückgebildetem Drüsenkörper.
b Sonographie: umschriebener echoreicher Bezirk in demselben Bereich. Kein Malignom. Histologie: obliterierende Mastopathie, kein Karzinom. ▼

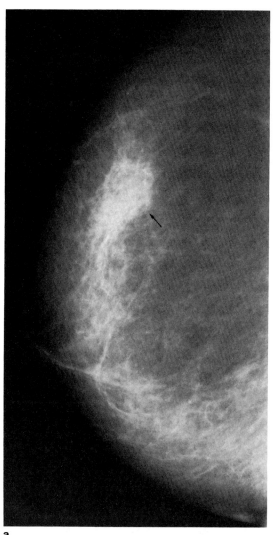

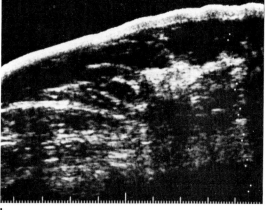

112 Mamma

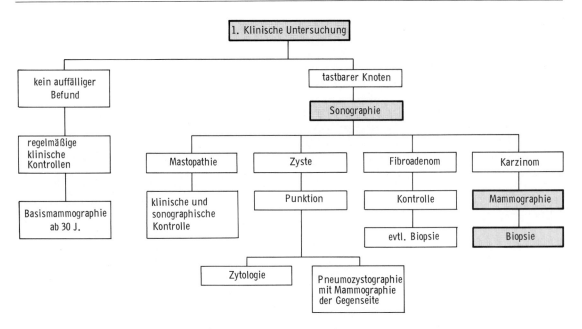

Abb. 28 Mammadiagnostik bei Patientinnen unter 45 Jahre ohne erhöhtes Risiko.

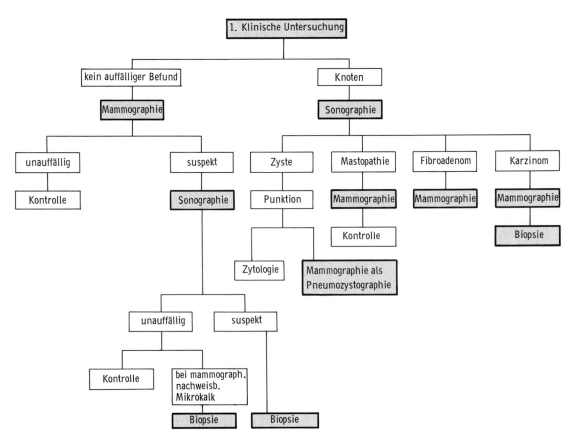

Abb. 29 Mammadiagnostik bei Patientinnen über 45 Jahre.

mographie deutlich überlegen. Zum anderen gelingt oft – besonders bei jungen Patientinnen, in der Schwangerschaft und bei Patientinnen jeden Alters mit dichtem Drüsenkörper – eine Unterscheidung zwischen mastopathischen und malignen Veränderungen (Abb. 26). Außerdem kann Patientinnen, die eine mammographisch unklare Verdichtungsfigur zeigen, bei sonographisch sicher gutartigem Befund (Abb. 27) eine Operation mit ihrer psychischen und physischen Belastung und der nachfolgenden Narbenbildung mit Erschwerung der weiteren Diagnostik erspart werden. Karzinome lassen sich – auf jeden Fall bei klinisch palpablem Knoten – bis zu einer Größe unter 1 cm auch dann darstellen, wenn die Röntgenmammographie keinen auffälligen Befund zeigt (8, 19, 29, 31). In Zweifelsfällen bietet die Ultraschalluntersuchung aufgrund ihrer Unschädlichkeit im Gegensatz zur Röntgenmammographie die Möglichkeit kurzfristiger Verlaufskontrollen, die ein weniger aggressives, abwartendes Vorgehen begünstigen. Die heutigen Indikationen zur Ultraschalluntersuchung der Brust sind:

1. sonographische Analyse eines Palpationsbefundes (34, 35),
2. weitere Abklärung eines mammographisch unklaren oder suspekten Befundes ohne palpablen Knoten,
3. – mit Einschränkung – Untersuchung eines umschriebenen schmerzhaften Areals bei Mastopathie.

Dies gilt besonders für Patientinnen mit dichtem Drüsenkörper, bei denen der Ultraschall der Röntgenmammographie überlegen ist. Einen Vorschlag zum Einsatz der Sonographie im Rahmen der gesamten Mammadiagnostik enthalten die Abb. 28 u. 29.

Die Sonographie ist in ihrer bisherigen Form nicht geeignet als Screeninguntersuchung bei asymptomatischen Patientinnen zur Früherkennung des klinisch okkulten Mammakarzinoms. Hier bleibt die Mammographie die Methode der Wahl.

Bei Beachtung der Indikationen bietet der Ultraschall aber als ergänzende Untersuchung die Möglichkeit einer Präzisierung der Diagnostik von Brusterkrankungen im nicht invasiven Vorfeld unter folgenden wesentlichen Gesichtspunkten:

1. eine weitere Verbesserung der Karzinomdiagnostik (8, 17) und
2. die Vermeidung überflüssiger operativer Eingriffe.

Als Methode der 1. Wahl kann sie bereits gelten bei Jugendlichen und Schwangeren mit umschriebenen Palpationsbefunden (17). Es bleibt zu hoffen, daß weitere technische Verbesserungen und zunehmende Erfahrung einen Einsatz der Mammographie in größerem Umfang als bisher möglich machen.

Literatur

1 Bässler, R.: Pathologie der Brustdrüse. Springer, Berlin, 1978
2 Baum, G.: Ultrasound mammography. Radiology 122 (1977) 199-205
3 Bielke, G., Z. Nieswandt, G. Wessels, et al.: Echtzeit-Mammasonographie mit Hilfe eines speziellen Applikators. Tumor Diagnostik 5 (1980) 255-259
4 Bland, K. I., J. B. Buchanan, L. M. Douglas, et. al.: Analysis of breast cancer screening in women younger than 50 years. J. Amer. med. Ass. 245 (1981) 1037-1042
5 Cahill, C. J., P. S. Boulter, N. M. Gibbs, J. L. Price: Features of mammographycally negative breast tumors. Brit. J. Surg. 68 (1981) 882-884
6 Calderon, C., D. Vilkomerson, R. Mezrich, et. al.: Differences in the attenuation of ultrasound by normal, benign, and malignant breast tissue. J. Clin. Ultrasound 4 (1976) 249-254
7 Carlile, Th.: Breast cancer detection. Cancer Philad. 47 (1981) 1164-1169
8 Cole-Beuglet, C., B. B. Goldberg, A. B. Kurtz, et. al.: Ultrasound mammography: a comparison with radiographic mammography. Radiology 139 (1981) 693-698
9 Cole-Beuglet, C., A. B. Kurtz, C. S. Rubin, et. al.: Ultrasound mammography. Radiol. Clin. N. Amer. 18 (1980) 133-143
10 Dodd, G. D.: Present status of thermography, ultrasound and mammography in breast cancer detection. Cancer Philad. 39 (1977) 2796-2805
11 Dodd, G. D.: Radiation detection and diagnosis of breast cancer. Cancer Philad. 47 (1981) 1766-1769
12 Friedrich, M.: Ultraschalluntersuchung der Brust. Radiologe 20 (1980) 209-225
13 Friedrich, M., U. Kroll: Ultraschalldiagnostik am Körperweichteilmantel. Fortschr. Röntgenstr. 135 (1981) 73-79
14 Griffiths, K.: Ultrasound examination of the breast. Med. Ultrasound 2 (1978) 13-19
15 Gros, Ch., G. Dale, B. Gairard, M. Gautherie: Corrélations échothermographiques mammaires. J. Radiol. Électrol. 56 (1975) 481-486
16 Hackelöer, B. J., G. Lauth, V. Duda, et al.: Neue Möglichkeiten der Ultraschallmammographie. Geburtsh. u. Frauenheilk. 40 (1980) 301-312
17 Harper, P., E. Kelly-Fry: Ultrasound visualization of the breast in symptomatic patients. Radiology 137 (1980) 465-469
18 Howry, D. H., D. A. Stott, W. R. Bliss: The ultrasonic visualization of carcinoma of the breast and other softtissue structures. Cancer Philad. 7 (1954) 354-358
19 Igl. W., K. Lohe, W. Eiermann, et. al.: Sonographische Karzinomdiagnostik der weiblichen Brust im Vergleich zur Mammographie. Tumor Diagnostik 5 (1980) 247-253
20 Jellins, J., G. Kossoff, T. S. Reeve, et. al.: Ultrasonic gray scale visualization of breast disease. Ultrasound Med. Biol. 1 (1975) 393-404
21 Jellins, J., G. Hughes, J. Ryan, et. al.: A comperative evaluation of a case of cystosarcoma phylloides. Ultrasound, Xeroradiography and thermography. Radiology 124 (1977) 803-804
22 Jellins, J., G. Kossoff, T. S. Reeve: Detection and classification of liquid-filled masses in the breast by gray scale echography. Radiology 125 (1977) 205-212
23 van Kaick, G., W. Schmidt, J. Teubner, et. al.: Echomammographie mit verschiedenen Gerätetypen bei herdförmigen Läsionen. Tumor Diagnostik 4 (1980) 179-186

24 Kobayashi, T.: Gray-scale echography for breast cancer. Radiology 122 (1977) 207-214
25 Kobayashi, T.: Clinical Ultrasound of the Breast. Plenum Press, New York 1978
26 Kopans, D. B., J. E. Meyer, K. H. Proppe: The double line of skin thickening on sonograms of the breast. Radiology 141 (1981) 485-487
27 Laing, F. C.: Ultrasonographic evaluation of breast masses. J. Canad. Ass. Radiol. 27 (1976) 278-282
28 Lester, R.: Risk versus benefit in mammography. Radiology 124 (1977) 1-6
29 Maturo, V. G., N. R. Zusmer, A. J. Gilson, et. al.: Ultrasound of the whole breast utilizing a dedicated automated breast scanner. Radiology 137, (1980) 457-463
30 Niloff, P. H., N. M. Shiner: False negative mammograms in patients with breast cancer. Canad. J. Surg. 24 (1981) 50-52
31 Pluygers, E., M. Rombaut: Ultrasonic diagnosis of breast diseases. Tumor Diagnostik 4 (1980) 187-194
32 Prechtel, K., O. Gehm: Morphologisch faßbare Vorstadien des Mammakarzinoms. Verh. dtsch. Ges. Path. 59 (1975) 498

33 Rogers, J. V., R. W. Powell: Mammographic indications for biopsy of clinically normal breasts: correlation with pathologic findings in 72 cases. Amer. J. Roentgenol. 115 (1972) 794-800
34 Rosner, D., L. Weiss, M. Norman: Ultrasonography in the diagnosis of breast disease. J. surg. Oncol. 14 (1980) 83-96
35 Rubin, C. S., A. B. Kurtz, B. B. Goldberg, et. al.: Ultrasonic mammographic parenchymal patterns: a preliminary report. Radiology 130 (1979) 515-517
36 Schaaps, J. P., C. Colin: Echomammography: Indications and limitations in tumors with or without calcifications. J. belge. Radiol. 62 (1979) 299-310
37 Smith, J. A., III, J. J. Gamez-Aranjo, H. S. Gallager, et. al.: Carcinoma of the breast. Cancer Philad. 39 (1977) 527-532
38 Teixidor, H. S., E. Kazam: Combined mammographic-sonographic evaluation of breast masses. Amer. J. Roentgenol. 128 (1977) 409-417
39 Wild, J. J., J. M. Reid: Further pilot echographic studies of the histologic structure of tumors of the living intact human breast. Amer. J. Path. 28 (1952) 839-861

Wir danken Herrn *Goetsch* und Mitarbeiterinnen sowie Herrn *Dröder* für die Durchführung der fotografischen Arbeiten, außerdem Frau *Kalteier* für das Schreiben des Manuskripts.

9 Leber

D. Beyer und P.-J. Schulze

Die sonographische Diagnostik von Lebererkrankungen beruht auf der Beurteilung von Form, Lage, Größe und Kontur der Leber, ihrer anatomischen Beziehung zu Nachbarorganen, des Verlaufs und der Weite versorgender Gefäß- und Gangstrukturen sowie der Analyse des Leberstrukturmusters. Sie wird ergänzt durch dynamische Parameter wie Atemverschieblichkeit, Palpationsverhalten des Organs oder Gefäßpulsationen.

Anatomie

Die Leber ist durch ein typisches Binnenreflexmuster gekennzeichnet, das durch zahlreiche kleine, in regelmäßigen Abständen voneinanderstehenden Einzelechos gebildet wird. Sie besitzt eine homogene, schwach reflexogene Struktur; lediglich der Lobus caudatus hebt sich etwas echoärmer von den übrigen Leberlappen ab.
Die Leber ist in vier Lappen unterteilt: Lobus dexter, quadratus, sinister und caudatus. Sie nimmt den größten Teil des rechten oberen Abdominalraumes ein. Der linke Leberlappen erstreckt sich in variabler Ausdehnung in das linksseitige Hypochondrium.
Die Grenze zwischen dem *medialen* (Lobus quadratus) und *lateralen Segment des linken Leberlappens* wird durch das Lig. falciforme hepatis markiert, das sonographisch als reflexogene, lineare Struktur von der ventralen Kontur der Leber ausgeht und von anterior nach posterior zum Leberhilus verläuft (27). Am Unterrand dieser Peritonealduplikatur verläuft im Lig. teres die normalerweise weitgehend obliterierte Umbilkalvene. Die Kenntnis dieser anatomischen Strukturen und ihres sonographischen Aspektes ist wichtig, da wegen der variablen Ausdehnung des Ligamentes eine Verwechslung mit einer echodichten, herdförmigen Läsion (z. B. Lebermetastase) möglich ist (s. Abb. 2).
Lobus caudatus und *Lobus quadratus* liegen zwischen der oben genannten Verbindungslinie, die von der V. cava inferior über das Gallenblasenbett zur lateralen Leberkontur zieht, und dem Lig. falciforme (Abb. 1). Der Lobus caudatus ist cranial der Leberpforte und unmittelbar ventral der V. cava gelegen (Abb. 1-3).
Der Lobus quadratus liegt ventral der Leberpforte, medial des Gallenblasenbettes (Abb. 1).
An der Rückseite der Leber verläuft horizontal zwischen Lobus caudatus und quadratus ein gegenüber dem Leberparenchym reflexreicherer Bezirk, der der *Leberpforte* mit V. portae, A. hepatica propria und Ductus choledochus entspricht (s. Abb. 8 u. 9).
Atypische Lappen- und Spaltbildungen der Leber, insbesondere der bei Frauen häufiger auftretende, sog. Riedelsche Lappen mit Schnürfurche in Höhe der unteren Thoraxapertur, können zu Fehldeutungen führen. Eine normale Gefäßversorgung und -aufzweigung in diesem Leberabschnitt spricht für diese Anomalie und gegen einen Tumor (Abb. 4).

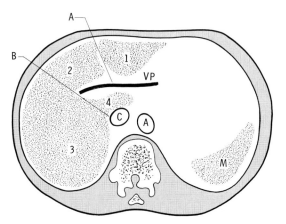

Abb. 1 Topographie der Leberlappen (nach *Triller* u. *Fuchs*). Unterteilung des linken Leberlappens in ein laterales (1) und ein mediales Segment (2) durch das Lig. falciforme hepatis (A). Der rechte Leberlappen (3) liegt lateral der Verbindungslinie zwischen V. cava inferior (C) und Gallenblasenbett (B). Der Lobus caudatus (4) ist zwischen der Leberpforte mit der V. portae (Vp) und der V. cava inferior abzugrenzen (A = Aorta, M = Milz).

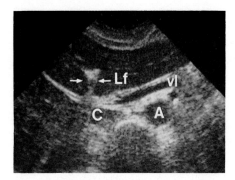

Abb. 2 Lig. falciforme-Querschnitt in Höhe der Leberpforte. Das Lig. falciforme (→ ←) (Lf) imponiert an der Grenze zwischen medialem und lateralem Segment des linken Leberlappens als eckige, echoreiche Struktur (C = V. cava inferior, A = Aorta, vl = V. lienalis).

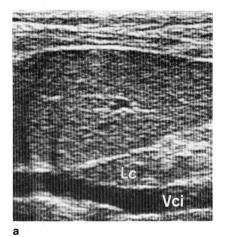
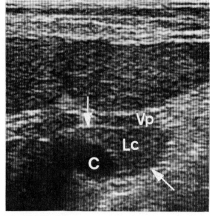

Abb. 3 Anatomie des Lobus caudatus.
a Gering vergrößerter linker Leberlappen. Im rechten paramedianen Längsschnitt ventral der V. cava inferior (Vci) und dorsal des linken Leberlappens der Lobus caudatus (Lc) als dreieckige Formation.
b Derselbe Patient. Querschnitt durch die Leberpforte. Darstellung des Lobus caudatus (Lc) (→ ←) ventral der V. cava inferior und dorsal der V. portae (Vp). C = V. cava inferior.

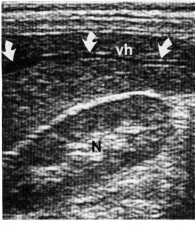
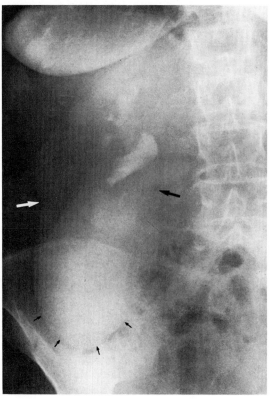

Abb. 4 Riedelscher Lappen.
a 38 J., ♀, Riedelscher Lappen vor der re. Niere (N). Die normal verlaufende V. hepatica (vh →) spricht gegen einen Tumor. Längsschnitt in Höhe der re. Medioklavikularlinie.
b Abdomennativbild desselben Patienten. Weichteildichte, glatt begrenzte Raumforderung in Projektion auf die re. Niere und die re. Darmbeinschaufel.

Die seltenen *akzessorischen Leberlappen* sind meist ohne klinische Signifikanz. Die *Lebergröße* weist erhebliche Schwankungen in der Form, in der Gesamtgröße und auch im Größenverhältnis des rechten zum linken Leberlappen auf. Darüber hinaus ist die Leberform abhängig vom Habitus des Patienten; so weisen Pykniker einen kleinen vertikalen und einen großen sagittalen Durchmesser der Leber auf, während man bei Asthenikern, vor allem bei schlanken Frauen, oft eine lange, zungenförmige Ausziehung des rechten Leberlappens nach kaudal antrifft. Ferner ist die Ausdehnung des linken Leberlappens nach lateral sehr variabel, so daß sonographisch unterschiedliche äußere Formen zu beobachten sind. Reicht die Leber mit einem großen linken Leberlappen weit in den linken Oberbauch, erscheint sie sattelförmig, während sie bei kleinem linken Leberlappen rundlich konfiguriert ist und mitunter wie ein großer Tropfen bis in den rechten Unterbauch ragt, ohne daß eine signifikante Volumenvermehrung vorliegt.

Die physiologische Schwankungsbreite in Form und Größe der Leber erschwert die Festlegung von Normwerten.

Obwohl sich die dreidimensionale Ausdehnung eines so individuell geformten Organs wie der Leber nicht in einem einzigen Durchmesser erfassen läßt, hat sich für den täglichen Gebrauch die Bestimmung des Leberlängsdurchmessers in der rechten Medioklavikularlinie, etwa durch die Lebermitte, entlang der Längsachse der rechten

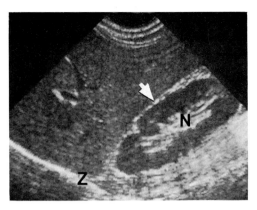

Abb. 5 Normale Leber. Längsschnitt in der re. Medioklavikularlinie (Sektor) durch den re. Leberlappen und die re. Niere (N). Die Organe sind durch einen dünnen Saum pararenalen Fettgewebes getrennt (→) (Z = Zwerchfell).

Niere als bedingt praktikabel erwiesen (Abb. 5). GOSINK u. LEYMASTER (21) haben unter Benutzung dieser Referenzlinien nachweisen können, daß ein Durchmesser unter 13 cm in 93% normal ist und ein Durchmesser über 15,5 cm mit einer Treffsicherheit von 75% für eine Hepatomegalie spricht. Bei autoptischer Überprüfung der Lebergrößen zeigte sich jedoch bei normalen, nicht vergrößerten Lebern – entsprechend den verschiedenen Körperbautypen, der Größe und des Alters der Patienten – eine große Schwankungsbreite dieser Meßgröße von 8,5–18 cm (21).

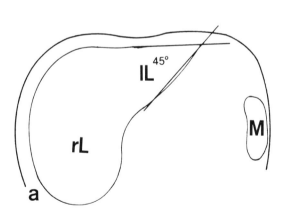

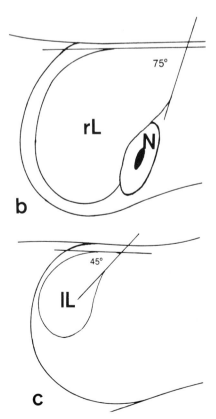

Abb. 6 Physiologische Leberrandwinkel (nach *Weill*).
a Winkel der linkslateralen Leberbegrenzung im Querschnitt.
b Winkel des re. Leberunterrandes im Längsschnitt.
c Winkel des li. Leberunterrandes im Längsschnitt
(IL = li. Leberlappen, rL = re. Leberlappen, M = Milz, N = Niere)

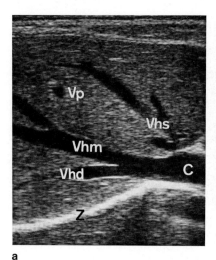 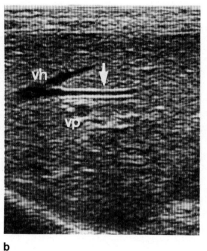

Abb. 7 Lebervenen.
a Hoher, subxyphoidaler Querschnitt. Normale radspeichenartige Einmündung der Lebervenen in die V. cava inferior (C). (Vp = V. portae, Vhd = V. hepatica dextra, Vhm = V. hepatica media, Vhs = V. hepatica sinistra).
b Normale Leber. Darstellung der Lebervenenwand (→ ←) bei senkrecht auffallendem Schallstrahl. Die Wand der schräg zur Schallstrahlrichtung verlaufenden Lebervene (vh) ist nicht dargestellt (vp = Portalvenenast mit „Uferbegrenzung").

Die Dicke des linken Leberlappens sollte – gemessen entlang einer an der linken Kontur des Wirbelkörpers angelegen Senkrechten (Tangentenzeichen) – nicht mehr als 5 cm betragen (55).
Die Lebergröße geht jedoch auch in die *Leberform* ein, die anhand eindeutiger *Konturkriterien* im Längs- und Querschnitt beurteilbar ist, so daß hier additive Kriterien für die Beurteilung der Lebergröße vorliegen. Im Längsschnitt stellt sich die Leber keilförmig dar; dabei liegt sie der Bauch- und Thoraxwand im Epigastrium mit einer fast planen Ventralfläche an. Eine nachweisbare Konvexität der ventralen Leberoberfläche im Sonogramm ist daher als Hinweis auf Lebervergrößerung zu werten (s. Abb. **10a**).
Die gesunde Leber weist eine scharfrandige und spitzwinklige Begrenzung auf. Eine physiologische Abrundung besteht nur an der kranialen und dorsalen Begrenzung durch das Diaphragma.
Im Längsschnitt gilt ein Winkel des inferioren Leberrandes rechts bis 75°, des inferioren linken Leberrandes bis 45° und im Querschnitt des linken lateralen Leberlappens bis 45° als normal. Bei sehr klein angelegten linken Leberlappen kann sich der letztgenannte Winkel jedoch vergrößern (55).
Im allgemeinen geht die Vergrößerung der oben genannten Winkel in Kombination mit einer Abrundung des Leberrandes, besonders am linken Lappen, immer mit einer Lebervergrößerung einher (Abb. **6**) (55).
Umschriebene Formveränderungen wie Vorwölbungen oder Einziehungen der Leberoberfläche (s. Abb. **12a, 13a, 50c, 53, 56a** u. **59a**) sowie eine Verschiebung der normalen Volumenrelation zwischen linkem und rechtem Leberlappen können Hinweise auf umschriebene oder das ganze Organ betreffende pathologische Veränderungen sein. Solche Konturveränderungen werden anhand der Strukturbeurteilung der betreffenden Region weiter abgeklärt (46).
Die Darstellung *vaskulärer* und *biliärer Strukturen* im Leberareal und in der Leberpforte ermöglicht eine rasche topographische Orientierung und erleichtert die Interpretation sonographischer Befunde. Die einzelnen Gefäß- bzw. Gangsysteme sind aufgrund ihrer Topographie und typischer sonographischer Kriterien zu identifizieren und voneinander zu differenzieren.
Die *Lebervenen* können anhand ihrer Kontur, ihres charakteristischen Verlaufs und respiratorischer Kaliberschwankungen eindeutig dargestellt und von anderen Gefäßstrukturen differenziert werden. Der rechte, mittlere und linke Lebervenenast, in die die Segmentvenen einmünden, ziehen von der Peripherie nach zentral unter Zunahme ihres Kalibers geradlinig wie „Speichen eines Rades" kurz unterhalb des Zwerchfells in die V. cava inferior (Abb. **7**) (13, 15, 16).
Ihr Durchmesser beträgt in der Regel 2 mm, vor der Konfluenz nicht mehr als 5 mm; der normale Maximaldurchmesser liegt hier bei 1 cm (55). Lebervenen zeigen – bei senkrechtem Einfall des Schallstrahls auf die Venenwand – zarte, ca. 1 mm dicke Wandreflexe (Abb. **7b**).
Eine sog. „Uferbegrenzung" durch perivasales Bindegewebe wie bei Portalvenenästen stellt sich nicht dar. Der verschiedenartige Gefäßverlauf und die „Uferbegrenzung" erlauben eine eindeutige Differenzierung der beiden intrahepatischen Venensysteme.
Wie in der V. cava inferior finden sich auch in den Lebervenen flußbedingte Turbulenzen, die intraluminäre „fließende Echos" in Flußrichtung erzeugen (9, 55).
Die *V. portae* liegt ventral der V. cava inferior und des Lobus caudatus und zweigt sich im Leberhilus in intrahepatische Äste auf (Abb. **8a**). Sie läßt sich

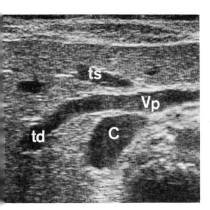 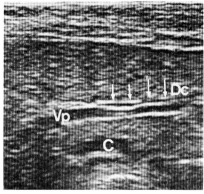 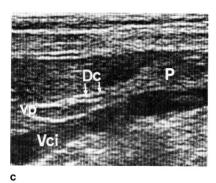

Abb. 8 Topographie der Leberpforte.
a Aufteilung der V. portae (Vp) in Truncus dexter (td) und sinister (ts). (C = V. cava inferior).
b Schrägschnitt in Verlaufsrichtung der V. portae. Der Hauptstamm der V. portae (Vp) setzt sich in den rechten Portalast fort. Ventral der Ductus choledochus (Dc) (→). (C = V. cava inferior).
c Längsschnitt rechts paramedian. Spitzwinklig von kaudal nach kranial vor der V. cava inferior (Vci) verlaufende V. portae (vp) (Dc = Ductus choledochus →) P = Pankreaskopf).

im Querschnitt von ihrem Beginn (s. Abb. 2), der Konfluenz der V. mesenterica superior und V. lienalis, bis an ihre Aufzweigung in den rechten und linken Portalast abbilden. Der rechte Pfortaderast kann als Fortsetzung des Hauptstammes angesehen werden (Abb. **8a** u. **b**), während der Truncus sinister nach links kranial und ventral zieht (Abb. **8a**) (16). Im Längsschnitt verläuft die V. portae spitzwinklig zur V. cava inferior (55) von kaudal nach kranial und wird dorsal durch die V. cava inferior und ventral durch Gallengang und linken Leberlappen begrenzt (Abb. **8c**).
Intrahepatische Portaläste sind an ihrem Ursprung aus der V. portae im Leberhilus und an ihrer, durch Gefäßwand und periportales Bindegewebe hervorgerufenen, reflexogenen „Uferbegrenzung" zu erkennen (s. Abb. 7). Bei anatomisch günstigen Verhältnissen läßt sich die *A. hepatica communis*, bzw. die *A. hepatica propria* vom Truncus coeliacus bis zum Leberhilus verfolgen. Die A. hepatica propria ist vom Ductus choledochus durch ihren Ursprung aus dem Truncus coeliacus und selten auch durch arterielle Pulsation zu differenzieren (Abb. **9a**). Die intrahepatischen Äste der A. hepatica sind wegen ihres geringen Kalibers meist nicht mehr zu erkennen.
Intrahepatische Gallengänge, die ventral der Portalvene in deren unmittelbarer Nachbarschaft verlaufen, sind sonographisch nur unter günstigen Abbildungsbedingungen darstellbar.
Die *extrahepatischen Gallenwege* sind mit hochauflösenden Real-time-Geräten sonographisch

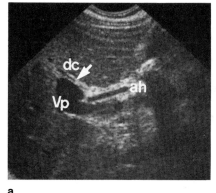 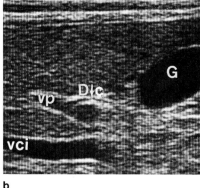

Abb. 9 Topographie der Leberpforte (Gefäßstrukturen).
a Schrägschnitt durch die Leberpforte. Vor der V. portae (Vp) die A. hepatica popria (ah) und der zarte Ductus choledochus (dc) (→).
b Längsschnitt von ventrolateral auf die V. cava inferior gerichtet. Typische Trias: Dorsal die V. cava inferior (vci), ventral davon die V. portae (vp) und der Ductus choledochus (Dc) (→) (G = Gallenblase).

häufig abzubilden. In ca. 70% ist im Querschnitt der *Ductus choledochus* in der Leberpforte ventral der V. portae im Lig. hepatoduodenale und rechts lateral der A. hepatica propria als 3-4 mm weite tubuläre Struktur sichtbar (Abb. **8b** u. **9a**).
Auch im Längsschnitt über der V. cava inferior zeigt sich der distale Anteil des Ductus choledochus als ventrokaudal der V. portae gelegene und zum Pankreaskopf hin verlaufende Struktur (Abb. **8c**). Auch im von ventrolateral auf die V. cava inferior gerichteten Längsschnitt sieht man in Form der typischen „Trias" die V. cava inferior dorsal, ventral davon die V. portae und den zarten Gallengang (Abb. **9b**).

Untersuchungstechnik

Untersuchungsablauf

Eine spezielle Vorbereitung ist nicht erforderlich, der Patient sollte jedoch nüchtern sein, um eine maximale Füllung der Gallenblase zu gewährleisten.
Die Sonographie der Leber wird in *Rücken-* oder *Linksseitenlage* in tiefer Inspiration bei Atemstillstand vorgenommen. Der inspiratorische Atemstillstand ist bei tiefstehenden Lebern und besonders bei der Verwendung von Sektorscannern oft nicht unbedingt notwendig.
Ultraschallgeräte mit schnellem Bildaufbau (Parallel- und Sektorscan-Real-Time-Geräte, Schallkopffrequenz von 2,2-3,5 MHz) erlauben durch kontinuierliches Verschieben und Anwinkeln des Applikators eine wenig zeitraubende, umfassende Untersuchung der Leber und der Gallenblase. Besonders vorteilhaft ist die Real-Timemethode zur Untersuchung dynamischer Vorgänge, z. B. der Zwerchfellexkursionen oder der raschen Identifikation größerer und kleinerer Blutgefäße und des Gallengangsystems. Die Untersuchung beginnt nach Auftragen eines Kopplungsmaterials (Gel, Paraffinöl) im *Längsschnitt* bei tiefer Inspiration, damit die Leber möglichst tief unter dem Rippenbogen hervortritt. Nach Darstellung des linken Leberlappens bis in die links lateralen Abschnitte und der Aorta wird der Schallkopf in einer kontinuierlichen Bewegung nach rechts verschoben, bzw. gekippt, wobei zunächst das Übergangsgebiet vom linken zum rechten Leberlappen vor der V. cava inferior zusammen mit dem Lobus caudatus und dem Lobus quadratus, die lagevariable Gallenblase, einschließlich der rechts lateralen und dorsalen Leberabschnitte ventral und kranial der rechten Niere abgebildet wird.
Mit einem Sektorscanner ist die Leber im Längsschnitt von der Zwerchfellkuppe bis zum Unterrand zusammen mit der rechten Niere darstellbar (s. Abb. **5** u. **10c**). In diesem Schnitt wird der kraniokaudale Leberdurchmesser in der Medioklavikularlinie bestimmt.
Im Anschluß daran erfolgt der *subkostale Schrägschnitt,* der - parallel zum rechten Rippenbogen geführt - die größten, vorwiegend subkostalen Leberanteile bis zur Zwerchfellkuppe darstellt und sich als die geeignetste Schnittebene zur allgemeinen Beurteilung der Leberstruktur und der Lebervenen erwiesen hat. In dieser Position gelingt auch die Darstellung von Perikard-und Pleuraergüssen.
Anschließend wird die Leber im *Querschnitt* durch Verschieben des Schallkopfes von kranial nach kaudal untersucht. Dies gestattet insbesondere eine Orientierung über die Größe des linken Leberlappens. Darüber hinaus stellen sich das Lig. falciforme, der Leberhilus mit der V. portae und der Ductus choledochus, die Gallenblase, das Pankreas, der Magen und die großen Oberbauchgefäße dar.
Zur Beurteilung der Leberanteile, die rechts lateral der Thoraxwand anliegen, hat sich die Untersuchung mit einem Sektorscanner bewährt. Mit einem Parallelscanner ist dies nicht immer möglich. Hier empfehlen sich die Untersuchung von lateral durch die rechte seitliche Thoraxwand sowie die interkostale Schnittführung, evtl. in Linksseitenlage (46). Die Untersuchung im *Querschnitt* zeigt am besten die topographische Beziehung von Leber- und Leberpforte zu den angrenzenden Organen Gallenblase, Nieren, Pankreas sowie den großen Oberbauchgefäßen.
Bei Verdacht auf einen diffusen Leberschaden gehören die Untersuchung der Milz und der Pfortader sowie die Suche nach Aszites zur vollständigen Leberuntersuchung.
Bei der Sonographie der Leber sind patientenseitige, untersuchungstechnische Hindernisse zu beachten, die in einigen Fällen eine suffiziente Untersuchung unmöglich machen (behinderte Ankopplungsmöglichkeit des Schallkopfes, begrenzte Eindringtiefe des Schallstrahls und Reflexion des Schallstrahls an Gas).

Grenzen der Lebersonographie durch den Patienten

1. *Behinderte Ankopplung des Schallkopfes* durch:
a) Operationsnarben,
b) starke Stammbehaarung, schuppende Hauterkrankungen,
c) Verbände, offene Wunden, Drainagen, hochsitzenden Anus praeter, Fistel.

2. *Begrenzte Eindringtiefe des Schalls:*
a) Adipositas permagna, starke Leberverfettung (applikatorferne Leberabschnitte),

b) ausgeprägte Muskulatur,
c) verminderte Zwerchfellbeweglichkeit, -parese,
d) Verständigungsschwierigkeiten.

3. *Behinderung durch extreme Impedanzsprünge:*
Reflexion des Schalls an Gas
(bei Meteorismus, nach Endoskopie, Laparaskopie oder Abdominaloperation mit freier Luft; bei Interposition von Darmschlingen zwischen Leber und Bauch- bzw. Thoraxwand [Chilaiditi-Syndrom]).

Ultraschallgezielte Punktion

Bei unklaren, umschriebenen Raumforderungen der Leber ist eine ultraschallgezielte *Feinnadelpunktion* unter sterilen Bedingungen in Lokalanästhesie mit anschließender zytologischer Untersuchung des Aspirats durchführbar.
Dabei sind zwei *Punktionstechniken* möglich:
1. Es können Multielementtransducer mit veränderter Kristallanordnung und mittelständiger Öffnung zur Nadelführung („Biopsieschallköpfe") sowie Zusatzvorrichtungen, die seitlich auf den Schallkopf aufgesteckt werden, verwendet werden. Diese Geräte ermöglichen eine gezielte Punktion unter *permanenter Sichtkontrolle.* Hierbei ist die Nadelspitze, insbesondere in zystischen Prozessen, auf dem Monitor abgrenzbar. So sind Punktionen auch kleinerer Läsionen auf kürzestem Punktionsweg und wahlweise Aspiration aus Wand oder Zentrum einer Läsion möglich (44).
2. Steht ein Spezialtransducer oder ein Zielgerät nicht zur Verfügung, kann die zu punktierende Läsion im schnellen B-Bild aufgesucht und die Koordinatenachse mit Hilfe eines schallschattengebenden Markierungsstäbchens bestimmt werden. Die günstigste Punktionsstelle wird auf der Hautoberfläche markiert. Punktionstiefe und -winkel werden sonographisch bestimmt. Die Punktion wird dann blind durchgeführt (sog. „Freihandpunktion") (42). Die Kontrolle der Nadellage ist besonders bei Zysten mit seitlich versetztem Applikator möglich.
Bei Verwendung der elastischen Shiba-Nadel mit einem Außendurchmesser von 0,7 mm ist das Risiko vernachlässigbar gering (65). Lediglich der Verdacht einer Echinokokkuszyste und ein pathologischer Gerinnungsstatus gelten als Kontraindikation (42). Wird ein Hämangiom vermutet, sollte die Feinnadelpunktion ebenfalls unterlassen und die Diagnoseklärung primär durch Computertomographie mit Bolusinjektion oder Angiographie herbeigeführt werden.

Befunddokumentation

Die *bildliche Dokumentation* erfolgt mit Polaroid- oder Multiformatkamera, so daß das Untersuchungsergebnis weitergegeben, archiviert und bei Verlaufskontrollen zum Vergleich herangezogen werden kann. Bei der Aufzeichnung einer pathologischen Leberläsion ist auf eine topographiegerechte und von anderen Untersuchern nachvollziehbare Darstellung zu achten. Zur Dokumentation eines sonographischen Normalbefundes der Leber genügen im allgemeinen ein Querschnitt in Höhe der Leberpforte, ein Längsschnitt durch den rechten Leberlappen in der Medioklavikularlinie sowie ein Subkostalschnitt, bei diffusen Leberparenchymerkrankungen zusätzlich ein Längsschnitt durch den linken Leberlappen.
Das sofortige Diktat des Untersuchungsergebnisses im Anschluß an die Sonographie ist anzuraten. Es werden Größe, Form, Lage, Struktur und palpatorische Verformbarkeit der Leber sowie das hepatobiliäre Gefäßsystem beschrieben. In einer zusammenfassenden Beurteilung wird der Befund – auch unter Berücksichtigung klinischer Daten und radiologischer Voruntersuchungen – unter Beachtung methodischer Grenzen der Sonographie interpretiert.

Diffuse Leberparenchymerkrankungen

Bei der sonographischen Beurteilung von Leberparenchymerkrankungen wird die Leber anhand mehrerer *sonographischer Kriterien* beurteilt:
1. Größe,
2. Form (Kontur, Randkriterien, umschriebene Formveränderungen),
3. Strukturmuster (Dichte, Gleichmäßigkeit der Echoverteilung, Größe, Zahl und Intensität der Einzelechos, Vergleich der Strukturdichte der Leber mit benachbarten Organen – rechte Niere, Zwerchfell, Pankreas),
4. Schalleitung,
5. Zahl, Verlauf und Weite der Lebergefäße und Gallengänge.

Zusätzlich werden *extrahepatische Parameter* wie Milzgröße, Weite der Pfortader und Vorliegen eines Aszites als auxiliäre Kriterien zugezogen. Auch das Verhalten der Leber unter gezielter *Palpation* wird mitbewertet.
Diffuse Leberparenchymerkrankungen gehen meist mit einer Lebervergrößerung sowie einer Änderung von Form und Struktur einher. Eine eindeutige Zuordnung bestimmter sonographischer Einzelkriterien zu einer Leberparenchymerkrankung

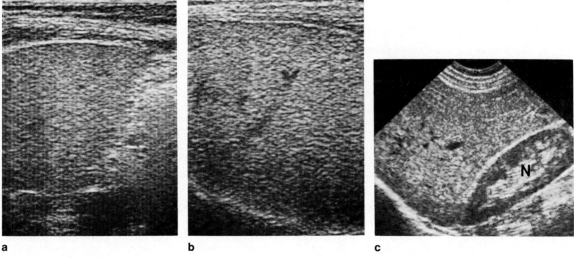

Abb. 10 Leberverfettung.
a 38 J., ♀, Längsschnitt links paramedian durch den linken Leberlappen. Deutlich vergrößerter und strukturdichter linker Leberlappen mit kaum abgrenzbaren Organkonturen. Abrundung der Leberkante.
b Subkostalschnitt durch die strukturverdichtete Leber. Lebervenen kaum abgrenzbar. Verstärkte Schallabsorption in den applikatorfernen Leberabschnitten.
c Längsschnitt des rechten Leberlappens durch die rechte Niere (N). In der Medioklavikularlinie (Sektorscan) ausgeprägte Differenz zwischen der Reflexdichte von Leber und Niere durch die Leberverfettung.

ist nicht möglich, allerdings ermöglicht dies die Kombination mehrerer Merkmale und die Berücksichtigung extrahepatischer Symptome (29, 36).

Leberverfettung

Bei der Leberverfettung kommt es zu einer hepatozellulären Anreicherung von Fett, das mikroskopisch in Tropfenform sichtbar wird.
Die Fettleber ist die häufigste und wichtigste Hepatose, da sie als potentielle Vorstufe der Zirrhose anzusehen ist.
Häufigste Ursache ist übermäßiger Alkoholgenuß; sie wird aber auch nach Virushepatitiden und Intoxikationen sowie bei Diabetes mellitus, chronischer Cholestase, Lebervenenobstruktion, chronischer Herzinsuffizienz, Hämochromatose und Morbus Wilson beobachtet. In der Regel erstreckt sich die Verfettung gleichförmig diffus über die ganze Leber; es gibt jedoch relativ häufig auch unregelmäßige Verfettungen (7). Oft ist die Fettleber deutlich palpabel vergrößert. Eine Splenomegalie entwickelt sich erst nach zirrhotischem Umbau.

Ultraschallbefunde
Die diffuse Leberverfettung wird in erster Linie aufgrund einer Zunahme der *Reflexdichte* („weiße Leber") diagnostiziert (Abb. 10) (36, 46). Bei Verfettung 1. Grades läßt sich die Reflexibilität nicht von der eines Lebergesunden unterscheiden; sie steigt jedoch mit dem Verfettungsgrad stetig an (47). Allerdings ist zu berücksichtigen, daß auch die Echoverstärkung am Gerät das Reflexmuster beeinflußt. Deshalb ist eine normierte Einstellung der Verstärkungswerte notwendig.
Die Zunahme von Anzahl, Intensität und Dichte intrahepatischer Strukturreflexe mit gleichmäßiger Verteilung (Abb. 10) bewirkt, daß die Leber gegen die Umgebung (Zwerchfell, Pankreas, retroperitoneales Fettgewebe) konturell schlecht abgrenzbar ist (Phänomen der „verwaschenen Kontur" und schwer erkennbaren Organgrenzen) (Abb. 10a) (47). Darüber hinaus ist auch der Bildkontrast zum ansonsten reflexreichen periportalen Bindegewebe herabgesetzt, z. T. in den peripheren Portalgefäßabschnitten völlig verschwunden (Abb. 10b) (46).
Obwohl die rein visuelle Beurteilung der Intensität der Echoreflexion gerade bei geringer Strukturvermehrung subjektiv gefärbt ist (29) und auch von der Geräteeinstellung und vom Gerätetyp abhängt (47), läßt der intraindividuelle Vergleich der Strukturdichte der Leber mit derjenigen der mitabgebildeten, *normalen* rechten Niere im Längsschnitt eine ziemlich gute Abschätzung des Echobesatzes der Leber zu (5, 6, 20). Bei Leberparenchymerkrankungen, insbesondere bei Verfettung, steigt die Echodichte im Vergleich zur *gesunden* rechten Niere deutlich an (Abb. 10c) (5, 20, 29).
Weitere Kriterien für eine Leberverfettung sind *Kontur- und Volumenänderung*. Die in ca. 75% bestehende Lebervergrößerung erweist sich aber als unspezifisches Symptom, da eine fehlende Volumenzunahme die Verfettung nicht ausschließt (5, 36). Eine Abrundung des Leberrandes mit deutlich konvexer Vorder- und Rückfläche –

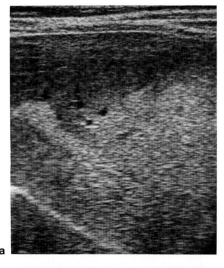
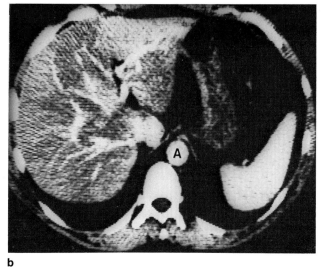
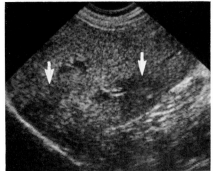

Abb. 11 Regionale Leberverfettung.
a 44 J., ♂, Subkostalschnitt. Applikatornah regelrechtes Reflexmuster, applikatorfern strukturdichte Leber durch regionale Verfettung.
b CT: disseminierte hypodense Areale im rechten und linken Leberlappen durch Verfettung. Teilanschnitt von Leber- und Portalvenen nach Bolusinjektion (A = Aorta).
c 38 J., ♂, Längsschnitt durch den rechten Leberlappen. Vorwiegend strukturverdichtete Leber (Verfettung) mit unregelmäßig konfigurierten echoärmeren Herden (→), die noch normal reflektierendem Lebergewebe entsprechen.

besonders gut am linken Leberlappen demonstrabel – spricht für die Organvergrößerung (Abb. **10a**).
Darüber hinaus führt die Verfettung in fortgeschrittenen Fällen zu einer *Schallschwächung* in den applikatorfernen Leberanschnitten, obwohl die abstandsbedingte Schallschwächung durch eine entsprechend angepaßte Ausgleichsverstärkung im Normalfall kompensiert wird (Abb. **10b**) (47). Schwierig wird die sonographische Diagnose, wenn die Verfettung nicht diffus und gleichmäßig in der Leber verteilt ist, sondern *herdförmig* auftritt (Abb. **11**). Wegen des fokalen Charakters dieser Veränderungen ist eine Trennung von anderen herdförmigen Leberveränderungen nicht immer möglich (6, 43, 51). Fehlende Vorwölbungen der Leberoberfläche sowie regelrechte Gefäßverläufe ohne Verlagerungen sprechen für die lokale Verfettung und gegen Metastasen (5).
Differentialdiagnostisch ist wichtig, daß andere Leberparenchymerkrankungen wie Leberfibrosen, Glykogen- und Lipoidspeicherkrankheiten ebenfalls mit einer erhöhten Strukturdichte einhergehen und sonographisch von der Leberverfettung nicht immer differenziert werden können (52). Ein Übergang in eine Fettleberhepatitis oder -zirrhose entgeht der Sonographie, sofern nicht bei letzterer schon Zeichen einer portalen Hypertension zu erkennen sind.

Leberzirrhose

Die Leberzirrhose ist eine Erkrankung mit besonderen morphologischen und klinischen Merkmalen, die je nach Ätiologie und Pathogenese variieren. Für die sonographische Beurteilung einer zirrhotischen Leber interessieren besonders die makroskopischen Veränderungen einzelner Zirrhoseformen. Bei der *portalen Zirrhose* weist die Leber unterschiedliche Größe, eine feinhöckrige Oberfläche und eine zarte Kapsel auf. Auf der Schnittfläche imponieren uniforme, pfefferkorn- bis erbsgroße Knötchen. Die Veränderungen sind regelmäßig angeordnet. Breite Narbenfelder und grobe Parenchymknoten kommen nicht vor.
Bei der *postnekrotischen Leberzirrhose* besteht die Leber aus erbs- bis faustgroßen Parenchymbezirken, zwischen denen breite Narben, bzw. Bindegewebszüge verlaufen. Größe und Aufbau der Parenchyminseln und Ausdehnung der Bindegewebszüge wechseln von Region zu Region. Die *biliäre Zirrhose* zeigt meist eine vergrößerte Leber mit relativ glatter, feingranulärer Oberfläche, die

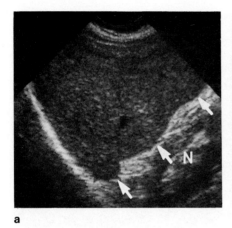 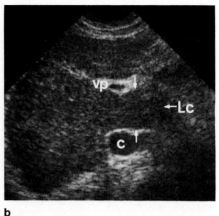

a   b

Abb. 12 Kleinknotige Leberzirrhose.
a 52 J., ♂, Längsschnitt durch den rechten Leberlappen und die Niere (N). Nur gering vergröbertes Leberparenchymmuster mit leichter Buckelung der Facies visceralis (→).
b Querschnitt in Höhe der Leberpforte. Deutlich vergrößerter Lobus caudatus (Lc) (→) zwischen V. portae (vp) und V. cava inferior (C). Keine Zeichen der portalen Hypertension.

Schnittfläche eine geringe Knotung und perilobulär ein bindegewebiges Netzwerk (7).

Häufigste und wichtigste *Ursachen der Leberzirrhose* sind die chronische Hepatitis und der chronische Alkoholismus. Seltenere Ursachen sind Cholangitiden, Cholestasesyndrome, Hämosiderose, chronische Rechtsinsuffizienzen des Herzens, Morbus Wilson und – bei Kindern – die zystische Pankreasfibrose oder eine Galaktosämie.

Ultraschallbefunde
Die sonographische Feststellung „Leberzirrhose" entsprechend den verschiedenen Formen und Stadien ist eine *„Mosaikdiagnose"*, die erst durch die Kombination mehrerer Kriterien zustande kommt.

Im Vordergrund (ca. 75%) (6) steht bei der Erstdiagnose die *Organvergrößerung* mit auffallender Konvexität der ventralen Leberoberfläche und plump abgerundetem Unterrand, ein Phänomen, das besonders gut am linken Leberlappen demonstrabel ist. Die Konturen sind glatt („glatte Zirrhose") (47); umschriebene Konturveränderungen und Protuberanzen sind bei vergrößerten Lebern selten (Abb. 12a).

Liegt bereits ein Aszites vor, werden jedoch auch in diesem Stadium kleine Knoten an der Leberoberfläche sonographisch sichtbar. Zusätzlich zeigt sich eine deutliche, oft unregelmäßige *Zunahme der Strukturdichte* (Abb. 13b u. 15a), häufig verbunden mit einer *Schallschwächung* im Bereich der applikatorfernen Leberregionen (47),

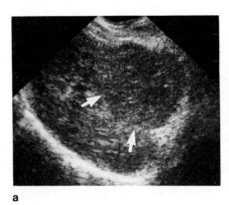 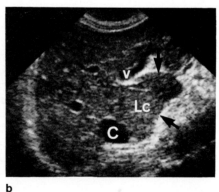

a   b

Abb. 13 Grobknotige Leberzirrhose.
a 50 J., ♀, Längsschnitt durch den verkleinerten rechten Leberlappen. Echoärmerer, tumorartiger Regeneratknoten (→) mit deutlicher Vorbuckelung der Oberfläche und Abrundung des Leberrandes (laparaskopisch gesichert).
b Dieselbe Patientin, Querschnitt durch die Leberpforte. Deutlich vergrößerter und verplumpter Lobus caudatus (Lc) (→) zwischen der gerundeten, erweiterten V. cava inferior (C) und dem linken Portalvenenast (v).

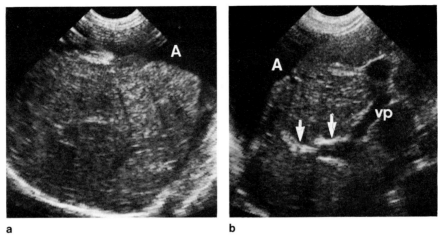

a b

Abb. 14 Leberzirrhose mit portaler Hypertension.
a 58 J., ♂, Subkostalschnitt. Verkleinerte, leicht gebuckelte formalterierte Leber mit unregelmäßig verstärktem Reflexmuster. Lebervenen und Periportalfelder kaum abgrenzbar. Aszites (A).
b Derselbe Patient, Querschnitt durch die Leberpforte. Der rechte und linke Portalast (vp) sind erweitert. Breite Periportalfelder (→). Aszites (A).

ein Merkmal, das auf die begleitende Fibrose hinweist (Abb. 12b) (55). Die heute häufige Verwendung höherer Schallfrequenzen führt jedoch ebenfalls zu einer echoärmeren Abbildung der applikatorfernen Leberabschnitte, besonders bei großem sagittalem Organdurchmesser; dies darf nicht als vermehrte Absorption wie bei Zirrhose fehlgedeutet werden.
Im fortgeschrittenen Zirrhosestadium und insbesondere bei der postnekrotischen, grobknotigen Form verkleinert sich die Leber, und es entstehen *Konturunregelmäßigkeiten*. Jetzt treten stärkere Konturalterationen durch unregelmäßig konfigurierte Regeneratknoten und narbige Einziehungen in Erscheinung (Abb. 13a).
Ein weiteres, diagnostisch wichtiges Zeichen bei fortgeschrittener Zirrhose ist die relative *Größenzunahme* des *Lobus caudatus* bei gleichzeitiger Schrumpfung des rechten Leberlappens (Abb. 12b u. 13b) (5, 25). Als Ursache wird vermutet, daß kurze Äste der A. hepatica und der V. portae, die den Lobus caudatus versorgen, weniger von irregulären Stenosen und Einengung betroffen sind als die versorgenden Äste des rechten Leberlappens (25). Durch Druck des vergrößerten Lobus caudatus auf die V. cava inferior ist in vielen Fällen eine Erweiterung und Rundung des infrahepatischen Anteils dieses Gefäßes nachweisbar, die auch unter Valsalva-Versuch konstant bleibt als Hinweis auf eine Druckerhöhung im infrahepatischen Anteil der V. cava inferior (Abb. 12b u. 13b). Auch Zahl, Verlauf und Weite sonographisch erfaßter *Lebergefäße* können zur Diagnostik der Leberzirrhose beitragen. Dabei sind die Vv. hepaticae und ihre Verzweigungen weniger stärker als die Portalvenen verändert. Kleinkalibrige Äste in der Peripherie verschwinden; in fortgeschrittenen

Fällen ist eine *„Trunkulisation"* des Venensystems mit nur noch einzelnen großen Ästen nachweisbar (Abb. 14) (29).
Die Äste der V. portae sind eingeengt und zahlenmäßig reduziert (9). Die Periportalfelder („Uferbegrenzung") können bis auf das Doppelte verbreitert sein (Abb. 14b). Bei fortgeschrittener Leberschrumpfung können Lebervenen und Pfortaderäste kaum oder nicht mehr abgegrenzt werden; die Leber hat dann sonographisch ihre Gefäßstruktur völlig verloren (Abb. 14).
Bei Respiration des Patienten und Palpation unter sonographischer Sicht imponiert eine *fehlende Verformbarkeit* der Leber; die Leber weicht als Ganzes aus.
Als *extrahepatische Symptome* der Leberzirrhose können die Zunahme der Milzgröße und der Weite der V. portae und der V. lienalis sowie das Vorliegen eines Aszites gewertet werden (Abb. 15).
Die Annahme eines erhöhten Drucks in der Milzvene bzw. in der Pfortader aufgrund einer Zunahme des Gefäßdurchmessers erscheint unsicher (36). Allerdings ist eine portale Hypertension mit intrahepatischem Block zu unterstellen, wenn die Weite der frei durchgängigen Pfortader 2 cm (Abb. 16), der Milzvene 1,5 cm im Durchmesser übersteigt (Abb. 15c) (36, 55) und sich die Erweiterung des Portalvenensystems bis in den rechten und linken Pfortaderast fortsetzt.
Auch die Erweiterung des von BAUMGARTEN beschriebenen physiologischen „Restkanals" in der Nabelvene bei portaler Hypertension *(Cruveilhier-von-Baumgarten-Syndrom)* ist sonographisch diagnostizierbar (Abb. 17) (5, 32). Die Umbilikalvene kann dann als duktale, vom linken Pfortaderast ausgehende, echofreie Struktur im

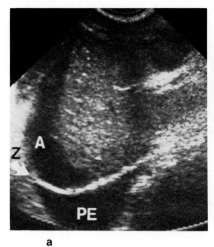 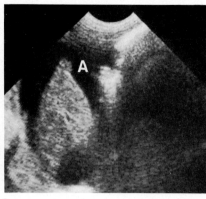 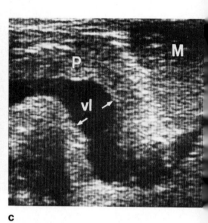

Abb. 15 Leberzirrhose mit portaler Hypertension.
a 48 J., ♀, Querschnitt durch die Leberpforte. Geschrumpfte Leber mit verstärktem Reflexmuster. Distanzierung der Leber von der Bauchwand durch Aszites (A). Dorsal des echogenen Zwerchfells (Z) (→) Pleuraerguß (PE).
b Querschnitt durch den kaudalen Anteil des nach ventral spitz zulaufenden, rechten Leberlappens, der von Aszites (A) umgeben ist.
c Auxiliäre extrahepatische Symptome der portalen Hypertension. Querschnitt durch das Pankreas (P). Massive Erweiterung der V. lienalis (vl) auf 2,5 cm (↔). Splenomegalie (M).

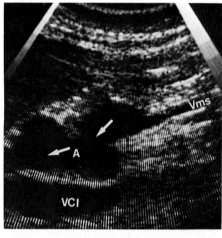

Abb. 16 Extrahepatisches Portalvenen-„Aneurysma" bei portaler Hypertension durch Leberzirrhose. 56 J., ♂, Längsschnitt rechts paramedian durch die V. cava inferior (vci). Aneurysmaartig dilatierter Portalvenenstamm (A), in den die V. mesenterica superior (Vms) einmündet (Gefäßverlauf durch Pfeile markiert).

Lig. teres hepatis dargestellt werden, die sich unterhalb der Bauchdecke bis in Nabelhöhe fortsetzt (Abb. 17) (5, 9). Ein simultan vorliegendes, klinisch sichtbares Caput medusae ist dabei zwar häufig, aber nicht obligat (32).

In einigen Fällen ist eine Leberzirrhose besonders bei Hepatomegalie mit welliger Oberfläche und rundlichen Vorwölbungen oder Strukturunregelmäßigkeiten durch Regeneratknoten nicht immer von einer kleinknotigen Metastasierung zu trennen.

Eine Schallschwächung in den applikatorfernen Leberpartien, eine Leberverkleinerung und Zeichen der portalen Hypertension sprechen in zweifelhaften Fällen eher für die Zirrhose.

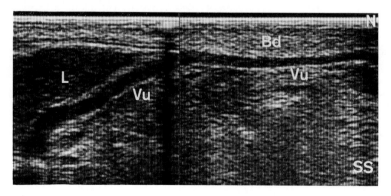

Abb. 17 Rekanalisierte Umbilikalvene (Cruveilhier-von Baumgarten-Syndrom). 61 J., ♀, Längsschnitt durch den linken Leberlappen (L) (zusammengesetztes Bild). Die wiedereröffnete Umbilikalvene (Vu) ist unter dem linken Leberlappen aus dem Portalvenenstamm abgehend bis in Höhe der Nabels (N) mit Schallschatten (SS) zu verfolgen. Klinisch kein Caput medusae (Bd = Bauchdecke).

Andere Leberparenchymerkrankungen

Weitere wichtige Leberparenchymerkrankungen sind endogene und exogene Hepatosen, akute und chronische Entzündungen und die Fibrose. Wegen ihrer Häufigkeit sei kurz auf die akute und chronisch aggressive sowie persistierende Hepatitis eingegangen.

Eine sonographische Untersuchung der *akuten Hepatitis* ist nur selten indiziert. Die Leber ist meist vergrößert, randabgestumpft und zeigt infolge des Ödems eine gute Schalleitung. Sie ist in ihrer Konsistenz vermehrt und meist druckempfindlich. Oft sind eine mäßige Milzvergrößerung und eine große, atonische Gallenblase zu beobachten. Bei der *chronischen Hepatitis* zeigt sich meist eine unspezifische Organvergrößerung mit Konturabrundung ohne charakteristische Reflexveränderung (Abb. 18). Dieser Befund ist – ohne Kenntnis der klinischen Diagnose – nur als unspezifische Hepatomegalie zu werten. Ohne Organvergrößerung, Reflexveränderungen und/ oder Zeichen der portalen Hypertension entgeht die chronische Hepatitis der Sonographie fast regelmäßig. Erst bei fortgeschrittener Erkrankung findet man eine zunehmende Strukturverdichtung mit vermehrter Schallschwächung und die Symptome einer portalen Hypertension als Ausdruck eines zirrhotischen Umbaues.

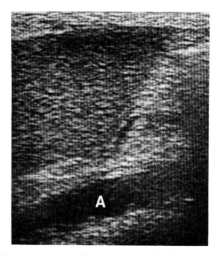

Abb. 18 Chronisch persistierende Hepatitis. 36 J., ♂, Längsschnitt links paramedian durch die Aorta (A). Unspezifische Hepatomegalie mit Abrundung des Leberrandes ohne charakteristische Veränderung des Reflexmusters.

Zirkulationsstörungen der Leber

Zirkulationsstörungen der Leber lassen sich pathologisch-anatomisch in

1. Störungen des arteriellen,
2. Störungen des portovenösen Zuflusses und
3. Störungen des venösen Blutabflusses einteilen.

Bei Störungen des arteriellen Blutzuflusses besitzt der Gefäßverschluß vorrangige Bedeutung. Er wird verursacht durch Embolien, Thrombosen, Erkrankungen der Gefäßwand, Traumen und iatrogenen Verschluß (10).

Bei *Unterbrechung des portovenösen Zuflusses* handelt es sich vorwiegend um die Pfortaderthrombose, bei der je nach Lokalisation radikuläre, trunkuläre und intrahepatische Verschlüsse unterschieden werden (7). Der Verschluß des Hauptastes der V. portae als mögliche Folge einer Tumorinvasion, nach Pankreatitis oder Schistosomiasis verläuft anfänglich für die Leber folgenlos; erst nach längerer Zeit kann eine Atrophie der Leber resultieren. Wird das akute Krankheitsbild überlebt, kommt es zur Ausbildung einer portalen Hypertension.

Unter *venösen Abflußstörungen* werden zwei Hauptformen unterschieden: eine Rückstauung durch Abflußbehinderung der V. cava inferior mit den verschiedenen Stadien der Stauungsleber und die Abflußstörung durch pathologische Prozesse im Bereich der Vv. hepaticae und ihrer vorgeschalteten Abschnitte als morphologisches Substrat des Budd-Chiari-Syndroms (7).

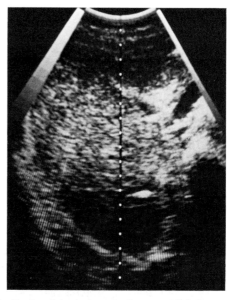

Abb. 19 Postpartaler Leberarterienverschluß. Querschnitt. Untersuchung 7 Wochen nach Akutsymptomatik. Normal große Leber mit echodichtem Herd (Infarktnarben).

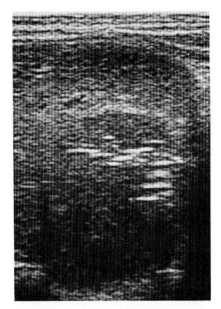

Abb. 20 Intraparenchymatöse Gasansammlung. Zustand nach Embolisation eines primären Leberzellkarzinoms. 76 J., ♂, Subkostalschnitt. Im echoärmeren Tumor multiple streifenförmig angeordnete, große Echokomplexe mit dorsalem Schallschatten als Hinweis auf Gasbildung im Tumor.

Ultraschallbefunde

Arterielle Lebergefäßverschlüsse sind selten und werden nur in Ausnahmefällen einer Sonographie zugeführt. Da von der A. hepatica meist nur der Anfangsabschnitt sonographisch abgrenzbar ist, ist die Unterbrechung des arteriellen Zustroms vorwiegend an *indirekten Zeichen* wie einer Hepatomegalie und erst nach Wochen auftretender echoreicher Zonen i. S. von Leberinfarkten erkennbar (Abb. 19) (10). Bei einer Infektion ischämischer Bezirke können sich *Leberabszesse* entwickeln, die als runde, echoarme Herde imponieren (10).

Bei gezielter Embolisierung oder chirurgischer Ligatur der Leberarterie als Palliativmethode bei inoperablen, primären oder sekundären Lebertumoren bietet sich die Sonographie zur Verlaufskontrolle an, um eine Gasbildung im Tumor, eine Abszedierung oder Einschmelzung bzw. Tumorverkleinerung zu verifizieren (Abb. 20) (5).

Bei jeder unklaren *portalen Hypertension* und normal großer bzw. verkleinerter Leber sollte sonographisch nach einer *Pfortaderthrombose* als Ursache für einen prähepatischen Block geforscht werden. Da die Portalvene in fast 97% darstellbar ist (40), ist eine Aussage über ihre Weite und Durchgängigkeit fast immer möglich. Eine Beurteilung der Flußrichtung und Druckverhältnisse gelingt sonographisch jedoch nicht. Die fehlende Abbildung der V. portae in der Leberpforte bei gleichzeitiger portaler Hypertension mit Erweiterung der V. lienalis und der V. mesenterica superior ist als Hinweis auf einen Pfortaderverschluß zu werten (22, 40, 41, 53).

In einigen Fällen gelingt der *direkte Thrombusnachweis* als echoarme (frischer Thrombus) oder echogene Struktur (älterer, organisierter Thrombus) innerhalb der normalerweise echofreien Pfortader (Abb. 21) (9). Primär tumoröse, meist metastatisch bedingte *Stenosen der V. portae* bieten ebenfalls einen gut erkennbaren Befund (Abb. 22) (9, 41). Bei der *kavernösen Transformation der Pfortader* nach länger zurückliegendem Verschluß fehlt die kanalikuläre Struktur der V. portae in der Leberpforte. In deren ursprünglicher Lokalisation finden sich dann multiple, z. T. gewundene, tubuläre Strukturen mit unterschiedlicher Verlaufsrichtung i. S. überbrückender Kollateralen, die

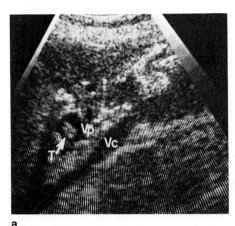
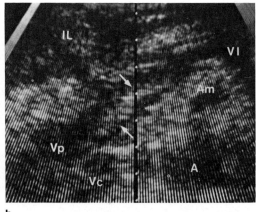

a   b

Abb. 21 Akute Pfortaderthrombose (bei inoperablem Pankreaskarzinom).
a 65 J., ♀, Längsschnitt rechts paramedian durch die V. cava inferior (Vc). In der erweiterten V. portae (Vp) echoreicher Thrombus (T) (→).
b Querschnitt durch das Pankreas. In der längsgetroffenen erweiterten V. portae (Vp) flottierender, nichtobturierender, echoreicher Thrombus (→ ←). (lL = li. Leberlappen, Vl = V. lienalis, Am = A. mesenterica superior, Vc = V. cava inferior, A = Aorta).

sich z. T. bis in das Gebiet der V. lienalis zurückverfolgen lassen (Abb. 23) (5, 9). Das seltene *Aneurysma der V. portae* hebt sich als liquide Raumforderung in der Leberpforte ab (s. Abb. 16) (9).

Mit Hilfe der Real-time-Technik ist bei günstigen Untersuchungsbedingungen auch die Durchgängigkeit einer *portokavalen Anastomose* überprüfbar. Unter Valsalva-Versuch läßt sich bei offenem Shunt neben der Dilatation der V. cava inferior auch eine Erweiterung der V. portae nachweisen, ein Phänomen, das bei Thrombose des Shunts ausbleibt (19).

Ein wichtiges Zeichen einer kardial bedingten, *venösen Abflußstörung* mit *akuter Leberstauung* ist die unspezifische Hepatomegalie mit leicht verminderter Echostruktur und Druckschmerz unter Palpation (Abb. 24). Auffallend sind die verbes-

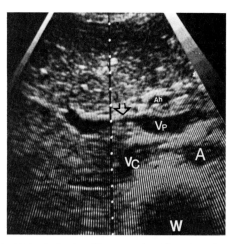

Abb. 22 Metastatische Stenose der V. portae im Leberhilus (beim metastasierenden Bronchialkarzinom). 58 J., ♂, filiforme Einengung (→ ←) der V. portae (Vp) im Leberhilus durch Lymphom (?). (W = Wirbelsäule, Vc. = V. cava inferior, A = Aorta, Ah = A. hepatica).

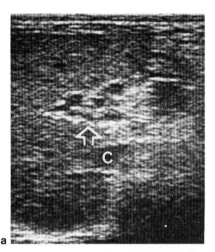

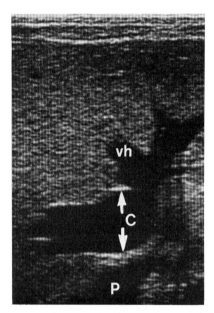

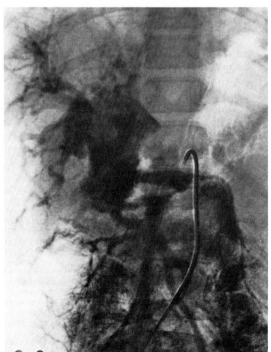

Abb. 24 Akute Stauungsleber bei Rechtsherzinsuffizienz. (60 J., ♀, Subkostalschnitt. Hepatomegalie mit verminderter Echostruktur und verbesserter Schalleitung. Deutlich erweiterte Lebervenen (vh) (⌀ 1,5 cm) und V. cava inferior (C) (⌀ 3,5 cm) (→←). Fehlende Lumenschwankung der Gefäße bei Respiration und Valsalva-Manöver. Begleitender Pleuraerguß (P).

◀ Abb. 23 Kavernöse Transformation der Pfortader nach postnataler Pfortaderthrombose.
a 14 J., ♂: Die V. portae ist nicht als tubuläre Struktur abgrenzbar. Multiple, gewundene Gefäßstrukturen (→) in der Leberpforte. (C = V. cava inferior).
b Portal-venöse Phase der Mesenterikographie (Subtraktion). Die V. mesenterica superior hat Anschluß an multiple, gewundene Gefäßstrukturen in der Leberpforte. Fehlende Füllung der V. portae.

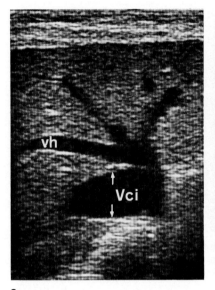 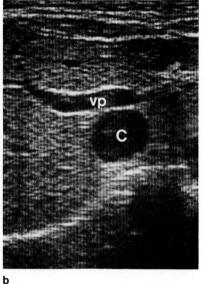

Abb. 25 Chronische Stauungsleber bei Rechtsherzinsuffizienz.
a 71 J., ♂, Subkostalschnitt. Normal große Leber mit verstärktem Reflexmuster. Mäßig erweiterte Lebervenen (vh) (∅ 1 cm) und stark erweiterte V. cava inferior (∅ 2,5 cm) (Vci).
b Querschnitt in Höhe der Leberpforte (vp = V. portae). Erweiterte und gerundete V. cava inferior (C).

serte Schalleitung des Organs und die gute Darstellbarkeit der applikatorfernen Leberpartien und des Zwerchfells, bedingt durch eine vermehrte Blutfülle des Organs (5, 55). Die definitive Diagnose der Stauungsleber ist jedoch erst aufgrund der Berücksichtigung vaskulärer und extrahepatischer Symptome der Rechtsherzinsuffizienz zu stellen. Die normalerweise ca. 2 cm vor der Einmündung in die V. cava inferior 4–5 mm im Durchmesser betragenden Lebervenen sind in diesen Fällen über 1 cm erweitert und zeigen keine Lumenschwankungen durch Herzaktionen oder Atemexkursion (Abb. 24 u. 25) (5, 9, 55).
Bei *Trikuspidalinsuffizienz* kann man unter Real-

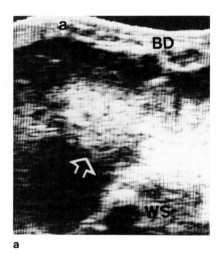

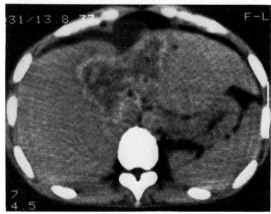

Abb. 26 Posthepatischer Block (Budd-Chiari-Syndrom) durch peripheres Cholangiokarzinom.
a 48 J., ♀, Querschnitt durch die kranialen Anteile des rechten Leberlappens. Großer, unregelmäßig begrenzter, echoreicher Tumor. Lebervenen nicht abgrenzbar als Hinweis auf Tumorkompression (BD = Bauchdecke, WS = Wirbelsäule).
b CT in Höhe des Leberhilus: Nach Injektion eines nierengängigen Kontrastmittels fleckige Kontrastanreicherung im Leberparenchym als Ausdruck gestörter Perfusion.
c Die CT 3 Min. nach Bolusinjektion zeigt die fleckige Kontrastanreicherung nicht mehr. Jetzt hypodense, minderperfundierte Zone mit hyperdensem Randsaum.

time-Bedingungen die ausgeprägten Pulsationen der Lebervenen bis in die Peripherie verfolgen; die gesamte Leber nimmt an den Pulsationen teil (5).

Die normalerweise querovale V. cava inferior ist bei Rechtsherzinsuffizienz über 1,5 cm erweitert und rundlich umgeformt; respiratorische Lumenschwankungen sind nicht demonstrabel (Abb. 25) (55).

Ein weiteres Symptom bei Rechtsherzinsuffizienz ist die gleichzeitige Darstellung eines rechtsseitigen *Pleuraergusses,* der sich im Subkostalschnitt in Rückenlage kraniodorsal der Leber abbildet (Abb. 24). Eine Differenzierung dieser Flüssigkeitsansammlung vom seltener bei Rechtsherzinsuffizienz auftretenden *Aszites* ist durch die epiphrenische Lage dieser Flüssigkeit möglich (s. Abb. 15a). Gleichzeitig sollte auch auf eine *Erweiterung des rechten Vorhofes* und einen begleitenden *Perikarderguß* geachtet werden (55).

Beim *Budd-Chiari-Syndrom* (posthepatischer Block) sind die Lebervenen partiell oder komplett mit Thromben gefüllt und nicht mehr in typischer Weise abgrenzbar. Lediglich die Venenwand kann in Einzelfällen noch nachweisbar sein und den Gefäßverlauf anzeigen. Lassen sich zusätzlich in dieser Region herdförmige Leberveränderungen nachweisen, liegt der Verdacht auf Kompression von außen nahe (Abb. 26) (6). Oft werden durch Lebermetastasen oder Tumoren in den kranialen Leberabschnitten die Venen hochgradig komprimiert und sind dann sonographisch nicht abgrenzbar (Abb. 26). Hier zeigen die Computertomographie mit schneller Kontrastmittelinjektion und die Angiographie, daß lediglich eine Abflußverzögerung des Venenblutes, jedoch kein vollständiger Verschluß vorliegt (Abb. 26b u. c). Zeichen der portalen Hypertension fehlen (6).

Herdförmige Lebererkrankungen

Mit leistungsstarken Geräten bei normalen Untersuchungsbedingungen und günstiger Lage eines Herdes können Raumforderungen schon ab einer Größe von 0,5–1 cm Durchmesser erkennbar sein (Abb. 27) (6, 31, 55). Grundsätzlich gilt: je größer der Impedanzunterschied zum umgebenden Lebergewebe, desto kleinere Raumforderungen lassen sich nachweisen. Deshalb sind z. B. kleine zystische Areale besser als solide darzustellen. Liegt nur ein minimaler oder kein Impedanzunterschied zwischen einer Raumforderung und dem umgebenden Lebergewebe vor, ist sie sonographisch *nicht* darstellbar.

Je nach Lage, Größe und Zahl führen fokale Läsionen zu einer *Organvergrößerung* mit Abrundung der normalerweise spitzwinkligen Leberränder und zu *Kontur-* sowie *Strukturveränderungen* mit umschriebenen Alterationen des normalen Echomusters, die durch veränderte Schalltransmission, -reflexion und -absorption hervorgerufen werden.

Die große Variabilität des sonographischen Erscheinungsbildes herdförmiger Leberveränderungen ist auf unterschiedliche akustische Eigenschaften der Läsionen zurückzuführen, die wiederum auf unterschiedlicher Gewebsarchitektur, spezifischer Gewebsdichte, unterschiedlichem Flüssigkeitsgehalt und differenter Anordnung von Grenzflächen und Gefäßen beruhen sollen (31).

Zystische Lebererkrankungen

Unter den zystischen Leberprozessen sind angeborene Leberzysten, Abszesse, Hämatome und parasitäre Leberzysten am häufigsten.

Angeborene, dysontogenetische Leberzysten - Zystenleber

Leberzysten sind Fehlbildungen, die als Folge einer dysplastischen bzw. hyperplastischen Gangdeformität aufgefaßt und meist den Hamartomen zugeordnet werden. Sie können in unterschiedlicher Größe solitär oder multilokulär auftreten, sind meist einkammerig, selten mehrkammerig und enthalten meist klare Flüssigkeit, evtl. mit galligen Beimengungen. Sie sind in der Regel mit kubischem Epithel aufgekleidet (7).

Die sog. *Zystenleber* im Rahmen der polyzystischen Leberdegeneration stellt den höchsten Grad der dysontogenetisch-zystischen Fehlbil-

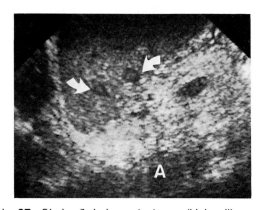

Abb. 27 51 J., ♂, Lebermetastasen (kleinzelliges Bronchialkarzinom). Längsschnitt durch den li. Leberlappen und die Aorta (A) links paramedian. In der strukturverdichteten Leber kommen zwei kleine, echoarme Metastasen mit echoreicher Zentralzone (Targetläsion) mit 0,8 und 1,2 cm Durchmesser zur Darstellung (→).

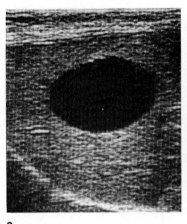 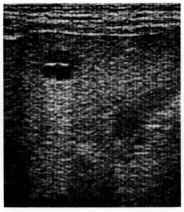 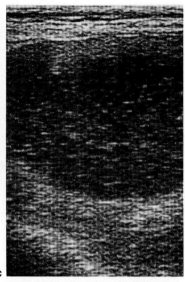

Abb. 28 Dysontogenetische Leberzysten.
a 23 J., ♂, solitäre dysontogenetische Leberzyste. Subkostalschnitt. Echoleerer, glattbegrenzter, ovalärer Strukturdefekt mit relativer dorsaler Schallverstärkung und Betonung des Rückwandechos.
b 40 J., ♂, septierte dysontogenetische Leberzyste. Längsschnitt durch den rechten Leberlappen. In der echoleeren Zyste stegartiges Septum.

c 72 J., ♀, cholangioläre Leberzyste mit Einblutung (ohne bekanntes Trauma). Subkostalschnitt. Die Zyste ist nicht glatt abgrenzbar und enthält multiple bewegliche Echos. Nur geringe dorsale Schallverstärkung (durch Punktion gesichert).

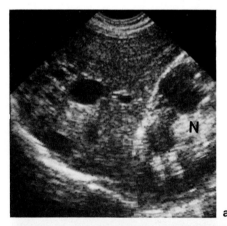

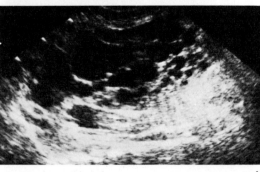

Abb. 29 Zystenleber
a 42 J., ♂, Längsschnitt durch den rechten Leberlappen und die rechte Niere (N). Multiple, wechselnd große Leberzysten. Mehrere Nierenzysten.
b 38 J., ♂. Die Leber ist nicht mehr als solides Organ erkennbar und von multiplen Leberzysten wechselnder Größe durchsetzt.

dung dar. Obwohl das Parenchym häufig weitgehend aufgebraucht ist, sind Zeichen einer Leberinsuffizienz selten. Zystenlebern sind meist mit polyzystischen Veränderungen der Nieren und selten auch des Pankreas kombiniert (7).
Klinische Symptome treten auf, wenn es infolge Größenzunahme einer oder mehrerer Zysten zu Kompressionserscheinungen an Nachbarstrukturen kommt. Rupturen oder Einblutungen sind selten.

Ultraschallbefunde
Dysontogenetische Leberzysten imponieren als echofreie Defekte unterschiedlicher Größe. Sie sind rundlich konfiguriert, glatt begrenzt und zeigen eine dünne Wand, die in den transducernahen Abschnitten durch Wiederholungsechos leicht unscharf, in den transducerfernen Regionen scharf konturiert erscheint (Abb. **28a**). In 8–10% sind sie septiert (Abb. **28b**). Weitere sonographische Kriterien sind die Betonung des Rückwandechos und die dorsale Schallverstärkungszone (Abb. **28**). Marginal gelegene Zysten führen zu Konturunregelmäßigkeiten und Formveränderungen der Leber. Mit Geräten höherer Auflösung können Leberzysten um 5 mm Größe dargestellt werden, insbesondere in einer strukturdichten Leber.
Bei Einblutung in eine große Leberzyste treten Reflexe in der Zystenflüssigkeit auf; zuweilen kommt es zur Sedimentierung zellulärer Bestandteile (Abb. **28c**) (5). Die Angabe über Zahl und Größe der Zysten sowie eine Zuordnung zu einem Leberlappen gelingt in den meisten Fällen. Die Abgrenzung von der ebenfalls zystisch imponie-

Herdförmige Lebererkrankungen

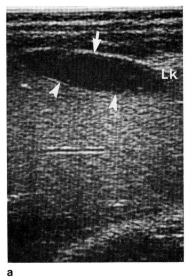
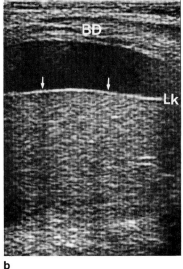
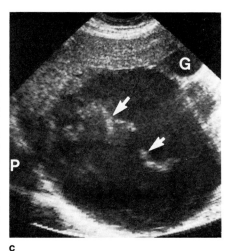

Abb. 30 Leberhaematome
a Subkapsuläres Leberhämatom nach stumpfem Bauchtrauma. 31 J., ♂, unter der echogenen Leberkapsel (Lk) gelegene, spindelig konfigurierte, liquide Struktur (→) (Hämatom).
b 25 J., ♂, epikapsuläre Galleansammlung bei Zustand nach Übernähung einer Leberruptur. Längsschnitt durch den re. Leberlappen. Abgekapselte Flüssigkeit zwischen Bauchdecke (BD) und Leberkapsel (Lk) (→).
c 38 J., ♀, posttraumatische Pseudozyste der Leber. Längsschnitt durch den re. Leberlappen und die Gallenblase (G). Große Leberzyste mit nicht lageverschieblichen, intraluminären Membranen (→). Begleitender Pleuraerguß (P).

renden Gallenblase ist meist durch deren typische Lage und Form möglich. In Zweifelsfällen kann die durch eine Reizmahlzeit hervorgerufene Verkleinerung der Gallenblase die Identifikation erleichtern. Schwierig ist auch die Trennung marginaler Zysten in den dorsalen Anteilen des rechten Leberlappens von benachbarten Nierenzysten. Hier gelingt die Zuordnung mit dem Realtime-Verfahren in der Regel, da sich die zystentragende Leber bei Atemexkursion über der rechten Niere verschiebt (5). Bei der *Zystenleber* ist das Leberparenchym von multiplen runden, sich z. T. pelottierenden Zysten durchsetzt. Wegen der dorsalen Schallverstärkung hinter den applikatornahen Zysten ist die Beurteilung des zwischen den Zysten gelegenen Leberparenchyms schwierig, in den applikatorfernen Regionen meist unmöglich (Abb. **29**).

Leberhämatome und posttraumatische Leberzysten

Leberhämatome sind meist traumatisch bedingt. Diagnostische Leberpunktionen führen normalerweise nur zu einer kleinen, intraperitonealen Blutung, subkapsuläre Hämatome sind hier selten. Spontane Leberhämatome können unter Antikoagulantientherapie oder bei schweren Gerinnungsstörungen auftreten (55).

Ultraschallbefunde

Subkapsuläre Hämatome zeigen sich als streifenförmige, echofreie Zone in der Leberperipherie mit glatt abgrenzbarem Rand (Kapsel!) (Abb. **30a**). Eine begleitende intraperitoneale Blutung führt zu einer Abdrängung der Leber von der Abdominalwand. Nach Traumen oder chirurgischen Eingriffen muß auch an eine epikapsuläre Ansammlung von Blut oder Gallenflüssigkeit gedacht werden (Abb. **30b**).

Intrahepatische Hämatome stellen sich als echofreie, unregelmäßig begrenzte Strukturen oder heterogene reflexgebende Zonen mit echoreichen und echofreien Arealen dar, die meist nur durch die Anamnese von einem Abszeß zu trennen sind (Abb. **31**).

Nach länger zurückliegendem Trauma entwickelt sich aus einem Hämatom aufgrund reparativer Vorgänge mit Verflüssigung des Hämatoms, Glättung der Wandkonturen und Einstrom von Gallenflüssigkeit eine *posttraumatische Leberzyste,* die im Gegensatz zur dysontogenetischen Zyste eher eine elliptiforme und unregelmäßige Konfiguration aufweist. Durch das Trauma nicht durchtrennte Strukturen wie Gefäße oder Bindegewebszüge können das Zystenlumen durchziehen (Abb. **30c**).

Parasitäre Leberzysten

Die häufigste parasitäre Lebererkrankung in Europa ist die Echinokokkose. Sie wird durch den Echinococcus cysticus sive granulosus oder den selteneren Echinococcus alveolaris sive multilo-

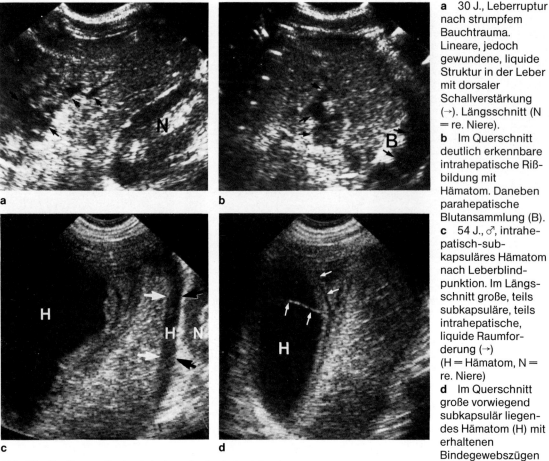

Abb. 31 Posttraumatische, intrahepatische Leberhämatome.

a 30 J., Leberruptur nach strumpfem Bauchtrauma. Lineare, jedoch gewundene, liquide Struktur in der Leber mit dorsaler Schallverstärkung (→). Längsschnitt (N = re. Niere).
b Im Querschnitt deutlich erkennbare intrahepatische Rißbildung mit Hämatom. Daneben parahepatische Blutansammlung (B).
c 54 J., ♂, intrahepatisch-subkapsuläres Hämatom nach Leberblindpunktion. Im Längsschnitt große, teils subkapsuläre, teils intrahepatische, liquide Raumforderung (→) (H = Hämatom, N = re. Niere)
d Im Querschnitt große vorwiegend subkapsulär liegendes Hämatom (H) mit erhaltenen Bindegewebszügen (-->).

cularis verursacht. Wird der Mensch durch eine Infektion mit den Larvenstadien (Finnen) zum Zwischenwirt, kommt es im ersten Fall zum Bild der zystischen und im zweiten zum Bild der alveolären Echinokokkose (7).

Echinococcus cysticus sive granulosus

Der Echinococcus cysticus unterscheidet sich von der Morphologie, vom Entwicklungszyklus, vom klinischen Verlauf, von seiner geographischen Verbreitung sowie von den therapeutischen Möglichkeiten und somit von seiner Prognose her erheblich vom Echinococcus alveolaris (30). Die Embryophoren setzen im Zwischenwirt Larven frei, die nach Eindringen in die Darmschleimhaut mit dem portalen Blutstrom zur Leber (65–80%), zur Lunge (10–25%) und in andere Organe gelangen. In der Leber entwickelt sich aus der Larve eine kleine, klare Flüssigkeit enthaltende parasitäre Zyste, die unter verdrängendem Wachstum an Größe zunimmt (7). Aus der Inneren Keimschicht kommt es durch Invagination zur Bildung von Tochterzysten, die in das Lumen der Mutterzyste hineinragen. Eine primäre Zyste kann auch solitär bleiben und eine erhebliche Größe erreichen (7, 30). Alternde Zysten weisen oft als Inhalt käsiges, gelbliches, aus Detritus, Cholesterin und Parasitenresten bestehendes Material auf. Die schrumpfende Kapsel kann – ebenso wie der käsige Detritus – Kalk einlagern (7).

Klinische Symptome treten erst bei Druckerscheinungen auf die Leberkapsel, die Gallengänge, die intra- oder extrahepatischen Blutgefäße und bei Abszedierung oder Perforation in Nachbarorgane auf.

Ultraschallbefunde

Der Echinococcus cysticus bildet abhängig vom Entwicklungsstadium solitäre Zysten oder Zystenkonglomerate. Nach KOISCHWITZ (30) lassen sich Echinokokkuszysten in drei sonographisch differenzierbare Erscheinungsformen einteilen (Typ I–III).

Die *unkomplizierte Echinokokkuszyste* (Typ I) kommt als echofreie und damit liquide, glatt und rundlich konfigurierte Raumforderung mit dorsaler Schallverstärkung zur Darstellung. Sie liegt meist marginal im kranialen Leberanteil und ist in diesem Stadium sonographisch nicht von dyson-

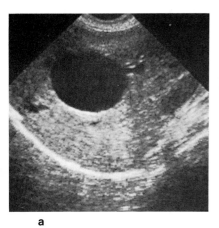 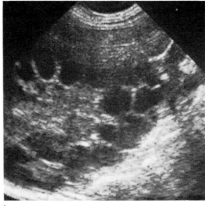 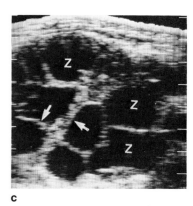

a b c

Abb. 32 Echinokokkus zystikus der Leber.
a 37 J., ♀, Subkostalschnitt. Solitärzyste im rechten Leberlappen. (Zufallsbefund). KBR und Hauttest auf Echinokokkose positiv. OP: Echinokokkuszyste (Typ I).
b 42 J., ♂, Längsschnitt durch den rechten Leberlappen. In den dorsalen Abschnitten des rechten Leberlappens großer Zystenkonglomerattumor mit solider Zentralzone (Typ II).
c 31 J., ♂, Längsschnitt durch den linken Leberlappen, der völlig von einem großen Zystenkonglomerat eingenommen wird. Multiple Tochterzysten (Z), die durch stegartige Wandstrukturen (-->) getrennt und polyedrisch begrenzt sind (Typ II).
d Aufgeschnittenes OP-Präparat (Aufnahme: Prof. Pichlmaier, Chirurgische Universitäts-Klinik, Köln).

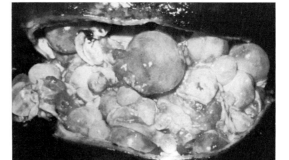

d

togenetischen Leberzysten zu unterscheiden (Abb. 32a). Zusätzliche Laboruntersuchungen (Komplementbindungsreaktion, Hauttest) sind daher zur weiteren Klärung notwendig.
Eine Ablösung der Zystenmembran mit Deformierung der Zyste spricht eindeutig für eine zystische Echinokokkose (55).
Tochterzysten - „Zysten in der Zyste" - (Typ II) führen zu endozystischen, meist wandständig gelegenen und zystoid geformten Elementen mit daraus resultierendem, komplexem Strukturaufbau der Gesamtzyste (Abb. 32b-d). Liegen zahlreiche Tochterzysten in der Mutterzyste vor, entstehen *Zystenkonglomerate,* deren einzelne Wände sich gegenseitig deformieren und abplatten. Diese Zysten stellen sich sonographisch als multiple, echofreie, z. T. polyedrisch begrenzte Strukturen dar, die durch steg- oder gitterartige Zystenwände voneinander getrennt erscheinen, wobei eine dicke Zystenkapsel dieses Konglomerat vom Leberparenchym klar abgrenzt (Abb. **32b-d**) (30).
Ältere Zysten (Typ III) zeigen stark reflexogene Wände mit Schallschattenbildung als Hinweis auf eine *Zystenwandverkalkung* und intrazystische solide Anteile (Abb. **33a-c**).
Die Sonographie hat nicht nur in der präoperativen Diagnostik einen festen Platz, sondern auch bei Nachuntersuchungen kurz nach der Operation und zum Rezidivausschluß. In der frühen postoperativen Phase kann eine Abszedierung der marsupialisierten oder mit Kochsalzlösung gefüllten Zyste auftreten. Dabei zeigt sich der Zysteninhalt sonographisch nicht echofrei, sondern echoreich infolge der Eiterbildung. Differentialdiagnostisch ist auch an eine postoperative Einblutung zu denken. Zuweilen kann die infizierte Zyste auch einen Luftspiegel enthalten. Infizierte Zysten können unter Ultraschall- oder CT-Kontrolle punktiert und drainiert werden (5).
Bei Nachuntersuchungen von Patienten mit operierten Echinokokkuszysten ist die Kenntnis des Operationsverfahrens von großer Wichtigkeit, da sonst eine kochsalzgefüllte Zyste mit einem Rezidiv verwechselt werden kann (Abb. **33d**).

Echinococcus alveolaris sive multilocularis

Der *Echinococcus alveolaris* ist seltener als der Echinococcus cysticus und findet sich meist nur in Endemiegebieten (30).
Beim Menschen entwickeln sich die über das Portalblut zugeführten Onkosphären fast ausschließlich in der Leber, obwohl sie deren Kapillarfilter passieren können. Dort wächst die Larve in der Regel als umschriebener Herd im rechten Leberlappen und bildet einen harten, festen Tumor, der

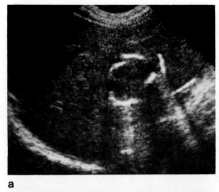

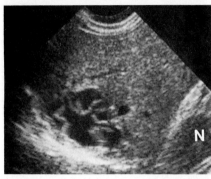

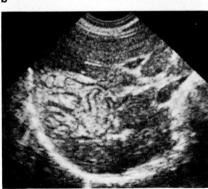

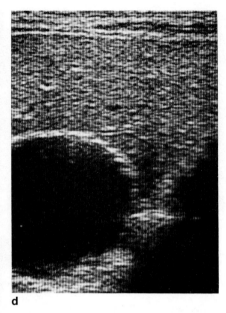

Abb. 33 Echinokokkus zystikus der Leber.
a 52 J., ♀, Längsschnitt durch den rechten Leberlappen. Alte kollabierte und entrundete Zyste mit verkalkter Wand und Schallschatten. Solider Zysteninhalt (Typ III).
b 42 J., ♂, Längsschnitt durch den rechten Leberlappen und die Niere (N). Gewellte Zystenwand mit entrundeten Tochterzysten und soliden Anteilen (Typ III).
c 28 J., ♀, Querschnitt. Solide Raumforderung im re. Leberlappen mit innenliegenden echoarmen, faltenartigen Strukturen. OP: Echinokokkuszyste Typ III.
d 31 J., ♀, Querschnitt durch den rechten Leberlappen. Dorsal gelegene dickwandige Zyste. Zustand nach intraoperativer Kochsalzfüllung. Identischer Befund wie präoperativ. Kein Rezidiv!

die Kriterien einer invasiv wachsenden Raumforderung erfüllt. Die einzelnen Blasen sind 2–15 mm groß und traubenförmig angeordnet.
Obwohl Blut- und Lymphgefäße in diesen tumorähnlichen Komplex einwachsen, kommt es zu trophischen Störungen im Zentrum mit Nekrosen und Hohlraumbildungen (7, 30).
Bei der *klinischen Symptomatik* steht neben unklaren Oberbauchbeschwerden der obstruktive Ikterus durch den Tumor in der Leberpforte im Vordergrund.

Ultraschallbefunde
Der sonographische Nachweis eines *Echinococcus alveolaris* ist ungleich schwieriger als der eines Echinococcus cysticus, da diese Parasitose ein vielfältiges sonographisches Bild bietet. Eine Differenzierung der Läsion von Lebermetastasen oder einem primären Lebertumor ist meist nicht möglich. Der Befall der Leber durch Echinococcus alveolaris stellt sich als solider, echoreicher, unregelmäßig begrenzter Prozeß dar (Abb. **34a**). Die zentralen Abschnitte beider Leberlappen sind bevorzugt befallen und beziehen den Leberhilus mit ein (30). Deshalb steht bei Größenzunahme der Raumforderung eine Obstruktion der Gallenwege in der Leberpforte im Vordergrund. (Abb. **34a**). In den soliden Strukturen eines Echinococcus alveolaris (Abb. **34a** u. **c**) können durch Nekrosen zystische Hohlräume mit unregelmäßiger Wandbegrenzung und Detritus auftreten (Abb. **34b**) (30, 55). In seltenen Fällen manifestiert sich der Echinococcus alveolaris in Form größerer, einzeln stehender Zysten (Abb. **34b**) (54).

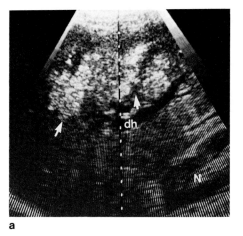
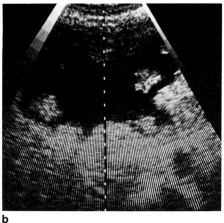

Abb. 34 Echinokokkus alveolaris.
a 25 J., ♂, Längsschnitt durch den rechten Leberlappen. Ventrokaudal lobulär konfigurierte, inhomogen echodichte Raumforderung (-->). Gestauter D. hepaticus dexter (dh) bei obstruktivem Ikterus (N = re. Niere).
b 42 J., ♂, Querschnitt. Im Lobus quadratus und linken Leberlappen vorwiegend liquide Raumforderung mit dorsaler Schallverstärkung und unregelmäßiger, zerrissener Kontur.
c 38 J., ♀, im Querschnitt oberhalb der Leberpforte solide, rundliche Raumforderung (-->), die von echoreichen Strukturen umgeben ist. (A = Aorta).

Leberabszesse

Intrahepatische Abszesse

Unter den Leberabszessen ist der *pyogene Abszeß* am häufigsten. Als Infektionswege dienen Lymphbahnen, zuführende Blutgefäße und Gallenwege. Auch ein Keimeintritt per continuitatem durch Fortleitung aus erkrankten Nachbarorganen ist möglich. In vielen Fällen ist der Ursprung nicht zu eruieren (kryptogenetischer Abszeß).
Am häufigsten ist die kanalikuläre Ausbreitung meist als Folge einer Cholangitis, am zweithäufigsten die hämatogene Infektion über die V. portae bei entzündlichen Erkrankungen im portalen Quellgebiet (eitrige Appendizitis, Divertikulitis, Morbus Crohn). Die Abszesse liegen meist solitär im rechten Leberlappen. Durch granulierende Entzündung und Fibrosierungen in der Abszeßperipherie entwickelt sich eine sog. *Abszeßmembran*. Der Abszeßinhalt kann resorbiert oder eingedickt werden und/oder sekundär verkreiden und verkalken. Bei Entleerung über einbezogene Gallengänge kann eine „Selbstheilung" erfolgen (7).
Das *klinische Bild* ist durch Symptome der Sepsis mit Fieber, Schüttelfrost und rapider Verschlechterung des Allgemeinzustandes geprägt; chronische Verläufe mit intermittierenden Fieberschüben sind möglich.
Die Leberbeteiligung bei *Aktinomykose* und *Amöbiasis* nimmt eine Sonderstellung ein, da hier abszeßähnliche Herde vorkommen. Bei der *Aktinomykose* liegt in der Regel ein großer, aus Granulationsgewebe bestehender Einzelherd vor, der von putriden Waben durchsetzt ist und in dem Aktinomycesdrusen nachweisbar sind. Der sog. *Amöbenabszeß* der Leber entsteht durch Konfluenz ischämischer Nekrosen und zeigt keine Abszeßmembranen; es liegt lediglich eine kapselähnliche Begrenzung durch kollabiertes Leberbindegewebe vor. Die Abszeßflüssigkeit weist keine putriden Elemente auf (7).

Ultraschallbefunde
In der *Initialphase* des Leberabszesses zeigt das entzündlich infiltrierte Lebergewebe eine ödembedingte Echoarmut. Bei subkapsulärer Lage ist die Kontur deformiert. Sonographisch sind solche Läsionen nur unter Zurhilfenahme der Klinik von neoplastischen Veränderungen zu differenzieren (Abb. **35a**) (5).
In der Phase der *Kolliquation* zeigen sich rundliche, relativ glatt begrenzte, echoarme, jedoch nicht völlig echofreie Läsionen mit dickem, echodichtem, nach innen unregelmäßig begrenztem

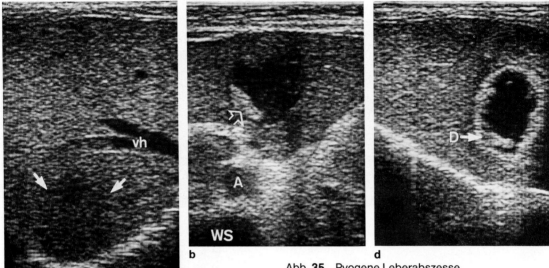

Abb. 35 Pyogene Leberabszesse.
a 28 J., ♂, Initialphase. Subkostalschnitt. Unscharf abgegrenzte, echoarme Raumforderung dorsal subkapsulär mit geringer Verlagerung der Lebervene (vh).
b 33 J., ♀, akute Leukose. Querschnitt durch den aufgetriebenen linken Leberlappen. Unregelmäßig begrenzte echoarme Raumforderung mit zentral liquider Zone und dorsaler Schallverstärkung. Dorsal sedimentierte Binnenechos (Detritus) (-->) (A = Aorta, WS = Wirbelsäule).
c Dieselbe Patientin, CT: Hypodense, unscharf begrenzte, dickwandige Raumforderung im vergrößerten linken Leberlappen mit zentralen flüssigkeitsäquivalenten Dichtewerten (A = Aorta).
d 48 J., ♂, älterer Leberabszeß. Subkostalschnitt. Große echofreie Zentralzone. Dorsal sedimentierter Detritus (D) (→). Dicke, geglättete und echoreiche Wand.

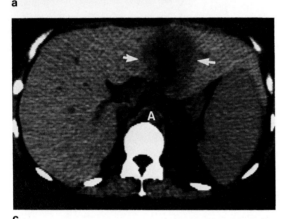

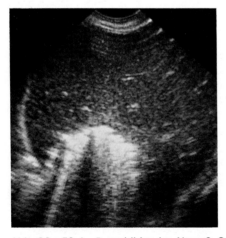

Abb. 36 52 J., ♂, gasbildender Abszeß. Subkostalschnitt durch den rechten Leberlappen. In den dorsokranialen Leberanteilen unscharf begrenzte, echoreiche Raumforderung mit Schallschatten und Wiederholungsechos.

Randwall. Dorsal gelegene Binnenechos weisen auf sedimentierten Detritus hin (Abb. **35b** u. **d**) (34, 38, 55).
Die Abszesse weisen in der Regel wegen ihres flüssigen Inhaltes ein verstärktes Rückwandecho und eine dorsale Schallverstärkung auf (Abb. **35b** u. **d**). Perifokale Veränderungen des Lebergewebes sind nicht faßbar.
In diesem Stadium ist eine sonographische Differenzierung von anderen nekrotisierenden Leberprozessen oder posttraumatischen Blutungen nicht möglich (5, 38, 55). Hier kann nur eine ultraschallgezielte Feinnadelpunktion mit bakteriologischer und zytologischer Untersuchung des Aspirats weiterführen. Eine Drainage kann in gleicher Sitzung angeschlossen werden.
Ältere Abszesse weisen schließlich eine Glättung der Innenwand auf (Abb. **35d**) (55).
Liegt eine Leberabszedierung durch gasbildende Bakterien vor, kann ein Gas-Flüssigkeits-Spiegel

auftreten und die applikatorfernen Abszeßanteile durch Schallschattenbildung verbergen (Abb. **36**) (14). Liegen nur wenige kleine Gasblasen im Zentrum des Abszesses vor, kommt dieser echoreich und evtl. mit einem zarten Schallschatten zur Darstellung. Nach Drainage können echoreiche Herde als Narben zurückbleiben; nicht entleerte Abszesse neigen zur zystischen Degeneration und Kalkeinlagerung in die Abszeßwand.

Pyogene Leberabszesse sind meist solitär, können jedoch auch multipel vorkommen. Deshalb ist eine sorgfältige Untersuchung auch der scheinbar gesunden Leberabschnitte angezeigt (55).

Bei Patienten unter Immunsuppression oder mit Cholangitis können multiple kleine Abszesse auftreten, die einen echoarmen Rand und ein echoreiches Zentrum aufweisen (Targetläsion), wie sie sonst nur bei Metastasen vorkommen (Abb. **37**) (11).

Der in unseren Breiten nur seltene *Amöbenabszeß* macht die gleichen Entwicklungsstadien durch wie der pyogene Leberabszeß und ist sonographisch von diesem nicht sicher zu differenzieren (Abb. **38**) (33). Lediglich das unilokuläre Vorkommen (75%) und die subkapsuläre Lage, vorwiegend im rechten Leberlappen (83%) (8), scheinen für einen Amöbenabszeß charakteristisch zu sein (34, 45).

Perihepatische Abszesse

Subphrenische oder subhepatische Abszesse treten nach Perforation eines Ulcus ventriculi/duodeni oder einer Appendizitis, nach Peritonitis, Cholezystitis oder chirurgischen Eingriffen auf.

Klinische Hinweise sind neben der Anamnese unklares Fieber, Leukozytenanstieg, Schmerzen im rechten Oberbauch und rechtsseitiger Pleuraerguß meist mit Zwerchfellhochstand.

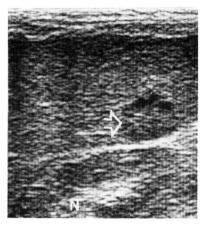

Abb. **37** 48 J., ♀, kleiner Leberabszeß (unter Immunsuppression). Längsschnitt durch den vergrößerten rechten Leberlappen und die rechte Niere (N). Subkapsulär, an der Fascies visceralis, echoarme Zone mit echoreichem Zentrum (→).

Ultraschallbefunde

Rechtsseitige subphrenische Abszesse kommen als sichelförmige, liquide Raumforderungen zwischen Leber und Zwerchfell bzw. lateraler Bauchwand zur Darstellung (55). Liegen keine Untersuchungshindernisse auf der Bauchwand vor (offene Wunden, Drainagen) gelingt die Abbildung im Subkostalschnitt und beim Sektorscan auch im Längsschnitt. Die Begrenzung des Abszesses durch die Leber und das Zwerchfell erlaubt eine verläßliche Differenzierung gegen den rechtssei-

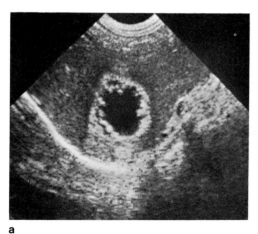
a

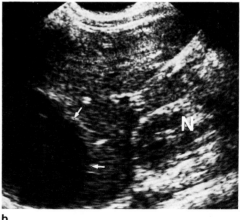
b

Abb. **38** Amöbenabszesse der Leber.
a 32 J., ♂, Längsschnitt durch den rechten Leberlappen. Rundliche Raumforderung mit dickem, echoreichem Randwall und ins Lumen sich vorwölbenden Wandanteilen. Zentral große liquide Zone. Dorsale Schallverstärkung.
b 35 J., ♂, in den dorsokranialen Abschnitten des rechten Leberlappens große, echoarme, runde Raumforderung mit angedeutetem echoreichem Randwall. Vereinzelte Binnenechos. Längsschnitt durch Leber und rechte Niere (N).

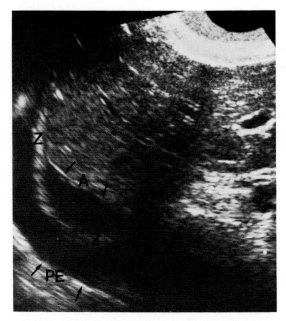

Abb. 39 Postoperativer subphrenischer Abszeß. 51 J., ♀, Im Subkostalschnitt zwischen dem echogenen Zwerchfell (Z) und der Leber liquide Raumforderung (→) (A = Abszeß). Epidiaphragmal begleitender Pleuraerguß (PE →).

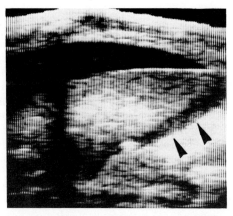

Abb. 40 Linksseitiger, subphrenisch-subhepatischer Abszeß nach Splenektomie. 61 J., ♀. Flüssigkeitsansammlung zwischen Bauchwand und linkem Leberlappen sowie subhepatisch. Multiple Echokomplexe subhepatisch (→) als Hinweis auf Detritus.

tigen Pleuraerguß (Abb. 39). Bei der Real-time-Technik ist gleichzeitig eine verminderte Atemverschieblichkeit des Zwerchfells zu beobachten.

Ein *linksseitiger subphrenischer Abszeß* liegt zwischen Zwerchfell und linkem Leberlappen und breitet sich häufig links *subhepatisch* aus (Abb. 40). Schwieriger ist der Nachweis eines zwischen Zwerchfell und linkslateraler Bauchwand gelegenen subphrenischen Abszesses, da sonographisch wegen der Überlagerung durch Rippen, Lunge und linke Kolonflexur nur ausgedehnte Abszesse verläßlich nachzuweisen sind (55).

Auch dorsal des rechten Leberlappens und ventral der rechten Niere (in „Morison's pouch") gelegene sowie zwischen der Leber und der Bauchwand lokalisierte Abszesse sind gewöhnlich ohne Schwierigkeiten nachweisbar (Abb. 41). Erschwert wird der Nachweis rechtssubphrenischer Abszesse nach rechtsseitiger Leberteilresektion, da dann das ehemalige Leberareal von Darmschlingen ausgefüllt ist (5).

Ob eine Flüssigkeitsansammlung durch einen Abszeß bedingt ist oder ob es sich um Blut, Galle oder seröse Flüssigkeit handelt, ist mit Hilfe der Sonographie allein oft nicht zu entscheiden.

Solide Lebertumoren

Lebertumoren lassen sich nach ihrer Herkunft in epitheliale und mesenchymale Raumforderungen unterteilen; sie können auch aus einer Kombina-

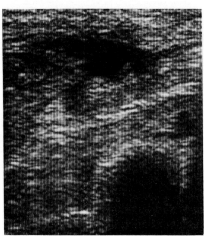
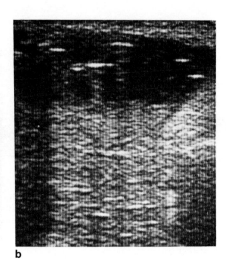

Abb. 41 Prähepatischer Abszeß nach Cholezystektomie.
a 42 J., ♀, zwischen vorderer Bauchwand und Leberspitze unregelmäßig konfigurierte liquide Raumforderung (Längsschnitt).
b Kontrolle nach 4 Tagen. Vergrößerung des Abszesses. Multiple, ventral gelegene Echokomplexe mit zartem Schallschatten als Hinweis auf Gasbildung.

Abb. 42 Kavernöse Haemangiome der Leber.
a 28 J., ♀, Längsschnitt durch den re. Leberlappen. Echoarme, von Septum durchzogene Raumforderung (→) mit weiter, abführender Vene (→) (Zufallsbefund).
b 25 J., ♀, Subkostalschnitt. Vorwiegend echoreiche, lobulär konfigurierte Raumforderung (=>) mit weiter abführender Vene (vh) (Zufallsbefund).
c 42 J., ♀, Querschnitt durch den kranialen Abschnitt des rechten Leberlappens und die V. cava inferior (C). Glatt begrenzter, echoreicher Bezirk subkapsulär mit linearer echoarmer Zentralzone (→).
d 44 J., ♂, Subkostalschnitt. Neben einem Portalvenenast (p) runde, echodichte Raumforderung (→) mit linearer echoärmerer Zentralzone. (c + d Zufallsbefunde).

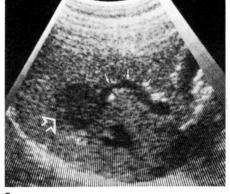
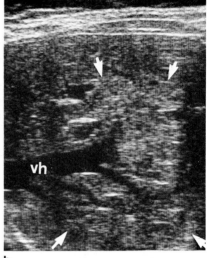
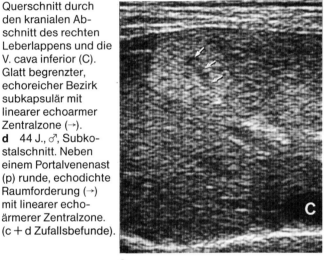
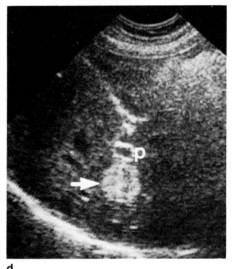

tion dieser Gewebsarten hervorgehen. Den Lebertumoren im weiteren Sinne werden auch umschriebene Hyperplasien und Hamartien zugerechnet (7):

1. *Mesenchymale Tumoren*
a) benigne mesenchymale Tumoren:
   Hämangiom (selten: Lipom, Fibrom, Myxom, Histiozytom);
b) maligne mesenchymale Tumoren:
   malignes Hämangioendotheliom, anders differenzierte Sarkome.
2. *Epitheliale Tumoren und tumorartige Hyperplasien*
a) fokale noduläre Hyperplasie (FNH);
b) benigne epitheliale Tumoren:
   hepatozelluläres Adenom,
   cholangiozelluläres Adenom,
   Gallengangszystadenom und -papillom;
c) maligne epitheliale Tumoren:
   primäres Leberzellkarzinom,
   cholangiozelluläres Karzinom.

3. *Teratoide Lebertumoren/Mischtumoren.*
4. *Sekundäre Lebertumoren (Metastasen).*
5. *Noduläre Leberbeteiligung bei Systemerkrankungen.*

Benigne Lebertumoren

Hämangiome

Das *kavernöse Hämangiom* ist der häufigste benigne mesenchymale Lebertumor im Erwachsenenalter. Es ist ein scharf begrenzter, oft nahe der Oberfläche gelegener, meist solitärer, aber auch multipel auftretender Tumor von blauroter Farbe, der in der Regel einen Durchmesser von 2 cm nicht überschreitet (7). Mikroskopisch besteht das kavernöse Hämangiom aus großen, endothelausgekleideten, blutführenden Hohlräumen, die durch schmale, fibröse Septen voneinander getrennt sind. Mit zunehmendem Alter des

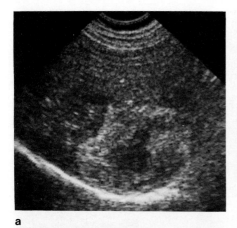
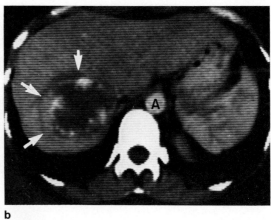
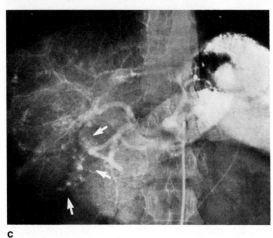

Abb. 43 Leberhämangiom.
a 44 J., ♂, echodichte, relativ glatt begrenzte Raumforderung mit echoarmer Zentralzone (Zufallsbefund).
b CT (nach Bolusinjektion): girlandenförmige Kontrastmittelanreicherung in der Peripherie der hypodensen Raumforderung (→) (A = Aorta).
c Zöliakographie (Subtraktion): gefäßarme Raumforderung mit multiplen, wattebauschähnlichen Kontrastmittelansammlungen (→).

Hämangioms kommt es zu degenerativen Veränderungen mit zentral beginnender Verödung und Fibrosierung, teilweise zu Thrombosierung mit konsekutiver Hyalinisierung und Verkalkung. *Kapilläre Hämangiome* bestehen aus dichtliegenden, kleinen, bluthaltigen Hohlräumen und interstitiellem Bindegewebe. Sie sollen sich durch Wachstum zu kavernösen Hämangiomen weiterentwickeln können (7).
Klinisch sind Hämangiome meist symptomlos.
Das *Hämangioendotheliom* des Erwachsenen ist streng vom infantilen Hämangioendotheliom zu unterscheiden. Letzteres weist keine Malignitätszeichen auf; der häufig infauste Verlauf dieses sich meist multipel manifestierenden Tumors ist Folge einer durch zahlreiche AV-Shunts hervorgerufenen Herzinsuffizienz.
Es geht vom Sinusendothel aus und kann Folge einer fehlerhaften Endothelanlage sein.

Ultraschallbefunde
Je nach Grad degenerativer Veränderungen eines *Hämangioms* ergeben sich verschiedene Echomuster der meist runden und gegenüber dem Lebergewebe glatt abgegrenzten Raumforderungen. Ist noch keine Hyalisierung oder Fibrosierung eingetreten, zeigen sich bluthaltige Räume als echoarme, von echoreichen Septen durchzogene Areale (31, 56). Gelegentlich ist eine abführende Lebervene zu erkennen (9) (Abb. 42a u. b). Manchmal lagert sich echogenes Material in den dorsalen Abschnitten der Hohlräume ab (56).
Mit zunehmendem Verschluß blutführender Räume ergeben sich echoreiche, glattbegrenzte Bezirke, die von linearen, echoarmen Strukturen durchzogen sein können (5, 9). Diese Läsionen stellen die Mehrzahl der meist zufällig diagnostizierten Hämangiome dar (Abb. 42c u. d). Auch zentral echoarme Herde mit echodichtem Randsaum (Abb. 43) und echodichte Herde mit zentraler Verkalkung und Schallschatten werden beobachtet (Abb. 44 u. 45) (6).

Bei der *Hämangiomatose* im *Kindesalter* liegen multiple, echofreie Herde und eine durch den erhöhten Durchfluß hypertrophierte A. hepatica vor (5); die Hämangiomatose im *Erwachsenenalter* zeigt jedoch – nach Hyalinisierung der Herde – multiple, meist gleich große echoreiche Läsionen (Stanzdefekte) (Abb. 46) (5, 9).
Die Vielfalt der beschriebenen Echomuster läßt eine definitive sonographische Diagnose nicht zu. Besonders multiple Hämangiome sind ohne Berücksichtigung der Klinik nicht von Lebermetastasen zu unterscheiden.
Obwohl eine Feinnadelpunktion kein größeres

Herdförmige Lebererkrankungen 143

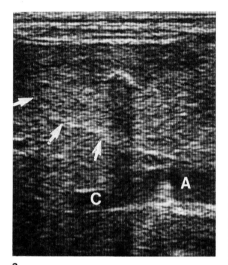
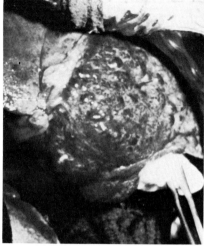

a
b

Abb. 44 52 J., ♂, verkalktes, teilhyalinisiertes, kavernöses Leberhämangiom.
a Querschnitt durch den linken Leberlappen und die großen Gefäße (A = Aorta, C = V. cava inferior). Der vergrößerte linke Leberlappen wird von einer echoreichen, gut abgegrenzten Raumforderung (→) mit zentraler Verkalkung und dorsalem Schallschatten eingenommen.
b OP-Situs.
c OP-Präparat. (Prof. *Pichlmaier,* Chirurgische Klinik der Universität Köln).

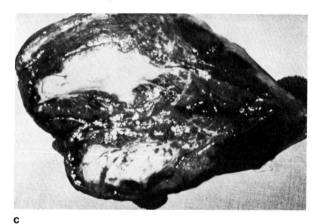

c

Blutungsrisiko bergen soll (55), sollte zunächst eine Abklärung durch Computertomographie mit Kontrastmittelinjektion in Bolusform und Angiographie erfolgen, weil auch die Punktion oft zu keinem schlüssigen Ergebnis führt.

Fokal-noduläre Hyperplasie (FNH), Adenom

Die fokal-noduläre Hyperplasie wurde erstmals 1884 von SIMMONDS beschrieben. Die meist mehrfach gelappten FNH-Knoten liegen vorzugsweise subkapsulär und grenzen sich gut gegen normales Lebergewebe ab, obwohl eine anatomische Kap-

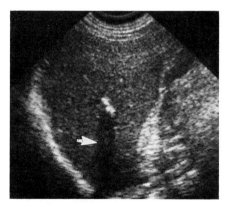
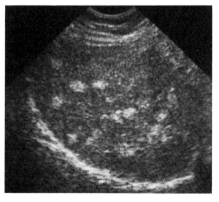

Abb. 45 Verkalktes, kleines Hämangiom der Leber mit dorsalem Schallschatten (→) (durch Sektion gesichert). Längsschnitt durch den rechten Leberlappen.

Abb. 46 28 J., ♀, Leberhämangiomatose. Subkostalschnitt. Multiple, echoreiche, unregelmäßig in der Leber verteilte Herde.

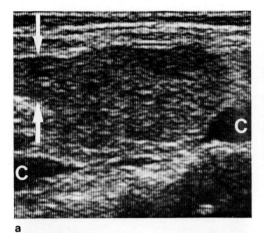
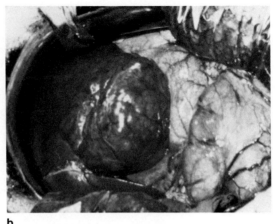
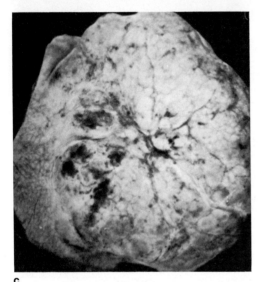

Abb. 47 Fokal-noduläre Hyperplasie.
a 33 J., ♀, Längsschnitt rechts paramedian durch die komprimierte V. cava inferior (C). Vom linken Leberlappen ausgehende gestielte (→←) Raumforderung mit normaler Echostruktur. Multiple Gefäßquerschnitte.
b OP-Situs (Prof. *Pichlmaier,* Chirurgische Klinik der Universität Köln).
c OP-Präparat. Querschnitt (Prof. *Fischer,* Pathologisches Institut der Universität Köln).

sel fehlt. Sie treten häufiger singulär auf und sind in ca. 20% der Fälle gestielt. Auf der Schnittfläche gelten zentrale, bindegewebige Narben mit radiären Ausläufern als charakteristisch. (50). Der mikroskopische Aufbau entspricht dem eines regenerierenden hyperplastischen Knotens in einer Zirrhoseleber mit entzündlichen Infiltraten, Gallengangsproliferaten und den Glissonschen Feldern ähnelnden Bindegewebsinseln (7).
Die Ätiologie der FNH ist unbekannt. Ein Zusammenhang mit der Einnahme oraler Kontrazeptiva ist diskutiert worden. Dagegen spricht, daß die FNH in 14-21% bei Männern aller Altersstufen, bei Kindern sowie bei Frauen ohne orale Kontrazeption auftritt (2, 50).
Adenome können aus Leberzellen (hepatozelluläres Adenom) und Gallengangsepithelien (cholangiozelluläres Adenom) hervorgehen.
Hepatozelluläre Adenome bestehen aus größeren, sonst jedoch typischen Leberzellen mit allen Übergängen bis zu atypischen Zellen, die tubulär, trabekulär und mitunter irregulär angeordnet sind. Die Größe der hepatozellulären Adenome variiert von 1-20 cm im Durchmesser (7).

Diese Tumoren treten fast ausschließlich bei Frauen im gebärfähigen Alter auf. Ein kausaler Zusammenhang mit der Einnahme oraler Kontrazeptiva ist wahrscheinlich.
Cholangiozelluläre Adenome sind im Regelfall unter 1 cm groß und extrem selten. Sie entziehen sich der Sonographie.
Es gibt *keine* für die FNH oder das Adenom spezifische *klinische Symptomatik.* Krankheitserscheinungen können durch räumliche Beeinträchtigung der Nachbarschaftsorgane, Ruptur, Einblutung und Torsion (eines gestielten FNH-Knotens) entstehen.

Ultraschallbefunde

FNH-Knoten zeigen sich sonographisch als glatt konturierte, gegenüber dem umgebenden Lebergewebe oft durch eine streifenförmige, echodichte Zone gut abgegrenzte Raumforderung (6, 48). Die „Kapsel" entsteht wahrscheinlich durch Kompression umgebenden Lebergewebes (Abb. 47 u. 48) (50). Die FNH führt zu lokalen Konturauftreibungen der Leber, ist aber auch häufig gestielt (Abb. 47 u. 48) (5). Über das Echomuster der FNH liegen

Herdförmige Lebererkrankungen

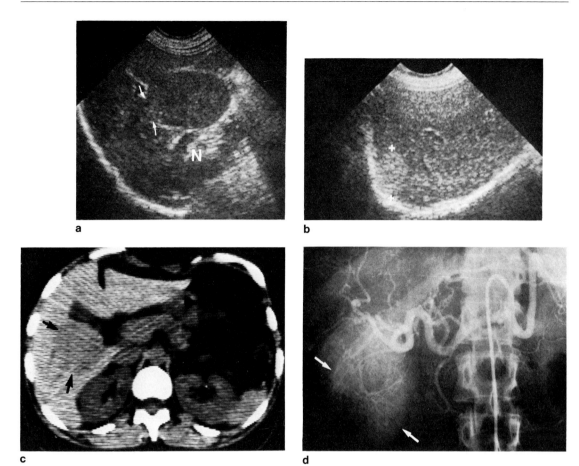

Abb. 48 Fokal-noduläre Hyperplasie und Hämangiome der Leber.
a 36 J., ♀, Schrägschnitt durch den rechten Leberlappen und die rechte Niere (N). Andeutungsweise gestielte, glatt begrenzte Raumforderung, die sich in den Leberhilus vorwölbt. Reflexmuster wie normales Lebergewebe.
b Querschnitt durch den rechten Leberlappen. Echoreicher, subkapsulärer Herd (+) (Hämangiom).
c CT: gering hypodense, rundliche, scharf gegenüber dem normalen Lebergewebe abgegrenzte Raumforderung (→). Nach Kontrastmittelgabe isodens und kaum noch abgrenzbar.
d Zöliakographie (arterielle Phase): hypervaskularisierte Raumforderung (→←) mit angedeutet radiär verlaufenden Arterien und weiter zuführender Arterie.

in der Literatur divergierende Angaben vor. Es wird über sowohl echoärmere als auch echodichtere Raumforderungen berichtet (2, 5, 31, 48). In unserem Krankengut (n=10) zeigte die FNH in allen Fällen ein annähernd gleiches Reflexmuster wie das umgebende Lebergewebe. Die Raumforderung fiel primär durch die Organauftreibung und den kapselähnlichen, echoreicheren Ring auf (5). Die angiographisch und pathologisch meist nachweisbare Sternfigur im Zentrum (Abb. **47c** u. **48d**) kam sonographisch nicht zur Darstellung.
Bei dem nur minimalen Impedanzunterschied zwischen normalem Lebergewebe und fokalnodulärer Hyperplasie ist zu unterstellen, daß kleinere FNH-Herde der Sonographie entgehen können, sofern durch mangelnde Kompression des umgebenden Lebergewebes noch keine kapselähnliche Abgrenzung vorliegt. *Leberadenome* sind von der FNH sonographisch nicht zu unterscheiden. Die beim Adenom zwar häufiger auftretenden zentralen Blutungen oder Nekrosen erschweren lediglich die differentialdiagnostische Abgrenzung zu Metastasen, Abszessen und Hämangiomen (Abb. 49) (48).

Primäre maligne Lebertumoren

Zu den primären malignen Lebertumoren gehören das hepatozelluläre Karzinom, das cholangiozelluläre Karzinom, die selteneren, vom Parenchym ausgehenden Sarkome und das ebenfalls seltene Hämangioendotheliom.
Bei dem primären Leberkarzinom (ca. 80% aller primären Lebermalignome) werden makroskopisch eine massive, eine nodöse und eine diffuse Form unterschieden. Bei der *massiven oder solitären Form* findet sich in einem Leberlappen ein großer, derber Tumor mit zentralen Nekrosen und

146 Leber

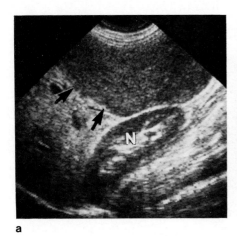
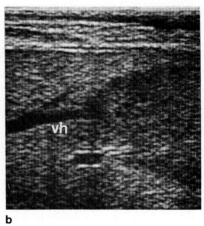

Abb. 49 Hepatozelluläres Adenom der Leber.
a 26 J., ♀, Längsschnitt durch den rechten Leberlappen und die rechte Niere (N). Ventrokaudal große, echoarme, glatt begrenzte Raumforderung (→).
b Aus dem kranialen Anteil des Tumors hervorgehende kaliberstarke Lebervene (vh).

Blutungen, der meist deutlich gegen seine Umgebung abgrenzbar ist.
Die *nodöse oder multilokuläre Form* zeigt eine vergrößerte Leber, die von zahlreichen, unterschiedlich großen Knoten durchsetzt ist; sie ist häufiger als die massive.
Die *diffuse Form* durchsetzt disseminiert und miliar beide Leberlappen (7).
Der Tumor breitet sich frühzeitig intrahepatisch durch Einbruch in die Leber- und Portalvenen aus. Er kann einige Zeit symptomlos wachsen, so daß er meist erst im späten, inoperablen Stadium diagnostiziert wird. Die Symptome Gewichtsverlust, Oberbauchschmerzen und Hepatomegalie sind unspezifisch; ein Ikterus ist eher selten.
Das cholangiozelluläre Karzinom tritt häufiger bei Frauen als bei Männern auf. In der Regel geht der Tumor vom Ductus hepaticus communis oder seinen Hauptästen aus. Klinisch kommt es zu einem obstruktiven Ikterus.

Ultraschallbefunde
Primäre maligne Lebertumoren zeigen ein vielfältiges sonographisches Bild. Im Falle des primären Leberzellkarzinoms findet sich bei der massiven Form – entsprechend der makroskopisch-pathologischen Einteilung – ein solitäres, meist großes echodichtes Tumorareal, das von unregelmäßig konfigurierten, echoarmen Zonen im Sinne von Nekrosen und Blutungen zentral und marginal durchsetzt ist (Abb. 50) (28, 31). Der Tumor ist meist vom umgebenden Lebergewebe gut abgegrenzt und führt zur lokalen Organauftreibung (Abb. **50c**) (5).
Bei der *multinodulären Form* zeigen sich multiple, konglomeratähnliche Tumoren, die ganze Leber-

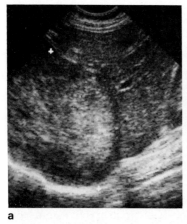
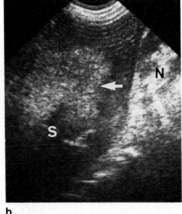
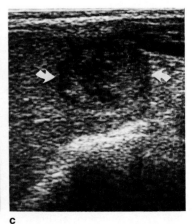

Abb. 50 Hepatozelluläre Karzinome (massive Form).
a 56 J., ♀, Längsschnitt durch den rechten Leberlappen. Dorsokranial vorwiegend echodichter Lebertumor mit echoarmem Randsaum.
b 60 J., ♀, Längsschnitt durch den rechten Leberlappen und die Niere (N). Die Leber ist durch einen echoreichen Tumor mit zentraler Kalkeinlagerung und Schallschatten (S) massiv aufgetrieben.
c 51 J., ♀, Längsschnitt durch den linken Leberlappen, der durch eine seit 7 Jahren bekannte Leberzirrhose gering reflexverändert, deutlich vergrößert und einen zwiebelschalenartig geschichteten Tumor (→←) verplumpt ist.

lappen befallen, die Leberkontur grob deformieren, die Gefäßstrukturen verlagern und die regionären Gallengänge aufstauen (Abb. 51) (5, 31).
Bei dieser Verlaufsform können verstärkt oder vermindert reflektierende Areale nebeneinanderliegen und ein unregelmäßiges Echomuster wie bei diffuser Metastasierung hervorrufen (31).
Die *kleinknotig diffuse Form* durchsetzt beide Lappen der vergrößerten und an der Oberfläche gebuckelten Leber. Sie ist von einer kleinknotigen Metastasierung nicht zu unterscheiden. Sonographisch erscheint das Parenchym desorganisiert und meist vermehrt echogebend (Abb. 52). Die ohnehin schwierige sonographische Diagnostik wird weiter kompliziert, wenn der Tumor auf dem Boden einer Zirrhose entstanden ist (s. Abb. 50c). Cholangiozelluläre Karzinome und Sarkome der Leber ähneln mit Ausnahme der Hämangioendotheliome (Abb. 52b), soweit die wenigen, bisher publizierten Fälle zeigen, sonographisch der massiven Form des Leberzellkarzinoms.

Sekundäre maligne Lebertumoren (Metastasen)

Unter allen Organen, in denen Metastasen beobachtet werden, steht die Leber an erster Stelle. Über 90% der malignen Lebertumoren sind Metastasen, die vorwiegend hämatogen über die V. portae und die A. hepatica in die Leber gelangen. Eine lymphogene Metastasierung über den Leberhilus oder Wachstum per continuitatem wird bei Tumoren der großen Gallenwege, des Magens und des Pankreas beobachtet.
Der portale Zustrom erfolgt aus dem gesamten

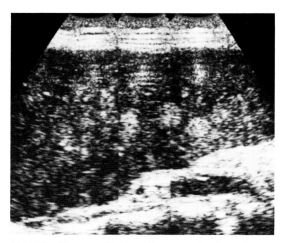

Abb. **51** Hepatozelluläres Karzinom (nodöse Form). 40 J., ♀, multiple, echoreiche Rundherde in beiden Leberlappen (hoher subxyphoidaler Querschnitt).

Magen-Darm-Trakt von der unteren Ösophagushälfte bis zur Rektummitte, der Milz, dem Pankreas und den Gallenwegen. Auch nicht unmittelbar dem portalen Stromgebiet angeschlossene Tumoren können bevorzugt in die Leber metastasieren, wie z. B. das Bronchial- und Mammakarzinom (10).
Die Einteilung von Lebermetastasen kann nach mehreren Gesichtspunkten erfolgen:
1. nach dem histologischen Aufbau,
2. nach dem makroskopischen Aspekt,
3. nach dem Transportweg und
4. nach dem Zeitpunkt ihres Auftretens (66).

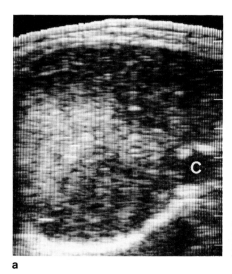 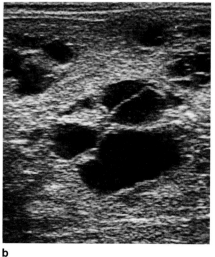

a b

Abb. **52**
a Hepatozelluläres Karzinom (diffuse Form). 78 J., ♂, hoher Querschnitt durch den rechten Leberlappen und die V. cava inferior (C). Der gesamte rechte Leberlappen ist von echodichten, unregelmäßig konfigurierten Herden durchsetzt.
b Multiple, maligne Hämangioendotheliome der Leber. 44 J., ♀, Subkostalschnitt. Multiple, vorwiegend zystische, septierte Raumforderungen im rechten Leberlappen.

Leber

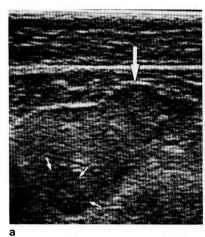
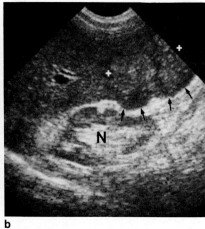

Abb. 53 Kontur- und Strukturkriterien bei Lebermetastasen.
a 48 J., ♀, metastasierendes Mammakarzinom. Längsschnitt durch den linken Leberlappen, der an seiner Ventralfläche konvexbogig vorgewölbt ist (→). Nur geringe Abschwächung der Echostruktur in diesem Bereich. Dorsal zweiter echoabgeschwächter Bezirk (→).
b 62 J., ♂, Lebermetastasen eines kolorektalen Karzinoms. Längsschnitt durch den rechten Leberlappen und die Niere (N). Die Facies visceralis des rechten Leberlappens ist durch echoreiche Strukturdefekte (+ +) polyzyklisch deformiert (→). Schrumpfniere rechts (N).

Aus sonographischer Sicht ist der makroskopische Aspekt am wichtigsten, da er am ehesten mit dem sonographischen Bild vergleichbar ist.
Die makroskopischen Ausprägungsformen von Lebermetastasen sind sehr vielgestaltig. Deutlich begrenzte, knotige Metastasen sind von unscharf begrenzten, z. T. konfluierenden und diffus infiltrierenden Metastasen zu trennen. Man unterscheidet aufgrund makroskopisch-pathologischer Untersuchungen mehrere Metastasentypen je nach Sitz des Primärtumors.

Ultraschallbefunde
Lebermetastasen liegen meist als multiple Raumforderungen verschiedener Größe vor. Daneben werden auch solitäre Metastasen beobachtet.
Wichtigster Hinweis für das Vorliegen von Metastasen sind *umschriebene Strukturdefekte* in der Leber. Diese lokalisierten Veränderungen der Echostruktur zeigen eine Vielfalt möglicher Echomuster.

Darüber hinaus führen Metastasen häufig zu *Konturveränderungen* der Leber, indem sie entweder bei oberflächlicher Lage die Kontur konvex bzw. polyzyklisch vorwölben oder aber bei diffuser Leberinfiltration zu einer Vergrößerung der Leber und einer Verplumpung der Leberkontur führen.
Letztgenannte Formveränderungen können auch bei anderen Hepatomegalien vorkommen, müssen aber immer als *indirekte Hinweise* auf potentielle Raumforderungen der Leber gewertet werden, auch wenn noch keine Strukturveränderungen nachweisbar sind (Abb. 53) (5, 55).
Auxiliäre Symptome sind Verlagerungen und Kompression intrahepatischer Gefäße und Gallengänge (Abb. **57a** u. **60a**).
Maßstab für das Reflexverhalten von Lebermetastasen ist der *normale* Echobesatz des Leberparenchyms. Nach ihrem Reflexmuster unterscheidet man folgende Metastasentypen (Abb. 54):

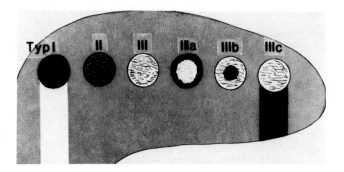

Abb. **54** Sonographische Klassifikation von Lebermetastasen entsprechend ihres Reflexverhaltens.
Typ I: echofrei-zystisch mit dorsaler Schallverstärkung,
Typ II: echoarm,
Typ III: echoreich,
Typ IIIa: echoreich mit echoarmem Rand (Targetläsion),
Typ IIIb: echoreich mit echoarmer Zone (Bulls-eye),
Typ IIIc: echoreich mit dorsaler Schallschattenzone als Hinweis auf Verkalkung.

Herdförmige Lebererkrankungen

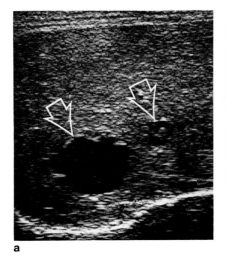
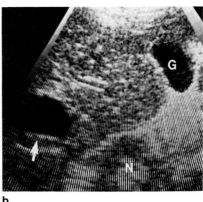

Abb. 55 Zystische Lebermetastasen (Typ I).
a 48 J., ♂, zystische Lebermetastasen eines Zystadenokarzinoms des Pankreas (li. Läsion). Die rechts gelegene Metastase weist teilweise solide Anteile auf.
b 42 J., ♀, zystische Lebermetastase eines Melanoms nach Zytostase. Längsschnitt durch den rechten Leberlappen, Gallenblase (G) und Niere (N). Zystische Metastase mit glatter Begrenzung und dorsaler Spiegelbildung (→).

Typ I: echofreie Läsionen,
Typ II: echoarme Läsionen,
Typ III: homogen echoreiche Läsionen,
Typ IIIa: echoreiche Läsionen mit ringförmigem, echoarmem Randsaum (sog. Kokardenläsionen oder Targetläsion) (Target = Schießscheibe),
Typ IIIb: echoreiche Läsionen mit echoarmem Zentrum (sog. Kokardenläsion oder Bulls-eye-Läsion),
Typ IIIc: sehr echoreiche Läsionen mit dorsaler Schallschattenbildung als Hinweis auf Verkalkung.

Verwirrung tritt immer wieder bei der Bezeichnung der Metastasentypen IIIa (Targetläsion) und IIIb (Bulls-eye-Läsion) auf, je nach dem, ob bei der Bilddokumentation mit schwarzem oder weißem Hintergrund gearbeitet wird. Bei weißem Hintergrund, wie er vorwiegend in den USA verwendet wird, sind diese Begriffe umgekehrt zu verwenden.
Zusätzlich zu diesen sechs unterschiedlichen Reflexmustern sind das simultane Auftreten verschiedener Metastasenformen bei ein und demselben Tumor sowie die diffuse metastatische Infiltration der Leber zu berücksichtigen, so daß sich eine Klassifizierung intrahepatischer Metastasen in acht unterschiedliche Echomuster vor-

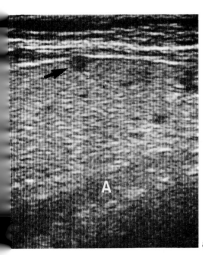
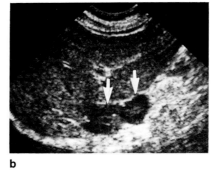
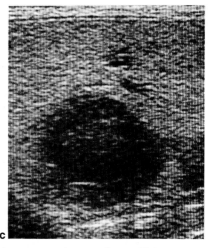

Abb. 56 Echoarme Lebermetastasen (Typ II).
a 58 J., ♀, Lebermetastase eines Mammakarzinoms in einer Fettleber. Längsschnitt links paramedian durch Aorta (A) und den strukturdichten, schlecht abgrenzbaren, vergrößerten linken Leberlappen. Geringe Vorwölbung der Metastase an der Ventralfläche der Leber.

b 48 J., ♂, zwei Metastasen eines malignen Melanoms im aufgetriebenen Lobus caudatus (→) (Querschnitt).
c 59 J., ♀, Lebermetastase eines Leiomyosarkoms. Subkostalschnitt. Große, echoarme, schlecht abgrenzbare Raumforderung dorsokranial im rechten Leberlappen.

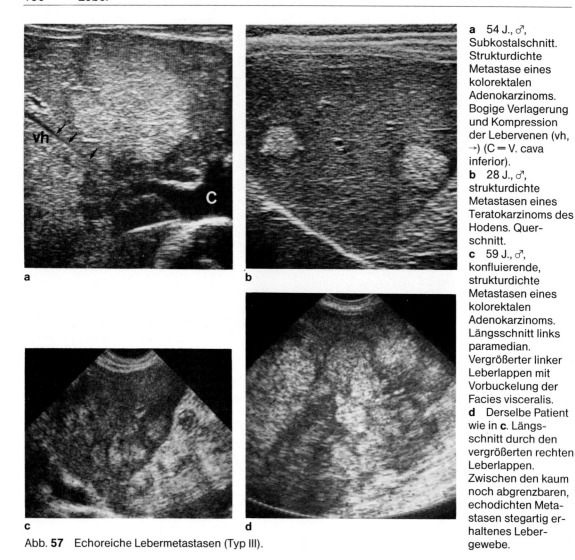

Abb. 57 Echoreiche Lebermetastasen (Typ III).

a 54 J., ♂, Subkostalschnitt. Strukturdichte Metastase eines kolorektalen Adenokarzinoms. Bogige Verlagerung und Kompression der Lebervenen (vh, →) (C = V. cava inferior).
b 28 J., ♂, strukturdichte Metastasen eines Teratokarzinoms des Hodens. Querschnitt.
c 59 J., ♂, konfluierende, strukturdichte Metastasen eines kolorektalen Adenokarzinoms. Längsschnitt links paramedian. Vergrößerter linker Leberlappen mit Vorbuckelung der Facies visceralis.
d Derselbe Patient wie in c. Längsschnitt durch den vergrößerten rechten Leberlappen. Zwischen den kaum noch abgrenzbaren, echodichten Metastasen stegartig erhaltenes Lebergewebe.

nehmen läßt, die Aussagen zur Tumorarchitektur und z. T. eine gegenseitige Differenzierung erlauben (5, 6, 31).
Echofreie Metastasen (Typ I) sind sehr selten. Es handelt sich hierbei um Metastasen von Zystadenokarzinomen des Pankreas und des Ovars (Abb. 55a) (31, 38). Sie weisen eine mäßige Betonung des Rückwandechos und eine sog. dorsale Schallverstärkung auf. Läsionen, die primär mit echoreichem Rand und echoarmem bzw. -freiem Zentrum imponieren, können im weiteren Verlauf zentral einschmelzen, Spiegelbildungen aufweisen und sich letztlich wie Zysten darstellen (Abb. 55b, 59b u. 59c). Lediglich die unregelmäßige Konfiguration der Wand weist auf einen primär soliden Ursprung hin (s. Abb. 59b u. c); die Differenzierung von einem Abszeß kann in diesen Fällen Schwierigkeiten bereiten (57).
Echoarme Metastasen (Typ II) sind meist Tochtergeschwülste von epithelialen Karzinomen (Mammakarzinom, Bronchialkarzinom, malignes Melanom, Karzinoid) (5, 31). Sie zeigen sich als vermindert reflektierende, oft schlecht abgegrenzte Bezirke in der Leber (Abb. 56). In unserem Krankengut (548 Patienten mit Lebermetastasen) bilden sie mit ca. 30% die zweithäufigste Gruppe metastatischer Ansiedlungen in der Leber.
Echoreiche, strukturdichte Metastasen (Typ III) repräsentieren in unserem Krankengut die weitaus größte Gruppe. Sie entsprechen vorwiegend Filiae von kolorektalen Karzinomen und Adenokarzinomen des Magens, aber auch von Teratokarzinomen des Hodens und kleinzelligen Bronchialkarzinomen (5, 31, 36, 38, 49).
Je nach Zahl und Größe sind sie als stark reflektierende, gut abgegrenzte, rundliche Herde nachweisbar (Abb. 57a u. b). Bei fortgeschrittener Metastasierung werden sie durch angrenzendes Lebergewebe separiert, das dann als reflexärmere, retikulär verlaufende Struktur imponiert (Abb. 57c u. d).
Strukturdichte Metastasen lassen sich in drei

Abb. 58 Targetläsionen (Typ IIIa).
a 63 J., ♀, Querschnitt durch den rechten Leberlappen. Subkapsuläre Metastase eines Mammakarzinoms mit echoarmem Rand und echoreicherer Zentralzone (→←).
b 64 J., ■, Metastasen eines kleinzelligen Bronchialkarzinoms. Ausschnittsvergrößerung. Zwei Targetläsionen (⌀ 8 und 11 mm).

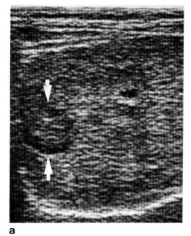
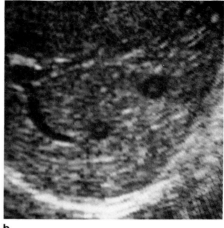

a b

Untergruppen (IIIa-c) unterteilen. Beim Typ IIIa zeigen die echoreichen Metastasen *echoarme Randzonen (Targetläsion)* (Abb. **58a** u. **b**). Diese Zone verminderter Reflexibilität könnte ein Hinweis auf schnelles Metastasenwachstum mit Kompression des umgebenden Lebergewebes oder Einwachsen maligner Zellen in die Lebersinusoide sein (5).

Häufiger sind echoreiche Metastasen mit wechselnd großer, echoarmer Zentralzone (Typ IIIb = Bulls-eye-Läsion). Hier kommt es infolge des normalen Größenwachstums der Metastase oder

Abb. 59 Bulls-eye-Läsionen (Typ IIIb).
a 36 J., ♂, Lebermetastasen eines kolorektalen Adenokarzinoms (Längsschnitt rechts paramedian). Ventral echodichte Metastase mit zentraler Einschmelzung und Konturdeformation der Lebervorderfläche (→). Benachbart mehrere echoreiche Metastasen.

b 61 J., ♂, Metastase eines Epipharynxkarzinoms. Längsschnitt durch den rechten Leberlappen und die Niere (N). Große solitäre Bulls-eye-Läsion mit unregelmäßig konfiguriertem, echodichtem Rand und großer zentraler Einschmelzung.

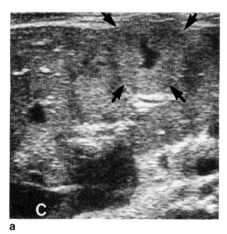
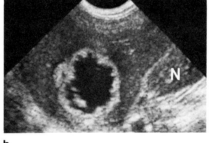

c 42 J., ♀, Metastase eines malignen Melanoms nach Zytostase. Subkostalschnitt. Fast völlig eingeschmolzene Metastase mit dorsaler Spiegelbildung (S→). Nur noch angedeuteter echodichter Rand. Vorwölbung eines Tumorzapfens in die zystische Zentralzone (→).

d 38 J., Lebermetastase eines Adenokarzinoms des Magens. Mischform (Typ IIIa u. b). Zentral in der Leber leicht echovermehrter Herd mit echoarmer Zentralzone und peripherem, echoarmem Rand (Schnelles Wachstum?).

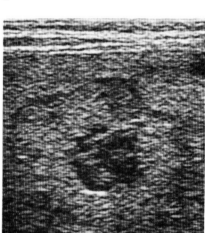

a b

c d

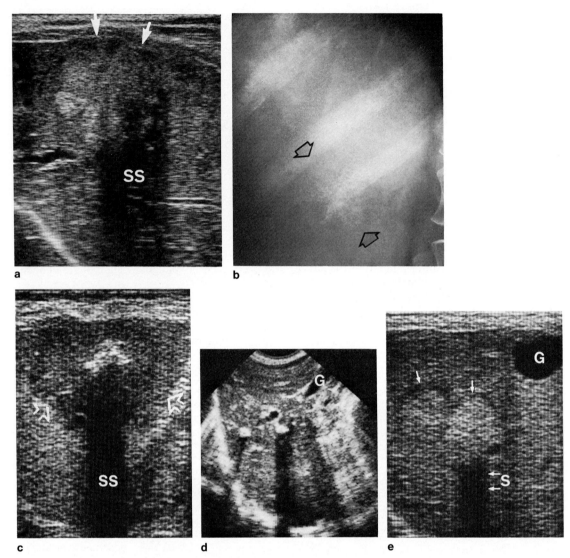

Abb. 60 Verkalkte Lebermetastasen.
a 68 J., ♂, Subkostalschnitt. Leberverfettung. Echoreiche, in der Fettleber schlecht abgrenzbare Metastase eines kolorektalen Karzinoms mit zentraler Verkalkung und Schallschatten (SS). Vorwölbung der Leberoberfäche.
b Abdomenübersichtsaufnahme mit staubfeinen Verkalkungen in Projektion auf die Leber (→←).
c 57 J., ♀ Längsschnitt über den rechten Leberlappen. Große, gegenüber der mäßig verfetteten Leber echoarm imponierende Metastase eines Mammakarzinoms (→←). Echodichter Zentralkomplex mit Schallschatten (SS) (Verkalkung).
d 48 J., ♂, Subkostalschnitt mit Anschnitt der Gallenblase (G). Multiple, völlig verkalkte Lebermetastasen eines medullären Schilddrüsenkarzinoms mit Schallschatten. Patient seit Jahren in Remission.
e 52 J., ♂, Subkostalschnitt durch Leber und Gallenblase (G). Zwei zentral echodichte Metastasen mit echoarmem Rand (Targetläsion) (→). Die rechts gelegene Metastase erzeugt einen Schallschatten (→S) durch Verkalkungen.

durch Chemotherapie mit Nekrose zur zentralen Einschmelzung (Abb. **59**) (3, 49). Diese Einschmelzung kann sowohl Folge einer z. B. zytostatisch erreichten Regression sein als auch Ausdruck rasch wachsender Metastasen, bei denen die Blutversorgung mit dem Wachstum nicht Schritt gehalten hat (3). Oft überwiegt das zystische Zentrum evtl. mit Spiegel, und es restiert nur noch partiell echoreiches, solides Metastasengewebe (Abb. **59b** u. **c**). Diese Bulls-eye-Läsionen können bei schnellem Wachstum wiederum einen echoarmen Außenbezirk aufweisen, so daß eine Mischform zwischen Target- und Bulls-eye-Läsionen entsteht (Abb. **59d**) (5).

Kommt es zur *Verkalkung* der meist echoreichen Metastasen (Typ III c), wie es manchmal bei kolorektalen Karzinomen, osteogenen Sarkomen, aber auch bei Adenokarzinomen des Magens, beim

Mammakarzinom und bei medulären Schilddrüsenkarzinomen geschieht, tritt hinter der Metastase ein Schallschatten auf (Abb. **60**) (6, 38).
Echoarme Metastasen verkalken seltener (Abb. **60c**). Die vollständige Verkalkung von Metastasen mit nachfolgender Spontanheilung ist eine Rarität (Abb. **60d**).
In vielen Fällen liegt *nicht eine Metastasenform* vor, sondern eine *Kombination verschiedener Reflexmuster*. In ca. 20% unseres Krankengutes lagen zwei (Abb. **59a** u. **60e**), in 4% sogar drei verschiedene Metastasentypen gleichzeitig vor (Mischbild) (5).
Eine *diffuse metastatische Infiltration* der Leber durch kleinknotige Metastasen (häufig beim kleinzelligen Bronchialkarzinom und malignen Melanom) (Abb. **61**) oder konfluierende Metastasen (s. Abb. **57c** u. **d**), führen zu einer diffusen Strukturauflösung der vergrößerten Leber, ohne daß Einzelherde sicher nachweisbar sind (5, 55). Bei einer homogenen metastatischen Infiltration kann die Abgrenzung gegen nicht maligne Leberveränderungen schwierig sein.
Hinzuweisen ist auf den Sonderfall der *Metastasierung in eine Fettleber*. In diesem stark strukturverdichteten Organ imponieren *alle* Läsionen, also auch im Vergleich zu *normalem* Lebergewebe sich als echoreich erweisende Metastasen, als *echoarm* (Abb. **62**). Logischerweise sind bei geringer Leberverfettung echoreiche Metastasen vom umgebenden Lebergewebe oft nicht zu unterscheiden.
Anhand der von uns untersuchten 548 Fälle mit Lebermetastasen wurde versucht, das Echomuster der Metastasen mit deren Histologie zu korrelieren (5). Dies gelang jedoch nur beim kolorektalen Adenokarzinom und beim malignen Melanom. Beim Kolonkarzinom fanden sich im Vergleich zum normal reflektierenden Lebergewebe ausschließlich echoreiche Metastasen (Typ III) und deren Untergruppen (Typ III a–c) bzw. die Kombination dieser Erscheinungsformen.
Eine Ausnahme bildeten lediglich Metastasen dieses Tumors in der Fettleber (Abb. **62**).
Auch bei *Melanommetastasen* lag ein uniformes Erscheinungsbild der Läsionen mit echoarmen oder zystisch-nekrotischen Herden vor; echoreiche Metastasen wurden nicht beobachtet (s. Abb. **55, 56b** u. **59c**) (5). Bei allen anderen Tumoren zeigte sich ein buntes, echographisches Bild der Lebermetastasen, so daß keine Korrelation zu der jeweiligen Histologie herzustellen war. Der Untersucher hat folglich bei der Suche nach Metastasen eines kolorektalen Karzinoms ausschließlich nach echoreichen Herden und deren Untergruppen in der Leber zu fahnden, sofern keine Fettleber vorliegt. Ebenso spricht ein echoreicher Leberherd bei malignem Melanom eher *gegen* eine Lebermetastasierung und bedarf weiterer Klärung.
Liegen multiple Läsionen vor, weist dieser Befund

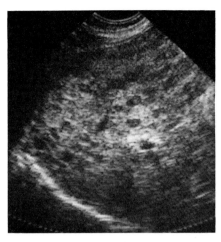

Abb. **61**   38 J., ♂, diffuse, kleinknotige Lebermetastasierung bei kleinzelligem Bronchialkarzinom. Subkostalschnitt. Vergrößerte Leber, die diffus von kleinen Targetläsionen durchsetzt ist (⌀ unter 1 cm).

auf eine Lebermetastasierung hin, insbesondere dann, wenn eine länger zurückliegende Ultraschalluntersuchung unauffällig war.
Zuweilen kann die Echoqualität einer Metastase sich so wenig von der des umgebenden Lebergewebes unterscheiden, daß sie dem sonographischen Nachweis entgeht. Nach unserer Erfahrung besteht diese Gefahr besonders bei kleineren echoreichen Metastasen kolorektaler Karzinome in einer mäßiggradig verfetteten Leber.

Leberbefall bei malignen Systemerkrankungen

Bei *Leukosen* ist von den extramedullären Organen die Leber nach der Milz am häufigsten betei-

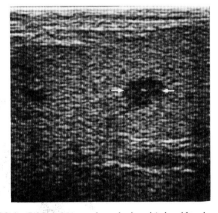

Abb. **62**   69 J., ♂, Metastase eines kolorektalen Karzinoms in einer Fettleber (Ausschnitt). In der strukturverdichteten Leber imponiert die Metastase als echoarme Raumforderung (→ ←).

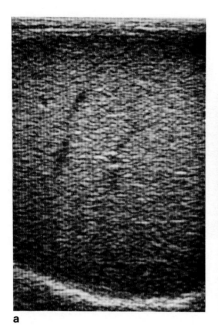
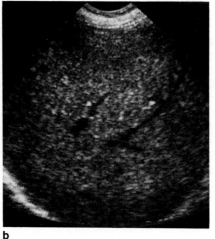

Abb. 63 Diffuse und feinnoduläre Infiltrationen der Leber bei Systemerkrankungen.
a 31 J., ♂, zentrozytisch-zentroblastisches Non-Hodgkin-Lymphom mit Leberbefall. Subkostalschnitt. Deutlich vergrößerte Leber mit echoverstärktem, vergröbertem Reflexmuster und kaum abgrenzbaren Lebervenen. Gute Schalleitung.
b 56 J., ♀, Non-Hodgkin-Lymphom vom lymphozytischen Typ mit Leberbefall. Subkostalschnitt. Hepatomegalie mit echovermindertem Reflexmuster und multiplen, kaum abgrenzbaren echodichten Herden. Gute Schalleitung.

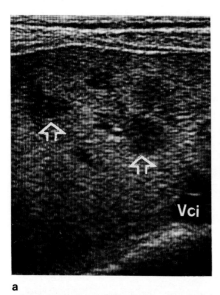
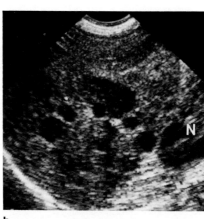
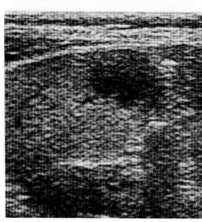
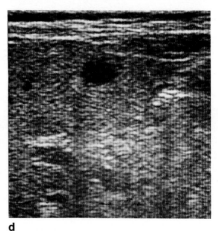

Abb. 64 Grobnoduläre Infiltrationen der Leber bei Systemerkrankung.
a 31 J., ♂, Morbus Hodgkin mit Leberbefall. Querschnitt durch den rechten Leberlappen (Vci = V. cava inferior). Multiple, echoarme, schlecht abgrenzbare, z. T. konfluierende Leberherde (→).
b 54 J., ♂, Non-Hodgkin-Lymphom vom lymphozytischen Typ mit Leberbefall. Längsschnitt durch den rechten Leberlappen und die Niere (N). Vergrößerte Leber durchsetzt von multiplen, extrem echoarmen Herden wechselnder Größe.
c 34 J., ♀, Morbus Hodgkin mit Leberbefall. Querschnitt durch den vergrößerten linken Leberlappen. Kaum abgrenzbarer, echoarmer Herd.
d Dieselbe Patientin wie in **c** nach Zytostase. Rückbildung der Hepatomegalie und des Hodgkin-Infiltrates, das jetzt besser abgrenzbar ist.

ligt. Der Vielfalt der verschiedenen Leukosenformen steht ein relativ uniformes makroskopisches Bild leukotisch infiltrierter Lebern gegenüber: Es zeigt sich ein vergrößertes, weiches Organ mit glatter Oberfläche.

Außer der *diffusen* gibt es die seltenere *noduläre* Form der leukotischen Leberinfiltration. Dabei zeigen sich mehr oder weniger scharf begrenzte, meist kleinere Herde als Ausdruck einer tumorösknotigen Wachstumsform der Leukose (7).

Die Häufigkeit des Leberbefalls im Initialstadium eines *Morbus Hodgkin* oder eines *Non-Hodgkin-Lymphoms* beträgt bei initialem Staging 5 bzw. 15%. Hierbei handelt es sich vorwiegend um nur mikroskopisch diagnostizierbare Infiltrationen. Im Spätstadium oder bei der Autopsie sind Leberbeteiligungen jedoch in 42–51% beim Non-Hodgkin-Lymphom und in 50–80% beim Morbus Hodgkin nachweisbar (18).

Makroskopisch treten besonders im Endstadium der *Lymphogranulomatose* zahlreiche helle Knötchen und Knoten auf, die rundlich, gelegentlich unregelmäßig kantig sind.

Non-Hodgkin-Lymphome rufen in der Leber unterschiedlich große, teils elastisch-weiche, teils derbe, tumoröse Knoten mit infiltrierenddestruierendem Wachstum hervor, die auf der Schnittfläche homogen erscheinen und mitunter Nekrosen erkennen lassen. Ein auf die Leber beschränkter Befall ist selten (7).

Ultraschallbefunde

Sonographische Kennzeichen einer *diffusen Leberinfiltration* bei Leukosen und malignen Lymphomen sind: Hepatomegalie (in ca. 90%) (5), Abrundung der Leberränder und eine vergrößerte und echoverminderte Leberbinnenstruktur, die mit einer auffallend guten Schalleitung einhergeht (4, 12, 17).

Obwohl die verbesserte Schalleitung des diffus infiltrierten Organs typisch erscheint, ist eine definitive Diagnose allein aufgrund des lebersonographischen Aspekts wegen der Gefahr einer Verwechslung mit anderen Leberparenchymerkrankungen kaum möglich. Die Deutung wird durch die Kenntnis der Grunderkrankung und durch den sonographischen Nachweis abdomineller Lymphome erleichtert (Abb. **63a**).

Selten ist sowohl bei Leukosen als auch bei Morbus Hodgkin und Non-Hodgkin-Lymphomen ein *nodulärer Leberbefall* nachweisbar. Hierbei ist ein kleinnodulärer (Abb. **63b**) von einem grobnodulären Befall (Abb. **64a u. b**) zu differenzieren. Es zeigen sich dabei unregelmäßige, scharf begrenzte, echoarme, selten auch echoreiche Herde, die an Lebermetastasen solider Tumoren erinnern (Abb. **64**) (4, 17).

Gleichzeitig können in vielen Fällen noduläre Infiltrate der Milz gesichert werden. Auch eine von Lymphomen der Leberpforte ausgehende Infiltration des Leberparenchyms ist sonographisch faßbar.

Durch Verlaufskontrollen ist der Therapieerfolg nach Zytostase mit Rückbildung der Herde nachzuweisen (Abb. **64c u. d**).

Ein negatives Sonogramm spricht *nicht* gegen einen Leberbefall im Sinne der Grunderkrankung (17, 18).

Irrtumsmöglichkeiten bei der Diagnostik herdförmiger Lebererkrankungen

Falsch-negative Diagnosen bei der sonographischen Suche nach herdförmigen Leberveränderungen sind bedingt durch:
- geringe Größe der Läsionen,
- fehlenden oder nur minimalen Strukturunterschied zwischen Tumor und Leberparenchym,
- kleinknotig-diffuses oder konfluierendes Wachstum eines Tumors ohne signifikanten Unterschied zum Leberparenchymschaden,
- gleichzeitig vorliegenden obstruktiven Ikterus mit Gallengangserweiterung und kleinen Metastasen,
- nicht beurteilbaren Leberregionen im breiten Schallschatten hinter Verkalkungen oder luftgefüllten Gallengängen,
- echoärmere Abbildungen applikatorferner Leberabschnitte durch vermehrte Schallabsorption der Leber oder Verwendung einer zu hohen Schallfrequenz (5).

Falsch-positive Diagnosen (Pseudoläsionen) sind wegen der mehrdimensionalen Untersuchungsmöglichkeit der Leber selten, jedoch auch von der Erfahrung des jeweiligen Untersuchers abhängig.

Ein tief imprimierender oberer *Nierenpol* mit der typischen echoreichen Fettkapsel kann beim Schnitt durch die kaudalen Abschnitte des rechten Leberlappens eine Metastase vortäuschen. Eine weitere Quelle für die Fehldiagnose „Metastase" stellt der etwas echoärmer imponierende *Lobus caudatus* dar (Abb. **65a**).

Auch *postoperative Vergrößerungen des Lobus caudatus* durch kompensatorische Hypertrophie nach Resektion des rechten oder linken Leberlappens dürfen nicht als Tumor fehlgedeutet werden (Abb. **65b**). Nach Entfernung des linken Leberlappens bilden sich neben der Absetzungsstelle echoreiche fett- oder bindegewebshaltige Strukturen, die scheinbar intrahepatisch liegen und echoreiche Tumorrezidive vortäuschen (Abb. **65c**).

Auf die Möglichkeit der Verwechslung eines breiten *Lig. falciforme* mit einer echoreichen Läsion wurde bereits hingewiesen (s. Abb. 2).

Breite Periportalfelder mit zentralem Gefäß ähneln im Querschnitt einer echoreichen Läsion mit echoarmer Zentralzone (Abb. **65d**); hier klärt die Untersuchung in anderen Ebenen die Zugehörigkeit zum Periportalfeld (Abb. **65e**).

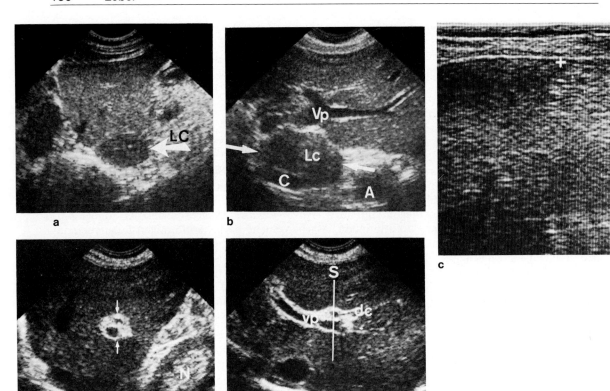

Abb. 65 Sonographische Fehlermöglichkeiten bei Tumorsuche in der Leber.
a Längsschnitt durch den gering strukturverdichteten linken Leberlappen (Verfettung). Der Lobus caudatus (LC, →) imponiert als rundliche, echoärmere „Raumforderung".
b Zustand nach Resektion des rechten Leberlappens wegen solitärer Lebermetastase. Kompensatorische Hypertrophie des linken Leberlappens und des Lobus caudatus (Lc → ←), der als echoarme präkavale „Masse" (C) imponiert (A = Aorta, Vp = V. portae).
c Zustand nach Resektion des linken Leberlappens wegen primären Leberzellkarzinoms. Der glatten Absetzungsstelle benachbarte, echoreiche Pseudoläsion (+ +) durch Narbengewebe.
d „Bulls-eye-Pseudoläsion" durch großes Periportalfeld mit V. portae und Gallengang. Längsschnitt durch den rechten Leberlappen und die Niere (N).
e Nach Drehung des Schallkopfes Darstellung der Gefäße in der breiten Leberpforte (S = Schnittebene von Abb. 65 d, vp = V. portae, dc = Ductus choledochus).

Abb. 66 Parahepatische Raumforderungen, die als „Lebertumor" imponieren.
a 61 J., ♀, Peritonealkarzinose bei Ovarialkarzinom. Querschnitt durch den linken Leberlappen. Hinter dem linken Leberlappen deutlich abgegrenzte (→ ←) echoarme Raumforderung mit liquiden Anteilen.
b Querschnitt durch den rechten Leberlappen. Auch neben dem rechten Leberlappen echoarme, z. T. liquide Raumforderung zwischen Bauchwand (B) und verdrängter Leber (→). Der Befund wurde durch CT endgültig geklärt.

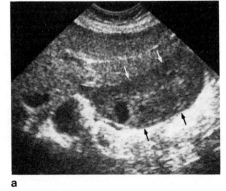
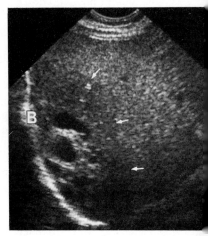

Herdförmige Lebererkrankungen

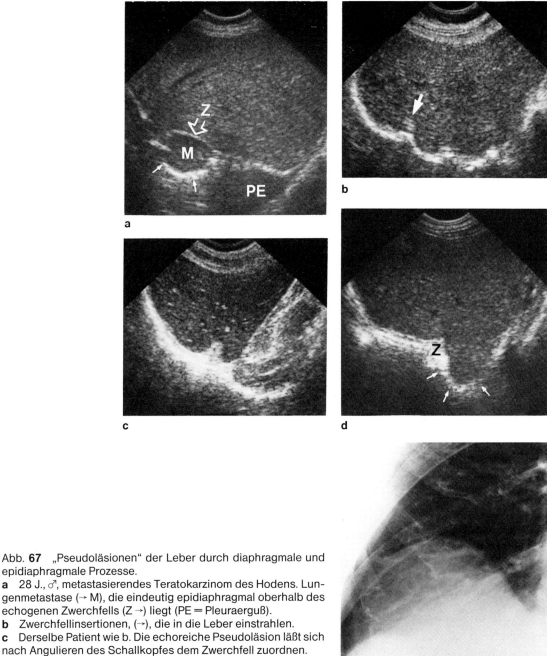

Abb. 67 „Pseudoläsionen" der Leber durch diaphragmale und epidiaphragmale Prozesse.
a 28 J., ♂, metastasierendes Teratokarzinom des Hodens. Lungenmetastase (→ M), die eindeutig epidiaphragmal oberhalb des echogenen Zwerchfells (Z →) liegt (PE = Pleuraerguß).
b Zwerchfellinsertionen, (→), die in die Leber einstrahlen.
c Derselbe Patient wie b. Die echoreiche Pseudoläsion läßt sich nach Angulieren des Schallkopfes dem Zwerchfell zuordnen.
d Partielle Relaxation des Zwerchfells (Z →) mit „Leberbuckel".
e Eindeutige Klärung durch Thoraxzielaufnahme.

Parahepatische Tumoren können als intrahepatische Läsionen fehlgedeutet werden (Abb. **66**). Bei nur geringen Strukturunterschieden zwischen Leber und parahepatischem Tumor ist diese Diagnose oft nur computertomographisch zu klären.

Auch dem Zwerchfell benachbarte *Lungenmetastasen* können als der Leber zugehörig angesehen werden; die Trennung zwischen Lungenprozeß und Leber durch das echogene Zwerchfell führt zur richtigen Diagnose (Abb. **67a**).

Ausgeprägte *Zwerchfellinsertionen,* die sich in das Leberparenchym vorwölben, können sich ebenfalls als periphere, echoreiche Läsionen darstellen (Abb. **67b**). Hier ist durch geringe Angulation des Schallkopfes die Zugehörigkeit zum Diaphragma zu sichern (Abb. **67c**).

Auch sich nach intrathorakal vorwölbende Zwerchfellbuckel täuschen hepatogene Raumforderungen vor. Der fehlende Strukturunterschied zum Lebergewebe, das umgebende Zwerchfell und die ergänzende Thoraxdurchleuchtung klären den Befund (Abb. **67d** u. **e**).

Wertung

Diffuse Leberparenchymerkrankungen

In der Diagnostik diffuser Leberparenchymerkrankungen spielt die Ultraschalluntersuchung eine zwar wichtige, aber keine ausschlaggebende Rolle. Der Ultraschallbefund ist in das aus klinischer Untersuchung, Labor- und Funktionstest, Computertomographie und Punktionshistologie bestehende Gesamtbild einzubeziehen. Bei regelrechter Organgröße besteht die Möglichkeit eines falsch-negativen Resultates bei der persistierenden und wenig fortgeschrittenen chronisch-aggressiven Hepatitis, bei gering ausgeprägtem toxisch-nutritivem Leberschaden und bei beginnender Zirrhose (41, 52). Die sonographisch faßbaren, diffusen Erkrankungen des Leberparenchyms betreffen im wesentlichen die *strukturdichte Leber*. Die Ultraschalluntersuchung hat jedoch lediglich den Stellenwert einer Vorfelduntersuchung, da die sonographische Diagnose „diffuser Leberparenchymschaden" unspezifisch und von geringem klinischem Wert ist.

Es gibt allerdings sonographische Kriterien, die die Diagnose einer fortgeschrittenen Leberverfettung und einer Zirrhose mit portaler Hypertension mit hoher Sicherheit zulassen. Bei der Leberverfettung eignet sich die Sonographie als Screeningmethode oder zur Verlaufskontrolle bei bereits gesicherter Diagnose (90). Schwierigkeiten bestehen bei fokaler Leberverfettung; hier muß die Diagnose durch Computertomographie und/oder Szintigraphie bzw. Histologie weiter geklärt werden (7).

Einer zu weit gehenden Differenzierung der übrigen diffusen Leberparenchymerkrankungen muß man kritisch gegenüberstehen. Mit Hilfe der direkten Helligkeitsmessung am Bildschirm konnten zwar signifikante Unterschiede zwischen Normalbefund, Zirrhose, chronischer Hepatitis und Verfettung erarbeitet werden, insbesondere dann, wenn auch die Schallschwächung berücksichtigt wurde (69). Dieses Verfahren ist aber wegen seiner Aufwendigkeit in der Praxis nicht anwendbar. Eine qualitative Analyse der Echointensität und der flächenmäßigen Echoverteilung ließe eine exaktere Beurteilung der sonographischen Leberstrukturen zu, ist aber noch nicht realisierbar (52).

Zirkulationsstörungen

Auch in der Diagnostik von Zirkulationsstörungen kommt der Sonographie der Leber nur bedingte Bedeutung zu, jedoch liefert sie bei allen Formen eines unterbrochenen Blutzu- oder -abflusses wichtige Hinweise für die Auswahl weiterer diagnostischer Verfahren.

Arterielle Gefäßverschlüsse werden nur selten sonographisch diagnostiziert. Der Verschluß der A. hepatica ist in Ausnahmefällen an indirekten Zeichen wie Leberinfarkt, Gasansammlungen oder Abszeßbildungen zu erkennen. Bei gezielter Embolisation oder chirurgischer Ligatur der Leberarterie als Palliativmethode bei inoperablen primären oder sekundären Lebertumoren bietet sich die Sonographie zur Verlaufskontrolle an.

In der *V. portae* ist der direkte Nachweis eines frischen Thrombus möglich; bei einem älteren Portalvenenverschluß bewährt sich die Sonographie in Einzelfällen als Vorfeldmethode. Der Wert liegt darüber hinaus im Nachweis eines Tumors in der Leberpforte oder einer fortgeschrittenen Zirrhose als auslösende Ursache.

Die *kavernöse Pfortadertransformation* ist sonographisch diagnostizierbar, eine weitere Klärung durch Computertomographie und/oder ein indirektes Splenoportogramm jedoch erforderlich.

Die *kardial bedingte* Stauungsleber ist neben der unspezifischen Hepatomegalie an den erweiterten, inspiratorischen Lumenschwankungen nicht unterworfenen Lebervenen und der verbreiterten V. cava inferior erkennbar. Die Diagnose wird durch den Nachweis eines rechtsseitigen Pleuraergusses, evtl. eines Aszites oder eines Perikardergusses untermauert. Starke Pulsationen der Lebervenen und des gesamten Organs sprechen für das Vorliegen einer Trikuspidalinsuffizienz.

Ein *Budd-chiari-Syndrom* sollte in Erwägung gezogen werden, wenn eine Darstellung der Lebervenen bei gleichzeitig vorliegender Raumforderung nicht gelingt. Beweisend sind hier die Ergebnisse der Computertomographie, der selektiven Hepatikographie oder retrograden Leberphlebographie.

Bei Patienten unter hochdosierter zytostatischer Therapie sollte bei der routinemäßigen sonographischen Kontrolle der Leber auf die Konfiguration der Venen geachtet werden, da nach Gabe von Cytosin-Arabinosid, 6-Thioguanin, Daunomycin und Adriamycin Lebervenenverschlüsse beschrieben worden sind.

Herdförmige Lebererkrankungen

Bei der Suche nach herdförmigen Leberveränderungen wird die Sonographie in zunehmendem Maße als Erstuntersuchung eingesetzt, da sie für den Patienten die am wenigsten belastende bildgebende Methode darstellt und schon geringgradige strukturelle Abweichungen vom normalen Reflexmuster faßbar sind, so daß mit leistungsstarken Geräten und bei günstiger Lage des Herdes Raumforderungen ab 0,5–1 cm Durchmesser nachweisbar sind. Voraussetzung hierfür sind hinreichend große Impedanzunterschiede zwischen der Raumforderung und dem umgebenden Lebergewebe.

Nachweis, Größenangabe und Lokalisation einer oder mehrerer dysontogenetischer *Leberzysten* gelingen sicher. Im Falle multipler Leberzysten ist nach der gleichzeitigen Existenz von Nierenzysten bzw. Zystennieren zu suchen. Lassen sich Zystennieren nachweisen, ist nach weiteren Mißbildungen, vornehmlich des Urogenitaltraktes, zu fahnden.

Da sich auch die Lage der Gallenblase sonographisch leicht markieren läßt, kann die vor einer Leberpunktion sonst übliche orale Cholezystographie entfallen. Auch das eine Kontraindikation zur Leberpunktion darstellende Chilaiditi-Syndrom ist sonographisch faßbar.

Bei der *zystischen Echinokokkose* ist der sonographische Nachweis einer „Zyste in der Zyste" artspezifisch. Die solitäre Echinokokkuszyste bedarf hingegen der differentialdiagnostischen Abgrenzung gegenüber einer angeborenen Leberzyste durch immunologisch-serologische Echinokokkusreaktionen, die bis zu 80% einen positiven Befund ergeben. Ferner ist nach Möglichkeit zu klären, ob die Läsion auf einen Leberlappen begrenzt ist und ob Strukturen der Leberpforte oder das Zwerchfell mitbefallen sind. Präoperativ sind eine ergänzende computertomographische Untersuchung und eine selektive Hepatikographie zur Darstellung der Gefäßversorgung des Organs erforderlich. Die ERC bietet die Möglichkeit, Verbindungen zwischen der Zyste und den Gallenwegen darzustellen; allerdings ist hier nur der positive Nachweis verwertbar, da ein erhöhter Druck in den Zysten den Übertritt von Kontrastmittel ggf. verhindert.

Beim *Echinococcus alveolaris* stellt der meist diffus infiltrierende, solide, intrahepatische Prozeß evtl. mit Kalkeinschlüssen einen vieldeutigen Befund dar, der auch durch den Nachweis liquider Einschmelzungen nicht an Spezifität gewinnt. Diese Läsionen sind auch unter Zuhilfenahme der klinischen Symptomatik einschließlich Labordiagnostik und der Computertomographie nur schwer von einem malignen Tumor zu differenzieren.

Bei klinischem Verdacht auf einen *Leberabszeß* sollte die Sonographie erste Untersuchung sein; allerdings ist bei der komplexen, meist aber liquiden Struktur die Differenzierung gegenüber einem nekrotisch zerfallenen, primären oder sekundären Tumor nur mit Hilfe der klinischen Symptomatik möglich. Weder die Computertomographie noch die Angiographie vermögen hier weiterführende diagnostische Hinweise zu liefern. Die endgültige Klärung erfolgt operativ oder durch gezielte Punktion und Untersuchung des gewonnenen Materials.

Subhepatische und subphrenische Abszesse und Hämatome sind bei guten Untersuchungsbedingungen darzustellen. Ist jedoch eine Oberbauchoperation vorangegangen, kann die Untersuchung durch Drainagen und Verbände so behindert werden, daß eine Computertomographie notwendig wird.

Das Strukturmuster der soliden *primären Lebertumoren* variiert aufgrund der unterschiedlichen Gewebebeschaffenheit sehr; ebenso ist das sonographische Bild der Lebermetastasen recht vielfältig.

Gewisse Korrelationen zwischen sonographischem Aspekt und der Histologie primärer Lebertumoren finden sich beim primären Leberzellkarzinom, beim Hämangiom und der FNH. Ebenso erzeugen einige Tumoren Lebermetastasen mit bestimmten Reflexmustern; dies gilt vor allem für kolorektale Adenokarzinome, Melanome und Sarkome.

Der diagnostische Wert dieser jeweils mehr oder weniger uniformen Metastasierungsmuster wird allerdings dadurch eingeschränkt, daß andere, weniger einförmig metastasierende Tumoren ähnliche Metastasen erzeugen können. Letztlich ist also weder bei primären Lebertumoren noch bei Metastasen eine *eindeutige* Zuordnung des Echomusters zu der jeweiligen Histologie möglich und daher nur eine gewisse Wahrscheinlichkeitsangabe erlaubt.

Inwieweit sich eine computertomographische Untersuchung anschließt und eine Angiographie erforderlich ist, hängt von der Möglichkeit oder Absicht eines operativen Eingriffes ab.

Während *diffuse Leberinfiltrationen* bei *Leukosen* und *lymphatischen Systemerkrankungen* bis auf eine verbesserte Schalltransmission nur unspezifische sonographische Zeichen der Hepatomegalie und eine wenig reflexogene, diffuse Vergrößerung des normalen Reflexmusters aufweisen, ist der seltene noduläre Leberbefall als Zeichen einer ausgedehnten Leberbeteiligung sonographisch recht sicher zu diagnostizieren. Der Verdacht auf eine Leberbeteiligung wird durch den simultanen Nachweis von Lymphomen und einer Splenomegalie untermauert. Die endgültige Diagnose bleibt aber auch hier der zytologischen bzw. histologischen Untersuchung vorbehalten.

Insgesamt hat sich die Sonographie durch die technische Weiterentwicklung der Geräte und die zunehmende Erfahrung der Untersucher in der Diagnostik herdförmiger Leberveränderungen zu einer Methode von hoher Treffsicherheit (ca. 90%) entwickelt.

Falsch-positive Befunde sind sehr selten. Allerdings ist zu betonen, daß bei der Metastasensuche nur der positive Nachweis von klinischer Relevanz ist. Die fehlende Darstellung schließt kleine Metastasen nicht mit Sicherheit aus, so daß sich bei entsprechender klinischer Fragestellung bzw. Therapieplanung die Computertomographie anschließt; bei der Bewertung der Vor-und Nachteile beider Methoden ist zu bedenken, daß bei einer bestehenden Leberverfettung die Sonographie der CT im Nachweis fokaler Läsionen überlegen ist.

Die Bedeutung der selektiven Angiographie der A. hepatica liegt heute überwiegend in der Darstellung der intrahepatischen Gefäßsituation vor einem geplanten operativen Eingriff.
Die Szintigraphie kommt wegen ihres begrenzten Auflösungsvermögens, der fehlenden Konsistenzbeurteilung und der falsch-positiven Ergebnisse, die auf die schwierige Beurteilbarkeit randständiger Leberbezirke zurückzuführen sind, zunehmend weniger zur Anwendung.

Literatur

1 McArdle, C. R.: Ultrasonic diagnosis of liver metastases. J. clin. Ultrasound 2 (1976) 265
2 Atkinson jr., G. O., M. Kodroff, P. J. Sondes, B. B. Gay jr.: Focal nodular hyperplasia of the liver in children: A report of three new cases. Radiology 137 (1980) 171
3 Bernardino, M. E., B. Green: Ultrasonographic evaluation of chemotherapeutic response in hepatic metastases. Radiology 133 (1979) 437
4 Beyer, D., P. E. Peters: Real-time Ultrasonography. An efficient screening method for abdominal and pelvic lymphadenopathy. Lymphology 13 (1980) 142
5 Beyer, D.: Sonographie der Leber und Gallenwege. Leistungsbreite und Integration in die bildgebende Diagnostik. Habil.-Schrift, Köln 1981
6 Beyer, D., G. Friedmann, U. Mödder: Leberdiagnostik mit bildgebendem Verfahren. Indikation und Ergebnisse. Internist (Berl.) 23 (1982) 66
7 Bolck, F., G. Machnik: Leber und Gallenwege. In Doerr, W., G. Seifert, E. Uehlinger: Spezielle pathologische Anatomie, Bd X. Springer, Berlin 1978
8 Boultbee, J. E., A. E. Simjee, F. Rooknoodeen, H. E. Engelbrecht: Experiences with grey scale ultrasonography in hepatic amoebiasis. Clin. Radiol. 30 (1979) 683
9 Brockmann, W. P.: Sonographische Diagnostik größerer Abdominalgefäßveränderungen in Real-time-B-Bild-Verfahren. CT-Sonographie 2 (1982) 12
10 Bücheler, E., J. Hagemann, J. Remmecke: Postpartaler akuter Leberarterienverschluß. Sono-, computertomo- und angiographische Befunde. Fortschr. Röntgenstr. 133 (1980) 285
11 Callen, P. W., R. A. Filly, F. S. Marcus: Ultrasonography and computed tomography in the evaluation of hepatic microabscesses in the immunosuppressed patient. Radiology 136 (1980) 433
12 Carroll, B., H. N. Ta: The ultrasonic appearance of extranodal abdominal lymphoma. Radiology 136 (1980) 419
13 Chafetz, N., R. A. Filly: Portal and hepatic veins: Accuracy of margin echoes for distinuishing intrahepatic vessels. Radiology 130 (1979) 725
14 Conrad, M. R., R. Bregmann, W. J. Kilmann: Ultrasonic recognition of parenchymal gas. Amer. J. Roentgenol. 132 (1979) 395
15 Filly, R. A., E. N. Carlsen: Newer ultrasonographic anatomy in the upper abdomen: II The major systemic veins and arteries with a special note on localisation of the pancreas. J. clin. Ultrasound 4 (1976) 91
16 Filly, R. A., F. C. Laing: Anatomic variation of portal venous anatomy in the porta hepatis: ultrasonographic evaluation. J. clin. Ultrasound 6 (1978) 83
17 Friedmann, G., P. E. Peters, D. Beyer: Rationelle Diagnostik der Lymphogranulomatose durch gestuften Einsatz bildgebender Verfahren. Internist (Berl.) 22 (1980) 270
18 Ginaldi, S., M. E. Bernardino, B. S. Jing, B. Green: Ultrasonographic patterns of hepatic lymphoma. Radiology 136 (1980) 427
19 Goldberg, B. B.: Ultrasonic evaluation of portal-caval shunts. World Federation of Ultrasound in Medicine and Biology, San Francisco. Abstract No. 558
20 Gosink, B. B., S. K. Lemon, W. Scheible, G. R. Leopold: Accuracy of ultrasonography in diagnosis of hepatocellular diasease. Amer. J. Roentgenol. 133 (1979) 19
21 Gosink, B. B., C. E. Leymaster: Ultrasonic determination of hepatomegaly. J. clin. Ultrasound 9 (1981) 37
22 Grabbe, E., W. P. Brockmann, R. Klapdor: Tumorthrombus in der V. portae. Diagnostik durch Sonographie und CT. Fortschr. Röntgenstr. 134 (1981) 330

23 Green, B., R. L. Bree, H. M. Goldstein, C. Stanley: Gray scale ultrasound evaluation of hepatic neoplasm: patterns and correlations. Radiology 124 (1977) 203
24 Griner, P. F., A. Elbadawi, C. Packman: Veno-occlusive disease of the liver after chemotherapy of acute leucemia. Report of two cases. Ann. intern. Med. 85 (1976) 578
25 Harbin, W. P., N. J. Robert, J. T. Ferrucci jr.: Diagnosis of cirrhosis based on regional changes in hepatic morphology. A radiological and pathological analysis. Radiology 135 (1980) 273
26 Hillman, B. J., E. H. Smith, J. Gammelgaard, H. H. Holm: Ultrasonographic-pathologic correlation of malignant hepatic masses. Gastrointest. Radiol. 4 (1977) 361
27 Hillman, B. J., C. J. D'Orsi, E. H. Smith, R. J. Bartrum: Ultrasonic appearance of the falciform ligament. Amer. J. Roentgenol. 132 (1979) 205
28 Kamin, P. D., M. E. Bernardino, B. Green: Ultrasound manifestations of hepatocellular carcinoma. Radiology 131 (1979) 459
29 Kaude, J. V., O. R. Cohen, P. G. Wright: Ultraschalldiagnostik bei Erkrankungen des Leberparenchyms. Radiologe 20 (1980) 347
30 Koischwitz, D., H. Frommhold, H. J. Grauthoff: Sonographische Diagnostik der Leberechinokokkose. Dtsch. med. Wschr. 104 (1979) 401
31 Koischwitz, D.: Sonomorphologie primärer und sekundärer Leberneoplasmen. Fortschr. Röntgenstr. 133 (1980) 372
32 Koppenhöfer, H., G. van Kaick: Sonographischer und computertomographischer Nachweis eines Cruveilhier-von Baumgarten-Syndroms. Radiologe 20 (1980) 35
33 Landay, M. J., H. Setiawan, G. Hirsch, E. E. Christensen, M. R. Conrad: Hepatic and thoracic amoebiasis. Amer. J. Roentgenol. 135 (1980) 449
34 Lawson, Th. L.: Hepatic abscess: Ultrasound as an aid to diagnosis. Dig. Dis. 22 (1977) 30
35 Lutz, H., D. Katterle, R. Petzold: Ultraschalldiagnostik von Lebermetastasen. Leber- Magen- Darm 5 (1975) 223
36 Lutz, H., R. Ehler, L. Reichel, P. Meyer: Stellenwert der Ultraschalldiagnostik bei Lebererkrankungen. Klinikarzt 8 (1979) 533
37 Meire, H. R.: Grey-scale echographic appearance of liver metastases. In White, D. N.: Ultrasound in Medical Diagnosis, vol. IIIa. Plenum Press, New York 1977
38 Meire, H. B., J. Husband: Demonstration of focal liver disease by ultrasound and computed tomography. Clin. Diagn. Ultrasound 1 (1979) 24
39 Meissner, J., H. Weiss, G. Deck, B. Krakow: Besteht eine Korrelation zwischen sonographischen und histologischen Kriterien bei Leber-Metastasen? In Hinselmann, M., M. Anliker, R. Meudt: Ultraschalldiagnostik in der Medizin. Thieme, Stuttgart 1980
40 Merritt, C. R. B.: Ultrasonic demonstration of portal vein thrombosis. Radiology 133 (1979) 425
41 Miller, E. J., R. H. Thomas: Portal vein invasion demonstrated by ultrasound. J. clin. Ultrasound 7 (1979) 57
42 Mück, R., G. Rettenmeier: Sonographisch gezielte Feinnadelpunktion. In Hinselmann, M., M. Anliker, R. Meudt: Ultraschalldiagnostik in der Medizin. Thieme, Stuttgart 1980
43 Mulhern jr., C. B., P. H. Arger, B. G. Coleman, G. N. Stein: Nonuniform attenuation in computed tomography study of the cirrhotic liver. Radiology 132 (1979) 399
44 Otto, R., P. Deyhle: Ultraschallgezielte Feinnadelpunktion unter permanenter Sichtkontrolle. Vorläufige Ergebnisse. Dtsch. med. Wschr. 104 (1979) 1667

45 Ralls, P. W., H. J. Meyers, S. A. Lapin, W. Rogers, W. D. Boswell, J. Halls: Gray-scale ultrasonography of hepatic amoebic abscess. Radiology 132 (1979) 125
46 Rettenmaier, G.: Sonographischer Oberbauchstatus. Internist (Berl.) 17 (1976) 549
47 Rettenmaier, G.: Lebersonographie – Quantitative Auswertung bei diffusen Lebererkrankungen. Thieme, Stuttgart 1977
48 Sandler, M. A., R. D. Petrocelli, D. S. Marks, R. Lopez: Ultrasonic features and radionuclide correlation in liver cell adenoma and focal nodular hyperplasia. Radiology 135 (1980) 393
49 Scheible, W., B. B. Gosink, G. R. Leopold: Gray-scale echographic patterns of hepatic metastatic disease. Amer. J. Roentgenol. 129 (1977) 983
50 Schild, H., M. Thelen, K. J. Paquet, H. J. Biersack, R. Janson, E. Bücheler, H. Hansen, J. Gröninger: Fokal noduläre Hyperplasie. Fortschr. Röntgenstr. 133 (1980) 355
51 Scott, W. W., R. C. Sander, S. S. Siegelman: Irregular fatty infiltration of the liver: diagnostic dilemmas. Amer. J. Roentgenol. 135 (1980) 67
52 Shawker, T. H., B. Moran, M. Linzer, S. I. Parks, S. P. James, F. W. Stromeyer, J. A. Barranger: B-scan echo-amplitude measurement in patients with diffuse liver disease. J. clin. Ultrasound 9 (1981) 293
53 Webb, L. J., L. A. Berger: Grey-scale ultrasonography of the portal vein. Lancet 1977/II, 675
54 Weill, F., J. R. Kraehenbühl, A. Bourguin, J. P. Miguet, M. Gillet: Aspects échotomographiques de l'échinococcose alvéolaire du foie. Méd. Chir. dig. 4 (1975) 35
55 Weill, F. S.: Ultraschalldiagnostik in der Gastroenterologie. Springer, Berlin 1982
56 Wiener, S. N., S. G. Parulekar: Scintigraphy and ultrasonography of hepatic hemangioma. Radiology 132 (1979) 149
57 Wooten, W. B., B. Green, H. Goldstein: Ultrasonography of necrotic hepatic metastases. Radiology 128 (1978) 447

10 Gallenblase und Gallenwege

P.-J. Schulze und D. Beyer

Anatomie und Topographie

Gallenblase

Die Gallenblase ist ein birnenförmiges, dünnwandiges Hohlorgan von durchschnittlich 6–11 cm Länge, einem Durchmesser von maximal 4 cm und einer Wanddicke von 1–2 mm. Man unterscheidet an ihr Fundus, Korpus und Kollum (Abb. 1).

Form und *Länge* der Gallenblase haben schon beim Gesunden eine große Variationsbreite. Dabei spielen sowohl der Habitus des Patienten als auch der jeweilige Füllungszustand des Organs eine wichtige Rolle, der seinerseits von Zeitpunkt und Zusammensetzung der zuletzt eingenommenen Mahlzeit abhängt. Vor allem die Länge der Gallenblase kann erheblich variieren. Durchmesser von mehr als 4–5 cm gelten als pathologisch (31).

Die Gallenblase ist auch in ihrer *Lage* variabel. Bei einer tiefen Fossa vesicae felleae kann sie partiell oder völlig intrahepatisch liegen. Ist hingegen die Gallenblase an der Rückseite der Leber nur sehr locker fixiert, kann sie so beweglich sein, daß sie sich durch das Foramen Winslowi in die Bursa omentalis vorwölbt. Eine solche abnorme Beweglichkeit kann zu einer von akuter Symptomatik begleiteten Torsion der Gallenblase führen (17). Seltener sind suprahepatisch und im linken oberen Quadranten gelegene Gallenblasen. Sofern hierfür nicht traumatische oder operative Veränderungen oder auch kongenitale Form- oder Lageanomalien verantwortlich sind, ist eine fehlgerichtete Proliferation der Gallenblasenanlage als Ursache für beide Anomalien zu vermuten.

Die Agenesie der Gallenblase ist eine Rarität.

Gallenwege

Während der embryonalen Entwicklung wird der Verlauf des sich entwickelnden Gallenwegsy-

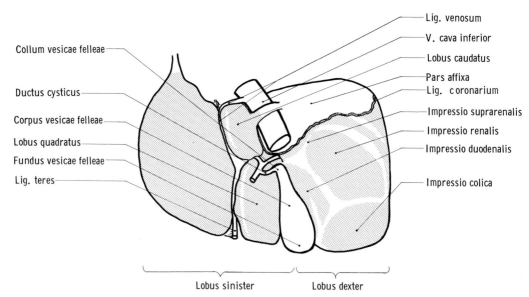

Abb. 1 Lageskizze der Gallenblase. Blick auf die Facies visceralis der Leber. Aus Gründen der Vereinfachung sind Pfortader und Leberarterie weggelassen. Die Grenze zwischen rechtem und linkem Leberlappen wird durch eine die Fossa vesicae felleae mit der V. cava inferior verbindende Ebene markiert. Diese Unterteilung trägt der Gefäß- und Gallengangarchitektur der Leber Rechnung (s. Kapitel „9 Leber").

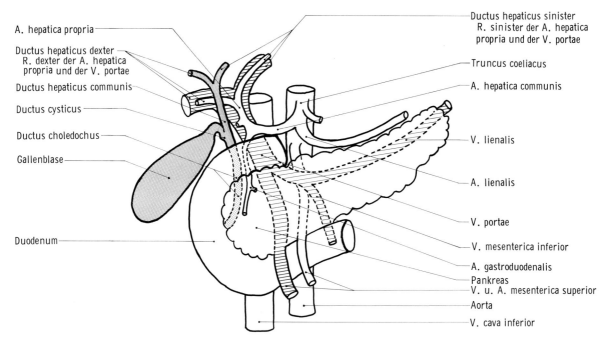

Abb. 2 Topographische Beziehung der extrahepatischen Gallenwege zu Pfortader, Leberarterie, Duodenum und Pankreas.

stems wesentlich durch den Verlauf der etwas früher differenzierten Portalvenen bestimmt. Das Portalvenensystem gilt nach ELIAS (11) als das „topographische Skelett der Leber". Der Autor vergleicht es mit einem Spalier, um das sich Arterien und Gallengänge wie Reben herumwinden. In Übereinstimmung mit diesem Bild weisen die intrahepatischen Gallengänge und Arterien nur geringe Variationen in ihrem Verlauf auf, da sie sich eng an das weitgehend uniforme „Spalier" der intrahepatischen Pfortaderäste halten. Hingegen verlaufen die großen Äste der Leberarterie und des Gallengangsystems wenig geordnet, solange sie sich noch außerhalb der Leberpforte, also im Bereich der Aufteilung in den linken und rechten Pfortaderast befinden.

Elias' Modell ist insofern ergänzungsbedürftig, als sich rechter und linker Ductus hepaticus und die intrahepatischen Hauptäste der Leberarterie nur gelegentlich um die Portalvenen winden, sondern gewöhnlich ventral von ihnen verlaufen. Lediglich die linke Leberarterie verläuft häufig dorsal des linken Pfortaderastes.

Rechter und linker Ductus hepaticus vereinigen sich in der Leberpforte zum ca. 4–6 cm langen Ductus hepaticus communis, der nach seiner Vereinigung mit dem Ductus cysticus in den ca. 6–8 cm langen Ductus choledochus übergeht (Abb. 2). Der Ductus hepatocholedochus (D. hepaticus communis plus D. choledochus) verläuft ventral und lateral der V. portae innerhalb des Lig. hepatoduodenale nach kaudal und medial. Am Ende des Lig. hepatoduodenale kreuzt der Gang dorsal der Pars superior duodeni nach medial, gelangt hinter dem Pankreaskopf oder innerhalb seines dorsalen Anteils zur dorsomedialen Seite der Pars descendens duodeni und mündet schließlich schräg von oben über die Ampulla Vateri in das Duodenum ein.

Untersuchungstechnik

Wie für jede Oberbauchsonographie sollte der Patient auch für die Untersuchung des Gallensystems *nüchtern* sein, um eine maximale Organfüllung zu gewährleisten. Die Patienten sollten nicht geraucht haben, da Nikotin über den Kontakt mit der Duodenalschleimhaut Cholezystokinin freizusetzen und damit eine Kontraktion hervorzurufen vermag. Es empfiehlt sich eine Untersuchung in den Morgenstunden, da Darmgasüberlagerungen infolge Aerophagie (31) im Laufe des Tages zunehmen. Die Gasentwicklung im Dickdarm kann durch Karminativa (z. B. Paractol flüssig) reduziert werden.

Der Patient wird grundsätzlich in Rückenlage und bei angehaltenem Atem nach tiefer Inspiration untersucht. Häufig lassen sich jedoch auch bei

Gallenblase und Gallenwege

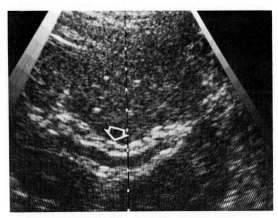

Abb. 3 U. J., männlich, 43 Jahre. Rechter Ductus hepaticus (Pfeil) und rechter Pfortaderast.

normaler Atmung befriedigende Resultate erzielen. Dies gilt besonders für den Gebrauch von Sektorscannern. Bestehen im rechten Oberbauch störende Darmgasüberlagerungen, können die Untersuchungsbedingungen durch Linksseitenlage des Patienten und die dadurch hervorgerufene Verlagerung der Darmschlingen meist verbessert werden. Gelegentlich ist auch eine Positionsänderung des Patienten notwendig, um pathologische Veränderungen innerhalb des Gallenblasenlumens auf ihre Beweglichkeit zu prüfen. Im übrigen ist eine umfassende Ultraschalluntersuchung des Gallensystems ohne Untersuchung der Leber nicht möglich. Daher ist der für die Leber zu empfehlende Untersuchungsgang großenteils auch für das Gallensystem gültig (s. Kapitel „9 Leber").

Wie schon erwähnt, wird die Topographie des Gallengangsystems wesentlich vom Verlauf des Pfortadersystems bestimmt. Daher ist die gewöhnlich leicht darzustellende Leberpforte einschließlich der Teilungsstelle in den rechten und linken Portalvenenast ein wichtiger sonographischer Orientierungspunkt.

Über die Darstellung der Leberpforte kann auch

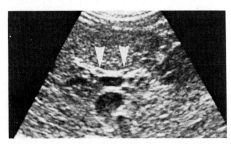

Abb. 4 L. W., weiblich, 47 Jahre. Querschnitt durch die V. portae distal der Portalgabelung. Ventral davon liegen lateral der Ductus choledochus und medial die A. hepatica propria (Pfeile). Dorsal der Pfortader ist die V. cava zu erkennen. Die Aorta ist von Artefakten überlagert.

das Auffinden einer ausnahmsweise schlecht zu identifizierenden Gallenblase erleichtert werden, da diese normalerweise unmittelbar dorsokaudal und etwas rechts der Portalgabelung ihren Anfang nimmt. Führt man den Schallkopf nun weiter nach kaudal, nimmt die Lumenweite der Gallenblase zu. Bei dieser kraniokaudalen Bewegung der Schnittebene wandert der Lumenquerschnitt von dorsal nach ventral und meist auch von medial nach lateral. Eine wichtige Leitstruktur ist auch der Hauptstamm der V. portae. Er liegt ventral der V. cava und medial der Gallenblase.

Grundsätzlich sollte die Gallenblase in mehreren Ebenen dargestellt werden. Bei longitudinaler Schnittführung läßt sie sich gewöhnlich leicht ventral der rechten Niere abbilden.

Gelegentlich ist die *Kontraktionsfähigkeit* der Gallenblase von Interesse. In diesem Fall sind Untersuchungen vor und nach Gabe einer Reizmahlzeit bzw. vor und nach Injektion eines Cholekinetikums (Cäruletid) vorzunehmen. Dabei ist zu beachten, daß die Kontraktion bei Bestehen einer Cholelithiasis eine Kolik auslösen kann.

Die nicht gestauten intrahepatischen Gallengänge fallen sonographisch normalerweise nicht ins Auge. Meistens lassen sich aber unter normalen Schallbedingungen bei gezielter Suche die Hauptäste teilweise darstellen. Besonders ventral des rechten Portalvenenastes sieht man häufig eine oder zwei zarte tubuläre Strukturen, die dem Ductus hepaticus dexter oder/und dem R. dexter der A. hepatica propria entsprechen (Abb. 3). Der Gallengang liegt hier gewöhnlich ventral der Arterie. Seine endgültige Identifikation ist sonographisch zuweilen per exclusionem möglich, wenn es bei zwei zur Darstellung kommenden tubulären Strukturen gelingt, eine davon bis zum Truncus coeliacus zu verfolgen und damit als Arterie zu identifizieren.

Das portale Venensystem ist nicht nur für das Aufsuchen der intrahepatischen Gallenwege, sondern auch für die sonographische Lokalisation des Ductus hepaticus communis und des Ductus choledochus wichtig: Führt man bei transversaler Schnittebene durch die Leberpforte den Schallkopf nach kaudal, so erscheint ventral der V. cava der Hauptstamm der V. portae. Ventral von diesem liegen zwei echofreie tubuläre Strukturen, von denen die medial gelegene die A. hepatica (propria) und die lateral gelegene den Ductus hepaticus communis bzw. den Ductus choledochus darstellt (Abb. 4). Gallengang und Arterie sind normalerweise von ungefähr gleichem Kaliber. Läßt man die Schnittebene weiter nach kaudal bis zum Pankreaskopf wandern, so läßt sich zuweilen lateral von diesem der Ductus choledochus als echofreies Areal erkennen.

Um den Verlauf des Ductus hepatocholedochus zu beurteilen, empfiehlt sich ein schräger Längsschnitt über der V. cava. Man sieht dabei, wie der Ductus hepaticus communis ventral des rechten

Pfortaderastes (und des R. dexter der A. hepatica propria) beginnt und sich dann nach dorsal hinter den Pankreaskopf absenkt (Abb. 5). Zuweilen läßt sich ventral des Pankreaskopfes eine zarte tubuläre Struktur erkennen, die der A. bzw. V. gastroduodenalis entspricht. Der distale Teil des Ductus choledochus ist meist wegen des darüberliegenden Duodenums und dessen z. T. lufthaltigen Inhalts nicht hinreichend darstellbar.

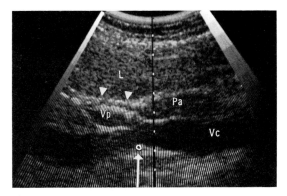

Abb. 5 Longitudinalschnitt über der V. cava, die von dorsal her durch die rechte Nierenarterie (Pfeil) imprimiert wird. Ventral des quergetroffenen rechten Pfortaderastes senkt sich der Ductus hepatocholedochus (Pfeilspitzen) hinter das Pankreas.
L = Leber, Vp = Pfortaderast, Pa = Pankreas, Vc = V. cava inferior.

Ultraschallbefunde der normalen Gallenblase

Untersuchungshindernisse

Die normale Gallenblase stellt sich glatt begrenzt und mit einem echofreien Lumen dar. Lediglich der ventrale Teil des Fundus ist häufig von Echos überlagert. Es handelt sich dabei um sog. Wiederholungsechos oder Reverberationsartefakte, die oft an der applikatornahen Seite zystischer Befunde anzutreffen sind (s. Abb. 15 u. 39). Sie sind meistens von den medial gelegenen Überlagerungen durch duodenale Luft zu unterscheiden. Dorsal der Gallenblase liegt gewöhnlich eine Zone vermehrter Echodichte (s. Abb. 15) (sog. „dorsale Schallverstärkung"), die auf die praktisch fehlende Abschwächung der Schallenergie im Gallenblasenlumen und den gleichzeitig wirksamen Tiefenausgleich des Schallgeräts zurückzuführen ist. Aus diesem Grund stellt sich auch die dorsale Gallenblasenwand echoreicher als die ventrale dar (sog. „Betonung des Rückwandechos") (s. Abb. 7a).

Ein nicht pathologischer Befund ist der gelegentlich von der Krümmung des Gallenblasenhalses ausgehende Schallschatten, der auf dem Phänomen des sog. „kritischen Winkels" beruhen soll und nicht mit einem Konkrementschatten verwechselt werden darf (Abb. 6). Bekanntlich wird ein Schallstrahl um so stärker an einer akustischen Grenzfläche reflektiert, je schräger er auf sie auftrifft. Schließlich wird der Schall nach Erreichen eines kritischen Winkels in Abhängigkeit von der Änderung seiner Geschwindigkeit an der Grenzfläche vollständig reflektiert. Dieses Phänomen wird auch an anderen Strukturen, wie z. B. den Nierenpolen oder Zysten beobachtet.

Die Gallenblase kommt bei gesunden nüchternen Personen in weit über 90% hinreichend beurteilbar zur Darstellung. Ursachen für eine ungenügende oder fehlende Darstellung oder Beurteilbarkeit der Gallenblase sind:
- kleine und gleichzeitig kontrahierte Gallenblase,
- Schrumpfgallenblase,
- konkrementgefülltes Lumen,
- Darmgasartefakte,
- Adipositas,
- andere Untersuchungshindernisse (Narben, Drains u. a.),
- Dystopie,

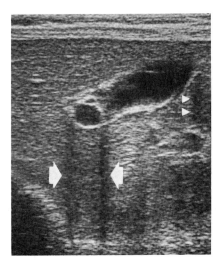

Abb. 6 T. Sch., männlich, 40 Jahre. Vom Gallenblasenhals ausgehender doppelter Schallschatten (Pfeile) sowie kleiner vom Fundus ausgehender Schallschatten (Pfeilspitzen). Normalbefund, keine Konkrementschatten.

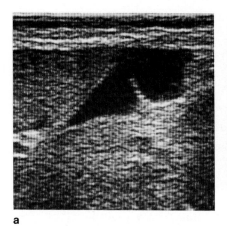 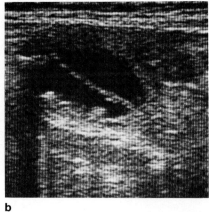

Abb. 7
a R. C., weiblich, 53 Jahre. Längsschnitt durch die Gallenblase. Querverlaufendes Septum.
b M. B., weiblich, 70 Jahre. Quergeschnittene, doppelt angelegte Gallenblase mit Steinen in der dorsalen Hälfte.

- Fehlen der Gallenblase (meist infolge Cholezystektomie),
- Zystenleber.

Normvarianten und Anomalien der Gallenblase

Im Verlauf ihrer embryonalen Entwicklung durchlaufen Gallenblase und großer Gallengang vorübergehend ein solides Stadium. Die Rekanalisation erfolgt über eine Verschmelzung epithelialer Vakuolen. Ist diese Verschmelzung unvollständig, kommt es zu dem sehr seltenen Bild einer *multiseptierten Gallenblase,* die funktionelle Beschwerden verursachen kann. Einzelne *querverlaufende Septen* kommen häufiger vor (Abb. 7a). Sie sind gewöhnlich klinisch belanglos. HATFIELD u. WISE (17) erwähnen in diesem Zusammenhang auch die unter der Bezeichnung „phrygische Mütze" häufig vorkommende Abknickung des Gallenblasenfundus. Längsverlaufende Septen sind seltener (Abb. 7b). Sie führen in ausgeprägter Form zu einer *doppelt* und in sehr seltenen Fällen zu einer *dreifach angelegten Gallenblase.*

Als Normvarianten sind sehr lange, gekrümmt verlaufende Gallenblasen zu werten. Gleiches gilt für die sog. „*Hartmannsche Tasche*" (Abb. 8); hierbei handelt es sich um eine Aussackung des Gallenblasenhalses, die gewöhnlich bei Kontraktion

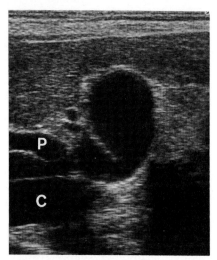

Abb. 8 M. F., männlich, 53 Jahre. Schräger Longitudinalschnitt durch eine abgeknickte Gallenblase mit Aussackung des Gallenblasenhalses.
P = V. portae, C = V. cava inferior.

der Gallenblase verschwindet. *Gallenblasendivertikel* sind relativ selten. Sie sind ebenso wie die Hartmannsche Tasche klinisch insofern von Interesse, als sich in ihnen Konkremente verbergen können.

Auf *Lageanomalien* der Gallenblase wurde schon im Abschnitt „Anatomie und Topographie" hingewiesen.

Erkrankungen der Gallenblase

Cholelithiasis

Die Cholelithiasis hat in der westlichen Welt epidemische Ausmaße angenommen. Sie stellt in der sonographischen Gallendiagnostik den häufigsten pathologischen Befund dar. In den USA sollen schätzungsweise 10–20%, in Westeuropa ca. 12% aller Erwachsenen darunter leiden.

Frauen sind mindestens doppelt so häufig betroffen wie Männer. Gallensteine werden mit zunehmendem Alter häufiger. Neben den genannten Faktoren gelten auch Fettsucht und Diabetes als prädisponierend (17, 26).

Gallensteine können klinisch zeitlebens stumm bleiben. Dementsprechend ist der sonographische Zufallsbefund einer asymptomatischen

Cholelithiasis relativ häufig. Es ist jedoch zu berücksichtigen, daß ca. 40–50% aller Patienten, bei denen eine „stumme" Cholelithiasis bekannt ist, schließlich doch wegen Beschwerden oder Komplikationen operiert werden müssen. Normalerweise weist dann die entfernte Gallenblase nicht nur eine Cholelithiasis, sondern auch eine chronische Cholezystitis auf.

Ultraschallbefunde
Ein Gallenblasenkonkrement imponiert gewöhnlich als im Lumen gelegener, umschriebener echoreicher Bezirk mit einem jenseits der Schallquelle gelegenen, sich in Schallrichtung ausbreitenden Schallschatten (Abb. **9**). Ein solcher Befund läßt an der Diagnose einer Cholelithiasis praktisch keinen Zweifel (5). Der Schallschatten kommt durch Abschwächung der Schallenergie zustande, die bei Gallensteinen hauptsächlich auf Absorption und nur zum kleineren Teil auf Reflexion beruht (35). Bei größeren Steinen oder Steinansammlungen wird nur die der Schallquelle zugewandte oberflächliche Schicht echoreich markiert, während der Rest im Schallschatten untertaucht (s. Abb. **13**). Die untere Nachweisgrenze für Konkremente innerhalb eines echofreien Gallenblasenlumens liegt bei routinemäßig verwendeten Real-time-Geräten bei einem Durchmesser von etwa 2–3 mm.
Zuweilen läßt sich bei einem Konkrement kein Schallschatten nachweisen (Abb. **10-12**). Hierfür können verschiedene z. T. einander bedingende Ursachen verantwortlich sein (13, 29, 31):

1. Der solitär liegende Stein ist zu klein. Mehrere dicht zusammenliegende kleine Steine haben oft einen großen gemeinsamen Schallschatten.

2. Der Schallstrahl ist für den Stein zu breit (Schallkopf nicht fokussiert oder Stein außerhalb des fokussierten Bereichs) (13).

3. Die Schallfrequenz ist zu niedrig. Ein Schallschatten bildet sich bekanntlich dadurch, daß die Schallabschwächung durch den Stein größer ist als die durch das umgebende Gewebe. Da diese Differenz mit der Schallfrequenz zunimmt, wird der Schallschatten mit größerer Frequenz deutlicher (29).

4. Der Schall erfährt durch das Konkrement nur eine relativ geringe Abschwächung. Entgegen der bis vor kurzem vorherrschenden Meinung (13, 31) ist die Bildung des Schallschattens nicht nur von der Größe des Steins, sondern auch von seiner Zusammensetzung abhängig (29). Stärker abschwächende Steine sollen einen höheren Anteil an kristallinen Bestandteilen größerer Kristallgröße haben (29). Schallabschwächung und Schallschattenbildung sind miteinander korreliert. Der Schallschatten eines weniger schallabschwächenden Konkrements kommt durch Erhöhung der Schallfrequenz besser zur Darstellung (s. Punkt 3).

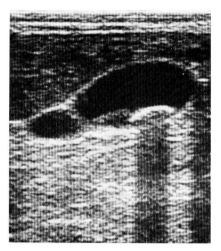

Abb. **9** B. W., weiblich, 49 Jahre. Längsschnitt durch eine Gallenblase mit einem Konkrement und Sludge. Das Konkrement wirft im Gegensatz zu dem benachbarten Sludge einen Schallschatten.

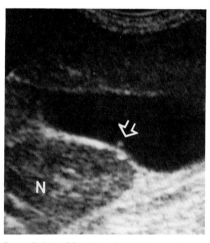

Abb. **10** S. D., weiblich, 58 Jahre. Operativ gesichertes Gallenblasenkonkrement (Pfeil) von 2 mm Durchmesser ohne Schallschatten. Das Konkrement war intraoperativ nicht durch die Gallenblasenwand zu palpieren und wurde am aufgeschnittenen Präparat erst nach Suchen zwischen den Falten der Schleimhaut entdeckt. N = Niere.

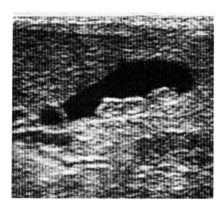

Abb. **11** K.-H. Sch., männlich, 56 Jahre. Größere Konkremente ohne Schallschatten.

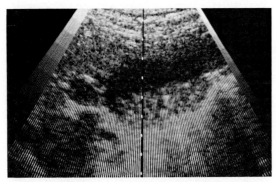

Abb. 12 W. M., männlich, 69 Jahre. Zahlreiche kleinere Konkremente ohne Schallschatten. Operativ fanden sich kleine, sehr locker strukturierte Konkremente und Gallenblasengrieß. Man beachte die dorsale Schallverstärkung.

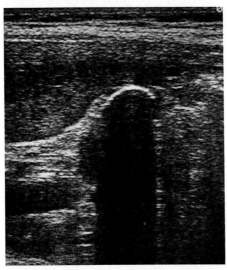

Abb. 13 G. R., weiblich, 67 Jahre. Kräftiger, von der Gallenblase ausgehender, scharf begrenzter Schallschatten. Echoreiche Markierung der applikatornahen Oberfläche eines praktisch die gesamte Gallenblase ausfüllenden Konkrements.

5. Der Stein liegt nicht in der Mitte des Schallstrahls, so daß zwar das Konkrementecho, nicht aber der Schallschatten zur Darstellung kommt. Dieser Punkt dürfte jedoch bei sorgfältiger Untersuchung mit einem Real-time-Gerät kaum ins Gewicht fallen.

Läßt sich hingegen nur ein von der Gallenblasenregion ausgehender Schallschatten darstellen, ohne daß gleichzeitig ein Gallenblasenlumen mit einem darin befindlichen umschriebenen echoreichen Areal nachzuweisen ist (Abb. 13 u. 14a), sollte die Diagnose einer Cholezystolithiasis nur mit Vorsicht gestellt werden, da in diesen Fällen ein von duodenaler Luft ausgehender Schallschatten als konkrementinduziert mißdeutet werden kann. Bei der Real-time-Untersuchung wird jedoch die Inkonstanz des luftinduzierten Schallschattens rasch zur richtigen Interpretation führen. Umgekehrt deutet die Konstanz eines vom Gallenblasenlager ausgehenden Schallschattens auf eine Cholelithiasis hin. Eine weitere Unterscheidungsmöglichkeit beruht darauf, daß konkrementbedingte Schallschatten vorwiegend durch Absorption und luftinduzierte Schatten durch Reflexion der Schallenergie entstehen. Dies führt zu dem differentialdiagnostisch verwertbaren Phänomen, daß Konkrementschatten „sauberer" als die durch Wiederholungsechos „verunreinigten" luftinduzierten Schatten sind (Abb. 14a u. b) (31).

Wie schon erwähnt, ist der zuweilen von der Krümmung des Gallenblasenhalses ausgehende Schallschatten ein Normalbefund, der auf dem Phänomen des „kritischen Winkels" beruhen soll. Daher ist ein Schallschatten dieser Lokalisation nur dann einem Konkrement zuzuordnen, wenn sich auch ein Konkrementecho nachweisen läßt. Besteht Unsicherheit über die Zuordnung eines konkrementverdächtigen Echos, ist zu prüfen, ob es seine Lage verändert, wenn der Patient steht

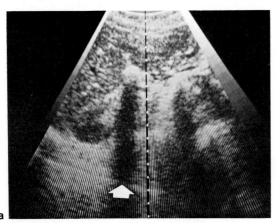

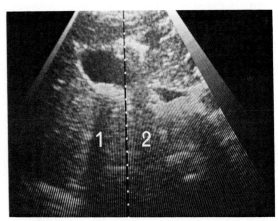

Abb. 14
a W. K., männlich, 75 Jahre. Transversalschnitt. Kräftiger, von einem echoreichen Areal im Gallenblasenlager ausgehender Schallschatten (Pfeil). Konkrementgefüllte Schrumpfgallenblase.

b K.-H. Sch., männlich, 59 Jahre. Transversalschnitt. Kräftiger, von einem Gallenblasenkonkrement ausgehender Schallschatten (1). Im Vergleich hierzu ist der von duodenaler Luft induzierte Schallschatten (2) weniger markant.

Abb. 15 K. B., männlich, 73 Jahre. Im Infundibulum eingeklemmtes Konkrement mit typischen Schallschatten. Beginnender Hydrops. Applikatornahe Wiederholungsechos, kräftige „dorsale Schallverstärkung".

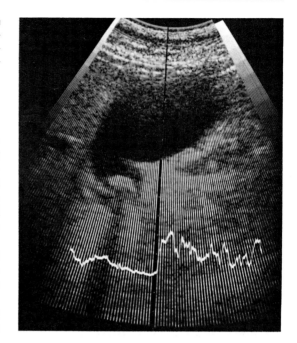

oder auf der Seite liegt. In diesem Fall ist die Steindiagnose praktisch gesichert. Dies gilt sowohl für Befunde mit als auch ohne Schallschatten. Umgekehrt erlaubt jedoch die Lagekonstanz eines Befundes nicht den Ausschluß eines Konkrements, solange nicht in der Gallenblasenwand eingemauerte oder im Ductus cysticus eingeklemmte Steine ausgeschlossen werden können. Ein steinbedingter Verschluß des Ductus cysticus führt bei längerer Dauer, ähnlich wie ein tumoröser Verschluß, zu einem Hydrops der Gallenblase (Abb. 15).

Gallensteine unterscheiden sich voneinander nicht nur in ihrer Zusammensetzung, sondern

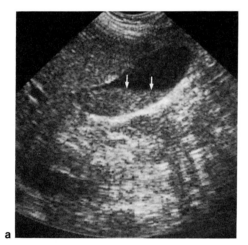
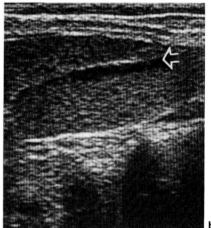

Abb. 16
a B. Ch., weiblich, 37 Jahre. Sludge bei längerer parenteraler Ernährung.
b K. R., weiblich, 50 Jahre. Fast die gesamte Gallenblase ist mit Sludge gefüllt. Der Pfeil markiert die noch verbliebene normale Gallenflüssigkeit.

auch durch ihre Größe und die Anzahl, in der sie auftreten. Vom sonographischen Aspekt her ist der Übergang von gleichzeitig vorkommenden sehr kleinen Konkrementen über den „Gallenblasengrieß" bis hin zum „Sludge" (engl. = Bodensatz) fließend. Die Neigung zur Schallschattenbildung nimmt in der genannten Reihenfolge ab. „Sludge" imponiert sonographisch als echoreicher, jedoch nicht schallschattengebender Bodensatz (Abb. 16), der sich anders als der Gallenblasengrieß in seiner Form nur sehr träge einem Lagewechsel des Patienten angleicht. Der echogene Charakter dieses Bodensatzes scheint vorwiegend durch Kalziumbilirubinat bedingt zu sein. Sludge findet sich u. a. vermehrt nach länge-

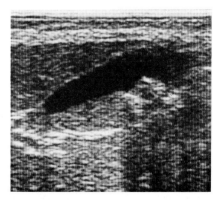

Abb. 17 A. R., weiblich, 78 Jahre. Sludge und Gallenblasenkonkremente.

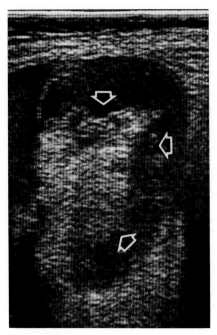

Abb. 18 U. S., männlich, 28 Jahre. Parenterale Ernährung über mehrere Monate nach schwerem Schädel-Hirn-Trauma. Große Gallenblase mit tumorartiger Aussparung (Pfeile). Normalisierung des Befundes nach Wiederaufnahme normaler Ernährung. Retrospektiv dürfte es sich daher um Sludge bzw. eingedickte Galle gehandelt haben.

tenden Gallenblasenkarzinoms wichtig. Trotzdem ist die Differentialdiagnose manchmal schwierig (Abb. 18).
Die sog. „Kalkmilchgallenblase" ist selten. Ihr Name leitet sich von ihrem pathognomonischen milchigen Aspekt im Röntgenbild her. Dieser wird durch zahlreiche winzige Kalksalzkristalle verursacht, die vorwiegend aus Kalziumkarbonat bestehen sollen (17). Sonographisch erweist sich die „Kalkmilch" als echoreich und vorzugsweise schattengebend (Abb. 19a). Sie ist relativ häufig eine Begleiterscheinung der sog. „Porzellangallenblase" (Abb. 19) (s. chronische Cholezystitis).

Cholezystitis

„Steinlose Cholezystitiden sind relativ selten. Dies gilt jedoch nur für Erwachsene; bei Kindern sollen sie wenigstens 50% ausmachen. Außerdem scheinen sie häufiger in akuter und oft lebensbedrohlicher Form bei Intensivpatienten (7, 12) aufzutreten.
Eine *akute Cholezystitis* tritt bei 3–10% aller Patienten mit Gallensteinen auf. Das akute Krankheitsbild ist meist Folge eines plötzlichen Verschlusses des Ductus cysticus durch ein Konkrement. Klinisch stehen meist rechtsseitige Beschwerden und Druckschmerzhaftigkeit des rechten Oberbauchs, Übelkeit, Fieber, Leukozytose und in 75% ein Ikterus im Vordergrund. Als Komplikation der Erkrankung sind Empyem, Gangrän mit Perforation, pericholezystische, intra- und subhepatische Abszesse, eine generalisierte Peritonitis oder eine Septikämie zu nennen. Die vergrößerte Gallenblase weist meistens eine ödematös geschwollene Wand auf. Die Galle ist dickflüssig und enthält neben den meist anzutreffenden Konkrementen oft fibrinöses und purulentes Material.
Unter einer *chronischen Cholezystitis* ist eine andauernde oder immer wiederkehrende („chro-

rem Fasten, bei Diabetes, Leberzirrhose und bei obstruktivem Ikterus. Tritt er gleichzeitig mit Gallenblasensteinen auf, so ist er von diesen durch das Fehlen eines Schallschattens abzugrenzen (Abb. 9 u. 17). Gleichzeitig erlauben seine Form- und seine Lageinkonstanz eine Unterscheidung von einer umschriebenen Verdickung der Gallenblasenwand. Dies ist vor allem für den Ausschluß des vorwiegend im Verein mit Gallensteinen auftre-

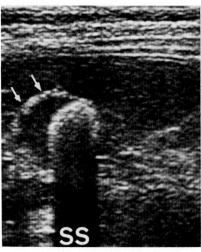

a

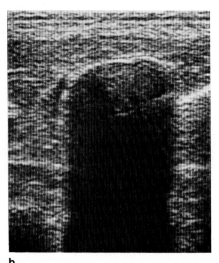

b

Abb. 19
a T. N., weiblich, 70 Jahre. Röntgenologisch bestätigte Porzellangallenblase mit Kalkmilch. Die Wandverkalkung ist durch Pfeile gekennzeichnet. Der Schallschatten liegt hinter der Kalkmilch.
SS = Schallschatten.
b B. H., männlich, 62 Jahre. Porzellangallenblase mit kräftigem Schallschatten, der teils an der applikatornahen, teils an der applikatorfernen Wand beginnt.

nisch rezidivierende") Entzündung der Gallenblase zu verstehen. In 90–95% liegen gleichzeitig Gallensteine vor (26). Klinisch ist sie durch Fettintoleranz, postprandiale, vorwiegend rechtsseitige Oberbauchbeschwerden gekennzeichnet. Pathologisch-anatomisch bestehen geringfügige bis schwere chronisch-entzündliche Veränderungen. Sie reichen von diskreten Schleimhautvernarbungen bis zu ausgeprägten transmuralen Fibrosierungen mit Wandverdickung oder -verkalkung. In Abhängigkeit von den unterschiedlichen Einflüssen von Obstruktion, Infektion und Fibrosierung kann die Gallenblase normal groß, vergrößert oder verkleinert sein (26). Gleichzeitig kann sie „Kalkmilch" enthalten (17).

Ultraschallbefunde, Differentialdiagnosen und Fehlermöglichkeiten

Die Verdickung der Gallenblasenwand ist ein wichtiger sonographischer Hinweis auf das Bestehen einer Cholezystitis (21). Die Wanddicke der normalen, nicht kontrahierten Gallenblase beträgt gewöhnlich 1–2 mm. Bei Kontraktion kann sie bis zu 3 mm betragen (30). Die funktionelle Verdickung der Gallenblasenwand kann zu Fehldeutungen Anlaß geben. Bei nicht kontrahierter Gallenblase wird oberhalb einer Wanddicke von 3–3,5 mm eine pathologische Gallenblasenverdickung um so wahrscheinlicher, je mehr die Wanddicke zunimmt (Spezifität 98%) (12).

Bei der *akuten Cholezystitis* imponiert die verdickte Wand als echoarme Zone, die innen von einem echoreicheren Saum begrenzt wird (Abb. 20). Ein sehr zarter echogener Saum zeigt sich manchmal auch an der Außenseite. Die Kontur ist häufig verwaschen. Gelegentlich ist eine ödematöse Schwellung trotz nachweislicher akuter Cho-

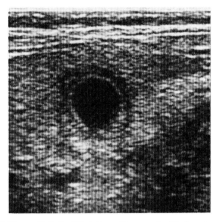

Abb. 20   H. H., weiblich, 39 Jahre. Querschnitt durch eine Gallenblase mit akuter Cholezystitis. Verdickte, echoarme Wand mit z. T. unregelmäßiger äußerer Kontur. Vergleichsweise echoreiche Markierung der inneren Kontur.

lezystitis sonographisch kaum oder nicht erkennbar. Diese Beobachtung machten WORTHEN u. Mitarb. (39) bei 7 von 21 Fällen mit später operativ gesicherter akuter Cholezystitis; als pathologisch galten Wandstärken von 4 mm oder mehr. In allen Fällen bestand die Symptomatik erst kurz, so daß die Autoren vermuten, daß Wanddicke und Dauer der Entzündung miteinander korrelieren. Die sonographische Diagnose einer akuten Cholezystitis gewinnt an Wahrscheinlichkeit, wenn zusätzlich Konkremente, eine Rundung der normalerweise birnenförmigen Gallenblase und ein Transversaldurchmesser von mehr als 5 cm nachweisbar sind (39).

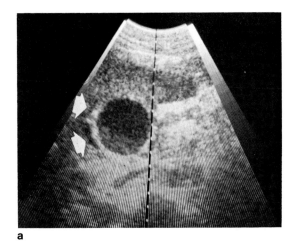

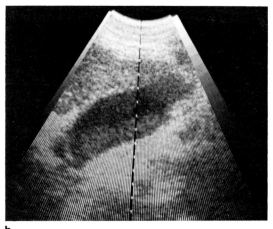

a

b

Abb. 21   B. Sch., männlich, 30 Jahre.
a Querschnitt.   **b** Längsschnitt.
Unfallpatient mit parenteraler Ernährung seit mehr als 2 Wochen. Allmählich zunehmende Oberbauchschmerzen. Relativ echoreiche, in der Peripherie ödematös infiltrierte Gallenblasenwand. Die ödematöse Schwellung ist nur auf dem Querschnitt (**a**) eindeutig zu erkennen (Pfeile). Bei der 12 Std. nach der Untersuchung durchgeführten Operation ergab sich eine gangränöse Cholezystitis mit eitrigem Detritus. Kein Konkrementnachweis.

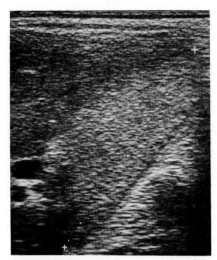

Abb. 22 R. G., männlich, 55 Jahre. Gallenblasenempyem. Im Gegensatz zu der sludgegefüllten Gallenblase (s. Abb. 16b) ist diese Gallenblase unscharf konturiert.

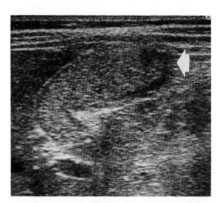

Abb. 23 J. E., weiblich, 49 Jahre. Operativ bestätigte gangränöse Cholezystitis. Die Gallenblase war mit Eiter gefüllt. Echoarmes Areal am Fundus (Pfeil) als Hinweis auf eine gangränöse Wandschwellung und eine drohende Perforation.

Sedimentierendes, echoreiches Material findet sich bei der akuten Cholezystitis relativ häufig entweder als Sludge und/oder Gallenblasengrieß oder als purulentes Material bei einem Gallenblasenempyem (Abb. 21-23). Eine sonographische Differenzierung ist wegen ähnlicher Echoqualitäten kaum möglich. Sie wird vollends unmöglich, wenn alle drei Materialien gleichzeitig auftreten. Bei hämorrhagisch-nekrotisierender Entzündung wird die Wandkontur unregelmäßig. Bei ausgeprägten Fällen ist das gesamte Gallenblasenlumen von echogenem, amorphem Material ausgefüllt, das keine Schallschatten wirft und infolge erhöhter Gallenviskosität weder sedimentiert noch sich in Schichten lagert (19).

Die Verdickung der Gallenblasenwand bei der *chronischen Cholezystitis* beruht vorwiegend auf Fibrosierung und imponiert daher als echoreich (Abb. 24). Gewöhnlich geht sie mit einer Schrumpfung der Gallenblase einher. Eine umschriebene Sonderform der Wandverdickung stellen die entzündlichen Polypen dar (s. Tumoren und Pseudotumoren der Gallenblase). Wandverdickungen und Schrumpfung der Gallenblase lassen sich jedoch bei Gallensteinträgern seltener nachweisen, als dies nach der häufigen Koinzidenz einer Cholelithiasis mit einer chronischen Cholezystitis (s. o.) zu erwarten wäre. Daher ist zu vermuten, daß viele Entzündungen ohne Wandverdickung einhergehen und damit dem sonographischen Nachweis entgehen. In Übereinstimmung hiermit konnten WORTHEN u. Mitarb. (39) in nur 4 von 35 gesicherten Fällen mit chronischer Cholezystitis sonographisch eine Gallenblasenwandverdickung nachweisen. In 9 Fällen ließ sich die Gallenblase nicht darstellen. Selbst wenn man davon ausgeht, daß bei diesen eine Wandverdickung mit Schrumpfung bestand, wies der sonographische Befund nur in 13 der 35 Fälle auf eine Wandverdickung hin. Insofern erlaubt also der

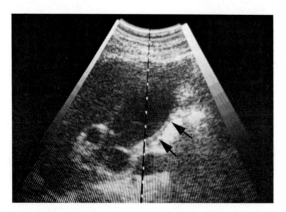

Abb. 24 I. I., weiblich, 69 Jahre. Verdickte, echoreiche Gallenblasenwand bei (nicht abgebildeten) Gallenblasensteinen. Rezidivierende Oberbauchbeschwerden. Wandverdickung als Zeichen der chronischen Zystitis.

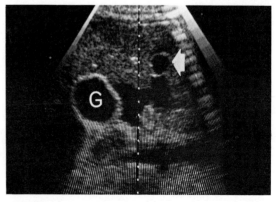

Abb. 25 P. K., männlich, 45 Jahre. Verdickte Gallenblasenwand bei Leberzirrhose und Aszites. Der normalerweise obliterierte Rest der Nabelvene ist als Ausdruck der portalen Hypertension erweitert (Pfeil). G = Gallenblase.

sonographische Befund einer nicht verdickten Gallenblasenwand *nicht* den Ausschluß einer chronischen Cholezystitis.
Andererseits ist der Befund einer allgemeinen Wandverdickung nicht als spezifisch für eine Erkrankung der Gallenblase anzusehen. Vor allem die häufig bei einem Aszites zu beobachtende Wandverdickung darf nicht auf eine Cholezystitis zurückgeführt werden (Abb. **25**). Sie ist ebenso wie die Aszitesbildung selbst ein Zeichen dafür, daß der portale Venendruck den kolloidosmotischen Druck des Plasmas übersteigt. Dies kann durch eine Erniedrigung des kolloidosmotischen Drucks infolge Hypalbuminämie und/oder durch eine portale Hypertension verursacht werden.
Gallenblasenwandverdickung und Aszites sind also als Ausdruck ein und derselben Störung anzusehen (14, 20, 30). Die Vermutung, daß ein Aszites per se eine Wandverdickung verursachen oder durch Artefakte vortäuschen könnte, konnte experimentell nicht bestätigt werden (20).
Neben den durch Hypalbuminämie und/oder durch portale Hypertension hervorgerufenen gibt es andere nicht entzündliche Gallenblasenwandveränderungen, deren Ursachen noch nicht genügend untersucht sind; diskutiert werden u. a. Rechtsherzinsuffizienz, Virushepatitis und Nierenversagen (30).
Schließlich können die diffuse Form der Cholesterolose sowie die generalisierte Form der Adenomyomatose (s. gutartige Tumoren und Pseudotumoren) zu einer diffusen Wandverdickung führen. Von größerer klinischer Relevanz ist, daß auch ein die Gallenblasenwand infiltrierendes Gallenblasenkarzinom zu einer diffusen Wandverdickung führen kann, so daß die Differentialdiagnose zu einer chronischen Cholezystitis schwierig wird (40).

Tumoren und Pseudotumoren der Gallenblase

Bei den Tumoren der Gallenblase handelt es sich um echte, überwiegend primäre, seltener um sekundäre Neoplasien. Unter den Sammelbegriff der Pseudotumoren fallen u. a. reaktive, entzündliche und hyperplastische Veränderungen. Unter klinischen Gesichtspunkten erscheint es sinnvoll, eine Einteilung in gutartige und bösartige Veränderungen vorzunehmen.

Gutartige Tumoren und Pseudotumoren der Gallenblase

Die Häufigkeit dieser Veränderungen ist wegen der unterschiedlichen Nomenklatur sowie der Uneinheitlichkeit des von den verschiedenen Autoren untersuchten Materials (Sektionsgut, Cholezystektomiepräparate) schwer zu bestimmen. MELSON u. Mitarb. (22) vermuten, daß in etwa 4–5% der Cholezystektomiepräparate und in weniger als 0,5% der mit einem oralen Cholezystogramm untersuchten Patienten gutartige Tumoren bzw. Pseudotumoren zu finden seien. Vergleichbare auf sonographischen Untersuchungen beruhende Angaben sind unseres Wissens noch nicht verfügbar.
Die häufigsten gutartigen Veränderungen sind Cholesterolpolypen, Adenome und adenomyomatöse Hyperplasien (17, 18). Die folgende Aufstellung gibt eine Übersicht über die gutartigen Tumoren und die Pseudotumoren der Gallenblase nach CHRISTENSEN u. ISHAK (8) sowie MELSON u. Mitarb. (22):

Echte Neoplasien
Epithelial:
　Adenom, papilläres („Papillom") und nichtpapilläres Adenom
Stützgewebe:
　Hämangiom
　Leiomyom
　Lipom
　Neurinom
　Fibrom
　Myxom
　Granulosazelltumor.

Hyperplastische Veränderungen
Adenomyomatose und andere „hypertrophische Cholezystosen"

Zystische Veränderungen
Mukozele
epitheliale Zyste.

Heterotope Veränderungen
Magenschleimhaut
Darmschleimhaut
Pankreas
Leber.

Polypen
entzündlicher Polyp
Cholesterolpolyp.

Verschiedenes
fibroxanthomatöse Entzündung
parasitäre Infektion
postoperative Veränderungen
kongenitale Falte oder Septum.

Auf die häufigsten Veränderungen wird im folgenden eingegangen.

Adenome

Die Adenome sind die häufigsten gutartigen *echten Tumoren* der Gallenblase. Sie können papillär (6) und/oder nichtpapillär sein. Bei Mischformen wird der Typ nach der vorherrschenden Komponente benannt. Die Durchmesser der Adenome reichen von 0,1–2,5 cm; meistens sind sie kleiner als 1 cm. Gestielte Adenome sind häufiger als

ungestielte. In etwa einem Drittel der Fälle treten mehrere Adenome gleichzeitig auf. Besondere Prädilektionsstellen an der Gallenblase bestehen nicht (8).
Die häufigsten Beschwerden sind rechtsseitige Oberbauchschmerzen, Übelkeit und Brechreiz.

Adenomyomatose

Bei der Adenomyomatose oder adenomyomatösen Hyperplasie handelt es sich um eine Hyperplasie der Gallenblasenwand, die durch eine ausgeprägte Proliferation des Oberflächenepithels und eine Verdickung der Muskelschicht gekennzeichnet ist (18). Die Schleimhautfalten nehmen mit der Zeit an Zahl und Höhe zu und ragen dann als Ausstülpung in das trabekuläre Maschenwerk der Muskelschicht hinein oder darüber hinaus. Die so entstandenen intramuralen Divertikel werden nach ihren Beschreibern Rokitansky-Aschoff-Sinus genannt. Es werden drei Formen der Adenomyomatose unterschieden (18).

1. die lokalisierte Form; sie ist weitaus am häufigsten und fast ausschließlich auf den Fundus beschränkt;
2. die segmentäre Form;
3. die generalisierte Form.

Die zahlreichen älteren Synonyme sind bei JUTRAS u. Mitarb. (18) aufgeführt.
Die Häufigkeit der Adenomyomatose wird mit ca. 5% angegeben. Die Veränderung betrifft Frauen dreimal so oft wie Männer und nimmt jenseits des 35. Lebensjahres an Häufigkeit zu. Die Ätiologie der Adenomyomatose ist unbekannt. Die Symptomatik ist untypisch.

Polypen

Ein Polyp ist ein von der Mukosa ausgehender gestielter Tumor. Obwohl die Bezeichnung nach dieser Definition auf viele Gallenblasentumoren zutrifft, wird sie hier in Anlehnung an CHRISTENSEN u. ISHAK (8) nur für zwei besondere Formen von Pseudotumoren benutzt.
Entzündliche Polypen sind Folge einer chronischen Cholezystitis. Sie bestehen aus drüsigen epithelialen Wucherungen und können einzeln oder multipel auftreten.
Cholesterolpolypen gehören nach der Klassifikation von JUTRAS u. Mitarb. (18) zum Spektrum der Cholesterolose, die ihrerseits zusammen mit der Adenomyomatose, den Neuromatosen u. a. unter den Oberbegriff der hyperplastischen Cholezystosen fällt. Die Cholesterolose hat einen durch disseminierte kleinste Knötchen gekennzeichneten diffusen Manifestationstyp (ältere Synonyme: Erdbeergallenblase, Cholesterolose, Lipidcholezystitis) und einen polypoiden Manifestationstyp (ältere Synonyme: gestielter Polyp, ungestielter Polyp). Die Polypen sind meist multipel und haben Durchmesser von 0,1–0,5 cm. Sie sind bevorzugt im mittleren Abschnitt der Gallenblase lokalisiert (17). Die Ätiologie der Cholesterolose ist nicht geklärt.
Die Cholesterolose kann klinisch stumm bleiben oder zu Beschwerden führen, die von denen einer Cholezystitis nicht zu unterscheiden sind.

Maligne Tumoren der Gallenblase

Gallenblasenkarzinom

Das Gallenblasenkarzinom steht unter den bösartigen Tumoren des Gastrointestinaltrakts nach seiner Häufigkeit und seiner Mortalitätsrate an fünfter Stelle. Der Tumor betrifft vorwiegend ältere Personen; in 86% liegt das Patientenalter zwischen 50 und 80 Jahren (36). Frauen sind drei- bis achtmal (17,36) so häufig betroffen wie Männer.
Gallensteine werden von den meisten Autoren als prädisponierender Faktor für die Karzinomentstehung angesehen. Eine gleichzeitig bestehende Cholelithiasis wird in 65–100% der beschriebenen Karzinomfälle angegeben. Aber nur 1–2% aller Gallensteinträger bekommen ein Gallenblasenkarzinom. Besonders auffällig ist die Häufigkeit (bis zu 61%) von Gallenblasenkarzinomen bei der sog. „Porzellangallenblase" (28), so daß hier höchstwahrscheinlich ein kausaler Zusammenhang besteht. Etwa 90% der Gallenblasenkarzinome sind Adenokarzinome.
Die Metastasierung erfolgt vorwiegend lymphogen in die einer operativen Ausräumung nicht zugänglichen Lymphspalten der Leber und der Leberpforte. Hingegen ist die hämatogene Metastasierung mit ca. 13% seltener. Der Tumor kann per continuitatem in sämtliche umgebenden Organe und Strukturen einwachsen.
Das Frühkarzinom imponiert makroskopisch vorwiegend als umschriebene Wandverdickung oder als ungestielter Polyp. Gestielte Polypen finden sich nur bei 10% aller Karzinome (22). Häufig hat der Tumor mehrere Ursprungsorte gleichzeitig (22).
Nach ADSON (1) erweist sich der Tumor in drei Viertel der Fälle während der Operation als nicht resezierbar. Die Symptome des Tumors sind nicht von denen einer Cholezystitis, einer Cholelithiasis oder anderer Erkrankungen des Gallensystems zu unterscheiden (1). Die Prognose des Gallenblasenkarzinoms ist schlecht. Die 5-Jahres-Überlebensrate liegt unter 6% (36).
Andere primäre maligne Tumoren der Gallenblase sind Raritäten. Hämatogene Metastasen von Melanomen und Karzinomen der Lunge, der Niere und des Ösophagus sind beschrieben worden; besonders das Melanom scheint relativ häufig in die Gallenblase zu metastasieren.

Ultraschallbefunde

Tumoren und Pseudotumoren können leicht unentdeckt bleiben, wenn sie sehr klein sind und/oder durch Konkremente, „Sludge", Wiederholungsechos, Darmluftartefakte o. ä. überdeckt werden. In diesem Zusammenhang sei auf das häufige Vorkommen von Gallensteinen bei der Adenomyomatose und beim Gallenblasenkarzinom hingewiesen.

Außerdem ist die sonographische Differentialdiagnose kleiner Veränderungen der Gallenblasenwand schwierig, da das sonographische Erscheinungsbild im Gegensatz zu dem vielfältigen pathohistologischen Spektrum der Tumoren und Pseudotumoren wenig spezifisch ist. Klinisch ist vor allem bedeutsam, daß kleine Gallenblasenkarzinome nicht von gutartigen Veränderungen zu unterscheiden sind und viele gutartige Veränderungen sonographisch nicht den Ausschluß eines Karzinoms erlauben. Gerade die Erkennung von Frühkarzinomen wäre aber für die Verbesserung der schlechten Prognose des Gallenkarzinoms wichtig. Dringend auf Malignität verdächtige sonographische Zeichen wie infiltratives die Organgrenzen überschreitendes Wachstum und Lebermetastasen weisen auf fortgeschrittenes Tumorwachstum hin. Die Sonographie verhilft hier zwar zur Diagnose, ohne aber die ungünstige Prognose dadurch noch wesentlich zu beeinflussen.

Angesichts der prognostischen Konsequenzen bedürfen daher auch schon kleine Veränderungen der Gallenblasenwand der weiteren Abklärung, sofern die Dignität zweifelhaft ist.

Die sonographische Differenzierung der **Adenomyomatose** bereitet Schwierigkeiten. Die weitaus häufigste, fast ausschließlich auf den Fundus

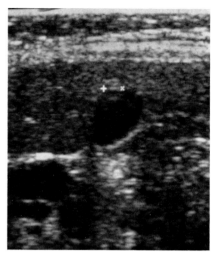

Abb. **26** E. T., weiblich, 52 Jahre. Transversalschnitt. Endoskopisch gesicherte lokalisierte Adenomyomatose (+x) der vorderen Gallenblasenwand. Als Nebenbefunde Zystenniere rechts und kalzifierende Pankreatitis. (Aufnahme: Dr. *H.-M. Vogel*, Klinik Föhrenkamp, Mölln).

beschränkte lokalisierte Form imponiert als solide, breitbasig der Wand aufsitzende, meist mehr nach außen als nach innen gerichtete Erhebung (Abb. 26). Die typische Lokalisation legt zwar die Diagnose nahe; die für diese Veränderung typischen Rokitansky-Aschoff-Sinus lassen sich sonographisch jedoch meistens nicht darstellen (37), so daß differentialdiagnostisch andere gutartige und bösartige Raumforderungen erwogen werden müssen. Bei der diffusen Form erkennt man eine das ganze Organ betreffende, manchmal schalenartige Wandverdickung (Abb. 27 u. 28). Die Diagnose kann gewöhnlich durch ein

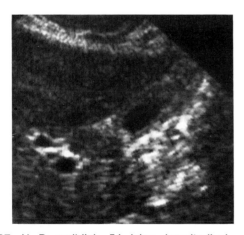

Abb. **27** N. R., weiblich, 54 Jahre. Longitudinalschnitt. Endoskopisch und röntgenologisch gesicherte diffuse Adenomyomatose mit besonders deutlicher Ausprägung im Fundusbereich. Zustand nach Reizmahlzeit. Regelrecht kontrahierte Gallenblase. Partielle Schichtung der kräftig verdickten Wand (Aufnahme: Dr. *H.-M. Vogel*, Klinik Föhrenkamp, Mölln).

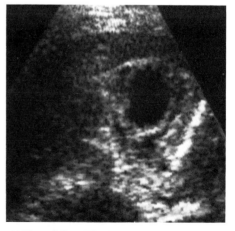

Abb. **28** H. K., weiblich, 56 Jahre. Transversalschnitt. Diffuse, röntgenologisch gesicherte Adenomyomatose. Schichtförmige, kräftige Verdickung der Gallenblasenwand (Aufnahme: Dr. *H.-M. Vogel*, Klinik Föhrenkamp, Mölln).

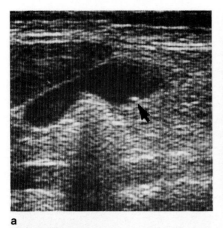
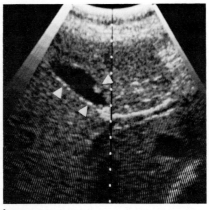

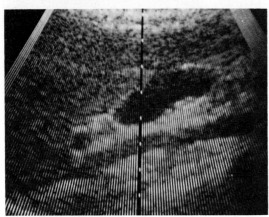

Abb. 29
a M. B., weiblich, 36 Jahre. Einer von mehreren kleinen echoreichen Cholesterolpolypen (Pfeil). Impression der Gallenblase von dorsal her durch eine lufthaltige Darmschlinge.
b H. Sch., weiblich, 65 Jahre. Echoreicher Polyp sowie unregelmäßige echoreiche Markierung der Gallenblasenwand. Der Befund spricht für eine teils polypoide, teils diffuse Cholesterolose.
c D. K., männlich, 56 Jahre. Dicht nebeneinanderliegende, echoreiche polypoide Veränderungen der Gallenblasenwand, am ehesten im Sinne von Cholesterolpolypen.

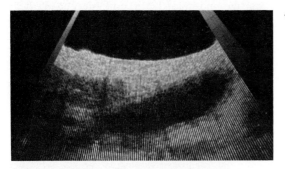

◀ Abb. 30 F. K., weiblich, 82 Jahre. Längsschnitt durch relativ große konkrementlose Gallenblase. Diffus, z. T. in Schichten verdickte Gallenblasenwand, vermutlich als Ausdruck einer hyperplastischen Cholezystose.

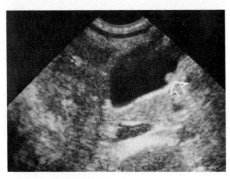
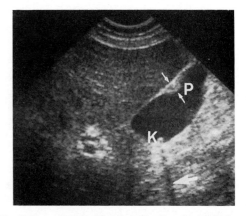

Abb. 31 Ch. B., männlich, 71 Jahre. Breitbasig der Gallenblasenwand aufsitzendes Adenom (Pfeil) von etwa 1 cm Durchmesser. Gleichzeitig Lebermetastasen eines Dickdarmkarzinoms.

Abb. 32 V. P., weiblich, 60 Jahre. Breitbasig der Gallenblasenwand aufsitzender entzündlicher Polyp (P). Gleichzeitig Nachweis eines kleinen Konkrements (K) mit typischem Schallschatten. Bemerkenswert ist die von dem Polypen ausgehende Gallenblasenwandverdickung, bei der differentialdiagnostisch eine maligne Wandinfiltration zu erwägen ist.

Erkrankungen der Gallenblase 177

Abb. 33
A. B., männlich, 81 Jahre.
a Breitbasig aufsitzendes Adenom im Transversal- und
b Longitudinalschnitt. Relativ kleine Gallenblase mit wahrscheinlich chronisch entzündlich verdickter Wand.

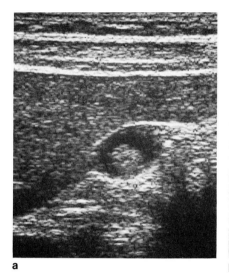
a

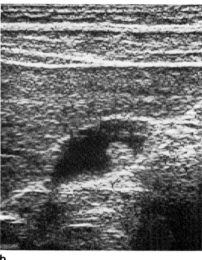
b

Cholezystogramm gesichert werden. Entscheidend ist bei allen drei Manifestationsformen der Nachweis der Rokitansky-Aschoff-Sinus als intramurale Divertikel (22). Außerdem ist der laparoskopische Aspekt gewöhnlich eindeutig (37).
Die relativ häufigen **Cholesterolpolypen** sind sonographisch meist gut einzuordnen (Abb. 29). Sie sind echoreich, werfen jedoch keine Schallschatten. Für die Differenzierung von nicht schattengebenden Konkrementen ist der Nachweis ihrer festen Verbundenheit mit der Gallenblasenwand entscheidend. Handelt es sich darüber hinaus um typischerweise multiple, verschieden große und unregelmäßig verteilte Veränderungen, besteht an der Diagnose kaum ein Zweifel.
In diesem Zusammenhang ist darauf hinzuweisen, daß die sonographische Differenzierung der einzelnen hyperplastischen Cholezystosen dadurch erschwert wird, daß oft mehrere Arten gemeinsam auftreten. Außerdem kann ein und dieselbe hyperplastische Cholezystose in Abhängigkeit von ihrer jeweiligen Manifestationsform an völlig verschiedene Differentialdiagnosen denken lassen: Während bei einer umschriebenen Veränderung differentialdiagnostisch zunächst ein echter Tumor erwogen werden muß, ist ein diffuser, mit einer Verdickung der Gallenblasenwand einhergehender Befund (Abb. 30) vor allem von einer chronischen Cholezystitis abzugrenzen; erst in zweiter Linie kommt hier auch ein diffus die Gallenblasenwand infiltrierendes Karzinom in Frage (s. u.).
Entzündliche Polypen und Adenome lassen sich sonographisch nicht von anderen soliden Veränderungen, einschließlich Karzinomen, unterscheiden (Abb. 31–33).
Auf die Problematik der Erkennung von Frühkarzinomen wurde schon eingegangen. Die ausgedehnteren, klinisch manifesten **Karzinome** (Abb. 34–37) sind von YEH (40) nach ihrem sonographischen Erscheinungsbild in folgende Typen unterteilt worden:

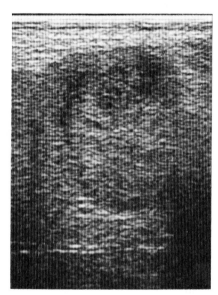
Abb. 34 D. M., weiblich, 84 Jahre. Gallenblasenkarzinom. Das gesamte Gallenblasenlumen ist von einem Tumor ausgefüllt. Keine Konkremente.

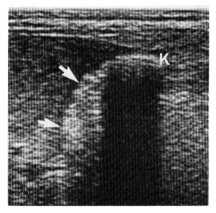
Abb. 35 T. W., weiblich, 72 Jahre. Gallenblasenkarzinom mit Konkrementen. Die Gallenblase ist von echogenem Material ausgefüllt (Pfeile). Das Konkrement (K) wirft einen breiten Schallschatten.

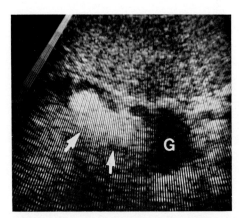

Abb. 36 A. S., weiblich, 75 Jahre. Gallenblasenkarzinom. Polypös wachsender, echoreicher Tumor (Pfeile) in der Gallenblase (G).

1. Von Tumor ausgefüllte Gallenblase:
   a) diffuse schwache Echos in der Gallenblase,
   b) kräftige konkrementinduzierte zentrale Echos zusätzlich zu den schwachen Echos;
2. verdickte Gallenblasenwand infolge infiltrierenden Karzinoms;
3. pilzförmig von der Gallenblasenwand ausgehender Tumor;
4. Kombination aus Typ 2 und 3.

Die Diagnose gewinnt an Wahrscheinlichkeit, wenn gleichzeitig mit einem dieser Erscheinungsbilder eine Invasion der Leber oder regionäre Lymphknotenmetastasen erkennbar sind. Andernfalls ist nur der relativ seltene Typ 4 eindeutig auf einen invasiven Tumor verdächtig. Typ 1 kann vom sonographischen Aspekt her mit einem Empyem identisch sein. Typ 3 könnte angesichts der fehlenden Verdickung der Gallenblasenwand in der Nähe des Tumors auch gutartig sein. Da aber bei 1 und 3 aufgrund des sonographischen Aspekts ohnehin eine kurzfristige Operation indiziert ist, ist die sonographische Beurteilung der Dignität hinsichtlich des nächsten klinischen Schritts letztlich nicht entscheidend. Im Gegensatz dazu kann die Fehlinterpretation eines Karzinoms vom Typ 2 im Sinne einer chronischen Cholezystitis zu einer längeren Verzögerung der auch hier rasch anzustrebenden Operation führen (wenngleich fraglich ist, ob hiervon die Prognose wesentlich beeinflußt wird).

Gallenblasenmetastasen (Abb. 38 u. 39) sind sonographisch nicht von primären Tumoren der Gallenblase zu unterscheiden. Sie sind immer dann in Erwägung zu ziehen, wenn ein andernorts gelegener metastasierender Tumor bekannt ist.

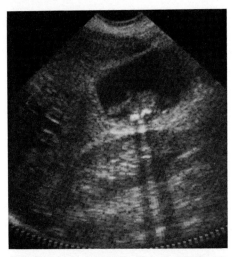

Abb. 37 M. H., männlich, 73 Jahre. Gallenblasenkonkremente. Die polypöse Raumforderung war auf einen Tumor verdächtig. Intraoperativ fand sich jedoch ein Blutkoagel infolge eines blutenden Gallengangkarzinoms.

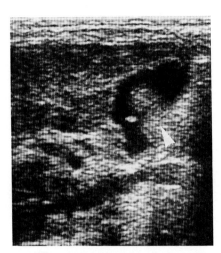

Abb. 38 A.-M. W., weiblich, 37 Jahre. Autoptisch gesicherte, polypös wachsende Gallenblasenmetastase (Pfeil) eines malignen Melanoms. Lebermetastasen.

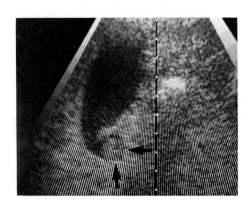

Abb. 39 W. G., männlich, 47 Jahre. Operativ gesicherte Metastase eines Pankreaskarzinoms im Infundibulum (Pfeile).

Ultraschallbefunde der normalen Gallenwege

Auf Anatomie, Untersuchungstechnik und allgemeine Untersuchungshindernisse wurde schon eingegangen (s. o.). Hinzuzufügen ist, daß die Einmündung des Ductus cysticus in den Ductus hepaticus communis und damit der Übergang des letzteren in den Ductus choledochus sonographisch meistens nicht exakt zu lokalisieren ist. Das mag u. a. daran liegen, daß der Ductus cysticus sich schon relativ nahe der Hepatikusgabel bindegewebig mit dem Ductus hepaticus vereinigt, dabei jedoch zunächst über eine längere Strecke (bis zu 4,5 cm) neben diesem herläuft, ehe es auch zu einer Vereinigung der Lumina kommt (17).

Zuweilen ist es schwierig, den oberen Anteil des Ductus hepatocholedochus und die A. hepatica propria sonographisch voneinander zu differenzieren, zumal Normvarianten und Anomalien in diesem Gebiet häufig sind und das Lumen der Arterie oft größer als das des benachbarten Gallengangs ist (3). Oft gelingt es, die Arterie bis zu ihrem Ursprung im Truncus coeliacus zurückzuverfolgen. BERLAND u. Mitarb. (3) nennen drei weitere, zwar nicht häufig vorkommende, jedoch relativ sichere sonographische Unterscheidungsmerkmale:

1. Eigenpulsationen. Diese sind spezifisch für Blutgefäße. Sie können jedoch von mitgeteilten Pulsationen vorgetäuscht werden.

2. Eindellungen. Gallengänge und Venen können von einer kreuzenden Arterie eingedellt werden.

3. Wechselndes Kaliber. Der große Gallengang kann im Gegensatz zur A. hepatica während der Untersuchung sein Kaliber verändern.

Von großer diagnostischer Bedeutung ist die Weite der Gallengänge. Die peripheren intrahepatischen Gallengänge kommen normalerweise sonographisch nicht zur Darstellung. Ductus hepaticus dexter und sinister sind dagegen häufig nachzuweisen; ihr Durchmesser sollte nicht mehr als 2 mm betragen. Vom Ductus hepatocholedochus wird meistens der Durchmesser des ventral des rechten Pfortaderastes gelegenen Teils des Ductus hepaticus gemessen. Der maximal hier zulässige innere Durchmesser wird mit 4–7 mm angegeben (10, 33, 34, 38). Es wird empfohlen, einen inneren Durchmesser von 4 mm als oberen Normwert, 5 mm als Grenzwert und einen Durchmesser von 6 mm und mehr als abklärungsbedürftigen Befund zu werten (10).

Die oberen Normwerte in der Sonographie liegen unter den im i. v. Cholangiogramm gültigen Werten, da in diese der röntgenologische Vergrößerungsfaktor und eine choleretisch bedingte Kaliberzunahme infolge der Kontrastmittelausscheidung eingehen. Zudem führen Wiederholungsechos an den Wänden zu einer sonographischen Unterschätzung der Lumengröße. Schließlich mag auch eine Rolle spielen, daß das Kaliber des Ductus hepatocholedochus im Cholangiogramm meist in Papillennähe und im Sonogramm nahe der Leberpforte bestimmt wird.

Die genannten oberen Normwerte für das Gallengangsystem in der Gallengangdiagnostik sind im fortgeschrittenen Alter nur eingeschränkt gültig, da das Kaliber des Ductus hepatocholedochus jenseits des 65. Lebensjahres geringfügig zunimmt (38).

Es ist eine auch in der sonographischen Literatur immer wiederkehrende Streitfrage, ob sich der große Gallengang infolge einer **Cholezystektomie** kompensatorisch erweitern könne (16, 27, 33). Erstmals *prä- und postoperativ* durchgeführte Ultraschalluntersuchungen (15, 24) ließen jedoch in der überwiegenden Zahl der Fälle keine postoperative Dilatation erkennen. MUELLER u. Mitarb. (24) folgern aus ihren Untersuchungen:

1. Ein normalkalibriges extrahepatisches Gallengangsystem wird auch nach der Cholezystektomie normal bleiben, sofern nicht nachträglich krankhafte Veränderungen auftreten (z. B. Stenose, Konkremente u. a.).

2. Ein präoperativ dilatiertes Gangsystem kann sich postoperativ normalisieren.

3. In seltenen Fällen können präoperativ bestehende Dilatationen postoperativ längere Zeit fortdauern. Es wird vermutet, daß in diesen Fällen die elastischen Fasern des Gallengangs infolge chronischer Dilatation oder fortgeschrittenen Alters ihre Kontraktilität verloren haben.

In der täglichen sonographischen Diagnostik ist davon auszugehen, daß kurz nach einer Cholezystektomie zu erkennende Gangerweiterungen ohne begleitende Beschwerden vermutlich schon präoperativ bestanden haben und sich im Laufe der Zeit zurückbilden werden. Ist die postoperative Erweiterung von Beschwerden begleitet, ist sonographisch nach intraduktalen Konkrementen oder Strikturen zu fahnden. Im übrigen sollten auch postoperative Beschwerden ohne erkennbare Dilatation an Konkremente denken lassen.

Cholestase – biliäre Obstruktion

Die Ursache für eine biliäre Obstruktion kann sowohl in den Gallengängen selbst (z. B. Konkremente, Gallengangtumoren) als auch außerhalb von ihnen liegen (z. B. Raumforderung im Pankreaskopf, Lebermetastasen). Insofern ist die leberwärts vom Abflußhindernis sich entwickelnde Erweiterung des Gallengangsystems lediglich ein Symptom, das keine Aussage über die Ursache der Obstruktion zuläßt.

Gallenblase und Gallenwege

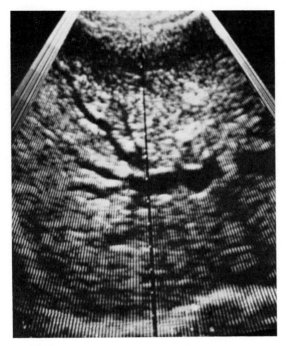

Abb. 40 B. Z., männlich, 75 Jahre. Sternförmig auf die Leberpforte zulaufende erweiterte Gallengänge bei obstruktivem Ikterus.

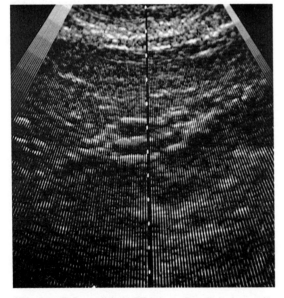

Abb. 41 E. B., weiblich, 77 Jahre. „Parallel-channel"-Zeichen. Die obere quer verlaufende tubuläre Struktur stellt einen erweiterten intrahepatischen Gallengang dar, die parallel darunter verlaufende den dazugehörigen Pfortaderast. Zeichen der biliären Obstruktion (vgl. Abb. 3).

Die Angaben über die häufigsten Ursachen der biliären Obstruktion sind uneinheitlich. Die folgende Aufstellung informiert über die von BEYER (4) in einem größeren Patientenkollektiv ermittelten Ursachen für obstruktive und nichtobstruktive Ikterusformen:

Obstruktiver Ikterus

Pankreaskopfkarzinome	32
Pankreaskopfzyste	1
chronische Pankreatitis	2
Lymphome im Pankreaskopfbereich	1
Gallengangkarzinome	11
Gallenblasenkarzinome	4
primär sklerosierende Cholangitis	1
Choledochussteine	11
Papillenstenose	1
postoperative Stenose des Ductus hepaticus dexter im Leberhilus	1
Lymphome im Leberhilus	3
Echinokokkuszyste	1
multiple Lebermetastasen	11
insgesamt	80

Nonobstruktiver Ikterus

Leberzirrhose	9
Hepatitis acuta	5
Leberbefall bei Leukosen	2
Cholangitis	1
unklare Ursachen	11
insgesamt	28

Hiernach ist das Pankreaskarzinom die häufigste obstruktive Ursache. Nach anderen Autoren steht die Choledocholithiasis an erster und das Pankreaskarzinom an zweiter Stelle (33).
Die Klinik des obstruktiven Ikterus ist wesentlich von der jeweiligen Ursache der Obstruktion geprägt.

Ultraschallbefunde
Für die sonographische Abklärung eines Ikterus ist die Beantwortung folgender Fragen wichtig:
1. Sind die Gallengänge erweitert?
2. Wo liegt die Obstruktion?
3. Was ist Ursache der Obstruktion?

Die sonographische Erkennung stark erweiterter Gallengänge ist einfach. Die schon in der Peripherie nachweisbaren erweiterten Gallengänge verlaufen als unregelmäßig gekrümmte, knorrige Strukturen sternförmig auf die Leberpforte zu (Abb. 40). Sie zeigen im Gegensatz zu den benachbarten Portalvenenästen eine dorsale Schallverstärkung. Ventral der beiden portalen Hauptäste erkennt man die erweiterten intrahepatischen Gallengänge als kräftige tubuläre Strukturen (sog. „parallel-channel"-Zeichen) (Abb. 41) (9). Der Durchmesser des Ductus hepatocholedochus liegt deutlich über dem der Leberarterie und ist demjenigen der Pfortader angenähert (Abb. 42

u. 43). Bei einer distal des Ductus cysticus liegenden Obstruktion ist meistens die Gallenblase miterweitert. Die gleichzeitige Erweiterung der zentralen und peripheren Abschnitte des Gallensystems weist auf eine schon länger bestehende Obstruktion hin (4), da die Erweiterung des großen Gallenganges früher als diejenige der peripheren Gänge erfolgt.

Daher ist bei dem Verdacht auf eine distale Obstruktion zunächst auf eine Erweiterung der extrahepatischen Gallengänge zu achten (33). COOPERBERG u. Mitarb. (10) maßen bei der Suche nach einer extrahepatischen Obstruktion den Durchmesser des Ductus hepaticus communis. Dabei erachteten sie einen inneren Durchmesser von mehr als 4 mm als pathologisch. Schon bei dieser relativ niedrig veranschlagten oberen Normgrenze ergaben sich eine diagnostische Spezifität von 87% und eine Sensitivität von 99%.

Bei proximalen Obstruktionen ist selbstverständlich die Erweiterung der intrahepatischen Gallengänge entscheidend.

In dem von BEYER (4) untersuchten Kollektiv (s. oben) gelang die Differenzierung des obstruktiven vom nonobstruktiven Ikterus in 96,3%. Die Spezifität betrug 100%. Darüber hinaus gelang es in 70 von den 80 Fällen mit obstruktivem Ikterus, nicht nur den Ort, sondern auch die Ursache der Obstruktion sonographisch nachzuweisen.

Besonders bei intraduktalen Steinen ist die Weite der großen Gallengänge kein verläßlicher Parameter. So kann der Ductus hepaticus communis trotz distal gelegener Konkremente von normaler Weite sein (10, 25). Sicherlich ist in solchen Fällen auch die Dauer der Obstruktion von Bedeutung. Auch im Falle einer sklerosierenden Cholangitis kann eine Obstruktion der Gallengänge sonographisch unentdeckt bleiben (33).

Eine Erweiterung des Gallengangsystems braucht nicht mit einer Erhöhung der Serum-Bilirubin-Konzentration einherzugehen (38, 41). Dies gilt besonders bei Steinen, die sich de novo im Ductus hepatocholedochus gebildet haben, so daß der Gang sich in seiner Weite dem Stein allmählich angleichen konnte (38). Außerdem mag bei intraduktalen Steinen ein „Kugelventileffekt" mit intermittierenden obstruktiven und obstruktionsfreien Intervallen eine Rolle spielen (41). Erweiterte Gallengänge bei fehlendem Ikterus wurden außerdem bei partiell obstruierenden Tumoren, bei Verlegung nur eines Ductus hepaticus, bei Pankreastumoren sowie bei Papillenstenosen und Gallengangstrikturen beobachtet (38, 41). Die alkalische Phosphatase war in diesen Fällen ein empfindlicherer Laborparameter als das Bilirubin (41).

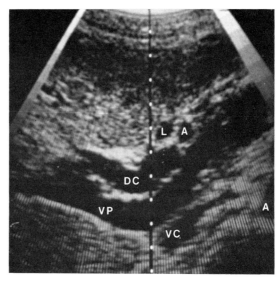

Abb. 42 W. S., männlich, 69 Jahre. Obstruktiver Ikterus. Schräger Transversalschnitt unterhalb der Leberpforte. Der Ductus hepatocholedochus (Dc) ist fast von gleichem Kaliber wie die dorsal davon verlaufende V. portae (Vp).
LA = Leberarterie, VC = V. cava inferior, A = Aorta.

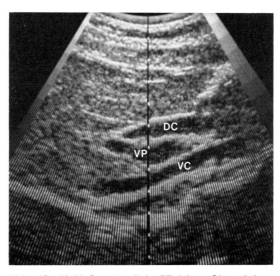

Abb. 43 K.-H. B., männlich, 57 Jahre. Obstruktiver Ikterus. Ähnliche Schnittführung wie in Abb. 5.
DC = Ductus hepatocholedochus, VP = V. portae, VC = V. cava inferior.

Anomalien und kongenitale Erkrankungen

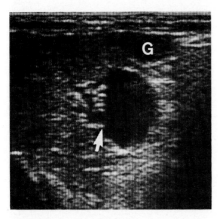

Abb. **44** O. M., männlich, 8 Jahre. Extrahepatisch gelegene Choledochuszyste. Der Pfeil markiert die erweiterten einmündenden Gallengänge. G = Gallenblase.

Choledochuszysten

Choledochuszysten sind selten (ca. 1 Fall auf 2000000 Einwohner [17]). In den westlichen Nationen sind Frauen 4–5mal häufiger betroffen als Männer. Die Pathogenese ist unklar. Die klassische klinische Trias einer Resistenz im rechten Oberbauch, Schmerzen und Ikterus findet man nur bei zwei Dritteln der Patienten.

Ultraschallbefunde
Je nach den vier von ALONSO-LEJ (2) beschriebenen Manifestationstypen sind zystische Erweiterungen des Ductus hepatocholedochus oder der intrahepatischen Gallengänge bzw. gestielte Aussackungen des Ductus choledochus zu erwarten (Abb. 44). Auch eine erhebliche Aufweitung der extrahepatischen Gallengänge mit Cholezysto- und Cholangiolithiasis ist möglich. Differentialdiagnostisch sind u. a. Leberzysten, Pankreaspseudozysten, Zysten der rechten Niere und Duodenalduplikaturen zu erwägen.

Duktale Ektasie

Bei der duktalen Ektasie unterscheidet man zwei Formen (17):

1. Die von CAROLI (Lit. s. 17) beschriebene Form. Sie wurde in der vorsonographischen Aera gewöhnlich erst im Erwachsenenalter diagnostiziert, obwohl Schmerzen und Fieber infolge biliärer Stase und Cholangitis häufig schon in der Kindheit vorkommen. Die Erkrankung ist mikroskopisch durch das Fehlen periportalen Bindegewebes und entzündliche Reaktionen gekennzeichnet.

2. Die von GRUMBACH (Lit. s. 17) beschriebene Form. Sie ist häufiger und hat eine schlechtere Prognose als die erstgenannte. Es handelt sich bei ihr um eine kongenitale Fibrose mit duktaler Ektasie. Gewöhnlich besteht eine Zirrhose von Geburt an. Die Patienten sterben früh an den Folgen der portalen Hypertension.

Beide Formen betreffen häufiger das männliche als das weibliche Geschlecht. Die Pathogenese ist nicht geklärt.

Ultraschallbefunde
Charakteristisch ist eine segmentäre sackartige oder perlschnurartige Erweiterung der intrahepatischen Gallengänge (23). Differentialdiagnostisch sind vor allem kongenitale Leberzysten zu erwägen. Diese haben jedoch gewöhnlich keine Verbindung mit dem Gallengangsystem.

Erworbene Erkrankungen der Gallenwege

Cholangiolithiasis

Gallengangsteine haben bezüglich Epidemiologie, Ätiologie, Pathogenese und klinischer Manifestation vieles mit den Gallenblasensteinen gemeinsam (s. Teil Gallenblase). Ähnlich wie die Inzidenz der Gallenblasensteine nimmt auch die der Gallengangsteine mit dem Alter zu. Gewöhnlich sind Gallengangsteine in Verbindung mit Gallenblasensteinen anzutreffen. In nur 6% der Patienten mit Gallengangsteinen lassen sich keine Gallenblasensteine finden. Intrahepatische Konkremente sind autoptisch in 7,4% aller Patienten mit Gallenblasensteinen nachgewiesen worden (17).

Je nach dem Entstehungsort unterscheidet man primäre und sekundäre Gallengangsteine. Die primären Steine treten gewöhnlich solitär als Folge einer Stase auf. Sie sind meistens von sehr weicher Konsistenz. Sekundäre Steine stammen aus der Gallenblase und sind entweder über den Ductus cysticus oder über eine Penetration der Gallenblasenwand in den Ductus choledochus gelangt.

Ultraschalldiagnostik
Gallengangsteine sind vom sonographischen Aspekt her den Gallenblasensteinen vergleichbar (Abb. 45–47). Die Identifikation sehr kleiner Konkremente ist jedoch wegen des dann fehlenden Schallschattens und des geringen Impedanzunterschiedes zur Umgebung ungleich schwieriger.

Erworbene Erkrankungen der Gallenwege 183

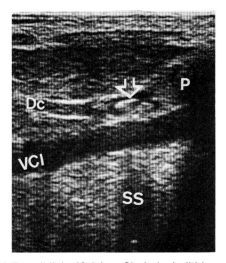

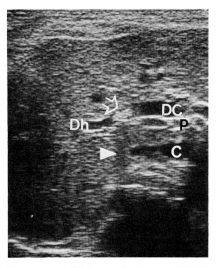

Abb. 45 E. T., weiblich, 48 Jahre. Choledocholithiasis.
VCI = V. cava inferior, Dc = Ductus hepatocholedochus, P = Pankreas, SS = Schallschatten. Der Pfeil deutet auf das intraduktale Konkrement.

Abb. 46 G. S., männlich, 67 Jahre. Konkrement (Pfeil) im rechten Ductus hepaticus (Dh).
DC = Ductus hepatocholedochus, P = V. portae, C = V. cava inferior. Der gefüllte weiße Pfeil zeigt auf den Konkrementschatten.

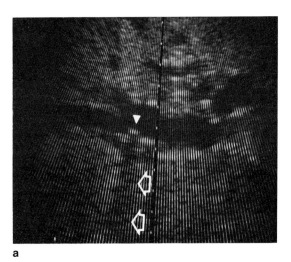

a

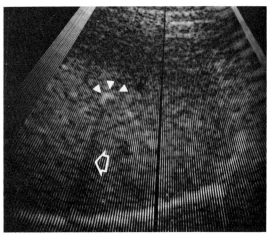

b

Abb. 47
a K. W., männlich, 73 Jahre. Obstruktiver Ikterus mit stark erweiterten intrahepatischen Gallengängen. Kleines intraduktales Konkrement mit dazugehörigen Schallschatten (Pfeile).
b K. M., männlich, 30 Jahre. Konkrement im rechten Ductus hepaticus mit dazugehörigem Schallschatten (Pfeil). Der Befund wurde durch eine ERC gesichert.

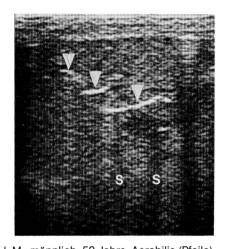

Abb. 48 J. M., männlich, 59 Jahre. Aerobilie (Pfeile) mit luftinduzierten Schallschatten (S).

Auf den sonographischen Aspekt einer konkrementinduzierten biliären Obstruktion wurde schon eingegangen (s. o.).
Luft in den Gallengängen (z. B. als Folge einer biliodigestiven Anastomose oder einer Gallensteinperforation in den Darm) läßt sich sonographisch von intraduktalen Steinen dadurch unterscheiden, daß die luftinduzierten Echos und Schallschatten sich in Abhängigkeit von der Patientenlage stark bewegen und dem Verlauf der Gallengänge über längere Abschnitte folgen (Abb. 48).

Gutartige und bösartige Tumoren der Gallenwege

Gutartige Tumoren

Gutartige Tumoren der Gallenwege sind selten. Sie kommen vorwiegend nahe der Ampulle vor. Am häufigsten sind papilläre und nichtpapilläre Adenome.

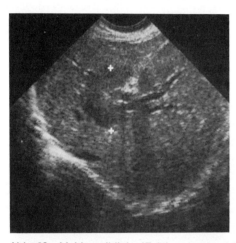

Abb. 49 M. M., weiblich, 47 Jahre. Inoperables Gallengangkarzinom mit obstruktivem Ikterus. Zentral gelegener echoarmer Tumor (+ +), auf den gestaute Gallengänge zulaufen.

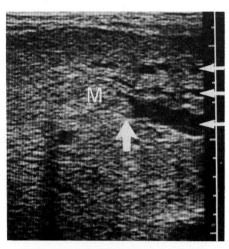

Abb. 50 K. D., weiblich, 40 Jahre. Biliäre Obstruktion durch eine große Lebermetastase (M) im linken Leberlappen. Der große Pfeil kennzeichnet das Einwachsen der Metastase in den Ductus hepaticus sinister.

Maligne Tumoren

Von den bösartigen Tumoren ist das Gallengangkarzinom am häufigsten. Es tritt vor allem im 6. und 7. Lebensjahrzehnt auf und ist bei Männern häufiger als bei Frauen.
Nach SAKO u. Mitarb. (32) ist in 75% der Fälle der Ductus hepatocholedochus befallen. In 36% ist der Ductus choledochus, in 24% die Einmündungsstelle des Zystikus, in 14% der Ductus hepaticus, in 8% sind die intrahepatischen Gänge und in 6% ist primär der Ductus cysticus betroffen.
Das Karzinom imponiert makroskopisch am häufigsten als eine Raumverdrängung von bis zu 5 cm Durchmesser oder als schlecht abgrenzbarer infiltrierender Prozeß, der zu unregelmäßigen Strikturen und Obstruktionen führt. Seltener ist der diffus infiltrierende Typ, bei dem makroskopisch und histologisch die Differenzierung von einer sklerosierenden Cholangitis schwierig sein kann. Mikroskopisch handelt es sich überwiegend um gut differenzierte Adenokarzinome. Undifferenzierte oder anaplastische Formen kommen nur in 11% vor (32).
Klinisch steht ein langsam einsetzender, zunächst intermittierender, später anhaltender Ikterus im Vordergrund.

Ultraschallbefunde
Der sonographische Aspekt hängt von Lokalisation und Ausbreitungstyp des Karzinoms ab. Bei günstigen Abbildungsbedingungen findet man eine im Vergleich zur Umgebung unscharf begrenzte echoarme Raumforderung und eine proximal davon gelegene Erweiterung der Gallengänge (Abb. 49). Differentialdiagnostisch sind andere primäre und sekundäre Tumoren nicht immer auszuschließen (Abb. 50). Eine sonographische Differenzierung des diffus infiltrierenden Karzinomtyps von einer sklerosierenden Cholangitis ist nicht möglich.

Strikturen

Mehr als 90% aller gutartigen Strikturen sind Folge eines chirurgischen Eingriffs. Entzündliche und kongenitale Strikturen sind erheblich seltener. Als Folge des vorangegangenen Eingriffs ist meistens der Ductus choledochus von der Striktur betroffen.

Ultraschallbefunde
Der Ort der Obstruktion ist gewöhnlich infolge der sich proximal davon manifestierenden Gallengangsdilatation gut zu lokalisieren (Abb. 51). Die Diagnose gewinnt bei fehlendem Nachweis eines intraduktalen Konkrements und bei bekanntem vorangegangenen chirurgischen Eingriff an Wahrscheinlichkeit.

Sklerosierende Cholangitis

Die sklerosierende Cholangitis ist selten. Ihre Ätiologie ist unbekannt. Männer sind häufiger betroffen als Frauen. Charakteristisch sind diffuse fibröse Einengungen der extra- und intrahepatischen Gallengänge. Die Erkrankung führt zu biliärer Obstruktion und Zirrhose.

Ultraschallbefunde
Die von der Röntgendiagnostik bekannten multiplen Strikturen von unterschiedlicher Länge sind sonographisch nur schwer nachweisbar. Auffällig sind jedoch ungewöhnlich echoreiche Markierungen der intrahepatischen Periportalfelder und echoreiche Reflexe im Bereich der betroffenen großen Gallengänge (Abb. 52).

Wertung

Der Vorteil der Ultrasonographie in der Gallendiagnostik liegt darin, daß sofort und unabhängig von der Leberfunktion Gallenblase und Gallenwege dargestellt werden können. Auch Resorptionsstörungen, die zu einem negativen oralen

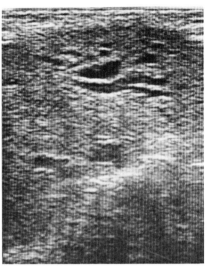

Abb. 51 T. Sch., männlich, 60 Jahre. Biliäre Obstruktion im li. Leberlappen infolge postoperativer Stenose des Ductus hepaticus sinister.

Cholezystogramm führen können, sind kein Untersuchungshindernis. Darüber hinaus entfallen Strahlenbelastung und kontrastmittelbedingte Risiken.
Die Unabhängigkeit der Sonographie von der Leberfunktion ist insofern wesentlich, als die herkömmliche Röntgendiagnostik häufig gerade in den Fällen zu keinem Ergebnis führt, in denen die Diagnose auf das weitere klinische Vorgehen unmittelbar Einfluß hat, wie z. B. bei der Differenzierung eines hepatozellulären von einem obstruktiven Ikterus. Am Beispiel des Ikterus läßt sich außerdem belegen, wie vorteilhaft die simul-

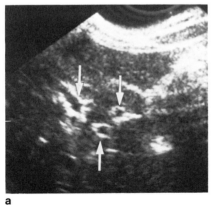
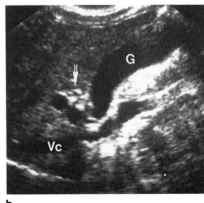

a b

Abb. 52
a F. H., männlich, 27 Jahre. Sklerosierende Cholangitis bei gleichzeitig bestehender Colitis ulcerosa. Ungewöhnlich echoreiche Markierungen der intrahepatischen Portalfelder (Pfeile).
b M. K., männlich, 17 Jahre. Sklerosierende Cholangitis bei gleichzeitig bestehender Colitis ulcerosa. Longitudinalschnitt durch die V. cava. Echoreiche, kräftige Reflexe ventral der beiden Pfortaderäste im Bereich der Hepatikusgabel bzw. des Ductus hepaticus (Pfeil). Vc = V. cava, G = Gallenblase (Aufnahmen: Dr. *H.-M. Vogel*, Klinik Föhrenkamp, Mölln).

tane Darstellung der Leber, des Pankreas und anderer der Gallenblase benachbarter Organe und Strukturen sein kann: Im Falle eines obstruktiven Ikterus lassen sich in der Regel die Höhe und meistens auch die Ursache des Verschlusses eruieren; bei einem hepatozellulären Ikterus findet sich gewöhnlich ein sonographisches Korrelat im Sinne einer Veränderung von Größe, Kontur und Echobinnenstruktur der Leber. Andere Erkrankungen, bei denen die Gallenblase gewöhnlich sonographisch jedoch nicht röntgenologisch darzustellen ist, sind die akute Cholezystitis, Hydrops und Empyem der Gallenblase sowie das fortgeschrittene Gallenblasenkarzinom. Eine besondere Stärke der sonographischen Gallendiagnostik liegt im Nachweis von Gallenblasensteinen. Er gelingt in mehr als 95% (4), so daß die Ultraschalldiagnostik der hier weniger erfolgreichen oralen Cholezystographie (Erfolgsrate 85 bis 90%) vorzuziehen ist. Der Nachweis intraduktaler Konkremente ist schwieriger. Außerdem ist das verzweigte Gallengangsystem in seinem Verlauf sonographisch weniger anschaulich darzustellen als mit den klassischen Röntgenmethoden.

Die Sonographie stellt in der Gallendiagnostik eine den Patienten wenig belastende, kostengünstige und effiziente Untersuchungsmethode dar, mit der gleichzeitig auch die benachbarten Oberbauchorgane einschließlich der Nieren rasch dargestellt werden können. Aufgrund der genannten Vorteile sollte zu Beginn jeder Diagnostik des Gallensystems die Ultraschalldiagnostik als *erstes bildgebendes Verfahren* eingesetzt werden. Andere bildgebende Verfahren sollten erst dann angewendet werden, wenn das Ergebnis der Ultraschalldiagnostik unbefriedigend oder ergänzungsbedürftig ist.

Literatur

1 Adson, M. A.: Carcinoma of the gallbladder. Surg. Clin. N. Amer. 53 (1973) 1203–1216
2 Alonso-Lej, F., W. B. Rever, D. J. Pressagno: Congenital choledochal cyst, with a report of 2, and an analysis of 94 cases. Int. Abstr. Surg. 108 (1959) 1–30
3 Berland, L. L., T. L. Lawson, W. D. Foley: Porta hepatis: Sonographic discrimination of bile ducts from arteries with pulsed Doppler with anatomic criteria. Amer. J. Roentgenol. 138 (1982) 833–840
4 Beyer, D.: Sonographie der Leber und Gallenwege. Leistungsbreite und Integration in die bildgebende Diagnostik. Habil.-Schrift, Köln 1982
5 Carroll, B. A.: Gallstones: In vitro comparison of physical, radiographic and ultrasonic characteristics. Amer. J. Roentgenol. 131 (1978) 223–226
6 Carter, S. J., J. Rutledge, J. H. Hirsch, R. Vracko, P. Chikos: Papillary adenoma of the gallbladder: Ultrasonic demonstration. J. clin. Ultrasound 6 (1978) 433–435
7 Chen, P. S., M. A. Aliapoulios: Acute acalculous cholecystitis. Ultrasonic appearance. Arch. Surg. 113 (1978) 1461–1462
8 Christensen, A. H., K. G. Ishak: Benign tumors and pseudotumors of the gallbladder. Report of 180 cases. Arch. Path. 90 (1970) 423–432
9 Conrad, M. R., M. J. Landay, J. O. Janes: Sonographic „parallel channel" sign of biliary tree enlargement in mild to moderate obstructive jaundice. Amer. J. Roentgenol. 130 (1978) 279–286
10 Cooperberg, P. L., D. Li, P. Wong, M. M. Cohen, H. J. Burhenne: Accuracy of common hepatic duct size in the evaluation of extrahepatic biliary obstruction. Radiology 135 (1980) 141–144
11 Elias, H., J. C. Sherrick: Morphology of the Liver. Academic Press, New York 1969
12 Engel, J. M., E. A. Deitch, W. Sikkema: Gallbladder wall thickness: Sonographic accuracy and relation to disease. Amer. J. Roentgenol. 134 (1980) 907–909
13 Filly, R. A., A. A. Moss, W. W. Way: In vitro investigation of gallstone shadowing with ultrasound tomography. J. clin. Ultrasound 7 (1979) 255–262
14 Fiske, C. E., F. C. Laing, T. W. Brown: Ultrasonographic evidence of gallbladder wall thickening in association with hypoalbuminemia. Radiology 135 (1980) 713–716
15 Graham, M. F., P. L. Cooperberg, M. M. Cohen, H. J. Burhenne: The size of the normal common hepatic duct following cholecystectomy: an ultrasonographic study. Radiology 135 (1980) 137–139
16 Graham, M. F., P. L. Cooperberg, M. M. Cohen, H. J. Burhenne: Ultrasonographic screening of the common hepatic duct in symptomatic patients after cholecystectomy. Radiology 138 (1981) 137–139
17 Hatfield, P. M., R. E. Wise: Radiology of the Gallbladder and the Bile Ducts. Williams & Wilkins, Baltimore 1976
18 Jutras, J. A., J. M. Longtin, H. P. Lévesque: Hyperplastic cholecystoses. Hickey Lecture, 1960. Amer. J. Roentgenol. 83 (1960) 795–827
19 Kane, R. A.: Ultrasonographic diagnosis of gangrenous cholecystitis and empyema of the gallbladder. Radiology 134 (1980) 191–194
20 Lewandowski, B. J., F. Winsberg: Gallbladder wall thickness. Distortion by ascites. Amer. J. Roentgenol. 137 (1981) 519–521
21 Marchal, G., D. Crolla, A. L. Baert, J. Fevery, R. Kerremans: Gallbladder wall thickening: a new sign of gallbladder disease visualized by gray scale cholecystosonography. J. clin. Ultrasound 6 (1978) 177–179
22 Melson, G. L., F. Reiter, R. G. Evens: Tumorous conditions of the gallbladder. Semin. Roentgenol. 10 (1976) 269–289
23 Mittelstaedt, C. A., F. M. Volberg, G. J. Fischer, W. H. McCartney: Caroli's disease: sonographic findings. Amer. J. Roentgenol. 134 (1980) 585–587
24 Mueller, P. R., J. T. Ferrucci, J. F. Simeone, J. Wittenberg, E. van Sonnenberg, A. Polansky, R. J. Isler: Postcholecystectomy bile duct dilatation: myth or reality? Amer. J. Roentgenol. 136 (1981) 355–358
25 Muhletaler, C. A., A. J. Gerlock, A. C. Fleischer, A. E. James: Diagnosis of obstructive jaundice with nondilated bile ducts. Amer. J. Roentgenol. 134 (1980) 1149–1152
26 Palayew, M. J.: Chronic cholecystitis. Semin. Roentgenol. 10 (1976) 249–257
27 Parulekar, S. G.: Ultrasound evaluation of common bile duct size. Radiology 133 (1979) 703–707
28 Polk, H. C.: Carcinoma and the calcified gallbladder. Gastroenterology 50 (1966) 582–585
29 Purdom, R. C., S. R. Thomas, J. G. Kereiakes, H. B. Spitz, N. J. Goldenberg, K. B. Krugh: Ultrasonic properties of biliary calculi. Radiology 136 (1980) 729–732
30 Ralls, P. W., M. F. Quinn, H. U. Juttner, J. M Halls, W. D. Boswell: Gallbladder wall thickening: Patients without intrinsic gallbladder disease. Amer. J. Roentgenol. 137 (1981) 65–68
31 Raskin, M. M.: Ultrasonography of the gallbladder and biliary system. In: Sarti, D. A., W. F. Sample: Diagnostic Ultrasound. Nijhoff, The Hague 1980

32 Sako, K., G. L. Seitzinger, E. Garside: Carcinoma of the extrahepatic bile ducts; review of the literature and report of six cases. Surgery 41 (1957) 416–437
33 Sample, W. F., D. A. Sarti, L. I. Goldstein, M. Weiner, B. M. Kadell: Gray-scale ultrasonography of the jaundiced patient. Radiology 128 (1978) 719–725
34 Sauerbrei, E. E., P. L. Cooperberg, P. Gordon, D. Li, M. M. Cohen, H. J. Burhenne: The discrepancy between radiographic and sonographic bile-duct measurements. Radiology 137 (1980) 751–755
35 Sommer, F. G., K. J. W. Taylor: Differentiation of acoustic shadowing due to calculi and gas collections. Radiology 135 (1980) 399–403
36 Vaittinen, E.: Carcinoma of the gallbladder. A study of 390 cases diagnosed in Finland 1953–1967. Ann. Chir. Gynaec. Fenn., 59, Suppl. 168 (1970) 7–81
37 Vogel, H.-M., H. Grimm, K. Friedrich, K. Scherer: Ultrasonic findings in adenomyomatosis of the gallbladder. 4th European Congress on Ultrasonics in Medicine, Dubrovnik, Jugoslawien 1981
38 Weinstein, B. J., D. P. Weinstein: Biliary tract dilatation in the nonjaundiced patient. Amer. J. Roentgenol. 134 (1980) 899–906
39 Worthen, N. J., J. M. Uszler, J. L. Funamara: Cholecystitis: Prospective evaluation of sonography and $_{99m}$Tc-HIDA cholescintigraphy. Amer. J. Roentgenol. 137 (1981) 973–978
40 Yeh, H.-C.: Ultrasonography and computed tomography of carcinoma of the gallbladder. Radiology 133 (1979) 167–173
41 Zeman, R., K. J. W. Taylor, M. I. Burell, J. Gold: Ultrasound demonstration of anicteric dilatation of the biliary tree. Radiology 134 (1980) 689–692

11 Pankreas

W.-P. Brockmann und R. Günther

Anatomie

Das Pankreas ist eine ca. 15 cm lange, 70 g schwere Drüse, die S-förmig gekrümmt quer in der oberen Abdominalregion liegt, fest an die hintere Bauchwand fixiert ist und an der Vorderfläche vom Peritoneum überzogen wird. Das Organ, das sowohl exokrine als auch endokrine Funktionen übernimmt, kann man in einen Kopf (Caput pancreatis), Körper (Corpus pancreatis) und einen Schwanz (Cauda pancreatis) unterteilen, mit einer Facies anterior und einer Facies posterior. Vom Pankreaskopf, der die Konkavität des duodenalen C ausfüllt, zieht der Processus uncinatus nach kaudodorsal. In der Incisura pancreatis liegen A. und V. mesenterica superior. Der Hauptausführungsgang, der Ductus pancreaticus, der die gesamte Drüse durchzieht, nimmt in seinem Verlauf zahlreiche kleine Seitenäste auf und mündet zusammen mit dem Ductus choledochus auf der Papilla duodeni major in die Pars descendens duodeni. Nicht selten ist noch ein kleiner weiterer Ausführungsgang vorhanden, der Ductus pancreaticus minor, der entweder in den Hauptgang oder selbständig in das Duodenum auf der Papilla duodeni minor mündet.

Topographie

Der Pankreaskopf liegt rechts der Wirbelsäule in Höhe des 1. und 2. LWK vor der V. cava inferior und geht über in den Körper, der leicht gekrümmt vor der Wirbelsäule und vor den großen Bauchgefäßen (Aorta abdominalis und A. und V. mesenterica superior) liegt. In etwa gleicher Höhe verlaufen linke Nierenarterie und -vene. In einer leichten Krümmung nach kranial und dorsal verjüngt sich der Pankreaskörper zum Pankreasschwanz, der auf die linke Niere und den Milzhilus zuläuft.

Klinisch bedeutend ist die enge Nachbarschaft der Bauchspeicheldrüse zu einigen größeren Abdominalgefäßen wie A. und V. lienalis, A. und V. mesenterica superior, A. gastroduodenalis, sowie V. cava inferior und V. portae (Abb. 1). Dabei verläuft die Milzvene in engem Kontakt zur Dorsalseite von Pankreasschwanz und -korpus bis zum Zusammenfluß mit der V. mesenterica superior nahe der Incisura pancreatis. Die V. portae zieht dann oberhalb des Pankreaskopfes weiter zur Leber. A. hepatica und A. lienalis liegen in geringem Abstand zum Pankreas kranial und ventral

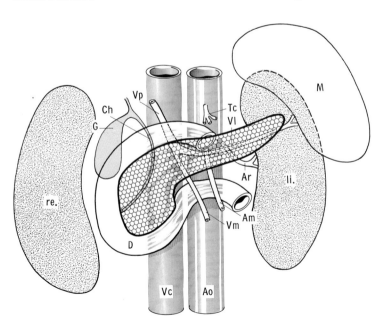

Abb. 1 Pankreas: Gefäß- und Organbeziehungen (nach *Sobotta* u. *Becher* [55]).
Am = A. mesenterica superior, Ao = Aorta abdominalis, Ar = A. renalis, Ch = Choledochus, D = Duodenum, G = Gallenblase, lN = linke Niere, M = Milz, rN = rechte Niere, Tc = Truncus coeliacus, Vc = V. cava, Cl = V. lienalis, Vm = V. mesenterica superior, Vp = V. portae.

des Organs, während die A. gastroduodenalis, die aus der A. hepatica hervorgeht und sonographisch erkennbar ist, dorsal des Bulbus duodeni und ventral direkt an der Pankreasvorderfläche entlangzieht. Als sonographisch erfaßbare intra- und peripankreatische duktale Strukturen und Gefäße sind aufzuführen:
Aorta abdominalis,
Truncus coeliacus,
A. hepatica communis,
A. lienalis,
A. gastrica sinistra,
A. gastroduodenalis,
A. mesenterica superior,
V. cava,
V. portae,
V. mesenterica superior,
V. lienalis,
Ductus choledochus,
Ductus pancreaticus.
Von wesentlicher klinischer Relevanz ist ferner die Drainage der Bauchspeicheldrüse durch eine Vielzahl von Lymphgefäßen, die teils auf der Drüsenoberfläche, teils auch gemeinsam mit Arterien und Venen zwischen den Drüsenläppchen verlaufen (14). Auf ihre Lymphknotenstationen (supra-, infra-, anterio- und posteriopankreatische sowie lienale Lymphknotengruppen) soll hier nicht näher eingegangen werden, da deren pathologische Vergrößerungen sonographisch zwar erfaßt, jedoch zu den einzelnen Gruppen nicht regelmäßig zugeordnet werden können.

Untersuchungstechnik

Patientenvorbereitung

Eine wesentliche Voraussetzung für eine optimale Diagnostik der Pankreasregion ist ein möglichst geringer Gasgehalt im Intestinum zwischen dem Ultraschallapplikator und den zu beurteilenden Organstrukturen. Blähende Kost ist daher am Vorabend der Untersuchung zu vermeiden. Nüchternheit am Untersuchungsmorgen ist wesentliche Voraussetzung. Außerdem ist die mehrmalige Applikation eines Polysiloxanpräparates als Karminativum zur Verringerung intestinalen Gasgehaltes hilfreich.

Patientenlagerung

Untersuchungstechnik: üblicherweise normale Atemlage, Rückenlage; wenn keine ausreichende Befundung möglich:
1. Inspiration (Leber als Schallfenster),
2. Kompression (bei dicken Patienten),
3. Seitenlagerung rechts,
4. Seitenlagerung links (= Lordoselagerung mit Niere als Schallfenster),
5. Untersuchung im Sitzen oder Stehen
6. Magenfüllung
7. Nahfeldapplikator.

Die Bauchspeicheldrüsenregion wird normalerweise in Rückenlage bei normaler Atemtiefe des Patienten untersucht. Ist das Pankreas nicht beurteilbar, lassen sich durch folgende Maßnahmen dennoch ausreichende Sichtverhältnisse schaffen:
Behindert Darmgasüberlagerung die Sicht, sollte die Untersuchung in tiefer Inspiration erfolgen, da jetzt die tiefertretende Leber evtl. vorhandene gashaltige Kolonschlingen verdrängt und gleichzeitig als Schallfenster fungiert. Bei adipösen Patienten kann eine stärkere Kompression des Intestinums mit Verlagerung der störenden Luft zum Erfolg führen. Bleiben trotzdem noch Teile der Bauchspeicheldrüse überlagert, verhilft häufig eine Rechtsseitenlagerung des Patienten (Flüssigkeitsfüllung des Duodenums) zu einer besseren Einsicht in die Pankreasregion. Die Linksseiten- oder Lordoselagerung mit der Niere als Schallfenster ermöglicht dagegen die Beurteilung der Korpus- bzw Kaudaregion (s. Abb. **8**). Schließlich kann auch eine Untersuchung im Sitzen oder Stehen die Abbildungsqualität aufgrund der Verlagerung luftgefüllter Darmanteile nach kaudal verbessern. Die kritische Region der Pankreasdiagnostik ist der Schwanzbereich. Durch Füllung des Magens mit Flüssigkeit (0,75–1 l) direkt vor der Untersuchung eröffnet sich ein zusätzliches Schallfenster von ventral (38). Bei schlanken Patienten mit bauchdeckennaher Lage des Pankreas kann insbesondere bei mechanischen Ultraschallapplikatoren der mangelnde Abstand zwischen Scanner und Organ (bei weniger als 3–4 cm) durch eine sog. „Wasservorlaufstrecke" ausgeglichen werden. Sie verlagert die Unschärfe der ersten Zentimeter Abbildungstiefe in den Vorlauf und ermöglicht eine scharfe Abbildung von der Hautoberfläche bis ins Abdomen hinein (Abb. **2**).

Transgastrale Pankreassonographie: Unter endoskopischer Kontrolle lassen sich kleinste Sektor- und Linearscan-Schallköpfe an der Magenhinterwand so applizieren, daß, wie GREEN u. Mitarb. (26) zeigen konnten, Pankreaskorpusanteile gut erkennbar werden. Ebenso läßt sich der Pankreaskopf vom Duodenum her gut diagnostizieren. Besondere Vorteile bei solch einem Vorgehen lie-

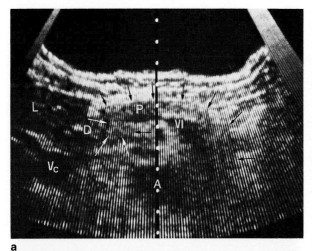
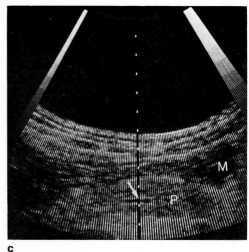
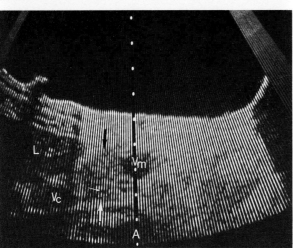

Abb. 2
a Pankreas im Transversalschnitt mit Wasservorlaufapplikator geschallt.
A = Aorta, Vc = V. cava, L = Leber, D = Duodenum, Vl = V. lienalis; Pankreas (P) durch kleine Pfeile abgegrenzt.
b Pankreaskopf im Transversalschnitt mit Wasservorlaufapplikator geschallt.
A = Aorta, L = Leber, Vc = V. cava, Vm = V. mesenterica superior; Pankreaskopf durch zwei Pfeile im Sagittaldurchmesser, Choledochus quer getroffen durch kleinen Pfeil markiert.
c Pankreaskorpus mit -gang im Transversalschnitt mit Wasservorlaufapplikator geschallt.
M = Magen, P = Pankreas; Pankreasgang durch Pfeil markiert.

gen im Fehlen störender Intestinalgasartefakte sowie in der Möglichkeit, aufgrund des geringen Abstandes zwischen Applikator und Zielorgan hohe Schallfrequenzen von z. B. 10 MHz zu nutzen. Ein Nachteil der Methode ist die Beschränkung auf Untersucher mit sonographischer *und* endoskopischer Erfahrung.

Schnittführung – Ultraschalltopographie

Zur Einstellung der besten Schnittebene bedient man sich bei der Ultraschalldiagnostik des Pankreas der regionären Gefäß- und Organstrukturen als Leitschienen (57), deren exakte topographische Kenntnis eine rasche und sichere Orientierung bei der Pankreasdiagnostik ermöglicht (Abb. 3). Solche Leitstrukturen sind:

1. Aorta, V. cava inferior,
2. A. mesenterica superior,
3. V. mesenterica superior und V. lienalis,
4. V. portae.

Zusätzliche Orientierungshilfen sind einige weitere Gefäße: 1. Truncus coeliacus mit A. hepatica und A. lienalis, 2. A. gastroduodenalis (Abb. **4c-d**) sowie die Gangstrukturen von Ductus choledochus und Ductus pancreaticus.
Umgebende Organe sind der Magen (ventral), die Leber (rechts lateral) und die Milz (links lateral).

Oberbauchquerschnitt

Beim Oberbauchquerschnitt wird der Ultraschallapplikator in der Medianlinie angesetzt und geringfügig kranialwärts abgekippt. Danach wird er langsam kontinuierlich kaudalwärts verschoben. Erfaßt man auf diese Weise die V. lienalis links und gleichzeitig A. mesenterica superior quer, so bildet sich auch ein großer Teil des Pankreas (Korpus) ab (Abb. **3a**). Dieser Viergefäßschnitt (Aorta, V. cava inferior, A. mesenterica superior, V. lienalis) ist der Schlüssel zur sonographischen Pankreassuche.
Oft verbessert noch eine leichte Drehung des Applikators nach links kranial die Darstellungsmöglichkeit des Pankreasschwanzes (Abb. **4b**).

Abb. 3 Pankreassitus im Oberbauch.
a Übersicht. Am = A. mensenterica superior, Ao = Aorta abdominalis, lL = linker Leberlappen, lN = linke Niere, M = Milz, rL = rechter Leberlappen, rN = rechte Niere, Vc = V. cava, Vm = V. mesenterica superior, Vp = V. portae, Tc = Truncus coeliacus; S1 – S4 = Schnittebenen, die in den Abb. b – e dargestellt sind.
b – d Transversale Schnittebenen.
e Longitudinale Schnittebene.
Ag = A. gastroduodenalis, Ah = A. hepatica, Am = A. mesenterica, Ao = Aorta abdominalis, Ar = A. renalis, Ch = Choledochus, G = Gallenblase, L = Leber, lL = linker Leberlappen, lN = linke Niere, M = Milz, Mg = Magen, Ms = M. psoas, Pk = Pankreaskopf, Pkö = Pankreaskörper, Ps = Pankreasschwanz, rN = rechte Niere, Vc = V. cava, Vl = V. lienalis, Vm = V. mesenterica superior, Vp = V. portae, Vr = V. renalis, WS = Wirbelsäule.

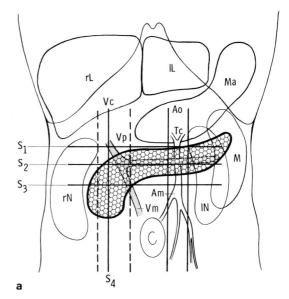

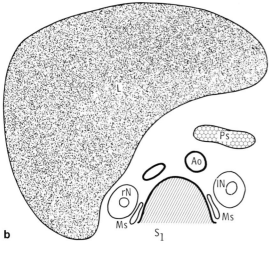

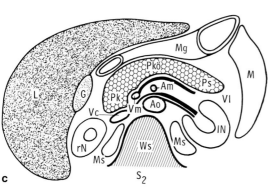

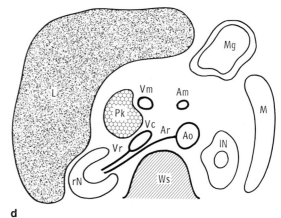

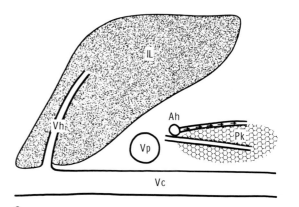

Pankreas

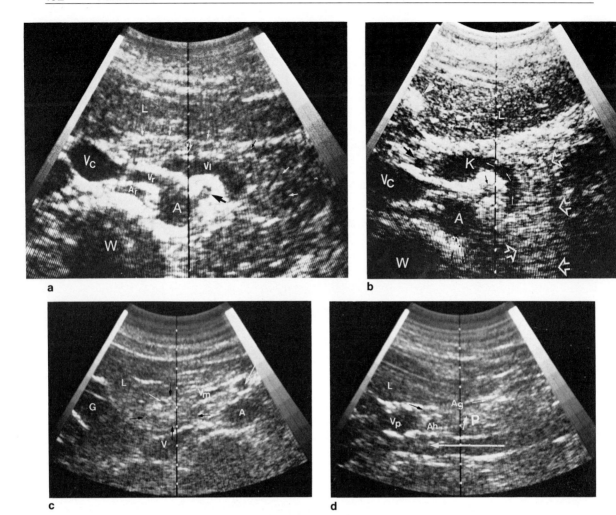

Abb. 4 Pankreastransversalschnitt (entsprechend Abb. 2c).
W = Wirbelsäule, L = Leber, Vc = V. cava, A = Aorta, Ar = A. renalis dextra, Vr = V. renalis sinistra, Vl = V. lienalis, A. mesenterica superior durch schwarzen Pfeil, Pankreaskontur durch kleine weiße Pfeile, Pankreasgang durch schwarz-weißen Pfeil markiert.
b Pankreasschwanz, (angeschrägter Transversalschnitt).
W = Wirbelsäule, L = Leber, Vc = V. cava, A = Aorta, K = Konfluenz von V. lienalis und V. mesenterica superior, V. lienalis im Verlauf durch kleine Pfeile markiert; A. mesenterica superior durch kleinen schwarzen Pfeil, Ductus choledochus durch größeren schwarzen Pfeil, Lig. teres hepatis durch weißen Pfeil, Pankreasschwanzkontur durch Hohlpfeile markiert.

c Pankreaskopf, (Transversalschnitt).
A = Aorta, Vc = V. cava, Vm = V. mesenterica sup., G = Gallenblase, L = Leber, A. mesenterica durch langen, weißen Pfeil markiert, Pankreaskopfkontur durch vier kleine schwarze Pfeile markiert; quer getroffene A. gastroduodenalis durch kleinen weißen Pfeil markiert.
d Pankreaskopf, (Longitudinalschnitt).
L = Leber, V. cava im Verlauf durch langen Pfeil markiert; Vp = V. portae, P = Pankreaskopf, Ductus Choledochus durch kleinen schwarzen Pfeil markiert; Ah = A. hepatica, Ag = A. gastroduodenalis (im Verlauf durch kleinen weißen Pfeil markiert).

Verschiebt man den Applikator weiter nach kaudal, verschwindet die V. lienalis, und die V. mesenterica superior erscheint parallel zur quer getroffenen A. mesenterica. In diesem Schnitt beginnt der Pankreaskopf, der in der Regel rechts laterodorsal der V. mesenterica superior und ventral der quergetroffenen V. cava zu erkennen ist (24) (Abb. **2b, 5a** u. **b**).

Oberbauchlängsschnitt

Beim Oberbauchlängsschnitt sind folgende systematische Schnittführungen wichtig:

1. Längsschnitt über Aorta und A. mesenterica superior (Abb. **5c** S1),
2. Längsschnitt über V. mesenterica superior (Abb. **5c** S2),
3. Längsschnitt über V. cava (Abb. **5c** S3).

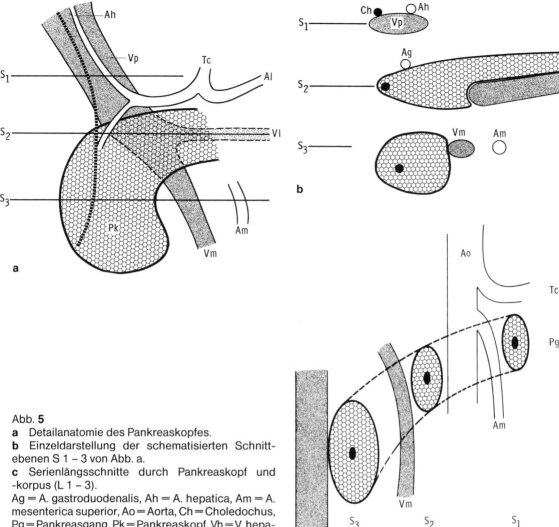

Abb. 5
a Detailanatomie des Pankreaskopfes.
b Einzeldarstellung der schematisierten Schnittebenen S 1 – 3 von Abb. a.
c Serienlängsschnitte durch Pankreaskopf und -korpus (L 1 – 3).
Ag = A. gastroduodenalis, Ah = A. hepatica, Am = A. mesenterica superior, Ao = Aorta, Ch = Choledochus, Pg = Pankreasgang, Pk = Pankreaskopf, Vh = V. hepatica, Vm = V. mesenterica superior, Vp = V. portae, Tc = Truncus coeliacus

Beim Longitudinalschnitt wird der Schallapplikator in der linken Medioklavikularlinie angesetzt und sollte dabei kranial an den Rippenbogen stoßen. Dann wird er langsam nach rechts parallel verschoben, wobei das 2-3 cm breite Band der Aorta abdominalis mit der A. mesenterica superior erscheint und der linke Leberlappen zu erkennen ist. Zwischen Aorta bzw. A. mesenterica superior und linkem Leberlappen liegt der quer getroffene Pankreaskörper, ventral an den quer geschnittenen Magen, dorsal an die quer getroffene V. lienalis grenzend (Abb. 6a). Bei weiterem Versetzen des Schallapplikators im Längsschnitt nach rechts zeigen sich ebenfalls als longitudinales Band die V. cava inferior, ventral und dorsal von Lebergewebe umgeben, sowie etw. links parallel zu ihr die V. mesenterica superior, die sich mit der V. lienalis zur V. portae vereinigt, dem quer getroffenen Gefäß ventral der V. cava, kaudal der Leberrückfläche. In unmittelbarem Kontakt zur V. mesenterica superior liegt ventral der Übergang vom Pankreaskopf zum Korpus (Abb. 6b). In dem Dreieck zwischen V. portae, V. cava und Leberrückfläche befindet sich der Pankreaskopf (Abb. 6c).
Bei der *Untersuchung* sowohl *im Stehen* oder *Sitzen* als auch *in Rechtsseitenlage* ist die Schnittführung mit der in Rückenlage identisch.

Leberhilusschnitt

Der Leberhilusschnitt verläuft in der Pfortaderachse. Da diese einen sehr unterschiedlich steilen Verlauf nehmen kann, unter Umständen sogar quer verläuft, ist dieser Schnitt entsprechend variabel.
Bei einer Schnittebene, die die V. portae längs erfaßt unter gleichzeitiger Abkippung des Schallapplikators kranialwärts, erscheint nur geringfügig von der Richtung der V. portae nach rechts

194 Pankreas

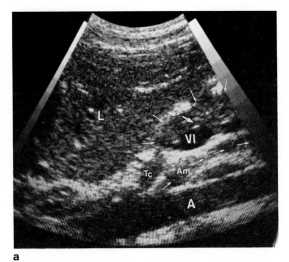

Abb. 6
a Pankreaskorpus (Longitudinalschnitt, entsprechend Abb. **4c**, S 1).
L = Leber, A = Aorta, Tc = Truncus coeliacus, Am = A. mesenterica superior (im Verlauf durch Pfeile markiert); Pankreaskorpuskontur durch kleine Pfeile, quer getroffener Pankreasgang durch größeren weißen Pfeil markiert;
b Pankreaskorpus (Longitudinalschnitt, entsprechend Abb. **4c**, S 2).
Vc = V. cava (im Verlauf durch großen Pfeil markiert), K = Konfluenz von V. lienalis und V. mesenterica superior (im Verlauf durch Pfeile markiert); Pankreaskorpuskontur durch kleine weiße Pfeile, quer getroffener Pankreasgang durch Pfeil markiert. D = quer getroffenes Duodenum.
c Pankreaskopf (Longitudinalschnitt, entsprechend Abb. **4c**, S 3).
Vc = V. cava, L = Leber, Vp = V. portae; Pankreaskopf durch drei dicke Pfeile, A. hepatica durch mittleren schwarzen Pfeil, Ductus choledochus durch kleinen schwarzen Pfeil markiert.

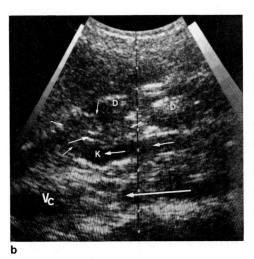

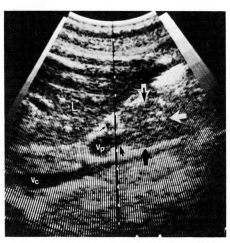

lateral abweichend der Choledochus, der bei guten Schallbedingungen deutlich erkennbar in den Pankreaskopf hineinzieht (Abb. 7).

Transrenaler Schnitt

Die transrenale Schnittführung in Rechtsseitenlage (Lordoselage) nutzt die Nachbarschaft des Pankreasschwanzes zum oberen Nierenpol aus, der sich als Schallfenster für diesen Organabschnitt anbietet (Abb. 8). Dabei wird der Schallapplikator laterodorsal zu einem Nierenlängsschnitt angesetzt (= Flankenschnitt).

Geräteeinstellung (Schallverstärkung)

Besondere Bedeutung kommt bei der Untersuchung des Pankreas der gewählten Schallverstärkung (Tiefenausgleich) zu. Der Tiefenausgleich sollte prinzipiell so weit verringert werden, daß das dorsal der V. lienalis gelegene mesenteriale Binde- und Fettgewebe Binnenstrukturen erkennen läßt und V. lienalis und A. mesenterica superior möglichst echoarm imponieren (s. Abb. 7). In diesem Fall erscheint das gleichzeitig dargestellte Leberparenchym für eine exakte Beurteilung zu echoarm.

Ultraschalltomogramm des normalen Pankreas

Bei Beurteilung des normalen wie pathologisch veränderten Pankreas im Ultraschall müssen folgende Gesichtspunkte berücksichtigt werden:

1. Lage
2. Form, Größe und Kontur,
3. Reflexverhalten,
4. Ductus choledochus (intrapankreatisch),
5. Ductus pancreaticus,
6. Täuschungsmöglichkeiten.

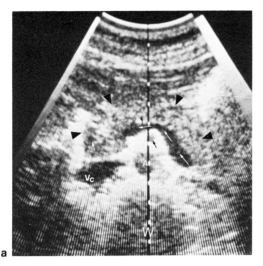 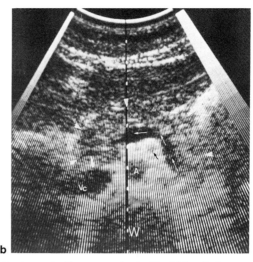

Abb. 7
a Pankreas im Transversalschnitt ohne Verminderung des Tiefenausgleichs (Organ imponiert zu hell). W = Wirbelsäule, A = Aorta, Vc = V. cava; A. mesenterica superior durch kleinen schwarzen Pfeil markiert, Pankreas durch Dreieckspfeile konturiert, Ductus choledochus intrapankreatisch durch kleinen weißen Pfeil, V. lienalis im Verlauf durch Pfeile markiert.

b Pankreas im Transversalschnitt mit Verminderung des Tiefenausgleichs (Organ von normaler Echostruktur).
W = Wirbelsäule, A = Aorta, Vc = V. cava; A. mesenterica superior durch kleinen schwarzen Pfeil, V. lienalis im Verlauf durch Pfeile markiert; Pankreas durch Dreieckspfeile konturiert. Ductus choledochus intrapankreatisch durch kleinen weißen Pfeil markiert.

Lage

s. Abschnitt Ultraschalltopographie.

Konturierung, Form und Größe

In der Regel weist das gesunde Pankreas harmonische Konturen mit guter Abgrenzbarkeit zur Umgebung auf. Die Form ist in den meisten Fällen gekrümmt und dabei von halbkreis- bis bumerang- oder hufeisenförmiger Konfiguration. Lobulierungen sind ultraschalldiagnostisch nur selten zu erkennen. Mit zunehmendem Alter nimmt das Organ an Größe ab. Der Pankreaskopf zeigt den größten Durchmesser, während die Dicke des Organs an der Inzisura pancreatica am geringsten ist. Im allgemeinen nimmt der Durchmesser vom Kaput zur Kauda stetig ab. Jeweils im Transversalschnitt sollte der Durchmesser des Pankreaskopfes zwischen 1,5 und 2,8 cm betragen, der des Körpers ventral der A. mesenterica bei 1,5–2,5 cm liegen und der des Schwanzes 1,5–2,5 cm nicht überschreiten (Abb. 9). Hierbei ist zu berücksichtigen, daß die Distanz des anterioposterioren Querdurchmessers erheblichen interindividuellen Schwankungen unterworfen ist.

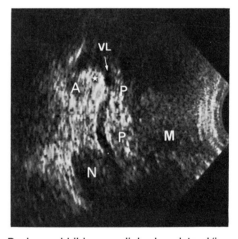

Abb. 8 Pankreasabbildung von links dorsolateral (interkostaler Transversalschnitt).
A = Aorta, N = li. Niere, M = Milz, P = Pankreas, Vl = V. lienalis, * = A. mes. sup.

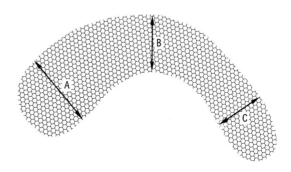

Abb. 9 Pankreasdurchmesser im Transversalschnitt (Normbereich).
A = Kopf (1,5 – 3 cm), B = Körper (1,2 – 2,5 cm), C = Schwanz (1 – 2,5 cm).

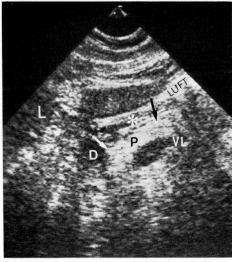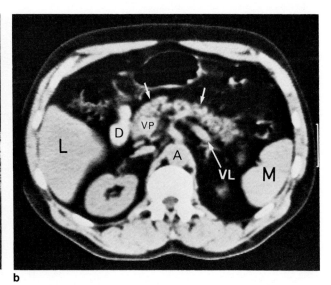

Abb. 10
a Pankreaslipomatose im Transversalschnitt.
L=Leber, D=Duodenum, P=Pankreasparenchym, Vl = V. lienalis; Magenantrum durch Stern markiert.

b Pankreaslipomatose im computertomographischen Transversalschnitt.
L=Leber, D=Duodenum, A=Aorta, VP=V. portae, VL = V. lienalis, M=Milz; Pankreas durch zwei Pfeile markiert.

Reflexverhalten

In der Regel zeigt das Pankreas ein feingranuliertes, homogenes Echomuster mit etwas größerer Reflexaktivität als eine gesunde Leber oder Milz (60). Die Echogenität des Pankreas steigt mit zunehmendem Alter an (38). Hierfür dürfte eine intraparenchymatöse Zunahme der reflexionsaktiven Grenzflächen verantwortlich sein, die auf der Altersdegeneration des Organs mit zunehmenden Fetteinlagerungen beruht. So ähnelt der Reflexgehalt des gesunden, echoärmeren Pankreas eines Kindes oder Jugendlichen dem des akuten pankreatitischen Schubes im Erwachsenenalter. Umgekehrt ist das Bild des gesunden echoreichen Pankreas eines älteren Menschen mit dem einer chronischen Pankreatitis ohne Verkalkungen im jungen Erwachsenenalter vergleichbar (Abb. 10).

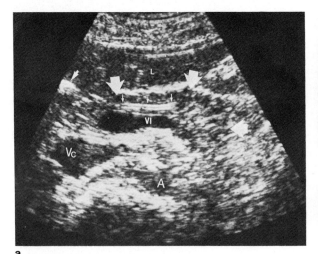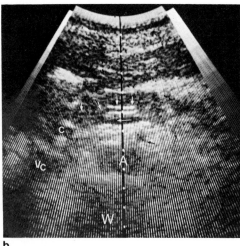

Abb. 11
a Pankreasgang im Transversalschnitt.
A = Aorta, Vc = V. cava, Vl = V. lienalis, L = Leber; Lig. teres hepatis durch kleinen weißen Pfeil markiert; Pankreas durch fette Pfeile konturiert; Pankreasgang durch drei kleine weiße Pfeile markiert.

b Pankreasgang im Transversalschnitt.
W = Wirbelsäule, A = Aorta, Vc = V. cava, C = Ductus choledochus; A. mesenterica superior durch kleinen schwarzen Pfeil, V. lienalis im Verlauf durch kleinen weißen Pfeil, Pankreasgang in Korpus und Kopf durch vier kleine weiße Pfeile markiert.

Choledochus

Bei optimal längsangeschnittener Portalvene kippt man den Schallkopf geringfügig nach kranial und rechts lateral ab und erkennt dann als zartes, relativ gerade verlaufendes Band von 2-5 mm Durchmesser den Ductus choledochus, der die Portalvene in geringer Entfernung des Pankreaskopfes von ventral nach dorsal kreuzt (s. Kapitel Gallenwege). Stört keine Duodenalluft, so läßt sich auch der intrapankreatische Anteil gut dokumentieren. Eine geringfügige Erweiterung auf ca. 8-10 mm Durchmesser, jedoch eindeutig ohne weitere Zeichen extrahepatischer Cholestase findet man häufig beim Zustand nach Cholezystektomie (Reservoirfunktion) sowie bei Patienten mit multiplen Gallenblasenkonkrementen (Zustand nach Steinabgang mit temporärem Stau und nachfolgendem Elastizitätsverlust.

Ductus pancreaticus

Ein wichtiges Kriterium für Pankreasaffektionen ist die Weite des Aufführungsganges.

Der normale Ductus pancreaticus kann bei optimaler Einstellung des Pankreaskorpus (Transversalschnitt) in 65-75% der Fälle ventroparallel zur V. lienalis intraparenchymatös als strichförmige

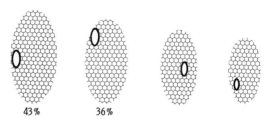

Abb.12 Lage des Ductus pancreaticus (u. a. Varianten) (nach *Becker*).

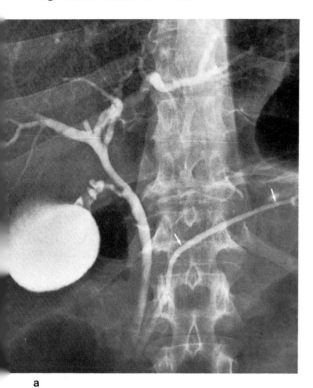

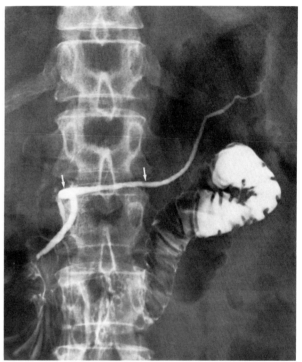

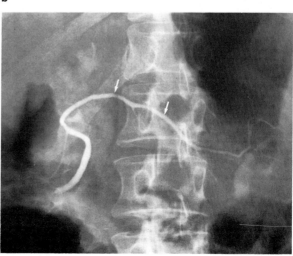

Abb.13
a Pankreasgangsverlauf in der ERCP (Verlauf im Korpusbereich nach links kranial).
b Pankreasgangsverlauf in der ERP (Verlauf im Korpusbereich gerade nach links lateral).
c Pankreasgangsverlauf in der ERP (Verlauf im Korpusbereich nach links kaudal).

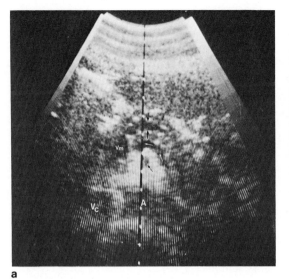
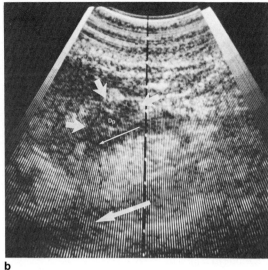

a
Abb. 14
a Dilatierter Pankreasgang im Transversalschnitt bei chronischer Pankreatitis.
A = Aorta, Vc = V. cava, Vm = V. mesenterica superior; V. lienalis im Verlauf durch kleine Pfeile, A. mesenterica superior durch kleinen schwarzen Pfeil, Lumen des dilatierten Pankreasganges durch zwei schwarze Pfeile markiert.

b Dilatierter Pankreasgang im Longitudinalschnitt bei chronischer Pankreatitis.
Verlauf der V. cava durch dicken Pfeil, Verlauf der V. mesenterica superior durch dünnen Pfeil, Pankreas durch drei weiße Pfeile markiert; Dp = Ductus pancreaticus.

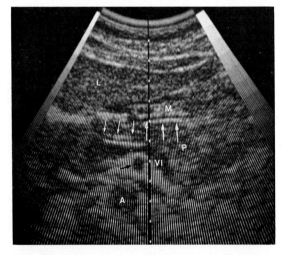

Abb. 15 Pankreasgang – Magenwand im Transversalschnitt.
A = Aorta, L = Leber, P = Pankreas, M = Magenantrum; Magenhinterwand durch drei größere Pfeile, Pankreasgang durch drei kleinere Pfeile markiert; Vl = V. lienalis, A. mesenterica superior durch kleinen schwarzen Pfeil markiert.

echofreie Struktur mit reflexreicher Begrenzung erkannt werden (Abb. **2c** u. **11a**) (41, 63). Bei hochauflösendem Gerät ist er auch im Longitudinalschnitt wahrnehmbar (Abb. **6a** u. **b** u. **12**). Aufgrund seines Verlaufes, der sich bei der ERP gut dokumentieren läßt, ist er im Normalfall nur im Kopf-Korpus-Bereich sonographisch darzustellen (Abb. **11b** u. **13**). Der Ductus pancreaticus minor läßt sich dagegen nicht erfassen. Eine Erweiterung des Pankreasganges liegt vor, wenn sein Durchmesser sein strichförmiges Aussehen verliert und ein deutlich erkennbares Lumen von 3–5 mm Durchmesser und mehr aufweist (Abb. **14** u. **31–34**).

Täuschungsmöglichkeiten

Verwechslungen von Ductus choledochus und Ductus pancreaticus mit Gefäßstrukturen sind aufgrund der engen anatomischen Nachbarschaft relativ leicht möglich, insbesondere dann, wenn aufgrund von Darmgasartefakten keine kontinuierliche Verfolgung der Gefäßstruktur zwischen Gefäßabgang (bzw. Einmündung) und Ziel- (bzw. Herkunfts-) Organ möglich ist. So läßt sich der Choledochus verwechseln mit der A. hepatica oder einem akzessorischen Leberarterienast aus der A. mesenterica superior. Diese Gefäße können auch einen erweiterten Ductus pancreaticus vortäuschen. Die zarte echoarme Magenwand kann ähnlich imponieren wie ein nicht erweiterter Ductus Wirsungianus (Abb. **15**).

Pankreatitis

Vor der Aera des Ultraschalls und der Computertomographie basierte die Diagnose akute Pankreatitis weitgehend auf Klinik und Laborbefunden, während die chronische Form durch typische Pankreasverkalkungen, Pseudozysten und Pankreasgangveränderungen röntgenologisch zu sichern war. Die inzwischen technisch ausgereiften neuen bildgebenden Verfahren ermöglichen eine direkte Darstellung des Pankreas und liefern auch bei der akuten Pankreatitis wesentliche Informationen, die die Diagnose erleichtern, das Ausmaß der Erkrankung sichern und damit eine wesentliche Hilfe für die stadiengerechte Therapie bieten. Bleibt die Entscheidung zwischen konservativem oder operativem Vorgehen offen, können durch kurzfristige Kontrollen weitere Informationen über den Verlauf der Erkrankung gewonnen werden.

Die Einteilung der Pankreatitis erfolgt unter klinischen und pathologischen Gesichtspunkten. Klinisch unterscheidet man nach der Marseiller Klassifikation:

1. akute Pankreatitis,
2. akut rezidivierende Pankreatitis,
3. chronisch rezidierende Pankreatitis,
4. chronische Pankreatitis.

Aus Gründen der Übersichtlichkeit und der sonographischen Aussagemöglichkeiten wird im folgenden die Einteilung in akute und chronische Pankreatitis gewählt.

Akute Pankreatitis

Die akute Pankreatitis wird nach dem morphologischen Bild eingeteilt in:

1. ödematöse Pankreatitis,
2. hämorrhagisch-nekoritisierende Pankreatitis,
3. suppurativ-abszedierende Pankreatitis.

Die ödematöse Pankreatitis ist durch eine ödematöse Durchtränkung und Vergrößerung des Organs und seiner Umgebung gekennzeichnet und in der Regel selbstlimitierend. Die hämorrhagisch-nekrotisierende Pankreatitis zeichnet sich durch eine Zerstörung des Drüsenparenchyms aus. Als Folge einer Superinfektion kann die hämorrhagisch-nekrotisierende Pankreatitis in eine abszedierende Form übergehen.

Klinik

Die sichere klinische Diagnose einer akuten Pankreatitis ist häufig schwierig. Im Anfangsstadium kann die Erkrankung übersehen oder mit anderen Oberbauchprozessen verwechselt werden. Die Diagnose stützt sich primär auf Anamnese, klinischen und laborchemischen Befund (Tab. 1). Die klinische Einteilung der akuten Pankreatitis erfolgt in drei Schweregrade (Tab. 2) (33, 48, 49).

Schweregrad I: ödematöse Pankreatitis mit sehr guter Prognose unter konservativer Therapie. Die Erkrankung ist gekennzeichnet durch mäßige epigastrische Schmerzen ohne wesentliche abdominelle Abwehrspannung sowie ohne ausgeprägte oder anhaltende Fermententgleisung.

Schweregrad II: partielle Pankreasnekrose mit epigastrischen Schmerzen und deutlicher Abwehrspannung im Oberbauch sowie mäßig ausgeprägter, kurzdauernder Fermententgleisung.

Schweregrad III: Totalnekrose des Pankreas, die mit Organkomplikationen einhergeht (s. u.) und unter alleiniger konservativer Therapie eine 100%ige Letalität aufweist. Klinische Zeichen sind: Oberbauchschmerzen, ausgeprägte Abwehrspannung und Ileus. Die Pankreasfermente sind normal oder kurzfristig erhöht.

Pathomorphologische Veränderungen bei akuter Pankreatitis

1. Ödem,
2. Nekrose,
3. Sequesterbildung,
4. Hämorrhagie,
5. Gefäßarrosion
   (V. lienalis, A. gastroduodenalis),

Klinische Zeichen	Laboruntersuchungen	Werte
● Abwehrspannung	● Leukozytose	$> 12\,000/mm^3$
● Tastbare Resistenz	● Blutzucker	> 140 mg/dl
	● Kalzium	$< 4,2$ mval/l
	● Kreatinin	$> 1,4$ mg/dl
	● Reststickstoff	> 24 mg/dl
	● Basendefizit	> 2 mval/l

Tab. 1 Diagnostische Kriterien der hämorrhagisch-nekrotisierenden Pankreatitis (aus *H. Schönborn, M. Neher, F. Kümmerle:* Leber – Magen – Darm 10 [1980] 14)

hämorrhagische Pankreatitis > 4, Totalnekrose des Pankreas > 6 positive Kriterien

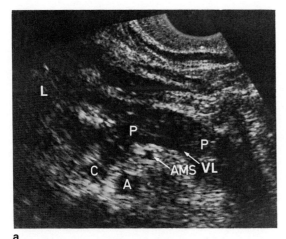
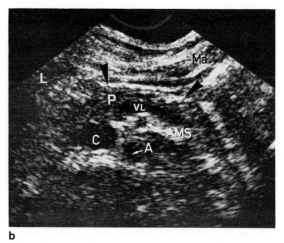

Abb. 16 Akute ödematöse Pankreatitis.
a Vergrößerung des Pankreas (P) und echoarmer Struktur (Oberbauchquerschnitt).
b Normalisierung der Organgröße und Echostruktur 4 Monate später.

A = Aorta, C = V. cava inferior, L = Leber, P = Pankreas, AMS = A. mesenterica superior, VL = V. lienalis, Ma = Magen.

6. Organarrosion (Leber, Milz),
7. Abszeß.

Ultraschallbefund

Ziel der Sonographie bei der akuten Pankreatitis ist die Beurteilung von:

1. Größe, Kontur und Struktur des Pankreas,
2. Komplikationen: Nekrose, Sequester, Abszeß,
3. Aszites,
4. Pleuraerguß (meist linksseitig),
5. Affektionen der Gallenwege (Gallenstein, Gallenstauung).

Das gesunde Pankreas besitzt eine homogene Echostruktur, die in 75% der Fälle reflexreicher als die der Leber, seltener leberäquivalent ist (1, 15). Die akute Pankreatitis führt zur Änderung der Größe, der Kontur und der Echogenität des Organs. Im Einzelnen finden sich folgende Zeichen der akuten Pankreatitis (5, 12, 59):

1. Organvergrößerung (diffus, fokal),
2. erhöhte Schalltransparenz,
3. verwaschene Organkonturen infolge Ödems,
4. schlechte Abgrenzbarkeit von Milzvene und V. mesenterica superior,
5. Kompression der V. cava inferior.

Begleitphänomene:

6. Aszites,
7. Pleuraerguß.

Ödematöse Pankreatitis

Bei der akuten ödematösen Pankreatitis kann das Organ normal groß, diffus oder auch nur zirkumskript vergrößert sein. Damit schließt die fehlende sonographische Volumenzunahme des Pankreas

Tabelle 2 Klassifizierung der akuten Pankreatitis nach Schweregraden und Verlauf unter konservativer Therapie (nach *Schönborn* u. Mitarb.).

	Abwehrspannung	Organkomplikationen	Diagnostische Kriterien (Tab. 1)	Verlauf unter konservativer Therapie
Stadium 1	fehlt	keine	≤ 2	→ Ausheilung → postakute Pankreatitis
Stadium 2	umschrieben	selten	≥ 4	→ Ausheilung (Vernarbung der Nekrose) → Pseudozyste → postakute Pankreatitis → Exitus
Stadium 3	diffus	häufig	≥ 6	→ potentiell letal

eine Pankreatitis nicht aus. Hyperämie und entzündliches Ödem führen zu einer Vergrößerung des Pankreas mit deutlich erhöhter Schalltransparenz, durchsetzt mit spärlichen Binnenechos (Abb. 16 u. 17). Das Pankreas ist damit reflexärmer in Relation zur Leber und stellt sich häufig so echolos dar, daß die Milzvene nicht davon abzugrenzen ist (Abb. 16). Diese Veränderungen können diffus das gesamte Organ betreffen oder umschrieben sein (fokale Pankreatitis). Handelt es sich jedoch um einen akuten Schub einer chronischen Pankreatitis, wird das sonographische Bild infolge Überlagerung echoreicher Strukturen heterogener (s. Abb. 30).

Das Ultraschallbild der akuten Pankreatitis ist lediglich eine Momentaufnahme im Krankheitsverlauf; daraus erklären sich z. T. die uneinheitlichen Beschreibungen in der Literatur. Durch die zeitliche Zuordnung von klinischem Verlauf und sonographischem Befund erhalten die diskrepanten Beobachtungen jedoch einen gemeinsamen Nenner. In der Initialphase der akuten Pankreatitis (1-2 Tage nach Krankheitsbeginn) läßt sich das Pankreas oft noch normal oder lediglich mit gerin-

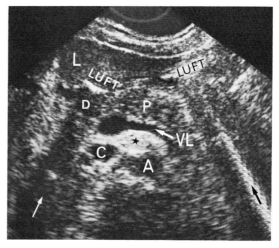

Abb. 17 Akute ödematöse Pankreatitis mit Auflockerung der Echostruktur und Vergrößerung des Organs. (Oberbauchquerschnitt).
A = Aorta, C = V. cava, P = Pankreas, L = Leber, VL = V. lienalis, D = Duodenum (→), Luftartefakte, * = A. mesenterica superior.

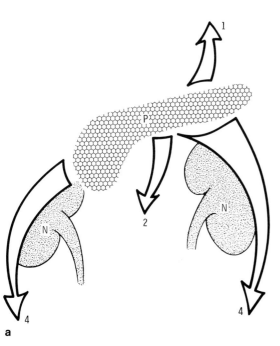

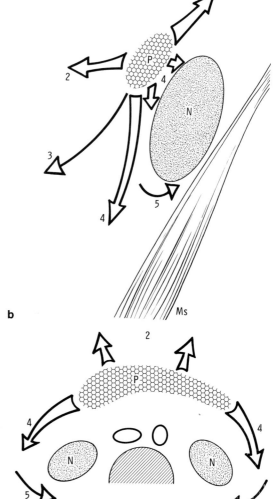

Abb. 18 Nekrosestraße bei nekrotisierender Pankreatitis (Schema). a Ansicht von ventral, b seitlich, c transversal.
1 = links subdiaphragmal, 2 = mesokolisch, 3 = mesenterial, 4 = pararenal anterior (parakolisch), 5 = pararenal posterior, N = Niere, Ms = M. psoas, P = Pankreas.

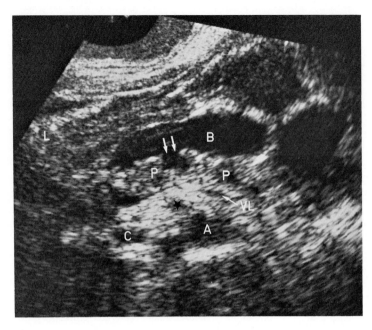

Abb. 19 Nekrotisierende Pankreatitis ohne Vergrößerung des Organs, jedoch mit deutlichem Konturdefekt im ventralen Pankreas (→). Ausgedehntes Exsudat in der Bursa omentalis (B).
A=Aorta, C=V. cava inferior, P=Pankreas, L=Leber, VL=V. lienalis, *=A. mesenterica superior.

ger Auflockerung des Echomusters, häufig jedoch unscharfer Organbegrenzung nachweisen (19). Ein wichtiger Hinweis ist die Bildung von Exsudat in der Bursa omentalis (s. Abb. 19), das ventral des Pankreas mitunter nur als echoloser Saum zu sehen ist. Die Druckempfindlichkeit des Organs unter sonographisch gezielter Palpation dient als weiteres Kriterium. Im weiteren Verlauf zeigt sich eine erhebliche Organvergrößerung mit verstärkter Transparenz. Treten keine Komplikationen auf, so werden die Organgrenzen scharf; nekrotische Areale entstehen nicht. In der Rückbildungsphase, die etwa nach 1 Woche einsetzt, kommt es zur kontinuierlichen Normalisierung der Organkontur und -struktur über einen Zeitraum von 3–4 Wochen (Abb. 16). Eine Persistenz der sonographischen Veränderungen lange nach klinischer Ausheilung findet sich bei der nekrotisierenden Pankreatitis (s. Abb. 22).

Die Diagnose einer akuten Pankreatitis ist im Ultraschall mit einer Sicherheit von 67–95% zu stellen (22, 34, 59). Dabei ist jedoch zu beachten, daß Pankreasvergrößerungen als Begleitphänomen bei anderen Erkrankungen wie etwa Infektionskrankheit (Hepatitis) ohne eigentliches pankreatitisches Bild (2) vorkommen können. Die differentialdiagnostischen Schwierigkeiten beim juvenilen Pankreas in Abgrenzung gegen eine gering ausgeprägte ödematöse Pankreatitis sind an anderer Stelle behandelt (s. S. 196).

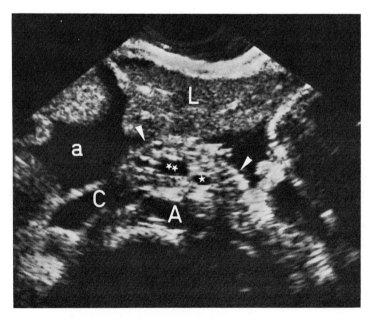

Abb. 20 Nekrotisierende Pankreatitis ohne sonographische Alteration der Organkonturen und Strukturen bei massivem Aszites. Operativ nur pfennigstückgroße Nekrose im Pankreasschwanz (Oberbauchquerschnitt).
A = Aorta, C = V. cava inferior, L = Leber, a = Aszites, * = A. mesenterica superior, ** = V. mesenterica superior.

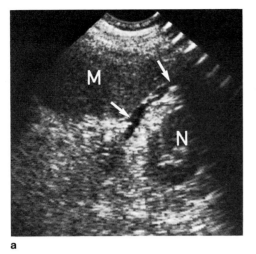
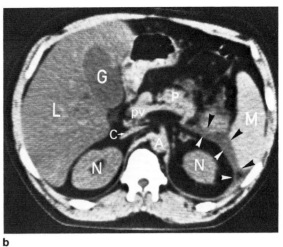

a
Abb. 21 Nekrotisierende Schwanzpankreatitis mit Nekrosestraße im anterioren Pararenalraum links.
a Sonogramm (Flankenschnitt links von ventrolateral): diskrete echoarme Nekrosestraße zwischen linker Niere und Milz.

b Computertomogramm. Nekrosestraße (▶).
A = Aorta, C = V. cava inferior, L = Leber, M = Milz, G = Gallenblase, N = Niere, P = Pankreas, p.v. = Portalvene.

Hämorrhagisch nekrotisierende Pankreatitis (Abb. 18–23).

Die hämorrhagisch nekrotisierende Pankreatitis bietet abhängig vom Ausmaß und Sitz der Nekrose ein vielfältiges sonographisches Bild, das von kleiner, zirkumskripter Organnekrose bis zur Totalnekrose reichen kann. Folgende Veränderungen sind möglich:

1. Umschriebene Pankreasnekrose bei sonst intaktem Organ;
a) ohne sonographisch sichtbare Läsion (Abb. 20),
b) mit nachweisbarem zirkumskripten Konturdefekt als Nekrosefolge (Abb. 19),
c) mit diskreter Nekrosestraße (Abb. 18),
d) mit Aszites (Abb. 21).
2. Größere Organnekrose ohne Alteration der Organkonturen und ohne extrapankreatische Nekrosestraßen (8).
3. Ausgedehnte Nekrose mit massiver Größenzunahme des Pankreas und uferloser peripankreatischer Infiltration mit „Nekrosestraßen" (Abb. 23):
a) bei teilweiser erhaltender Abgrenzbarkeit der Organgrenze innerhalb der Nekrose („Wurst in der Suppe") (Abb. 22a),
b) bei fehlender Abgrenzbarkeit des Pankreas (Abb. 23).

Im Gegensatz zur ödematösen Pankreatitis zeichnet sich die hämorrhagisch-nekrotisierende Form durch die Heterogenität der Struktur aus, verursacht durch das Nebeneinander von erhaltenem Organparenchym, nekrotischer semisolider oder liquider Strukturen und Exsudat.
Intra- und extrapankreatische Nekrosen stellen sich im Ultraschall als echolose oder inhomogene echoarme Bezirke dar (s. Abb. 22). Die hämorrhagische Komponente läßt sich im Gegensatz zur Computertomographie nicht gegenüber der Nekrose abgrenzen; ebenso gelingt die wichtige Differenzierung einer Teil- von einer Totalnekrose im Ultraschall häufig nicht.
Extrapankreatische Nekrosen durchsetzen als Nekrosestraßen mit liquider oder semiliquider Struktur das Retroperitoneum mit typischem Exsudat. Die Ausbreitung folgt dem Gesetz des geringsten Widerstandes entlang der retroperitonealen Faszienebene mit Bevorzugung der linken Seite in den anterioren oder posterioren Pararenalraum (s. Abb. 21 u. 22), retrokolisch, mesokolisch oder mesenterial (s. Abb. 18). Nicht selten gelangt eine Nekrosestraße bis ins kleine Becken; ungewöhnlich ist die Manifestation im Mediastinum.
Frische Nekrosestraßen im Pararenalraum sind auch in diskreter Ausprägung sonographisch meist erfaßbar (s. Abb. 21), während die Beurteilung einer mesokolischen und mesenterialen Ausbreitung schwieriger ist. Die Beteiligung des Retroperitoneums kann sich indirekt in einer eingeschränkten Atemverschieblichkeit der Nieren widerspiegeln. Eine vorausgegangene Nierenerkrankung muß jedoch ausgeschlossen sein. Auch bei ausgedehnten Nekrosen kann im Ultraschall eine exakte topographische Ausdehnungsbestimmung gelegentlich schwieriger sein.

Suppurativ abszedierende Pankreatitis

Eine Abszedierung bei einer nekrotisierenden Pankreatitis kommt selten vor; meist handelt es sich um eine Kolliquationsnekrose großen Aus-

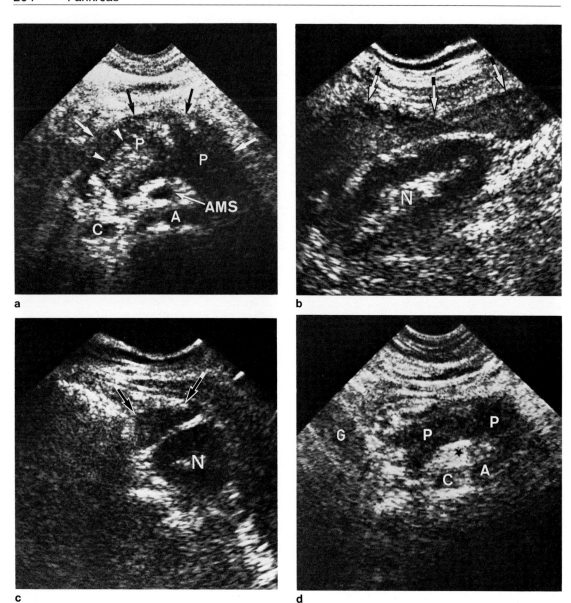

Abb. 22 Nekrotisierende Pankreatitis (Pankreasteilnekrose) mit Nekrosestraßen im anterioren Pararenalraum.
a Oberbauchquerschnitt mit erheblicher Vergrößerung des Pankreas (→). Zum Teil echoreiche Organanteile im Pankreaskopf (▶), vitalem Parenchym entsprechend. Pankreaskorpus und -schwanz echoarm.
b Linksseitiger Longitudinalschnitt von lateroventral: ausgedehnte, echoarme Nekrosestraße im anterioren Pararenalraum ventral der Niere (→).
c Querschnitt der Niere von ventral.
d Oberbauchquerschnitt 3 Wochen später: Rückgang der Pankreasvergrößerung und Zunahme der Echogenität.
A = Aorta, C = V. cava inferior, P = Pankreas, G = Gallenblase, (*) = A. mesenterica superior, N = linke Niere, AMS = A. mesenterica superior.

maßes. Bei Superinfektion resultiert ein Pankreasabszeß, der von der reinen Nekrose im Ultraschall nur dann abzugrenzen ist, wenn Lufteinschlüsse in Form von kräftigen Echos nachgewiesen werden können (Abb. 24). Fehldeutungen der Luftansammlungen können jedoch durch die Entwicklung von intestinalen Fisteln vorkommen (56).

Begleitphänomene (Aszites, Pleuraerguß)

Aszites wird als Begleitphänomen bei akuter wie chronischer Pankreatitis als Folge eines gestörten Lymphabflusses beobachtet, ebenso beim Pankreaskarzinom. Besonders massive Aszitesformen finden sich bei nekrotisierender Pankreatitis,

Pankreatitis 205

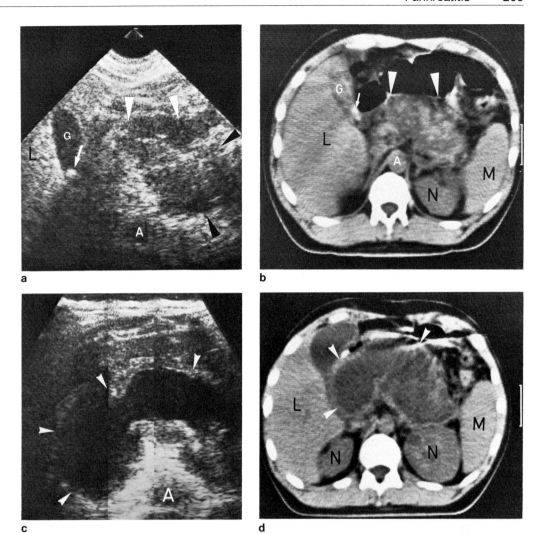

Abb. 23 Nekrotisierende Pankreatitis mit schneller Pseudozystenbildung.
a Sonogramm (Oberbauchquerschnitt): nekrotisierende Pankreatitis mit massiver Organvergrößerung und heterogener Echostruktur ohne abgrenzbare Mesenterial- und Portalgefäße. Gallenblasenstein (→).
b Computertomogramm.
c Oberbauchsonogramm (Querschnitt) 5 Tage nach Abb. a (2 Wochen nach Krankheitsbeginn): liquide Struktur im gesamten Pankreaslager.
d Computertomogramm vom selben Tag.
A = Aorta, G = Gallenblase, L = Leber, M = Milz, N = Niere.

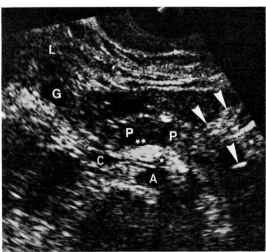
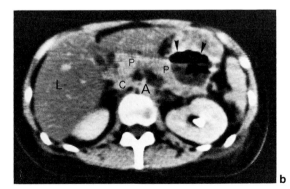

Abb. 24 Abszedierende Pankreatitis.
a Kräftige Reflexe, z. T. mit Schallschatten im aufgetriebenen Pankreasschwanz (▶).
b Computertomogramm mit Nachweis eines großen, vom Pankreasschwanz ausgehenden Abszesses (▶).
A = Aorta, C = V. cava inferior, P = Pankreas, G = Gallenblase, L = Leber, * = A. mesenterica superior, ** = Milzvene.

wobei das geringe Ausmaß der Organnekrose und die ungewöhnliche Größe des Aszites in einem bemerkenswerten Mißverhältnis stehen können (s. Abb. **20**) (52). Andererseits ist das umgekehrte Bild von massiven Nekrosen und geringem Aszites ebenfalls geläufig. Große intraperitoneale Flüssigkeitsansammlungen stellen keine diagnostische Schwierigkeit dar; kleinere Flüssigkeitsansammlungen lassen sich gut im Recessus hepatorenalis, der Bursa omentalis (s. Abb. **19**) und auch im Douglas-Raum erkennen. Dem Aszitesnachweis (evtl. mit Punktion und Amylasebestimmung) kommt besonders im Frühstadium Bedeutung zu, wo die Organveränderungen noch diskret sein können oder das Organ wegen Meteorismus nicht darstellbar ist. Die nachweisbare Mindestmenge des Aszites liegt bei 30–40 ml (62). Ein pankreatogener Pleuraerguß ist etwa ab der gleichen Größenordnung zu erkennen.

Postakutes Stadium

Die meisten Patienten mit einer akuten Pankreatitis vom klinischen Schweregrad II (Teilnekrose) gelangen unter konservativer Therapie in das postakute Stadium (Tab. 2), in dem unterschiedliche Reaktionen ablaufen können:

1. Rückbildung der Nekrosestraßen,
2. Pseudozystenentwicklung (s. Abb. **34–38**),
3. Sequestrierung des nekrotischen Pankreasgewebes,
4. Abszeßbildung (Abb. **24**).

Bei ausgedehnten Nekrosestraßen bleiben entweder Residuen in Form von Narben mit reflexreichem, selten reflexarmem Echoverhalten zurück, oder es kommt zur Pseudozystenbildung (s. S. 211). Unverdautes, von Nekrosen umgebenes avitales Pankreasgewebe wird als Sequester mit reflexreicher Struktur innerhalb von Flüssigkeit sichtbar. Der sonographische Abszeßnachweis wurde bereits besprochen.

Schwierigkeiten der sonographischen Pankreasdarstellung bei akuter Pankreatitis

Die Sonographie ist in ausgeprägtem Maße von der Qualität des Untersuchers und den Untersuchungsbedingungen abhängig. Das Hauptproblem der Methode liegt in der überlagernden Luft, die ein absolutes Schallhindernis darstellt. Patienten mit akuter Pankreatitis lassen sich sonographisch selten optimal untersuchen, wenn Adipositas oder ein begleitender paralytischer Ileus die Schallausbreitung behindern. Dieses Dilemma wird durch eine prospektive Studie von SILVERSTEIN u. Mitarb. (53) bei 143 Patienten illustriert: Nur in 62% der Fälle ließ sich das Pankreas ausreichend beurteilen. Auch unter optimalen Voraussetzungen bei fehlender Darmgasüberlagerung kann bei akuter Pankreatitis die fehlende Differenzierbarkeit von Gefäßstrukturen die Orientierung und Diagnosestellung erschweren. Ungünstige Faktoren sind postoperativ vor allem Drainageschläuche, die eine optimale Plazierung des Ultraschallapplikators erheblich behindern.

Die für die stadiengerechte Therapie wesentlichen Aussage über das Vorhandensein von vitalem Pankreasgewebe läßt sich im Ultraschall im Gegensatz zur Computertomographie nicht beantworten. Der Nachweis von Pankreassequestern oder die Abgrenzung eines Abszesses von einer Nekrose gelingt nicht immer.

Wertung

Folgende bildgebende Methoden stehen bei akuter Pankreatitis zur Verfügung:

1. Abdomenübersicht,
2. Sonographie,
3. Computertomographie.

Die Abdomenübersichtsaufnahme zählt zum Standardrepertoire bei Oberbaucherkrankungen auch im Zeitalter der Sonographie und Computertomographie. Sie erlaubt den Nachweis freier Luft, die Abgenzung eines Ileus und abnormer Luft-Flüssigkeits-Ansammlungen intraluminal oder intraperitoneal und ist daher ein unverzichtbarer Teil der Diagnostik.

Zur direkten Darstellung des Pankreas ist die Sonographie als erste Maßnahme indiziert. Läßt sich dabei das Organ ausreichend beurteilen, kann auf eine Computertomographie verzichtet werden. Die Computertomographie ist jedoch angebracht, wenn das Organ entweder nicht ausreichend zu beurteilen ist oder wenn aufgrund des klinischen Verlaufs ein Übergang der ödematösen Pankreatitis in eine Teil- oder Totalnekrose anzunehmen ist. Die daraus entstehenden lokalen Komplikationsmöglichkeiten (Abszedierung, Sequestrierung, Einblutung) sind ebenfalls eine Indikation zur Computertomographie, die generell bei der komplizierten Pankreatitis eingesetzt werden sollte.

Die Computertomographie ermöglicht eine exakte Beurteilung des Pankreasschwanzes, die volle Ausdehnungsbestimmung einer Nekrose, die Differenzierung einer Blutung, die Abgrenzung intakten Pankreasgewebes durch Kontrastmittelbolusinjektion (20) und die bessere Beurteilung einer Abszeßbildung. Diese Faktoren bieten deutliche Vorteile gegenüber der Sonographie. Die ERCP bei der akuten Pankreatitis ist bei Verdacht auf eingeklemmten Papillenstein indiziert, da sich durch eine nachfolgende endoskopische Papillotomie die akute biliäre Pankreatitis sofort behandeln läßt (44).

Chronische Pankreatitis

Pathologie

Die Frühveränderungen der chronischen Pankreatitis sind durch Ausfällung von proteinartigem Material in den Azini und Endkanälchen gekennzeichnet. Daraus können sich durch Kalziumeinlagerungen Konkremente (Kalziumkarbonat) bilden, die mechanisch zur Druckatrophie des Gangepithels führen. Die reaktive Wucherung des perikanalikulären Gewebes führt zu Gangstenosen und Verschlüssen, die perilobuläre und intralobuläre Sklerose zum Schwund des exokrinen Gewebes. Das endokrine Pankreas bleibt dabei sehr lange unbeteiligt. Nach anfänglich unregelmäßiger Verteilung über die Drüse breiten sich die Läsionen im Laufe der Erkrankung über das gesamte Organ aus. Im Spätstadium ist das Pankreas vergrößert; seltener findet sich eine Atrophie (2). Die makroskopisch sichtbaren Veränderungen sind im einzelnen:

1. Stenosierung des Ductus Wirsungianus,
2. Pankreasgangsteine,
3. Zysten und Pseudozysten,
4. peripankreatische Sklerose mit Stenosierung von Milzvene und V. portae, Choledochus sowie Obstruktion von Lymphgefäßen.

Klinik

Die chronische kalzifizierende Pankreatitis ist eine progrediente Erkrankung und betrifft vorwiegend Männer zwischen dem 30. und 50. Lebensjahr. Die Anamnese ermöglicht bei besonderer Berücksichtigung von Eß- und Trinkgewohnheiten in mehr als 75% der Fälle die Diagnose. Die Klinik der chronischen Pankreatitis ist gekennzeichnet durch Schmerzen, Nahrungsintoleranz, Erbrechen sowie exokriner Pankreasinsuffizienz. Schmerzattacken treten in etwa 93% der Fälle auf und strahlen vom Epigastrium in das Hypochondrium oder in den Rücken aus.

Ultraschallbefund

Die chronische Pankreatitis ist im Ultraschall durch folgende Veränderungen charakterisiert:

1. unregelmäßige Organkonturen,
2. Vergrößerung oder Atrophie des Organs,
3. inhomogenes grobes Echomuster,
4. Verkalkungen,
5. Pankreasgangsteine,
6. Erweiterung des Ductus Wirsungianus und/oder des Choledochus,
7. Pseudozystenbildung.

Die chronische Pankreatitis bietet eine abwechslungsreiche Echostruktur. Das chronisch entzündlich veränderte Organ kann atrophisch, nor-

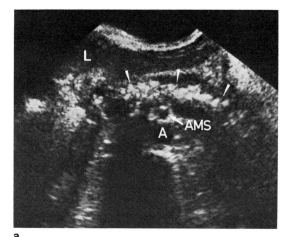

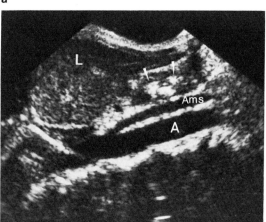

Abb.25 Chronisch kalzifizierende Pankreatitis.
a Massive Verkalkung im gesamten Pankreas. Ausgeprägte Reflexe, Schallschatten im Pankreaskopf (Oberbauchquerschnitt).
b Oberbauchlängsschnitt.
A = Aorta, AMS = A. mesenterica superior, L = Leber.

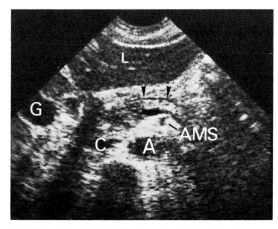

Abb.26 Chronische Kopfpankreatitis mit heterogener Echostruktur und diskreter Gangsstauung (▶).
G = Gallenblase, L = Leber, C = V. cava, A = Aorta, AMS = A. mesenterica superior.

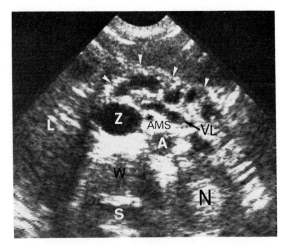

Abb. 27 Chronische kalzifizierende Pankreatitis mit unregelmäßiger zickzackförmiger Stauung des Ductus Wirsungianus, Pankreaspseudozyste im Kopfbereich (Z).
A = Aorta, L = Leber, W = Wirbelsäule, N = Niere, VL = V. lienalis, AMS = A. mesenterica superior, S = Spinalkanal.

mal groß oder vergrößert sein. Meist stellt sich das Pankreas diffus vergrößert mit unregelmäßigen Konturen dar (Abb. 25–28), während die fokale chronische Pankreatitis durch eine umschriebene Organvergrößerung gekennzeichnet ist (Abb. 26 u. 31). Die fokale Pankreatitis ist nichts anderes als ein zirkumskript besonders ausgeprägter Pankreatitisherd bei sonst diffusem, wenn auch weniger deutlichem Organbefall. Charakteristisch für die chronische Pankreatitis sind vergröberte und verstärkte Reflexe. Verkalkungen liegen meistens intraduktal, z. T. in Seitengängen abgeschnürt und lassen sich bis zu einer Größe von etwa 2 mm aufgrund ihrer kräftigen Reflexion, meist ohne dorsalen Schallschatten (Abb. 25 u. 28), erkennen. Frei im Gangsystem befindliche Steine sind durch die umgebende Flüssigkeit zu diagnostizieren. Gelegentlich finden sich auch multiple perlschnurartig aufgereihte Konkremente präpapillär. Kalzifikationen mit darauf zulaufendem gestauten Ductus pankreaticus sprechen für einen okkludierenden Gangstein, der unter Umständen beträchtliche Ausmaße erreichen (Abb. 28) und bis zu 200 g und

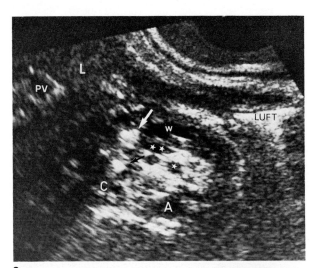

a

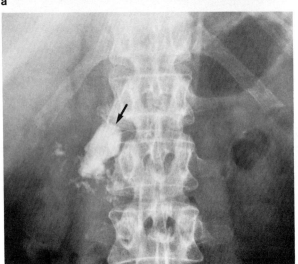

b

Abb. 28 Chronisch kalzifizierende Pankreatitis mit Pankreasgangstein und erheblicher Stauung des Ductus Wirsungianus.
a Sonogramm (Oberbauchschrägschnitt): Kalzifikationen und Gangstein (→) im Pankreaskopf mit Stauung des Ductus Wirsungianus.
b Röntgennativaufnahme des Oberbauchs: Kalzifikationen im Bereich des Pankreaskopfes und großer Pankreasgangstein.
A = Aorta, C = V. cava inferior, L = Leber, PV = Portalvene, W = Wirsungianus, * = A. mesenterica superior, ** = V. lienalis.

mehr wiegen kann. Der Pankreasgang läßt sich in rund 70% der Fälle bei chronischer Pankreatitis darstellen und zeigt eine beachtliche Formvariabilität: Neben diskreten Gangerweiterungen finden sich massive Gangstauungen bis über 2 cm mit unregelmäßiger Randkontur, gelegentlich eine ausgeprägte zickzackartige Gangkontur (Abb. 26 u. 27). Der chronisch-entzündliche Pankreaskopfprozeß führt zu der bekannten röhrenförmigen Einengung des distalen Choledochus, die meist kompensiert und selten total ist. Die segmentale portale Hypertension meist in Form eines umschriebenen Milzvenenverschlusses kann Folge einer chronischen Pankreatitis wie auch eines Pankreaskarzinoms sein (Abb. 29). Auf die Pseudozystenbildung bei chronischer Pankreatitis wird gesondert eingegangen (s. S. 211).

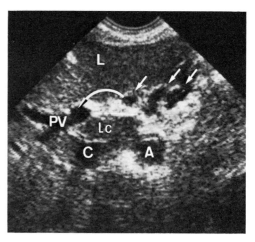

Abb. 29 Segmentale portale Hypertension bei chronischer Pankreatitis (Oberbauchquerschnitt): Bei segmentalem Verschluß der Milzvene hepatopetaler Kollateralkreislauf unter anderem über die V. coronaria ventriculi (→),
A = Aorta abdominalis, C = V. cava, Pv = V. portae, L = Leber, Lc = Lobus caudatus.

Diagnostische Genauigkeit und Differentialdiagnose

Die Diagnose chronische Pankreatitis läßt sich sonographisch in etwa 70–94% der Fälle stellen (34, 61). Die differentialdiagnostischen Schwierigkeiten entstehen bei:

1. chronischer Pankreatitis mit akutem Schub (Abb. 30),

2. fokaler chronischer Pankreatitis mit echoarmer Ultraschallstruktur, die sich von einem Karzinom nicht unterscheiden läßt (Abb. 31),

3. chronischer Pankreatitis mit „typischem" inhomogenem Echomuster, jedoch gleichzeitig vorliegendem Pankreaskarzinom (Abb. 32).

Eine chronische Pankreatitis mit akutem Schub läßt sich dann im Ultraschall am besten diagnostizieren, wenn eine Verlaufskontrolle vorliegt und Zonen mit erhöhter Schalldurchlässigkeit neben dem üblichen bunten groben Reflexmuster der chronischen Pankreatitis vorliegen. Ansonsten ist die Diagnose im Zusammenhang mit den klinischen Zeichen, den Schmerzattacken, dem sonographisch nachweisbaren Exsudat in der Bauchhöhle (Bursa omentalis) (Abb. 30) und pankreatogenem Pleuraerguß zu stellen. Die Abgrenzung der fokalen chronischen Pankreatitis gegenüber

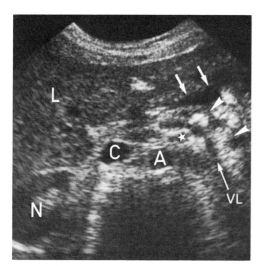

Abb. 30 Chronisch kalzifizierende Pankreatitis mit akutem Schub (Oberbauchquerschnitt). Ausgeprägte Kalzifikationen des Pankreas (▶). Exsudat in der Bursa omentalis (→).
A = Aorta, C = V. cava, VL = V. lienalis, L = Leber, * = A. mesenterica superior, N = rechte Niere.

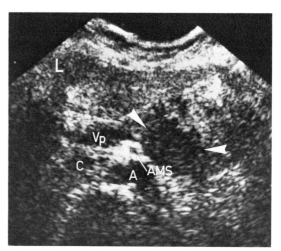

Abb. 31 Fokale chronisch sklerosierende Pankreatitis mit echoarmer Struktur ähnlich einem Pankreaskarzinom (▶).
A = Aorta, C = V. cava inferior, L = Leber, Vp = V. portae, AMS = A. mesenterica superior.

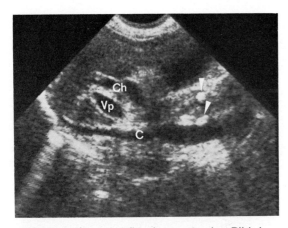

Abb. 32 Pankreaskopfkarzinom unter dem Bild einer chronisch kalzifizierenden Pankreatitis: Oberbauchlängsschnitt: erhebliche Stauung des Choledochus. Vergrößerung des Pankreaskopfes und Nachweis von Kalzifikationen (▶). Operativ bestätigtes Pankreaskopfkarzinom.
C = V. cava inferior, Vp = V. portae, Ch = D. choledochus.

einem Karzinom kann bei echoarmer Struktur unmöglich sein (s. Abb. 31, 48). Die Entscheidung hängt dann im Ultraschall vom Vorhandensein von Lymphknoten- oder Lebermetastasen ab. Die Vielfalt der differentialdiagnostischen Möglichkeiten bei Pankreaskopfraumforderungen im Ultraschall ist auf Seite 221 wiedergegeben.

Wertung

Die Diagnose der chronischen Pankreatitis läßt sich oft nur aus der Kombination der klinischen, funktionellen und morphologischen Untersuchungen stellen. Morphologisch stehen eine Reihe diagnostischer Verfahren zur Verfügung:

1. Abdomenübersichtsaufnahme,
2. Magen-Darm-Passage, hypotone Duodenographie,
3. Ultraschall,
4. Computertomographie,
5. i. v. Cholegraphie,
6. ERCP,
7. perkutane transhepatische Cholangiographie und/oder Cholangiodrainage,
8. Angiograhie.

Die Wertigkeit einer diagnostischen Methode wird bestimmt durch Genauigkeit, praktische Handhabung und invasiven Charakter. Die einfach durchführbare Abdomenübersichtsaufnahme zählt zu den obligatorischen Untersuchungen zur Erhebung des Abdominalstatus und zum Nachweis der in etwa 30% der Fälle vorhandenen Kalzifikationen.

Bei diskreter Ausprägung können allerdings Verkalkungen übersehen und durch Ultraschall, besser durch Computertomographie aufgedeckt werden. Verdrängungserscheinungen am Gastrointestinaltrakt lassen sich besser durch eine Magen-Darm-Passage erkennen. Die Notwendigkeit dazu einschließlich der hypotonen Duodenographie ergibt sich jedoch meist nur bei unklaren Befunden, klinischen Symptomen der Magenausgangsstenose oder präoperativ zum Ausschluß einer gastrointestinalen Stenosierung.

Ultraschall und Computertomographie stellen die bedeutendsten nichtinvasiven Methoden bei der chronischen Pankreatitis dar. Die führende Rolle des leicht handhabbaren, kostengünstigeren Ultraschalls bleibt dabei unbestritten. Nur in Ausnahmefällen – bei schwierig zu interpretierenden Befunden oder Darmgasüberlagerung – ist die Computertomographie indiziert. Pankreasschwanzveränderungen sind eine bevorzugte Domäne der Computertomographie.

Die Rolle der i. v. Cholegraphie ist in den letzten Jahren weitgehend durch den Ultraschall zurückgedrängt worden. Gallenblasensteine und Gallenwegsdilatation lassen sich sonographisch mit hoher Sicherheit diagnostizieren, während Konkremente des Hepatocholedochus weniger konstant erkannt werden. Bei klinischem Verdacht auf Choledochuskonkrement und unauffälligem Sonogramm ist daher bei normalem Serumbilirubin eine i. v. Cholegraphie indiziert, um eine biliäre Genese der Erkrankung auszuschließen.

Die ERCP gibt aufgrund typischer Pankreasgangveränderungen Aufschluß über Ausmaß und Stadium der chronischen Pankreatitis (22, 37). Gleichzeitig sind Papille und Veränderungen der Gallenwege (Stenose, Konkremente) zu beurteilen. Im Hinblick auf die Möglichkeit der nichtinvasiven Methoden halten wir die ERCP nur in unklaren Fällen für indiziert: 1. wenn es um die Diagnosestellung einer sonst nicht zu sichernden Pankreatitis geht oder 2. um die Differenzierung einer chronischen Pankreatitis gegenüber einem Pankreastumor. Dabei kann die Pankreasgangdarstellung mit der Zytologie kombiniert werden; Alternative ist die perkutane Feinnadelpunktionszytologie unter Ultraschall- oder CT-Steuerung (40).

Die perkutane transhepatische Feinnadelcholangiographie ist durch nichtinvasive Methoden weitgehend ersetzt. Sie wird heute nur noch in ausgewählten Fällen, etwa bei fraglichem Choledochuskonkrement, sklerosierender Cholangitis oder postoperativen Früh- und Spätkomplikationen nach Gallenwegsoperationen angewandt. Die Möglichkeit der präoperativen Gallenwegsdrainage gibt der Methode jedoch eine therapeutische Daseinsberechtigung bei der im Rahmen der chronischen Pankreatitis gelegentlich auftretenden kompletten Choledochusobstruktion. Die Angiographie ist für die Diagnostik der chronischen Pankreatitis nur von untergeordneter Bedeutung. Sie ist präoperativ zur Darstellung der Gefäßverhältnisse und bei Komplikationen wie gastrointestinaler Blutung aufgrund einer Gefäßarrosion, Aneurysma der viszeralen Arterienäste oder segmentaler portaler Hypertension indiziert.

Pankreaszysten

Einteilung

Der vielfältigen Zystenbildung im Pankreas liegt keine einheitliche Ätiologie zugrunde. Die Pankreaszysten lassen sich einteilen in (2):
1. Pseudozysten (entzündlich, posttraumatisch),
2. Retentionszysten,
3. dysontogenetische Zysten,
4. neoplastische Zysten (Zystadenome, Zystadenokarzinome).

Die meisten zystischen Prozesse des Pankreas sind Pseudozysten oder Retentionszysten.

Pseudozysten

Pathologie

Das Pankreas ist das einzige Organ im Körper, das auf Trauma oder Entzündung mit einer Autolyse seines Gewebes und Pseudozystenbildung reagiert. Pseudozysten sind falsche Zysten ohne Epithelauskleidung. Ihre Wandung besteht aus narbigem Bindegewebe. Sie verdanken ihre Entstehung der tryptischen Einschmelzung von zerstörtem Pankreasgewebe und treten im Rahmen der akuten und chronischen Pankreatitis sowie posttraumatisch, selten beim Pankreaskarzinom auf. Pankreaspseudozysten entstehen 10-20 Tage nach Krankheitsbeginn oder auch in kürzerer Zeit (s. Abb. 23). Eine Konsolidierung mit Bildung einer festen Wandung ist jedoch erst nach 6-8 Wochen zu erwarten. Die unter der Bezeichnung akuter Pankreaspseudozysten in der Literatur ebenfalls auftauchenden massiven Flüssigkeitsansammlungen in der Bursa omentalis bei obliteriertem Foramen Winslowi (4), zählen im Grunde nicht zu den Pseudozysten, obwohl sie sonographisch gleich aussehen können.

Es handelt sich dabei um eine Retention von Exsudat, das relativ schnell wieder verschwinden kann. Pankreaspseudozysten entwickeln sich entweder innerhalb der Pankreasloge oder im Ausbreitungsgebiet der Nekrosestraßen. Ihre Größe kann außerordentlich variieren und bis zu einem Volumen von 1-2 l anwachsen. Die Häufigkeit der Pseudozystenbildung bei akuter Pankreatitis liegt bei 2-4%, bei chronischer Pankreatitis bei 10-15% (6). Pseudozysten sind meist einkammrig, gelegentlich gekammert (s. Abb. 37), in 6% multilokulär (45). Spontane Rückbildungen sind ebenso bekannt wie die Ruptur in die Bauchhöhle (ein höchst bedrohliches Ereignis) oder Einbruch in Kolon, Magen und Duodenum. Eine Pankreaspseudozystenbildung in Leber, Milz und Mediastinum (Abb. 33, 38) wird ebenfalls gelegentlich beobachtet.

Klinik

Die klinische Symptomatik hängt von Lokalisation und Größe der Pseudozysten ab, die mit zunehmender Größe mechanisch auf ihre Umgebung wirken. Schmerzen sind die häufigsten klinischen Beschwerden, gefolgt von Übelkeit, Brechreiz, Fieber, Durchfall, Pleuraerguß und Ikterus (23, 51).

Ultraschallbefund

Da im Rahmen der zystischen Pankreasprozesse Pankreaspseudozysten die weitaus überragende Bedeutung besitzen, soll im folgenden in Einzelheiten auf sie eingegangen werden. Der Ultraschall ist in der Lage, folgende wesentliche Frage-

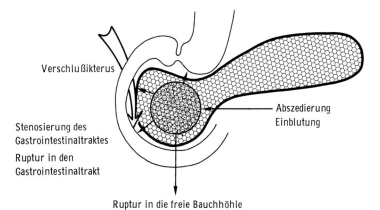

Abb. 33 Komplikationen von Pankreaspseudozysten.

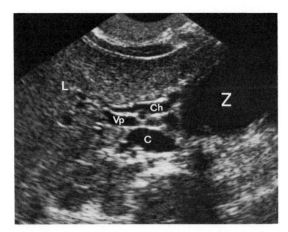

Abb. 34 Pankreaspseudozyste (Z) im Kopfbereich mit dünner Wandung und Stauung des Choledochus. Oberbauchschrägschnitt.
C = V. cava inferior, L = Leber, Ch = D. choledochus, Vp = V. portae.

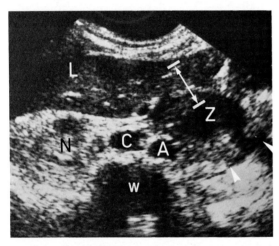

Abb. 35 Pankreaspseudozyste mit erheblicher Wandverdickung (↔). Oberbauchquerschnitt.
A = Aorta, C = V. cava inferior, L = Leber, N = Niere, W = Wirbelsäule, Z = Pseudozyste.

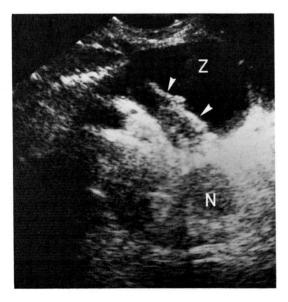

Abb. 36 Pankreaspseudozyste (Z) mit Sequester. Oberbauchquerschnitt.
N = Niere.

stellungen bei Pankreaspseudozysten zu beantworten:

1. Größe,
2. Lokalisation,
3. Wandbeschaffenheit (Dicke, Verkalkung),
4. Zysteninhalt (liquide, solide),
5. Größenänderung.

Das klassische Bild der Pankreaspseudozysten im Ultraschall ist eine runde, liquide, echoleere Struktur mit distaler Schallverstärkung (Abb. 34 u. 35). Größe und Lokalisation von Pseudozysten sind eindeutig zu bestimmen. Abgesehen vom Pankreas, in dem 2/3 der Pseudozysten liegen (47), und den bekannten Nekrosestraßen, müssen atypische Lokalisationen berücksichtigt werden wie Leber, Milz, Mediastinum (s. Abb. 38), kleines Becken, Skrotum (23, 51). Die regelmäßige Ultraschallkontrolle bei Pankreatitis ermöglicht die direkte Verfolgung der Pseudozystenentstehung: Im postakuten Stadium grenzen sich liquide Nekroseareale allmählich schärfer ab; andererseits gehen semisolide Nekrosestrukturen zunehmend in eine flüssige Echostruktur mit distaler Schallverstärkung und deutlicher werdender Randbegrenzung über. Der in der Nekrosezone liegende Zelldetritus setzt sich ab oder verflüssigt sich aufgrund der Autolyse. Dabei können größere nekrotische Pankreasareale auch unverdaut als Sequester in der Zyste liegenbleiben (Abb. 36).

Im Verlauf von Wochen verfestigt sich die Pseudozystenwandung zusehends, bis eine feste bindegewebige Membran resultiert, die auch ungewöhnliche Ausmaße annehmen kann (Abb. 35). Die Beurteilung der Wanddicke ist für die Entscheidung einer operativen Zystendrainage wesentlich; dünne Zystenwandungen unter 2 mm eignen sich schlecht für eine Zystendrainage in den Darm.

Während gereinigte Pseudozysten das beschriebene klassische Schallverhalten aufweisen, führen Zelldetritus, Pankreassequester oder Blut zu einer bunten Mischung liquider und echoreicher, unregelmäßiger Strukturen (35). Septierung, Kammerung und intensive Randverkalkung von Pseudozysten kommen ebenfalls vor. Sonographisch läßt sich der Zysteninhalt nicht näher differenzieren. Finden sich Lufteinschlüsse, bedeutet dies entweder Abszedierung oder spontane Perforation in den Darm.

Die Volumenzunahme einer Pseudozyste kann unterschiedliche Ursachen haben:

1. einströmende Zellflüssigkeit aufgrund der Hyperosmolarität der Nekrose,

Pankreaszysten

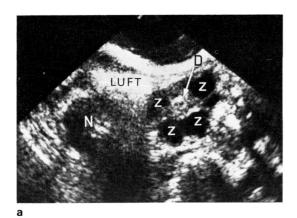
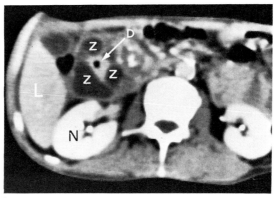

Abb. 37 Multiple Pankreaspseudozysten (Z) mit Umklammerung und Stenosierung des Duodenums.
a Oberbauchsonogramm. Querschnitt.
b Computertomogramm.
D = Duodenum, N = Niere, L = Leber.

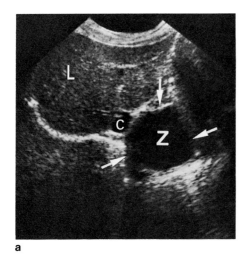
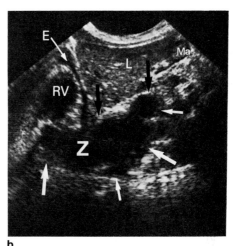

Abb. 38 Pankreaspseudozyste mit Ausdehnung in das Mediastinum. Ausgangspunkt: markstückgroße Pankreaskorpusnekrose.
a Subxiphoidal nach kranial eingekippter Querschnitt.
b Oberbauchlängsschnitt.
C = V. cava, L = Leber, RV = rechter Ventrikel, E = Perikarderguß, Ma = Magen, Z = Pseudozyste.

2. Anschluß an das Pankreasgangsystem,
3. Einblutung,
4. Gefäßanschluß durch Arrosion (s. Abb. 42).

Genauigkeit und Differentialdiagnose

Die Genauigkeit der Methode zum Nachweis von Pankreaspseudozysten liegt bei 92–96% (1, 61), die unterste Nachweisgrenze bei 2 cm. Unter einer Größenordnung von 2–3 cm sind bei perifokalem Ödem Pankreaspseudozysten auch mit einer Nekrose zu verwechseln.
Pankreaspseudozysten müssen differentialdiagnostisch abgegrenzt werden gegen:

1. topographisch: Zysten von Leber, Milz, Nebennieren und Nieren und Mesenterium,
2. morphologisch: umschriebene Nekrosen ohne Pseudozystenbildung,
3. Pankreaszysten anderer Genese (Abb. 40),
4. zystische retroperitoneale Tumoren (Abb. 41),
5. Aneurysmen (Viszeralgefäße) (Abb. 42–44).

Die nähere Differenzierung zystischer Pankreasprozesse ist im Ultraschall kaum möglich. Gereinigte Pseudozysten mit dünner Wandung unterscheiden sich nicht von kongenitalen Zysten. Zystadenom und Zystadenokarzinom sind im Ultraschall zystische Tumoren, die eine interne Septierung aufweisen. Zusätzlich sind solide Gewebekomponenten und echoreiche Strukturen vorhanden (18) (Abb. 40). Diese Beschreibung trifft auf die makrozystischen Adenome zu.

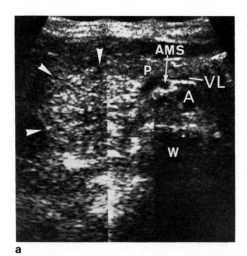
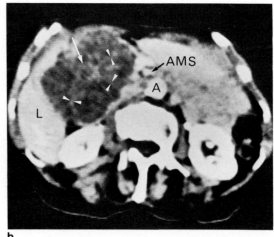

a b

39 Mikrozystisches Zystadenom des Pankreas.
a Echoreicher Tumor im Bereich des Pankreaskopfes ohne Zystennachweis (Oberbauchquerschnitt).
b Computertomogramm: große Raumforderung im Bereich des Pankreaskopfes mit Dichtewerten zwischen 25 und 30 HE, Septierung (▶), zentraler Narbe (→) und kleinen zystischen Strukturen.
A = Aorta, L = Leber, W = Wirbelsäule, P = Pankreas, VL = V. lienalis, AMS = A. mesenterica superior.

Mikrozystische Adenome bestehen aus zahlreichen unter 2 cm großen Zysten (9) und sind entweder echoarme oder echoreiche Raumforderungen (Abb. 39). Typisch sind zentrale Verkalkungen und sternförmig verlaufende bindegewebige Septen (Abb. 39) (64). Die sonographische Abgrenzung der kleinen Zysten ist häufig nicht möglich. Obwohl Pankreaspseudozysten selten multilokulär strukturiert sind (s. Abb. 37), können sie einem Zystadenom oder Zystadenokarzinom ähneln. Pankreaspseudozysten und Pankreaskarzinom treten selten zusammen auf; meist wird dann die Fehldiagnose einer chronischen Pankreatitis mit Pseudozysten gestellt. Unter Umständen kann ein retroperitonealer Tumor mit zystischer Komponente in unmittelbarer Nachbarschaft zum Pankreas differentialdiagnostische Schwierigkeiten hervorrufen (Abb. 41). Aneurysmen, die bei chronischer Pankreatitis in Form eines Aneurysma spurium durch Gefäßarrosion als Komplikation entstehen können, sind bei Eigenpulsation zu erkennen, sonst jedoch nicht von einer Pseudozyste zu unterscheiden. Pankreaspseudozysten mit Gefäßanschluß sind eine Rarität (Abb. 42). Bei ausgeprägter Induration der Umgebung kann eine Pulsation des Prozesses feh-

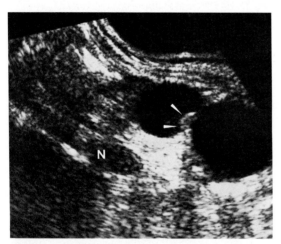
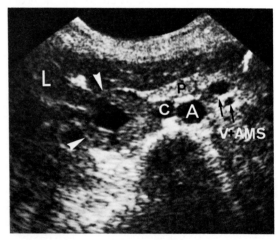

Abb. 40 Zystadenokarzinom des Pankreas (Korpus-Schwanz-Bereich). Oberbauchlängsschnitt links: Nachweis zweier großer Zysten. Innerhalb davon kleine solide, echoreiche Struktur (▶).
N = Niere.

Abb. 41 Vortäuschung eines zystischen Pankreastumors durch einen retroperitonealen neurogenen Tumor (Oberbauchquerschnitt). Ventral- und Medialverlagerung der V. cava inferior als differentialdiagnostisches Kriterium gegenüber einem vom Pankreas ausgehenden Tumor.
A = Aorta, C = V. cava inferior, L = Leber, P = Pankreas, V+AMS = A. und V. mesenterica superior.

Pankreaszysten 215

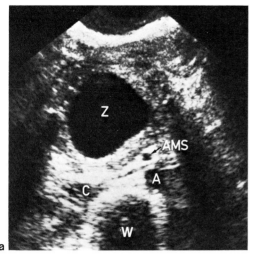
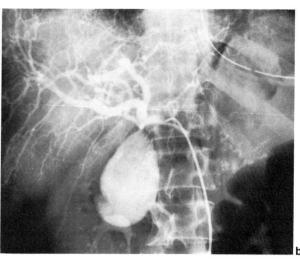

Abb. 42 Pankreaspseudozyste mit Anschluß an die A. gastroduodenalis.
a Oberbauchquerschnitt: große Pseudozyste (Z) mit dicker Zystenwandung. Unter Real-time-Bedingungen aufgrund der ausgeprägten Fibrose keine Pulsationen nachweisbar.
b Selektive Arteriographie der A. hepatica mit Nachweis der Verbindung von A. gastroduodenalis und Pankreaspseudozyste. Massive Verkalkungen im gesamten Pankreas.
A = Aorta, C = V. cava inferior, W = Wirbelsäule, AMS = A. mesenterica superior.

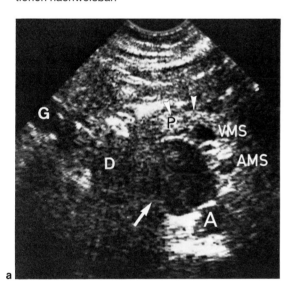
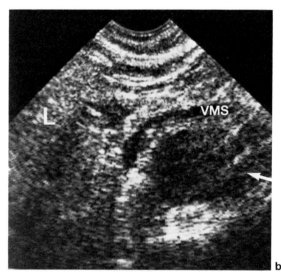

Abb. 43 Nierenarterienaneurysma rechts. Vortäuschung eines zystischen Pankreaskopfprozesses. Verlagerung des Pankreaskopfes nach ventral (▶).
a Oberbauchquerschnitt: zystische Struktur mit Eigenpulsationen (→).
b Oberbauchlängsschnitt: Verlagerung der V. mesenterica superior (VMS).
c Übersichtsaortographie: Nachweis des Nierenarterienaneurysmas rechts nach Nierenarterienerweiterungsplastik.
A = Aorta, D = Darmgasartefakte, L = Leber, G = Gallenblase, P = Pankreas, AMS = A. mesenterica superior.

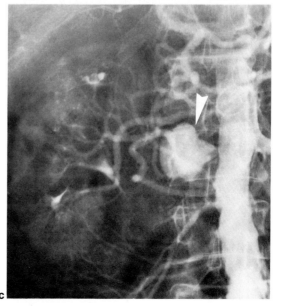

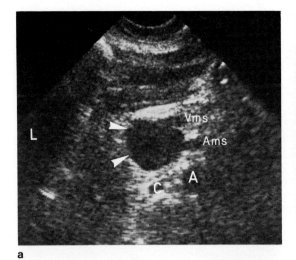
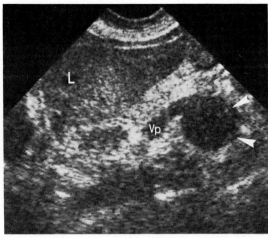
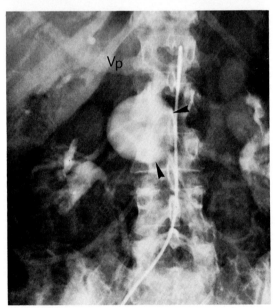

Abb. 44 Venöses Aneurysma der V. mesenterica superior im Bereich des Pankreaskopfes (vermutlich kongenital).
a Oberbauchquerschnitt: liquide Struktur im Pankreaskopf ohne Eigenpulsationen. Kompressibilität unter manuellem Druck.
b Oberbauchlängsschnitt: Nachweis des Anschlusses an die V. portae.
c Indirekte Mesenterikoportographie: großes Aneurysma der V. mesenterica superior unmittelbar vor der Einmündung in die V. portae.
A = Aorta, C = V. cava inferior, L = Leber, AMS und VMS = A. und V. mesenterica superior, VP = V. portae.

len. Auch Nierenarterienaneurysmen können unter Umständen einen zystischen Pankreasprozeß vortäuschen (Abb. **43**). Die äußerst seltenen portal-venösen Aneurysmen stellen sich im Ultraschall als komprimierbare, zystische Struktur in der Pankreasregion dar (Abb. **44**). Der Nachweis des Gefäßanschlusses beweist den vaskulären Ursprung und ermöglicht die Diagnose.

Wertung

Domäne der Pankreaspseudozystendiagnostik ist der Ultraschall, der in der Lage ist, die meisten relevanten Fragestellungen ausreichend zu beantworten. Selten ergibt sich die Notwendigkeit der Computertomographie wie etwa bei der Frage der Einblutung, Abszeßbildung oder Abgrenzung gegenüber anderen pankreatischen oder extrapankreatischen Zysten. Komplizierte anatomische Verhältnisse bei multiplen Pseudozysten lassen sich computertomographisch ebenfalls besser analysieren (s. Abb. **37**).

Sonstige Pankreasaffektionen

Zystische Pankreasfibrose

Die mit einer hohen Letalität belastete zystische Pankreasfibrose ist eine genetische, rezessiv vererbbare Stoffwechselanomalie. Die allgemeine Bezeichnung Mukoviszidose weist auf die Beteiligung aller exkretorischen Drüsen hin. Die im Säuglings- oder Kindesalter auftretende Erkrankung ist durch die Bildung eines viskösen Schleimes charakterisiert, die zu einer Verlegung der Drüsenausführungsgänge in allen möglichen Organen führt. Es handelt sich im Grunde nicht um eine pankreaseigene Erkrankung. Mit verbesserter Therapie bietet diese Stoffwechselanomalie eine zunehmende Überlebenschance. Nach PHILIPPS u. Mitarb. (42) zeigt das Pankreas bei zystischer Pankreasfibrose eine verstärkte Echogenität, die auch bei Auftreten einer Pankreatitis nicht herabgesetzt ist. Die mikroskopisch sichtbaren, mit Eiweißmassen gefüllten Zysten sind im Ultraschall nicht abgrenzbar. Vereinzelt wurden als weitere Veränderungen Kalzifikationen und Pseudozystenbildung beobachtet. Die Sonographie wird bei zystischer Pankreasfibrose als Verlaufskontrolle empfohlen.

Pankreastrauma

Aufgrund seiner prävertebralen Lage und der fehlenden Möglichkeit, der direkten Gewalteinwirkung auszuweichen, kann das Pankreas bei penetrierenden Verletzungen oder auch bei stumpfen Bauchtraumen betroffen sein. Die Einteilungen der Verletzungen erfolgt in:

1. Pankreaskontusion mit Bildung von Hämatom und Ödem,
2. inkomplette Ruptur mit Zerreißung des Drüsenparenchyms,
3. komplette Ruptur mit oder ohne Riß des Ausführungsganges.

Nicht selten werden selbst komplette Pankreaszerreißungen erst an den Folgeerscheinungen erkennbar in Form von Pankreatitis, Pseudozystenbildung, Peritonitis und Fistelbildung. Sonographisch ist der direkte Nachweis der Pankreasverletzung bisher nicht möglich. Dies liegt an der versteckten Lage des Organs und der posttraumatisch reflektorisch auftretenden Darmblähung. Indirekte Zeichen sind Blutung und Ödem. Ein größeres retroperitoneales, durch eine Pankreasverletzung verursachtes Hämatom läßt sich zwar sonographisch als liquide Struktur nachweisen, der Ausgangspunkt jedoch kaum sichern. Das Ödem ist bei guter Sicht grundsätzlich sonographisch erkennbar, der ungünstigen Untersuchungsbedingungen wegen jedoch selten in der Notfallsituation diagnostizierbar (29). Pankreaspseudozysten als die häufigsten Komplikationen der traumatischen Pankreatitis haben ein typisches Ultraschallmuster (s. S. 212).

Pankreastumoren

Pathologie

Bei den malignen Tumoren des Pankreas unterscheidet man folgende Gruppen:

1. duktale Adenokarzinome als eigentliche Pankreaskarzinome, die wie die selteneren Zystadenokarzinome ihren Ursprung im Drüsenepithel des Pankreasgangsystems haben,
2. aus den Azinuszellen hervorgehende Karzinome,
3. karzinomatöse, hormonbildende Pankreastumoren, die z. T. aus maligne entarteten Zellen der Langerhansschen Inseln entstehen, z. T. noch ungeklärter Herkunft sind, und
4. Pankreassarkome (sehr selten).

Sonographisch nicht von Pankreastumoren zu trennen sind die periampullären Geschwülste sowie das Papillenkarzinom, die histologisch nicht den Pankreastumoren zugerechnet werden.
Das solide Adenokarzinom macht mehr als 90% aller Pankreasneoplasmen aus. Es kann erhebliche Größen erreichen und nekrotisch zerfallen (30). Durch Obstruktionsvorgänge entsteht häufig eine sekundäre Pankreatitis, die die Differentialdiagnostik erschweren kann. Die Adenokarzinome metastasieren aufgrund der großen Ausdehnung des Lymphgefäßnetzes schon frühzeitig in die regionäre Lymphknotenstationen (11) und wegen der guten venösen Abflußverhältnisse über großkalibrige Gefäße (Milz-, Mesenterial- und Portalvene) hämatogen in die Leber. Die anatomische Nähe des Pankreas zu einer Vielzahl anderer intraabdomineller Organe und Strukturen (Magen, Milz, Duodenum, Kolon, Ductus choledochus, Leber) erklärt hier eine nicht seltene Tumorinfiltration.

Aufgrund dieser Ausbreitungsmöglichkeiten, die der Operabilität enge Grenzen setzen, und der langanhaltenden vorherigen klinischen Inapparenz ist die Prognose des soliden Adenokarzinoms schlecht, während die übrigen 10% der bösartigen

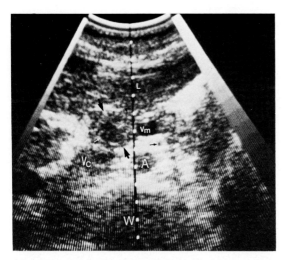

Abb. 45 Kleines Pankreaskopfkarzinom (Transversalschnitt), operativ gesichert.
W = Wirbelsäule, A = Aorta, Vc = V. cava, Vm = V. mesenterica superior; A. mesenterica superior durch kleinen schwarzen Pfeil markiert; L = Leber; Pankreaskopfdurchmesser durch zwei schwarze Pfeile, Karzinomdurchmesser durch zwei kleine weiße Pfeile markiert.

Neubildungen in der Bauchspeicheldrüse mit Ausnahme der sehr seltenen Sarkome eine etwas günstigere Prognose haben.
Die Zystadenokarzinome sind in der Regel große Tumoren, deren Hohlräume mit einer gallertartigen Flüssigkeit ausgefüllt sind. Durch Kompression von Pankreasgängen können sie zusätzlich Obstruktionspankreatitiden mit Pseudo- oder Retentionszysten hervorrufen. Auf die endokrin aktiven Malignome wird gesondert eingegangen.

Pankreaskarzinom

Die Morbidität des Pankreaskarzinoms nimmt sowohl in den USA als auch in der Bundesrepublik seit ca. 30 Jahren kontinuierlich zu. Bei der gestiegenen Lebenserwartung ist erstens eine scheinbare Zunahme eingetreten, da es im höheren Lebensalter bevorzugt auftritt, zweitens auch ein echter statistisch und epidemiologisch begründeter Häufigkeitsanstieg zu verzeichnen, dessen Ursache z. T. in Umweltfaktoren (Nikotin, Alkohol) vermutet wird. Die Morbidität ist bei Frauen – absolut gesehen – geringer als bei Männern. Der Häufigkeitsanstieg erfolgt jedoch bei ihnen rascher (50).

Tumorlokalisation

60–80% aller bösartigen Tumoren liegen im Pankreaskopf, wobei die sog. periampullären Karzinome der Papilla duodeni major und des ampullären Abschnitts des Ductus choledochus eingeschlossen sind. Die restlichen Tumoren verteilen sich gleichermaßen auf Korpus und Kauda.

Klinik

Da das Pankreaskarzinom zunächst keine spezifische Symptomatik hervorruft, entwickelt sich ein charakteristisches Bild meist erst bei fortgeschrittenen Tumoren mit peripankreatischer Ausdehnung. Das bedeutet, daß die Diagnose für eine kurative Therapie meist zu spät gestellt wird. Häufig sind zu diesem Zeitpunkt bereits regionäre Lymphknotenmetastasen sowie hämatogene Tumorabsiedlungen in Leber und/oder Lunge eingetreten.
Wichtige Symptome sind:

1. Gewichtsverlust,
2. Ikterus,
3. Oberbauchschmerzen,
4. palpabler Oberbauchtumor,
5. das Courvoisier-Zeichen des Gallenblasenhydrops,
6. Diabetes mellitus.

Dabei spielt auch die Lokalisation des Tumors eine entscheidende Rolle, da die periampullären Karzinome aufgrund ihrer Nähe zu Strukturen wie Ductus choledochus, Portalvene, Duodenum und Magenantrum infolge Infiltration oder Kompression frühzeitiger eine klinische Symptomatik hervorrufen als Tumoren im Pankreaskörper oder -schwanz.

Ultraschallbefunde

Bei dem Verdacht auf eine tumoröse Raumforderung im Pankreas wird vom Untersucher eine Stellungnahme zu folgenden Kriterien erwartet:

1. Lokalisation, Größe,
2. Gefäßbeziehung,
3. Lymphknotenmetastasierung,
4. Lebermetastasierung.

Trotz einer großen Anzahl verschiedener radiologischer Untersuchungsmethoden und medizinischer Laborparameter ist die Ultraschalldiagnostik bisher die einzige Methode, kleine Raumforderungen von 7–8 mm im Pankreas zu erfassen, wie im Einzelfall mitgeteilt wurde (27). Die Realität liegt für die Ultraschalldiagnostik in der Größenordnung 1,5–2 cm Durchmesser (Abb. 45).
Ultraschallbefunde der Pankreasmalignome gleichen sich, abgesehen von den seltenen Zystadenokarzinomen, weitgehend und erlauben prinzipiell keine Rückschlüsse auf die Histologie. Daher soll beispielgebend für die übrigen bösartigen Pankreastumore die Ultraschallsymptomatik des häufigsten Malignoms, des Adenokarzinoms, dargestellt werden.
Da es keine pathognomonischen Kriterien für das Pankreaskarzinom in der Ultraschalldiagnostik

gibt, wird der Verdacht auf einen bösartigen Tumor erst durch die Kombination mehrerer pathologischer Befunde gelenkt.
Der Ultraschall bietet direkte und indirekte Zeichen des Pankreaskarzinoms, die jedoch – abgesehen von Leber- und Lymphknotenmetastasen – alle auch in unterschiedlicher Ausprägung und Kombination bei anderen (insbesondere entzündlichen) Erkrankungen der Bauchspeicheldrüse vorkommen.
Direkte Zeichen sind:
1. Organvergrößerung (meist umschrieben),
2. Konturunregelmäßigkeiten,
3. Abnahme der Echointensität im Organ (generalisiert oder lokalisiert).

Zwar können Form und Größe des Pankreas interindividuell und in Altersrelation erheblich variieren, so daß kleinere Tumoren innerhalb des Parenchyms nicht zu einer signifikanten Form und Konturänderung führen; aber auch Pankreastumoren ab 1,5 cm Durchmesser sind als gut abgrenzbare Areale von verminderter Echogenität nachweisbar (Abb. 46). Ein ausgedehnter Tumor führt zu einer umschriebenen Vergrößerung des betroffenen Organabschnittes und somit zu Konturveränderungen mit einem Kalibersprung zwischen verbreitertem Pankreasanteil und übrigen Organabschnitten.
Das Pankreaskarzinom ist meist echoarm (38). Im eigenen Patientengut wiesen nur 2 von 44 Tumoren eine vermehrte Echogenität im Vergleich zum Restpankreas auf. Bei einer Patientin entstanden unter palliativer Chemotherapie bei Größenabnahme eines Pankreasschwanztumors Verkalkungen von 2-3 mm Durchmesser mit distalem Schallschatten als Zeichen regressiver Verkalkungen (Abb. 47a u. b). Selten ist auch das nicht tumorös befallene Restpankreas aufgrund einer Obstruktionspankreatitis so echoarm, daß im Ultraschall eine Differenzierung zwischen tumorösen und entzündlichen Infiltrationen unmöglich wird (Abb. 48). Da die dünne, das Pankreas umgebende Fettschicht im Ultraschall nicht darzustellen ist, kann auch ihre Infiltration und damit der Beginn eines die Organgrenzen überschreitenden Tumorwachstums nicht erkannt werden. Dies ist erst in einem noch fortgeschrittenerem Tumorstadium mit Beeinträchtigung der dorsal gelegenen großen Gefäße (V. lienalis, V. mesenterica superior und Truncus coeliacus mit A. lienalis und A. hepatica) der Fall.

Indirekte Malignomzeichen sind:
1. Dilatation der intra- und extrahepatischen Gallengänge,
2. Gallenblasenhydrops,
3. Dilatation des Ductus pancreaticus,
4. retroperitoneale Lymphknotenmetastasen,
5. Lebermetastasen,

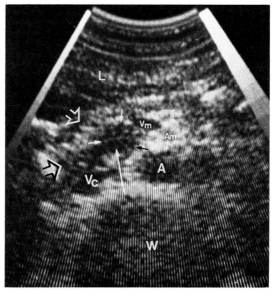

Abb. 46 Kleines Pankreaskopfkarzinom (Transversalschnitt), operativ gesichert.
W = Wirbelsäule, A = Aorta, Vc = V. cava, Am = A. mesenterica superior, Vm = V. mesenterica superior, L = Leber; re. laterale Pankreaskopfkontur durch zwei Hohlpfeile, Karzinom durch drei kleine Pfeile, gering dilatierter Ductus choledochus durch langen weißen Pfeil markiert.

6. Aszites,
7. Kompression der V. cava,
8. Okklusion von V. mesenterica und V. portae (tumoröse Ummauerung, (Tumor-) Thrombose, kavernöse Transformation).

Aufgrund der topographisch-anatomischen Gegebenheiten kommt es bei Tumoren des Pankreaskopfes, der Papille oder des ampullären Cholechusabschnittes infolge von Infiltration oder Kompression frühzeitig zu biliärer Stauung und Ikterus. Selbst Tumoren unter 1,5 cm Größe lassen sich dann entlang der Leitschiene Choledochus im Ultraschall erkennen. Der fehlende Tumornachweis bedeutet jedoch keinen Tumorausschluß. Bei zunehmender Stauung kommt es zur Dilatation der intra- und extrahepatischen Gallenwege (s. Abb. 49). Der Gallenblasenhydrops ist sonographisch gekennzeichnet durch eine länglich-ovale Vergrößerung der Gallenblase auf mindestens 10 cm Längsdurchmesser sowie die meist vollständige Echofreiheit intravesikal. Auch eine Spiegelbildung ist nach Sedimentation von Detritus möglich („Schlammbildung").
Entwickelt sich ein Karzinom im Processus uncinatus, so kann es zunächst bei dorsomedialem Wachstum stumm bleiben und eine beträchtliche Größe auch ohne Cholestase erreichen. Bei dieser Tumorlokalisation wird die V. mesenterica superior ausnahmsweise nach ventral verlagert (Abb. 50). Auch eine Kompression der V. cava inferior wird beschrieben (58). Die nicht abgrenzbare

Pankreas

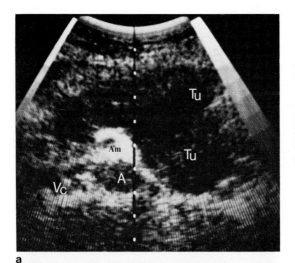
a

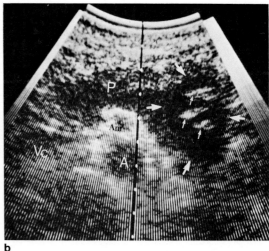
b

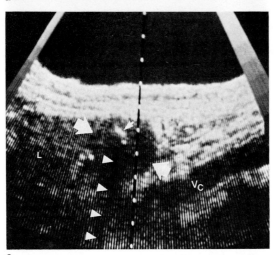
c

Abb. 47
a großes Pankreaskorpus- und -schwanzkarzinom (Transversalschnitt), vor palliativer Chemotherapie.
A = Aorta, Vc = V. cava, Am = A. mesenterica superior, Tu = Pankreastumor.
b Derselbe Tumor, aber nach Chemotherapie deutlich kleiner und regressive Verkalkungen aufweisend (Remission seit 2 Jahren anhaltend), (Transversalschnitt).
A = Aorta, Vc = V. cava, Am = A. mesenterica superior, P = Pankreas; Tumor durch Pfeile konturiert; intratumoröse Verkalkungen durch kleine Pfeile markiert.
c Derselbe Tumor, jedoch im Longitudinalschnitt.
Vc = V. cava, L = Leber; Tumor durch Pfeile, Verkalkung mit Schallschatten durch kleinere Pfeile markiert.

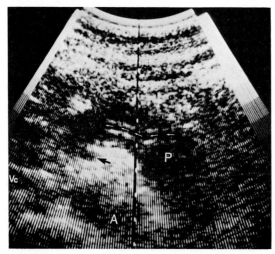

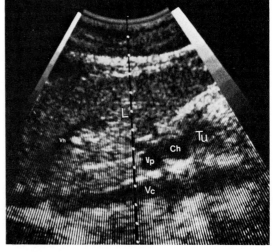

Abb. **48** Pankreaskarzinom mit begleitender Pankreatitis (Transversalschnitt) und erweitertem Pankreasgang.
A = Aorta, Vc = V. cava, P = echoverarmtes Pankreasgewebe; A. mesenterica superior durch kleinen Pfeil, Pankreasgang im Verlauf durch weiße Pfeile markiert.

Abb. **49** Pankreaskopfkarzinom mit extrahepatischer Cholestase (Longitudinal-Schnitt).
Vc = V. cava, L = Leber, Vh = V. hepatica, Vp = V. portae, Ch = Ductus choledochus (dilatiert), Tu = Tumor.

Milzvene beim Pankreaskorpustumor bedeutet entweder eine hochgradige Kompression oder einen Verschluß. Bei dieser „segmentalen portalen Hypertension" muß die Milz nicht unbedingt vergrößert sein.

Durch die flexible Schnittebeneneinstellung der schnellen B-Bild-Technik läßt sich eine diskrete Erweiterung des Ductus Wirsungianus darstellen. Wird die Breite des Lumens deutlich meßbar (größer als 3 mm) (Abb. 48 u. 50), so deutet dies schon auf eine beginnende Dilatation hin. Erweiterungen des Ductus pancreaticus findet man jedoch auch bei entzündlichen Pankreasveränderungen oder bei Kompression durch benigne zystische Raumforderungen. Die ultraschalldiagnostischen Charakteristika einer Leberfilialisierung, einer Lymphknotenmetastasierung, Aszites und Veränderungen am Portalvenensystem werden an entsprechender Stelle im Kapitel „9 Leber" und „19 Retroperitoneale Raumforderungen" behandelt.

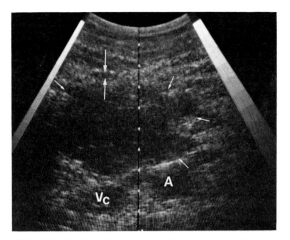

Abb. 50 Großes Pankreaskopfkarzinom, mediodorsal wachsend (Transversalschnitt).
A = Aorta, Vc = V. cava; Karzinom durch Pfeile konturiert; nach ventral verlagerte V. mesenterica quer getroffen, durch zwei größere Pfeile markiert.

Differentialdiagnose

Die monoton echoarme Struktur der meisten Pankreaskarzinome ist nicht spezifisch. Pankreasraumforderungen in Form von (fokalen) Pankreatitiden, gutartigen Tumoren, Metastasen, u. U. auch nicht ganz echofreien kleinen Zysten bzw. Pseudozysten (nach Einschmelzungen oder Einblutungen) können ähnlich aussehen. Eine eindeutige Differenzierung zwischen einer Pankreatitis mit Pseudozystenbildung und einem Zystadenokarzinom ist ultraschalldiagnostisch nicht möglich (s. S. 213). Erleichtert wird die Differentialdiagnose zwischen entzündlichen und malignen Raumforderungen im Pankreas durch gleichzeitige Metastasenbefunde in retroperitonealen Lymphknoten oder in der Leber.

Aszites tritt sowohl bei Peritonealkarzinose als auch als entzündliches Exsudat bei akuter oder akutem Schub einer chronischen Pankreatitis sowie zirkumskripter Pankreasnekrose auf. Die Pelottierung der V. cava ist häufig bei entzündlichen wie tumorösen Prozessen. Der (Teil-)Verschluß von V. portae, Milzvene oder V. mesenterica superior ist dagegen hochverdächtig auf einen Tumor (Abb. 51) (7).

Die Aufstellung zeigt die wichtigsten Differentialdiagnosen zu Pankreaskarzinomen:

1. vorgetäuschte Raumforderungen durch angeschnittene Darmanteile,
2. fokale Pankreatitis (akute, chronisch rezidivierend im Schub),
3. Pseudozyste,
4. benigner Tumor (z. B. hormonbildend),
5. randständiges, primäres Hepatom,
6. randständige Lebermetastasen,
7. primäre Lymphome (akut-entzündlich, maligne intra-extraperitoneal),
8. Lymphknotenmetastasen (intra-, extraperitoneal),
9. Pankreasmetastasen,
10. retroperitoneale Fibrose,
11. Magenkarzinom,
12. Duodenalkarzinom,
13. Choledochuskarzinom
14. Aneurysmen
15. neurogene retroperitoneale Tumoren (s. Abb. 41).

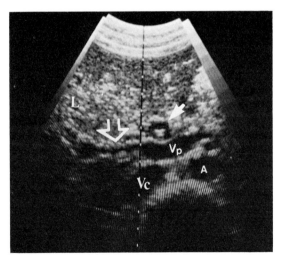

Abb. 51 Nicht okkludierende Tumorthrombosen in rechtem und linkem Portalvenenhauptast bei metastasierendem Pankreaskopfkarzinom (Transversalschnitt).
A = Aorta, Vc = V. cava, Vp = V. portae, L = Leber; wandständiger, 2,5 cm langer längs getroffener Thrombus im rechten Portalvenenast durch Hohlpfeil, quer getroffener Thrombus im linken Portalvenenast durch spitzen Pfeil markiert.

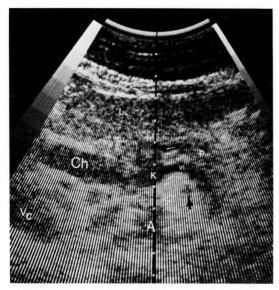

Abb. 52 Zustand nach extrahepatischer Cholestase wegen zwischenzeitlich entferntem Pankreaskopfkarzinom; weiterhin dilatierter Ductus choledochus und Pankreasgang (Elastizitätsverlust).
A = Aorta, Vc = V. cava, Ch = Ductus choledochus, K = Konfluenz von V. mesenterica superior und V. lienalis (=Vl), A. mesenterica superior durch schwarzen Pfeil markiert; P = Pankreas, L = Leber; dilatierter Pankreasgang im Verlauf durch kleinen weißen Pfeil markiert.

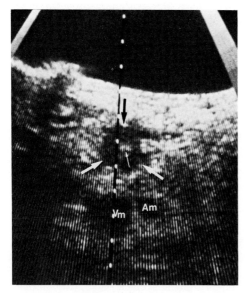

Abb. 53 Lokalrezidiv eines operativ entfernten Pankreaskopfkarzinoms (Transversalschnitt).
Am = A. mesenterica superior, Vm = V. mesenterica superior; Tumorrezidiv durch drei große Pfeile, Nadelspitze bei sonographisch kontrollierter Punktion des Befundes zentral im Tumor durch Pfeil markiert.

Diagnostische Genauigkeit

Mindestgröße

Wegen der spät einsetzenden klinischen Symptomatologie kommen zumeist schon fortgeschrittene Tumoren mit einem Durchmesser von 4-5 cm zur Untersuchung. Der Nachweis geringerer Tumorgrößen von ca. 1,5 cm Durchmesser ist eine sehr frühe Diagnose, die zufällig im Rahmen einer Oberbauchdiagnostik oder gezielt bei periampullären Malignomen wegen ihrer zeitigen Symptomatik gestellt werden kann. Eine echte Frühdiagnostik ist jedoch auch im Ultraschall weiterhin nicht möglich.

Operabilität

Im Ultraschall läßt sich eine Operabilität selten mit Sicherheit feststellen. Inoperabilität läßt sich nachweisen, wenn ausgedehnte Lymphknotenkonglomerate vorhanden sind, Gefäßummauerungen oder -abbrüche dargestellt oder Lebermetastasen gefunden werden.

Verlaufskontrollen nach Malignomoperation

Bei palliativer oder kurativer Tumortherapie sollten relativ engmaschige Kontrolluntersuchungen durchgeführt werden. Als nichtinvasives Diagnostikum mit guter Aussagekraft stellt deshalb die Sonographie neben der Computertomographie eine Methode erster Wahl zur Verlaufsbeurteilung des oberen Abdomens und insbesondere der Pankreasregion dar.
Aufgrund der kurzfristigen Routinekontrollen (Abstand 6-12 Wochen) sind invasive, den Patienten belastende Verfahren wie Gastroskopie, ERCP, Angiographie oder Laparoskopie nur selten indiziert und kommen allenfalls bei speziellen Fragestellungen zur Anwendung. Zwei Gruppen von Patienten zählen zu dieser Tumornachsorgegruppe nach Malignomoperation:

1. Patienten nach totaler oder partieller Pankreatektomie (z. B. Whipple-Operation),

2. Patienten mit lokal inoperablem Tumor, zumeist mit einer Palliativoperation (biliodigestiver Anastomose oder Gastroenterostomose).

Bei kurativem Vorgehen besteht die Frage nach lokoregionärem Tumorrezidiv oder parenchymatöser Metastasierung.
Ist das Tumorstadium schon so weit fortgeschritten, daß operationstechnisch nur noch eine biliodigestive Anastomose bzw. Gastroenterostomose erfolgen kann, sind Befundvergleiche erforderlich, wenn eine palliative Chemotherapie eingeleitet wird. Dasselbe gilt für Patienten mit inoperablen Rezidiven.

Rezidivdiagnostik

1. Direkt:
rundlich-solide, meist echoarme Raumforderungen in der Region von Magenhinterwand, Pankreas oder großen Abdominalgefäßen.

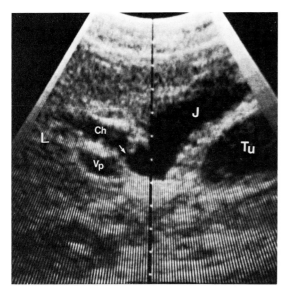
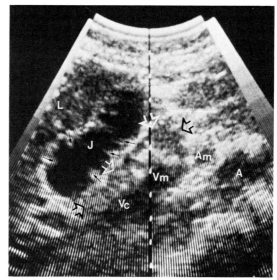

Abb. 54 Retentionsintestinum (schräger Transversalschnitt) mit erweitertem Jejunum bei Pankreaskopfkarzinomrezidiv. Choledochus aufgrund einer narbigen Anastomosenstriktur dilatiert.
Tu = Tumorrezidiv, L = Leber, J = Jejunum, Vp = V. portae, Ch = dilatierter Choledochus; narbige Striktur durch Pfeil markiert.

Abb. 55 Jejunaldilatation bei Pankreaskarzinomrezidiv (Transversalschnitt).
A = Aorta, Vc = V. cava, Vm = V. mesenterica superior, Am = A. mesenterica superior, L = Leber, J = dilatierter Jejunalabschnitt, dessen distaler Abschnitt von Tumormassen ausgefüllt ist (durch Pfeile markiert), Kerckringsche Schnürfalten durch kleine Pfeile markiert.

2. Indirekt:
a) neu aufgetretene oder verstärkte extrahepatische Cholestase,
b) neu aufgetretene oder verstärkte Pankreasgangsdilatation,
c) Darstellbarkeit proximaler Intestinalanteile (Duodenum, Jejunum) aufgrund massiver, konstanter Flüssigkeitsretention,
d) Gefäßveränderungen,
e) Aszites.

Die Beurteilung eines resezierten Pankreas kann außerordentlich schwierig sein und erfordert ein gutes Orientierungs- und Vorstellungsvermögen. Das Sonogramm nach Pankreasteilresektion zeigt im Normalfall zwar unauffällige Organreststrukturen, jedoch entgeht eine Pankreasschwanzresektion dem Untersucher fast regelmäßig, während eine Entfernung von Korpus und Kauda oder Kaput abgrenzbar ist. Nach Pankreaskopfresektion kann ein schon zuvor dilatierter Ductus Wirsungianus weiterhin aufgrund eines Elastizitätsverlustes ein dilatiertes Kaliber aufweisen (Abb. 52). Die Region eines resezierten Pankreaskopfes wird in der Regel von Darmschlingen ausgefüllt, die das Reflexmuster von Bauchspeicheldrüsengewebe vortäuschen können. Das direkte Zeichen eines Tumorrezidivs ist eine rundliche, in der Regel echoarme Raumforderung in der Pankreasregion, die ab 1,5 cm Durchmesser ultraschalldiagnostisch darstellbar werden kann und bisweilen zusammen mit anderen indirekten Rezidivhinweisen auftritt (Abb. 53). Die indirekten Zeichen sind weniger zuverlässig, da sie auch als Operationsfolgen aufgrund narbiger Strikturen auftreten können. Gallenwegs- und Pankreasgangsdilatationen weisen ebenso wie die Erweiterung intestinaler Abschnitte nur in Kenntnis des Verlaufs auf das Rezidiv hin (Abb. 52, 54 u. 55).
Angiologische Veränderungen, insbesondere im arteriellen Bereich (Gefäßabbruch) sowie im Portalvenensystem (Milz-, Mesenterial- und Portalvenenthrombose bzw. -stenose) sind noch rezidivspezifischer (Abb. 56). Ein neu aufgetretener Aszites ist hochgradig verdächtig auf eine Peritonealkarzinose.

Echogenität (Rezidiv, Lebermetastasen)
Während die lokoregionären Karzinomrezidive bekanntermaßen so echoarm wie die primären Tumoren sind (Abb. 57 u. 58), dürfte das gehäufte Auftreten isoechogener Lebermetastasen von besonderer Bedeutung sein (65). So wurden im eigenen Patientengut bei 7 von 36 Fällen derartige Metastasen nur bei der Computertomographie und Angiographie gefunden.

Kontrolldiagnostik bei Palliativtherapie
Wie auch bei radikaloperierten Patienten mit Rezidiv sind die exakte Dokumentierung tumoröser Strukturen in zwei Ebenen sowie die Erfassung von Leber- und Lymphknotenleitmetastasen besonders wichtig (Abb. 59). Im Falle einer Chemotherapie kann hier die Sonographie ein emp-

Pankreas

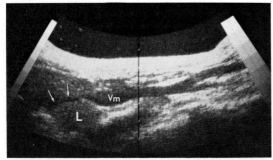

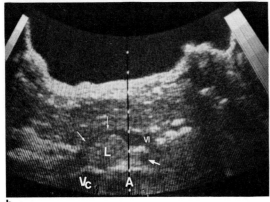

Abb. 56
a Lymphknotenmetastase eines Pankreaskarzinoms, die V. mesenterica superior ausgeprägt stenosierend (Longitudinalschnitt).
Vm = V. mesenterica superior, L = Lymphknotenmetastase; Stenose durch Pfeile markiert.
b Derselbe Befund, jedoch im Transversalschnitt.
A = Aorta, Vc = V. cava, Vl = V. lienalis, L = Lymphknotenmetastase; Stenose durch Pfeile markiert.

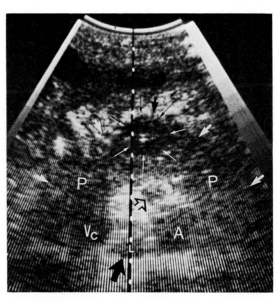

Abb. **57** Pankreaskorpuskarzinom (Transversalschnitt), mit Lymphknotenmetastase.
A = Aorta, Vc = V. cava; Lymphknotenmetastase (= L) durch schwarzen Pfeil markiert; P = Pankreasparenchym (Organ durch Pfeile konturiert); Pankreaskarzinom durch kleine Pfeile markiert.

findliches Diagnostikum zur Beurteilung der Therapieergebnisse sein.

Fehlermöglichkeiten

Schwierigkeiten entstehen insbesondere durch operative intraabdominelle Veränderungen. So wird die Leberbefundung stark gestört von der fast regelmäßig auftretenden Aerobilie nach Choledochoduodeno- oder jejunostomien (Abb. 60). Eine

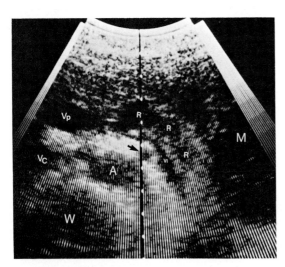

Abb. **58** Rezidiv eines Pankreaskopfkarzinoms im Korpus-Schwanz-Parenchym (Transversalschnitt).
W = Wirbelsäule, A = Aorta, Vc = V. cava, M = Magen, Vp = V. portae, Vl = V. lienalis; A. mesenterica superior durch schwarzen Pfeil markiert, R = Tumorrezidiv.

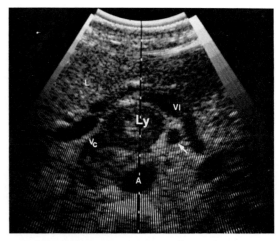

Abb. **59** Metastasierendes Pankreaskarzinom mit großer Lymphknotenmetastase (Transversalschnitt).
A = Aorta, Vc = V. cava, Vl = V. lienalis; A. mesenterica superior durch weißen Pfeil markiert; Ly = Lymphknotenmetastase, L = Leber.

weitere Fehlerquelle der Diagnostik liegt in der Dokumentation pseudotumoröser Narbenstrukturen nach totaler Pankreatektomie oder Pankreaskopfresektion. Schließlich können flüssigkeitsgefüllte Darmschlingen, die in die ehemalige Pankreasloge hineinfallen, für ein echoarmes Rezidiv gehalten werden, wenn sie nur eine geringe Peristaltik aufweisen.

Pankreasmetastasen – Ultraschallbefunde

Metastasen maligner Tumoren in der Bauchspeicheldrüse werden relativ selten beobachtet, so daß sonographische Befunde hierbei nur im Ausnahmefall erhoben werden. Im eigenen Patientengut stellten sich Metastasen bei 2 Patienten mit kleinzelligen Bronchialkarzinomen als echoarme rundliche Infiltrate von 1–1,5 cm Durchmesser dar, die regellos im Pankreas verteilt lagen, sowohl im Korpus- als auch im Kaudabereich (Abb. **61**). Eine Erweiterung des Ductus pancreaticus konnte dabei nicht beobachtet werden, wahrscheinlich aufgrund des geringen Befunddurchmessers und fehlender Filialisierung im Pankreaskopf.

Wertung

Als wesentliche Methoden zur Diagnostik solider Raumforderungen im Pankreas stehen folgende bildgebende Verfahren zur Verfügung:

1. Sonographie,
2. Computertomographie,
3. Angiographie,
4. ERCP,
5. Feinnadelpunktion.

Der Ultraschall ist in der Lage, Pankreastumoren ab etwa 1,5 cm Größe nachzuweisen. Die Empfindlichkeit der Methode schwankt zwischen 80 und 90%. Weiterhin können der Metastasennachweis erbracht und die Inoperabilität beurteilt werden. Die konventionellen, indirekten Untersuchungsmethoden wie Magen-Darm-Passage oder hypotone Duodenographie sind eindeutig unterlegen und als Screeningmethoden nicht indiziert.

Eine ähnlich hohe Treffsicherheit bezüglich des Primärtumors wie bei der Sonographie wird von der Computertomographie erreicht. Da die diagnostischen Grenzen beider Methoden auf unterschiedlichen physikalischen Grundlagen beruhen, ergänzen sie einander (28), wobei ein besonderer Vorteil der Ultraschall-Real-time-Diagnostik in der variablen Schnittführung besteht.

Lymphknotenmetastasen scheinen sich mit der Sonographie besser als mit der Computertomographie erfassen zu lassen, wenn man die sonographische Schwellengröße von 0,5 x 1,0 cm ⌀ berücksichtigt.

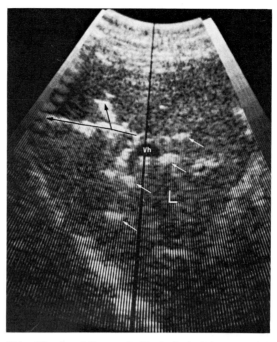

Abb. **60** Aerobilie nach Choledochojejunostomie: nur eingeschränkte Leberparenchymbefundung möglich (Longitudinalschnitt).
L = Leber, Vh = V. hepatica; echogen luftgefüllte Gallengänge teils im Verlauf durch Pfeile markiert.

Die generellen Vorteile der Computertomographie sind bekannt. Speziell beim Pankreaskarzinom kann sie durch Überprüfung der Gefäßdurchgängigkeit nach Kontrastmittel-Bolus-Injektion und nach Nachweis von Lebermetastasen die Frage der Operabilität mitentscheiden (25). Sowohl Sonographie als auch Computerto-

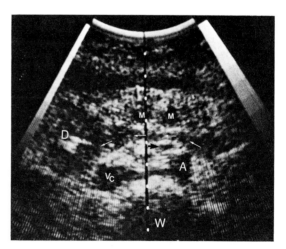

Abb. **61** Pankreasmetastasen bei metastasierendem kleinzelligem Bronchialkarzinom (Transversalschnitt).
W = Wirbelsäule, A = Aorta, Vc = V. cava, D = Duodenum; V. lienalis im Verlauf durch weiße Pfeile, A. mesenterica durch schwarzen Pfeil markiert; M = Metastasen im Pankreaskorpus.

mographie ermöglichen eine Feinnadelpunktion unter Sicht zur Sicherung der Diagnose in Problemfällen. Da kleine Karzinome sowohl der Sonographie als auch der Computertomographie entgehen können, ist die ERCP bei weiter bestehendem Tumorverdacht sowie bei der differentialdiagnostischen Entscheidung zwischen fokaler und chronischer Pankreatitis und Karzinom indiziert.

Die Angiographie erscheint heute nur noch notwendig, wenn die Operabilität des Tumors sonographisch und computertomographisch nicht eindeutig zu klären ist. Häufig ist jedoch die Darstellung des Gefäßverlaufs mit den möglichen Varianten präoperativ für den Operateur notwendig.

Inselzelltumoren

Pathologie

Inselzelltumoren, auch als pankreatische APU-Dome (Amine Precursor Uptake and Decarboxylation) bezeichnet, sind endokrine Pankreastumoren, die in verschiedenen Erscheinungsformen auftreten: solitär, als Hyperplasie, Karzinom, polyhormonal und in seltenen Fällen auch als multiple endokrine Neoplasie (MEN). Sie können in jedem Pankreasabschnitt entstehen und werden je nach endokriner Aktivität klassifiziert in: Insulinom, Glukagonom, Gastrinom, Somatostatinom, VIPom, PPom und Karzinoid. Die Häufigkeit der Malignität schwankt sehr stark; sie liegt unter 10% beim Insulinom und über 90% beim Gastrinom. Etwa 2/3 der APUDome sind endokrin inaktiv, insbesondere die Mehrzahl der malignen Tumoren.

Die Differenzierung der einzelnen Tumoren erfolgt ultrastrukturell und immunhistochemisch. Das einzig eindeutige Kriterium der Malignität ist die Metastasierung. Größe, multiples Auftreten, Abgrenzbarkeit, Histologie, Zytologie und Mitosen geben keine sichere Auskunft über ihre Dignität (KLÖPPEL u. Mitarb. 1979).

Klinik

Das klinische Bild wird bestimmt durch die endokrine Aktivität des Tumors. Die wichtigsten klinischen Syndrome sind: Hyperinsulinismus, Zollinger-Ellison-Syndrom, Glukagonomsyndrom, Verner-Morrison-Syndrom (Tab. 3).

Ultraschallbefund

Die Schwierigkeit der Lokalisation von APUDomen liegt in der geringen Größe des Prozesses. Dies betrifft vorwiegend Insulinome und Gastrinome, die eine Größe von wenigen Millimetern bis mehreren Zentimetern erreichen. Größere Ausmaße können Glukagonome, VIPome und endokrin inaktive Pankreastumoren annehmen, die dann lokalisationsdiagnostisch keine Probleme aufwerfen.

Die derzeitigen Ultraschallerfahrungen beschränken sich weitgehend auf Insulinome. Die Tumoren sind scharf begrenzt und echoärmer als das umgebende Pankreas. Die kleinsten bisher von uns nachgewiesenen Insulinome lagen in einer Größenordnung von 7-17 mm (Abb. **62**) (27, 32).

Tabelle 3 Einteilung und klinisches Bild der wichtigsten endokrinen Pankreastumoren (nach *Creutzfeld* 1980)

Tumor	Krankheitsbild	Maligne Entartung (%)	Extrapankreatische Lokalisation
Insulinom	Hyperinsulinismus: Nüchternhypoglykämie	< 10	selten
Gastrinom:	Zollinger-Ellison-Syndrom: gastrale Hypersekretion rezidierende peptische Ulzera Diarrhö Steatorrhö	> 90	häufig
Glukagonom	Glukagonomsyndrom: Erythema necrolytica migrans Diabetes Anämie	> 80	selten
diarrhogener Tumor VIPom, PPom	Verner-Morrison-Syndrom (Syn.: WDHA-Syndrom, pankreatische Cholera): wässrige Durchfälle Hypokaliämie gastrale Hyposekretion	> 50	häufig

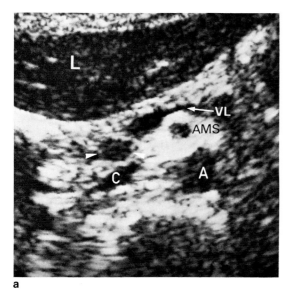
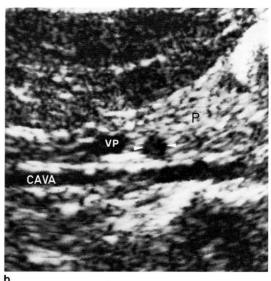

Abb. 62 Insulinom von 8 mm Durchmesser im Pankreaskopf (▶) unterhalb der V. portae.
a Oberbauchschrägschnitt: echoarme, scharf begrenzte Raumforderung im Pankreaskopf.

b Oberbauchlängsschnitt.
A = Aorta, C = V. cava inferior, L = Leber, P = Pankreas, VP = V. portae, AMS = A. mesenterica superior.

Aufgrund der respiratorischen Atemverschieblichkeit des Pankreas ist beim Nachweis derart kleiner Tumoren der Real-time-Methode der Vorzug zu geben. Schwierigkeiten ergeben sich – abgesehen von Darmgasüberlagerungen und Adipositas – vor allem im Pankreasschwanzbereich. Tumoren unter 1–1,5 cm Durchmesser sind auch bei besten Untersuchungsbedingungen dort nicht nachweisbar.
Wesentlich unproblematischer sind Inselzelltumoren über 3–4 cm Durchmesser, die jedoch nicht immer die echoarme Struktur der kleinen Tumoren besitzen; gelegentlich sind sie echoreicher und heterogener. Die Abbildungen eines Gastrinoms und endokrin inaktiven Inselzelltumors verdeutlichen dies (Abb. 63 u. 64). Regressive Veränderungen in Form von Verkalkungen können vereinzelt vorhanden sein, ebenso nekrotische, schalltransparente Areale (Abb. 65). Bei der Differentialdiagnose der kleinen endokrinen Pankreastumoren müssen vergrößerte Lymphknoten oder Lymphknotenmetastasen in Betracht gezogen werden.
Die Treffsicherheit der Methode ist aufgrund der

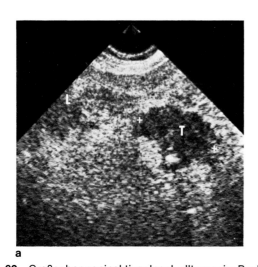
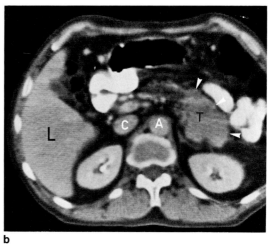

Abb. **63** Großer hormoninaktiver Inselzelltumor im Pankreasschwanz.
a Oberbauchsonogramm: echoarmer, scharf begrenzter Tumor (T) mit Verkalkung im Pankreasschwanz. Sonstige Oberbauchstrukturen nicht beurteilbar.

b Computertomogramm.
A = Aorta, C = V. cava inferior, L = Leber.

wenigen in der Literatur bekannten Fälle nicht anzugeben.

Wertung

Die Suche nach Inselzelltumoren (APUDome) setzt eine gesicherte klinische Diagnose voraus. Zur Lokalisation stehen heute folgende wesentliche Methoden zur Verfügung (13, 27):

1. Sonographie,
2. Computertomographie,
3. Arteriographie (Zöliakographie, Mesenterikographie),
4. Selektive transhepatische Blutentnahme zur Hormonbestimmung.

Nach dem Prinzip „nicht-invasiv vor invasiv" haben Sonographie und Computertomographie die Priorität. Aufgrund der fehlenden Strahlenbelastung geht die Sonographie der Computertomographie voraus. Sollte sich bei der Sonographie ein suspekter kleiner Tumor ergeben, ist die Computertomographie mit Bolustechnik indiziert, die ebenfalls kleine Insulinome erfolgreich nachweisen kann und im Pankreasschwanz der Sonographie überlegen ist. Bei sicherer Lokalisation durch beide Methoden kann auf eine präoperative Angiographie verzichtet werden.

Bleibt das Ergebnis fraglich oder negativ, folgt die Arteriographie, die eine durchschnittliche Treffsicherheit von 71% beim Insulinom besitzt, jedoch beim Zollinger-Ellison-Syndrom weniger erfolgreich ist. Liegt sonographisch vermutlich ein großer Tumor vor, wird die Computertomographie der Arteriographie vorgezogen. Sonographie und Computertomographie sind gleichzeitig komplementär zum Nachweis evtl. Metastasen. Wenn alle nichtinvasiven Maßnahmen und die Arteriographie einen hormonaktiven Tumor nicht lokalisieren können, ist die selektive Blutnahme aus dem Pfortaderkreislauf zur Hormonbestimmung indiziert.

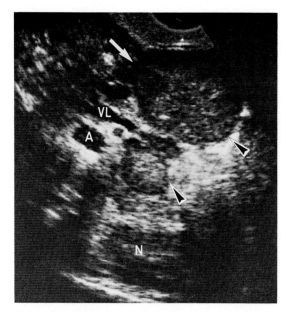

Abb. **64** Malignes Gastrinom, vom Pankreasschwanz ausgehend, mit großer ventral gelegener Metastase (Oberbauchquerschnitt): echoreiches, heterogenes Schallmuster.
A = Aorta, VL = V. lienalis, N = Niere.

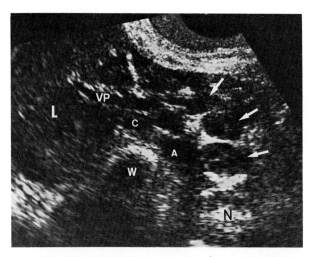

Abb. **65** Inselzellkarzinom mit mehreren rundlichen nekrotischen echoarmen Arealen (→) (Oberbauchschrägschnitt).
A = Aorta, C = V. cava inferior, L = Leber, VP = V. portae, N = Niere, W = Wirbelsäule.

Pankreasanomalien

Die wichtigsten Fehlbildungen der Bauchspeicheldrüse stellen das Pankreas divisum und Pankreas anulare dar (2). Beide Anomalien konnten bisher sonographisch nicht differenziert werden. Die ERCP dürfte dabei die Methode der Wahl bleiben. Der Ultraschall scheint jedoch bei der Abgrenzung des Pankreas minus (Sonderform des Pankreas divisum) vom Pankreas anulare eine gewisse Rolle zu spielen, wenngleich die klinische Bedeutung in Frage steht, da in beiden Fällen eine erhöhte Inzidenz einer chronischen Pankreatitis vorliegt (43).

Literatur

1 Arger, P. H., C. B. Mulhern, J. A. Bonavita, D. M. Stauffer, J. Hale: An analysis of pancreatic sonography in suspected pancreatic disease. J. clin. Ultrasound 7 (1979) 91
2 Becker, V.: Bauchspeicheldrüse. In Doerr W., G. Seifert, E. Uehlinger: Spezielle pathologische Anatomie, Bd. VI. Springer, Berlin 1973
3 Becker, W. F., R. A. Welch, H. S. Pratt: Cystadenoma and cystadenocarcinoma of the pancreas. Ann. Surg. 161 (1965) 845
4 Bradley, E. L., III, A. C. Gonzales, J. L. Clements jr.: Acute pancreatic pseudocysts. Incidence and implications. Ann. Surg. 134 (1976) 734
5 Braun, B., H. Dormeyer, C. Kujat, H. Pernice, M. Neher, U. Schwerk, H. Schönborn: Die Bedeutung der Sonographie für Diagnostik und Therapie der akuten ödematösen und nekrotisierend Pankreatitis. In Rettenmaier, G., E.-G. Loch, M. Hansmann, H. G. Trier: Ultraschalldiagnostik in der Medizin. Thieme, Stuttgart 1981 (S. 54)
6 Bretholz, A., M. Knoblauch, R. Ammann, F. Largiader, E. Linder, P. Deyhle, P. Frey: Pseudozysten und Retentionszysten bei akuter und chronischer Pankreatitis. Dtsch. med. Wschr. 104 (1979) 89
7 Brockmann, W. P.: Größere Abdominalgefäßveränderungen im Real-time-B-Bildverfahren. Computertomographie 2 (1982) 12
8 Burrel, M., J. A. Gold, J. Simeone, K. Taylor, J. Dobbins: Liquefactive necrosis of the pancreas. Radiology 135 (1980) 157
9 Compagno, J., J. E. Oertel: Microcystic adenomas of the pancreas (glycogen-rich cystadenomas). A clinicopathologic study of 34 cases. Amer. J. clin. Path. 69 (1978) 289
10 Creutzfeld, W.: Endocrine tumors of the pancreas, clinical, chemical and morphological findings. In Fitzgerald, P. J., A. B. Morrision: The Pancreas. William & Wilkins, Baltimore 1980 (p. 208)
11 Cubilla, A. I., J. Fortner, J. P. Fitzgerald: Lymphnode involvement in carcinoma of the head of pancreas area. Cancer (Philad.) 41 (1978) 880
12 Doust, B. D., J. D. Pearce: Gray-scale ultrasonic properties of the normal and inflamed pancreas. Radiology 120 (1976) 653
13 Dunnick, N. R., J. A. Long jr., A. Krudy, T. H. Shawker, J. L. Doppman: Localizing insulinomas with combined radiographic methods. Amer. J. Roentgenol. 135 (1980) 747
14 Evans, B. P., A. Ochsner: The gross anatomy of the lymphatics of the human pancreas. Surgery 36 (1954) 177
15 Filly, R. A., S. S. London: The normal pancreas: acoustic characteristics and frequency of imaging. J. clin. Ultrasound 7 (1979) 121
16 Forell, M. M.: Diagnostisches Vorgehen bei der chronischen Pankreatitis unter Berücksichtigung der Aussagekraft der einzelnen Methoden. Internist (Berl.) 20 (1979) 360
17 Forell, M. M., H. Stahlheber: Gallenwege und exokrines Pankreas. In Siegenthaler, W.: Klinische Pathophysiologie, 4. Aufl. Thieme, Stuttgart 1979
18 Freeny, P. C., C. J. Weinstein, D. A. Taft, F. H. Allen: Cystic neoplasms of the pancreas: New angiographic and ultrasonographic findings. Amer. J. Roentgenol. 131 (1978) 795
19 Freise, J., M. Gebel: Diagnostische Kriterien der Pankreassonographie im Verlauf einer unkomplizierten akuten Pankreatitis. Fortschr. Röntgenstr. 130 (1979) 315
20 Friedmann, G., U. Mödder: Stadieneinteilung und Verlaufsbeobachtungen der akuten Pankreatitis durch Angio-Computertomographie. Leber-Magen-Darm 10 (1980) 303
21 Friedmann, G., E. Bücheler, P. Thurn: Ganzkörper-Computertomographie. Thieme Stuttgart 1981
22 Gmelin, E., H.-D. Weiss, H. D. Fuchs, R. Reiser: Vergleich der diagnostischen Treffsicherheit von Sonographie, Computertomographie und ERCP. Fortschr. Röntgenstr. 134 (1981) 136
23 Gonzales, A. C., E. L. Bradley, J. L. Clements jr.: Pseudocyst formation in acute pancreatitis: ultrasonographic evaluation of 99 cases. Amer. J. Roentgenol. 127 (1976) 315
24 Gosinck, B. B., W. R. Rector: Gray scale sonographic anatomy of the pancreas. J. clin. Ultrasound 5 (1977) 25

25 Grabbe, E., W. P. Brockmann, R. Klapdor: Tumorthrombus in der V. portae. Diagnostik durch Sonographie und CT. Fortschr. Röntgenstr. 134 (1981) 330
26 Green, P. S., E. P. DiMagno, M. James: Endoscopic Sonography. Deutscher Radiologenkongreß, München 1981
27 Günther, R., F. Kümmerle, J. Beyer, K. Klose, K. Rückert, U. Cordes: Lokalisationsdiagnostik von Inselzelltumoren durch Sonographie, Computertomographie, Arteriographie und selektive Hormonbestimmung. Fortschr. Röntgenstr. 135 (1981) 657
27a Günther, R., K. J. Klose, K. Rückert, F. P. Kuhn, J. Beyer, H. J. Klotter, U. Cordes: Localization of small islet cell tomours by CT, preoperative and intraoperative ultrasound scanning. Radiology in press
28 Husband, J. E., H. B. Marie, L. Kreel: Comparision of ultrasound and computer-assisted tomography in pancreatic diagnosis. Brit. J. Radiol. 50 (1977) 855
29 Kaude, J. V., A. N. McInnis: Pancreatic ultrasound following blunt abdominal trauma. Gastrointest. Radiol. 7 (1982) 53
30 Klapdor, R., E. Grabbe, J. Hagemann, N. Soehendra, G. Klöppel: Primärdiagnostik und Stadieneinteilung des Pankreaskarzinoms. Münch. med. Wschr. 122 (1980) 343
31 Klöppel, G., G. Seifert, Ph. U. Heitz: Endokrine Pankreastumoren. Morphologie und Syndrome. Dtsch. med. Wschr. 104 (1979) 1571
32 Kuhn, F.-P., R. Günther, K. Rückert, J. Beyer: Ultrasonic demonstration of small pancreatic islet cell tumors. J. clin. Ultrasound 10 (1982) 173
33 Kümmerle, F., M. Neher: Indikationen und stadiengerechte Therapie der akuten Pankreatitis. In Häring, R.: Die Chirurgie der akuten und chronischen Pankreatitis. TM-Verlag, Oeynhausen 1980 (S. 89)
34 Lackner, K., H. Frommhold, H. Grauthoff, U. Mödder, L. Heuser, G. Braun: Wertigkeit der Computertomographie und der Sonographie innerhalb der Pankreasdiagnostik. Fortschr. Röntgenstr. 132 (1980) 509
35 Laing, F. C., G. A. W. Gooding, T. Brown, G. Leopold: Atypical pseudocysts of the pancreas: An ultrasonic evaluation. J. clin. Ultrasound 7 (1979) 27
36 Lawson, T. L.: Sensivity of pancreatic ultasonography in the detection of pancreatic disease. Radiology 128 (1978) 733
37 Löffler, A., S. E. Miederer, U. Glänzer: Endoskopisch retrograde Pankreatikographie und exokrine Funktion bei verschiedenen Pankreastumoren und Papillenstenosen. In Sarles, H., M. Singer: Akute und chronische Pankreatitis. Witzstrock, Baden-Baden 1978 (S. 219)
38 Lutz, H., R. Ehler, N. Heyder, L. Reidel: Differentialdiagnostik der Pankreaserkrankungen mit Ultraschall. Ultraschall 1 (1980) 12
39 Marks, W. M., R. A. Filly, P. W. Callen: Ultrasonic evaluation of normal pancreatic echogenicity and its relationship to fat deposition. Radiology 137 (1980) 475
40 Mitty, H. A., S. C. Efremidi, H. C. Yeh: Impact of fine-needle biopsy on the management of patients with carcinoma of the pancreas. Amer. J. Roentgenol. 137 (1981) 1119
41 Ohto, M., N. Satome, H. Saisho, Y. Tsuchiya, T. Ono, K. Okuda, E. Karasawa: Real-time-sonography of the pancreatic duct: an analysis of 41 cases. Amer. J. Roentgenol. 134 (1980) 647
42 Phillips, H. E., K. L. Cox, M. H. Reid, J. P. McGahan: Pancreatic sonography in cystic fibrosis. Amer. J. Roentgenol. 137 (1981) 69
43 Pott, G.: Sonographische Untersuchungen bei Normvarianten des Pankreas. In: Rettenmaier, G., E.-G. Loch, M. Hansmann, H. G. Trier: Ultraschalldiagnostik in der Medizin. Thieme, Stuttgart 1981 (S. 52)
44 Safrany, L., B. Neuhaus, S. Krause, G. Portocarrero, B. Schott: Endoskopische Papillotomie bei akuter, biliär bedingter Pankreatitis. Dtsch. med. Wschr. 105 (1980) 115
45 Sankaran, S., A. J. Walt: The natural and unnatural history of pancreatic pseudocysts. Brit. J. Surg. 62 (1975) 37
46 Sarles, H.: An international survey on nutrition and pancreatitis. Digestion 9 (1973) 389

47 Sarles, H., M. Singer, J. Sahel: Pathologische Anatomie, Pathogenese und Ätiologie der chronischen Pankreatitis. In Sarles, H., M. Singer: Akute und chronische Pankreatitis. Witzstrock, Baden-Baden 1978 (S. 147)
48 Schönborn, H., M. Neher, F. Kümmerle: Chirurgisch-internistisches Panel. Leber-Magen-Darm 10 (1980) 14
49 Schönborn, H., F. Kümmerle, M. Neher, H.-P. Schuster: Akute Pankreatitis. Entwicklung eines kombinierten konservativ-operativen Therapiekonzeptes. Med. Welt (Stuttg.) 27 (1976) 1293
50 Scholz, F. J., Ph. N. Hatfield, C. B. Larsen, R. F. Wise: Carcinoma of the pancreas. Curr. Probl. diagn. Radiol. 7 (1977) 1
51 Shockmann, A. T., J. A. Marasco: Pseudocysts of the pancreas. Amer. J. Roentgenol. 101 (1967) 628
52 Siegelman, S. S., B. E. Copeland, G. P. Saba, J. L. Cameron, R. C. Sanders, E. A. Zerhouni: CT of fluid collections associated with pancreatitis. Amer. J. Roentgenol. 134 (1980) 1121
53 Silverstein, W., M. B. Isikoff, M. C. Hill, J. Barkin: Diagnostic imaging of acute pancreatitis: Prospective study using CT and sonography. Amer. J. Roentgenol. 137 (1981) 497
54 Singer, M., H. Sarles, J. Sahel: Klinik der chronischen Pankreatitis. In Sarles, H., M. Singer: Akute und chronische Pankreatitis. Witzstrock, Baden-Baden 1978 (S. 165)
55 Sobotta, J., H. Becher: Atlas d. Anatomie des Menschen, 17. Auflage, Bd. II. Urban & Schwarzenberg, München 1972
56 Torres, W. E., J. L. Clements jr., P. J. Sones, D. R. Knopf: Gas in the pancreatic bed without abscess. Amer. J. Roentgenol. 137 (1981) 1131
57 Triller, J., M. Haertel, S. Zaunbauer, W. A. Fuchs: Sonographie vaskulärer und biliärer Oberbauchstrukturen. Computertomographie 1 (1981) 21
58 Walls, W. J., A. W. Templeton: The ultrasonic demonstration of inferior vena cava compression: a guide to head enlargenment with emphasis on neoplasm. Radiology 123 (1977) 165
59 Weill, F., A. Bourgoin, A. Eisenscher, M. Gillet: Aspects ultrasonores des pancreatites aiguës. Arch. Mal. Appar. dig. 65 (1976) 443
60 Weill, F., A. Schraub, A. Eisenscher, A. Bourgoin: Ultrasonography of the normal pancreas. Radiology 123 (1977) 417
61 Weill, F., A. Marmier, P. Paronneau, F. Zeltner, A. Bourgoin: Fiabilite de l'exploration ultrasonore du pancreas. Résultats de 266 observations controlées. J. Radiol. Électrol. 60 (1979) 9
62 Weill, F., A. Le Mouel, E. Bihr, P. Rohmer, F. Zeltner, V. Sauget: Le diagnostic ultra-sonore des collections interperitonéales dans le recessus hepato-renal. J. Radiol. 61 (1980) 251
63 Weinstein, D. P., B. J. Weinstein: Ultrasonographic demonstration of the pancreatic duct: an analysis of 41 cases. Radiology 130 (1979) 729–734
64 Wolfman, N. T., N. A. Ramquist, N. Karstaedt, M. B. Hopkins: Cystic neoplasms of the pancreas: CT and sonography. Amer. J. Roentgenol. 138 (1982) 37
65 Wright, R., K. G. Alberti, S. Karran, G. H. Milward-Sadler: Liver and Biliary Disease: Pathophysiology-Diagnosis-Management. Saunders, Philadelphia 1979

12 Milz

G. Keller und W.-P. Brockmann

Anatomie

Die Milz ist ein im linken Oberbauch intraperitoneal gelegenes Organ, das normalerweise von Rippen überlagert ist und mit seiner Längsachse etwa dem Verlauf der 10. Rippe folgt. Ihr Gewicht beträgt 150 – 180 g. Es besteht eine enge Lagebeziehung der Milz zu dem Zwerchfell, der linken Niere, dem Magen, der linken Kolonflexur sowie zum Pankreasschwanz. Die konvexe Facies diaphragmatica liegt der Zwerchfellwölbung und der lateralen Bauchwand an. Die konkave Eingeweidefläche besteht aus der nach ventral gerichteten Facies gastrica, die mit der Magenhinterwand in Kontakt steht, und der nach kaudomedial weisenden Facies renalis, die der linken Niere anliegt. Die kaudoventrale Facies colica berührt die linke Kolonflexur. Ventral des linken kranialen Nierenpols – etwa in Milzhilusnähe – liegt der Pankreasschwanz. Auf einer Leiste in der Facies gastrica verläuft der Milzhilus mit seinen zu- und abführenden Gefäßen. Der vordere Rand der Milz (Margo superior) ist scharf begrenzt und häufig eingekerbt, der hintere (Margo inferior) dagegen stumpf.

Untersuchungstechnik

Patientenvorbereitung

Gerade bei der Diagnostik der Milz ist es wichtig, durch eine leichte Mahlzeit am Vorabend der Untersuchung (ohne blähende Bestandteile) sowie drei- bis viermalige Applikation eines Polysiloxanpräparates als Karminativum einen Meteorismus zu beseitigen oder zu mindern.

Patientenlagerung

Bei der Real-time-Methode ermöglichen kleine, frei bewegliche Schallköpfe eine Darstellung der Milzform und -größe. In rechter Seitenlage des Patienten wird der Schallapplikator in der linken Axillarlinie zwischen unterem Rippenbogenrand und Beckenkamm zu einem transversalen Flankenschnitt aufgesetzt und leicht nach kranial unter den Rippenbogen gekippt. Auf diese Weise gelingt es bei maximaler Inspiration häufig, die gesamte Milz bis zum Zwerchfell darzustellen, wenn nicht störende Luft in der benachbarten linken Kolonflexur diesen Einblick verhindert. In diesem Falle und besonders bei kleinen Milzen gelingt diese Darstellung dann durch Interkostalschnitte ebenfalls in Rechtsseitenlage, wobei der Schallkopf im 9./10. Zwischenrippenbereich aufgesetzt wird. Durch die kontinuierliche Schnittbildverschiebung beim Real-time-Scanning ist selbst unter erschwerten Bedingungen und trotz der Rippenartefakte zumindest noch eine Aussage zur Parenchymstruktur möglich, wenn eine Gesamtdarstellung des Organs nicht mehr gelingen sollte. Bei Splenomegalien hingegen gelingt eine maximale Längendarstellung durch einen subkostalen Schrägschnitt, bei dem der Applikator in halber Rechtsseiten- oder Rückenlage des Patienten unterhalb des Rippenbogens und parallel zu diesem aufgesetzt wird. Zur besseren Anpassung an die Thoraxwölbung empfiehlt sich zur Untersuchung von Kleinkindern die Vorschaltung einer Wasservorlaufstrecke.

Ultraschallbild der normalen Milz

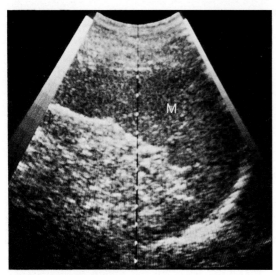

Abb. 1 Normale Milz.
M = Milz (S. S., ♀, 22 J.), lat. Transversalschnitt.

Morphologie und Topographie

Die Milz zeigt sonographisch eine mehr oder weniger ausgeprägte halbmondförmige Konfiguration (Abb. 1). Sie besitzt ein ähnlich granuliertes Binnenreflexmuster wie die Leber, imponiert jedoch aufgrund der stärkeren Blutfülle deutlich echoärmer und auch homogener. Das Organ ist normalerweise ca. 12 cm lang, 7 cm breit und 4 cm dick. Die konvexe, dem Zwerchfell anliegende Milzfläche ist durch einen dichten Echosaum – den Zwerchfellreflex – markiert, wobei dieser Reflexbogen nicht durch das Zwerchfell selbst, sondern aufgrund des großen Impedanzunterschiedes durch die Totalreflexion des Schalls an der Lungenoberfläche hervorgerufen wird. Die konkave bis geradlinige Milzinnenfläche zeigt dagegen keine echogene Kontur (1, 2, 4). Im Milzhilus lassen sich die V. lienalis mit ihren meist drei aus der Milz ziehenden konfluierenden Ästen erkennen. Aufgrund ihres relativ geradlinigen Verlaufes und ihres kräftigen Kalibers (0,5 bis 1 cm Durchmesser) läßt sich die Milzvene in ihrem gesamten Verlauf vom Milzhilus über die Dorsalfläche des Pankreas bis zur Konfluenz mit der V. mesenterica superior darstellen. Die zartere A. lienalis ist dagegen aufgrund ihres geschlängelten Verlaufes meistens nur über kürzere Strecken darzustellen. Sie ist besonders gut vom Abgang aus dem Truncus coeliacus zu verfolgen.

Anomalien, Formvarianten, Fehlbildungen

Anomalien

Außer dem Vorkommen von Nebenmilzen in ca. 5–10% sind Milzanomalien in der Regel selten.

Fehlen der Milz an typischer Stelle

Findet man in der Milzloge kein milzähnlich imponierendes Organ, dann muß man in erster Linie an einen Zustand nach Splenektomie denken.
Selten ist die Aplasie (Asplenie), d.h. das Fehlen der Milzanlage, die dann gewöhnlich mit einem Situs inversus (partiell oder total) sowie verschiedenen angeborenen Herzfehlern kombiniert ist und als Ivemark-Syndrom bezeichnet wird.
In den meisten Fällen der Dystopie findet man die Milz nicht weit von der üblichen Position entfernt. Eine intrathorakale oder pelvine Lage kommt selten vor. Die Wandermilz (Lien mobile) kommt in der Mehrzahl der Fälle beim weiblichen Geschlecht, z. B. bei erschlafften Bauchdecken (Multipara) und allgemeiner Senkung der Eingeweide (Enteroptose), vor.

Ultraschallbefunde

Bei der Differenzierung dieses dystopen Organes von tumorösen Raumforderungen ist die retrograde Verfolgung der Milzvene von der Konfluenz mit der V. mesenterica superior aus unter geeigneten Schallbedingungen eine entscheidende diagnostische Hilfe. Ferner kann das typisch homogene granulierte Reflexmuster der Milz die Diagnose erleichtern.

Hypoplasie, Atrophie

Gemeinsames Merkmal ist ein größenmäßig deutlich unter der Normgrenze liegendes Organ mit erhaltener Form und Kontur sowie unauffälligem Schallmuster. Sonographisch läßt sich zwischen beiden Formen nicht unterscheiden.
Die Hypoplasie ist eine nicht sehr seltene, angeborene Anomalie, bei der in Extremfällen die Milz die Größe einer Walnuß hat, was die sonographische Diagnostik erschweren kann.
Häufigste Ursache einer Atrophie ist die senile Involution, die ab dem 50. Lebensjahr beginnt. Seltener findet man eine auffällige Organverkleinerung bei schwerer Kachexie (z.B. bei Hunger, Sprue, malignen Tumoren) und aufgrund multipler, vernarbender Infarkte (Autosplenektomie), z.B. bei Sichelzellanämie oder Thrombozyth-

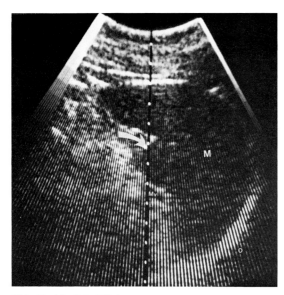

Abb. 2 Mediale Milzlappung.
M = Milz, Mv = quergetroffene Milzvene; Lappung durch Pfeil markiert (D. P., ♀, 14 J), lat. Transversalschnitt.

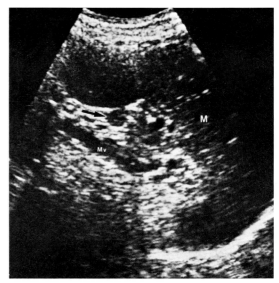

Abb. 3 Kleine Nebenmilz (0,5 cm ⌀).
Mv = Milzvene, M = Milz; Nebenmilz durch Pfeil markiert (R. P., ♂, 28 J.), lat. Transversalschnitt.

ämie, sowie selten nach langer bestehender chronisch-venöser Stauung (Fibrosierung bei portaler Hypertension).

Formvarianten, Ultraschallbefunde

Milzlappung

Bei Neugeborenen ist die Milz stärker gelappt als beim Erwachsenen. Eine selten vorkommende stark gelappte Milz (Lien lobatus) im Erwachsenenalter kann man somit als kindliche Form auffassen, eine Formvariante, die ohne klinische Bedeutung ist. Sie kann isoliert oder zusammen mit gelappter Niere (persistierende renkuläre Lappung) vorkommen. Im Ultraschall erkennt man eine mediale Lappung der Milz (Abb.2), als rundlichen, scharf konturierten Ausläufer zwischen linker Niere und Pankreasschwanz. Die Differenzierung gegenüber von anderen Organen ausgehenden Raumforderungen (z.B. von der linken Nebenniere) ist aufgrund der Verbindung zur Milz sowie der identischen Echoqualität relativ einfach. Im Gegensatz zur Milzlappung sind abnorme Einkerbungen häufig.

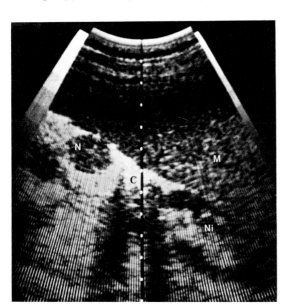

Abb. 4 Nebenmilz.
M = Milz, N = Nebenmilz, Ni. = li. Niere, C. = li. Kolonflexur mit Gasartefakten (S. D., ♀, 19 J.), lat. Transversalschnitt.

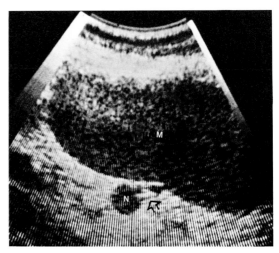

Abb. 5 Nebenmilz mit Gefäßstiel.
M = Milz, N = Nebenmilz; Gefäßstiel durch Pfeil markiert (A. E., ♀, 25 J.), subkostaler Schrägschnitt.

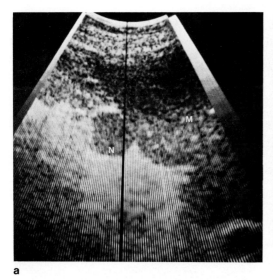
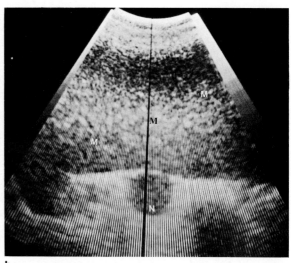

Abb. 6a u. b   Nebenmilz (3 cm ⌀). Bei chronisch-myeloischer Leukämie mit Splenomegalie.

M = Milz, N = Nebenmilz (R. D., ♀, 47 J.), **a** lat. Transversalschnitt, **b** Longitudinalschnitt.

Nebenmilzen
(akzessorische Milzen, Splenikuli, Splenunkuli)

Sie stellen eine öfter anzutreffende Normvariante dar. Hierbei handelt es sich um solitär oder multipel vorkommende separate Inseln normalen Milzgewebes mit einem Durchmesser von ca. 1–5 cm Durchmesser. Sie liegen zu 75 % im Milzhilusbereich (Abb. 3), im Lig. gastrolienale oder als heterotope Inseln am Pankreasschwanz.

Ultraschallbefund
Sonographisch sind diese Nebenmilzen meistens ohne Schwierigkeiten als solche zu erkennen. Sie stellen sich in der Regel als annähernd kugelige, glatt begrenzte Gebilde, direkt im Milzhilus gelegen mit Durchmessern gewöhnlich bis zu 2 cm dar (Abb. 4). Es gelingt oftmals auch eine Darstellung einer Gefäßverbindung zwischen Milz und Nebenmilz (Abb. 5). Eine weitere Abgrenzung zu Lymphomen oder Tumoren wird zusätzlich durch die mit dem normalen Milzparenchym identische Echostruktur erleichtert. Nach Splenektomie können Nebenmilzen die Funktion der Hauptmilz übernehmen und hyperplastisch werden. Bei diffuser maligner Infiltration (z.B. bei Leukämie) wird in der Regel die Nebenmilz in gleicher Weise mitbetroffen, wobei es dann ebenfalls zu einer Vergrößerung kommt (Abb. 6). Als Polypleniesyndrom bezeichnet man das Vorkommen mehrerer Milzen bei gleichzeitig bestehenden Herzmißbildungen und Situs inversus.

Milzerkrankungen

Splenomegalie

Große Schwankungen in Gewicht und Größe der Milz kommen schon beim gesunden Organ vor. Sie sind wesentlich durch den stark wechselnden Blutgehalt bedingt. Bei einer Volumenzunahme kommt es zuerst zu einer Ausdehnung in anterior-posteriorer Richtung von der Niere bis zum linken Leberlappen, der bisweilen zurückgedrängt werden kann. Bei der Zunahme des Transversaldurchmessers kann die sonst leicht konkave Innenfläche konvex werden, so daß das Organ in Extremfällen einem pseudotumorösen rundlichen Gebilde gleichen kann. Dadurch ist eine Abflachung oder Pelottierung der linken Niere möglich (DD: physiologischer Milzbuckel). Schließlich kommt es auch zu einer Vergrößerung in kraniokaudaler Richtung, die im lateralen Longitudinalschnitt gut dargestellt werden kann.

Ultraschallbefunde
Sonographisch kann man von einer Milzvergrößerung sprechen, wenn mindestens zwei Ausdehnungsrichtungen die Normwerte (4 x 7 x 12 cm) überschreiten. Die Echostruktur bleibt bei unspezifischen Splenomegalien homogen. Es ist allenfalls ein gering verringerter Reflexgehalt zu verzeichnen. Pathologische Parenchymerkrankungen der Milz lassen sich – ähnlich wie bei anderen parenchymatösen Organen – anhand der Änderung an Größe, Form, Kontur und Echostruktur – erkennen. Eine sichere ätiologische Abklärung ist jedoch nur klinisch, laborchemisch oder bioptisch möglich. Die Splenomegalie ist ein häufiges Symptom bei fast allen Milzerkrankungen.

Milzerkrankungen 235

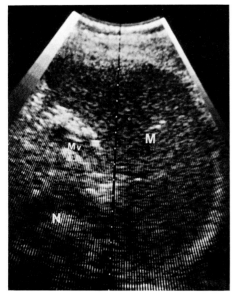

Abb. 7 Splenomegalie bei Rechtsherzinsuffizienz.
M = Milzparenchym, Mv = Milzvene, N = li. Niere, (L. S., ♂, 44 J.), lat. Transversalschnitt.

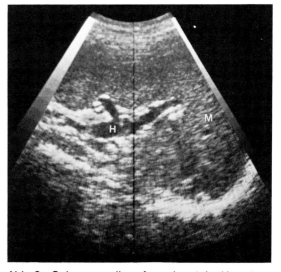

Abb. 8 Splenomegalie aufgrund portaler Hypertension bei Leberzirrhose.
M = Milzparenchym, H = dilatierte, venöse Hilusgefäße (S. E., ♀, 69 J.), lat. Transversalschnitt.

Differentialdiagnose
Bei zahlreichen, vor allem bakteriellen Allgemeininfektionen tritt eine akute infektiöse, geringe bis mäßiggradige Milzschwellung auf. Infolge einer Hyperämie sowie Exsudation in die Pulpa kann man sonographisch manchmal eine verminderte Echodichte erkennen.
Die durch eine Rechtsherzinsuffizienz hervorgerufene venöse Stauungsmilz (Abb. 7) läßt sich neben einer echoverminderten Organvergrößerung an einer gleichzeitigen deutlichen Erweiterung der Lebervenen und der V. lienalis sowie einer Lebervergrößerung (mit Ausnahme der Zirrhose cardiaque) erkennen.

Bei der durch portale Hypertension hervorgerufenen Splenomegalie zeigen sich Lumenerweiterungen der V. portae (mit Kalibersprung zu den intrahepatischen Portalästen) und der V. lienalis auf über 1 - 1,2 cm Durchmesser (Abb. 8). Die häufigste Ursache der portalen Stauungsmilz ist die Leberzirrhose, bei der – neben den beschriebenen Gefäßerweiterungen – typische Veränderungen der Leberform, -größe und -binnenstruktur auf die Ätiologie der Splenomegalie hinweisen (s. Kapitel „9 Leber"). Eine durch eine Vena-lienalis-Thrombose verursachte Splenomegalie läßt sich sonographisch aufgrund des fehlenden Milzvenenbandes diagnostizieren.
In ungefähr 50 % des Morbus Hodgkin oder der Non-Hodgkin-Lymphome ist mit einer Milzbe-

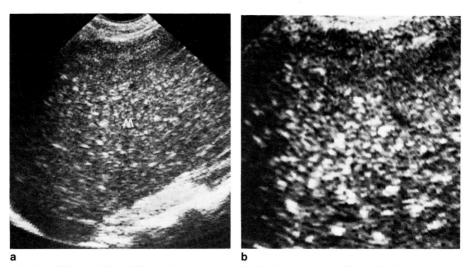

a   b
Abb. 9 Diffuser Milzbefall bei chronisch-lymphatischer Leukämie (K. J., ♂, 64 J.).
a M = Milz mit multiplen groben Reflexeinsprengungen, Longitudinalschnitt.
b Ausschnittsvergrößerung von Abb. a.

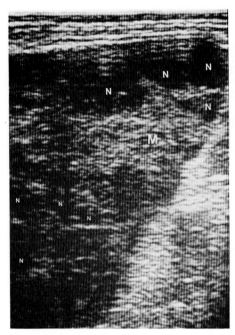

Abb. 10 Nodulärer Befall der Milz bei Non-Hodgkin-Lymphom.
M = Milzparenchym, N = Nodulus (R. R., ♀, 54 J.), Longitudinalschnitt.

teiligung zu rechnen (7). Häufig zeigt sich eine mäßige Splenomegalie, obwohl diese nicht obligatorisch ist. Der Befall besteht meistens aus diffus über das gesamte Organ verteilten stecknadelkopfgroßen Knötchen, die wegen der geringen Größe nicht als Einzelherde sonographisch erkennbar werden und zu einer allgemeinen Echogenitätsvermehrung der homogenen Schallstruktur führen können (Abb. 9) (6). Man findet aber auch umschriebene echoarme Noduli, die multipel auftreten können (Abb. 10 u. 11) (8).

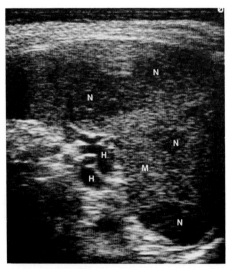

Abb. 11 Multipel-nodulärer Milzbefall bei Morbus Hodgkin.
N = Nodulus, M = Milzparenchym, H = Hilusgefäß (R. G., ♀, 27 J.), lat. Transversalschnitt.

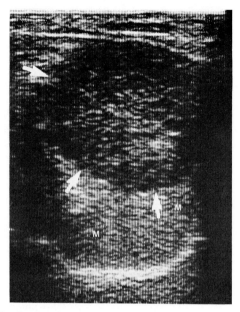

Abb. 12 Großer Hodgkin-Nodus in der Milz.
M = Milzparenchym; Nodus durch Pfeile markiert (M. P., ♀, 34 J.), ventraler Transversalschnitt.

Große Singulärherde sind ebenfalls zu beobachten (Abb. 12). Selten erkennt man ein heterogenes Parenchymechomuster mit echoreichen Knötchen oder Kokarden.
Speicherkrankheiten wie Hämochromatose, Amyloidose oder Torotrastmilz können sonographisch eine diffuse Reflexvermehrung im Milzparenchym bewirken. Lipoidspeicherkrankheiten (Niemann-Pick-Krankheit und Morbus Gaucher) sind genetisch bedingte Störungen des Fettstoffwechsels, u.a. verbunden mit massiven Lipoidanreicherungen in den Organen des RES. Der sonographische Befund ähnelt dem Bild einer Fettleber mit verdichtetem Reflexmuster und distaler Schallabschwächung.
Auch primäre oder sekundäre solide wie zystische Raumforderungen intralienal können zur Splenomegalie führen.

Zystische Milzveränderungen

Dysontogenetische Zysten

Dysontogenetische oder echte Zysten in der Milz kommen relativ selten vor. Es sind epithelial ausgekleidete Hohlräume, die eine wässerige Flüssigkeit enthalten und meistens solitär auftreten.

Echinokokkose

Die zystische Echinokokkose der Milz zählt zu den häufigsten zystischen Milzerkrankungen. Ein Befall der Milz durch Echinococcus alveolaris ist sehr selten; der gleichzeitige Leberbefall ist obligat. Hierbei handelt es sich um solide echogene Formationen mit sekundär zystoiden Kolliquationsnekrosen. Gleichzeitig sind meistens Verkalkungen nachzuweisen.

Sonstige Zysten

Die relativ häufigen posttraumatischen Zysten entstehen auf dem Boden eines umschriebenen intralienalen Hämatoms durch sekundäre Verflüssigung. Nach einem gewissen Zeitraum sind sie nicht von echten Zysten zu unterscheiden. Des weiteren können pseudozystische Hohlraumbildungen durch Verflüssigung von Milzinfarkten oder nekrotischen Tumoren (neoplastische Zysten) entstehen.

Ultraschallbefunde
Zystische Befunde sind aufgrund ihres flüssigen Inhalts sonographisch leicht zu erkennen. Sie stellen sich als reflexfreie, rundlich bis ovale glatt begrenzte Areale dar. Sie zeigen ein Eingangs- und Ausgangsecho – zarte Reflexsäume an der Grenzfläche zwischen Parenchymstruktur der Milz und der Zystenflüssigkeit – und eine typische distale Echoverstärkung (Abb. 13). Sonographisch läßt sich kaum zwischen den verschiedenen Zystenformen differenzieren, obwohl die echten Milzzysten im Gegensatz zu den übrigen kaum einen größeren Durchmesser von mehr als 2 – 3 cm erreichen. Differentialdiagnostische Schwierigkeiten können Einblutungen in Zysten bereiten, die echoreich imponieren und dadurch solide Raumforderungen vortäuschen können.

Posttraumatische Zysten sind in der Regel größer; sie lassen sich eindeutig als solche identifizieren, wenn man die bei der Umwandlung eines echoarmen Milzhämatoms in ein zystisches Areal auftretende Abnahme des Reflexgehaltes bis hin zur Reflexfreiheit im Krankheitsverlauf verfolgen kann. Echinokokkuszysten weisen oft Tochterzysten in der Mutterzyste auf. Sonographisch lassen sich dann feinste Septierungen innerhalb der Hauptzyste nachweisen. Bestehen gleichzeitig – was relativ häufig der Fall ist – schalenförmige Wandverkalkungen, besteht der begründete Verdacht auf das Vorliegen einer Echinokokuszyste. Diese Verkalkungen stellen sich als glänzende, wandständige Reflexe dar, die ab einer entsprechenden Dicke (größer als 3 mm) einen typischen distalen Schallschatten aufweisen.

Der Echinococcus-alveolaris-Befall hingegen weist keine zystischen, sondern echoreiche Areale im Milzparenchym auf, die mit zystischen Kolliquationsnekrosen einhergehen können. Nur wenn gleichzeitig flächig-schollige Verkalkungen in Form von groben unregelmäßigen Reflexen mit dazugehöriger distaler Schallauslöschung auftreten und der Befund auch in der Leber nachweisbar ist, können diese Herde als artspezifisch für einen Echinococcus alveolaris objektiviert werden.

Die pseudozystischen Hohlräume durch verflüssigte Milzinfarkte erscheinen meistens als größere, sehr reflexarme bis reflexfreie Areale mit einer glatten Begrenzung zur Milzkapsel und einer leicht unscharfen Abgrenzbarkeit zum Milz-

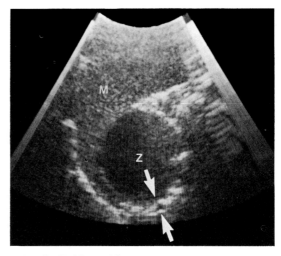

Abb. 13 Epidermoidzyste.
M = Milzparenchym, Z = Zyste; Zystenkapsel durch Pfeile markiert (M. U., ♀, 47 J.), Longitudinalschnitt.

parenchym. Sie zeigen in der Regel keine rundliche, sondern eine unregelmäßige, manchmal gelappte Form. Bei Tumorkolliquation gelingt es manchmal, geringe solide Tumorreste an den Rändern der oft sehr unregelmäßig begrenzten Nekrosezone darzustellen.

Solide Raumforderungen

Benigne Tumoren

Primäre benigne Milztumoren sind relativ selten. Meistens handelt es sich hierbei um Splenome (Hamartome) und papilläre oder – oft teilthrombosierte – kavernöse Hämangiome, die auch oft multipel auftreten können.

Ultraschallbefunde
Hamartome der Milz zeigen sonographisch ein gemischtes Reflexmuster mit meist vermehrter Echoaktivität. Kapilläre Hämangiome stellen sich gegenüber dem normalen Milzparenchym als rundliche, echoärmere Areale dar. Demgegenüber imponieren kavernöse, teilthrombosierte Hämangiome als reflexreiche, runde Stanzdefekte, die kleine, teils runde, teils länglich-echofreie Areale enthalten, kleinsten Gefäßabschnitten entsprechend. Typisch für diesen Befall ist eine Größe bis zu 2 cm Durchmesser.

Maligne Tumoren

Primäre maligne Milztumoren sind eine Rarität. Entweder handelt es sich um maligne Endotheliome, Spindelzell- oder Retikulosarkome. Das primäre und oft isolierte follikuläre Lymphom der Milz bewirkt, bevor es zu einem Lymphknotenbefall führt, eine hochgradige Splenomegalie. Sonographisch stellen sich diese Malignome als

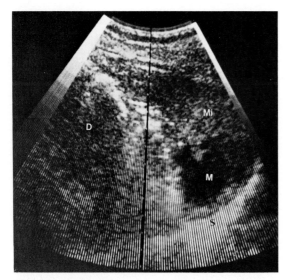

Abb. 14 Milzmetastase bei Uterussarkom (Kolliquationsnekrose).
Mi = Milz, M = Metastase, D = Darmgasartefakte, S = Schallverstärkung distal der Kolliquationsnekrose (H. J., ♀, 75 J.), lat. Transversalschnitt.

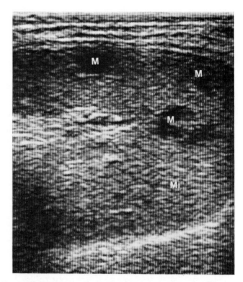

Abb. 15 Milzmetastasen bei malignem Melanom.
Mi = Milzparenchym, M = Metastase (K. H., ♂, 44 J.), lat. Transversalschnitt.

unscharf begrenzte echoarme Areale dar. Sie können evtl. zu marginalen Ausbuchtungen führen. Sarkome bewirken häufig Infarzierungen mit Hämatombildung.
Metastasen siedeln sich in etwa 3 - 8 % aller Malignomfälle in der Milz an. Sie stammen in erster Linie von malignen Melanomen, Mamma-, Magen-, kleinzelligen Bronchial-, Ovarial- und Chorionkarzinomen.
Sonographisch lassen sich Metastasen in der Milz ebenso wie in der Leber ab einer Größe von 1 cm Durchmesser als isolierte Herde erkennen. Eine lienale Filialisierung ähnelt dem Bild metastatischen Leberbefalls in Form von rundlichen reflexreichen oder auch reflexärmeren Arealen (Abb. 14) (51). Die typische Kokarde zeigt einen echoarmen bis echofreien Ring, dessen Zentrum entweder die gleiche Echostruktur wie das normale Milzparenchym oder auch ein echoreicheres Binnenreflexmuster aufweist (Abb. 15 u. 16).
Eine konfluierende Metastasierung kann evtl. nur aufgrund eines etwas unruhigen, aufgelockert imponierenden Echomusters des Parenchyms vermutet werden.
Eine diffuse Infiltration durch Befall bei Systemerkrankungen kann das Bild eines etwas echoreicheren homogenen Reflexmusters hervorrufen.
Natürlich sind Rückschlüsse von der Form und Echostruktur der Metastasen auf den Primärtumor nicht möglich. Eine Differenzierung zwischen malignen und benignen Raumforderungen wird erleichtert durch das Vorhandensein eines echoarmen ringförmigen Randsaumes um einen Herd (sog. Kokarde), der praktisch nur bei schnell wachsenden malignen Befunden als Ausdruck eines perifokalen, druckbedingten Ödems oder einer reaktiven Hyperämie gefunden wird.

Milzabszeß – Ultraschallbefunde

Milzabszesse sind selten. Sie treten meist als Komplikation einer entzündlichen Milzschwellung auf. Sonographisch imponieren Milzabszesse als rundliche Raumforderungen, die im Vergleich zum Milzparenchym eine deutlich geringere Reflexaktivität aufweisen. Die Echogenität hängt dabei wesentlich vom Stadium eines Abszesses ab. Mit steigendem Detritusgehalt

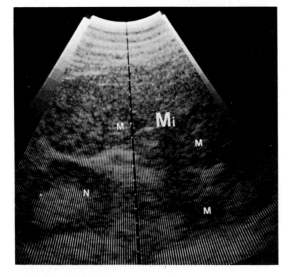

Abb. 16 Metastatischer Milzbefall bei Hodenteratom (Kokardentyp).
Mi = Milz, M = Metastase, N = li. Niere (F. G., ♂, 28 J.), lat. Transversalschnitt.

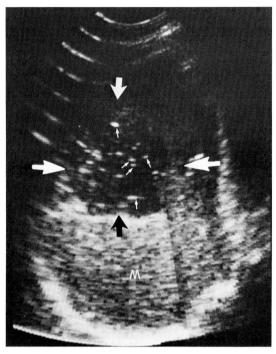

Abb. 17 Milzabszeß.
M = Milzparenchym; Abszeß durch große Pfeile, Gasbläschen im Abszeß durch kleine Pfeile markiert (S. D., ♂, 34 J.) ventraler Transversalschnitt.

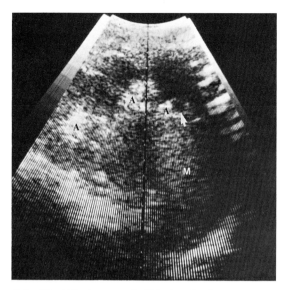

Abb. 18 Milzabszesse bei Morbus Crohn.
M = Milzparenchym, A = Abszeß (organisiert); liquider Abszeßanteil durch Pfeil markiert (E. B., ♂, 21 J.), lat. Transversalschnitt.

nimmt auch die Zahl der Binnenechos zu. Trotzdem ist eine deutliche distale Schallverstärkung zu erkennen (Stadium 1).
Im 2. Stadium wird die Abgrenzung zum umgebenden Milzparenchym schärfer und verändert sich zu einem echoreichen dünnen Saum, der einer bindegewebigen Abszeßkapsel entspricht (9).
Im 3. Stadium verbreitet sich dieser Saum nach innen hin im Sinne einer fibroblastischen echoreichen Organisierung des Prozesses, in dem noch kleine echoarme liquide Areale weiterhin bestehen können (Abb. 17). Die Differentialdiagnose zu intralienalen Hämatomen ist aufgrund der ähnlichen Echogenität schwierig und von der Klinik des Patienten abhängig. Bei beiden Befunden kann es zu lageabhängigen Spiegelbildungen kommen.
Kleine grobe Reflexe, die sich lageabhängig durch den Befund hindurchbewegen, sind das Ultraschallkorrelat für kleinste Gasbläschen (Abb. 18). Größere Gasansammlungen sind durch reflexreiche Strukturen mit distalen Auslöschphänomenen gekennzeichnet.

Milzverletzung

Bei stumpfen Abdominalverletzungen ist die Milz häufig betroffen. Dementsprechend entwickeln sich nicht selten größere Hämatome in der Milz, die sekundär eine Milzruptur auslösen können.

Wie bei der primären traumatischen Ruptur kommt es dann zu einem perilienalen Hämatom. Kleinere Milzeinblutungen können gelegentlich bei Milzinfarkten sowie hämatologischen Erkrankungen auftreten.

Ultraschallbefunde
Intralienale Hämatome stellen sich als unregelmäßig begrenzte, echoarme bis echofreie Areale im Milzparenchym dar (Abb. 19) (3). Demgegenüber findet man bei einer subkapsulären Einblutung einen echoarmen bis echofreien Saum zwischen Milzparenchym und -kapsel, wobei die Organkontur sich vollständig darstellen läßt (Abb.

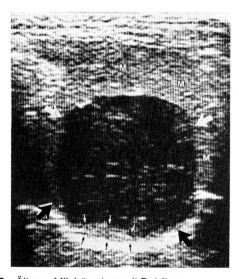

Abb. 19 Älteres Milzhämatom mit Detritus.
M = Milzparenchym. Hämatom durch große Pfeile, Detritus durch kleine Pfeile markiert (B. R., ♀, 27 J.), lat. Transversalschnitt.

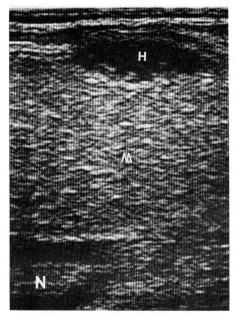

Abb. 20 Subkapsuläres Milzhämatom.
M = Milz, H = Hämatom, N = li. Niere (L. M. ♂, 32 J.), lat. Transversalschnitt.

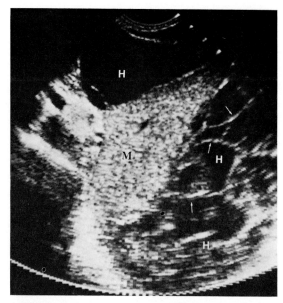

Abb. 22 Subkapsuläres Milzhämatom, teilweise septiert.
M = Milzparenchym, H = Hämatom; Septen durch Pfeile markiert (K. A., ♂, 16 J.), schräger ventraler Transversalschnitt.

20-22). Das differentialdiagnostisch in Betracht kommende perilienale Hämatom kann sich bei stärkerem Ausmaß als echofreier oder -armer Bezirk über die Organränder legen, ohne daß die Kapsel immer als trennender Reflex zwischen Milzparenchym und extralienaler Flüssigkeit sichtbar wird. Die Unterbrechung der Organkontur, d. h. die Rupturstelle, ist in aller Regel sonographisch nicht erkennbar.

Die perilienale Blutung wird am besten in Rük-

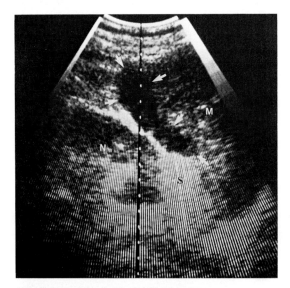

Abb. 21 Subkapsuläres Milzhämatom.
M = Milzparenchym, Ni = li. Niere, S = Schallverstärkung distal des Hämatoms; Hämatom durch Pfeile markiert (B. B., ♂, 40 J.), schräger lat. Transversalschnitt.

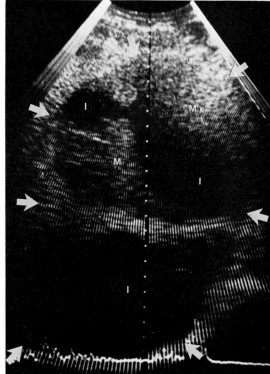

Abb. 23 Splenomegalie bei chronisch-myeloischer Leukämie mit großen Infarktzonen.
M = Milzparenchym, I = Infarktgebiet (Kolliquationsnekrose); Milzkontur durch Pfeile markiert (A. E., ♂, 78 J.), ventraler Transversalschnitt.

kenlage des Patienten nachweisbar. Bei Rechtsseitenlagerung kommt es zu einer Verlagerung der Flüssigkeit nach medial, was ebenfalls zu einer Unterscheidung von einem subkapsulären Hämatom beiträgt, das lagekonstant bleibt. Zur Differenzierung zwischen einem gering ausgeprägten perilienalen Hämatom und Aszites dient der gleichzeitige Nachweis eines Flüssigkeitssaumes um die Leber, der nur bei Aszites vorhanden ist.

Hämodynamische Störungen

Hierzu gehören der Milzinfarkt, Verschlüsse oder Aneurysmen der A. lienalis, Milzvenenthrombose, arteriovenöse Fisteln sowie Kollateralbildungen bei hepatofugalem Kreislauf infolge einer portalen Hypertension.

Ultraschallbefunde
Der Milzinfarkt zeigt sich als unregelmäßig begrenztes Areal von erniedrigter Echoaktivität, evtl. mit Flüssigkeitszonen, die sich im Verlauf wieder verdichten können (Abb. 23). Mit der Realtime-Methode lassen sich recht gut Veränderungen der größeren Oberbauchgefäße erfassen. So bereitet in der Regel die Erkennung einer aneurysmatischen Erweiterung oder eines Gefäßabbruches im Verlauf der Milzarterie kaum große Schwierigkeiten bei gut einsehbarem Oberbauch. Beim Vorliegen einer Milzvenenthrombose wird man je nach Ausmaß eine totale Okklusion des Gefäßlumens durch einen relativ reflexreichen Thrombus erkennen. Ein im Gefäßlumen flottierender Thrombus ist von den Gefäßwänden durch einen zarten echoarmen Flüssigkeitssaum getrennt (S. Kapitel „23 Gefäßsystem"). Arteriovenöse Fisteln sind ebenso wie die bei hepatofugalem Kreislauf als Kollateralen fungierenden Ösophagus- und Magenfundusvarizen sonographisch nicht nachweisbar, während ein variköses Venengeflecht im Milzhilus selbst gut dokumentiert werden kann.

Intralienale Verkalkungen – Ultraschallbefunde

Verkalkungen kommen meist als Ausdruck regressiver Veränderungen bei sehr unterschiedlichen Krankheitsbildern vor. Man findet sie nach Infarkten, Verletzungen und Miliartuberkulose (Abb. 24) oder auch bei Metastasierungen in die Milz, Zysten und dem seltenen Echinococcus alveolaris.
Sie imponieren als grobe, glänzende intralienale Reflexe und besitzen ab einer Größe von ca. 3 mm Durchmesser einen distalen Schallschatten.

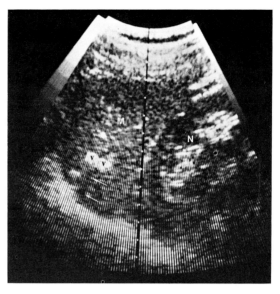

Abb. 24 Milzverkalkungen bei Zustand nach Miliartuberkulose.
M = Milz, N = li. Niere, V = Verkalkung; diskreter distaler Schallschatten durch Pfeile markiert (M. M., ♂, 30 J.), Longitudinalschnitt.

Wertung

Mit der Sonographie ist eine Möglichkeit gegeben, relativ schnell und ohne größeren Aufwand diagnostisch wichtige Fragen zu klären.
Posttraumatische Veränderungen wie subkapsuläre Milzblutung oder ein perilienales Hämatom lassen sich leicht nachweisen, wobei die einzelnen Hämatomformen lokalisiert werden können.
Diesbezüglich besitzen die Sonographie und die Computertomographie den gleichen Informationsgehalt. Bei der Computertomographie können zusätzlich Aussagen über die Art liquider Strukturen (Blutung, Aszites) aufgrund von Röntgendichtemessungen gemacht werden. Die Lokalisation der Blutungsquelle ist jedoch nur angiographisch möglich.
Infarkte, Abszesse oder tumoröse Veränderungen der Milz lassen sich deutlich vom normalen Parenchym abgrenzen; eine Differenzierung ist jedoch sonographisch – ebenso wie bei der CT – nicht eindeutig möglich. Eine ultraschallgezielte Punktion kann weitere Klärung bringen. Leicht zu erkennen sind zystische Veränderungen sowie Nebenmilzen, deren Nachweis in der Sonographie aufgrund der Möglichkeiten unterschiedlicher Schnittrichtungen und kontinuierlicher Verschiebung sicher möglich ist. Gefäßveränderungen wie Milzvenenthrombose oder Aneurysma der A. lienalis lassen sich zwar in der Regel gut darstellen, jedoch ist eine angiographische Sicherung wichtig. Eine diffuse Infiltration der Milz bei metastatischem Befall oder lymphatischen Systemerkrankungen ist ebenso wie in der Computertomographie nicht immer zuverlässig zu erfassen. Dagegen lassen

sich umschriebene Herdbefunde ab einer Größe von ca. 1 cm bei beiden Methoden unter guten Untersuchungsbedingungen meistens darstellen. Nicht zuletzt ist die Sonographie eine einfache Methode zur Diagnostik einer Splenomegalie und ermöglicht aufgrund der unterschiedlichen Schnittrichtungen auch eine Bestrahlungsplanung.

Literatur

1 Hassani, N.: Ultrasonography of the Abdomen. Springer, Berlin 1976
2 Holm, H. H., J. K. Kristensen, S. N. Rasmussen, J. F. Pedersen, S. Hancke: Abdominal Ultrasound. Munksgaard, Copenhagen 1976
3 Kristensen, J. K., B. Buemann, E. Kuhl: Ultrasonic scanning in the diagnosis of splenic hematomas. Acta chir. scand. 137 (1971) 653-657
4 Leopold, G. R., W. M. Asher: Fundamentals of Abdominal and Pelvic Ultrasonography. Saunders, Philadelphia 1975
5 Murphy, J. F., N. E. Bernardino: The sonographic findings of splenic metastases. J. clin. Ultrasound 7 (1975) 195-197
6 Siler, J., T. B. Hunter, J. Weiss, H. Haber: Increased echogenicity of the spleen in benign and malignant disease. Amer. J. Roentgenol. 134 (1980) 1011
7 Symmers, W. St. C.: The lymphoreticular system. In Symmers, W. St. C.: Systemic Pathology, 2nd ed., vol. II. Churchill, Livingstone, Edinburgh 1978
8 Vicary, F. R., R. L. Souhami: Ultrasound and Hodgkin's disease of the spleen. Brit. J. Radiol. 50 (1977) 521-522
9 Weill, F.: Ultraschalldiagnostik in der Gastroenterologie. Springer, Berlin 1982

13 Magen-Darm-Trakt

D. Beyer und P.-J. Schulze

Anatomie

Die *Magenwand* ist, insbesondere im Antrumbereich, als maximal 5 mm dicke, zweischichtige Ringstruktur darstellbar (Abb. 1) (10, 22). Untersuchungen mit hochauflösenden Realtime-Geräten lassen vermuten, daß der echoarme äußere Ring den muskulären Wandanteilen zuzuordnen ist, die mit zunehmender Magendehnung dünner und bei Kontraktion dicker werden, wobei die größte Wanddicke in Höhe des Pyloruskanals erreicht wird (Abb. 2). Zwischen der echoarmen Muskelschicht und dem je nach seiner Zusammensetzung echofreien bis echoreichen Mageninhalt liegt eine dünne echoreiche Schicht, die sich besonders gut bei Flüssigkeitsfüllung des Magens identifizieren läßt und wohl der Schleimhaut entspricht (Abb. 3).

Diese Strukturen bilden die *„physiologische Magenausgangskokarde"*, die von der *„pathologischen Kokarde"* differenziert werden muß (22):

Sonographische Kennzeichen der „physiologischen Magenkokarde" (modifiziert nach 22):

1. typische Lokalisation (Antrum-Pylorus-Bereich), direkte topographische Beziehung zum linken Leberlappen),

2. Form rund/oval, glatte Kontur,

3. Wanddicke der gesamten Zirkumferenz bis ca. 5 mm bei konzentrischem Lumen; Wanddicke variabel, da vom Peristaltikablauf abhängig und pharmakologisch beeinflußbar (Streubreite 2–8 mm) (11),

4. Außen- und Kavumdurchmesser durch Peristaltikablauf variabel,

5. durch Palpation kompressibel, verschieblich und nicht schmerzhaft.

Sonographische Kennzeichen der „pathologischen Magenkokarde" (modifiziert nach 11 u. 22):

1. Nachweisbarkeit in allen Magenabschnitten,

2. meist unregelmäßig, auf mehr als 8 mm verdickte Wand; Kokardendurchmesser mehr als 4,5 cm,

3. zirkuläre oder lokalisierte Wandverdickung mit Einengung des meist unregelmäßig begrenzten, asymmetrischen Lumens,

4. pharmakologisch und durch Kompression nicht verformbare Wandstarre,

5. oft fehlende Verschieblichkeit der Kokarde.

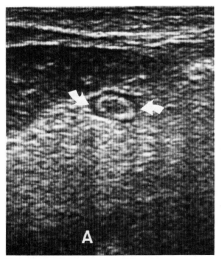
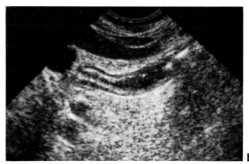

Abb. 1
a ♀, 35 J. Physiologische Magenausgangskokarde. Zweischichtige Ringstruktur mit echoärmerem, äußeren Ring (Muskularis) und echoreichem inneren Ring (Schleimhaut) um das Magenlumen. Längsschnitt links parasagittal. (A = Aorta).
b Derselbe Patient. Querschnitt durch das Magenantrum in organoaxialer Schnittführung. Auch hier sind echoreiche und echoarme Wandanteile um das Lumen abgrenzbar.

Magen-Darm-Trakt

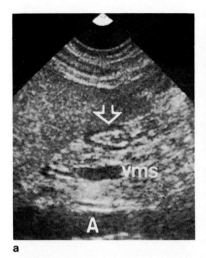
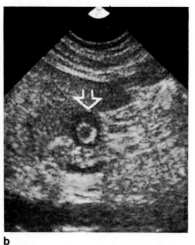

Abb. 2a u. b ♂, 40 J. Peristaltikablauf einer physiologischen Kokarde (→) bei longitudinal arretiertem Schallkopf (Längsschnitt links paramedian). Durch die Peristaltik verändern sich Durchmesser und Form der Ringstruktur sowie die Wanddicke (A = Aorta, vms = V. mesenterica superior).

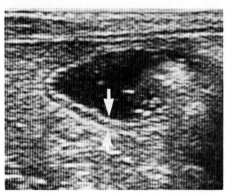

Abb. 3 ♂, 52 J. Physiologische Kokarde mit echoarmem und echoreichem Wandanteil (→ ←) nach Dehnung des Magens mit Flüssigkeit (Längsschnitt links paramedian).

Die sonographische Beurteilung von Korpus und Fundus und den dorsal davon liegenden Strukturen ist in der Regel durch die im Magen befindliche Luft und den durch sie hervorgerufenen Schallschatten wechselnd stark eingeschränkt.

Das sonographische Erscheinungsbild des normalen Dünn- und Dickdarms hängt von der Zusammensetzung des Darminhaltes ab. Bei adipösen Patienten stören größere mesenteriale Fettansammlungen die Untersuchung durch Streuungseffekte.

Dünndarmschlingen, insbesondere das Duodenum, zeigen eine lebhafte Peristaltik mit „perlenden Gasblasen" im meist semiliquiden Darminhalt.

Das Kolon stellt sich im Aszendens-, Deszendens- und Sigmabereich in der Regel nur aufgrund seines Inhaltes dar. Lediglich unterhalb der physiologischen Magenkokarde kann in einigen Fällen im Längsschnitt das Colon transversum als zweite, jedoch sehr dünnwandige Kokarde gesehen werden (s. Abb. 7d). Sigma und Rektum lassen sich nur nach einem Wassereinlauf zuverlässig darstellen und sicher zuordnen (23).

Untersuchungstechnik

Die Darstellung des Magens erfolgt am *nüchternen* Patienten in *Rückenlage* von *ventral*.

Im Längsschnitt findet man das Magenantrum am häufigsten links paramedian, kaudodorsal des linken unteren Leberrandes als zarte Ringstruktur (s. Abb. 1 a). Der Peristaltikablauf mit Veränderung von Durchmesser und Form dieser Ringstruktur kann bei longitudinal arretiertem Schallkopf direkt beobachtet werden, wobei sich der z. T. Luft enthaltende Mageninhalt als bewegliche, helle Reflexformation mit dorsalem Schallschatten innerhalb der Ringstruktur abbildet (29). Die Beurteilung der Magenperistaltik ist für die Differenzierung einer physiologischen von einer pathologischen Kokarde äußerst wichtig. Deshalb gehört die sorgfältige, manchmal zeitraubende Beobachtung dieser Bewegungsabläufe in beiden Ebenen zur Routineuntersuchung des Oberbauches (s. Abb. 2).

Längsschnitte rechts der physiologischen Kokarde zeigen den Übergang in das luftgefüllte Duodenum; die Kokarde geht nach links mit abnehmender Wanddicke und zunehmendem Lumen in die Magenblase über, die wegen ihrer konstanten Luftfüllung sonographisch nur selten beurteilbar ist. Bei der Untersuchung im Längs-

schnitt ist – besonders im Sektorscan – auf die Kardiaregion zu achten, die sich in ca. 40 % dorsal des linken Leberlappens präaortal und kaudal des Zwerchfells darstellen läßt. Bei leichtem Abwinkeln des Schallkopfes nach kranial ist dabei oft auch der Ösophagusdurchtritt durch das Zwerchfell zu verfolgen (Abb. 4).
Zuweilen kann eine dorsale *Funduskaskade* einen zystischen Pankreasprozeß vortäuschen. Die lageabhängige Inkonstanz dieses Befundes und die Größenzunahme nach weiterer Flüssigkeitszufuhr sind hier differentialdiagnostisch ausschlaggebend.
Anschließend werden die überschaubaren Magenanteile in transversaler bzw. organoaxialer Schnittführung untersucht, um einen möglichst großen Anteil des keilförmig nach rechts zulaufenden Antrums und des Pyloruskanals abzubilden (s. Abb. 1b). Bei pathologischen Magenwandveränderungen in diesem Bereich gibt dieser Axialschnitt die wichtigsten Hinweise auf die Ausdehnung eines Prozesses. Die Beurteilung des – je nach Lebergröße dorsal oder lateral des linken Leberlappens gelegenen – Korpus- und Fundusbereiches ist bei fehlender Verdickung der Magenwand oft nicht möglich.
Die Abgrenzung pathologisch-persistierender von funktionellen Wandveränderungen wird durch die Gabe darmwirksamer Spasmolytica (z.B. Buscopan i.v.) erleichtert; bei Atonie kann die Gabe von Paspertin die Peristaltik anregen und so die sonographische Beurteilbarkeit des Magens zu benachbarten Strukturen verbessern (30).
Bariumsulfat oder während einer Endoskopie insufflierte Luft macht die Ultraschalluntersuchung des Magen-Darm-Traktes unmöglich.
Bei der *Sonographie des Darmes* ist der gesamte Bauchraum systematisch zu untersuchen und dabei auf lokale Wandverdickungen, pathologisch intra- oder extraluminäre Flüssigkeitsansammlungen und auf Darmverlagerungen durch raumfordernde Prozesse zu achten.
In Einzelfällen hat sich zur Abklärung unklarer Veränderungen der aboralen Kolonhälfte und zur Differenzierung von Raumforderungen im Becken die Zuhilfenahme eines Wassereinlaufes bewährt (23).
Die Tatsache, daß sich sonographisch nicht nur geringere Mengen an intraperitonealer Flüssigkeit, sondern auch pathologische intraluminäre Flüssigkeitsansammlungen nachweisen lassen, ist ein Grund dafür, daß bei der Abklärung eines *akuten Abdomens* die Ultraschalluntersuchung zusammen mit den röntgenologischen Nativaufnahmen des Abdomens zu den ersten diagnostischen Maßnahmen zählt.
Die Untersuchungstechnik muß hier der jeweiligen Notfallsituation angepaßt werden. Das klinisch auffällige Organgebiet wird unter Umgehung besonders schmerzhafter Bereiche in meh-

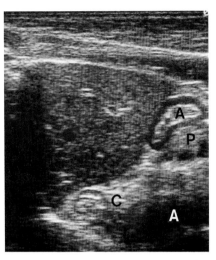

Abb. 4 ♀, 55 J. Kardiaregion. Physiologische Kokarde (c) zwischen Aorta (A) und linkem Leberlappen (Längsschnitt links paramedian). Gleichzeitige Darstellung des Antrums (A) vor dem Pankreas (P).

reren Schallebenen untersucht, wobei der Schallkopf bei nur geringer Kompression in unmittelbarer Nähe der sonographisch abzuklärenden Region aufgesetzt werden kann. Ähnlich wird auch bei postoperativen Ultraschalluntersuchungen unter Umgehung von Wunden oder Drainagen verfahren.
Sowohl beim akuten Abdomen als auch bei der häufig postoperativ anzutreffenden Darmatonie kann der diagnostiche Wert der Sonographie durch vermehrten Darmgasgehalt so stark eingeschränkt sein, daß sie *nur bei positivem Befund beweisend* ist.
Auch schon kleine *intraperitoneale Flüssigkeitsmengen* (Aszites, Blut, Galle) sind in Rückenlage in der linken Flanke oder im hepatorenalen Rezessus (Längsschnitt) bzw. retrovesikal im kleinen Becken (Quer- und Längsschnitt) nachzuweisen. Eine Untersuchung in Knie-Ellenbogen-Lage zum Nachweis kleinster Flüssigkeitsmengen erübrigt sich meist. Durch langsame Drehung des Patienten auf die Gegenseite unter Beibehaltung der Schallkopfposition an der lateralen Bauchwand ist eine Differenzierung zwischen frei abfließendem und lokal abgekapseltem Aszites möglich.
Die Gewinnung intraabdomineller Flüssigkeit zum Zweck der Inspektion und der bakteriologischen, laborchemischen und zytologischen Untersuchung erfolgt am besten durch eine *ultraschallgezielte Punktion*. Dabei sollte dort punktiert werden, wo die Darmschlingen durch die Flüssigkeit am weitesten von der lateralen Bauchwand abgedrängt sind.

Erkrankungen

Die Ultraschalluntersuchung des Abdomens einschließlich des Magen-Darm-Traktes dient der Abklärung von palpatorisch, klinisch und/oder laborchemisch auffälligen Regionen oder Organen. Erkrankungen des Magen-Darm-Traktes gehen von diesem entweder direkt aus (z.B. primäre Tumoren), oder sie sind Folgeerscheinungen anderswo lokalisierter Primärerkrankungen (z.B. paralytischer Ileus bei akuter Pankreatitis). Insofern ist auch bei vorherrschender gastrointestinaler Symptomatik ein möglichst vollständiger sonographischer Abdominalstatus anzustreben.
Eine Beteiligung des Magen-Darm-Traktes ist unter anderem bei den folgenden Indikationen zur Abdominalsonographie anzunehmen oder in Erwägung zu ziehen:
Das sog. akute Abdomen, Zustand nach Bauchtrauma, unklare Bauchschmerzen, Diarrhö, Verdacht auf eine intestinale Passagebehinderung, Verdacht auf okkultes Neoplasma bzw. maligne Systemerkrankung, palpatorisch auffällige Resistenzen und eine unklare Zunahme des Bauchumfanges. Besonders beim akuten Abdomen und beim Status nach Bauchtrauma ist die Ultraschalluntersuchung zusammen mit konventioneller und evtl. computertomographischer Röntgendiagnostik absolut indiziert.

Ultraschallbefunde

Pathologische Magenwandveränderungen

Augenfälligster und sonographisch als „Anhiebsdiagnose" am häufigsten faßbarer pathologischer Magenbefund ist die durch eine Verdickung der Magenwand hervorgerufene „pathologische Magenkokarde" (Abb. 5 u. 6) (2, 13, 16, 17, 18, 22, 25, 29).
Sie zeigt sich bei ausgeprägtem transmuralem Befall durch neoplastische oder entzündliche Veränderungen in allen Magenabschnitten, wobei die Fundusregion am schwierigsten und die Antrum-Pylorus-Region als Ort der physiologischen Kokarde am leichtesten beurteilbar ist.
Man unterscheidet *komplette* und *inkomplette,* nicht die gesamte Zirkumferenz einnehmende Magenwandverdickungen.

Die *komplette Kokarde* (22) entspricht wohl einer Infiltration der Mukosa, Submukosa und/oder Muskularis (13), die als echoarme Ringstruktur gleichmäßiger Dicke das Magenlumen *konzentrisch* umschließt (Abb. 5a u. 6a) (20, 22). Dieses Befallsmuster findet sich naturgemäß bei allen ausgedehnten Prozessen: beim zirkulär wachsenden Karzinom, besonders beim Zirrhus, beim Befall des Magens durch Hodgkin- oder Non-Hodgkin-Lymphom (24), ferner bei chronisch-granulomatösen Wanderkrankungen oder Verätzungsfolgen (18). Das Non-Hodgkin-Lymphom des Magens soll auch bei ausgedehntem Befall – im Gegensatz zum zirkulär wachsenden Magenkarzinom und zum Befall durch einen Morbus Hodgkin – *keine* ausgeprägte Einengung des Magenlumens und noch Peristaltik zeigen. Umschließt eine komplette Kokarde das Restlu-

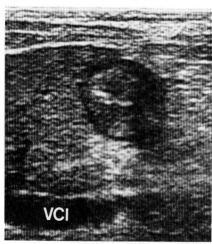

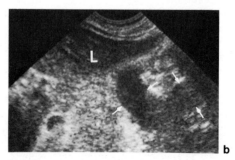

Abb. 5
a ♂, 62 J. Magenbefall durch Non-Hodgkin-Lymphom. Komplette pathologische Magenkokarde rechts parasagittal vor der V. cava inferior (VCI). Die echoarme Ringstruktur gleichmäßiger Dicke umschließt das strichförmige Magenlumen konzentrisch.
b ♀, 71 J. Ausgedehntes Kardia-Korpus-Karzinom. Laterodorsal des linken Leberlappens (L) zeigt sich eine komplette Kokarde (→ ←) (Querschnitt durch den linken Oberbauch).

Ultraschallbefunde 247

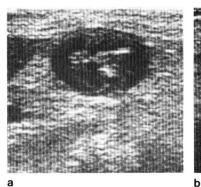
a

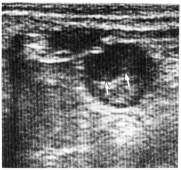
b

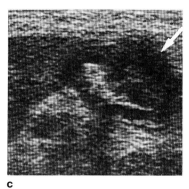
c

Abb. 6
a ♂, 59 J. Magenkarzinom im Antrumbereich. Komplette konzentrische Kokarde mit kleeblattförmigem Restlumens des Magens (Längsschnitt durch den Oberbauch links paramedian).
b ♂, 71 J. Adenokarzinom des Magens. Komplette exzentrische Kokarde mit vorwiegender Wandverdikkung in den ventralen Magenabschnitten (→).
c ♀, 63 J. Polypös-exophytisch wachsendes Adenokarzinom. Komplette exzentrische Kokarde mit Übergreifen der Wandverdickung auf den perigastralen Bereich (→).

Abb. 7
a ♂, 42 J. Zirrhöses Magenkarzinom mit Übergreifen auf das Colon transversum. „Doppelkokarde" mit exzentrischer Magenkokarde (M) und zweiter, durch zirkulären Befall des Kolons hervorgerufener, kompletter konzentrischer Kolonkokarde (C). Längsschnitt links parasagittal in Höhe der Aorta (A).
b Magen-Darm-Passage. Konzentrische Einengung und Wandstarre des gesamten Antrums durch zirrhöses Magenkarzinom.
c Kolon-Kontrasteinlauf. Durch Vorwachsen im Mesocolon transversum deutliche Raffung und Verziehung am Mesenterialansatz mit Lumeneinengung.
d Normale „Doppelkokarde" mit Magen (M) und Colon transversum (C).

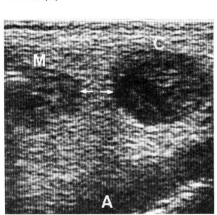
a

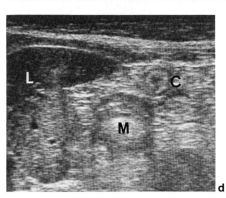
d

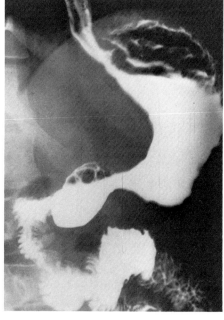
b

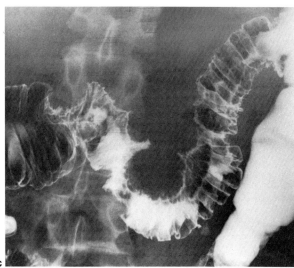
c

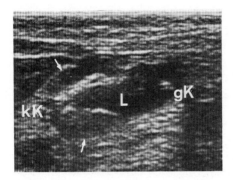

Abb. 8 ♂, 45 J. Magenkarzinom der kleinen Kurvatur, auf Vorder- und Hinterwand übergreifend. Inkomplette, pathologische Kokarde (← →) im Bereich der kleinen Kurvatur (kK) bei normaler Dehnbarkeit der großen Kurvatur (gK). Längsschnitt paramedian links nach Flüssigkeitsfüllung des Magens (L).

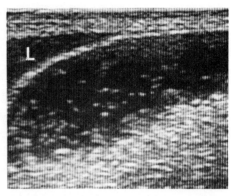

Abb. 10 ♀, 60 J. Magenausgangsstenose. Erweiterter, flüssigkeitsgefüllter Magen mit multiplen, beweglichen echoreichen Speisepartikeln. Wandanteile sonographisch nicht abgrenzbar (linker parasagittaler Längsschnitt) (L = linker Leberlappen).

men *exzentrisch,* spricht dies am ehesten für eine karzinomatöse Infiltration der Wand (20, 22). Eine solche Konfiguration hat immer als pathologisch zu gelten (Abb. 6b). Der Verdacht auf ein Magenkarzinom wird durch Übergreifen der Wandverdickung auf den perigastralen Bereich (Abb. 6c) und retrogastrale Lymphome (2, 32) weiter ummauert.

Das Einwachsen eines Antrumkarzinoms in das Colon transversum bei ausgedehnten Tumoren ist an einer sog. *Doppelkokarde* erkennbar. Dabei liegt kaudal der pathologischen Magenkokarde eine zweite, durch den meist zirkulären Befall des Kolons hervorgerufene Kokarde (Abb. 7 a-c). Form, Lumenweite und Wanddicke der Karzinomkokarde lassen sich weder durch eine noch vorhandene Peristaltik noch durch Pharmaka oder Kompression wesentlich verändern (22).

Bei der *inkompletten pathologischen Kokarde* nimmt die Wandverdickung nicht die gesamte Zirkumferenz ein, so daß Abschnitte physiologischer und pathologischer Wanddicke nebeneinander abgebildet werden. Das Magenlumen liegt in diesen Fällen immer exzentrisch und ist ovalär bis schlitzförmig konfiguriert, dies um so ausgeprägter, je stärker die Wand in einem Sektor verdickt ist (22). Peristaltik ist meist noch nachweisbar (Abb. 8). Die in der Mehrzahl der Fälle komprimierbare inkomplette pathologische Kokarde (Abb. 8) ist schwieriger als die komplette (s. Abb. 5 u. 6) zu diagnostizieren, insbesondere dann, wenn die Wandverdickung nur diskret ist oder an der dorsalen Zirkumferenz im Schallschatten intraluminärer Luft liegt (22). Sie kann von exulzerierend wachsenden Karzinomen, benignen Magentumoren, von einer Magenwandmetastase (13), einem breitbasigen Polypen (22), aber auch von einem kallösen Ulkus (2), einer gedeckten Magenperforation oder einer auf die Magenwand übergreifenden Pankreatitis (20, 32) hervorgerufen werden.

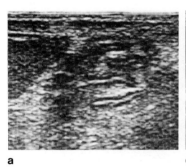
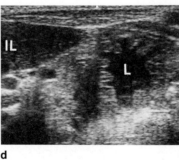
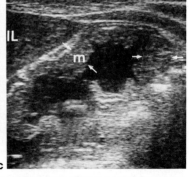

Abb. 9
a ♂, 38 J. Morbus Menetrier. Im Magenareal echoreiche, faltige Masse mit echoarmen kanalikulären Strukturen (verdickte Schleimhautfalten mit intraluminaler Flüssigkeit). Keine Verdickung muskulärer echoarmer Wandanteile. Keine pathologische Kokarde (linker paramedianer Längsschnitt).

b ♂, 42 J. Morbus Menetrier. Flüssigkeitsfüllung des Magens. Längsschnitt durch den li. Leberlappen (lL). Deutliche Faltenvergrößerung.
c Organoaxialer Schnitt durch den Magen. Wulstige Mukosaverdickung (→ ←) (m = Mukosa, IL = linker Leberlappen).

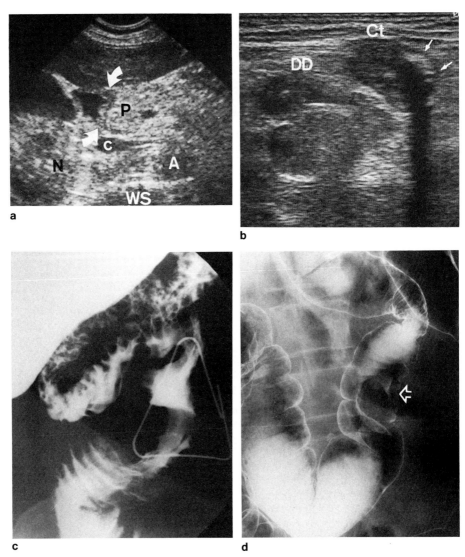

Abb. 11
a ♀, 68 J. Duodenalkarzinom. Zwischen Leberpforte und Pankreas (P) Nachweis einer irregulären Kokarde, die das flüssigkeitsgefüllte Duodenallumen umschließt. Querschnitt durch den Oberbauch in Höhe des Pankreas (P). C = V. cava inferior, A = Aorta, N = re. Niere, WS = Wirbelsäule.
b ♂, 56 J. Kolonkarzinom (vorwiegend extrakolisch wachsend). Im linken Mittelbauch paraumbilikal (Längsschnitt) Nachweis einer großen exzentrischen Kokardenfigur (DD = Dünndarm). Direkt anliegend inkomplette Kokarde des Colon transversum (Ct) mit z. T. noch nicht verdickten Wandanteilen (→) (Doppelkokarde).
c Magen-Darm-Passage. Großer exulzerierender, nur wenig stenosierender Tumor im Jejunum (Markierung!).
d Kolonkontrasteinlauf. Scheinbare Pelottierung des Colun transversum von außen (→). OP: Kolonkarzinom.

Oft läßt die innere, ventral gelegene Oberfläche des befallenen Abschnittes im Axialschnitt Rückschlüsse auf die Genese der Läsion zu, da die Grenzlinie zwischen der inneren Magenoberfläche und der Luft andeutungsweise innere Wandkonturen erkennen läßt (22). So lassen sich in manchen Fällen polypoide von flächigen Tumorformationen trennen. Perorale Flüssigkeitsgabe kann vor allem bei größeren Polypen hilfreich sein, die keine zirkuläre oder semizirkuläre Wandverdickung verursachen.

Eine Ausnahme von der Mehrzahl der meist echoarmen Magenwandverdickungen bildet der *Morbus Menetrier*, dessen riesige Schleimhautfalten sich als echoreiche Masse im Magenlumen abbilden lassen, während die echoarmen, musku-

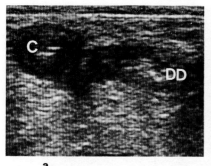 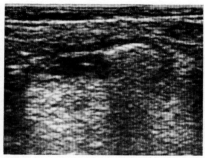 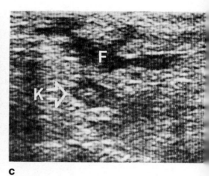

Abb. 12
a ♀, 26 J. Morbus Crohn mit Befall des terminalen Ileums (DD) und des Colon ascendens (C). Beide Darmabschnitte zeigen eine zirkulär-asymmetrische Wandverdickung mit Lumeneinengung. Fehlende Peristaltik.
b ♂, 26 J. Morbus Crohn des Ileums. Dünndarmschlinge im rechten Unterbauch mit perlschnurartigem Luftband im eingeengten Lumen. Deutlich asymmetrische Wandverdickung.
c ♀, 31 J. Morbus Crohn des Dünndarms mit ileokutanen Fisteln. Von einer kleinen Kokarde (K) ausgehende, echoarme kanalikuläre Strukturen, die zur Bauchwand führen. F = Fistelsystem. Querschnitt durch den rechten Unterbauch in Höhe der rechten Darmbeinschaufel.

lären Wandanteile eine nicht verdickte, zirkuläre Struktur bilden. Eine eigentlich „pathologische Kokarde" liegt hier nicht vor (Abb. 9).
Die *Magenausgangsstenose* ist sonographisch an sekundären Zeichen erkennbar. Gewöhnlich findet man einen ausgeweiteten, flüssigkeitshaltigen Magen, in dem sich echoreiche Speisepartikel „wie Schneeflocken" bewegen (Abb. 10). Die Magenwand ist dabei so gedehnt, daß sie sonographisch nicht mehr abgrenzbar ist. Die Ursache, etwa ein pylorusnahes Antrumkarzinom oder ein großes, intrapylorisches Ulkus, kann als komplette oder inkomplette Kokarde nachweisbar sein.

Pathologische Darmwandveränderungen

Dünndarm

Der Dünndarm ist wegen seines unübersichtlichen Verlaufes und seines wechselnden Inhaltes nur eingeschränkt für die Ultraschalluntersuchung geeignet. Angesichts dieser Schwierigkeiten ist die Kenntnis der *typischen sonographischen Manifestationen pathologischer Dünndarmveränderungen* um so wichtiger:
1. Wandverdickung, meist mit Lumeneinengung,
2. pathologisch vermehrter Flüssigkeitsgehalt mit konsekutiver Aufweitung des Lumens.

Darüber hinaus ist bei der Dünndarmuntersuchung auf periintestinale zystische, komplexe oder solide Raumforderungen zu achten, die meist vom Peritoneum oder Mesenterium ausgehen.
Das *Duodenum* ist nur selten Sitz eines Primärtumors und bietet deshalb nur in Einzelfällen ein komplettes oder inkomplettes Kokardenphänomen (Abb. 11a). Hämatome der Duodenalwand, wie sie z.B. bei Kindern nach Lenkstangenverletzungen vorkommen, stellen sich – abhängig vom Zeitpunkt des Traumas – als echoreichere, semizirkuläre, manchmal spindelig konfigurierte periduodenale Areale dar (8, 14, 26). Differentialdiagnostische Probleme können größere Duodenaldivertikel bereiten, die – je nach Art ihres Inhalts – als der Darmwand benachbarte oder ihr zugehörige, solide oder zystische Tumoren fehlgedeutet werden können (29).
Kokardenphänomene am Dünndarm weisen auf entzündliche oder neoplastische Prozesse hin. Das seltene *Dünndarmkarzinom* zeigt sich als vom Magen gut differenzierbare Kokarde im Mittelbauch. Die Infiltration benachbarter Kolonabschnitte manifestiert sich als zweite, meist inkomplette Kokarde. Magen-Darm-Passage und Kolonkontrasteinlauf klären den Befund (Abb. 11 b-d).
Bei der *Enteritis regionalis des Dünndarms (Morbus Crohn)* finden sich gewöhnlich – je nach Ausdehnung des Prozesses – längere, starre Dünndarmabschnitte mit zirkulär-asymmetrischer Wandverdickung, ausgeprägter Einengung des Darmlumens und fehlender oder stark reduzierter Peristaltik (Abb. 12a) (2, 30, 34).
Oft ist das Darmlumen nur aufgrund perlschnurartig aneinandergereihter Einzelechos erkennbar (Abb. 12b) (30). Typisch ist der Befall mehrerer Segmente. Eine ausgeprägte Stenosierung führt zur Dilatation und Hyperperistaltik der prästenotischen Schlingen (30, 34). Ein weiteres, bei Morbus Crohn gehäuft vorkommendes und sonographisch faßbares Zeichen ist ein meist im rechten Unterbauch gelegener Konglomerattumor, der sich als unregelmäßig konfigurierte echoarme Zone darstellt, die kräftige Reflexionen enthält. Diese Formationen sind jedoch für den Morbus

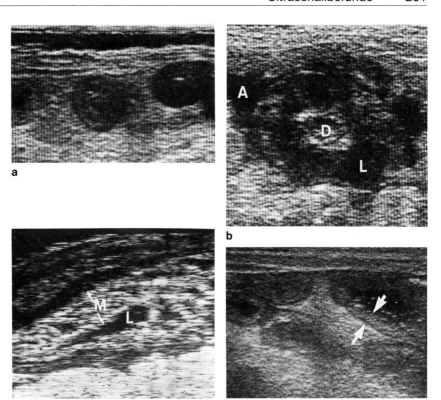

Abb. 13
a ♂, 38 J. Morbus Hodgkin, Stadium IV, mit Dünndarmbeteiligung. Im rechten Unterbauch zeigen sich mehrere komplette Kokarden mit echoarmer Ringstruktur, die bei gleichmäßiger Dicke der Wand das Darmlumen konzentrisch umschließen.
b ♂, 42 J. Mesenterialbefall bei Non-Hodgkin-Lymphom. Das nicht im Sinne der Kokarde veränderte Darmlumen (D) ist von mehreren echoarmen, rundlichen Lymphomen (L) umgeben. Aszites (A).
c ♂, 68 J. Inkarzerierte Darmschlinge (Bauchwandhernie). Ausgeprägte Verdickung der echoreichen Schleimhaut (M) durch Mukosaödem. Eingeengtes Lumen (L). Die äußeren Wandschichten zeigen sich nur als wenig verdickter echoarmer Ring (Untersuchung mit 10-MHz-Small-Part-Scanner).

d ♂, 72 J. Amyloidose des gesamten Dünndarms. Längsschnitt in der rechten Flanke. Alle Dünndarmschlingen sind diffus wandverdickt (→←). Weitgestellte, flüssigkeitshaltige Lumina ohne Peristaltik (autoptisch gesichert!)

Crohn nicht pathognomonisch, da sie auch bei Adnexitis und Divertikulitis und nach Peritonitis anzutreffen sind (34). Von Kokarden oder Konglomeraten ausgehende Fistelsysteme zur Bauchwand und periluminäre, liquide Prozesse, die als Abszesse zu deuten sind, untermauern die Diagnose des Morbus Crohn, sind aber auch bei der seltenen *Ileozökaltuberkulose* oder *radiogenen Ileitis* nach Strahlentherapie zu sehen (Abb. **12c**) (20, 29).
Isolierte Kokardenphänomene am Dünndarm finden sich auch bei *Lymphombefall* der Darmwand durch Hodgkin- oder Non-Hodgkin-Lymphome (Abb. **13a**) (1, 9), bei *Darmischämie* nach Arterienverschluß (Abb. **13c**) (2) und bei *Invaginationen* (8, 12, 33).
Bei *lymphoretikulärer Systemerkrankung* zeigen sich im Querschnitt meist kurzstreckige Kokarden mit starker Stenosierung des Lumens (Abb. **13a**). Ein direkter Wandbefall läßt sich nicht immer von zirkulär die Darmwand ummauernden Lymphompaketen differenzieren (Abb. **13b**) (3, 9).
Auch die *Amyloidose* des Dünndarms führt zu langstreckigen Wandverdickungen (Abb. **13d**).
Verschlüsse der A. mesenterica superior bzw. ihrer Seitenäste, die eine ödematöse Schwellung des infarzierten Bereichs auslösen, führen zu langstreckigen Wandverdickungen, die sich im Querschnitt als Kokarden darstellen (2, 20). Im Gegensatz zu bekannten Kokardenphänomen zeigen sich dabei Submukosa und Muskularis als nur wenig verdickter echoarmer Ring, während das ausgeprägte Mukosaödem als intern gelegene, zweite, jedoch echoreiche Ringstruktur imponiert, in der die intraluminale Flüssigkeit als echoarmer Zentralkomplex zur Darstellung gelangt (Abb. **13c**) (4).
Bei ausgedehntem Dünndarminfarkt mit Einbeziehung des Mesenteriums und Omentums entstehen zusätzlich konglomeratähnliche Bilder (20).
Kokardenphänomene bei *Invagination* weisen mehrere konzentrische Ringe auf und sind dadurch meist von Kokarden anderer Genese zu differenzieren. Dabei bildet der ödematöse Darmanteil, in den sich das Invaginat einstülpt, einen echoarmen Rand, in dem das noch luftführende Invaginat als echoreicher Zentralkomplex nachweisbar ist (33). Da die Invagination ein Passagehindernis darstellt, sind vor dem Invaginat weitge-

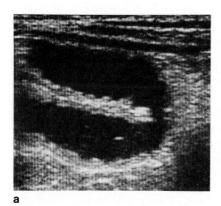 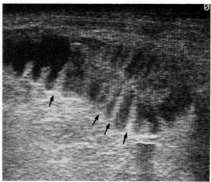

Abb. 14
a ♂, 48 J. Mechanischer Dünndarmileus (Bride) Aufgeweitete flüssigkeitshaltige Dünndarmschlingen. „Klaviertastenphänomen" durch Kerckringsche Falten. Scheinbar verdickte Wandstruktur an der Biegungsstelle der Schlinge durch zwei aufeinanderliegende Darmwände (→).
b Derselbe Patient. Tangentialer Anschnitt der Darmwand im Axialschnitt mit Darstellung der Mukosafalten im Sinne des „Leiterphänomens" (→).

stellte, flüssigkeitsgefüllte Darmschlingen mit Hyperperistaltik zu sehen (20).
Das zweite, sonographisch faßbare pathologische Zeichen bei Dünndarmerkrankungen ist der *vermehrte Flüssigkeitsgehalt* der Schlingen mit Aufweitung des Lumens (Abb. 14) (27).
Dabei zeigen sich die flüssigkeitshaltigen Dünndarmschlingen im Axialschnitt als sonoluzente, tubuläre Strukturen. Im Jejunalbereich erkennt man außerdem wandständige, „gerippte" Echokomplexe. Dieses als „Klaviertastenphänomen" bezeichnete Muster wird durch Kerckringsche Falten hervorgerufen, die bis 3-5 mm in das Lumen vorspringen und mit einem regelmäßigen Abstand von 3-5 mm stehen (Abb. **14a**) (7). Wird die Darmwand im Axialschnitt tangential getroffen, zeigen die Mukosafalten ein sog. „Leiterphänomen" (Abb. **14b**) (7).
Diese beiden Zeichen lassen sich nur im Jejunum nachweisen. Ihre An- oder Abwesenheit erleichtert somit die Differenzierung zwischen Jejunum- und Ileumschlingen (8). An den Biegungsstellen des Dünndarms zeigen sich die aufeinanderliegenden Darmwände als scheinbar verdickte Wandstrukturen, ähnlich dem radiologisch bekannten „Kaffeebohnenzeichen" (Abb. **14a**).
Der vermehrte Flüssigkeitsgehalt der Darmschlingen mit Aufweitung des Lumens, „Klaviertastenphänomen" und „Leiterphänomen" sprechen für eine Passagestörung des Dünndarmes; eine simultan nachweisbare Hyperperistaltik erlaubt eine Zuordnung zum mechanischen Ileus.

Dickdarm

Ähnlich wie am Magen und am Dünndarm manifestieren sich neoplastische und transmural entzündliche Prozesse am Kolon durch *Kokardenphänomene,* wobei wiederum die zirkuläre Wandverdickung mit kompletter Kokarde am einfachsten darstellbar ist (Abb. **15**).
Die Zuordnung zu einem Kolonabschnitt erfolgt unter Berücksichtigung der Nachbarorgane oder Strukturen, wie Leberunterrand und Gallenblase, Darmbeinschaufeln, Blase oder Wirbelsäule (Abb. **15a**). Prozesse im distalen Colon transversum, der linken Flexur und im Colon descendens, sind schwierig darzustellen. Neoplastische Sigma- und Rektumprozesse entgehen der Sonographie fast regelmäßig, es sei denn, man versucht durch einen Wassereinlauf ihre Erkennbarkeit und topographische Zuordnung zu verbessern (23). Auch stenosierende Sigmaprozesse auf dem Boden einer Divertikulitis sind der Sonographie nur selten zugänglich; liegt jedoch ein größerer parakolischer Abszeß vor, kann dieser sich als liquide oder komplexe Struktur abheben (Abb. **15e**).
Kokardenphänomene sind besonders gut und zuverlässig darstellbar bei Karzinomen der rechten Kolonhälfte (Abb. **15**) – soweit sie nicht polypoid-endophytisch wachsen – sowie bei den meist rechtsseitigen Kolonveränderungen durch einen Morbus Crohn. Bei transmuralem Befall führt der Morbus Crohn im Gegensatz zum Karzinom zu gleichmäßig zirkulären, langstreckigen Wandverdickungen (Abb. **16**) (21).
Eine geringgradige pathologische Wandverdickung kann beim Colon spasticum auftreten, die nach Injektion von Buscopan verschwindet. (21). Auch postoperativ können (z.B. nach Ileotransversostomie) kokardenähnliche Bilder entstehen, die jedoch nach einigen Tagen nicht mehr nachweisbar sind (Abb. **15f**).

Abb. 15
a ♀, 54 J. Kolonkarzinom der rechten Flexur. Komplette, konzentrische Kokarde (+ – +) unterhalb der Gallenblase (G) in Höhe der rechten Medioklavikularlinie.
b Kolonkontrasteinlauf mit Nachweis des sonographisch faßbaren, zirkulär wachsenden Karzinoms im Bereich der rechten Flexur.
c ♀, 61 J. Zäkumkarzinom. Komplette Kokarde mit exzentrischem Restlumen im rechten Unterbauch vor der rechten Darmbeinschaufel. Vorwiegend nach dorsal wachsendes Zäkumkarzinom.
d Kolonkontrasteinlauf. Zirkulär-polypös wachsendes Zäkumkarzinom.
e ♂, 63 J. Divertikulitischer Abszeß im linken Unterbauch. Der parakolische Abszeß zeigt sich als liquide bzw. komplexe Struktur (Schrägschnitt links iliakal).
f ♀, 52 J. Zustand nach Ileotransversostomie. Kranial der flüssigkeitsgefüllten Harnblase (B) und des Uterus (U) komplette konzentrische Kokarde (Ileotransversostomie) (Längsschnitt in der Medianen). Kokarde nach 10 Tagen nicht mehr nachweisbar.

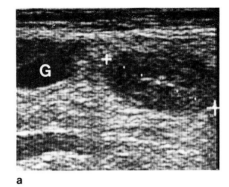

a

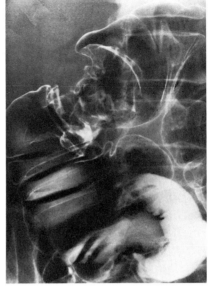

b

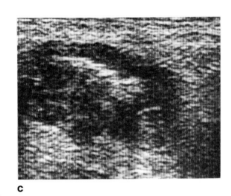

c

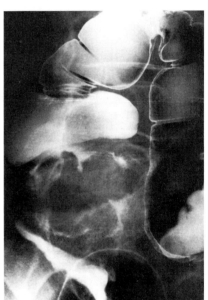

d

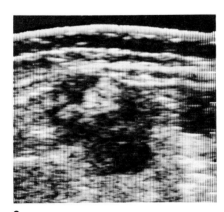

e

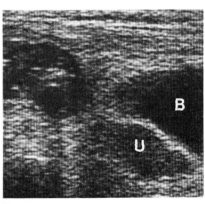

f

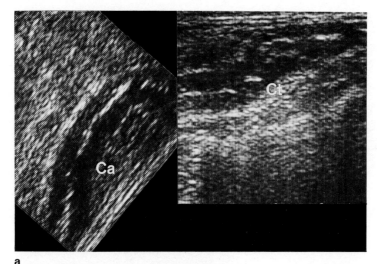

Abb. 16
a ♀, 42 J. Generalisierter Befall des gesamten Kolons durch einen Morbus Crohn. Die aus zwei Ausschnitten zusammengesetzte Aufnahme zeigt die langstreckige und gleichmäßig-zirkuläre Wandverdickung durch die transmural-entzündliche Erkrankung. Ca = Colon ascendens, Ct = Colon transversum.
b Querschnitt

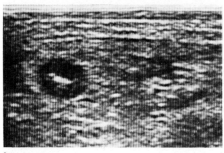

Wertung

Die sonographische Untersuchung des *Magen-Darm-Traktes* stützt sich im wesentlichen auf die Erkennung *pathologischer Kokarden,* die das sonographische Korrelat von neoplastischen oder entzündlichen Wandverdickungen darstellen. Allerdings weist auch ein *pathologisch vermehrter Flüssigkeitsgehalt* mit Aufweitung des Lumens bzw. periintestinale, liquide, komplexe oder solide Raumforderungen auf pathologische intra- oder extramurale Magen-Darm-Veränderungen hin.
Die Zuverlässigkeit des Kokardennachweises ist abhängig von der Ausdehnung und Lage des Prozesses. So gelingt die Darstellung am besten im Magenkorpus und -antrum sowie im Zäkum, Colon ascendens und transversum, während Kokarden im Kardia-Fundus-Bereich und Colon descendens, Sigma und Rektum schwierig und nur bei ausgedehntem Befall nachweisbar sind. Radiologisch und bioptisch bereits gesicherte Sigma- und Rektumkarzinome entgehen der Sonographie meist.
Ein sonographisches „Tumormuster" gibt es trotz der verschiedenartigen Bilder bei entzündlichen und neoplastischen Veränderungen bisher nicht, so daß meist nur eine approximative Aussage zur Dignität im Zusammenhang mit der Klinik möglich ist. Deshalb ist die Genese *jeder* sonographisch gefundenen Magen-Darm-Läsion *radiologisch* und *endoskopisch-bioptisch* weiter zu klären.
Der praktische Wert der Sonographie bei Magen-Darm-Erkrankungen liegt darin, daß beim Nachweis eines pathologischen Kokardenphänomens, z.B. bei „unklarem Abdomen", ohne Umweg weiterführende diagnostische Maßnahmen angeschlossen werden können.
Die Sonographie ist jedoch *nur* bei *positivem* Befund klinisch relevant. Falsch-positive Befunde sind selten. Ein sonographischer Ausschluß von Tumoren oder entzündlichen Veränderungen, z.B. im Rahmen eines Screeningverfahrens, ist *nicht* möglich, so daß der Röntgendiagnostik und der Endoskopie nach wie vor größere Bedeutung zukommen.
Bei Morbus Crohn des Dünn- und Dickdarms zeigt die Sonographie eine hohe diagnostische Treffsicherheit, so daß sich die Methode bei den meist jungen Patienten wegen der zu berücksichtigenden Strahlenbelastung insbesondere zur Verlaufskontrolle des radiologisch oder bioptisch gesicherten Morbus Crohn und zum Nachweis von Komplikationen, z.B. Abszessen, eignet (30).
In der Diagnostik des *akuten Abdomens* bestehen die Vorteile der Sonographie in ihrem mobilen Einsatz, in der hohen Sensibilität auch für kleinere Flüssigkeitsansammlungen und der situationsgerechten Untersuchungsmöglichkeit. Sie ist daher vor allem bei der Klärung stumpfer Bauchtraumen einzusetzen, da sich mit ihr retro- oder intraperitoneale Blutungen bereits in Größenordnungen erkennen lassen, die der Röntgennativdiagnostik entgehen und auch die viel propagierte Peritoneallavage oft überflüssig machen. Gleichzeitig lassen sich Rupturen von Leber, Milz und Nieren nachweisen, so daß auch zur Notwendigkeit einer ergänzenden Computertomographie und/oder Angiographie Stellung genommen werden kann.
Bei *Verdacht auf Passagestörungen* im Dünn- und Dickdarmbereich empfiehlt sich bei unauffälligen

Röntgennativaufnahmen des Abdomens zusätzlich eine Sonographie zum Nachweis vollständig flüssigkeitsgefüllter Schlingen, die sich bei fehlender Spiegelbildung auf der Abdomenübersichtsaufnahme nicht nachweisen lassen. Beim Dünndarmileus ist über den Nachweis des „Klaviertasten"- bzw. „Leiterphänomens" die sonographische Differenzierung von Jejunum und Ileum und damit eine grobe Lokalisation des Passagehindernisses möglich (7, 8). Darüber hinaus gibt es sonographische Zeichen für einen Dünndarminfarkt (2, 4, 20) und eine Invagination (12, 34).

Literatur

1 Beyer, D., E. P. Peters: Real-time ultrasonography. An efficient screening method for abdominal and pelvic lymphadenopathy. Lymphology 13, (1980) 142
2 Bluth, E. J., C. R. B. Merritt, M. A. Sullivan: Ultrasonic evaluation of the stomach, small bowel and colon. Radiology 133, (1979) 677
3 Caroll, B. A., H. N. Ta: The ultrasonic appearance of extranodal abdominal lymphoma. Radiology 136 (1980) 419
4 Cassoff, J., G. Collin: Ultrasound findings in small bowel infarction. J. Canad. Ass. Radiol. 30, (1979) 180
5 Doust, B. D., F. Quiroz, J. M. Stewart: Ultrasonic distinction of abscesses from other intra-abdominal fluid collections. Radiology 125 (1977) 213
6 Fisher, M. F., B. D. Fletcher, B. D. Dahms, J. O. Haller, A. P. Friedman: Abdominal lipoblastomatosis: Radiographic, echographic and computed tomographic findings. Radiology 138 (1981) 593
7 Fleischer, A. C., A. D. Dowling, M. L. Weinstein, A. E. James: Sonographic patterns of distended, fluid filled bowel. Radiology 133 (1979) 681
8 Fleischer, A. C., C. A. Muhlethaler, A. E. James jr.: Sonographic patterns arising from normal and abnormal bowel. Radiol. Clin. N. Amer. 18 (1980) 145
9 Friedmann G., P. E. Peters, D. Beyer: Rationelle Diagnostik der Lymphogranulomatose durch gestuften Einsatz bildgebender Verfahren. Internist (Berl.) 22 (1981) 270
10 Gladisch, R., V. Achenbach, W. Tenbieg: Korrelation von sonographisch gemessener Antrumwand-Dicke und gastroskopischem Befund. In Hinselmann, M., M. Anliker, R. Meudt: Ultraschalldiagnostik in der Medizin. Thieme, Stuttgart, 1980
11 Hollstein, H., K. F. Pochhammer, E. Böhlke: Häufigkeit und differentialdiagnostische Kriterien von Kokardenphänomenen im Epigastrium. In Rettenmaier, G., E.-G. Loch, M. Hansmann, H. G. Trier: Ultraschalldiagnostik in der Medizin. Thieme, Stuttgart 1981
12 Holt, S., E. Samuel: Multiple concentric ring sign and ultrasonic radiographic diagnosis of intussusception. Gastrointest. Radiol. 3 (1978) 307
13 Komaiko, M. S.: Gastric neoplasm: Ultrasound and CT evaluation. Gastrointest. Radiol. 4 (1979) 131
14 Lee, T. G., F. E. Brickman, L. S. Avecilla: Ultrasound diagnosis of intramural intestinal hematoma. J. clin. Ultrasound 5 (1977) 423
15 Lorenz, R., V. Fiedler, U. Mödder, D. Beyer: Bedeutung von Sonographie und Computertomographie für die Diagnose der Peritonealcarcinose. Röntgen – Bl. 5 (1982) 187
16 Lutz, H., G. Rettenmaier: Sonographic pattern of tumors of the stomach and the intestine. Proceedings of the 2nd World Congress on Ultrasonics in Medicine, Rotterdam 1973. Intern. songr. series, NO 277, Exerpta Medica, Amsterdam 1973
17 Lutz, H. Th., R. Petzoldt: Ultrasonic patterns of space occupying lesions of the stomach and the intestine. Ultrasound Med. Biol. 2 (1976) 129
18 Mascatello, V. J., E. F. Carera, R. L. Telle, M. Berger, H. H. Hohn, E. H. Smith: The ultrasonographie demonstration of gastric lesions. J. clin. Ultrasound 5 (1977) 383
19 McQuown, D. S., M.-C. Fishbein, E. T. Moran, R. B. Hoffmann: Abdominal cystic lymphangiomatosis. J. clin. Ultrasound 3 (1975) 291
20 Morgan, C. L., W. S. Trought, T. A. Oddson, W. M. Clark, R. P. Rice: Ultrasound pattern of disorders affecting the gastrointestinal tract. Radiology 135 (1980) 129
21 Räth, U., K. H. Bartscher, G. Erchinger, A. Leisner, H. Talatzko: Die Kriterien der Darstellbarkeit wandinfiltrativer und stenosierender Prozesse des Colons. In Hinselmann, M., M. Anliker, R. Meudt: Ultraschalldiagnostik in der Medizin. Thieme, Stuttgart 1980
22 Rettenmaier, G.: Sonographische Zeichen der pathologischen Magenwandverdickung. Ultraschall 1 (1980) 26
23 Rubin, C., A. Kurtz, B. Goldberg: Water enema: A new ultrasonic technique in defining pelvic anatomy. J. clin. Ultrasound 6 (1978) 28
24 Salem, S., C. W. Hiltz: Ultrasonographic appearance of gastric lymphosarcoma. J. clin. Ultrasound 6 (1978) 429
25 Salem, S., B. P. O'Malley, C. W. Hiltz: Ultrasonographic appearance of gastrointestinal masses. J. Canad. Ass. Radiol. 31 (1980) 163
26 Sandler, M., S. Tatanaprakarf, B. Medrasozo: Ultrasonic findings in intramural extragastric lesions. Radiology 128 (1978) 189
27 Scheible, W., L. E. Goldberger: Diagnosis of small bowel obstruction: the contribution of diagnostic ultrasound. Amer. J. Radiol. 133 (1979) 685
28 Schöpfer, B., H. Kremer, M. Mempel: Sonographische Befunde eines Patienten mit peritonealem Mesotheliom. Ultraschall 1 (1980) 60
29 Schwerk, W. B., B. Braun: Ultraschalldiagnostik gastrointestinaler Tumoren. Gastroent. 16 (1978) 431
30 Seitz, K.: Sonographische Diagnostik beim M. Crohn. Ultraschall 1 (1980) 35
31 Somer, G., R. Filly, F. Laing: Use of simethicone as a patient preparation for abdominal sonography. Radiology 125 (1977) 219
32 Walls, W. J.: The evaluation of malignant gastric neoplasms by ultrasonic B-Scanning. Radiology 118 (1976) 159
33 Weissberg, D. L., W. Scheible, G. R. Leopold: Ultrasonic appearance of adult intussusception. Radiology 124 (1977) 791
34 Wellmann, W., M. Gebel: Wertigkeit der Sonographie bei M. Crohn. In Hinselmann, M., M. Anliker, R. Meudt: Ultraschalldiagnostik in der Medizin. Thieme, Stuttgart 1980
35 Yeh, H. C.: Ultrasonography of peritoneal tumors. Radiology 133 (1979) 419

14 Peritonealraum

D. Beyer

Anatomie und Untersuchungstechnik s. Kapitel 13

Ultraschallbefunde

Aszites-Abszeß-Hämatom

Aszites stellt sich sonographisch echofrei, lageverschieblich, seltener abgekapselt dar und wird zuerst im kleinen Becken retrovesikal sichtbar, wobei die Flüssigkeitsansammlung im Längsschnitt spitzwinklig nach kranial und ventral zuläuft. Bei stärkerer Zunahme des Aszites wird der Dünndarm, an der Mesenterialwurzel hängend, nach medial und ventral verdrängt und läßt

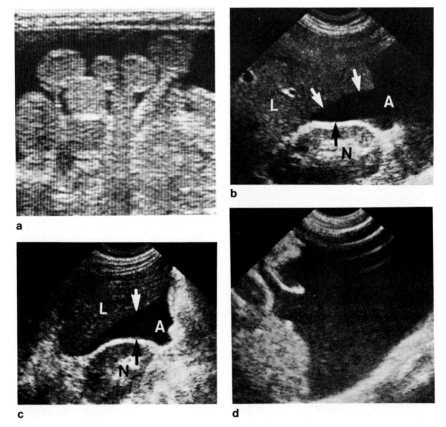

Abb. 1
a 61 J., ♀. Aszites bei Peritonealkarzinose (Ovarialkarzinom). Der Dünndarm hängt an der Mesenterialwurzel und flottiert frei („Seeanemonenphänomen").
b ♂, 48 J. Hepatogener Aszites (A). Durch Flüssigkeit entfalteter hepatorenaler Rezessus (Morison's pouch). Längsschnitt durch den rechten Leberlappen (L) und die rechte Niere (N).
c Querschnitt durch den rechten Leberlappen (L) und die rechte Niere (N). Zwischen retroperitonealem Fettgewebe und rechtem Leberlappen liegt der aszitesgefüllte hepatorenale Rezessus (A).
d ♂, 35 J. Hepatogener Aszites bei Leberzirrhose. Jetzt Peritonitis nach perforierter Appendizitis. Multiple, schwebende Echokomplexe im Aszites (Längsschnitt Mittelbauch rechte Medioklavikularlinie).

Abb. 2
a ♀, 58 J. Peritonealkarzinose bei Ovarialkarzinom. Die rechte Kolonflexur (C) wird durch echoreiche Tumormassen, die der ventralen Bauchwand aufsitzen (→), ummauert. Längsschnitt durch den linken Leberlappen (L) und die Gallenblase (G).
b ♀, 48 J. Peritonealkarzinose bei Ovarialkarzinom. Hinter dem linken Leberlappen von unregelmäßig konturierten Tumormassen umlagerte physiologische Magenkokarde (→). Längsschnitt durch den linken Leberlappen.
c Peritonealkarzinose bei Ovarialkarzinom (Zusammengesetzte Aufnahme). Massive Tumorinfiltration des Omentum majus (om), das von Aszites (A) umgeben ist. Echoreichere Tumormassen an der vorderen Bauchwand (→ ←). Am Mesenterium hängende, schwimmende Dünndarmschlingen (D).

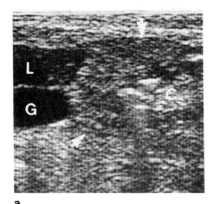
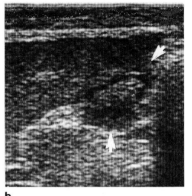
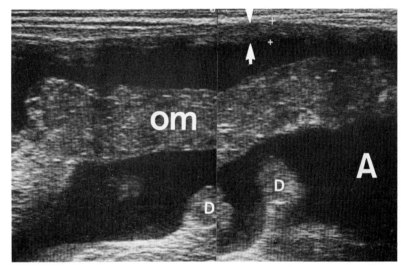

sich unter Palpation als frei flottierende Formation nachweisen („Seeanemonenphänomen") (Abb. 1a). Der Aszites kommt dann als echofreie Zone zwischen Bauchwand und Darmschlingen zur Darstellung. Gleichzeitig werden Leber und Milz von der Bauchwand disloziert und nach kaudal verlagert, während der hepatorenale Rezessus als flüssigkeitshaltiger Raum zwischen Leber und Retroperitoneum sichtbar wird (Abb. 1b u. c).
Kommt es bei Aszites zu einer *freien Perforation* in die Bauchhöhle mit Peritonitis (z.B. perforierte Appendizitis), kann dies an einem Wechsel des Reflexmusters zu erkennen sein, da im vorher echofreien Aszites plötzlich multiple, schwebende Echokomplexe auftreten (Abb. 1d).
Die Unterscheidung eines benignen von einem durch Peritonealkarzinose hervorgerufenen malignen Aszites ist sonographisch allein nicht möglich. Entscheidend ist hier die zytologische Beurteilung der Punktionsflüssigkeit nach ultraschallgezielter Punktion. Es gibt allerdings sonographische Unterscheidungskriterien, die eine approximative Diagnose erlauben.
Bei der *Peritonealkarzinose* können Darmschlingen mit der Bauchwand oder mit der Mesenterialwurzel verwachsen sein, so daß sich abgekapselte, liquide Areale darstellen. In fortgeschrittenen Fällen zeigen sich – oft auch *ohne* Aszites – echoreiche Tumormassen an der vorderen Bauchwand, die, besonders bei Infiltrationen des Omentums majus, eine plattenförmige Konfiguration annehmen (Abb. 2a – c) (6, 9). Die Erfassung von Tumorknoten, die dem viszeralen Peritoneum aufsitzen, gelingt nur bei größerer Ausdehnung (9) und nur dann, wenn größere Tumoren lufthaltige Darmschlingen distanzieren oder ummauern (Abb. 2a u. b). Der selten *abgekapselte,* nicht lageverschiebliche und scharf abgegrenzte *Aszites* (Abb. 3a u. b) muß von *intraperitonealen Abszessen* differenziert werden. Hilfreich ist hier neben der Anamnese die Tatsache, daß Abszesse unregelmäßig unscharf konturiert sind und interne Echos aufweisen (Abb. 3c). Die oft elliptisch konfigurierten Abszesse neigen darüber hinaus zur Verdrängung von Nachbarorganen, während Aszites sich mantelförmig um die Organe legt, ohne sie zu komprimieren (3). Beim Abszeß können Detritusmassen lageveränderliche Schichtungsphänomene hervorrufen (Abb. 3c). Parakolische, perizäkale (Abb. 3d) und perisigmoidale Abszesse verlagern angrenzende Darmschlingen nach medialventral und liegen der Bauchwand unmittelbar an.

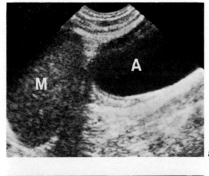
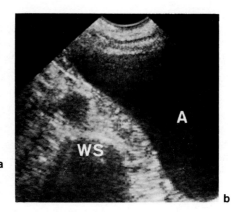
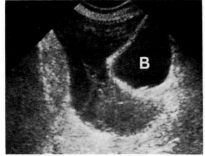
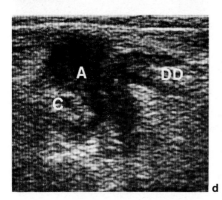
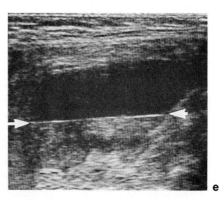

Abb. 3 ♂, 52 J. Abgekapselter hepatogener Aszites nach mehrfacher Punktion. Nicht lageverschiebliche, glatt begrenzte liquide Raumforderung (A) zwischen Bauchwand und Retroperitonealraum. Längsschnitt durch das linke Hypochondrium in Rechtsseitenlage (M).
b Querschnitt durch den Mittelbauch. Der Ascites (A) ist nicht verschieblich und glatt begrenzt (WS = Wirbelsäule).
c ♂, 48 J. Großer Douglas-Abszeß nach perforierter Appendizitis. Kraniodorsal der Harnblase (B) nicht lageverschiebliche, unscharf abgegrenzte, flüssigkeitshaltige Raumforderung mit dorsal sich sedimentierenden, internen Echos (Douglas-Abszeß). Medianer Längsschnitt durch die Harnblase.
d ♂, 28 J. Perityphlitischer Abszeß. Zwischen Dünndarmschlingen (DD) und Zäkum (C) findet sich eine unregelmäßig begrenzte, dorsal reflexhaltige Flüssigkeitsansammlung (A = Abszeß) (Querschnitt durch den rechten Unterbauch in Höhe der Darmbeinschaufel).
e ♀, 43 J. Intraperitoneales abgekapseltes Hämatom (nach Markumarblutung). Glatt begrenzte liquide Raumforderung mit echoreichen, dorsal gelegenen Strukturen (Spiegelbildung!) (→) Längsschnitt durch den linken Unterbauch.

Eine Abgrenzung gegen dilatierte, flüssigkeitsgefüllte Darmschlingen gelingt durch Beobachtung des Peristaltikablaufes. Abszesse im kleinen Becken führen – bei der Frau in der Excavatio rectouterina, beim Mann in der Excavatio rectovesicalis – zu liquiden Raumforderungen, die bei größerer Ausdehnung die Harnblase pelottieren und benachbarte Darmschlingen verlagern (Abb. **3c**).

Trotz der Möglichkeit sonographischer Verlaufskontrollen sind – insbesondere im kleinen Becken – *Hämatome* von *Abszessen* und auch von abgekapseltem Aszites nicht immer zu differenzieren, da auch die Hämatome sonographisch eine dem Abszeß ähnliche Struktur aufweisen (Abb. **3e**).
Sowohl frische Abszesse als auch Hämatome (Abb. **3e**) sind wie Aszites liquide und damit echo-

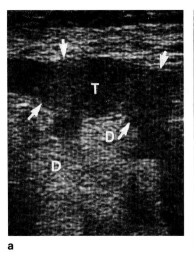 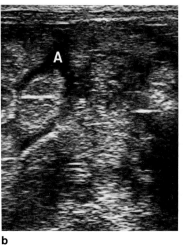 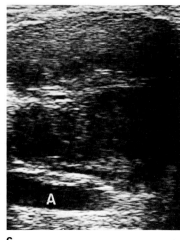

Abb. 4
a ♂, 52 J. Peritoneales Mesotheliom. Darmschlingen (D) sind von einer echoarmen Tumorplatte (T) (→), die der ventralen Bauchwand aufsitzt, ummauert. Kein Aszites (Längsschnitt links paramedian).
b ♀, 48 J. Pseudomyxoma peritonei. Das gesamte aufgetriebene Abdomen ist von echoreichen, verschieblichen Massen ausgefüllt. Zwischen den tumorähnlichen Konglomeraten kleine Aszitesmengen (A).
c ♂, 51 J. Fibroliposarkom des Mesenteriums. Polyzyklisch begrenzter, teils echoreicher, teils echoarmer Tumor vor der Aorta (A), der die umgebenden Darmschlingen verdrängt hat.

frei, wobei mit zunehmender Organisation des Hämatoms bzw. mit Auftreten von Nekrosen und Detritus im Abszeß schwache, bewegliche Echokomplexe mit Spiegelbildung auftreten (Abb. **3e**) (3).

Tumoren des Peritoneums und des Mesenteriums

Im Gegensatz zur metastatisch bedingten Peritonealkarzinose (s. Abb. 2) sind *primäre Tumoren des Peritoneums* relativ selten. *Mesotheliom* und *Pseudomyxoma peritonei* imponieren klinisch wie ein Aszites. Sonographisch kommen echoreiche oder -arme solide Tumorareale zur Darstellung, die die Bauchorgane ummauern, ohne sie wesentlich zu infiltrieren (8) (Abb. **4a u. b**).
Die sonographische Darstellung von im Mesenterium lokalisierten, soliden Tumoren gelingt wegen der meist überlagernden und lufthaltigen Darmschlingen erst dann, wenn der Prozeß größere Ausmaße erreicht und die Schlingen distanziert (Abb. **4c**). Es handelt sich dabei meist um vom mesenterialen Fett- und Bindegewebe (*Lipome, Liposarkome, kindliche Lipoblastomatose*) (Abb. **4c**) (4) oder von den Lymphknoten (*maligne Lymphome*) ausgehende Tumoren (s. Kapitel „18 Subdiaphragmales Lymphknotensystem"). Während sich fetthaltige Tumoren als rundliche, solitäre, echoreiche Areale vom Mesenterium aus in den Peritonealraum vorwölben (4), stellen sich Lymphome in der Mehrzahl der Fälle als multiple echoärmere, die Dünndarmschlingen verdrängende Raumforderungen dar (1, 2, 5) (s. Kapitel „18 Subdiaphragmales Lymphknotensystem").
Die seltene *zystische Lymphangiomatose* des Omentums majus oder der Mesenterialwurzel ist als liquide, sich nach intraperitoneal ausbreitende septierte Raumforderung darstellbar und kaum gegen ein älteres posttraumatisches oder postoperatives *Mesenterialhämatom* abzugrenzen (7).

Wertung

Zum Nachweis von Aszites unterschiedlicher Ätiologie ist die Sonographie der röntgenologischen Abdomenübersichtsaufnahme und der klinischen Untersuchung überlegen. Zur Abklärung der Dignität ist eine ultraschallgezielte Aspiration zu empfehlen.
Die Suche nach *Abszessen* und *Hämatomen* im Peritonealraum sollte zuerst sonographisch erfolgen, jedoch gelingt die Differenzierung zwischen Abszeß, Hämatom und abgekapseltem Ascites anhand des Reflexmusters oft nicht oder ist sehr stark begrenzt. Auch hier ist eine *ultraschallgezielte Punktion* von diagnostischem Wert; ähnlich wie beim Aszites können dabei größere Flüssigkeitsmengen zum Zweck der Entlastung aspiriert werden. *Tumoren* des Peritoneums oder der Mesenterialwurzel sind selten. Sie lassen sich wegen der meist vorliegenden Darmgasüberlagerung erst im fortgeschrittenen Stadium sonographisch nachweisen. Häufig ist eine unklare Zunahme des Bauchumfanges Anlaß für die sonographische Erstuntersuchung.

Literatur

1. Beyer, D., E. P. Peters: Real-time ultrasonography. An efficient screening method for abdominal and pelvic lymphadenopathy. Lymphology 13 (1980) 142
2. Caroll, B. A., H. N. Ta: The ultrasonic appearance of extranodal abdominal lymphoma. Radiology 136 (1980) 419
3. Doust, B. D., F. Quiroz, J. M. Stewart: Ultrasonic distinction of abscesses from other intra-abdominal fluid collections. Radiology 125 (1977) 213
4. Fleischer, A. C., C. A. Muhlethaler, A. E. James jr.: Sonographic patterns arising from normal and abnormal bowel. Radiol. Clin. N. Amer. 18 (1980) 145
5. Friedmann, G., P. E. Peters, D. Beyer: Rationelle Diagnostik der Lymphogranulomatose durch gestuften Einsatz bildgebender Verfahren. Internist 22 (1981) 270
6. Lorenz, R., V. Fiedler, U. Mödder, D. Beyer: Bedeutung von Sonographie und Computertomographie für die Diagnose der Peritonealcarcinose. Röntgen – Bl. 5 (1982) 187
7. McQuown, D. S., M-C. Fishbein, E. T. Moran, R. B. Hoffmann: Abdominal cystic lymphangiomatosis. J. clin. Ultrasound 3 (1975) 291
8. Schöpfer, B., H. Kremer, M. Mempel: Sonographische Befunde eines Patienten mit peritonealem Mesotheliom. Ultraschall 1, (1980) 60
9. Yeh, H. C.: Ultrasonography of peritoneal tumors. Radiology 133 (1979) 419

15 Nieren

W.-P. Brockmann und H. J. Moek

Anatomie

Die Nieren liegen als paarig angelegte Organe retroperitoneal in der Fossa lumbalis parallel zu den Psoasmuskeln, wodurch sie nach kaudal etwas voneinander divergieren. Der Hilus der linken Niere liegt dem 2. LWK gegenüber. In der Mehrzahl der Fälle steht durch das Lebervolumen bedingt die rechte Niere einen halben Wirbelkörper tiefer. Bei maximaler Inspiration wandern beide Organe ca. 3 cm kaudalwärts. Bei Kindern, deren Nieren normalerweise etwas tiefer liegen als bei Erwachsenen, erreichen die unteren Nierenpole häufig den Beckenkamm (bei Neugeborenen zu 100 %).
Beim Erwachsenen beträgt der Nierenlängsdurchmesser im Normfall zwischen 10,5 und 13 cm (Tab. 1), der Querdurchmesser im mittleren Nierendrittel 4-6 cm. Dabei kann die linke Niere die rechte an Größe etwas übertreffen (9, 12).
Im Querschnitt umschließt das aus Mark und Rinde bestehende Nierenparenchym ringförmig kenkelchsystem mit peripelvinem Binde- und Fettgewebe. Der Parenchymdurchmesser sollte 1,5 cm Dicke nicht unterschreiten und im Normalfall ca. ein Viertel bis ein Drittel des Gesamtquerdurchmessers ausmachen (Verhältnis Nierensinus zu Parenchymsaum ca. 2 : 1).
Da ultraschalldiagnostisch von den Kapseln und Faszien, die die Nieren umhüllen, nur das zwischen Fascia renalis und Capsula fibrosa gelegene perirenale Fettgewebe, die sog. *„Fettkapsel"*, dargestellt werden kann, ohne genaue Differenzierungsmöglichkeit zum pararenalen Fettgewebe, soll hier auf die Anatomie der Faszien und ihrer Blätter nicht weiter eingegangen werden.
Ventromedial und kranial beider Nierenpole, nur durch das perirenale Fettgewebe von ihnen getrennt, befinden sich die Nebennieren. Medial grenzen die Psoasmuskeln an die Nieren. Dorsal liegen Anteile der Rückenmuskulatur. Ebenfalls in enger Nachbarschaft zu beiden Nieren befinden sich Anteile des Kolons und des Duodenums. Die obere rechte Nierenhälfte liegt rechtsseitig leber- und oft auch gallenblasennahe. Linksseitig grenzen Milz und Magen an die vom Peritoneum überzogene ventrale Nierenoberfläche.
Die Nierenhili ziehen bds. nach ventromedial. Die meist einfach, weniger häufig doppelt, selten dreifach angelegten Nierenarterien liegen dorsal und etwas kranial der entsprechenden Venen, wobei die rechte Nierenarterie länger ist als die linke. Sie unterkreuzt die V. cava, während die längere linke Nierenvene in der Regel ventral um die Aorta abdominalis herumzieht.
Das Kaliber der Venen (rechts ca. 0,3 - 0,5 cm, links 0,5 - 1 cm) übertrifft normalerweise das der Arterien (ca. o,3 cm). Das Lumen der linken Vene ist linkslateral der Aorta weiter, da die Überkreuzung über die große Bauchschlagader wie eine leichte Stenose wirkt.

Tabelle 1 Vergleich der Nierenlänge mit dem Lebensalter. Standardabweichung 0,9 cm (nach einer Tabelle des Department of X-ray Diagnosis, University College Hospital London) (9, 12)

♂		♀	
Lebensalter (Jahre)	Nierenlänge (cm)	Lebensalter (Jahre)	Nierenlänge (cm)
5	7,9	5	7,9
10	9,0	10	9,0
15	10,8	15	10,8
20	11,7	20	11,5
25	12,2	25	11,7
40	12,2	40	11,7
50	12,2	50	11,3
60	12,2	60	10,8
70	11,7	70	10,8
80	11,3	80	10,8

Untersuchungstechnik

Patientenvorbereitung

Die Vorbereitung des Patienten sollte der vor einer Abdominaluntersuchung ähneln, da einerseits die Nierendiagnostik auch auf weitere Abdominalorgane bzw. ihr Umfeld ausgedehnt werden kann und andererseits auch eine Untersuchung von dorsal nicht immer voll ausreicht.

Somit ist eine leichte Mahlzeit am Vorabend der Untersuchung noch erlaubt. Außerdem sollte ein Polysiloxanpräparat zur Verminderung oder Verhinderung des Meteorismus mehrfach vorher appliziert werden. Kontrastmitteluntersuchungen der Nieren (i.V. Urogramm, retrogrades Pyelogramm) verändern die Schallbarkeit der Nieren in keiner Weise. Doppelkontrastuntersuchungen des Magen-Darm-Traktes erlauben anschließende Nierensonogramme in der Regel nur in Bauchlage bei dorsaler Schnittführung.

Die Untersuchung kann von ventral, lateral sowie von dorsal aus erfolgen. Die aussagekräftigste Abbildung erhält man bei der Ausnutzung von Leber und Milz als Schallfenster in Seitenlage, also von rechts bzw. links ventrolateral, bei tiefer Inspiration und unter Zuhilfenahme eines Bauchkeiles (Skolioselagerung). Bei Darmgasüberlagerung empfiehlt sich die Diagnostik von dorsal aus, ebenfalls mit Bauchkeil. Bei adipösen und auch sehr athletischen Patienten mit ausgeprägter Rückenmuskulatur kann jedoch eine solch starke Schallabsorption und -streuung erfolgen, daß auf diese Weise nur noch eine grobe Beurteilung der Nierenregion möglich ist.

Liegen die Nieren mit dem kaudalen Pol ventral sehr oberflächlich, so sollte zumindest bei mechanischen Sectorscannern ein Schallapplikator mit Wasservorlaufstrecke zur Verfügung stehen, der die technisch bedingte Unschärfe in den ersten 3-4 Abbildungszentimetern völlig verhindern kann.

Ultraschallbild der normalen Niere

Außer der unterschiedlichen Länge zwischen linken und rechten Hilusgefäßen ist ein auffälliger Unterschied zwischen beiden Nierenregionen im Ultraschall nicht zu erkennen (Abb. 1). Das Schnittbild der größten Längsausdehnung zeigt bds. das Parenchym deutlich getrennt vom peripelvinen Binde- und Fettgewebe (Sinusreflex, Mittelecho). Zusätzlich läßt sich innerhalb des Parenchyms die Nierenrinde mit Bertinischen Säulen vom Mark differenzieren (Abb. 2). Im peripelvinen Bindegewebe liegend kann man bei hochauflösender Technik Gefäßanschnitte erkennen (Abb. 3) und bei laterodorsaler Schnittführung häufig im mittleren Drittel zum medialen Rand hin auch Teile des Nierenbeckens (insbesondere bei ampullären Nierenbecken). Um die Niere herum findet man, je nach Konstitution des Patienten mehr oder minder ausgeprägt peri- und pararenales Fettgewebe (Abb. 4).

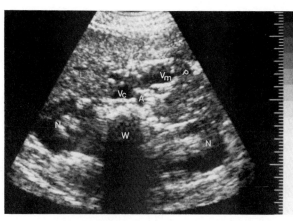

Abb. 1 K. K., ♂, 42 J. Transversalschnitt. Beide Nieren (N) im Querschnitt.
L = Leberparenchym, P = Pankreasparenchym, W = Wirbelschatten, A = Aorta abdominalis, Vc = V. cava, Vm = V. mesenterica superior.

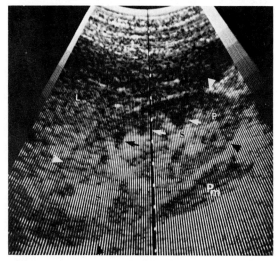

Abb. 2 R. L., ♂, 27 J. Longitudinalschnitt. Rechte Niere. Parenchym mit Mark und Rinde.
L = Leberparenchym, Pm = Psoasmuskulatur; Nierenkontur durch vier Dreieckspfeile markiert; S = Sinusreflex, P = Parenchymsaum (Rinde); Pyramiden (Mark) durch Pfeile markiert.

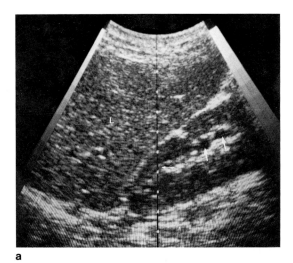

a

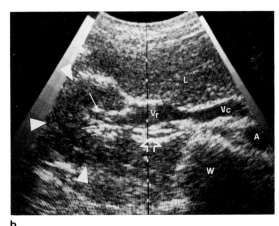

b

Abb. 3 K. G., ♀, 31 J. Longitudinalschnitt. Rechte Niere:
a Intrarenale Gefäßanschnitte.
L = Leberparenchym; intrarenale Venenanschnitte durch Pfeile markiert.
b Transversalschnitt. Intrarenale und Hilusgefäße.
W = Wirbelschatten, L = Leberparenchym, A = Aorta, Vc = V. cava, Vr = V. renalis; quergetroffene Nierenkontur durch Dreieckspfeile, A. renalis durch Hohlpfeil, intrarenale arterielle Gefäßanschnitte durch zwei kleinere Pfeile, intrarenaler venöser Gefäßanschnitt durch längeren Pfeil markiert.

Rechter Hilus

Im Normalfall läßt sich der rechte Ureter ebensowenig wie der linke im Ultraschall erfassen. Dagegen stellt sich von der Aorta abgehend die rechte Nierenarterie dar, etwas kraniodorsal der rechten Nierenvene verlaufend, wobei sie die V. cava zuvor unterkreuzt (s. Kapitel „23 Gefäßsystem", Abb. 34, 35).
Diese Unterkreuzung läßt sich bei einem Längsschnitt parallel zur großen unteren Hohlvene besonders gut erkennen, da hier die quergetroffene Nierenarterie als kleines, rundliches Areal erkennbar wird, das mit umgebendem Bindegewebe die V. cava ein wenig imprimiert. Die rechte

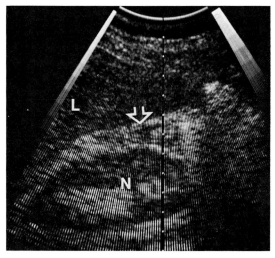

Abb. 4 D. L., ♂, 42 J. Longitudinalschnitt. Nierenfettkapsel. Fettkapsel durch Pfeile markiert.
L = Leberparenchym, N = rechte Niere.

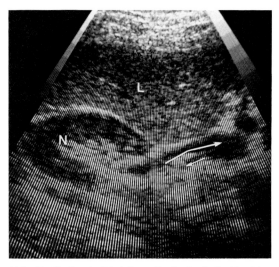

Abb. 5 K. G., ♀, 31 J. Longitudinalschnitt. Rechter Nierenhilus; Gefäßverlauf.
L = Leberparenchym, N = quer getroffene rechte Niere; Nierenarterie in ihrem Verlauf durch kleinen Pfeil markiert. Nierenvene in ihrem Verlauf mit Einmündung in die V. cava durch langen Pfeil markiert.

Nierenvene ist aufgrund ihres relativ kräftigen Kalibers gut von der Umgebung abgrenzbar und deshalb recht leicht von der zarteren Arterie zu differenzieren (Abb. 5).

Linker Hilus

Da die Überkreuzungsstelle der linken Nierenvene über die Aorta wie eine leichte Stenose wirkt, ist zumindest bis hier die Vene in ihrem Verlauf dank einer geringen Dilatation gut im Transversalschnitt als echoarmes Band zu dokumentieren. (s. Kapitel „23 Gefäßsystem", Abb. 40 b-c). Bei starker Dilatation der linken Nierenvene sind Fehldiagnosen eines Nierenarterienaneurysmas

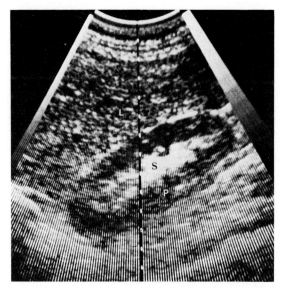

Abb. 6 A. S., ♂, 24 J. Longitudinalschnitt. Reflexstrukturvergleich: Leber/Nierenparenchym/Nierensinus.
L=Leberparenchym, P=Nierenparenchymsaum, S=Sinusreflex.

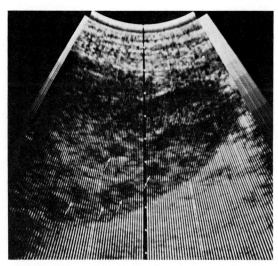

Abb. 7 N. N., ♂, 44 J. Longitudinalschnitt. Markkegel (= Pyramiden) in der rechten Niere.
Markkegel durch Pfeile markiert.

bekannt. Ebenfalls die dorsal von ihr gelegene, im Vergleich recht engkalibrige Nierenarterie läßt sich bei günstigen Untersuchungsbedingungen (keine Adipositas, kein Meteorismus) in der Mehrzahl der Fälle erkennen.

Reflexverhalten

Die Trennung zwischen Parenchym und Nierensinus sowie zwischen Rinde und Mark läßt sich im Reflexverhalten gut nachvollziehen. So stellt sich das Parenchym echoarm dar mit in der Regel homogener, feingranulierter Echoverteilung, während das peripelvine Binde- und Fettgewebe (Sinusreflex) sehr echoreich imponiert, wobei die einzelnen Reflexe grob wirken. Die Echogenität des Parenchyms liegt im Normalfall unter der des Lebergewebes (Abb. 6). Innerhalb des Parenchyms kann man besonders bei tangentialen Anschnitten rundliche, noch reflexärmere Strukturen erkennen, die bei einer Größe von 0,6 - 1,0 cm Durchmesser Markkegeln entsprechen (Abb. 7).

Innerhalb des reflexreichen Sinus stellen sich als kanalikuläre, echoarme Strukturen Teile des Venensystems dar (in der linken Niere eher als rechts), die man bei hochauflösendem Gerät bis zur Vereinigung zur Hilusvene verfolgen kann.

Ebenfalls echoarm läßt sich nicht selten bei einer Größe von ca. 0,5 - 1,2 cm Durchmesser im mittleren Nierendrittel randbetont nach ventral hin das Nierenbecken erkennen.

Das perirenale Fettgewebe als Umhüllung von ca. 0,3 - 1,5 cm Durchmesser, je nach Konstitution des Patienten, zeigt sich in seiner Struktur echoärmer als das Parenchym. Bindegewebige Bestandteile kommen als grobe, glänzende Binnenreflexe zur Darstellung.

Erkrankungen der Niere

Entwicklungsstörungen

Häufig werden die nachfolgenden sonographischen Befunde im Erwachsenenalter mehr zufällig im Rahmen der orientierenden Oberbauchuntersuchung erhoben, soweit sie nicht schon früher aufgrund klinischer Auffälligkeiten mittels i.V. Urogramm und anderer Untersuchungen diagnostiziert worden sind. Die Entwicklungsstörungen erstrecken sich auf Abweichungen in der Zahl, Größe, Form, Lage, Struktur und Gefäßversorgung.

Anomalien der Zahl und Größe

Agenesie und Aplasie

Bei der *Agenesie* sind eine oder beide Nieren als Organe gar nicht angelegt. Bei fehlender Harnausscheidung im Neugeborenenstadium ist die Sonographie die Methode der Wahl, um eine doppelseitige Agenesie oder Aplasie festzustellen, da sich gesunde Nieren gerade auch in diesem Lebensalter sehr deutlich ultraschalldiagnostisch darstellen lassen. Bei einseitiger Agenesie, die im Gegensatz zu letalen doppelseitigen meist keine klinische Symptomatik bietet, hypertrophiert die vorhandene kontralaterale Niere und übernimmt die Gesamtfunktion. Bei der *Aplasie* reift die fetale Anlage nicht zum funktionstüchtigen Organ aus. Innerhalb eines solchen Organs können sich Zysten, Verkalkungen oder auch Verknöcherungen finden (Knollenniere). Die Prognose der Aplasie ist mit der der Agenesie identisch.

Ultraschallbefunde

Die einseitig leere Nierenloge läßt an eine Agenesie oder Aplasie denken. Die Suche nach einer evtl. dystopen Niere ist dann obligatorisch. Hinweis auf diese Anomalie ist die kompensatorische Vergrößerung der Gegenniere. Schwierig kann es sein, wenn Kolonanteile die Nierenloge ausfüllen und Strukturen einer kleinen hypoplastischen oder geschrumpften Niere vortäuschen. Falls eine Kontrolle nicht weiterhilft, läßt sich durch i.v. Urographie, Computertomographie, Angio- oder Szintigraphie eine Klärung erreichen.

Hypoplasie und Hyperplasie

Kongenitale Größenabweichungen kommen überwiegend als (einseitige) *Hypoplasie* vor. Alle Nierenanteile sind in unterschiedlichem Ausmaß kleiner; dementsprechend kann die Funktion eingeschränkt sein.

Die *Hyperplasie* ist ein seltener Befund. Meist ist im Gegensatz zur echten Hyperplasie nur eine kompensatorische Hypertrophie die Ursache einseitiger Größenzunahme, entstanden durch eine Funktionseinschränkung der Gegenseite.

Ultraschallbefunde

Die hypoplastische Niere ist ein verkleinertes, die hyperplastische Niere ein über der Norm großes Organ mit regelrechter Parenchym-Sinus-Relation und unauffälliger Konturierung und Parenchymstruktur (Abb. **8** u. **9**). Die Differentialdiagnostik zur chronischen Pyelonephritis und zu ischämischen Nierenveränderungen wird getrennt besprochen. Zur Sicherung der Diagnose ist das IVU wohl unverzichtbar.

Eine echte Hyperplasie läßt sich nur unter Berücksichtigung des kontralateralen Nierenbefundes, nämlich bei normal großer zweiter Niere diagnostizieren. Liegt somit die Niere der Gegenseite größenmäßig unter der Norm, ist eine Abgrenzung zwischen Hyperplasie und kompensatorischer Hypertrophie ultraschalldiagnostisch nicht mehr möglich.

Doppelte Organanlage

Die gedoppelte Organanlage als eine der häufigsten Nierenmißbildungen kann sowohl ein- als auch beidseits vorhanden sein. Sie reicht von rudimentärer Ausbildung in Form eines dichotomen Nierenbeckens bis zur kompletten Verdoppelung des Nierenbeckenkelchsystems und des Ureters. Die Nierenform ist meist regelrecht. Klinische

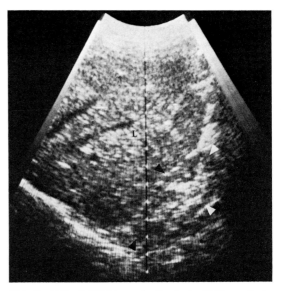

Abb. **8** F. G., ♀, 27 J. Longitudinalschnitt. Hypoplasie der rechten Niere.
L = Leberparenchym; Nierenkontur durch Dreieckspfeile markiert.

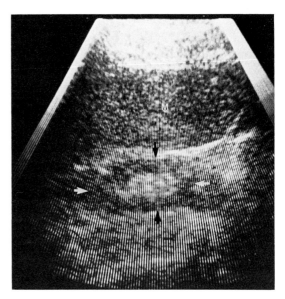

Abb. **9** M. F., ♂, 34 J. Longitudinalschnitt. Hypoplasie der linken Niere.
M = Milzparenchym; Nierenkontur durch Pfeile markiert.

Relevanz haben diese Fehlbildungen bei pathologischen Veränderungen eines – meistens des kranialen – Teilsystems (z.B. Stauung, Abb. **10**). Hier kann die Sonographie entscheidende Hinweise geben. Ultraschalldiagnostisch findet sich bei doppelter Organanlage ein Parenchymzapfen oder eine durchgehende Parenchymbrücke im mittleren Nierendrittel (Abb. **11**). Das Echomuster solcher Zypfen oder Brücken entspricht dem des restlichen Parenchymsaumes.

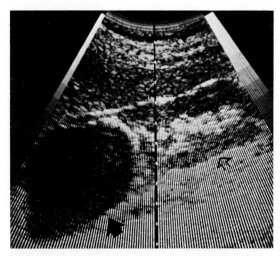

Abb. 10 S. W., ♂, 54 J. Longitudinalschnitt. Doppelte Nierenanlage; Hydronephrose der kranialen Niere. Kaudale Niere durch Hohlpfeil, kraniale hydronephrotische Sackniere durch fetten Pfeil markiert.

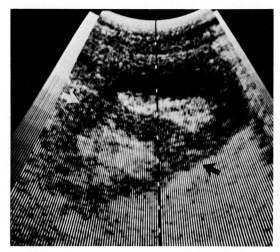

Abb. 11 E. K., ♂, 50 J. Longitudinalschnitt. Doppelte Nierenanlage.
Parenchymbrücke durch Pfeile markiert.

Überzählige Nieren

Überzählige Nieren – ein sehr seltener Befund – sind durch völlige Trennung von den normal vorhandenen Nieren unterscheidbar von Doppelnieren und können in enger Nachbarschaft zu ihnen, aber auch dystop vorkommen.

Lageanomalien

Unter den Dystopien sind am häufigsten kaudale Lageänderungen in Form von lumbaler, iliosakraler oder sakraler Dystopie. Lageänderungen nach kranial (Thoraxniere) oder nach lateral sind möglich. Die Anomalie ist meist einseitig und links. Hierzu gehört auch die gekreuzte Dystopie (ohne Verschmelzung). Fehlrotationen treten meist mit nach ventral gerichtetem Nierenhilus auf.

Ultraschallbefunde

Bei leerer Nierenloge muß im Zusammenhang mit unauffälliger Größe des kontralateralen Organs und fehlender nierenspezifischer Klinik zunächst an eine Dystopie gedacht werden. Die dystope Niere ist dann in den oben genannten Regionen anhand ihres typischen Aufbaues aus Parenchym und peripelvinem Fettgewebe als solche zu identifizieren und von einem Tumor abzugrenzen.

Schwierigkeiten können jedoch gerade bei kaudalwärts verlagerter Niere vom luftgefüllten Intestinalinhalt her entstehen. Somit ist eine alleinige Differenzierung zwischen Agenesie oder Dystopie bei untersuchungseinschränkenden Bedingungen (Meteorismus, Adipositas) ultraschalldiagnostisch nicht immer möglich.

Fehlrotationen

Fehlrotierte Nieren sind bei der Standardschnittführung (Längs- und Querdurchmesser) aufgrund ihrer meist ventralwärts gerichteten Hili erkennbar. Auch nach dorsal und lateral können Fehlrotationen vorkommen.

Anomalien der Form

Formvarianten findet man häufig, nahezu regelmäßig bei fast allen übrigen Nierenmißbildungen.

Verschmelzungsniere

Aus der Verschmelzung der paarig angelegten Niere resultieren charakteristische Form- und Lageanomalien mit teilweise atypischen Ureterabgängen und abweichender Gefäßversorgung. Die wohl häufigste Form ist die *Hufeisenniere* als *bilateral symmetrische Verschmelzung* der Nierenanlagen meistens an den kaudalen Polen. Die Rotation der Achsen kann das Becken nach ventral verlagern. Atypische Abgänge der Ureteren und deren weiterer Verlauf ventral der kaudalen Nierenpole kommen vor. Verschmelzen die medialen Nierenanteile miteinander, entsteht die Kuchen- oder Klumpenniere (symmetrisch Konglomeratniere) in unterschiedlicher Höhe ventral der LWS oder präsakral. *Asymmetrische Verschmelzungen* kommen bilateral vor; als Beispiel sei die Hufeisenniere mit einseitig ausgeprägterem Anteil genannt. Eine unilateral asymmetrische Form stellt die Verschmelzung mit gekreuzter Dystopie dar: Die dystope Niere ist kaudal mit der normalen Niere verschmolzen. Das Konglomerat kann in Höhe der LWS, des Darmbeines oder des kleinen Beckens liegen.

Ultraschallbefunde

Da im Ultraschall bei der Hufeisenniere eine bin-

Erkrankungen der Niere 267

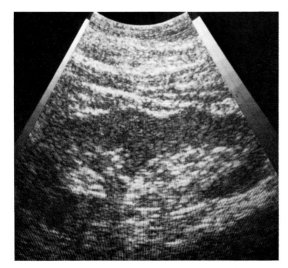

Abb. 12 L. E., ♂, 48 J. Longitudinalschnitt. Persistierende renkuläre Lappung der rechten Niere mit welligem Parenchymsaum.

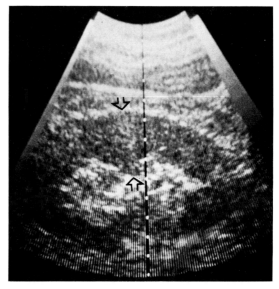

Abb. 14 A. W., ♂, 18 J. Longitudinalschnitt. Nierenparenchymbuckel.
Parenchymbuckel durch Pfeile markiert.

degewebige Brücke aufgrund der schlechten Konturierung dieser Brücke zum umgebenen Fett- und Bindegewebe nur mäßig darstellbar ist, weisen hier allenfalls die Lageveränderungen von Nierenhilus und lateralen Organpolen auf eine Hufeisenniere hin. Besteht die Brücke aus Nierenparenchym selbst, so ist bei der Real-time-Diagnostik mit der Möglichkeit einer kontinuierlichen Bildebenenverschiebung nach allen Richtungen die Erkennung der Parenchymkontinuität von einer zur anderen Seite hin ohne Schwierigkeiten möglich. Damit ist die Abgrenzung gegen einen ventral der großen Gefäße gelegenen Tumor gegeben. Asymmetrische Anomalien sind naturgemäß schwerer zu deuten. Unilaterale Verschmelzungen lassen sich nur mit weiteren diagnostischen Maßnahmen (IVU, CT) gegenüber tumorösen oder pyelonephritischen Veränderungen differenzieren.

Renkuläre Lappung

Die renkuläre Lappung der Kleinkindniere kann bei Erwachsenen teilweise oder vollständig bestehenbleiben, wobei die Kontur dann mehrbogig, zuweilen zusätzlich unregelmäßig imponiert.

Ultraschallbefunde

Die persistierende fetale Lappung als harmlose Formvariante zeigt sich in entsprechenden Schnittebenen als mehr oder weniger ausgeprägte Buckel- bzw. Arkadenbildung des Parenchyms (Abb. 12). Die Gesamtgröße, die Parenchymbreite und das Parenchym-Sinus-Verhältnis sind insgesamt regelrecht, wodurch eine befriedigende Abgrenzung gegenüber narbigen Parenchymschrumpfungen möglich ist (Abb. 13). Die Echoqualität im Buckel ist vom übrigen Parenchymmuster nicht unterscheidbar (wichtig ist dieses differentialdiagnostische Kriterium bei nur *einem* Nierenbuckel für die Differentialdiagnose Tumor, Zyste) (Abb. 14).

Anomalien des Nierenparenchyms

Makrozystische Anomalien

PAUER u. Mitarb. (19) haben unter Zuhilfenahme amerikanischer Arbeiten die makrozystischen Erkrankungen der Niere in sechs Gruppen, davon eine Gruppe mit sicher erworbenen Veränderungen, unterteilt:

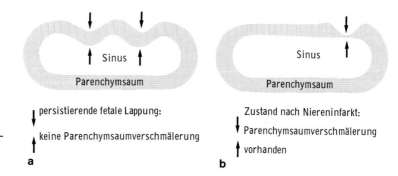

Abb. 13a u. b Differentialdiagnose renkuläre Lappung.

1. renale Dysplasie:
   a) multizystisch,
   b) fetal-obstruktiv;
2. polyzystische Dysplasie:
   a) Jugendform,
   b) Erwachsenenform;
3. Markzysten:
   a) Schwammniere,
   b) familiär juvenile Zysten;
4. einfache Zysten:
   a) solitär,
   b) multipel;
5. extraparenchymal:
   a) Kelchsystem,
   b) Pyelondivertikel,
   c) peripelvine,
   d) perirenale Zysten;
6. erworbene Zysten:
   a) Zustand nach Entzündung (Einschmelzung),
   b) Echinokokkus,
   c) neoplastisch: maligne, benigne,
   d) posttraumatisch.

Sie schreiben, daß die formale und kausale Genese und damit die Systematik sowie Nomenklatur unvollständig und in vielem noch unklar sind.

Das Grundlegende der Ultraschallbefunde bei zystischen Veränderungen wird auf den S. 275–277 behandelt.

Zwei häufigere, angeborene zystische Erkrankungen sollen hier besprochen werden. Diese Veränderungen betreffen zumeist das ganze Organ und entstehen, soweit bekannt, aus Entwicklungsstörungen durch fehlerhafte Anlage der Ureterknospen (Sammelrohre) bzw. aus deren ungenügender Vereinigung mit dem sekretorischen Nierenanteil.

Polyzystische Nierendegeneration

Juvenile Form

Die Jugendform wird autosomal-rezessiv vererbt und tritt beidseitig in kleinzystischer Form (Honigwabenniere) auf. Zusätzlich finden sich oft Fehlbildungen in Leber, Lunge und Pankreas. Die klinische Manifestation im Zeitraum zwischen 1. Lebenstag und 5. Lebensjahr, evtl. auch noch später, wird beeinflußt von der Ausprägung und Organprädilektion dieser Veränderung. Damit hängt die Prognose bei renaler Betonung (perineonatale Form) von der Niereninsuffizienz oder respiratorischen Insuffizienz ab, bei stärkerer Beteiligung der Leber (kindlich-juvenile Form) von der portalen Hypertension und ihren Folgeerscheinungen (z.B. Ösophagusvarizenblutungen).

Pathologisch-anatomisch sind Übergänge von der Honigwabenniere zu der Erwachsenenform ähnlichen Bildern möglich.

Adulte Form

Bei der grob-zystischen Form des frühen Erwachsenenalters bestimmt die Menge des funktionsfähigen Restparenchyms primär oder sekundär noch nicht betroffener Anteile die weitere Prognose. Das Organ ist meist stark vergrößert, die Kontur gebuckelt und die Zysten sind unterschiedlich groß (Millimeter- bis Zentimeterbereich). Zystische Veränderungen von Leber, Pankreas und Milz können ebenfalls nachweisbar sein. Ein einseitiger Befall ist ebenso wie ein lokalisierter Befall wesentlich seltener. Die durchschnittliche Überlebensdauer nach der Diagnosestellung beträgt etwa 10 Jahre. Niereninsuffizienz und renale Hypertonie sind im wesentlichen die begrenzenden Faktoren. Eine spezifische Therapie ist nicht bekannt. Da hypothetisch die Degeneration des noch nicht veränderten Parenchyms aufgrund des Zystendrucks aus der Umgebung beschleunigt werden könnte, müßte diskutiert werden, ob durch wiederholte Entlastungspunktionen mit Verödung (Lipiodol [14, 17], 40%ige Glukose, Alkohol) der Gesamtvorgang etwas verlangsamt werden kann, zumal solch ein Vorgehen relativ risikofrei ultraschallgesteuert geschehen kann.

Ultraschallbefunde

Die Diagnose der infantilen Form ist seit der hochauflösenden Real-time-Geräte-Generation ohne große Schwierigkeiten möglich, zumal mit dieser Methode im Gegensatz zum Compoundscanning auch Säuglinge und Kleinkinder ohne kurzfristigen Atemstillstand besonders gut untersuchbar sind. Da die ultraschalldiagnostische Schwellengröße der multiplen zystischen Strukturen innerhalb der Nieren bei ca. 3 mm liegt, kann das Parenchym echoärmer erscheinen, jedoch durch die vielen Septen oder Grenzflächen zwischen den Zysten auch mit vielen groben Reflexen durchsetzt imponieren.

Die Nieren selbst sind bei der infantilen, kleinzystischen Form der sog. „Honigwabenniere" von der Umgebung gut abgrenzbar und vergrößert. Der Sinus bleibt manchmal erhalten; die Außenkontur ist regelrecht (Abb. 15) (7).

Das Ultraschallbild der Erwachsenenform ist gekennzeichnet durch eine meist so starke Organvergrößerung, daß oft weder die gleichzeitige Abbildung der gesamten Niere noch die Differenzierung von den Nachbarorganen gelingt; letzteres insbesondere rechtsseitig dann nicht, wenn auch eine polyzystische Degeneration der Leber vorliegt (Abb. 16). Evtl. noch erkennbare Randkonturen der Nieren sind polyzyklisch und zur Umgebung hin scharf abgegrenzt. Der gesamte Nierenanschnitt besteht aus rundlichen bis ova-

Erkrankungen der Niere 269

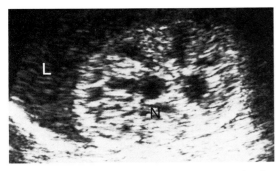

Abb. 15 B. J., ♂, 1 J. Longitudinalschnitt. Infantile, kleinzystische Nierendegeneration (Honigwabenniere).
Die rechte Niere (N) hebt sich echoreich von der Leber (L) ab. Intrarenal erkennt man einige reflexärmere Sinusstrukturen. (Aufnahme: Radiolog. Abteilung der Universitäts-Kinderklinik Hamburg-Eppendorf).

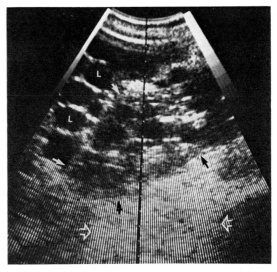

Abb. 16 N. R., ♀, 52 J. Longitudinalschnitt. Polyzystische Organdegeneration (Nieren und [!] Leber).
L = Leberzysten; Zystennierenkontur durch Pfeile, distale Schallverstärkung durch Hohlpfeile markiert.

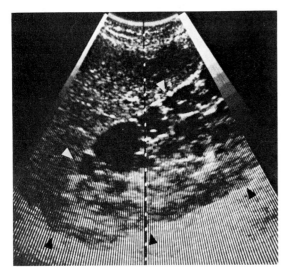

len hyporeflexiven Bezirken unterschiedlichster Größe, die meist direkt aneinander grenzen, so daß auch eine Unterscheidung zwischen Parenchym und Sinus kaum gelingt (Abb. 17). Ein wichtiges diagnostisches Kriterium ist als Korrelat zur Liquidität der Raumforderungen die distale Schallverstärkung. Die Diagnose ist in diesen typi-

Abb. 17 E. H., ♂, 30 J. Longitudinalschnitt. Polyzystische Nierendegeneration (rechte Niere).
Nierenkontur durch Dreieckspfeile markiert.

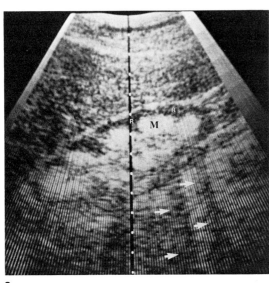
a

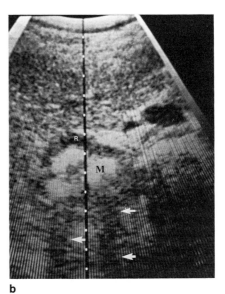
b

Abb. 18
a S. G., ♀, 32 J. Longitudinalschnitt. Markschwammniere (rechte Niere).
b Transversalschnitt.
R = Rinde, M = Mark; distale Schallschatten durch Pfeile markiert.

schen Fällen, zumal bei zwei Dritteln der Patienten auch Leberzysten zu finden sind, nicht schwierig zu stellen. Bei schlechteren Untersuchungsbedingungen oder seltenerem, einseitigem bzw. partiellem Befall müssen in die Differentialdiagnose extrarenale Ursachen (gekammerter Aszites, intra-retroperitoneale Tumoren) und intrarenale Veränderungen (Hydronephrose, multiple Abszedierungen, Nierenzysten (multizystische Degeneration), multiple Echinokokkuszysten und Tumoren mit zystischen bzw. nekrotischen Anteilen einbezogen werden.

Markschwammniere

Das pathologisch-anatomische Substrat der Markschwammniere ist die angeborene zystische Dilatation der Sammelröhrchen. Diese beschränkt sich im Gegensatz zur polyzystischen Degeneration grundsätzlich auf das Mark. Es bleiben genügend funktionstüchtige Sammelröhrchen erhalten. Die erkrankten enthalten Flüssigkeit, Zelldetritus und, diagnostisch führend, Verkalkungen. Die Nierengröße und -konturierung sind regelrecht.

Ultraschallbefunde
Die Markschwammniere zeigt im Sonogramm eindrucksvoll die Pyramiden, die sich durch eine kräftige Schallreflexion, jedoch ohne wesentliche Schallschatten von der Rinde abhebend (Abb. 18). Wichtig ist die ungenügende Abgrenzungsmöglichkeit im Ultraschall zur Nephrokalzinose mit extrarenaler Genese. Die endgültige Abklärung bringt hier das IVU.

Anomalien der Gefäßversorgung

Nicht selten ist bei der sonographischen Oberbauchuntersuchung im Längsschnitt zusätzlich

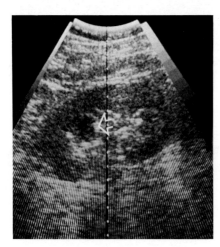

Abb. 19 F. F., ♂, 44 J. Longitudinalschnitt. Akute, fokale Pyelonephritis.
Entzündungsherd durch Pfeil markiert.

zur Hauptarterie retrokaval eine (selten zwei) akzessorische, rechte, quer getroffene Nierenarterie zu erkennen (s. Kapitel „23 Gefäßsystem"). Der Hilusschnitt kann dementsprechend drei Gefäßanschnitte zeigen. Auch der seltene retroaortale Verlauf der linken Nierenvene ist in der Ultraschallaufnahme erkennbar.

Aneurysmen, angeborene Stenosen und Angiome erlauben nur im Ausnahmefall eine primär-sonographische Diagnosestellung (s. Kapitel „23 Gefäßsystem").

Entzündliche Erkrankungen

Pyelonephritis

Unter dem Begriff der Pyelonephritis versteht man die herdförmige, destruktive bakterielle, interstitielle Nephritis. Sie tritt als häufigste Nierenerkrankung in jedem Alter auf, wobei zwischen akutem und chronischem Verlauf zu unterscheiden ist. Bei der chronischen Pyelonephritis erkennt man eine obstruktive und eine nichtobstruktive Form mit primär- oder sekundärchronischem Verlauf.

1. Akute Pyelonephritis

Die akute primäre Pyelonephritis, die häufig nach Kälte- oder Nässetraumen zusammen mit einer Zystitis auftritt und in 50 % der Fälle beide Nieren befällt, bedeutet keine Indikation zur Ultraschalluntersuchung, da die Diagnose im Normalfall klinisch und laborchemisch erfolgt und die typischen makroskopischen Veränderungen wie die stecknadelkopfgroßen Eiterherde und später auftretenden Papillennekrosen sonographisch nicht erfaßt werden können.

Akute fokale bakterielle Nephritis
Bei der akuten fokalen bakteriellen Nephritis handelt es sich um eine Sonderform der akuten Pyelonephritis, die, lokal begrenzt, meist an den Nierenpolen Vorstufe eines Abszesses sein kann oder ohne Residuen ausheilt. Im Ultraschallbild erkennt man eine Echoverarmung des Nierenparenchyms, die sich auf einen zum restlichen Parenchym hin etwas unscharf abgrenzbaren Gewebebezirk bezieht (Abb.19), jedoch kaum als tumorverdächtige, umschriebene Parenchymschwellung imponiert (16, 22).

2. Chronische Pyelonephritis

Bei der Pathogenese der chronischen Pyelonephritis, die in 15 % der Fälle einseitig vorkommt, steht ein komplexes pathologisch-anatomisches Bild im Vordergrund, bei dem destruktive und reparative Veränderungen am Nierenparenchym und Kelchsystem vorherrschen. Narbenbildungen und konsekutive Schrumpfung führen zu teils umschriebener, teils streckenweiser Verschmälerung des Nierenparenchyms mit Einziehung der Randkontur und Verformung des Hohlraumsystems. Terminal kommt es zur typischen pyelonephritischen Schrumpfniere, die eine hochgradige Organverkleinerung, einen stark verschmälerten Parenchymsaum und ein plumpes, zu groß erscheinendes Hohlraumsystem aufweist. Von großer Bedeutung ist dabei die Erkenntnis, daß nur pyelonephritische Veränderungen im (Klein-)Kindesalter den Weg zur Schrumpfniere ebnen, wenn komplizierende Faktoren wie Reflux, Harnstau oder Analgetikaabusus hinzu kommen (11). Die beschriebenen chronisch-entzündlichen Veränderungen, insbesondere des Nierenbeckenkelchsystems, lassen sich am überzeugendsten im i. v. Urogramm demonstrieren.

Ultraschallbefunde

Das sonographische Korrelat für narbige Schrumpfungen innerhalb des Nierenparenchyms sind Verschmälerungen des Parenchymsaums oder umschriebene Einziehungen der Randkontur zum Sinus hin. Das gesunde Parenchym zwischen solchen Kerben kann sich bisweilen wie eine umschriebene Raumforderung als „pseudotumoröse Form" der chronischen Pyelonephritis über die normale Nierenkontur hinaus vorwölben. Vergleicht man jedoch die Echostruktur innerhalb solcher Pseudotumoren mit der des übrigen noch erhaltenen Parenchyms, so erweckt die Gleichförmigkeit Zweifel an einem echten Tumorverdacht.

3. Xanthogranulomatöse Pyelonephritis

Diese Sonderform der Pyelonephritis zeigt, von parapelvin zum Parenchymsaum hin fortschreitend, granulomatöse Einlagerungen fett- und lipoidhaltiger Zellen (Xanthomzellen). Als Erreger werden vorwiegend Staphylokokken und B. proteus nachgewiesen (10).

Ultraschallbefunde

Aufgrund der massiven Lipoideinlagerungen nehmen in der vergrößerten Niere intraparenchymatös die für die Reflexaktivität entscheidenden Grenzflächen mit ihren Impedanzunterschieden an Zahl ab, so daß es teilweise zu umschriebenen Echogenitätsverminderungen kommt (13). Verwechselungen mit echoarmen, tumorösen Raumforderungen sind deshalb möglich. Eine computertomographische Kontrolle kann jedoch aufgrund der fettähnlichen Dichtewerte dieser „pseudotumorösen Erkrankung" zur richtigen Diagnose führen.
Die Echogenitätsverminderung im Nierensinus läßt sich bisweilen nicht nachvollziehen, wenn hier große glänzende Reflexe mit distalem Schallschatten vorliegen als sonographisches Korrelat für krankheitstypische große Nierenbeckenausgußsteine.

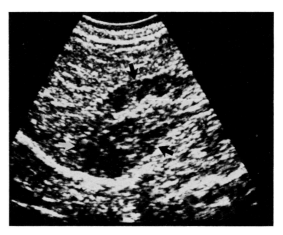

Abb. 20 R. A., ♀, 47 J. Longitudinalschnitt. Schrumpfniere rechts (Zustand nach chronischer Pyelonephritis) mit geringer restlicher Ausscheidungsfunktion. Nierenkontur durch Pfeile markiert.

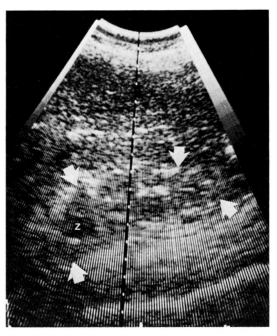

Abb. 21 D. S., ♀, 36 J. Longitudinalschnitt. Schrumpfniere rechts (bei chronischer Glomerulonephritis).
Z = kleine Nierenzyste; Nierenkontur durch Pfeile markiert.

Schrumpfniere

Die Schrumpfniere stellt im allgemeinen das Terminalstadium einer chronischen Nierenentzündung dar, welches durch einen narbig-szirrhotischen Parenchymabbau erreicht wird und sowohl bei bakteriellen als auch bei abakteriellen Nephritiden vorkommt. Eine Sonderform ist die Schrumpfniere mit vaskulärer Genese (z.B. bei zentralem Nierenarterienverschluß) oder bei Arteriosklerose (Morbus Kimmkstiel Wilson).

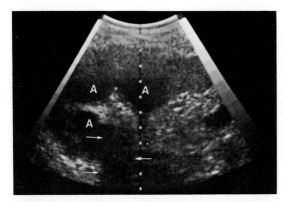

Abb. 22 S. E., ♀, 78 J. Longitudinalschnitt. Pyokalikose der kranialen Kelchgruppe (linke Niere) mit Abszedierungen bei Nephrolithiasis.
A = Abszeß; Konkrementschatten durch Pfeile markiert.

Ultraschallbefunde

Die ultraschalldiagnostische Darstellungsmöglichkeit einer Schrumpfniere ist eng gekoppelt an die noch vorhandene Ausscheidungsfunktion. Je geringer diese ist, desto echoreicher wird das geschrumpfte Organ und um so schlechter wird die Abgrenzbarkeit zwischen Parenchym, Sinusstrukturen und umgebendem Binde- und Fettgewebe (Abb. 20 u. 21). Im Terminalstadium läßt sich eine auf 3–6 cm geschrumpfte Niere praktisch nicht mehr von echoreichen parareralen Strukturen differenzieren. Die Computertomographie sowie das i. v. Urogramm (bei geringer, erhaltener Restfunktion) bieten hier Vorteile. Ob eine Hypoplasie oder eine echte Schrumpfniere vorliegt und ob letztere pyelonephritisch oder vaskulär bedingt ist, kann im Ultraschall allein nicht schlüssig beantwortet werden. Liegt die Schrumpfniere einseitig vor, findet man häufig eine kompensatorische Vergrößerung des kontralateralen Organs. Bei einer Hypoplasie ist die Vergrößerung der zweiten Niere seltener anzutreffen. Zu beachten ist jedoch bei diesem Differenzierungsversuch, daß eine Hypoplasie oft mit Pyelonephritis kombiniert ist. Daher können auch Pyelonephritiszeichen an einer zu kleinen Niere ohne eine kompensatorische Vergrößerung der anderen Niere gefunden werden.

Tuberkulose

Die Tuberkulose der Niere ist selten. Eine Beschreibung dieses Krankheitsbildes ist deshalb im Ultraschall kaum möglich. Die zu erwartenden Veränderungen wie Organvergrößerung, Kavernen im Parenchym und Verkalkungen sind für sich allein so unspezifische Ultraschallbefunde, daß sie leicht z. B. mit einer akuten Entzündung, Zysten und Konkrementen verwechselt werden können. Daher ist das i. v. Urogramm oder die retrograde Darstellung des Nierenbeckenkelchsystems die diagnostische Methode der Wahl, um Verbindungen zwischen Kavernen und Hohlraumsystem nachzuweisen und das Ausmaß der Veränderungen zu erkennen.

Weitere Sonderformen der Pyelonephritis

Bei der Pyonephrose kommt es zu einer abgeschlossenen Eiteransammlung im Nierenhohlraumsystem, die das Nierenparenchym destruiert. Wichtig für die Pathogenese ist als Grundvoraussetzung die Verlegung eines Ureterabschnitts. Sie wird besonders häufig bei Prostatahyperplasie und Mißbildungen der ableitenden Harnwege beobachtet (34). Die Pyonephrose entsteht entweder aus einer akuten Pyelonephritis, wobei die Obstruktion der ableitenden Harnwege meist durch ein Konkrement oder abgestoßenes, nekrotisches Material entsteht. Ansonsten kann auch eine entzündliche, narbige Stenose am Übergang vom Pyelon zum Ureter sowie auch eine infizierte Hydronephrose die Ursache des Krankheitsbildes sein (34). Die fortgeschrittene Gewebezerstörung mit einer Verdünnung des Parenchymsaumes kommt durch den ständigen Druck des gestauten Hohlraumsystems auf das Parenchym zustande sowie insbesondere auch durch die entzündliche Destruktion selbst. Meist ist dann schon das Hohlraumsystem von Steinen angefüllt (Konkrementpyonephrose). Die gerade zu diesem Zeitpunkt häufig noch tastbare Organvergrößerung entsteht durch eine Fettgewebswucherung aufgrund des chronisch-entzündlichen Reizzustandes. Bezieht sich die Ausdehnung des eitrigen NBKS-Inhalts nur auf einzelne Kelchgruppen, wobei hier die Ursache außer einem Kalixkonkrement auch eine narbige Kelchstenose sein kann, spricht man von einer Pyokalikose (Abb. 22). Das Krankheitsbild eines Pyoureters liegt vor, falls der Ureter ins Krankheitsbild mit einbezogen ist.

Ultraschallbefunde

Im Ultraschall ist ein wichtiges Korrelat die umschriebene Vergrößerung des Nierenquerschnitts. Im erweiterten Hohlraumsystem liegt eine vermehrte Reflexaktivität vor, die bisweilen die Abgrenzung zum Sinus oder zum Parenchym hin erschwert. Gelegentlich lassen sich auch Flüssigkeitsspiegel erkennen, die sich lageabhängig verändern. Die Differentialdiagnostik wird jedoch trotz der relativ schwierigen Abgrenzbarkeit zum soliden Tumor etwas eingeengt durch die fast obligat vorhandenen Konkremente (Echos mit distalem Schallschatten) und die in späteren Krankheitsstadien zu beobachtende Vermehrung von peri- und pararenalem Binde- und Fettgewebe.

Nierenabszeß

Abszesse finden sich in der Niere sehr selten und wenn, dann meist hämatogen im Rindengebiet. Ein Nierenabszeß kann aber auch im Gefolge

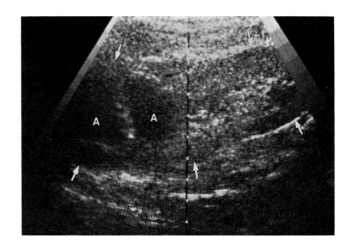

Abb. 23 S. E., ♀, 78 J. Longitudinalschnitt. Pyokalikose der kranialen Kelchgruppe (linke Niere) mit Abszedierungen bei Nephrolithiasis.
A = Abszeß; Nierenkontur durch Pfeile markiert.

einer Pyelonephritis aufgrund eines Einschmelzungsprozesses entstehen (Abb. 23).

Ultraschallbefunde
Im Ultraschall erscheint ein Abszeß bei hohem Verflüssigungsgrad sehr echoarm, kann jedoch mit steigender kolloidaler Teilchenstruktur reflexreicher werden. Bei aerogenen Bakterien erscheinen kleinste Luftblasen als vereinzelte grobe Reflexe im Abszeß. Zunehmender Gasgehalt führt schließlich zu einem Totalreflex samt distalem Schallschatten, der ein Konkrement oder eine Parenchymverkalkung vortäuschen kann. Beweisend für Luft sind distale Wiederholungsechos. Die Begrenzung eines Abszesses zum Parenchym hin ist unregelmäßig und nicht immer scharf, weist jedoch häufig einen Reflexsaum auf als Korrelat für eine bindegewebige Kapsel (16, 35). Bei Abszessen ab 1,5 cm Durchmesser können auch Angaben über Ausdehnung und z. B. Penetration in den pararenalen Raum gegeben werden.

Mit konventionellen radiologischen Methoden läßt er sich kaum erkennen, am ehesten noch beim retrograden Pyelogramm im Falle einer Kommunikation der Abszeßhöhle mit dem Nierenbecken-Hohlraumsystem (34), während sich in der Computertomographie auch kleine Abszesse aufgrund der ausgeprägten Dichteunterschiede bei Vorhandensein von Abszeßgas gut dokumentieren lassen.
Als wichtigste Differentialdiagnose des Nierenabszesses ist aufgrund seiner Morphologie im Ultraschall der Nierentumor zu nennen, der vor allem bei größeren Hypernephromen auch hypodense Areale aufweisen kann, die durch zystische Einschmelzungen (Kolliquationsnekrosen) entstehen. Eine wichtige Hilfe bei der Diagnostik ist deshalb die Klinik des Patienten mit Symptomatik und Laborchemie.

Glomeruläre Nephritis

Die glomeruläre Nephritis ist eine Erkrankung

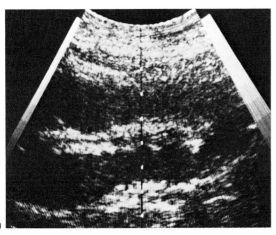
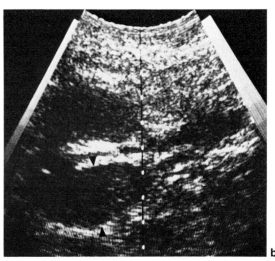

Abb. 24
a R. R., ♀, 16 J. Longitudinalschnitt. Akute glomeruläre Nephritis mit echoarm verbreitertem Parenchymsaum.

b Transversalschnitt. Verbreiterter Parenchymsaum durch Dreieckspfeile markiert.

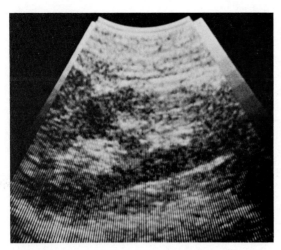

Abb. 25 L. A., ♀, 24 J. Longitudinalschnitt. Chronische glomeruläre Nephritis mit unauffälligem Ultraschallbild.

des Nierenparenchyms mit entzündlichen Infiltraten innerhalb der in der Rinde gelegenen Glomerula. Selbst abakteriell, tritt sie im Gefolge von Streptokokkeninfektionen auf, die an der Basalmembran der Glomerulakapillarschlingen zur Bildung von Antigen-Antikörperkomplexen führen. Man teilt die glomeruläre Nephritis in drei Formen ein: 1. akute, 2. subakute und 3. chronische glomeruläre Nephritis, wobei die subakute Verlaufsform einen fließenden Übergang von der akuten zur chronischen Glomerulonephritis darstellt.

Da die akute glomeruläre Nephritis oftmals klinisch inapparent verlaufen kann, wird angenommen, daß die chronische Glomerulonephritis eher die zweite Phase einer klinisch stummen, unbehandelten akuten glomerulären Nephritis ist, als daß sie ein eigenständiges Krankheitsbild darstellt (37). Sie kann schließlich in das Stadium der Schrumpfniere übergehen, mit schlechter Prognose, zumal die Erkrankung immer beide Nieren betrifft. Im Kindesalter ist die Tendenz zur Ausheilung groß und nimmt mit steigendem Lebensalter ab.

Ultraschallbefunde

Bei der akuten glomerulären Nephritis, bei der klinische Symptomatik und Laborchemie den Weg zur Diagnose weisen, finden sich nur unspezifische, bisweilen diskrete sonographische Nierenveränderungen. So wird allenfalls das Verhältnis Parenchymsaum – Sinus zugunsten des Parenchymsaumes verändert (Abb. 24). Aufgrund einer ödematösen Parenchymschwellung wird das Reflexmuster bei gleichbleibender feiner Granulierung echoärmer (35), während ROSENFIELD u. Mitarb. (25) eine Echogenitätsvermehrung fanden, die der Reflexaktivität des Nierensinus zu ähneln begann.

Die Differentialdiagnose zum akut-toxischen Nierenversagen, das ebenso wie die Glomerulonephritiden bds. auftritt, sowie zur venösen Stauungsniere bei Rechtsherzinsuffizienz ist ultraschalldiagnostisch nicht allein zu stellen.

Bei der chronischen Glomerulonephritis zeigen sich die Nieren im Ultraschall oft nicht auffällig verändert (Abb. 25). Ein hyperreflexives Nieren-

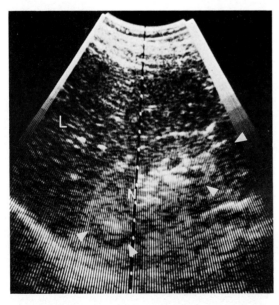

Abb. 26 N. M., ♀, 32 J. Longitudinalschnitt. Chronische glomeruläre Nephritis mit hyperreflexivem Reflexmuster.
L = Leberparenchym, N = rechte Niere; Nierenkontur durch Pfeile markiert.

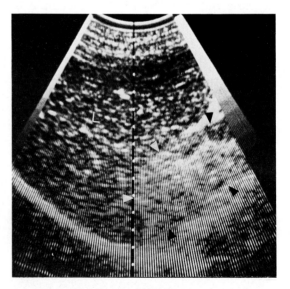

Abb. 27 F. A., ♀, 35 J. Longitudinalschnitt. Schrumpfniere rechts bei chronischer glomerulärer Nephritis ohne restliche Ausscheidungsfunktion.
L = Leberparenchym; Nierenkontur durch Dreieckspfeile markiert.

parenchym wird jedoch beschrieben (35), insbesondere bei der glomerulonephritischen Schrumpfniere (Abb. 26 u. 27).

Entzündliche Veränderungen des Peri- und Pararenalraumes

Von den verschiedenen Einteilungen bei der Nomenklatur der entzündlichen Veränderungen im Bereich der Nierenhüllen hat sich eine Unterscheidung zwischen perirenalen und pararenalen Abszessen bewährt, wobei pararenal zwischen einem ventralen und dorsalen Raum differenziert wird. Diese Einteilung steht in engem Zusammenhang mit der Ätiologie der Ausbreitung extrarenaler, entzündlicher Prozesse. Die von VOGLER (34) verwendete alleinige Unterscheidung zwischen einer Peri- und Paranephritis bzw. einem sub- und extrakapsulären Entzündungsprozeß reicht dagegen bei der Ultraschalldiagnostik nicht ganz aus, da sonographisch auch eine Differenzierung zwischen ventraler und dorsaler Lage möglich ist, was einen Hinweis auf die Genese des Abszesses gibt: Ventral kommt ein intraabdomineller, dorsal ein retroperitonealer Prozeß in Betracht.

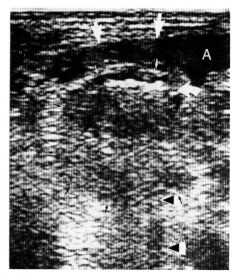

Abb. 28 K. E., ♂, 44 J. Transversalschnitt. Perirenaler Abszeß mit Nierenrindenbeteiligung.
Perirenaler Abszeß (A) durch große Pfeile, Gasbildung in der Nierenrinde durch gebogenen Pfeil, distaler Schallschatten durch Dreieckspfeile, Nierenkontur durch kleine Pfeile markiert.

Perirenaler Abszeß

Perirenale Abszesse treten praktisch nur konsekutiv nach renalen Infektionen (Pyelonephritis, Tuberkulose, Nierenparenchymabszessen, infizierten Urinomen) auf. Sie liegen zwischen der Nierenoberfläche und der Capsula fibrosa. Dabei kann es hier sowohl zu umschriebenen als auch zu diffusen Eiteransammlungen kommen.

Ultraschallbefunde
Im Ultraschall stellen sich perirenale Abszesse recht deutlich dar als rundliche zystoide Raumforderungen, die in der Mehrzahl der Fälle echoarm wirken. Aufgrund des unterschiedlichen Verflüssigungsgrades, unterschiedlichen Teilchen- und Eiweißgehaltes kann ein Abszeß aber auch sehr reflexreich imponieren. Gasansammlungen können zu distalen Auslöschphänomenen oder Wiederholungsechos führen (Abb. **28**). Differentialdiagnostisch ist von Bedeutung, daß echogene Abszesse bisweilen nur unter Schwierigkeiten von tumorösen Raumforderungen unterschieden werden können, insbesondere dann, wenn Teile des Nierenparenchyms destruiert sind. Sehr wichtig bei der Differentialdiagnose zum intraabdominellen Abszeß ist die völlig fehlende Atemverschieblichkeit zwischen Niere und pathologischem Befund. Sind die Eiteransammlungen diffus, ohne bindegewebige Abkapselung, liegen sie ohne echogene Abgrenzung der Parenchymoberfläche direkt an.

Pararenaler Abszeß

Pararenale Abszesse, die vom erhaltenen Nierenparenchymsaum gut abgetrennt werden können, haben entweder extrarenale Ursachen (Verletzungen, Sepsis, Nachbarorgane), die an anderer Stelle abgehandelt werden (s. Kap. 19 „Retroperitoneale Raumforderungen", S. 333) oder können auch nach Durchbruch der Capsula fibrosa aus perirenalen Abszessen hervorgehen. Im Gegensatz zu perirenalen Abszessen kann die Niere ihnen gegenüber eine geringe, sonographisch erkennbare Atemverschieblichkeit aufweisen, wenn Abszeßanteile auch außerhalb der Fascia renalis liegen. Nach einer Organisierung eines solchen Abszesses fehlt der an ihm fixierten Niere schließlich jegliche Atemverschieblichkeit. Bezüglich der Echogenität gilt das gleiche wie im Absatz „perirenaler Abszeß". Ein organisierter Abszeß stellt sich regelmäßig echoreich dar.

Zystische Erkrankungen

Hierunter fallen die solitär und multipel auftretenden Nierenzysten sowie die im Abschnitt Entwicklungsstörungen (s. S. 268–270) abgehandelten polyzystischen Degenerationen.

Nierenzysten

Nierenzysten sind die am häufigsten diagnostizierten Nierenveränderungen überhaupt und werden bei zunehmendem Alter in steigender Anzahl als Nebenbefund bei der abdominellen Ultraschall-Screening-Diagnostik miterfaßt.

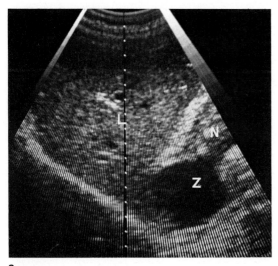
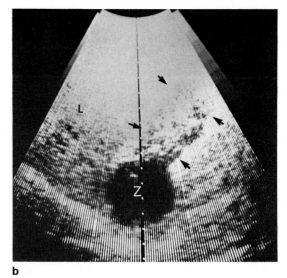

Abb. 29

a R. R., ♂, 47 J. Longitudinalschnitt. Nierenzyste (solitär).
L = Leberparenchym, N = rechte Niere, Z = Nierenzyste.

b Longitudinalschnitt. Gleicher Befund wie in Abb. a, jedoch bei verstärkter Schallintensität: solide Strukturen werden echoreicher; der zystische Befund bleibt echofrei.

Parenchymzysten

Sie sind in aller Regel gutartige, rundliche Raumforderungen, deren Inhalt in der Mehrzahl der Fälle aus einer serösen Flüssigkeit besteht. Ihr Vorkommen ist solitär, multilokulär, einseitig oder beidseitig. Bei einer Größe zwischen wenigen Millimetern und einem Durchmesser von mehr als 12 cm können sie je nach Lokalisation umschriebene Organvergrößerungen mit entsprechender Formänderung und Verlagerung bzw. Kompression des Nierenbeckenkelchsystems verursachen. Zysten mittlerer Größe am Rande des Parenchymsaumes wachsen mehr extrarenalwärts ohne größere Beeinträchtigung des urinableitenden Systems. Die Ätiologie ist zwar bisher nicht gesichert, aber in der Genese der Parenchymzysten wird eine umschriebene Degeneration von Mark oder Rinde diskutiert.

Sinuszysten

Parapelvine Zysten wölben sich häufig in benachbarte Kelche oder Pyelonanteile vor und verändern Form und Konturgebung der Nieren fast gar nicht. Im Gegensatz zu den Parenchymzysten wird bei ihnen ein lymphatischer Ursprung angenommen und eine Mißbildung eher ausgeschlossen (34).

Kelchzysten sind dagegen divertikelähnliche Aussackungen von Nierenkelchen und als solche nur urographisch zu sichern.

Ultraschallbefunde bei Nierenzysten – Wertung

Kriterien der Nierenzysten:

1. Form: rund – ovalär, selten septiert,
2. Kontur: scharf begrenzt,
3. Echofreiheit,
4. Ein- und Ausgangsreflex,
5. distale Schallverstärkung.

Nierenzysten stellen sich in allen Schnittebenen als umschriebene, glatt zum gesunden Parenchym hin begrenzte, runde bis ovaläre Raumforderungen dar. Eine etwas zerfranste Kontur mit Ausläu-

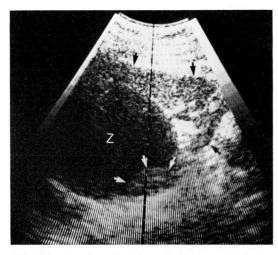

Abb. 30 R. A., ♂, 40 J. Longitudinalschnitt. Große solitäre Nierenzyste mit wandständiger thrombosierter Blutung nach diagnostischer Punktion.
Z = Nierenzyste; Kontur des kaudalen Nierenpols durch Pfeile, wandständiger Blutungsthrombus durch weiße Pfeile markiert.

fern in die Umgebung oder auch eine Septierung ist seltener. Die meist völlige Echofreiheit von Nierenzysten, ihr Ein- und Ausgangsreflex sowie die distale Schallverstärkung sind charakteristische Ultraschallkorrelate (Abb. 29 u. 30). Eine Zunahme der Echogenität erfolgt nach Einblutungen, im sehr seltenen Falle des Zystenwandkarzinoms, oder nach einer eitrig-bakteriellen Superinfektion. Wandverkalkungen, die eher selten sind, stellen sich als stark reflektierende wandständige Schale davor, deren Dicke jedoch in aller Regel nicht ausreicht, um zu distalen Auslösphänomenen zu führen.

Das Phänomen der erhaltenen Randlippe, ein Zeichen für eine erhaltene Capsula fibrosa, ist ähnlich wie beim CT und Angiogramm ein Benignitätskriterium. Differentialdiagnostisch muß bei nicht ganz reflexfreien Zysten von 0,8 - 1,3 cm Durchmesser auch an Markkegelanschnitte gedacht werden. Die Abgrenzung zu zystisch zerfallenen Geschwülsten mit nur schmalem tumorösem Randsaum kann bisweilen schwierig sein. Bei einer Kelch- oder parapelvinen Zyste von 1 - 2 cm Durchmesser sollte auch an ein echoarmes Nierenbeckenkarzinom gedacht werden, das so reflexarm sein kann, daß sogar eine distale Schallverstärkung entsteht (Abb. 31). Zum Ausschluß des seltenen Zystenwandkarzinoms wird ggf. eine ultraschallgezielte Punktion zur Zytologieentnahme empfohlen (1).

Da das Ultraschallbild eine diagnostisch unerhebliche Schnittdicke (2 - 4 mm) aufweist, sind auch kleine Zysten von 0,3 cm Durchmesser noch als solche zu erkennen. Dies ist ein Vorteil gegenüber der computertomographischen Untersuchung, die bei einer derartigen Zystengröße bisweilen Röntgendichtewerte angibt, die eher für Solidität des Befundes sprechen und aufgrund eines Partialvolumeffekts entstanden sind.

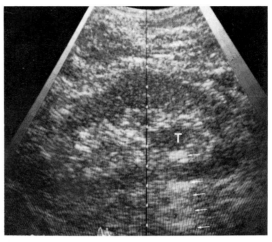

Abb. 31 N. A., ♀, 58 J. Longitudinalschnitt. Kleines Nierenbeckenkarzinom mit distaler Schallverstärkung.
T = Tumor; distale Schallverstärkung durch Pfeile markiert.

Nierentumoren

A. Parenchymtumoren
Malignome:

1. Hypernephrom,
2. Wilms-Tumor
   (Adenomyosarkom im Kindesalter),
3. Sarkome,
4. Metastasen.

Benigne Tumoren:

1. mesenchymale Tumoren (Angiomyolipome [= Hamatoblastome], Chondrome, Fibrome, Hämangiome, Lipome, Lymphome, Myome),
2. neurogene Tumoren,
3. epitheliale Tumoren (Adenome, benigne hypernephroide Tumoren),
4. benigne Teratome.

B. Nierenbeckentumoren
Malignome:

1. Karzinome,
2. Sarkome,
3. Metastasen.

Benigne Tumoren:

1. mesenchymale Tumoren (Fibrome, Lipome, Hämangiome usw.),
2. epitheliale Tumoren (Papillome).

Parenchymtumoren

Malignome

Im Erwachsenenalter ist der häufigste bösartige Nierenparenchymtumor das Hypernephrom, im Kindesalter das Nephroblastom (Adenomyosarkom = Wilms-Tumor). Sarkome oder Metastasen findet man in der Niere dagegen selten.

Hypernephrom

Das Hypernephrom ist ein Tumor des höheren Erwachsenenalters mit einem Häufigkeitsgipfel zwischen dem 40. und 60. Lebensjahr. Bei doppelseitigem Vorkommen ist eine Abgrenzung zu kontralateraler Metastasierung nicht möglich. Je nach Stadium kann der Tumor rein intrarenal-intraparenchymatös liegen oder sich nach Durchbruch der Nierenkapsel auch auf den Peri- und Pararenalraum sowie die angrenzenden Organe und Gefäße erstrecken. Das Einwachsen zum Sinus hin ins Nierenbeckenkelchsystem kann eine Hydrokalikose oder Hydronephrose verursachen (Abb.32). Ferner kommen bei Hypernephromen tumoröse Thrombosen im Nierenvenensystem vor, die sich nicht selten zapfenförmig bis in die V. renalis oder

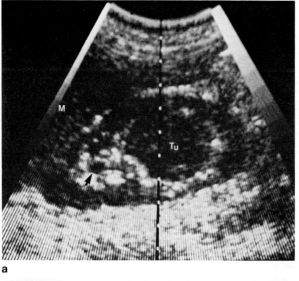
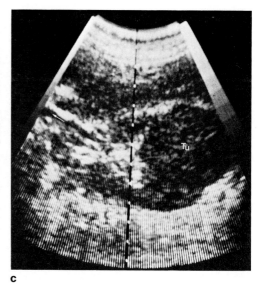
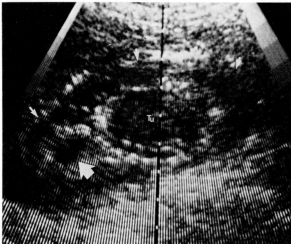

Abb. 32
a W. N., ♂, 62 J. Longitudinalschnitt. Hypernephrom mit Aufstau der oberen Kelchgruppe.
M = Milz, Tu = Tumor; Teil der gestauten Kelchgruppe durch Pfeil markiert.
b Longitudinalschnitt. Aufstau der oberen Kelchgruppe.
Tu = Tumor; gestaute obere Kelchgruppe durch fetten Pfeil, Nierenkontur durch kleine Pfeile markiert.
c Transversalschnitt. Tumorbefund im Transversalschnitt.
Tu = Tumor, Nierenvene im Verlauf durch Pfeil markiert.

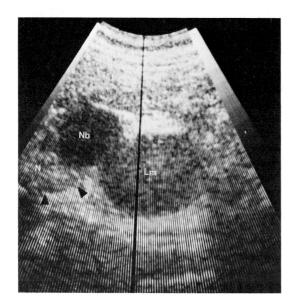

in die V. cava inferior hinein erstrecken. Zentral verändern sich Hypernephrome oft regressiv mit Kolliquationsnekrosen und Einblutungen. Intratumoröse Verkalkungen sind seltener. Lymphogene Metastasen finden sich entlang der Nierenhili und in der paraaortalen und parakavalen Lymphknotenregion (Abb.33). Hämatogen metastasieren Hypernephrome der Häufigkeit nach in Lungen, Knochen, Leber, Gehirn und Nebennieren (34).
Eine gängige Tumorstadieneinteilung beim Staging ist die nach HOBSON u. Mitarb. (22):

Abb. 33 G. K., ♀, 60 J. Transversalschnitt. Harnstauung aufgrund von Nierenhilusmetastasen bei Hypernephrom.
Nb = dilatiertes Nierenbecken, Lm = Lymphknotenmetastase; rechte Niere (N) durch Dreieckspfeile markiert.

Erkrankungen der Niere 279

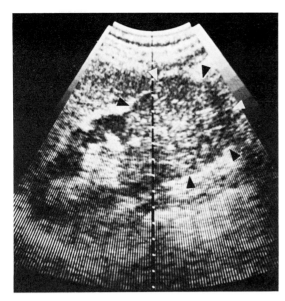

Abb. 34 M. M., ♀, 57 J. Longitudinalschnitt. Hyperreflexives Hypernephrom. Tumor durch Dreieckspfeile konturiert.

Stadium I: intrarenaler Tumor.
Stadium II: Tumordurchbruch durch Capsula fibrosa, evtl. mit Infiltrierung der gleichseitigen Nebenniere, ohne Überschreitung der Fascia renalis.
Stadium III: Tumoreinbruch in das venöse Gefäßsystem mit oder ohne regionäre Lymphknotenmetastasierung.
Stadium IV: Tumorinfiltration in die Nachbarorgane (Zwerchfellschenkel, M. psoas major oder M. quadratus lumborum, Leber, Milz, Kolon) – mit oder ohne Fernmetastasierung.

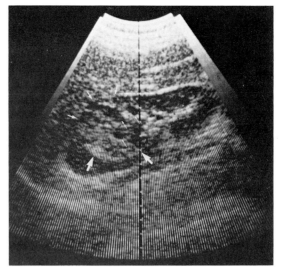

Abb. 35 N. S., ♂, 70 J. Longitudinalschnitt. Hypernephrom mit Nekroseanteilen.
Tumor durch große Pfeile, Nierenanteil mit Parenchymsaumverlust durch mittelgroße Pfeile, Nekrosen durch kleine Pfeile markiert.

Dieses Staging korreliert eng mit der Prognose. So liegt die 10-Jahres-Überlebensrate bei ca. 60 - 70 % im Stadium I und II, bei ca. 40 % im Stadium III und bei 0 % im Stadium IV.

Ultraschallbefunde
1. Form: rundliche Parenchymauftreibung,
2. Kontur: zum Parenchym und Sinus hin unscharf begrenzt,
3. Reflexverhalten: echoärmer oder echoreicher als Parenchym, bei genügender Größe von gemischtförmiger Echotextur,

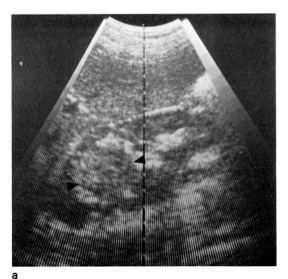

a
Abb. 36
a L. F., ♂, 38 J. Longitudinalschnitt. Kleines Hypernephrom ohne wesentliche Parenchymsaumverschmälerung (Zufallsbefund).

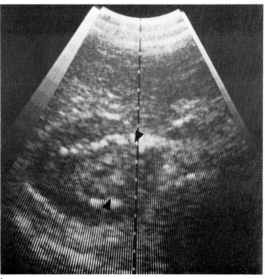

b

Tumor durch Dreieckspfeile markiert.
b Transversalschnitt.

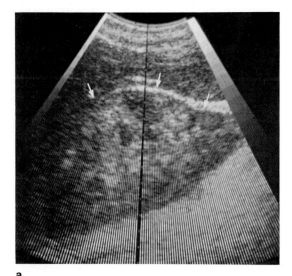
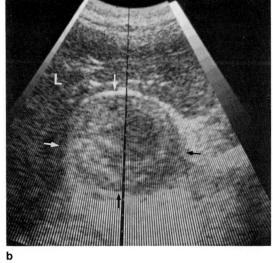

a Abb. 37
a Z. R., ♀, 50 J. Longitudinalschnitt. Großes Hypernephrom mit Infiltration der gesamten Niere und aufgehobenem Sinusreflex.
Tumoröse Nierenkontur durch Pfeile markiert.

b Transversalschnitt.
L = Leberparenchym; tumorös aufgetriebene rechte Niere durch Pfeile markiert.

4. zystoide Anteile (Kolliquationsnekrosen) und Verkalkungen mit distalem Schallschatten,

5. Einengung oder totale Aufhebung des Sinusreflexes,

6. Nierenvenen- oder V.-cava-Thrombose,

7. Lymphome im Nierenhilusbereich.

(4., 6. und 7. fakultativ).

Hypernephrome stellen sich als rundliche Raumforderungen dar, die einen Teil des Nierenparenchyms ersetzen und zum verbliebenen Parenchym hin unscharfe Konturen aufweisen (Abb. 34). Bei größeren Tumoren finden sich häufig Anteile mit flüssigkeitsäquivalenten Dichten und Schallverstärkung als Korrelat für Kolliquationsnekrosen (Abb. 35).

Das bunte Bild innerhalb größerer Geschwülste wird bisweilen auch durch Einblutungen, die nicht selten echoreich imponieren, mitverursacht. Bei größeren Tumoren, die sich auch sinuswärts ausgebreitet haben, findet man den peripelvinen Binde- und Fettgewebsreflex eingeengt (Abb. 36) oder bei tumoröser Durchwanderung der gesamten Niere völlig aufgehoben (Abb. 37). Echofreie, rundliche Bezirke, die an den Tumor grenzen, aber noch im restlichen Sinus liegen, weisen auf eine Hydrokalikose hin. Schwierig kann die Differenzierung zwischen einem gestauten Nierenbecken und Lymphomen im Nierenhilus werden, da sich die Echogenität beider Befunde in ihrer Echoarmut gleichen kann.

Das Reflexmuster der Tumoranteile kann im Vergleich zum Nierenparenchym hypo- oder hyperreflexiv sein. Bei großen Geschwülsten ist aufgrund des gemischtförmigen Echoreichtums ein Vergleich kaum möglich. Im eigenen Patientengut wiesen auffällig häufig Hypernephrome gegenüber dem Nierenparenchym etwas vermehrte Echodichten auf (bei 31 von 53 Fällen), im Gegensatz zu der Statistik von WEILL u. Mitarb. (35) (Abb. **34–38**). Letztlich ist solch eine Feststellung jedoch im Einzelfall ohne differentialdiagnostische Bedeutung.

Ultraschallbefunde bei Tumorausbreitung in den pararenalen Raum

1. aufgehobene Atemverschieblichkeit zwischen Tumorniere und Umgebung (z.B. Psoasmuskel, Leber oder Milz),

2. Tumoreinbruch in die Nierenvene oder V. cava,

3. Lymphknotenmetastasen im Nierenhilus oder parakaval.

Eine Tumorausbreitung in den peri- und pararenalen Raum oder auch eine Invasion in benachbarte Organe läßt sich im Ultraschall darstellen durch die aufgehobene Atemverschieblichkeit zwischen Nierentumor und Psoasmuskel, Leber oder Milz, so daß in vielen Fällen die Tumorstadieneinteilung der Hypernephrome nach ROBSON u. Mitarb. möglich ist. Der Tumoreinbruch in die Nierenvene oder gar in die V. cava mit völliger oder partieller Thrombose ist eine typische Ultraschalldiagnose (s. Kapitel „23 Gefäßsystem"): Das völlig okkludierte Gefäß wird im thrombotischen oder infiltrierten Anteil deutlich echoreicher und weist hier meist auch ein verbreitertes Lumen auf. Die Kaliberweite ändert sich beim Valsalva-Versuch nicht, während bei frei durchgängiger V. cava schon durch vermehrten Druck auf den Schallapplikator eine Einengung des Lumens erzielt werden kann. Da retrograd ein evtl. freies Restlumen gefüllt werden kann, läßt sich auch ein thrombosierter Anteil vom nichtthrombosierten Gefäßlumen deutlich abgrenzen, so daß auch bei umspülten Teilthrombosen die schmalen, noch nicht verschlossenen Gefäßanteile als echofrei-durchgängig erkennbar sind (3) (s. Kapitel „23 Gefäßsystem").

Lymphknotenmetastasen imponieren meist ähnlich echoarm wie Gefäße, können jedoch gröbere Reflexeinsprengungen aufweisen und in einigen Fällen die homogene Dichte des Nierenparenchyms erreichen.

Differentialdiagnostik
Die Differentialdiagnostik umfaßt
1. andere Tumoren,
2. Zysten,
3. Tumoren in Zysten.

Beim Hypernephrom erweist sich die Ultraschalldiagnostik als eine charakteristische Screeningmethode (mit besonders hoher Sensitivität bei geringer Spezifität [30]).

Zwar ist die Diagnose einer soliden Raumforderung relativ leicht zu stellen, jedoch wird eine Aussage über die Dignität erst beim Vorhandensein von Lymphknoten- oder Fernmetastasen bzw. Tumorinvasion in Nachbarorgane hinein möglich. Die Reflexstrukturen des Hypernephroms können denen anderer maligner, aber auch gutartiger Nierentumore völlig gleichen.

Eine sonographische Unterscheidung zwischen Hypernephromen und anderen Raumforderungen ist nur gegenüber Nierenzysten oder Hydronephrosen möglich. Weisen jedoch Zysten eine bisweilen stark erhöhte Echodichte auf wie bei vermehrtem Eiweiß- oder Zellgehalt (mit einem Tyndall-Effekt vergleichbar), so wird auch hier die Differentialdiagnose schwierig, bisweilen unmög-

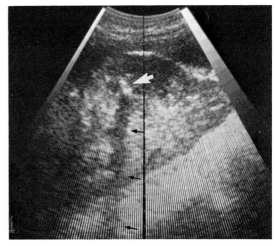

Abb. **38** Z. R., ♀, 50 J. Longitudinalschnitt. Großes Hypernernephrom mit Verkalkung. Gleicher Befund wie in Abb. 37.
Verkalkung durch Pfeil, distaler Schallschatten durch drei schwarze Pfeile markiert.

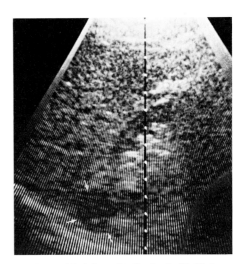

Abb. **39** T. R., ♀, 32 J. Longitudinalschnitt. Kleines Hypernephrom (2,5 cm ø), (Zufallsbefund).
Tumor durch Pfeile markiert.

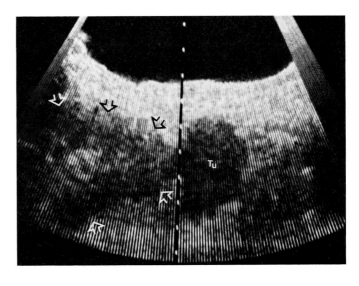

Abb. **40** D. V., ♀, 69 J. Longitudinalschnitt. Nierennah liegender Kolontumor mit Infiltration der Niere.
Tu = Tumor, kaudaler Nierenpol durch Hohlpfeile markiert.

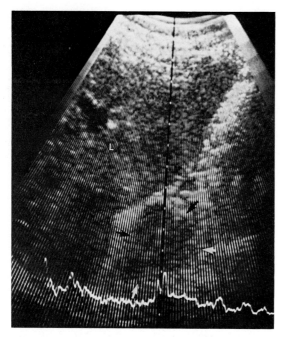

Abb. 41 H. H., ♂, 67 J. Longitudinalschnitt. Hypernephromrezidiv bei Zustand nach Nephrektomie.
L = Leberparenchym; Tumorrezidiv im rechten Nierenlager durch Pfeile markiert.

lich. Ähnliches gilt für Pyonephrosen, bei denen die fast immer vorhandenen Konkremente sowie die einseitige Vermehrung des peri- und pararenalen Fettgewebes als Zeichen eines entzündlichen Prozesses jedoch auf eine benigne Veränderung hindeuten, zumal Tumorverkalkungen relativ selten beobachtet werden (Abb. 38) (2 % nach WEILL [35]).
Eine Unterscheidung zwischen einem Nierentumor am kranialen Organteil und einer soliden Raumforderung in der gleichseitigen Nebenniere ist manchmal unmöglich (Abb. 39). Falsch-negative Befunde entstehen bei einer Tumorgröße unterhalb des diagnostischen Schwellenwertes von ca. 15 mm. Gelegentlich können auch Tumoren oder Metastasen angrenzender Organe (Leber, Nebennieren, Kolon) so nah an die Niere heranreichen oder sie infiltrieren, daß ihr Ursprung fälschlicherweise in der Niere angenommen wird (Abb. 40). Ein differentialdiagnostisches Kriterium ist hier die Atemverschieblichkeit zwischen Niere und Raumforderung (ausgenommen Nebenniere).
Tumoren in Zysten sind leicht zu verwechseln mit echogenen wandständigen Thromben nach Einblutungen in benignen Zysten. Eine Tumordiagnostik in dysplastischen oder dystopen Nieren wird in hohem Maße erschwert durch die häufig à priori stark veränderte Echogenität und Form- oder Konturgebung derartiger Nieren.

Tumorrezidiv nach Nephrektomie
Aufgrund der echoarmen Darmschlingen, die sich ins Nierenbett legen, sowie ausgedehnter, narbiger Strukturen ist ein Tumorrezidiv oft nur schwierig und erst ab einer Größe von ca. 3 cm Durchmesser zu erkennen. Das gilt insbesondere dann, wenn es als relativ echoreicher Tumor mit dem umgebenden Narbengewebe fast echoisodense Strukturen aufweist. Meist jedoch sind Rezidive homogen echoarm (Abb. 41).

Metastasen
Weniger als 10 % aller Metastasen finden sich in den Nieren. Häufigste Primärgeschwülste sind Bronchialkarzinome, Mammakarzinome und Melanome. Aber auch bei Systemerkrankungen

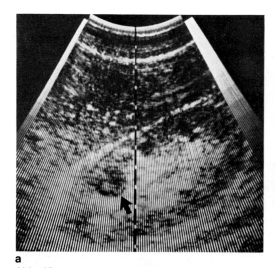
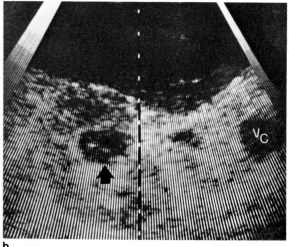

a
Abb. 42
a S. G., ♂, 40 J. Longitudinalschnitt. Nierenmetastase eines Bronchialkarzinoms.
Metastase durch Pfeil markiert.

b Transversalschnitt. Metastase durch Pfeil markiert; Vc = V. cava.

Erkrankungen der Niere

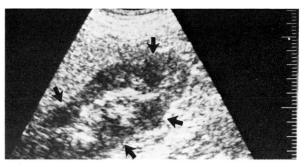

Abb. 44 T. E., ♀, 36 J. Longitudinalschnitt. Multiple Nierenmetastasen bei Non-Hodgkin-Lymphom. Metastasen durch Pfeile markiert.

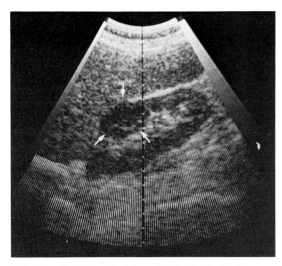

Abb. 43 O. P., ♀, 39 J. Longitudinalschnitt. Nierenmetastase eines malignen Melanoms. Metastase durch Pfeile markiert.

wie malignen Lymphomen (35), Myelomen und Leukämien (insbesondere myeloischer Leukämie) kann ein sekundärer Nierenbefall auftreten.

Ultraschallbefunde

Ultraschalldiagnostische, systematische Analysen von Nierenmetastasen liegen wegen Fehlens größerer Fallzahlen kaum vor. Solitärmetastasen lassen sich ab ca. 1,5 cm Größe nachweisen (Abb. 42), insbesondere dann, wenn sie sich als echoarme Strukturen aus der ansonsten glatten Nierenkontur ins perirenale Gewebe vorbuckeln (Abb. 43). Bei multiplen Herden kann die Nierenkontur eine wellige Form annehmen (Abb. 44). Liegt eine diffuse Infiltration vor, kann die Organvergrößerung das einzige Zeichen eines Tumorbefalls sein (z. B. Retikuloendotheliosen). Auffällig war, daß bei den 6 Fällen im eigenen Patientengut die Echodichte durchgehend geringer war als die des umgebenden Parenchyms und daß bei 4 Patienten Metastasen in beiden Nieren vorlagen (Abb. 45). Differentialdiagnostisch ist eine Verwechslung kleinerer Metastasen mit Markkegeln möglich. Eine Verwechslung mit gutartigen Tumoren dürfte selten vorkommen, da sich diese insgesamt reflexreicher darstellen.

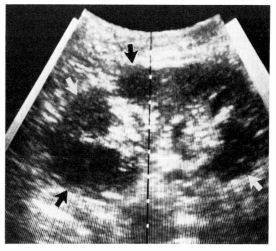

Abb. 45 D. A., ♂, 44 J. Longitudinalschnitt. Multiple Nierenmetastasen bilateral bei malignem Thymom. Metastasen in der rechten Niere durch Pfeile markiert.

Gutartige, vom Nierenparenchym ausgehende Tumoren

Benigne, intraparenchymatöse, solide Raumforderungen sind Chondrome, Fibrome, Hämangiome, Lipome, Lymphome, Myome, neurogene Tumoren und Hamartoblastome (Angiomyolipome), epitheliale Tumoren (Adenome, benigne hypernephroide Tumoren) und schließlich benigne Teratome.

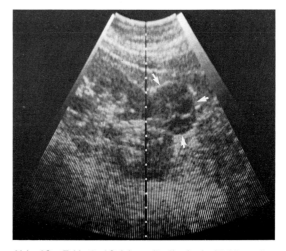

Abb. 46 F. H., ♀, 18 J. Longitudinalschnitt. Nierenteratom der rechten Niere (Zufallsbefund). Tumor durch Pfeile markiert.

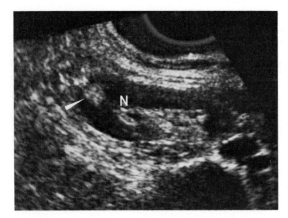

Abb. 47   S. F., ♀, 34 J. Longitudinalschnitt. Kleines Angiomyolipom der rechten Niere.
N = Nierenparenchym; Tumor durch Pfeil markiert.

Die meisten dieser Geschwülste sind selten und werden oft ultraschalldiagnostisch nur als Zufallsbefund ohne histologische Zuordnungsmöglichkeit im Rahmen einer Screening-Diagnostik erkannt (Abb. 46). Von Bedeutung sind allenfalls Hamartoblastome aufgrund ihrer klinischen Symptomatik, da bei ihnen nicht selten Blutungen auftreten, die in der Schmerzempfindung einer Nierenkolik ähneln.

Bei allen sonographisch erkannten soliden Raumforderungen muß jedoch durch weitere Diagnostik ein Karzinom ausgeschlossen werden (ggf. durch Angiographie, Punktion unter Ultraschallkontrolle oder Nephrotomie.

Hamartoblastome (Angiomyolipome)

Angiomyolipome sind primär gutartige, mesenchymale Mischtumoren, die histologisch aus Blutgefäßen, glatter Muskulatur sowie Binde- und Fettgewebe bestehen. Eine maligne Entartung, jedoch anscheinend ohne Fernmetastasierung, soll vorkommen. Angiomyolipome können solitär oder multipel, einseitig oder beidseitig auftreten und bei wachsender Größe (oft mehr als 10 cm Durchmesser) zu Nekrosen und Blutungen in die Niere und auch in den Peritonealraum hinein neigen.

Ultraschallbefunde

Da auch Angiomyolipome zum Nierenparenchym hin unscharfe Konturen aufweisen können, ist eine ultraschalldiagnostische Abgrenzung zu Hypernephromen nicht möglich, zumal auch das teils hypo- meist jedoch hyperreflexive Echomuster dem eines Hypernephroms gleichen kann (Abb. 47). Ebenfalls können Lipome und Dermoidzysten nicht von Angiomyolipomen sonographisch abgegrenzt werden (33). Eine gezielte Diagnose ist aufgrund der pathognomonisch geringen Röntgendichtewerte nur mit Hilfe der Computertomographie möglich 6, 8).

Pseudotumoren (s. Abschnitt: peripelvine Befunde im Ultraschall (S. 291).

Tumoren des Nierenbeckens

Bei Tumoren des Nierenbeckens unterscheidet man ebenfalls nach Ursprungsgewebe und Dignität gutartige mesenchymale (Fibrome, Lipome, Hämangiome, Myome usw.) und epitheliale (Papillome) sowie bösartige mesenchymale (extrem selten Sarkome) und epitheliale (Karzinome und Metastasen) Geschwülste.
Als klinisch und diagnostisch von Bedeutung werden nur Nierenbeckenpapillome und Übergangszellkarzinome gemeinsam abgehandelt. Die klinische Symptomatik beider Tumorformen besteht aus rezidivierenden Makrohämaturien und aus Infektionen, Hydro- und Pyonephrosen aufgrund einer chronischen Harnstauung bei einer tumorösen Abflußbehinderung im Nierenbecken-Hohlraumsystem.

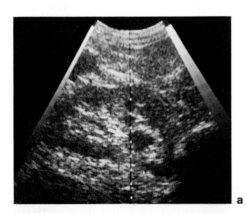
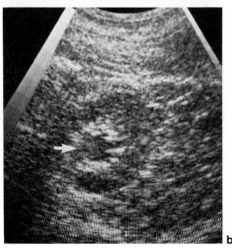

◀ Abb. 48
a   N. A., ♀, 58 J. Longitudinalschnitt. Kleines Nierenbeckenkarzinom.
Tumor in der linken Niere durch Pfeil markiert.
b   Transversalschnitt. Tumor durch Pfeile markiert.

Erkrankungen der Niere

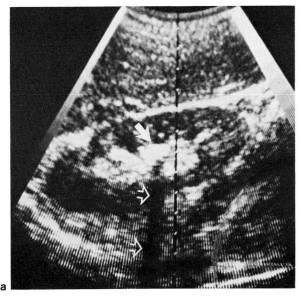
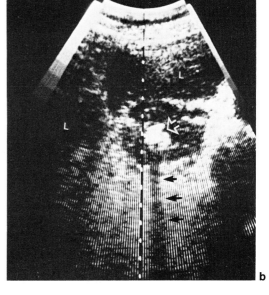

Abb. 49
a D. A., ♂, 27 J. Longitudinalschnitt. Nephrolithiasis rechts.
Konkrement durch weißen Pfeil, distaler Schallschatten durch Hohlpfeile markiert.

b Transversalschnitt.
L = Leberparenchym; Konkrement durch Hohlpfeil, distaler Schallschatten durch schwarze Pfeile markiert.

Ultraschallbefunde – Wertung

Tumoren sind im Ultraschall dem Nierenbecken praktisch erst dann zuzuordnen, wenn sie sich nach dem Entstehen einer Hydronephrose in die dilatierten, echoarmen Hohlraumanteile sichtbar als echoreiche Strukturen hineinwölben. Bei weiterer Invasion in das Parenchym ist eine Differenzierung zu Tumoren von Mark und Rinde nicht mehr möglich. Ist noch keine Hydronephrose oder Stauung einer Kelchgruppe eingetreten, wirken die Nierenbeckenmalignome bisweilen so echoarm wie zystische Strukturen, erscheinen jedoch dann nicht rund, sondern teils polyzyklisch mit feinen Ausläufern (Abb. 48). Die Differentialdiagnose zur parapelvinen Zyste bleibt aber schwierig. Für den Fall, daß ein kleinerer Tumor von 1–2 cm Durchmesser eine echoreiche Grundstruktur besitzt, dürfte er aus dem komplexen Echoreichtum des Nierensinus heraus kaum abgrenzbar sein. Somit hat die Ultraschalldiagnostik zur Erkennung von Nierenbeckentumoren eine im Vergleich zur retrograden Pyelographie oder Computertomographie nur untergeordnete Stellung, da hier die Möglichkeit einer Kontrastierung des Hohlraumsystems fehlt.
Die Angiographie stellt bei Nierenbeckenkarzinomen nur selten und erst ab größerem Durchmesser ein eigenes Gefäßsystem mit pathologischen Anteilen dar.

Urolithiasis

Konkrementbildungen sind Folge endogener, exogener und lokaler Ursachen. So spielen in der Pathogenese entzündliche Veränderungen mit Ph-Wertverschiebungen eine Rolle, was zur leichteren Ausfällbarkeit bestimmter Substanzen führen kann. Auch Veränderungen im Kalziumhormonhaushalt (primärer, sekundärer und tertiärer Hyperparathyreoidismus) sind an der Steinentstehung beteiligt.

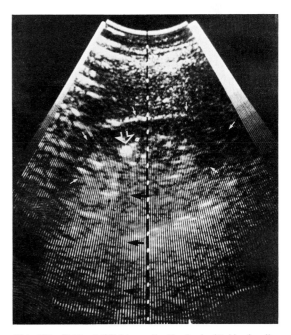

Abb. 50 S. P., ♂, 37 J. Longitudinalschnitt. Nephrolithiasis rechts.
Konkrement durch Hohlpfeil, zarter distaler Schallschatten durch schwarze Pfeile, Nierenkontur durch kleine Pfeile markiert.

286 Nieren

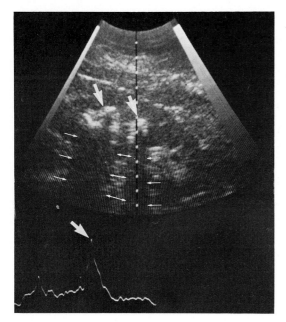

Abb. 51 F. H., ♀, 47 J. Longitudinalschnitt. Nierenbeckenausgußsteine links.
Wesentliche Konkremente durch große Pfeile, distale Schallschatten durch kleine Pfeile, Steinzacke im A-Bild durch Pfeil markiert.

Man unterscheidet intrarenal Parenchym-, Kelch- und Nierenbeckenkonkremente. Zahl und Größe sind in hohem Maße variabel (Solitärstein, Steingries). Form und Oberfläche sind abhängig von der chemischen Zusammensetzung. Größere Konkrementbildungen können die Form von Kelchen, Kelchhälsen oder auch des gesamten Nierenbeckenkelchsystems (Ausgußsteine) annehmen.

Ultraschallbefunde – Wertung

Generell geben sich alle, auch radiologisch nicht

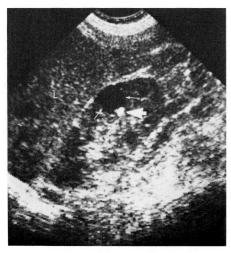

Abb. 52 L. M., ♀, 36 J. Longitudinalschnitt. Hydrokalikose wegen Kelchkonkrements.
L = Leberparenchym; Konkrement durch großen Pfeil, gestauter Kelch durch zwei kleine Pfeile markiert.

schattendichte Nierensteine durch einen intensiv glänzenden Echoreflex und ab 2 – 3 mm Durchmesser aufgrund des typischen distal sich anschließenden Schallschattens zu erkennen (Abb. 49). Die Intensität des Schallmusters hängt vom physikalischen Aufbau (Kristallstruktur, Rauhigkeit der Oberfläche) und von Größe und Lage (Parenchym oder Becken) der Konkremente ab. Weiterhin sind die apparative Ausstattung, die Einstellung des Gerätes mit angepaßter Fernverstärkung und die Geübtheit des Untersuchers beim Erkennen auch winzigster Schatten durch geeignete Kippung des Schallkopfes (5, 27) bedeutsam.

Die nicht belastende Ultraschalldiagnostik, die sowohl eine Steinsuche als auch Verlaufskontrollen erlaubt und außerdem Differentialdiagnosen ermöglicht, ist den radiologischen Methoden unter folgenden Voraussetzungen bzw. Einschränkungen gleichwertig, wenn nicht, z. B. bei nichtschattengebenden Konkrementen oder bei Niereninsuffizienz wie stummer Niere, überlegen:

Die Nachweisgrenze liegt nach neueren Untersuchungen bei Steingrößen von etwa 3 mm (Abb. 50). Bei dieser Größe ist allein der Schallschatten das entscheidende Kriterium. Aus dem echogenen peripelvinen Binde- und Fettgewebe (= Sinusreflex) sind die Echos auch größerer Steine nicht in allen Fällen heraus abzugrenzen; auch hier sichert der distale Schatten in beiden Schnittebenen die Diagnose. Die „Steinzacke" im A-Scan vervollständigt den Befund (Abb. 51). Die Fahndung nach Nierensteinen bedarf einer gezielten, zeitintensiven Untersuchung (je Niere ca. 5 – 10 Min.). Im Rahmen der Screeninguntersuchung des Oberbauchs ohne gezielte Fragestellung wird die Diagnose sicher häufig falsch-negativ sein.

So dient die Sonographie auch der Differenzierung nichtschattendichter Steine im IVU (Kontrastmittelaussparung) gegenüber vom Urothel ausgehender Tumoren und Blutkoageln im Nierenbeckenkelchsystem. Dabei sind im Sinusreflex nur echoarme Tumore wahrnehmbar. Blutkoagel kann man nur bei konsekutivem Stau, in dem sie wie auch die Urothelkarzinome aufgrund des Impedanzunterschiedes echoreich imponieren, wahrnehmen. Bei bleibendem Tumorverdacht müssen weitergehende Untersuchungen angeschlossen werden. Chronische konkrementbedingte Nierenveränderungen (chronische Harnstauung, Infektionen) werden in den entsprechenden Abschnitten besprochen.

Harnstauungsniere

Durch eine mechanische Behinderung des Harnabflusses in den ableitenden Harnwegen ergeben sich funktionelle und in der Folge morphologische Veränderungen der Nieren. Die Schwere der mor-

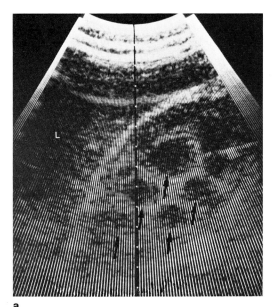 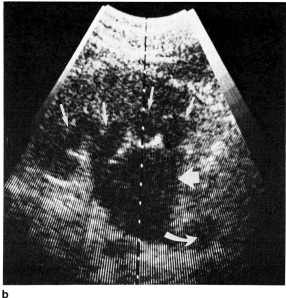

Abb. 53

a R. U., ♀, 42 J. Longitudinalschnitt. Hydronephrose rechts bei Kollumkarzinom.
L = Leberparenchym; gestaute Kelche durch Pfeile markiert.

b Longitudinalschnitt.
Gestaute Kelche durch kleinere Pfeile, dilatiertes Nierenbecken durch großen Pfeil, Ureterabgang durch gebogenen Pfeil markiert.

phologischen Veränderungen hängt von der zeitlichen Entwicklung des Staus, von der Dauer und dem Grad der Behinderung sowie vom Alter des Patienten, von Vorschädigungen der Niere und von der Lage des Nierenbeckens ab.
Es gibt angeborene (z.B. akzessorische ureterkreuzende Gefäße) und erworbene Abflußhindernisse (intraluminäre Veränderungen der Harnorgane und extraluminäre auf die Harnorgane einwirkende Prozesse der Nachbargewebe). Bekannt sind akute, chronische und intermittierende Stauungen sowie die Endstadien in Form von hydronephrotischen Schrumpf- oder Sacknieren. Partieller Stau einzelner Nierenabschnitte ist möglich (Hydrokalikose) (Abb. **52**).

Ultraschallbefunde

Grad der Harnstauung
Die Sonographie ist bekanntermaßen eine hochgradige sensitive und spezifische Harnuntersuchungsmethode zur Beurteilung der Harnstauungsniere (15, 18).

Stadium I: innerhalb der Niere im Sinusreflex multiple zystoide Areale etwa gleichen Durchmessers (0,5 – 1,0 cm ⌀) ≙ Nierenkelchen; in Nierenbeckenregion ein zystoides Areal von ca. 3 – 4 cm ⌀ ≙ Nierenbecken.

Stadium II: Durchmesser der Nierenkelche > 1,2 cm; Durchmesser des Nierenbeckens > 4,5 cm; Verbindung zwischen Kelchen und Becken nachweisbar; Parenchymsaum fakultativ geringfügig verschmälert.

Stadium III: a) statt einzelner Kelche große aneinander grenzende liquide Räume (septierte Form); b) große rundliche Flüssigkeitsansammlung (= Nierenbecken, Sackform); Parenchymsaum bei beiden Formen stark verschmälert oder nicht mehr nachweisbar.

Die Erweiterung des Nierenbeckenkelchsystems lockert das normalerweise echoreiche, allenfalls durch Gefäßstrukturen unterbrochene Sinusreflexband auf. Als Zeichen beginnender Stauung können kleine, rundliche bis längliche echofreie Areale als Kalizes, Kelchhälse und/oder ein größerer liquider Bezirk zentral als Nierenbecken erkannt werden (Abb. **53 a, b**).
Mit zunehmender Stauung füllen die echofreien Areale das Sinusreflexband nahezu vollständig aus (mäßige Stauung). Das Nierenbecken mißt dann im Transversschnitt über 5 cm im Durchmesser (35), und die Verbindung aller peripheren zystisch dilatierten Kelche mit dem zentralen Nierenbecken ist eindeutig nachweisbar (Abb. **54**). Die Nierenrinde kann bereits verschmälert sein.
Die schwere Harnstauung zeigt als Ultraschallkorrelat für eine maximale Kelchdilatation große liquide Räume (septierte Form). Andererseits können auch Kelche durch das riesig erweiterte Nierenbecken so verdrängt werden, daß nur noch eine große, rundliche Flüssigkeitsansammlung resultiert (Sackform) (s. Abb. **10**). Bei beiden Formen ist das Parenchym stark verschmälert oder auch nicht mehr erkennbar.

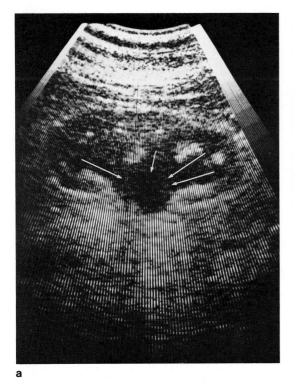
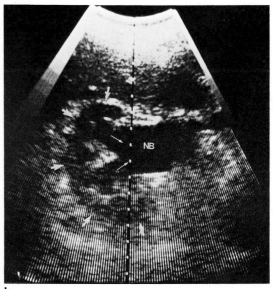

Abb. 54
a W. P., ♂, 72 J. Longitudinalschnitt. Hydronephrose rechts bei Harnblasenkarzinom.
Erweiterte Kelchhälse durch Pfeile markiert.
b Transversalschnitt.
NB = gestautes Nierenbecken; Kelchhälse durch kleine Pfeile, Nierenkontur durch fettere Pfeile markiert.

Für die Diagnose Stauungsniere aller Schweregrade sind multidirektionale Schnitte erforderlich, die den Nachweis der Kontinuität (Infundibula) zwischen peripheren liquiden Räumen (Kalizes) und zentraler Flüssigkeitsansammlung (Pyelon) erbringen. Weiterhin kann man das gestaute Nierenbecken als sich vom Hilus nach kaudomedial konzentrisch verjüngende reflexfreie Zone erkennen und dabei evtl. den proximalen Ureterabschnitt kurzstreckig als echoarmes Band kaudalwärts verfolgen (Abb. 55 u. 56).

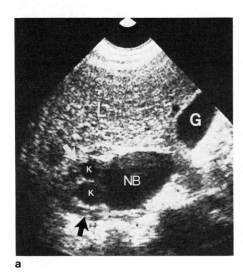
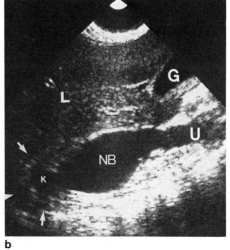

Abb. 55
a T. A., ♂, 44 J. Transversalschnitt. Hydronephrose rechts bei Prostatakarzinom.
L = Leberparenchym, NB = gestautes Nierenbecken, K = dilatierte Kelche; verschmälerter Parenchymsaum durch Pfeile markiert.
b Transversalschnitt.
L = Leberparenchym, G = Gallenblase, K = dilatierter Kelch, NB = erweitertes Nierenbecken mit abgehendem gestautem Ureter (U). Nierenkontur durch Pfeile markiert.

Ist das Abflußhindernis beseitigt (Zustand nach Harnstau), so ist eine völlige Restitutio ad integrum nach einer gewissen Zeit möglich. Bei vorherigem, starkem Stau betrifft sie oft nur die Kelcherweiterung, während das Nierenbecken aufgrund eines Elastizitätsverlustes weit bleiben kann.

Von besonderer klinischer Bedeutung ist die Möglichkeit kurzfristiger sonographischer Kontrollen aufgrund der fehlenden Strahlenbelastung der Methode (20).

Differentialdiagnosen

1. Funktionelle Ursache (forcierte Diurese, Rückstau bei voller Harnblase, Gravidität usw.),
2. extrarenales Nierenbecken (ampullär),
3. chronische Pyelonephritis,
4. weites Nierenvenensystem,
5. multiple parapelvine Zysten.

Eine nur geringe Aufweitung des Pyelons im Sinusreflex kann funktionell (intermittierend) entstehen: durch forcierte Diurese, Rückstau bei voller Harnblase, geringgradige Mißbildung am Nierenbecken-Ureter-Abgang, Lageänderung der Nieren, Gravidität usw. Dabei ist die Ein- oder Doppelseitigkeit zu beachten, z. B. einseitige Veränderung bei chronischer Entzündung im Gegensatz zur bilateralen geringen Aufweitung bei forcierter Diurese oder Harnrückstau bei Überlaufblase. Außerdem ist eine Verwechslung mit einem relativ weiten Nierenvenensystem möglich, insbesondere bei der linken Niere wegen der physiologisch größeren Nierenvenenweite (s. Anatomie S. 263). Verfolgt man jedoch das aus dem Hilus herausziehende echoarme Band, so zieht dieses nicht wie der Ureter nach kaudal, sondern mehr nach kranial (Abb. 57).

Bei weit medial im Hilus sich abbildendem Nierenbecken und unauffälligem Sinusreflex ist in der Routineuntersuchung meist ein ampulläres Nierenbecken anzunehmen(DD: Zustand nach Harnstau). Bei klinischem Verdacht sollte allerdings auch an eine in Beckenform beginnende Stauung gedacht werden (Ventilfunktion des Beckens).

Die obengenannte Untersuchungstechnik macht die Abgrenzung höhergradiger Stauungen von Nierenparenchymzysten leicht. Schwerer fällt es, parapelvine und extrahiläre Zysten, die ein typisch gestautes Becken vortäuschen können, in diesem Zusammenhang zu beurteilen (Abb. 58). Somit sei hier noch einmal auf die Beachtung der Klinik, der kontralateralen Niere und der Leber verwiesen (21). Die Suche nach Stauungsursachen im Ureterverlauf ist erforderlich, bei der Ultraschalldiagnostik aber oft nur paravesikal oder im proximalen Ureteranteil erfolgreich (Darmgas!). Die Differentialdiagnose der polyzystischen Nierendegeneration wird im Abschnitt Anomalien (s. S. 268) behandelt. Die Dilatation nur von Teilen

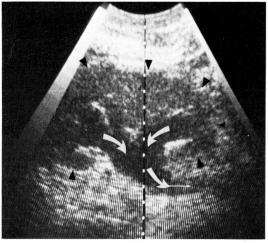

Abb. 56 E. A., ♂, 55 J. Longitudinalschnitt. Harnstau bei Ureterkarzinom links.
Dilatiertes Nierenbeckenkelchsystem durch gebogene Pfeile, proximaler Ureterabschnitt durch geraden Pfeil, Nierenkontur durch schwarze Dreieckspfeile markiert.

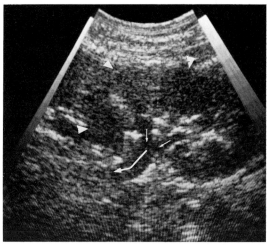

Abb. 57 K. G., ♀, 31 J. Longitudinalschnitt. Weites Nierenvenensystem.
Nach kranial herausziehende Nierenvene durch Pfeile, Nierenkontur durch Dreieckspfeile markiert.

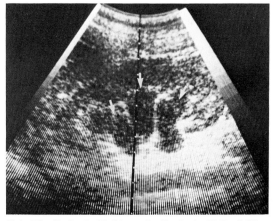

Abb. 58 D. S., ♀, 49 J. Longitudinalschnitt. Perihiläre Nierenzysten.
Drei perihiläre Zysten durch Pfeile markiert.

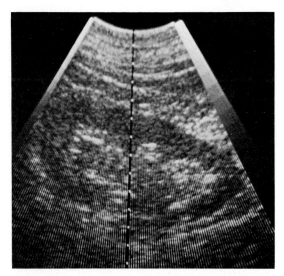

Abb. 59 F. J., ♂, 34 J. Longitudinalschnitt. Lipomatosis pelvis (diffuse Form). Der peripelvine Binde- und Fettgewebsreflex ist diffus echoverarmt.

des Nierenbeckenkelchsystems, meist der kranialen Gruppe, läßt an Konkremente, entzündliche (tuberkulöse) oder tumoröse Hindernisse, aber auch an eine Stauung *eines* Nierenbeckenkelchsystems bei doppelt angelegtem Nierenbecken denken (s. Abb. **10**).

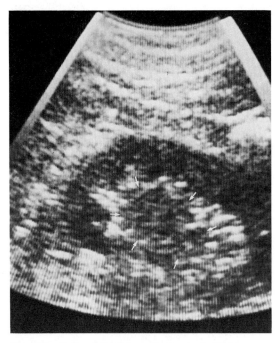

Abb. 60 S. O., ♂, 24 J. Longitudinalschnitt. Lipomatosis pelvis (umschriebene Form).
Umschrieben vermehrtes Fettgewebe durch Pfeile markiert.

Urographisch stumme Niere

Bei nicht nachweisbarer Ausscheidung nierengängiger Kontrastmittel in der konventionellen Röntgendiagnostik der Niere gibt neben der Klinik und aufwendigeren computertomographischen oder nuklearmedizinischen Untersuchungen die Sonographie wichtige Hinweise zur Ursachenklärung und zur Bestimmung des Ausmaßes der Schädigung. Zusätzlich können sonographisch gezielte Punktionen zur Diagnosesicherung und ultraschallkontrollierte Pyelostomien zur Entlastung bei Harnstauung durchgeführt werden.

Ursachen

1. Auf die Entwicklungsstörungen wie Agenesie, Aplasie und Dystopie wurde im entsprechenden Abschnitt (s. S. 264–266) eingegangen.

2. Als präenale Ursachen kommen die Nierenvenenthrombosen mit Nephromegalie und der Verschluß der A. renalis (im chronischen Stadium kleine Niere, glatte Kontur) in Betracht.

3. Renale Ursachen sind glomeruläre und tubuläre Erkrankungen, Nephritiden, renale und perirenale Abszedierungen, Tumoren, polyzystische Degeneration und Pyonephrosen.

4. Postrenale Ursachen sind Tumoren im Nierenbecken, Ureter- und Blasenbereich, Steine, Koagel, Kompression durch umliegende Gewebe und angeborene Strikturen. Hier hängt das sonographische Untersuchungsergebnis entscheidend von der Lage des Hindernisses ab.

Peripelvine Befunde im Ultraschall

Differentialdiagnose bei echovermindertem Sinusreflex

1. Fibrolipomatose:
a) diffuse Auflockerung durch echoärmere Areale,
b) umschriebene Form mit rundlichem, unscharf konturiertem, echoarmem Binnenbezirk,
c) echoreiche Erweiterung des Sinusreflexes.

2. a) fokale, kortikale Hypertrophie (Bertinische Säule), b) Restparenchymknoten;

3. Urothelkarzinom;

4. multiple peripelvine Zysten;

5. Stauungsniere;

6. Nierenvenenerweiterung.

Eine der häufigsten Veränderungen im Bereich des zentralen Reflexbandes ist durch eine meist bilaterale *Fibrolipomatose* bedingt: In der diffusen Form ist der Sinusreflex aufgelockert und durch echoärmere Areale verdrängt (Abb. **59**). Dagegen fällt in der umschriebenen Form ein größerer, rundlicher, immer unscharf begrenzter echoärmerer Bezirk auf, bei dem sich keine wesentliche distale Schallverstärkung erkennen läßt (DD: Zyste, Nierenbecken) (Abb. **60**). Eine dritte Form erweitert sehr echoreich die Zentralregion (4, 5). Ein Tumor innerhalb des Sinus kann ein ähnliches Bild machen (Abb. **61**). Zu berücksichtigen ist das relativ seltene Auftreten von Urothelkarzinomen (29). Bei diesen finden sich evtl. sekundäre Zeichen wie gestaute Kelche; bei Verdacht ist eine Punktion erforderlich.

Eine weitere Echoveränderung wird durch die *fokale kortikale Hypertrophie* hervorgerufen (vergrößerte Bertinische Säule, suprainfrahiläre Lippen) (32). Diese „Pseudotumoren" (36) gehen vom Parenchym aus und reichen zapfenförmig, halbkugelig, glatt begrenzt und immer in gleicher Textur wie das übrige Parenchym in das zentrale Echoband hinein, wobei die Außenkonturierung der Niere glatt bleibt (Abb. **62**) (Innenbucklung). Die Befunde sind relativ häufig; bei genügender Praxis wird meist mit genannten Kriterien ein Tumor auszuschließen sein. Bei weiterbestehendem Verdacht auf einen kleineren Tumor gilt die Computertomographie als weiterführende Untersuchung. Pseudotumoröse pyelonephritische *Restparenchymknoten* sind bei der Differenzierung durch Betrachtung der Außenkontur erkennbar (Abb. **63**) (Außenbucklung).

Das Echoband des Sinus kann geteilt sein durch eine Brücke parenchymgleicher Echoqualität (Abb. **64**). Zwar zeigen alle Befunde mit doppelter Nierenanlage im IVU diese Brücke; doch kann es sich auch um eine partielle Doppelniere mit dichotomem Nierenbecken oder um eine kortikale Hypertrophie handeln. Eine entsprechende Dreiteilung des Sinus ist selten (Abb. **65**).

Im Zusammenhang mit der *Stauungsniere* werden die differentialdiagnostischen Probleme beim Vorliegen von parapelvinen Zysten, extrahilären Nierenbecken und leichter Ureterabgangsstenose mit resultierender Auflockerung des Sinus ohne Nachweis des proximalen Ureters besprochen. Während bei der Stauungsniere die einzelnen geweiteten Kelche einen mehrheitlich ähnlichen Durchmesser haben, variieren die Größen bei multiplen peripelvinen Zysten stärker. Letztere liegen meist beidseitig vor. Gestaute Kelche sind gut gegeneinander und schlechter vom Parenchym abgrenzbar; dagegen heben sich zahlreiche

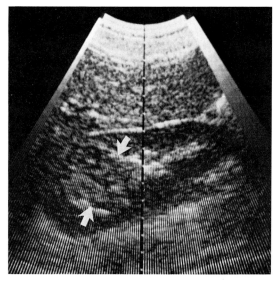

Abb. **61** N. S., ♂, 70 J. Longitudinalschnitt. Hypernephrom intrarenal mit Sinusreflexeinengung. Tumor durch Pfeile markiert.

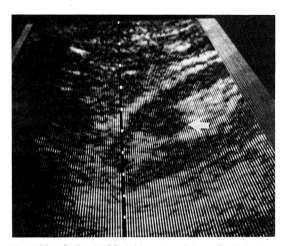

Abb. **62** C. D., ♀, 28 J. Hypertrophierte Bertinische Säule.
Hypertrophierte Säule durch Pfeil markiert.

peripelvine Zysten gut von Mark und Rinde, aber nur mäßig von einander selbst ab (Abb. **66**).
Die typischen Veränderungen der Markschwammniere als Anlageanomalie und die Problematik des Steinnachweises werden in den entsprechenden Abschnitten behandelt.

Abb. **63 a u. b** Differentialdiagnose Restparenchymknoten, -hypertrophierte Bertinische Säule.

a) Restparenchymknoten (gebuckelte Außen- und Innenkontur) bei chronischer Pyelonephritis

b) hypertrophierte Bertinische Säule (Parenchymsaum nur nach innen verbreitert)

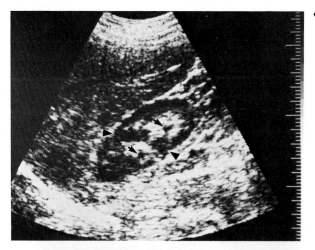

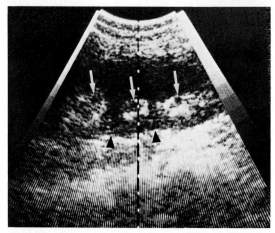

Abb. 65 S. D., ♀, 34 J. Longitudinalschnitt. Dreigeteiltes Nierenbeckenkelchsystem.
Parenchymbrücken in der rechten Niere durch Dreieckspfeile, Nierenbeckenanteile durch Pfeile markiert.

◀ Abb. 64 L. A., ♂, 22 J. Longitudinalschnitt. Gedoppeltes Nierenbeckenkelchsystem.
Parenchymbrücke in der rechten Niere durch Dreieckspfeile, beide Nierenbeckenanteile durch Pfeile markiert.

Weitere Nierenerkrankungen im Ultraschall

Akute Niereninsuffizienz, akut-toxisches Nierenversagen

Die beidseits auftretende Nierenveränderung ähnelt klinisch wie ultraschalldiagnostisch dem Bild der Schockniere. Man findet allseits vergrößerte Nieren, deren Parenchym eine verringerte Reflexaktivität aufweist, wobei das Parenchym-Sinus-Verhältnis zugunsten des ödematös verschwollenen Parenchyms eindrucksvoll vermehrt ist (Abb. 67).

Venöse Stauungsnieren

Bei der venösen Stauungsniere findet man zumindest dann, wenn eine zentrale Stauung vorliegt, eine allgemeine Vergrößerung *beider* Nieren und ebenfalls eine Echoverarmung sowie eine Verschwellung des Parenchyms. Hier treten jedoch die Markkegel deutlicher hervor als bei der Schockniere. Außerdem erkennt man beidseits in der Regel dilatierte Nierenvenen mit einem Durchmesser von mehr als 1 cm.

Nierenvenenthrombose

Bei der Nierenvenenthrombose läßt sich ebenfalls eine echoarme Verschwellung des Organs (in der

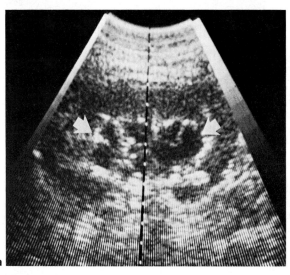

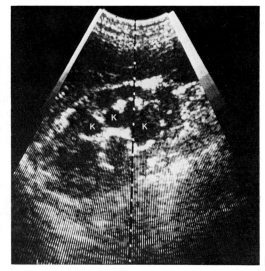

Abb. 66
a F. D., ♀, 73 J. Longitudinalschnitt. Multiple peripelvine Zysten bilateral.
Peripelvine Zysten in der rechten Niere durch Pfeile markiert.

b A. U., ♂, 70 J. Longitudinalschnitt. Mäßiger Harnstau der rechten Niere.
K = dilatierte Kelche.

Erkrankungen der Niere 293

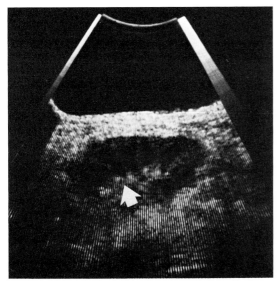

Abb. 67 N. E., ♀, 42 J. Longitudinalschnitt. Schockniere mit eingeengtem Sinusreflex.
Sinusreflex durch Pfeil markiert (rechte Niere).

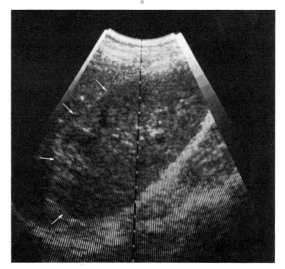

Abb. 68 J. A., ♂, 56 J. Longitudinalschnitt. Nierenvenenthrombose bei Hypernephrom.
Nierenkontur gegenüber der Leber durch Pfeile markiert.

Abb. 69 U. L., ♂, 25 J. Longitudinalschnitt. Zustand ▶ nach Blutung in den Ureter mit nachfolgendem Harnstau wegen Thrombosierungen.
Nierenkontur durch kleine Pfeile, Nierenbeckenkelchsystem durch gebogenen Pfeil, thrombosiertes Blut im dilatierten Ureter durch fette Pfeile markiert.

Abb. 70
a S. D., ♂, 63 J. Longitudinalschnitt. Zustand nach Nierenarterieninfarkt; Stadium I: Zunahme der Echogenität.
Nierenkontur durch Pfeile markiert.
b Stadium II: Ausbildung einer Schrumpfniere.
Kontur der rechtsseitigen Schrumpfniere durch Pfeile markiert.
▼

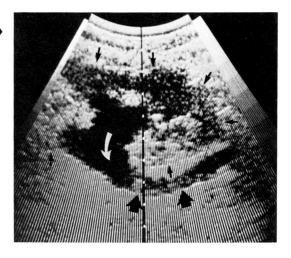

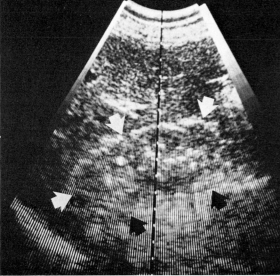

a

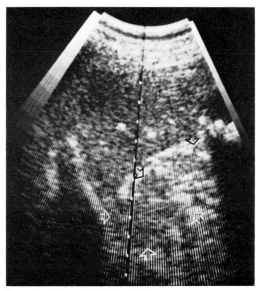

b

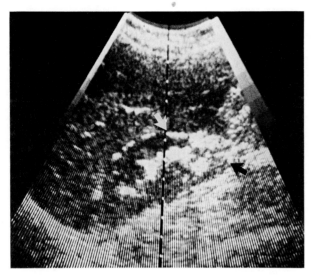

Abb. 71 F. G., ♀. 57 J. Longitudinalschnitt. Zustand nach unterer Polresektion der rechten Niere. Resektionsstelle durch Pfeile markiert.

Regel einseitig) dokumentieren (Abb. **68**) (2, 26, 28).
Innerhalb des Parenchyms kann es zu größeren unregelmäßigen, sehr echoarmen Arealen kommen, die für Einblutungen sprechen. Ergießen sich derartige Infarzierungsblutungen ins Pyelon, so kann man in der Harnblase thrombotisch-echoreiche Strukturen erkennen. Verschließen diese den Ureter, kommt es zusätzlich zu gestauten Nierenbeckenkelchstrukturen (Abb. **69**).

Niereninfarkt

Der Zustand nach einem Niereninfarkt in einem arteriellen Gefäßast äußert sich in einer Narbenbildung, die im Ultraschall als Einkerbung des

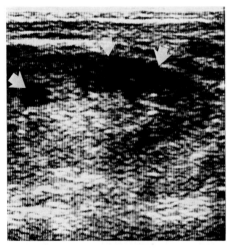

Abb. 72 R. S., ♂, 23 J. Longitudinalschnitt. Parenchymeinblutungen bei Nierenkontusion. Blutungsherde im Parenchym des kaudalen Nierenpols durch Pfeile markiert.

Parenchyms imponiert und sich von einer pyelitischen Narbe nicht differenzieren läßt. Betrifft der Verschluß jedoch einen proximalen Nierenarterienanteil, so vekleinert sich das Organ und ist im Endstadium von einer Schrumpfniere anderer Genese ultraschalldiagnostisch nicht zu unterscheiden (Abb. **70**).

Verletzungsfolgen

1. Organruptur,
2. subkapsuläres Hämatom,
3. pararenales Hämatom,
4. Harnstauung durch koaguliertes Blut im Hohlraumsystem,
5. Gefäßzerreißungen,
6. Serome, Urinome.

Verletzungen an Nieren und ableitenden Harnwegen sind größtenteils Folgen stumpfer Bauchtraumen. Sie können aber auch iatrogen bei diagnostischen oder therapeutischen Eingriffen entstehen, z. B. bei Nierenpunktionen oder Pyelotomien.

Ultraschallbefunde

Nach Nierenteilresektion zeigt der verbliebene Anteil einen Defekt am betroffenen Organpol mit einer Lücke im Parenchymsaum (Abb. **71**).
Größere Organrupturen sind als solche in praktisch jeder Nierenachse ultraschalldiagnostisch zu erkennen. Liegen jedoch aufgrund kleinerer Rupturen nur perirenale Blutungen vor, dokumentiert die Methode wiederum zwar eine hohe Sensitivität, doch erscheint die Spezifität eher gering, da z. B. zwischen Hämatomen und Urinomen sowie Lymphozele und Seromen nicht sicher zu unterscheiden ist, zumal diese Flüssigkeitsansammlungen gleichermaßen echoarm imponieren können. Kapselzerreißungen bis ins Nierenparenchym hinein stellen sich durch eine aufgehobene Kontinuität der Außenkontur dar. Diese „Lücke" ist dann meist von echoarmem Blut ausgefüllt. Bei Einblutungen in das angrenzende Parenchym, die ebenfalls echoarm imponieren (Abb. **72**), wird die Differenzierung zwischen Ruptur mit zusätzlicher Blutung oder Kontusion mit Parenchymeinblutung schwierig. Alleinige umschriebene Einblutungen ins Nierenparenchym stellen sich ebenfalls echoarm dar und können wie zystische Strukturen mit ausläuferartiger Zerfransung imponieren (Abb. **72**). Subkapsuläre Blutungen legen sich schattenförmig auf das Nierenparenchym, ohne daß zwischen beiden regelmäßig ein feiner Reflexstrang als trennende Faszie erkennbar wäre. Dabei kann der Sinusreflex eingeengt werden (Abb. **73**). Dagegen ist ein pararenales (extrakapsuläres) Hämatom von der Niere durch ein Reflexband, das dazwischenliegendem Kapselgewebe entspricht, abgegrenzt. Im eigenen Patientengut fiel auf, daß sowohl frische wie auch sekun-

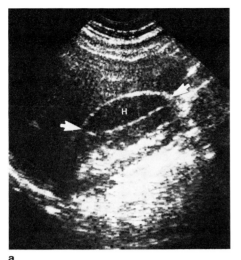 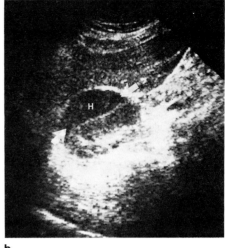

Abb. 73
a G. D., ♂, 17 J. Longitudinalschnitt. Subkapsuläres Nierenhämatom am kaudalen rechten Nierenpol mit Einengung des Sinusreflexes.
Ausdehnung des Hämatoms durch Pfeile markiert; H = Hämatom.
b Transversalschnitt. Subkapsuläres Nierenhämatom mit Einengung des Sinusreflexes.
Ausdehnung des Hämatoms durch Pfeile markiert; H = Hämatom.

där verflüssigte Blutungen sowohl echoarm als auch echoreich erscheinen können. Differentialdiagnostisch ist noch bedeutsam, daß eine dicke perirenale Fettkapsel mit einzelnen groben Reflexeinsprengungen ein ähnliches Ultraschallkorrelat bieten kann wie ein extrakapsuläres Hämatom (vgl. Abb. 4). Ein gleicher Befund auf der kontralateralen Seite dürfte die Verhältnisse meist jedoch im Sinne einer Verfettung klären. In Zweifelsfällen hilft eine einzige computer-tomographische Schicht durch die Nieren weiter.

Bei einer Blutung innerhalb des Nierenbecken-Hohlraumsystems und einer Verlegung des Abflusses finden sich im geweiteten, echoarmen Hohlraumsystem reflexreiche Anteile, die dem Blut entsprechen und lageabhängige Spiegel einnehmen können oder im Falle einer Koagulierung wandständige polyzyklische Formen besitzen.

Ist ein Abfluß gewährleistet, so sind solche Blutungen innerhalb des echoreichen Nierensinus praktisch nicht zu erkennen.

Während die Commotio renis nur selten bilddiagnostisch erfaßbar wird, können Folgen bei Verletzungen von Nierengefäßen, des Parenchyms und des Hohlraumsystems teils sonographisch oder computertomographisch, teils mit Abdomenübersichtsaufnahmen und Ausscheidungsurogrammen sowie auch der retrograden Pyelographie dokumentiert werden. Besteht der Verdacht auf eine Gefäßbeteiligung, kann auf die Angiographie nicht verzichtet werden.

Urinome sind außer bei zusätzlichen Einblutungen fast echofrei und weisen eine distale Schallverstärkung auf. Ein identischer Befund liegt vor bei postoperativen Lymphozelen oder Seromen.

Wertung

Bei der Wertung bildgebender Methoden zur Nierenuntersuchung lassen sich die Verfahren in zwei Gruppen mit zwei Zielrichtungen einteilen. Bezieht sich die Fragestellung auf entzündliche Veränderungen am Nierenbeckenkelchsystem oder auf die Ausscheidungsfunktion, so ist das i. v. Urogramm die Methode der Wahl. Wird jedoch bei der Screeningdiagnostik des Abdomens oder auch gezielt nach einer soliden oder zystischen Raumforderung gefragt, so stellt die Ultraschalldiagnostik mit einem hochauflösenden Realtime-B-Bildgerät die Präferenzmethode dar. Als Beispiel sei die Durchuntersuchung von Familienangehörigen beim Vorliegen einer polyzystischen Nierendegeneration eines Familienmitglieds erwähnt (24). Gemessen am Aufwand (Kontrastmittelrisiko, Röntgenstrahlungsbelastung) hat das i. v Pyelogramm hier seine frühere Rolle verloren. Aufgrund der additiven Bildprojektion lassen sich dabei in a.-p. Projektion großenteils nur Raumforderungen darstellen, die sich auf die Randkontur projizieren und sie hervorbukkeln, wenn man von der Spreizung des Nierenbekkenkelchsystems durch größere intrarenale Raumforderungen absieht. Außerdem kommt bei einem derartigen Summationsbild nur das Kontrastmittel und damit das Parenchym mehr indirekt zur Abbildung, während Reflexmuster und Parenchym im Ultraschall direkt miteinander korrelieren. Die große Sensitivität für Raumforderungen des Ultraschalls kann jedoch nicht über die geringe Spezifität hinwegtäuschen, wenn man von der guten Unterscheidungsmöglichkeit zwischen liquiden und soliden Prozessen absieht. Eine weitere Wertung, insbesondere der Malignitätsausschluß bei soliden Raumforderungen ist sonographisch nicht möglich.

Eine ebenfalls hochsensible Methode zur Darstellung intrarenaler solider und zystischer Raumforderungen ist die Computertomographie, die auch kleine Raumforderungen nach Parenchymdichteanhebung durch ein intravenöses Kontrastmittel als Aussparungen sichtbar werden läßt. Beim Angiomyolipom sind sogar Aussagen zur Dignität möglich, da die negativen Dichtewerte des Fetts hochspezifisch sind (6, 8). Ansonsten bleibt die Wertung der Dignität solider Raumforderungen der Angiographie überlassen (33).

Bei größeren Tumoren liegt in der Sonographie ein zusätzlicher methodischer Vorteil im Vergleich mit IVP und teilweise auch Computertomographie und Angiographie darin, daß im gleichen Untersuchungsgang die Frage nach Tumorthrombose in Nierenvene und V. cava geklärt sowie nach Lymphknoten- und Lebermetastasen gefahndet werden kann.

Was Veränderungen des Nierenbeckenkelchsystems angeht (Tumor-Stein-Nachweis), sind Sensitivität und Spezifität der Ultraschalldiagnostik dem i. v. Pyelogramm teilweise unterlegen (Nierenbeckentumor), teilweise aber auch gleichwertig bis überlegen (Nephrolithiasis). Ein großer Vorteil sonographischer Steindiagnostik liegt in der gleich guten Darstellbarkeit röntgennegativer wie -positiver Befunde. Ein Harnstau läßt sich im Sonogramm mit der gleichen Sicherheit erkennen wie im Computertomogramm. Durch die Möglichkeit der Kontrastierung des Nierenbeckenkelchsystems ist computertomographisch besonders unproblematisch die Differenzierung zwischen einem geringen Harnstau und para- bzw. perirenalen Zysten. Bei der morphologischen Diagnostik kaum oder nicht mehr ausscheidungsfähiger Nieren bietet die Computertomographie die größten Erkennungsmöglichkeiten, wobei für eine optimale Diagnostik dieser Methode um Schrumpfnieren herum eine Fettschicht vorhanden sein sollte.

Beim Vergleich zwischen Sonographie und Computertomographie nach Nierenverletzungen wird der Wert der Computertomographie dadurch unterstrichen, daß die Untersuchung die geringste Belastung für den Patienten beinhaltet, während auch eine vorsichtige Applikation eines Ultraschallkopfs mit Schmerzen für den Patienten verbunden sein kann. Die Aussagekraft der Methoden ist jedoch ungefähr gleichwertig.

Stören keine intestinalen Gasartefakte, so sind auch Mißbildungen wie Dystopien ultraschallmäßig gut zu erkennen. Bei Schwierigkeiten helfen i. v. Urogramme oder Computertomogramme weiter. Schließlich seien noch die gefahrlose Pyelostomie bei gestautem Nierenbeckenkelchsystem sowie die Nierenbiopsie unter Ultraschallkontrolle erwähnt (23, 35).

Damit zeigt der Vergleich zwischen der Sonographie und radiologischen bildgebenden Verfahren keinen schematisierbaren Vor- oder Nachteil einzelner Methoden, so daß der Wert dieses nichtinvasiven Verfahrens stark von den zuvor aufgeführten Fragestellungen abhängt.

Literatur

1. Bartels, H.: Leistungsfähigkeit und Wertigkeit der Sonographie im Bereich der Urologie. Ultraschall 2 (1981) 114 – 120
2. Braun, B., L. S. Weilemann, W. Weigand: Ultrasonographic demonstration of renal vein thrombosis. Radiology 138 (1981) 157 – 158
3. Brockmann, W. P.: Größere Abdominalgefäßveränderungen im Real-time-B-Verfahren. Computertomographie 2 (1982) 12 – 20
4. Fiegler, W.: Darstellung fettreicher Gewebe und Tumoren im Sonogramm. Fortschr. Röntgenstr. 134 (1981) 157 – 161
5. Fiegler, W., R. Felix: Der Nierensinus im Sonogramm. Fortschr. Röntgenstr. 134 (1981) 540–545
6. Fiegler, W., O. M. Wegener, K. Hartmann, R. Felix: Computertomographie und Sonographie. Vergleichstudie bei Erkrankungen des Oberbauches und des Retroperitonealraumes. Fortschr. Röntgenstr. 132 (1980) 262 – 271
7. Haller, I. O., M. Schneider: Pediadtric Ultrasound. Yearbook Medical Publishers, Chicago 1980 (pp. 97 – 100)
8. Henser, L.: Nieren. In Friedmann, G., E. Bücheler, P. Thurn: Ganzkörper-Computertomographie, 1. Aufl. Thieme, Stuttgart 1981
9. Hodson, C. J., J. A. Drewe, M. N. Karn, A. King: Renal size in normal children. A radiographic study during life. Arch. Dis. Childh. 37 (1962) 616 – 622
10. Hubmann, R.: Unspezifische Entzündungen des Urogenitalsystems. In Alken, C. E., W. Staehler: Klinische Urologie. Thieme, Stuttgart 1973
11. Huland, H., R. Busch: Chronic pyelonephritis as a cause of end stage renal disease. J. Urol. Baltimore 127 (1982) 642 – 643
12. Karn, N. M.: Radiographic measurements of kidney section area. Ann. hum. Genet. 25 (1962) 379 – 385
13. van Kirk, O. C., R. T. Go, V. J. Wedel: Sonographic features of xanthogranulomatous pyelonephritis. Amer. J. Roentgenol. 134 (1981) 1035 – 1039
14. Kröpelin, T., K. Mathias, B. Wimmer, G. W. Kaufmann: Was gibt es Neues in der Röntgendiagnostik der Niere? Med. Welt (Stuttg.) 32/22 (1981) 839 – 846
15. Lee, K. T. L., R. L. Baron, G. L. Melson, B. L. McClennan, P. J. Weymann: Can real-time ultrasonography replace static B-scanning in the diagnosis of renal obstruction? Radiology 139 (1981) 161 – 165
16. Lee, J. K. T., B. L. McClennan, G. L. Melson, R. J. Stanley: Acute focal bacterial nephritis: Emphasis on grayscale sonography and computed tomography. Amer. J. Roentgenol. 135 (1980) 87 – 92
17. Lochner, L., H. J. Bartholomä, Th. Kärst: Die Renozystographie – ein diagnostisch-therapeutisches Verfahren. Fortschr. Röntgenstr. 125 (1976) 345 – 348
18. Malave, S. R., H. L. Neimann, M. Spies, S. J. Cisternino, G. Adamo: Diagnosis of hydronephrosis: Comparison of radionuclid scanning and sonography. Amer. J. Roentgenol. 135 (1980) 1179 – 1185
19. Pauer, W., A. Sigel, A. Herrlinger, P. Seitenberg: Die makrozystischen Erkrankungen der Niere. Urologe B 18 (1978) 131 – 141
20. Puls, F., U. Wemmer, J. Joppich, W. Kachel, G. Spelger: Sonographie in der Differentialdiagnose raumfordernder Nierenerkrankungen bei Kindern. Fortschr. Med. 99 (1981) 424 – 430

21 Ralls, P. W., M. L. Esensten, D. Bogner, J. M. Halls: Severe Hydronephrosis and severe renal cystic disease: Ultrasonic differentiation. Amer. J. Roentgenol. 134 (1980) 473 – 475
22 Robson, Ch. J., B. M. Churchill, W. Anderson: The results of radical nephrectomy for renal cell carcinoma. J. Urol. (Baltimore) 101 (1969) 217 – 310
23 Rodeck, G., H. Feiber: Auswirkungen der Ultraschalltechnik auf Diagnostik und Therapie in der Urologie. Fortschr. Med. 99 (1981) 1700 – 1704
24 Rosenfield, A. T., M. H. Lipson, B. Wolf, K. J. W. Taylor, N. S. Rosenfield, E. Hendler: Ultrasonography and nephrotomography in the presymptomatic diagnosis of dominantly inherited (adultonset) polycystic kidney disease. Radiology 135 (1980) 423 – 427
25 Rosenfield, A. T., K. J. W. Taylor, M. Crade, C. S. De Graaf: Anatomy and pathology of the kidney by gray scale ultrasound. Radiology 128 (1978) 737 – 744
26 Rosenfield, A. T., R. K. Zeemann, J. J. Cronan, K. J. W. Taylor: Ultrasound in experimental and clinical renal vein thrombosis. Radiology 137 (1980) 735 – 741
27 Roters, H. M., K. Scherer: Ultraschalldiagnostik von Nierensteinen. Fortschr. Röntgenstr. 131 (1979) 379 – 385
28 Schmoller, H. J., M. Engels, J. Rücker: Die akute Nierenvenenthrombose im Säuglingsalter. Fortschr. Röntgenstr. 131 (1979) 389 – 392
29 Stambolis, Chr., W. Doppl, R. Pust, M. Hocke, J. Kracht: Das Karzinom des Nierenbeckens und des Ureters. Med. Welt (Stuttg.) 32/49 (1981) 1859 – 1865
30 Strnad, R.: Sonographie und Angiographie bei der Suche nach raumfordernden Prozessen der Nieren. Fortschr. Röntgenstr. 131 (1979) 385 – 389
31 Thornbury, J. R., D. A. Culp: The Urinary Tract. Roentgen Diagnosis. Year Book Medical Publishers, Chicago 1967 (p. 115)
32 Thornbury, J. R., T. L. McCormick, T. M. Silver: Anatomic/radiologic classification of renal cortical nodules. Amer. J. Roentgenol. 134 (1980) 1–7
33 Voegeli, E., R. Kwasny, B. Hofer: Möglichkeiten und Grenzen der Sonographie und Angiographie bei renalen Raumforderungen. Fortschr. Röntgenstr. 132 (1980) 55–62
34 Vogler, E.: Radiologische Diagnostik der Harnorgane. Thieme, Stuttgart 1974
35 Weill, F. S., E. Bihr, P. Rohmer, F. Zeltner: Renal Sonography. Springer, Berlin 1981
36 Welter, G., K. R. Schmidt, K. Rothenberger, K. J. Pfeifer, H. F. Welter: Bedeutung der Sonographie für die Differentialdiagnostik von Pseudotumoren der Niere. Fortschr. Röntgenstr. 133 (1980) 621–624
37 Zollinger, H. U.: Niere und ableitende Harnwege. In Doerr, W., G. Seifert, E. Uehlinger: Spezielle pathologische Anatomie, Bd. III. Springer, Berlin, 1966

16 Transplantatniere

M. Heller und J. Hagemann

Anatomie und Topographie

Gewöhnlich liegt das Nierentransplantat extraperitoneal auf dem M. iliopsoas in der Fossa iliaca. Die Nierenlängsachse verläuft meist von kraniolateral und dorsal nach kaudomedial und ventral, wobei der Nierenhilus nach medial weist. In Abhängigkeit von den anatomischen Verhältnissen und der Größenrelation von Nierenlager und Niere kann das Transplantat jedoch auch eine abweichende Lage einnehmen, d.h., der Nierenhilus kann z. B. auch nach dorsolateral ausgerichtet sein. Nierenarterie und Nierenvene sind üblicherweise End-zu-Seit mit der A. bzw. V. iliaca externa anastomosiert, der Ureter im Bereich des Blasenvorderdaches implantiert.

Untersuchungstechnik

Die meist direkt unter der Bauchdecke gelegene Transplantatniere und ihr Nierenlager sind sonographisch im Regelfall übersichtlich darstellbar. Lufthaltige, postoperativ atonische Darmschlingen können allerdings störende Artefakte verursachen. Zur vollständigen Abbildung der Niere in einem Längsschnitt sind lineare Schallapplikatoren den Sektorscannern vorzuziehen. Die sehr oberflächliche Lage des Organs kann Schallapplikatoren mit Wasservorlaufstrecken erfordern. Hochfrequenten Transducern ($\geq 3{,}5$ MHz) ist der Vorzug zu geben.
Nach Lokalisation und Definition der Organachsen wird das Nierentransplantat systematisch in Längs- und Querschnitten durchuntersucht und mit den systemintegrierten elektronischen Markern vermessen. Sowohl die Organbinnenstruktur als auch die pararenale Situation werden analysiert. Dies beinhaltet die Darstellung des Ureters und der Nieren- bzw. Iliakalgefäße. Eine spezielle Vorbereitung zur Untersuchung ist nicht erforderlich.
Umgehend nach der Transplantation sollte ein sonographischer Ausgangsbefund als Basisdokumentation erhoben werden. Ferner sind regelmäßige Verlaufsuntersuchungen unter möglichst standardisierten Bedingungen bis zur normalen Funktionsaufnahme der Niere auch bei klinisch unauffälligem Befund wünschenswert. Der klinische Verdacht auf renale oder extrarenale Komplikationen indiziert die sofortige Kontrollsonographie.
Diagnostisch müssen Größen- und Formänderungen des Organs, Verminderungen oder die Zunahme der Echogenität des Nierenparenchyms bzw. der einzelnen Parenchymanteile und des Nierensinus, Aufweitungen des Nierenbeckenkelchsystems und extrarenale Situsänderungen bewertet werden.
Unmittelbar postoperativ können aufgrund des obligaten Körperkontaktes des Schallapplikators Berührungsschmerz, Verbände, Drainageschläuche bzw. die Narbe selbst die Ultraschalluntersuchung behindern oder gar unmöglich machen (1). Wenn klinisch das Krankheitsbild nicht zuverlässig diagnostiziert werden kann, wenn suspekte zirkumskripte oder generalisierte Parenchymveränderungen oder nicht eindeutig differenzierbare pararenale Flüssigkeitsansammlungen vorliegen, sollte eine Punktion bzw. Biopsie angestrebt werden (1, 12, 13, 22, 29). Bedingen extrarenale Flüssigkeitsansammlungen Obstruktionssymptome, so kann ultraschallgezielt diese Flüssigkeit drainiert werden. Ultraschallgezielte Biopsien oder Punktionen haben unter strengsten aseptischen Kautelen zu erfolgen.

Sonographische Befunde

Die durchschnittliche Größe einer Transplantatniere beträgt 12 x 6 x 3 cm. Die äußere Kontur ist glatt und homogen. Die Nierenkapsel imponiert als echoreiches, scharf vom Nierenparenchym abgesetztes Band. Die Echoqualität der Nierenkapsel gleicht der des Nierensinus. Innerhalb des Nierenparenchyms sind sonographisch die Nierenrinde, die Bertinschen Säulen und das Nierenmark differenzierbar. Im Normalfall sind die Rin-

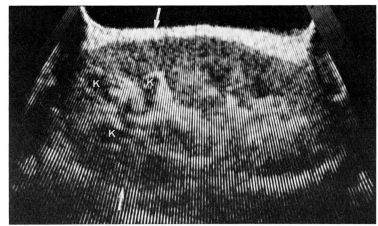

Abb. 1
a Längsschnitt
b Querschnitt einer normalen Transplantatniere. Atonisches Nierenbeckenkelchsystem (K).
→←= Ebene des Querschnittes.

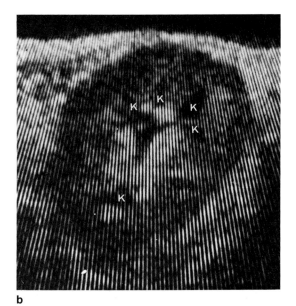

denechos sehr fein und homogen. Die Echogenität der Rinde ist größer als die der Markpyramiden. Gelegentlich gelingt die Darstellung der Aa. arcuatae, die die Grenze zwischen Kortex und Medulla markieren. Sie werden am besten auf Quer- oder Schrägschnitten gesehen und imponieren in Abhängigkeit von der Schallrichtung als sehr echoreiche, oväläre bis tubuläre Reflexe (26). Gut abgrenzbar vom Nierenparenchym ist der echoreiche Sinusreflex. Häufig stellen sich Nierenkelche und das Nierenbecken als zarte, echoarme, sich zentral vereinigende Strukturen innerhalb des Sinusreflexes dar. Davon zu differenzieren sind durch den Nierensinus verlaufende Gefäßstrukturen. Eine gelegentlich zu beobachtende Weitstellung des Nierenbeckenkelchsystems ist begründet in der operationsbedingten Denervierung (Abb. 1 u. 2) (5, 23).

Erkrankungen

Akute tubuläre Nekrose (ATN)

Bei der akuten tubulären Nekrose handelt es sich um eine ischämische Tubulusschädigung, die überwiegend in der frühen postoperativen Phase, und zwar ausschließlich nach Leichennierentransplantationen auftritt. In den meisten Fällen ist die ATN reversibel; sie kann jedoch auch mit schweren Kortexnekrosen einhergehen (3).
Histologisch finden sich, besonders in den distalen Tubuli, Dilatationen bei gleichzeitiger Abflachung der Tubulusepithelien, Zellzylinder in den Tubuluslumina und auch den Sammelrohren sowie fokale interstitielle Infiltrationen mit Lymphozyten, Plasmazellen und Granulozyten bei leichtgradigen interstitiellen Ödemen. Die Nierengefäße sind im allgemeinen unauffällig.
Klinisch unterscheidet man zwei verschiedene Phasen der Erkrankung, nämlich die Oligurie oder Anurie von einer polyurischen Phase. In beiden

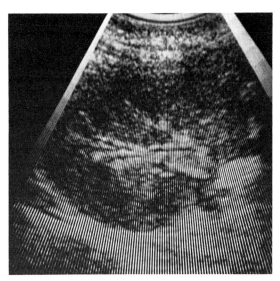

Abb. 2 Querschnitt einer normalen Transplantatniere in Hilushöhe, Gefäßstrukturen innerhalb des Sinusreflexes.

Phasen ist der Serumkreatininwert deutlich angestiegen.

Ultraschallbefunde
Es gibt kein typisches sonographisches Bild der akuten tubulären Nekrose, d. h., die sonographische Nierenmorphologie ist meist unauffällig. So kann also der sonographisch negative Befund bei einer bestehenden Funktionseinschränkung der Niere in der postoperativen Phase Zeichen dafür sein, daß es sich um eine ATN und nicht um einen Rejektionsvorgang handelt (5, 15, 19, 22, 28).

Rejektionen

Akute Rejektion

Die akuten Transplantatrejektionen können in die *hyperakute,* die *akzeleriert akute* und die *akute Rejektion* eingeteilt werden. Diese Klassifikation basiert auf dem Zeitintervall zwischen Transplantation und Abstoßungsepisode in Abhängigkeit vom Immunsystem des Empfängers (3). Die klinisch foudroyant verlaufende hyperakute und die akzeleriert akute Form werden durch B-Lymphozyten, die akute Rejektion durch T-Lymphozyten hervorgerufen. Während die hyperakute und die akzeleriert akute Rejektion unmittelbar postoperativ auftreten, beginnt die akute Rejektion typischerweise nach 1 Woche.

Histologisch finden sich perivaskuläre und interstitielle Rundzellinfiltrationen, Endothelverdickungen und fibrinoide Nekrosen an den Gefäßen. Bei schweren Krankheitsbildern kommt es zu kortikalen Infarkten mit Hämorrhagien. Es treten Parenchymödeme unterschiedlicher Schweregrade auf. Sie können bis zur Nierenruptur führen.

Klinische Zeichen der akuten Rejektion sind die palpatorische Zunahme der Nierengröße und des Nierenturgors, der Anstieg des Serumkreatinins bei abfallender Harnproduktion, eine durch Flüssigkeitseinlagerungen bedingte Gewichtszunahme, Temperaturerhöhungen und Blutdruckanstiege.

Ultraschallbefunde
Sonographisch lassen sich bei der akuten Rejektion verschiedene Charakteristika finden (Tab. 1). Initial, bereits vor dem nachweisbaren Anstieg des Kreatininwertes, kommt es zu einer ödembedingten Verbreiterung des Markes, das sonographisch prominenter wird. Bei progredientem Verlauf nimmt die Nierengröße gegenüber den Basiswerten zu. Das Transplantat formt sich ovalär bis globulär um (Abb. 3). Es lassen sich zirkumskripte echoarme Areale innerhalb der Rinde, des Markes bzw. in beiden Parenchymanteilen nachweisen. Sie resultieren aus fokalen Ödemen und Blutungen. Sind diese Areale in der Rinde lokalisiert, können umschriebene Konturänderungen im Sinne einer Ausbuchtung auftreten (Abb. 3b, 4 u. 5). Eine Zunahme der Kortexbreite beruht dabei auf einem interstitiellen Ödem und perivaskulären und interstitiellen Infiltraten mononukleärer Zellen. Mit zunehmender Verbreiterung der

Tabelle 1 Morphologische Veränderungen der anatomischen Strukturen der Niere in Abhängigkeit von den pathologischen Vorgängen und ihr echographisches Korrelat bei der „akuten Rejektion".

Anatomische Strukturen	Morphologische Veränderungen	Pathologie	Echographische Charakteristika
Niere (Gesamtorgan)	Volumenzunahme, globuläre Umformung	diffuses Ödem, Infiltrate	Verminderung der Echogenität, Echoinhomogenität
Nierenkapsel	Konturalteration	Ruptur, pararenale Flüssigkeit	umschriebener Echoverlust
Nierenrinde	Verbreiterung	mononukläre Zellinfiltration	Zunahme der Echoamplitude, Echoinhomogenität und -rarefizierung
Nierenmark	Verplumpung	Ödem	Verminderung der Echogenität
Rinden-Mark-Grenze	initial: prominent	Marködem	homogene Rindenechos – verminderte Markechogenität
	Progreß: irregulär, unscharf	generalisiertes Ödem, Infiltrate	inhomogene, verminderte Parenchymechos
Rinde/Mark	Parenchym- und Konturalteration	Infiltrate, Blutung, Infarkt	Echominderung zirkumskripter Areale
Nierensinus Sinus-Parenchymgrenze	Verschmälerung unscharf	monokuläre Zellinfiltration, Verdrängung des Fettgewebes durch kollagenes Bindegewebe	Abnahme der Echoamplitude, vergröberte Einzelreflexe

Erkrankungen 301

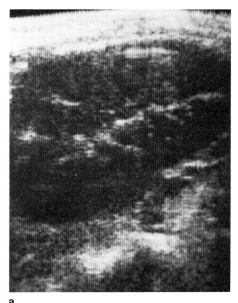 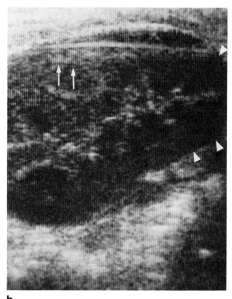

a b
Abb. 3
a Akute Rejektion. Schwere ödematöse Schwellung des Nierenparenchyms. Fehlende Differenzierbarkeit von Rinde und Mark. Reduzierter Sinusreflex.
b Unter Kortisontherapie Abklingen des Ödems mit Zunahme der Parenchymechos. Größenzunahme der Niere (11, 6 → 13,0 cm). Großes echoarmes Areal (▲) am kranialen Nierenpol als Ausdruck einer Nekrotisierung. Explantation. ↑ = Aa. arcuatae.

Rinde kann die Amplitude der Kortexechos zunehmen, liegt jedoch noch deutlich unter der der Nierenrinde bzw. des Sinusreflexes. Ein generalisiertes Ödem des Parenchyms verursacht dagegen eine Abnahme der Rinden- bzw. der Parenchymechos. Daraus resultieren eine zunehmende Irregularität und Unschärfe der Rinden-Mark-Grenze bis hin zur vollständigen Aufhebung.
Der Nierensinus ist in die Abstoßungsvorgänge mit einbezogen. Durch mononukleäre Infiltratio-

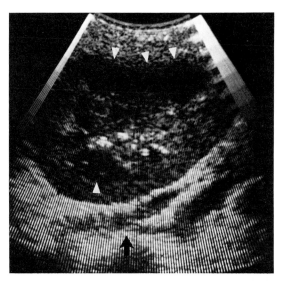 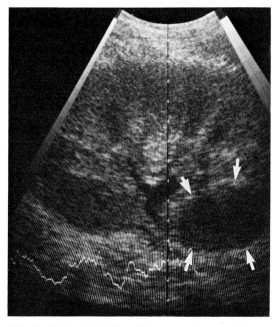

Abb. 4 Akute Rejektion. Globuläre Organumformung. Konturalteration im Bereich ausgedehnter, teils konfluierender echoarmer Parenchymareale (▲). Reduzierter Sinusreflex. ↑ = Aufteilung der Iliakalarterien.

Abb. 5 Akute Rejektion. Echoarmes Areal in Rinde und Mark als Ausdruck der Infiltration (↑). Unschärfe der Parenchym-Sinus-Grenze bei gleichzeitiger Vergröberung der Einzelechos und diffusem Echoverlust des Nierensinus.

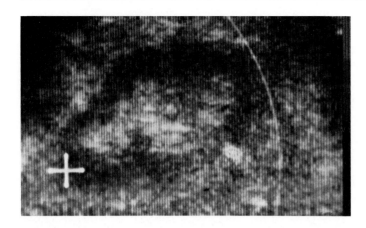

Abb. 6 Chronische Rejektion. Funktionsloses Transplantat. Narbige Konturierung bei Organschrumpfung. Deutliche Parenchymverschmälerung bei gleichzeitig vermehrter Echogenität. Relativ breiter Sinusreflex.

nen und Durchsetzung des Sinusfettgewebes mit kollagenem Bindegewebe kommt es zur Abnahme seiner Echoamplitude. Innerhalb des Sinusreflexes treten vergröberte, irreguläre Einzelechos auf. Die Parenchym-Sinus-Grenze wird dabei zunehmend unscharf (Abb. 5) (20).

Zusammenfassend läßt sich sagen, daß die wohl sonographisch sichersten Zeichen einer akuten Rejektion die Verplumpung der Markkegel bei gleichzeitigem Echoverlust sind, die Zunahme des Organvolumens mit globulärer Umformung sowie der Nachweis echoarmer Areale innerhalb des Nierenparenchyms (5, 9, 13, 15, 17–20, 22, 23, 28). Von besonderer Bedeutung für die Diagnostik einer akuten Rejektion ist der postoperative Status als Basis für Verlaufsuntersuchungen (5, 15, 17, 18, 22).

Chronische Rejektion

Im Vordergrund der chronischen Rejektion stehen vaskuläre Veränderungen. Histologisch finden sich subintimale Gefäßfibroplasien, membranöse Verdickungen der Glomerula, Tubulusatrophien, interstitielle Fibrosen und auch fokale interstitielle Lymphozyteninfiltrate. Die Gefäße weisen lokale Stenosen und Dilatationen auf bei kortikaler Rarefizierung.

Klinisch findet sich eine palpatorisch feste, aber nicht harte oder geschwollene Niere. Die harnpflichtigen Substanzen sind im Serum erhöht. Es besteht ein Hypertonus.

Ultraschallbefunde

Sonographische Charakteristika sind initial eine mäßige Nierenvergrößerung (23). Im weiteren Verlauf ist eine Verkleinerung der Transplantatniere zu beobachten. Diese Organschrumpfung geht mit einer unregelmäßigen Konturierung einher, bedingt durch die Parenchymatrophie mit interstitieller Fibrosierung. Das Parenchym weist dabei eine vermehrte Echogenität auf bei gleichzeitiger Vergröberung der Einzelechos. Die Rinde ist verschmälert. Die Differenzierung des Nierensinus vom Nierenparenchym ist aufgrund der zunehmenden Echogenität des Parenchyms eingeschränkt (Abb. 6) (5, 22, 23).

Pararenale Flüssigkeiten

Lymphozele

Die Lymphozele ist eine relativ häufige Begleiterscheinung nach Nierentransplantation. Sie macht etwa 50 % aller pararenalen Flüssigkeitsan-

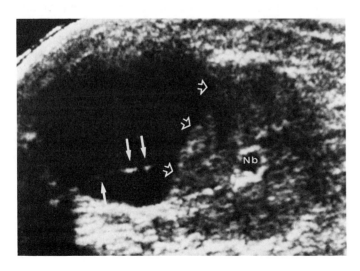

Abb. 7 Lymphozele. Großes pararenales echofreies Areal mit zarter Septierung (↓). Kompression des Nierenparenchyms (⇗). Normalweites NBKS (Nb).

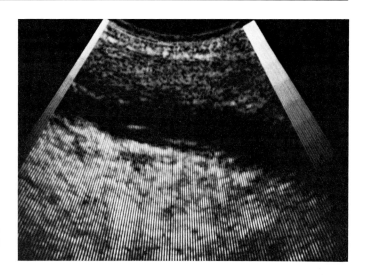

Abb. 8 Urinom. Flüssigkeitsansammlung entlang der vorderen Bauchwand bei Ureternekrose.

sammlungen aus (25). Sie entsteht aufgrund der operationsbedingten Skelettierung der Lymphabflußwege des Transplantates.

Ultraschallbefunde

Die typische Lokalisation einer Lymphozele ist dorsomedial der Niere. Sonographisch imponiert sie als echoarme bzw. echofreie zystische Raumforderung mit dorsaler Schallverstärkung. Häufig lassen sich innerhalb einer Lymphozele charakteristische Septierungen nachweisen (Abb. 7) (27). Die Lymphozele gewinnt dann klinische Bedeutung, wenn sie obstruierend wirkt. In solchen Fällen ist das aufgestaute Nierenbeckenkelchsystem bzw. der Ureter sonographisch darzustellen (s. Abb. 10).

Urozele

Leckagen im Bereich der ableitenden Harnwege führen zu Urinomen oder Urozelen. Diese Lecks können operationstechnisch bedingt sein und lokalisieren sich dann um die Ureterneuimplantation. Folge ist eine extraperitoneale, entlang der anterolateralen Harnblasenwand bzw. der Bauchwand auftretende Flüssigkeitsansammlung. Daneben gibt es vaskulär oder immunologisch bedingte Nekrosen des proximalen oder distalen Harnleiters. Gelegentlich führen Nierenbiopsien zu Kelchfisteln und somit zu retroperitonealen Urinomen (2).

Ultraschallbefunde

Sonographisch imponieren Urozelen ebenfalls als weitgehend echofreie Areale mit typischer dorsaler Schallverstärkung. Die extraperitoneale Ausbreitung entlang der Bauchwand kann auch das Bild streifiger, echoarmer bis echofreier Zonen bewirken (Abb. 8).

Hämatom

In der frühen postoperativen Phase nachgewiesene pararenale Flüssigkeitsansammlungen entsprechen oftmals Hämatomen. Ihnen kommt nur dann klinische Bedeutung zu, wenn sie entweder obstruierend werden oder sich infizieren. Hämatome finden sich ebenfalls bei einer Nierenruptur, einer der verhängnisvollsten Komplikationen. Rupturen können spontan, meist im Rahmen einer akuten Rejektion oder auch iatrogen nach Nierenpunktion auftreten.

Ultraschallbefunde

Die Echobinnenstruktur eines Hämatoms ist ebenfalls echoarm, jedoch mit Ausnahme der ganz frühen Phase nicht echofrei. In der Phase der Organisation ist eine deutliche Zunahme der Binnenechos zu registrieren. Die eindeutige Differenzierung allein vom Echomuster her gegenüber den genannten paravasalen Flüssigkeitsansammlungen ist jedoch nicht möglich (1). Die Form des Hämatoms erlaubt mit Einschränkungen Rückschlüsse auf eine subkapsuläre oder extrakapsuläre Lokalisation. Während das subkapsuläre Hämatom durch die Nierenkapsel konvexbogig begrenzt ist, wird die extrakapsuläre Blutung durch die umgebenden anatomischen Strukturen geformt. Ist eine Nierenruptur die Ursache eines Hämatoms, so sind Parenchym- und Konturläsionen des angrenzenden Nierenpoles zu erkennen.

Abszeß

Auf dem Boden eines Hämatoms, hämatogen oder auch über die postoperativen Drainagen können sich Abszedierungen im Nierenlager oder auch in der Bauchwand entwickeln, die klinisch mit hochfebrilen septischen Temperaturen sowie einer lokalen Druckdolenz mit Rötung und Spannung der Haut einhergehen.

Ultraschallbefunde

Der sonographische Nachweis einer Flüssigkeitsansammlung mit inhomogener Schallstruktur und möglichen Lufteinschlüssen macht die Diagnose einer Abszedierung wahrscheinlich (6). In Abhängigkeit von der Dicke der Abszeßwandung

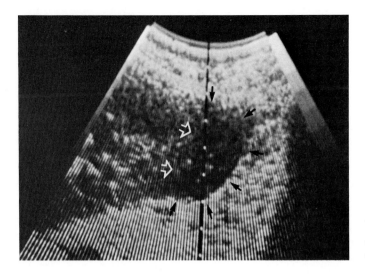

Abb. 9 Abszeß. Dem kranialen Nierenpol aufsitzendes flüssigkeitsäquivalentes Areal mit unregelmäßigen Binnenreflexen (↑↑).

kann sich als Begrenzung ein reflexreiches Band darstellen (Abb. 9).

Zur näheren Charakterisierung einer der genannten pararenalen Flüssigkeitsansammlungen ist die ultraschallgezielte Punktion von großer Bedeutung (27). Die unsachgemäße Punktion oder die Verletzung eines Darmabschnittes könnte fatale Folgen haben. Der therapeutischen Punktion, also der Absaugung einer Flüssigkeitsansammlung, kommt nur eine untergeordnete Bedeutung zu, vor allem bei Lymphozelen. Therapie der Wahl bleibt hier die Masurpialisation, die Fensterung des Peritoneums.

Stauungsniere

Ursachen des Aufstaus einer Transplantatniere können Lymphozelen, Ureterstrikturen, retroperitoneale Fibrosierungen, Fibrosen des Nierenbeckens, Abknickungen des Ureters oder auch Blutgerinnsel sein (11).

Ultraschallbefunde

Das Erkennen einer Aufweitung des Nierenhohlsystems und des Ureters, insbesondere in der Verlaufsuntersuchung, ist sonographisch unproblematisch. Während auf einfache Art und Weise die Darstellung des aufgestauten Nierenbeckenkelchsystems bis zum proximalen Ureter gelingt, kann das eigentliche Hindernis sonographisch mit Ausnahme von Flüssigkeitsansammlungen kaum dargestellt werden. Es muß in diesem Zusammenhang noch einmal betont werden, daß durch die explantationsbedingte Denervierung des Organs eine relative Weitstellung des Nierenhohlsystems als normal anzusehen ist und nicht mit einer obstruktionsbedingten Stauung verwechselt werden darf (Abb. 10).

Übrige Komplikationen

Vaskuläre Komplikationen

Stenosen oder Thrombosen der Nierenarterie, der Nierenvene und die teilweise oder vollständige Infarzierung der Niere können sonographisch nicht ausreichend zuverlässig diagnostiziert wer-

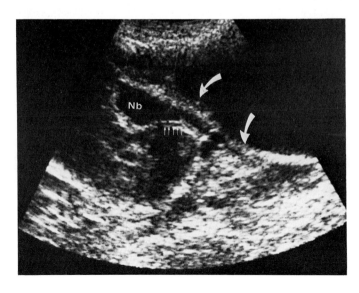

Abb. 10 Stauungsniere. Durch eine Lymphozele (↰) verursachter Aufstau des Harnleiters und des NBKS (Nb). ↑ = Vene.

den. Im Gefolge dieser Gefäßprozesse auftretende morphologische Veränderungen sind jedoch darstellbar. Unspezifische Zeichen einer Nierenvenenthrombose ist z. B. die Organschwellung (11). Zirkumskripte Konturveränderungen mit Parenchymschrumpfungen und umgebender Flüssigkeitsansammlung können Zeichen eines Infarktes sein. Die vollständige Obstruktion der Nierenarterie mit folgender Organnekrose kann im Extremfall dazu führen, daß sonographisch ein leeres Nierenlager imponiert (5).

Seltene Komplikationen

Zu den seltenen Komplikationen, die meist sehr spät nach der Transplantation auftreten, zählen die Nephrolithiasis, Pyelonephritiden, Papillennekrosen, Fibrosierungen des Nierenbeckens oder auch maligne Tumoren etc. Hinsichtlich dieser Komplikationen fehlt es bislang an sonographischer Erfahrung. Es ist jedoch anzunehmen, daß Konkremente oder Tumoren eines Nierentransplantates sonographisch dargestellt werden können.

Wertung

Die möglichst eindeutige Diagnostik der verschiedenen renalen und extrarenalen Komplikationen nach Nierentransplantationen stellt hohe Anforderungen an Untersucher und Untersuchungsgeräte. Die Erhaltung des Transplantates in seiner Funktion rechtfertigt dabei einen großen diagnostischen Aufwand.
Da die sehr unterschiedlichen immunologischen und urologischen Komplikationen jedoch einerseits mit sehr ähnlichen Symptomen einhergehen können, andererseits allerdings sehr unterschiedliche Behandlungsverfahren erfordern, ist es um so wichtiger, das jeweilige Krankheitsbild klar zu definieren.
Die zur Verfügung stehenden radiologischen Verfahren der Transplantatnierendiagnostik sind zu unterteilen in solche Methoden, die der Funktionsdiagnostik bzw. der morphologischen Diagnostik dienen. Zu ersterer Gruppe gehören die *nuklearmedizinischen Verfahren* wie das Isotopennephrogramm (ING) mit ^{131}J-Hippuran und das Nierenperfusionsszintigramm mit ^{99m}Tc-DTPA. Das ING erlaubt, insbesondere als Verlaufskontrolle, eine ausreichend zuverlässige Differenzierung der einzelnen Funktionseinschränkungen, ohne daß jedoch eine morphologische Beurteilung möglich würde. Über die Funktionsaussage hinaus gestattet das semiquantitative Nierenperfusionsszintigramm auch eine bildliche Diagnostik von Läsionen. So weist eine fehlende Perfusion z. B. auf eine Nierenarterienstenose hin, oder die extrarenale Aktivitätsanreicherung kann Ausdruck einer Leckage des ableitenden Harnsystems sein (4, 10, 28).

Röntgenologische Methoden sind die Infusionsurographie, die retrograde Uretero- oder Pyelographie, die Angiographie und die Computertomographie (7, 8). Die Infusionsurographie spielt heute nur noch eine untergeordnete Rolle. Die Computertomographie ist von den genannten röntgenologischen Verfahren das informativste. Es ist komplex in seiner Aussage und erlaubt eine sehr differenzierte Diagnostik, die sich nicht nur auf die Nierenmorphologie beschränkt, sondern auch den pararenalen Raum übersichtlich mit darstellt (16, 24, 25). Als dynamische Untersuchung nach Kontrastmittelbolusinjektion vermag die CT eine zusätzliche Aussage über den Funktionszustand, hinsichtlich Organperfusion und Ausscheidungsleistung, der Niere zu geben und führt somit differentialdiagnostisch weiter (16, 30).
Eine präzise Darstellung vaskulärer Komplikationen ist bis heute nur angiographisch möglich (7, 8, 11), obgleich Infarkte der Niere auch nuklearmedizinisch (4), computertomographisch (25) oder auch sonographisch diagnostizierbar sind. Zur differentialdiagnostischen Abklärung von Rejektionen oder der ATN ist die Angiographie heute nicht mehr indiziert. Eine erweiterte Form der Angiographie, die sog. Computerangiographie (14), bedeutet zwar eine diagnostische Bereicherung, ist jedoch als außerordentlich aufwendiges Verfahren wenig geeignet. Sie hat dabei die gleichen Nachteile wie die Angiographie, nämlich die erforderliche mehr oder weniger direkte Kontrastmittelinjektion in die bereits geschädigte Niere. Indiziert ist die Angiographie ohne Einschränkung jedoch immer, wenn Gefäßstenosen ausgeschlossen oder nachgewiesen werden müssen, wobei einmal die Möglichkeit der direkten prä- und poststenotischen Druckmessung besteht und zum andern in gleicher Sitzung eine Katheterdilatation durchgeführt werden kann.
Das retrograde Pyelogramm dient dem Nachweis und der Lokalisation einer Stenose oder Leckage des Ureters (2, 7, 8).

Die *Ultraschalluntersuchung* der Transplantatniere besitzt von allen genannten Methoden die meisten Vorzüge: Sie ist nicht invasiv, hat keinerlei Nebenwirkungen, ist somit beliebig wiederholbar, ist unabhängig vom Funktionszustand der Niere, ist einfach, auch stationär zu handhaben und bietet ebenfalls eine komplexe Information (1, 5, 9, 13, 15, 21, 22). Das örtliche Auflösungsvermögen moderner Geräte liegt über dem der Computertomographie. Aus der darstellbaren Pathomorphologie sind wiederum Rückschlüsse auf den Funktionszustand des Organs möglich. Somit ist sonographisch eine differenzierte Diagnostik gewährleistet, die auch die pararenale Situation einschließt.
Zwei, wenngleich unbedeutende Einschränkungen methodischer Art müssen erwähnt werden. Zum einen der obligate Körperkontakt des Schallapplikators – hier ist die Computertomographie

überlegen –, zum anderen die störenden Luftartefakte durch Darmschlingen (1). In der direkten postoperativen Periode können beide die diagnostischen Möglichkeiten erheblich behindern. Ein relativer Nachteil ist bei der Sonographie auch darin zu sehen, daß diese Methode in sehr viel höherem Maß als z. B. die Computertomographie untersucherabhängig ist (25).

Erwähnt werden muß als invasivstes Verfahren der Diagnostik die *Nierenbiopsie*, die immer dann indiziert ist, wenn weder klinisch noch mit einer der genannten Methoden eine zweifelsfreie Diagnose gestellt werden kann, aus der die adäquate Therapieform abgeleitet werden könnte (12). Die Biopsie sollte jedoch auf jeden Fall immer sonographiegezielt und -kontrolliert durchgeführt werden (29).

Im klinischen Kontext ist die Sonographie unverzichtbarer Bestandteil in der postoperativen Nachsorge nach Nierentransplantationen geworden.

Literatur

1 Bartrum, R. J., E. D. Smith, C. J. D'Orsi, N. L. Tilney, J. Dantono: Evaluation of renal transplants with ultrasound. Radiology 118 (1976) 405 – 410
2 Becker, J. A., R. Kutcher: Urologic complications of renal transplantation. Semin.Roentgenol. 13 (1978) 341 – 351
3 Becker, J. A., R. Kutcher: The renal transplant: Rejection and acute tubular necrosis. Semin.Roentgenol. 13 (1978) 352 – 362
4 Berger, H., E. Kleinhans, E. Moser, U. Büll, W. Land: Die ^{99m}Tc-DTPA-Perfusionsszintigraphie zur Funktionskontrolle bei Nierentransplantationen. Nucl.-Med. 19 (1980) 263 – 270
5 Beyer, D., G. Friedmann, P. Doppstadt, W. Glöckner: Leistungsbreite der Real-time-Sonographie nach Nierentransplantation. Computertomographie 1 (1981) 178 – 183
6 Brenbridge, A. N., A. J. Buschi, J. A. Cochrane, R. F. Lees: Renal emphysema of the transplanted kidney: sonographic appearance. Amer. J. Roentgenol. 132 (1979) 656 – 658
7 Burgener, F. A., S. I. Schabel: Der Wert verschiedener radiologischer Untersuchungsmethoden für die Abklärung funktionsgestörter Nierentransplantate. Fortschr. Röntgenstr. 129 (1978) 679 – 685
8 Cahill, P. J., S. Cochran, W. F. Sample: Conventional radiographic and ultrasonic imaging in renal transplantation. Urology, Suppl. 10 (1977) 33 – 42
9 Conrad, M. R., R. Dickerman, I. A. Love, T. Curry, P. Peters, A. Hull, M. Lerman, H. Helderman: New observations in renal transplants using ultrasound. Amer. J. Roentgenol. 131 (1978) 851 – 855
10 Delmonico, F. L., K. A. McKusick, A. B. Cosimi, P. S. Russell: Differentiation between renal allograft rejection and acute tubular necrosis by renal scan. Amer. J. Roentgenol. 128 (1977) 625 – 628
11 Ehrlich, R. M., R. B. Smith: Surgical complications of renal transplantation. Urology, Suppl. 10 (1977) 43 – 56
12 Finkelstein, F. O., N. J. Siegel, C. Bastl, J. N. Forrest, M. Kashgarian: Kidney transplant biopsies in the diagnosis and management of acute rejection reactions. Kidney int. 10 (1976) 171 – 178
13 Frick, M. P., S. B. Feinberg, R. Sibley, M. E. Idstrom: Ultrasound in acute renal transplant rejection. Radiology 138 (1981) 657 – 660
14 Hagemann, J., E. Grabbe, B. Sonne, M. Böhm, W. Hupe: Computerangiographie bei transplantierten Nieren. Fortschr. Röntgenstr. 134 (1981) 353 – 356
15 Harkányi, Z., J. Járay, F. Alföldy, F. Perner, I. Török: Echography of renal transplant patients. Radiologe 21 (1981) 485 – 487

16 Heller, M., H. Huland, J. Hagemann, K. Bischoff: Computertomographische Diagnostik von renalen und extrarenalen Komplikationen bei Nierentransplantaten – „statische" und „dynamische" Untersuchungen. Computertomographie 1 (1981) 184 – 192
17 Hillmann, B. J., J. C. Birnholz, G. J. Busch: Correlation of echographic and histologic findings in suspected renal allograft rejection. Radiology 132 (1979) 673 – 676
18 Hricak, H., L. H. Toledo-Pereyra, W. R. Eyler, B. L. Madrazo, M. Zammit: The role of ultrasound in the diagnosis of kidney allograft rejection. Radiology 132 (1979) 667 – 672
19 Hricak, H., C. Cruz, W. R. Eyler, B. L. Madrazo, R. Romanski, M. A. Sandler: Acute post-transplantation renal failure: differential diagnosis by ultrasound. Radiology 139 (1981) 441-449
20 Hricak, H., R. N. Romanski, W. R. Eyler: The renal sinus during allograft rejection: sonographic and histopathologic findings. Radiology 142 (1982) 693-699
21 Liebermann, R. P., A. B. Crummy, N. R. Glass, F. O. Belzer: Fine needle antegrade pyelography in the renal transplant. J. Urol. (Baltimore) 126 (1981) 155-158
22 Maklad, N. F., C. H. Wright, S. J. Rosenthal: Gray scale ultrasonic appearances of renal transplant rejection. Radiology 131 (1979) 711-717
23 Meier, J., R. Otto, U. Binswanger: Die Sonographie bei Funktionseinschränkung von Nierentransplantaten. Fortschr. Röntgenstr. 134 (1981) 142-147
24 Novick, A. C., C. Irish, D. Steinmuller, E. Buonocore, C. Cohen: The role of computerized tomography in renal transplant patients. J. Urol. (Baltimore) 125 (1981) 15-18
25 Nyman, U., J. Hildell, B. Husberg, A. Molde, H. Treugut: Computed tomography in the diagnosis of complications following renal allograft surgery. Fortschr. Röntgenstr. 136 (1982) 138-143
26 Rosenfield, A. T., K. J. W. Taylor, M. Crade, C. S. DeGraaf: Anatomy and pathology of the kidney by gray scale ultrasound. Radiology 128 (1978) 737-744
27 Silver, T. M., D. Campbell, J. D. Wicks, M. I. Lorber, P. Surace, J. Turcotte: Peritransplant fluid collections. Radiology 138 (1981) 145-151
28 Singh, A., W. N. Cohen: Renal allograft rejection: Sonography and scintigraphy. Amer. J. Roentgenol. 135 (1980) 73-77
29 Spigos, D., V. Capek, O. Jonasson: Percutaneous biopsy of renal transplants using ultrasonographic guidance. J. Urol. (Baltimore) 117 (1977) 699-700
30 Treugut, H., U. Nyman, J. Hildell, A. Molde: Funktionskontrolle des Nierentransplantats durch Sequenz-CT. Fortschr. Röntgenstr. 135 (1981) 133-142

17 Nebenniere

R. Günther

Anatomie

Die geringe Größe und die versteckte Topographie der Nebennieren erklären die diagnostischen Probleme des Ultraschalls (Abb. **1, 5** u. **6**). Die rechte Nebenniere sitzt dem oberen Nierenpol auf und liegt unmittelbar dorsal der V. cava inferior. Im Querschnitt besitzt sie die Form eines umgekehrten V oder eines Kommas. Medialer und lateraler Schenkel verlaufen zwischen rechtem Leberlappen und Zwerchfellschenkel. Die linke Nebenniere ist meist etwas größer als die rechte, liegt lateral oder posterolateral zur Aorta und im Vergleich zur rechten etwas weiter ventral und kaudal. Sie überragt den oberen Nierenpol nur in 20% und kann aufgrund ihrer Längenausdehnung bis zum Nierenhilus heranreichen. Im Querschnittsbild ist das umgekehrte Y oder V die häufigste Konfiguration. Die Medialseite der linken Nebennieren ist der Aorta unmittelbar benachbart, während die Lateralseite an Milzgefäße und Pankreas angrenzt.

Beim Erwachsenen variiert die Nebennierengröße in folgenden Grenzen (9, 12, 13): Länge 2 – 7 cm, Breite 1,5 – 4 cm. Die durchschnittliche Schenkeldicke schwankt zwischen 5 und 10 mm.

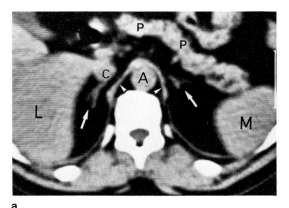

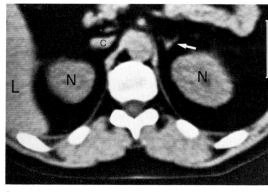

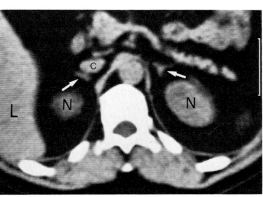

Abb. **1a – c** Computertomogramm der normalen Nebennieren, Serienschnitte von kranial nach kaudal (7 mm Schichtdicke).
A = Aorta, C = V. cava inferior, L = Leber, M = Milz, N = Niere, P = Pankreas, Nebennieren (→), Zwerchfellschenkel (▶)

Pathophysiologie und Klinik

Die vermehrte Bildung und Ausschüttung von Nebennierenhormonen führt zu typischen Krankheitsbildern:

1. Conn-Syndrom
Eine primär von der Nebennierenrinde ausgehende autonome Aldosteronüberproduktion wird als Conn-Syndrom bezeichnet.
Ursachen sind:
a) Nebennierenadenom (65 – 90 %),
b) bilaterale Nebennierenrindenhyperplasie (diffus und/oder mikronodulär 10 – 30 %),
c) Nebennierenkarzinom (selten).

2. Cushing-Syndrom
Das durch eine Glukocorticoidüberproduktion induzierte Cushing-Syndrom ist charakterisiert durch:
a) beidseitig diffuse oder noduläre Nebennierenrindenhyperplasie infolge eines ACTH-bildenden Hypophysenadenoms (75 %),
b) Nebennierenadenom (15 %),
c) Nebennierenkarzinom (10 % beim Erwachsenen, 60 % bei Kindern).

3. Adrenogenitales Syndrom
a) kongenitale Form (Folge von Enzymdefekten der 21- oder 17-Hydroxylase),
b) postnatale Form (Nebennierenkarzinom, Adenom, Rindenhyperplasie).

4. Syndrom der Katecholamine (Phäochromozytom)

Fallen die Nebennierenrindenhormone aus, entsteht entweder eine akute oder chronische Nebenniereninsuffizienz (Morbus Addison).
Bei Ausfall des Nebennierenmarks entstehen keine klinischen Symptome, da das übrige sympathische Nervensystem kompensatorisch einspringt.

Untersuchungstechnik

Der Patient befindet sich bei der Untersuchung in Rückenlage, Bauchlage, Seitenlage, Skolioselage, selten im Stehen. Wir bevorzugen die Rückenlage, bei lateraler Schnittführung gelegentlich auch die Seitenlage. Inspiration läßt die Nebenniere tiefertreten und besser beurteilen. Die seitliche Skolioseverlagerung erleichtert ebenfalls die Beurteilung. Grundsätzlich kann die Nebennierenregion über mehrere Zugänge von ventral, lateral oder auch dorsal dargestellt werden. Die von uns benutzten Standardschnitte sind für rechts und links:

rechte Nebenniere (Abb. 2, 4 u. 5):
1. subkostaler Schrägschnitt von ventral (S1),
2. subkostaler Längsschnitt im Verlauf der Nierenlängsachse von ventral oder ventrolateral (S2),
3. transrenaler Längsschnitt von lateral unter Benutzung der Niere als Schallfenster (Flankenschnitt) (S3),
4. Interkostalschnitt von lateral in Längs- und Querrichtung in der vorderen bis hinteren Axillarlinie (9 – 10 ICR) (S6);

linke Nebenniere (Abb. 3 u. 6):
1. transrenaler Längsschnitt von lateral (Flankenschnitt) (S4),
2. Interkostalschnitt von lateral in Längs- und Querrichtung in der hinteren Axillarlinie (9 – 10 ICR) (S6),
3. Transversalschnitt von ventral (S5).

Diese Untersuchungstechnik benutzt die üblichen Schallfenster Leber, Milz und Niere. Aufgrund der versteckten Lage der Nebenniere ist es wichtig, die Gefäße (V. cava inferior, Aorta, Milzgefäße) und die Organbeziehung (oberer Nierenpol, Leber, Milz, Zwerchfellschenkel, M. psoas, Wirbelsäule) darzustellen. Je besser dies gelingt, desto übersichtlicher ist die Orientierung. Die wesentlichen topographischen Bezugspunkte sind:

rechts: oberer Nierenpol – V. cava inferior – Leber,
links: oberer Nierenpol – Aorta – Milz.
Zusätzlich ist rechtsseitig die Nierenvene eine nützliche Leitstruktur, da kranial davon die Nebennierenregion beginnt. Eine wichtige Einstellhilfe ist die Nierenlängsachse, die aufgrund der Nierenlage (kranialer Nierenpol weiter dorsal und medial als der kaudale) nicht genau längs, sondern schräg durch den Körper verläuft.
Während beim Compoundverfahren der Transversalschnitt (21) und der schräg-longitudinale Koronarschnitt (16) als Zugang bevorzugt werden, ist die Real-time-Methode variabler.
Prozesse der rechten Nebennieren können im rechtsseitigen subkostalen Schrägschnitt dargestellt werden. Dabei muß die Nebennierenregion zwischen oberem Nierenpol und V. cava erscheinen (Abb. **4b**). Durch Drehung des Schallkopfes kann die Untersuchung im Longitudinalschnitt von ventral oder lateral fortgeführt werden (S2, S3, S6). Der interkostale Längs- und Querschnitt von der mittleren Axillarlinie, den wir bevorzugen, eignet sich besonders zur Darstellung der normalen Nebennierenregion und zur Erfassung kleiner Nebennierenraumforderungen (Abb. **4c** u. **8**).

Abb. 2a u. b Untersuchungstechnik der rechten Nebenniere.
Schnittebene S1 = subkostaler Schrägschnitt zur Einstellung der Dreierstruktur V. cava, Nebenniere, oberer Nierenpol.
Schnittebene S2 = Längsschnitt in Nierenachse von ventral.
Schnittebene S3 = Flankenschnitt von lateral.
Interkostalschnitt längs und quer (S6).

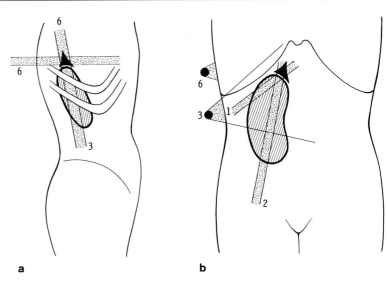

Abb. 3a u. b Untersuchungstechnik zur Darstellung der linken Nebenniere.
Schnittebene S4 = Flankenschnitt von lateral.
Schnittebene S5 = Transversalschnitt von ventral.
Interkostalschnitt längs und quer (S6).

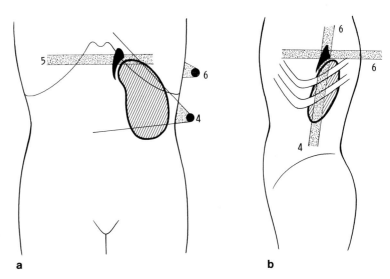

Durch Verschiebung oder Kippung des Schallkopfes zwischen vorderer und hinterer Axillarlinie läßt sich die beste Aufnahmeposition ermitteln. Tiefe Inspiration ist dabei oft nützlich. Auch der Querschnitt von ventral stellt die Nebennierenregion dar, wenn auch nicht immer optimal (Abb. 4a). Der von links ventral eingekippte Längsschnitt gibt den Blick auf die rechte Nebenniere nur bei besten Untersuchungsbedingungen frei (Abb. 5c). Leber und Niere ermöglichen auf der rechten Seite eine ungehinderte Darstellung der Nebennierenregion; links sind Milz und Niere die wichtigsten Schallfenster.

Standardschnitt für die linke Nebenniere ist der transrenale Longitudinalschnitt (Flankenschnitt) von lateral oder dorsolateral mit Einstellung der Nierenachse und der Aorta (S4) (s. Abb. 3 u. 19). Durch leichte Kippung des Schallkopfes nach dorsal und ventral läßt sich die Region des oberen Nierenpols lateral und dorsal der Aorta beurteilen. Zur wichtigsten Schnittführung gehört auch links der interkostale Längs- und Querschnitt, der im Gegensatz zu rechts von der hinteren Axillarlinie oder sogar noch weiter von dorsal vorgenommen wird. Als Bezugspunkt ist die Trias „Milz, oberer Nierenpol, Aorta" wesentlich. Bei günstigen Schallbedingungen (fehlende Luftüberlagerung, großer linker Leberlappen, vergrößerte Milz, große Raumforderung im linken Oberbauch) gelingt die Darstellung auch von ventral im Transversalschnitt (S5) (s. Abb. 9) und Längsschnitt (s. Abb. 12). Der dorsale Zugang zu der Nebenniere ist beim Erwachsenen weniger gebräuchlich, wird jedoch häufig bei Kindern benutzt (s. Abb. 16).

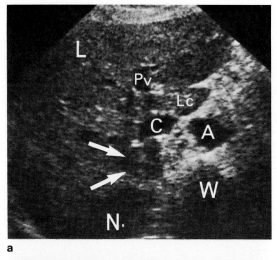
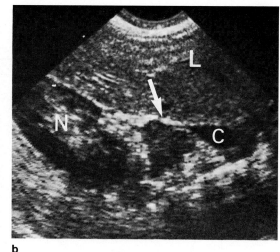
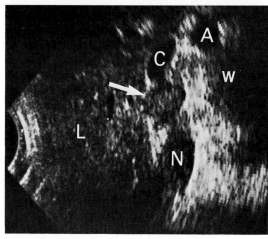

Abb. 4 Schnittführung zur Darstellung einer rechtsseitigen Nebennierenmetastase.
a Transversalschnitt von ventral.
b Subkostaler Schrägschnitt von ventral.
c Interkostalschnitt quer.
A = Aorta, C = V. cava inferior, W = Wirbelsäule, L = Leber, Lc = L. caudatus, Pv = Portalvene, N = Niere.

Ultraschallbefund

Normale Nebennieren

Normale Nebennieren lassen sich im Real-time-Ultraschall in ihrer charakteristisch kompliziert gefalteten Struktur nicht erkennen. Bei besten Untersuchungsbedingungen grenzt sich die normale Nebenniere gelegentlich gegenüber dem echoreichen retroperitonealen Fett als echoärmeres Gebilde ab. Die Nebennierenschenkel sind meist dünner als die Breite des Schallstrahles, so daß die Nebennierenstruktur im reflexreichen retroperitonealen Fett untergeht. Meist läßt sich daher nur die anatomische Region darstellen. Dies gelingt rechts wesentlich besser, links ist die Nebennierenregion häufig nur zu vermuten (Abb. 6). Die respiratorische Verschieblichkeit erleichtert die Unterscheidung der Nebenniere vom Zwerchfellschenkel, der eine ähnliche Echostruktur besitzt (s. Abb. 5). In der Hand erfahrener Untersucher scheint die Compoundtechnik günstigere Ergebnisse zu liefern. Die Darstellungsmöglichkeit beim Erwachsenen schwankt dabei rechts zwischen 78 und 90 %, links zwischen 44 und 85 % (16, 21).
Beim Neugeborenen läßt sich die Nebenniere jedoch mit der Real-time-Technik ausgezeichnet abgrenzen (12a).

Hyperplasie

Die Nebennierenhyperplasie bietet für die Compound- wie Real-time-Technik erhebliche Schwierigkeiten. Ein vergrößertes Organ mit solider echoarmer Struktur und konvexer Randkontur kann als Zeichen der Hyperplasie gewertet werden (Abb. 7) (18, 20). Differentialdiagnostisch ist jedoch ein bilateraler Tumor davon nicht zu trennen.

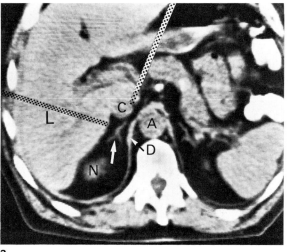
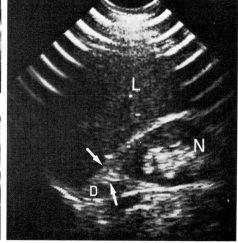
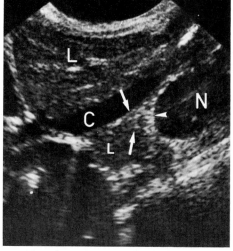

Abb. 5 Normale Nebennierenregion rechts.
a Computertomogramm, normale Nebenniere (→), und
b Sonogramm (Interkostalschnitt längs). Nebennierenregion (→).
c von ventral eingekippter Längsschnitt durch den linken Leberlappen.
d Computertomogramm und
e Sonogramm (Interkostalschnitt quer).
A = Aorta, C = V. cava inferior, W = Wirbelsäule, L = Leber, M = Milz, D = Zwerchfellschenkel, N = Niere.

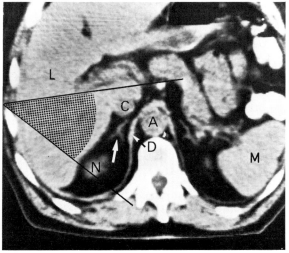
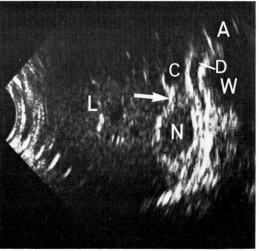

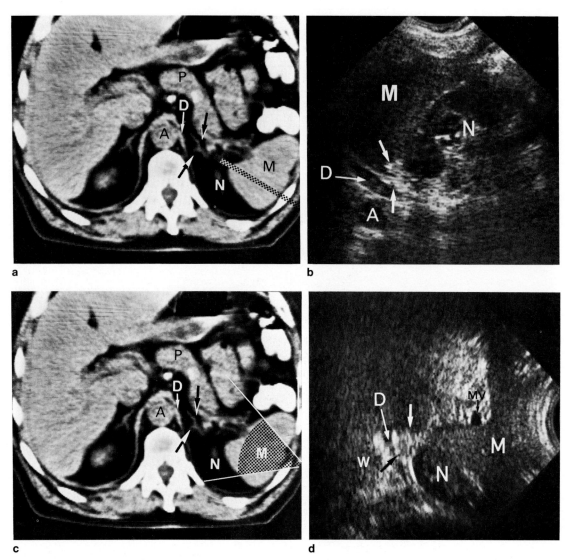

Abb. 6 Normale Nebennierenregion links:
a Computertomogramm, normale Nebenniere (→), und
b Sonogramm (Interkostalschnitt längs), Nebennierenregion (→).
c Computertomogramm und
d Sonogramm (Interkostalschnitt quer), Nebennierenregion.
A = Aorta, N = Niere, M = Milz, D = Zwerchfellschenkel, P = Pankreas, MV = Milzvene, W = Wirbelsäule.

Nebennierenerkrankungen

1. Tumoren der Nebennierenrinde: Adenom, Karzinom,

2. Tumoren des Nebennierenmarkes: Phäochromozytom, Neuroblastom, Ganglioneurom;

3. Nebennierenrindenhyperplasie: diffus oder nodulär;

4. Nebennierenmetastasen;

5. seltene benigne Tumoren: (z. B. Hämangiom, Myelolipom);

6. Zysten: endothelial, epithelial, parasitär, Pseudozysten;

7. Entzündung: Tuberkulose, Autoimmunadrenalitis, Abszeß;

8. Zirkulationsstörungen: Nebennierenvenenthrombose, Nebennierennekrose;

9. Blutung: perinatal, posttraumatisch, Antikoagulantien, Schwangerschaft);

10. Sonstige: Fehlbildungen, Schäden bei metabolischen Störungen wie Amyloidose und Xanthomatose.

Nebennierenerkrankungen 313

A = Aorta,
C = V. cava inferior,
L = Leber,
N = Niere,
M = Milz,
S = rippenbedingter Schallschatten,
W = Wirbelsäule.

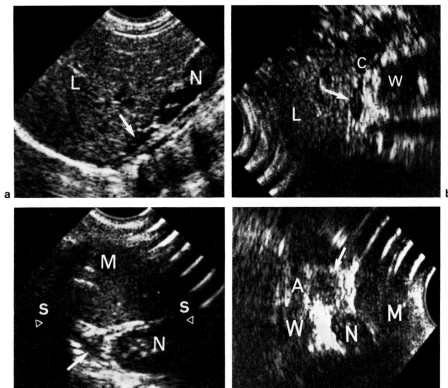

Abb. 7 Nebennierenhyperplasie bei kongenitalem adrogenitalem Syndrom (21 Hydroxylasemangel). (männl., 3 1/2 Jahre, Pubertas praecox).
a Flankenschnitt und **b** Interkostalschnitt quer: leicht vergrößerte rechte Nebenniere mit echoarmer Struktur.
c Interkostalschnitt längs und **d** quer: stärker vergrößerte linke Nebenniere.

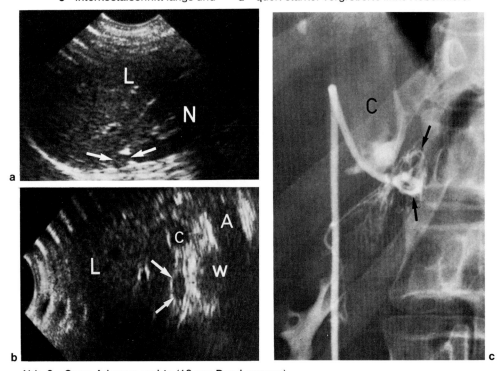

Abb. 8 Conn-Adenom rechts (12 mm Durchmesser).
a Interkostalschnitt längs: winzige echoarme Raumforderung kranial des oberen Nierenpoles.
b Interkostalschnitt quer. **c** Nebennierenphlebogramm.
C = V. cava inferior, L = Leber, N = Niere, W = Wirbelsäule.

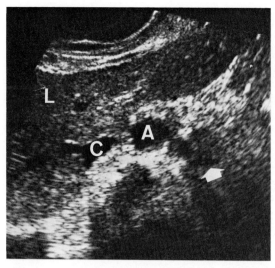

Abb. 9 Hormoninaktives Nebennierenadenom links. Oberbauchquerschnitt: echoarme Raumforderung suprarenal links (→).
A = Aorta, C = V. cava inferior, L = Leber.

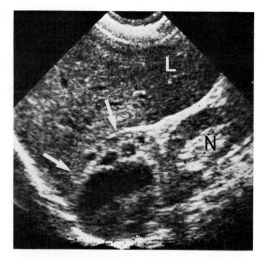

Abb. 11 Großes Phäochromozytom rechts mit mehreren zystischen Arealen. Längsschnitt von ventromedial.
N = Niere, L = Leber.

Nebennierentumoren

Nebennierentumoren sind in der Mehrzahl echoarm, lassen sich ab 1 cm Größe nachweisen und nach der Echostruktur als solide oder liquide klassifizieren (s. oben). Kriterien der Nebennierenraumforderung sind:

1. konvexe Organkontur,
2. echoarme, echoreiche, echoleere Raumforderung,
3. Verlagerung der Niere,
4. Verlagerung oder Impression der V. cava,
5. Verlagerung des Pankreaskopfes,
6. Verlagerung der Milzvene.

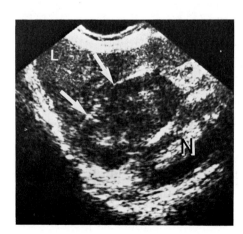

Abb. 10 Nebennierenkarzinom. Längsschnitt von ventromedial: heterogener, überwiegend echoarmer, scharf begrenzter Nebennierentumor.
L = Leber, N = Niere.

Nebennierenadenome

Echte Geschwülste der Nebennierenrinde sind Adenome und Karzinome. Die Rindenadenome sind gutartig und können hormonell aktiv wie inaktiv auftreten. Sonographisch stellen sich Nebennierenadenome unabhängig von ihrer endokrinen Aktivität als runde oder oväläre, scharf begrenzte, schwach echogene Tumoren dar. Ihre Größe ist meist gering und schwankt zwischen 1 und 4 cm (Abb. 8 u. 9).

Nebennierenkarzinom

Das Nebennierenkarzinom ist überwiegend hochmaligne mit schlechter Prognose und Metastasierung in Lymphknoten, Lunge, Leber und kontralaterale Nebenniere. Die Tumoren bleiben lange symptomarm und werden häufig erst bei fortgeschrittenem Tumorwachstum entdeckt. Nebennierenkarzinome weisen sonographisch eine heterogene Struktur auf mit meist echoarmem Reflexverhalten und liquiden bis semiliquiden nekrotischen Arealen (Abb. 10). Bei Verkalkung entstehen Reflexe mit dorsalem Schallschatten. Bei infiltrativem Wachstum in die Umgebung kann die Bestimmung des Ausgangspunktes schwierig und die Abgrenzung gegen einen Leber- oder Nierentumor unmöglich sein.

Phäochromozytom

Die Tumoren des Nebennierenmarks lassen sich einteilen in (14):
1. neuroendokrine Tumoren: Phäochromozytom,

2. neurale Tumoren: Neuroblastom, Ganglioneurom.
Das Phäochromozytom ist ein Tumor des Erwachsenenalters und stellt sich im Ultraschall unterschiedlich mit mittlerer Echogenität als homogene oder heterogene Raumforderung dar. Echoarme oder zystische Areale sind durch Nekrosen oder Blutungen verursacht (Abb. 11). Blutungen können auch reflexreiche Bezirke enthalten (2). Der Tumor entwickelt sich in 90 % adrenal, in 10 % extraadrenal und ist in jeweils 10 % multipel, bilateral und auch maligne.

Neuroblastom

Neuroblastome zählen zusammen mit den Wilms-Tumoren zu den häufigsten malignen Tumoren des Kindesalters. Das Neuroblastom geht in 70 % der Fälle vom Nebennierenmark, ansonsten von anderer Stelle des sympathischen Nervengewebes aus. Sonographisch handelt es sich um einen soliden Tumor mit überwiegend reflexreicher Echostruktur (Abb. 12) (18, 21). Neben der Tumordiagnose sind die Ausdehnungsbestimmung des Tumors über die Mittellinie hinaus sowie der Nachweis von Lymphknotenmetastasen wesentlich. Die Abgrenzung gegen eine Blutung oder Hydronephrose fällt durch deren liquiden Charakter meist leicht. Differentialdiagnostische Schwierigkeiten können sich gegenüber einem Wilms-Tumor ergeben, der häufig inhomogener und weniger reflexreich ist, gelegentlich jedoch auch ein gemischtes Bild von reflexarmen und reflexreichen Strukturen bietet. Der renale Ursprung läßt sich sonographisch

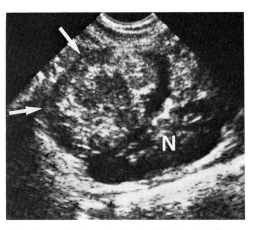

Abb. 12 Neuroblastom (männl., 10 Jahre). Längsschnitt von ventral. Linker Mittelbauch: großer heterogener, echoreicher, von der Niere gut abgrenzbarer suprarenaler Tumor.
N = Niere.

meist sichern, während der Ausgangspunkt des in die Niere einbrechenden Neuroblastoms oder des sehr seltenen extrarenalen Wilms-Tumors (4) kaum zu bestimmen ist. Tumorverkalkungen, die auch im Ultraschall erfaßbar sind, finden sich beim Neuroblastom wesentlich häufiger als beim Wilms-Tumor.

Ganglioneurom

Ganglioneurome sind relativ reife, gutartige Tumoren und können überall dort entstehen, wo auch Neuroblastome wachsen, allerdings in der

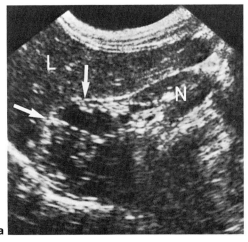
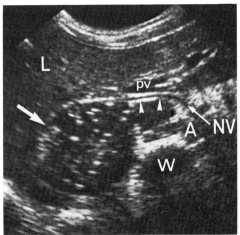

Abb. 13 Ganglioneurom (männl., 30 Jahre).
  a Flankenschnitt rechts: großer, scharf abgrenzbarer, heterogener Tumor, vorwiegend echoarm, durchsetzt mit hellen Reflexen.
  b Oberbauchquerschnitt von ventral: Anhebung der V. cava und V. renalis (▶) durch den Tumor und den nach medial wachsenden Tumorzapfen.
  A = Aorta, L = Leber, N = Niere, NV = linke Nierenvene, PV = Portalvene, W = Wirbelsäule.

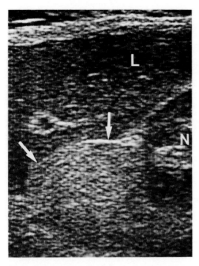

Abb. 14 Myelolipom der rechten Nebennieren: Großer, intensiv echoreicher Tumor im Bereich der rechten Nebennieren zwischen Leber (L) und Niere (N).

Nebenniere selten; besonders häufig treten sie im hinteren Mediastinum und paravertebral auf. Das Ultraschallbild des Ganglioneuroms ist bisher nur vereinzelt beschrieben (13). In einem eigenen Fall fand sich ein großer, glatt begrenzter, echoarmer Abdominaltumor, durchsetzt mit kräftigen Reflexen (Abb. 13).

Nebennierenmetastasen

Die sowohl mit echoreicher wie echoarmer Struktur vorkommenden Nebennierenmetastasen lassen sich von den anderen soliden Nebennierenraumforderungen nicht unterscheiden (s. Abb. 4).

Seltene Nebennierentumoren

Von den seltenen, sonographisch nicht näher differenzierbaren Nebennierentumoren wie Fibrom, Lipom, Myelolipom und Hämangiom zeichnen sich das Lipom und das Myelolipom durch eine starke Echogenität aus (Abb. 14).

Nebennierenzysten, Pseudozysten

Bei den zystischen Prozessen der Nebenniere handelt es sich meist um endotheliale Zysten oder in gleicher Häufigkeit um Pseudozysten, die auf dem Boden einer Blutung oder Nekrose entstanden sind. Parasitäre Zysten sind sehr selten. Scharfe Begrenzung, liquide Struktur und dorsale Schallverstärkung kennzeichnen zystische Nebennierenprozesse (Abb. 15). Sie sind aufgrund der größeren Impedanzunterschiede mit den angrenzenden Organen besser darzustellen als solide Tumoren gleicher Größe. Unter Umständen kann die Differenzierung einer Nebennierenzyste von einer oberen Polzyste der Niere schwierig oder unmöglich sein.

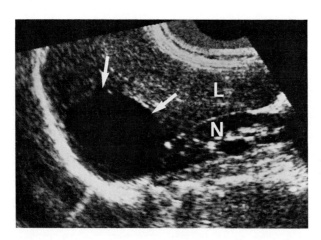

Abb. 15 Große Nebennierenzyste (eine Leberzyste vortäuschend). Längsschnitt von ventromedial rechts: große, scharf begrenzte, echoleere Raumforderung kranial des oberen Nierenpoles mit Verdrängung der Leber.
L = Leber, N = Niere.

Nichttumoröse Nebennierenveränderungen

Diese Gruppe umfaßt eine kleine Anzahl unterschiedlicher Erkrankungen: regressive Veränderungen (Atrophie, Amyloidose, Xanthomatose), Blutung, Entzündung und Abszeßbildung.

Blutungen

Die Nebennierenblutung tritt in zwei Hauptformen auf (3):
1. große zentrale Blutung (Nebennierenapoplexie),
2. herdförmige oder diffuse hämorrhagische Durchsetzung des Organs.

Bei großer zentraler Blutung wird das Organ zu einem prall-elastischen Sack aufgetrieben, der in Einzelfällen Kindskopfgröße erreichen kann. Im Ultraschall findet sich eine adrenale echolose Raumforderung (Abb. 16), die bei entsprechender Größe die Niere verlagert (11, 15).
Die rechte Nebenniere ist mit 70 % häufiger als die linke betroffen. Die bei Nebennierenblutungen beobachteten vereinzelten Reflexe werden auf Koageln zurückgeführt. Ältere Blutungen stellen sich mehr zystenartig mit internen hochamplitudigen Echos dar.
Der Rückgang des raumfordernden Prozesses innerhalb von 8 Tagen beweist die abgelaufene Blutung; bei Persistenz sollte, abgesehen von den seltener auftretenden Nebennierenabszessen, nur das Neuroblastom durch kurzfristige Verlaufskontrollen ausgeschlossen werden (15).

Verkalkungen

Verkalkungen, wie sie etwa nach abgelaufener Tuberkulose oder Blutung auftreten können, sind gekennzeichnet durch einen ausgeprägten Reflex mit Schallschatten, in dem sich der Rest der Nebenniere nicht mehr differenzieren läßt (Abb. 17). Kalzifikationen können außerdem in benignen wie malignen Tumoren vorhanden sein (Hämangiom, Neuroblastom, Nebennierenkarzinom).

Entzündungen

Unter den entzündlichen Nebennierenprozessen spielen die Tuberkulose und Autoimmunadrenalitis als Ursache des Morbus Addison eine Rolle. Bei bilateraler Tuberkulose sind die Nebennieren meist vergrößert, knotig und von einer verdickten Kapsel umgeben (3). Das Ultraschallbild ist bisher nicht näher beschrieben. Eine verkäsende einseitige Nebennierentuberkulose stellte sich in einem Fall als große liquide Raumforderung dar (Abb. 18). Über die sonographische Darstellung der

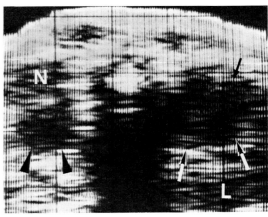

a

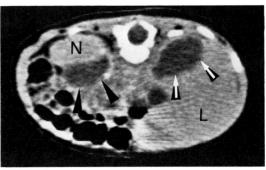

b

Abb. 16 Beidseitige Nebennierenblutung (Säugling, 4 Wochen).
a Querschnitt von dorsal: große echoleere Raumforderung kranioventral beider Nieren (Bauchlage).
b Computertomogramm: zystische Raumforderung am oberen Nierenpol beidseits.
N = Niere, L = Leber. (Sonogramm: Dr. *D. Dittrich*, Mainz).

unspezifischen Adrenalitis liegen keine Erfahrungen vor. Bei der Autoimmunadrenalitis ist das Organ stark verkleinert und damit im Ultraschall nicht erkennbar.
Nebennierenabszesse können vereinzelt postoperativ nach Adrenalektomie oder nach Nierenoperationen entstehen. Sie äußern sich im Ultraschall durch flüssige Strukturen, die u. U. Lufteinschlüsse enthalten. Die Diagnose läßt sich jedoch nur im Zusammenhang mit den klinischen Symptomen (Fieber, Schmerzen) stellen und durch Computertomographie oder durch eine Feinnadelpunktion sichern.

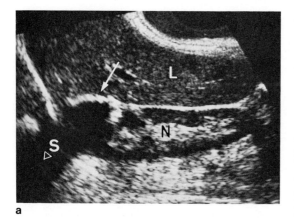
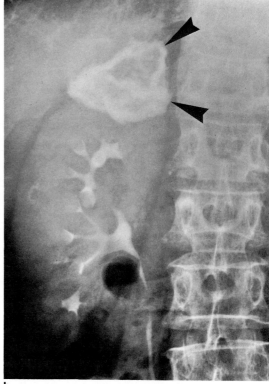

Abb. 17 Nebennierenverkalkung.
a Längsschnitt von ventromedial: Reflex mit dorsalem Schallschatten zwischen oberem Nierenpol und V. cava.
b i. v. Urogramm: dreieckförmige massive Nebennierenverkalkung (wahrscheinlich Folge einer Blutung).
N = Niere, L = Leber, S = Schallschatten.

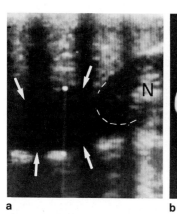
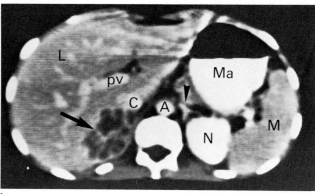

Abb. 18 Verkäsende Nebennierentuberkulose.
a Oberbauchlängsschnitt (transkostal): große liquide Raumforderung am oberen Nierenpol rechts.
b Computertomogramm: flüssige, z. T. gekammerte Raumforderung rechts suprarenal (→).
(Sonogramm: Dr. *A. Heuss*, Frankfurt; Computertomogramm: Dr. *A. Halbsguth*, Frankfurt).
A = Aorta, C = V. cava inferior, L = Leber, N = Niere, M = Milz, PV = Portalvene, Ma = Magen, normale linke Nebenniere (▶).

Fehlermöglichkeiten

Die Schwierigkeiten des Nebennierenultraschalls liegen in der meist ungenügenden Darstellbarkeit der normalen Nebennieren und der eingeschränkten Erkennung von Tumoren bei Adipositas. Verwechslungsmöglichkeiten mit den angrenzenden Organen betreffen rechtsseitig Raumforderungen, die vom oberen Nierenpol oder von der Leber in Höhe der Nebennieren ausgehen. Nach GORE u. Mitarb. (5) läßt die typische Verlagerung des retroperitonealen Fetts eine nähere Differenzierung zu: Leberprozesse und subhepatische Raumforderungen verlagern die echoreiche Fettschicht nach dorsal, renale und adrenale nach ventral. Eine dreieckförmige Kompression des Fetts am oberen Nierenpol spricht für eine adrenale Raumforderung (s. Abb. 11). Dennoch kann bei fehlendem Fett die Zuordnung des Tumors schwierig oder unmöglich sein (s. Abb. 15). Linksseitig sind folgende Täuschungsmöglichkeiten gegeben:

1. Raumforderungen des oberen Nierenpoles, des Pankreas und der Milz (Abb. 19),
2. vorgetäuschte Raumforderungen durch: normale Kardia, gewunden verlaufende Milzarterie, Flexura duodenojejunalis, mediale Milzlippe, Nebenmilz, Zwerchfellschenkel.

Differentialdiagnostische Schwierigkeiten entstehen auch bei vergrößerten Lymphknoten und retroperitonealem Sarkom. Grundsätzlich sollten anteromedial der Niere liegende, sonographisch unklare Befunde so lange als Tumor angesehen werden, bis computertomographisch das Gegenteil bewiesen ist.

Wertung

Zur morphologischen Nebennierendiagnostik stehen folgende aktuelle Methoden zur Verfügung:

1. Sonographie,
2. Computertomographie,
3. selektive Blutentnahme mit Phlebographie,
4. Szintigraphie (Jod-131-Cholesterol und Jod-131-Meta-Jodobenzylguanidin).

Die Sonographie ist in der Lage, Nebennierenraumforderungen ab etwa 2 cm Größe mit einer Sicherheit von 95–97% zu erkennen (16, 21). Die bisher kleinsten mit der Compoundtechnik nachgewiesenen Raumforderungen lagen in einer Größenordnung von 1 cm Durchmesser. Diese hohe Treffsicherheit wird jedoch nur von erfahrenen Untersuchern erreicht.

Der Nebennierenultraschall wird als Screeningmethode zur adrenalen Primärtumordiagnostik des Erwachsenen eingesetzt. Viel häufiger jedoch dient er zum Ausschluß größerer adrenaler Raumforderungen im Rahmen der allgemeinen abdominellen Diagnostik. In der Pädiatrie eignet sich die Sonographie zur Tumordiagnostik, Verlaufskontrolle unter Therapie und Nachweis einer Nebennierenblutung.

Im Gegensatz zum Ultraschall ist die Computertomographie imstande, normale Nebennieren bei ausreichend ausgebildetem retroperitonealen Fett immer darzustellen. Sie liefert neben den röntgenmorphologischen Informationen der Tu-

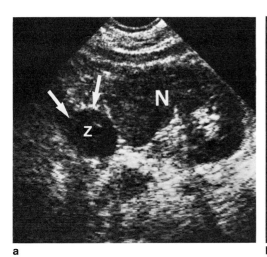
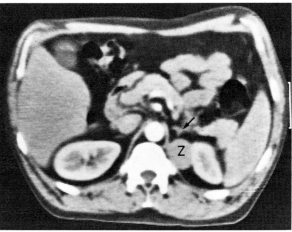

Abb. 19 Nierenzyste links (Vortäuschung einer Nebennierenzyste).
a Ultraschall. Flankenschnitt von dorsolateral: scharf begrenzte, nahezu echolose Raumforderung am oberen Nierenpol (N = linke Niere).

b Computertomogramm: normale linke Nebenniere (→) und obere Nierenpolzyste (Z) (durch Punktion gesichert).

morgröße und -kontur noch Aussagen über das Absorptionsverhalten. Die Computertomographie erlaubt damit die ungefähre Einordnung des Nebennierenprozesses, allerdings ohne feingewebliche Differenzierung. Adrenale Raumforderungen lassen sich ab etwa 1 cm Größe erfassen und durch ein unterschiedliches Absorptions- und Kontrastmittelverhalten näher differenzieren (6, 8). Die Diagnose der Nebennierenrindenhyperplasie ist wegen der erheblichen Schwankungsbreite des normalen Organs auch computertomographisch problematisch. Insgesamt ist die Computertomographie mit einer diagnostischen Genauigkeit von 90 % gegenüber 70 % bei der Sonographie (1) von den derzeit bildgebenden Verfahren die Methode der Wahl zur morphologischen Darstellung der Nebenniere.

Die selektive Blutentnahme zur Hormonbestimmung aus den Nebennierenvenen gestattet, die Quelle der Hormonüberproduktion und unabhängig von der Tumorgröße einen hormonaktiven Prozeß zu lokalisieren und hormonell zu charakterisieren. Die selektive Blutentnahme beschränkt sich auf fragliche oder sonst nicht zu sichernde Fälle.

Die Arteriographie besitzt für die Nebennierendiagnostik keine Bedeutung mehr und wird allenfalls noch zur Lokalisation extraadrenaler Phäochromozytome angewandt. Durch die Möglichkeiten der nichtinvasiven digitalen Subtraktionsangiographie (DSA) wird diese Indikation jedoch weiter eingeschränkt.

Die Nebennierenszintigraphie nimmt einen umschriebenen Platz in der Diagnostik ein. Während die zum Nachweis von endokrin aktiven Adenomen angewandte Jod-131-Cholesterolszintigraphie mit einer beträchtlichen Strahlenbelastung verbunden und daher nur bei sonst nicht zu sichernden Befunden indiziert ist, hat sich jüngst eine Renaissance der Szintigraphie auf anderem Gebiet ergeben: Phäochromozytome lassen sich selektiv durch Jod-131-MIBG (Jod-131-Meta-Jodbenzylguanidin) darstellen. Dies gilt für intra-wie extraadrenale Tumoren ab 0,2 g (17). Bestechend bei dieser Substanz ist die Lokalisationsmöglichkeit extraadrenaler Phäochromozytome, die bisher fast immer eine diagnostische Hürde ersten Ranges darstellten.

Literatur

1 Abrams, H. L., S. S. Siegelman, D. F. Adams, R. Sanders, H. J. Finberg, S. J. Hessel, B. J. McNeil: Computed tomography versus ultrasound of the adrenal gland: a prospective study. Radiology 143 (1982) 121
2 Bowerman, R. A., T. M. Silver, M. H. Jaffe, K. J. Stuck, D. L. Hinerman: Sonography of adrenal pheochromocytomas. Amer. J. Roentgenol. 137 (1981) 1227
3 Dhom, G.: Die Nebennierenrinde. In Doerr, W., G. Seifert, E. Uehlinger: Pathologie der endokrinen Organe. Springer, Berlin 1981
4 Fried, A. M., D. R. Hatfield, G. T. Ellis, K. W. Fitzgerald: Extrarenal Wilm's tumor: sonographic appearance. J. clin. Ultrasound 8 (1980) 360
5 Gore, R. M., P. W. Callen, R. A. Filly: Displaced retroperitoneal fat: sonographic guide to right upper quadrant mass localization. Radiology 142 (1982) 701
6 Härtel, M., P. Probst, J. Bollmann, E. Zingg, W. A. Fuchs: Computertomographische Nebennierendiagnostik. Fortschr. Röntgenstr. 132 (1980) 31
7 Heuck, F., J. Buck, U. Reiser: Die gesunde und kranke Nebenniere im Röntgen-Computer-Tomogramm. Radiologe 20 (1980) 158
8 Hübner, K. H., St. Grehn, K. Schulze: Indikation zur computertomographischen Nebennierenuntersuchung; Leistungsfähigkeit, Stellenwert und Differentialdiagnose. Fortschr. Röntgenstr. 132 (1980) 37
9 Karstaedt, N., S. S. Sagel, R. J. Stanley, G. L. Melson, R. G. Levitt: Computed tomography of the adrenal gland. Radiology 129 (1978) 723
10 Labhart, A.: Klinik der Inneren Sekretion, 3. Aufl. Springer, Berlin 1978
11 Mittelstaedt, C. A., F. M. Volberg, D. F. Merten, P. W. Brill: The sonographic diagnosis of neonatal adrenal hemorrhage. Radiology 131 (1979) 453
12 Montagne, J. P., H. Y. Kressel, M. Korobkin, A. A. Moss: Computed tomography of the normal adrenal glands. Amer. J. Roentgenol. 130 (1978) 963
12a Oppenheimer, D. A., B. A. Carroll, S. Yousem: Sonography of the neonatal adrenal gland. Radiology 146 (1983) 157
13 Pouliadis, G.: Röntgenologische Diagnostik der Nebennieren. Thieme, Stuttgart 1980
14 Richter, H. J.: Zur pathologischen Anatomie der Nebennierentumoren. Radiologe 20 (1980) 149
15 Rodriguez-Garcia, J., S. Neuenschwander, M. D. Cordier, J. Ph. Montagne: Aspect échographique de l'hématome de la surrénale du nouveau-né. A propos de 7 cas. J. Radiol. Électrol. 62 (1981) 97
16 Sample, W. F.: Adrenal ultrasonography. Radiology 127 (1978) 461
17 Sisson, J. C., M. S. Frager, T. W. Valk, M. D. Gross, D. P. Swanson, D. M. Wieland, M. C. Tobes, W. H. Beierwaltes, N. W. Thompson: Scintigraphic localization of pheochromocytoma. New Engl. J. Med. 305 (1981) 12
18 Triller, J., W. A. Fuchs: Abdominale Sonographie. Thieme, Stuttgart 1980
19 Yeh, H. C., H. A. Mitty, J. Rose, B. S. Wolf, J. L. Gabrilove: Ultrasonography of adrenal masses: Usual features. Radiology 127 (1978) 467
20 Yeh, H. C., H. A. Mitty, J. Rose, B. S. Wolf, J. L. Gabrilove: Ultrasonography of adrenal masses: Unusual manifestation. Radiology 127 (1978) 475
21 Yeh, H. C.: Sonography of adrenal glands: Normal glands and small masses. Amer. J. Roentgenol. 135 (1980) 1167

18 Subdiaphragmales Lymphknotensystem

D. Beyer, G. Friedmann und P. E. Peters

Anatomie

Die abdominalen und pelvinen Lymphknoten bilden eine parietale und viszerale Kette.

Die *viszeralen Lymphknoten des Beckens* sind in der Nähe von Blase, Uterus, Vagina und Rektum in subperitoneales Fett eingelagert; die *viszeralen Lymphknoten der Bauchhöhle* liegen in den peritonealen Duplikaturen des Mesenteriums, Mesokolons und Omentum minus. Sie stellen Schaltknoten der Organlymphgefäße dar und entziehen sich dem lymphographischen Nachweis.

Die *parietalen Lymphknoten* liegen im retroperitonealen Fett- und Bindegewebe und bilden entlang der Blutgefäße drei, vom Leistenband bis zum Zwerchfell reichende Ketten.

Im einzelnen sind folgende Drainagewege und regionale Lymphknotenstationen sonographisch darstellbar:

Die *inguinalen Lymphknoten* drainieren die äußeren Genitalien und den unteren Teil der Vagina. Die Hauptabflußwege der Blase, der Prostata und Cervix uteri und des oberen Teils der Vagina führen zu iliakalen Lymphknoten, die außer den erwähnten Lymphbahnen der Urogenitalorgane auch Gefäße aus der Pars pelvina recti aufnehmen.

Lumbale Lymphknoten sind primäre Lymphknotenstationen der Nieren, Nebennieren, des Hodens, des Ovars, der Tube und des Corpus uteri. Im Gegensatz zu den oben erwähnten retroperitoneal oder extraperitoneal gelegenen Organen werden intraperitoneale Organe (Magen-Darm-Kanal, Leber, Pankreas, Milz) durch Lymphknoten drainiert, die in den Mesenterien liegen *(Nodi lymphatici mesenterici)* und mit 100 – 150 Knoten die größte Lymphknotenansammlung des Körpers bilden.

Regionale Lymphknoten des Magens, der Leber und des Duodenums sowie des Pankreas liegen infolge der Lageänderung der Organe sekundär retroperitoneal und gewinnen enge topographische Beziehungen zu den paraaortalen Lymphknoten und nützen diese auch als Endstation ihrer efferenten Gefäße.

Untersuchungstechnik

Die Darstellung evtl. pathologisch veränderter Lymphknotengruppen erfolgt am *nüchternen* Patienten in *Rückenlage* von ventral. Zur Vermeidung eines Meteorismus hat sich eine Vorbehandlung mit einem Karminativum (Paractol) bewährt. Wichtige Voraussetzung für die Darstellung im Beckenbindegewebe gelegener Lymphknoten ist eine ausreichende *Blasenfüllung*.

1. Es hat sich als zweckmäßig erwiesen, zunächst A. abdominalis und V. cava inferior im *Längsschnitt* über ihre gesamte Ausdehnung – besonders beim adipösen Patienten – in tiefer *Exspiration* zu untersuchen, um die zu durchschallende Strecke zwischen Bauchdecke und Wirbelsäule möglichst kurz zu halten. An der A. abdominalis ist auf den Verlauf der A. mesenterica superior (aortomesenterialer Winkel = 14°) (12) und des Truncus coeliacus zu achten (s. Abb. 5 u. 11).

2. Insbesondere bei malignem Lymphom ist auf intraperitoneale-mesenteriale Lymphknotenvergrößerungen, die lufthaltige Darmschlingen verlagern und auseinanderdrängen, zu achten.

3. Zur Beurteilung der Nierenhili wird der Schallkopf in Höhe der Nieren lückenlos nach rechts und links lateral verschoben oder anguliert.

4. Die sich anschließende Darstellung iliakaler Lymphknotengruppen erfolgt am zweckmäßigsten von der leicht zu identifizierenden A. femoralis aus beckenwärts. Dabei wird der Schallkopf dem Verlauf der Beckengefäße folgend aufgesetzt.

5. Als nächstes erfolgen *Querschnitte* des Abdomens vom Xyphoid bis in den suprapubischen Bereich, um die lymphknotenbesetzten Hilusregionen von Leber, Milz und Nieren zu überprüfen, die auch in subkostalen oder interkostalen

Schnittrichtungen bzw. von der Flanke in Links- oder Rechtsseitenlage untersucht werden können. Dabei ist wie schon im Längsschnitt auf eine Distanzierung der großen Gefäße voneinander und von der Wirbelsäule zu achten.

6. Bei der Suche nach pathologisch veränderten Lymphknoten ist *immer* ein *kompletter Abdominalstatus* zu erheben, um eine Organbeteiligung von Leber, Milz, Niere und des Magen-Darm-Traktes und damit einen Stadiumwechsel in ein Stadium IV nachzuweisen. Gleichzeitig sollte ein Aszites, Pleura- oder Perikarderguß ausgeschlossen werden.

7. Bei der *fotografischen Dokumentation* sollten repräsentative und reproduzierbare Schnittebenen gewählt werden, die eine Zuordnung der Lymphknotengruppen zu Nachbarorganen und großen Gefäßen ermöglichen, um eine exakte Befundübermittlung zu gewährleisten und bei Kontrolluntersuchungen eine Re- oder Progredienz des Befundes sicher beurteilen zu können.

Erkrankungen

Maligne Lymphome

Bei Patienten mit Morbus Hodgkin sind paraaortale Lymphknoten zum Zeitpunkt der Diagnosestellung in ca. 25 % befallen, dagegen bei Patienten mit Non-Hodgkin-Lymphomen schon in 40 % (11). Über 12 % der Patienten mit Morbus Hodgkin und normalem Lymphogramm weisen vergrößerte Lymphknoten am Leberhilus, Milzhilus und Mesenterium auf (11) - lymphographisch „stumme" Zonen. Dagegen zeigen beim Non-Hodgkin-Lymphom mehr als 40 % der Patienten mit normaler Lymphographie vergrößerte mesenteriale Lymphknoten und 76 % mit pathologischer Lymphographie.

Ist bei Morbus Hodgkin sonographisch z. B. ein lumbaler Befall gesichert, sind in 90 % auch in den benachbarten Stationen Veränderungen in nicht vergrößerten und somit sonographisch nicht faßbaren Lymphknoten zu unterstellen. Bei der Mischform und der lymphozytenarmen Form werden gelegentlich Regionen übersprungen (20). Der Befall beginnt in der Regel in den lumbalen Lymphknotengruppen und breitet sich von hier nach kaudal aus. Ein isolierter inguinaler Befall ist mit weniger als 1 % selten. In 5 - 10 % der Fälle sind die vom Morbus Hodgkin befallenen Lymphknoten nicht vergrößert (14). Aufgrund der Lymphknotengröße und des Verteilungsmusters ist mit der am makroskopischen Bild orientierten Sonographie nur in einigen Fällen eine grobe Zuordnung zum Non-Hodgkin oder Hodgkin-Lymphom möglich.

Metastasen von Primärtumoren

Liegen solitäre Lymphknotenvergrößerungen vor, muß vor allem an Lymphknotenmetastasen gedacht werden. Bei Befall des Virchowschen Lymphknotens ist nach einem Karzinom des Magens oder anderer Organe des Abdominalraumes sowie der Lungen bei Beteiligung der inguinalen Lymphknoten nach Karzinomen des Urogenitaltraktes zu fahnden. Schwellungen multipler Lymphknotenstationen, wie sie bei malignen Lymphomen oft beobachtet werden, treten bei Karzinomen seltener auf.

Ultraschallbefunde

Prinzipiell lassen sich Gewebe nur dann sonographisch differenzieren, wenn sie sich von ihrer Umgebung durch unterschiedliche akustische Impedanz abheben. Gesunde, nicht vergrößerte Lymphknoten sind wegen ihres Impedanzverhaltens vom umgebenden Fett- und Bindegewebe *nicht* zu trennen, so daß sich normal große, nicht infiltrierte Lymphknoten der sonographischen Darstellung entziehen. Die Retroperitoneal- und Beckengefäße sind dann glatt berandet, nicht imprimiert oder verlagert (19).

Durch Fremdgewebe infiltrierte Knoten sind sonographisch erst bei Volumenzunahme nachweisbar; die Mindestgröße für paraaortale Lymphknoten beträgt 1 - 1,5 cm (2), für iliakale und mesenteriale Lymphknoten 2 - 3 cm (2, 5). Sie werden dann als gefäßbegleitende, gefäßimprimierende, -komprimierende oder -verlagernde oder das Gefäßlumen ummauernde, glatt oder polyzyklisch berandete Raumforderungen sichtbar (19, 21). Die Mehrzahl der durch Fremdgewebe infiltrierten Lymphknoten manifestieren sich als *echoarme,* rundlich-oval konfigurierte Strukturen und sind daher bei Vergrößerung vom umgebenden echoreichen Fett- und Bindegewebe gut zu trennen (s. Abb. **5 - 10**). Die Echoarmut infiltrierter Lymphknoten wird durch Ödem und höheren Zellgehalt erklärt (19).

Versuche, die *Sonomorphologie des Lymphknotengewebes* differentialdiagnostisch zu nutzen, sind

Abb. 1 ♂, 29 J. Präaortale Lymphknotenmetastasen eines Hodenseminoms. Zustand nach Strahlentherapie. Die Lymphome zeigen multiple Einschmelzungen. Längsschnitt durch die Aorta (A) links paramedian.

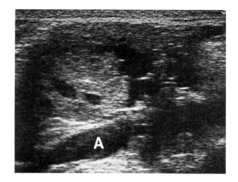

Abb. 2
a ♀, 60 J. Retroperitoneale Lymphome bei Immunozytom (NHL). Ausgedehnte, echoreiche, retroperitoneale Lymphome vor und hinter den großen Oberbauchgefäßen (A = Aorta, C = V. cava inferior) mit Distanzierung der Aorta von der V. lienalis (vl) (→ ←) und der Wirbelsäule (WS). Das Reflexmuster der Lymphome ist vom Pankreas (P) nicht zu unterscheiden. (Querschnitt durch den Oberbauch in Höhe des Pankreaskorpus).
b Dieselbe Patientin, Längsschnitt rechts paramedian durch die V. cava inferior (VC). Großes, echoreiches, die V. cava komprimierendes Lymphompaket vorwiegend prä- aber auch retrokaval. vms = V. mesenterica superior.

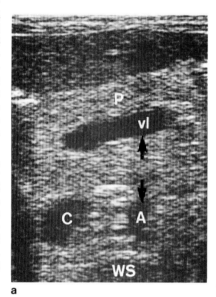
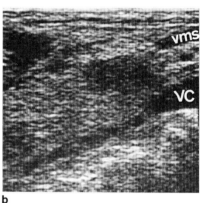

a
b

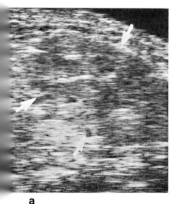
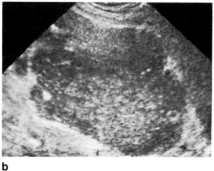
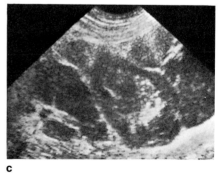

a
b
c

Abb. 3
a ♀, 48 J. Mundbodenkarzinom mit Halslymphknotenmetastase. Querschnitt durch die Halsregion unterhalb des linken Kieferwinkels mit hochauflösendem Small-Part-Scanner (10 MHz). 4 cm im Längsdurchmesser betragende, echoreiche und lobulär konfigurierte Lymphknotenmetastase (→ ←).
b ♂, 46 J. Non-Hodgkin-Lymphom vom lymphozytischen Typ (CLL) mit iliakalen Lymphomen. Große polyzyklisch konfigurierte Lymphome mit echoarmem Rand und echoreicher Zentralzone.
c ♀, 42 J. Zentrozytisch-zentroblastisches Non-Hodgkin-Lymphom mit mesenterialen Lymphomen im rechten Unterbauch. Multiple Lymphome z. T. echoarm (linker unterer Bildausschnitt), z. T. mit echoarmem Randsaum und echoreicher Zentralzone (Mitte).

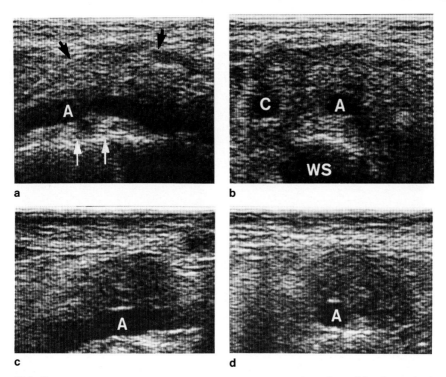

Abb. 4
a ♂, 28 J. Lymphogen metastasierendes Teratokarzinom des Hodens. Große echoreiche Lymphome prä- und retroaortal (→ ←), die Aorta (A) von der Wirbelsäule distanzierend („floating-aorta") Längsschnitt links paramedian durch die Aorta).
b Derselbe Patient. Querschnitt durch den Mittelbauch in Höhe des Nierenhilus. Die großen Gefäße (A = Aorta, C = V. cava inferior) sind durch die echoreichen Lymphknotenmetastasen vollständig eingemauert und von der Wirbelsäule (WS) distanziert.
c ♀, 41 J. Lymphogen metastasierendes Korpuskarzinom mit präaortaler (A), echoärmerer Lymphknotenmetastase (Längsschnitt links paramedian durch die Aorta).
d Dieselbe Patientin. Querschnitt durch die gleiche Region. Die vergrößerten Lymphknoten liegen prä- und links paraaortal.

bis jetzt weitgehend fehlgeschlagen (1, 13). Wie die Studie von HILLMAN und HARBOR (13) zeigt, ist eine exakte Zuordnung der Sonomorphologie von Lymphomen bei lymphatischen Systemerkrankungen bzw. Lymphknotenmetastasen *nicht* möglich. Zwar rufen durch Morbus Hodgkin oder Non-Hodgkin-Lymphome befallene Lymphknoten in 83 % echoarme Lymphknotenvergrößerungen hervor, jedoch tritt ein ähnliches Erscheinungsbild auch bei Lymphknotenmetastasen von Weichteiltumoren auf. Darüber hinaus entwickeln große Lymphome unter Zytostase oder Strahlentherapie Einschmelzungen bis zu zystenähnlichen Bildern mit glatter Wand und dorsaler Schallverstärkung und führen zu differentialdiagnostischen Schwierigkeiten, da die Schallverstärkung durch die Nähe der Wirbelsäule oft nicht schlüssig nachweisbar ist (Abb. 1). Normalerweise erlangen Lymphome nach Therapie mit Rückbildung der zellulären Infiltration meist ihre echoreiche Struktur wieder und sind dann sonographisch nicht mehr abzugrenzen (4).
Die Binnenstruktur der Lymphknoten beim Immunozytom (Abb. 2) und metastatischem Befall (Abb. 3a, 4 u. 6) weist eine feine, echoreichere Textur auf, die eine Zuordnung zu einem soliden Prozeß erleichtert (1, 4, 9, 18, 21).
Massiv vergrößerte Lymphknoten bei Non-Hodgkin-Lymphomen können im größtenteils echoarmen Areal zentral oder randständig Bezirke vermehrter Echogenität aufweisen, die als fokale Nekrose, jedoch ohne Einschmelzungstendenz gedeutet werden (Abb. 3b u. c) (4, 7). Bei der chronisch-lymphatischen Leukämie treten zentrale echoreiche Zonen auch schon bei geringer Vergrößerung auf (s. Abb. 12a u. 15).
Lymphknotenmetastasen maligner Tumoren, z. B. von kolorektalen Adenokarzinomen, können nach Zytostase Kalk einlagern, echoreicher werden und dorsale Schallschatten aufweisen (4).
Die *topographische Zuordnung* befallener Lymphknoten erfolgt unter Bezug auf benachbarte Strukturen: Wirbelsäule, Aorta, V. cava inferior, A. und V. mesenterica superior, Leber- und Milzhilus, Niere, Iliakalgefäße oder Blase.
Retroperitoneale Lymphome liegen meist als Konglomerat vor, lateral und zwischen der Aorta und der V. cava inferior, die sie – je nach Ausdeh-

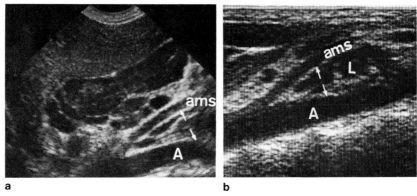

Abb. 5
a ♂, 48 J. Non-Hodgkin-Lymphom vom lymphozytischen Typ (CLL). Große Lymphompakete präaortal im erweiterten aortomesenterialen Winkel (→ ←). Darüber hinaus größere Lymphompakete dorsal des linken Leberlappens, retrogastral und peripankreatisch.
b ♂, 52 J. Lymphogen metastasierendes Adenokarzinom des Sigmas. Aufweitung des aortomesenterialen Winkels (→ ←) durch präaortale Lymphome (L). (Längsschnitt links paramedian durch die Aorta). A = Aorta.

nung - ummauern (Abb. 4a u. b). Sie verlagern die Intestinalstrukturen nach ventral und lateral und führen in Abhängigkeit von Größe und Lage zur Verdrängung der A. mesenterica superior nach ventral mit Erweiterung des aorta-mesenterialen Winkels über 14° (Abb. 5) (4, 12, 15). Auch die Aa. renales können durch Lymphome verlagert bzw. ummauert werden (Abb. 6a).
Sind vorwiegend paraaortale und parakavale Lymphknotengruppen betroffen, zeigt sich im Querschnitt die sog. „Hantelform" (Abb. 6b) (8). Ist nur *eine* retroperitoneale und iliakale Lymphknotenstation befallen, sind diese Lymphome nicht von retroperitonealen Tumoren anderer Genese zu differenzieren. Kleinere Lymphome vor den großen Oberbauchgefäßen führen lediglich zu einer unregelmäßigen lobulären Begrenzung der ventralen Gefäßwand (15).
Retroaortale und retrokavale Lymphome drängen die großen Gefäße nach ventral und lateral und vergrößern die Distanz zwischen Wirbelsäuleneintrittsecho und Gefäß („floating aorta and vena cava") (Abb. 7) (22); *interaortikokavale Lymphome* distanzieren die beiden großen Gefäße voneinander (s. Abb. 4b). Insbesondere bei echoreichen Lymphomen, die vom umgebenden Fett- bzw. Bindegewebe nicht immer sicher abgrenzbar sind, können Gefäßverlagerungen wichtigster

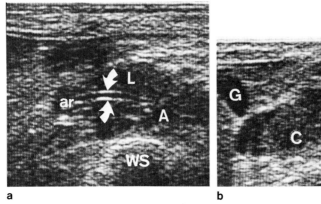

Abb. 6
a ♂, 27 J. Lymphogen metastasierendes Teratokarzinom des Hodens. Querschnitt oberhalb des Nierenhilus mit Nachweis der von Lymphomen (L) eingemauerten rechten A. renalis (ar) (→ ←), die aus der Aorta (A) abgeht. Die V. cava inferior ist komprimiert und nicht abzugrenzen. WS = Wirbelsäule.
b ♀, 72 J. Lymphogen metastasierendes Tubenkarzinom. Querschnitt unterhalb des Leberhilus durch die Gallenblase (G). Vorwiegend parakavale und paraaortale Lymphome („Hantelform"). A = Aorta, c = V. cava inferior.

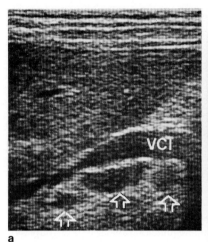 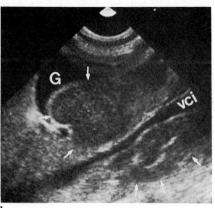

Abb. 7
a ♂, 32 J. Morbus Hodgkin mit infradiaphragmaler Ausbreitung. Die V. cava inferior (VCI) ist nach ventral konvexbogig verlagert und durch retrokavale Lymphome (→ ←) komprimiert.
b ♂, 52 J. Non-Hodgkin-Lymphom vom lymphozytischen Typ (CLL). Die V. cava inferior (vci) ist von der Wirbelsäule durch ein großes retrokavales Lymphompaket abgedrängt (→ ←). Kompression des Gefäßes durch retro- und präkaval gelegene Lymphome. G = Gallenblase.

sonographischer Hinweis auf Lymphknotenvergrößerungen sein (s. Abb. **2a**).
Aufgrund des geringen akustischen Impedanzunterschiedes zwischen Lymphomen und der Wand der Aorta bzw. V. cava inferior ist oft bei jungen Patienten keine Grenzlinie zwischen Lymphomen und Gefäß zu erkennen, ein Phänomen, das als „echographisches Silhouettenzeichen" bezeichnet wird (Abb. **4a** u. **8**) (9, 15). Erst im höheren Lebensalter lassen sich Lymphome und Aorta durch die Konsistenzzunahme der Aortenwand besser trennen (s. Abb. **4c** u. **d**) (15).

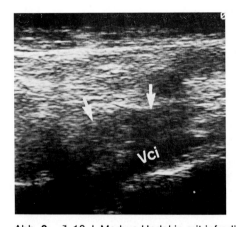

Abb. 8 ♂, 18 J. Morbus Hodgkin mit infradiaphragmalem Befall. Präkavale (vci), lobulär konfigurierte, echoarme Lymphome ohne Grenzlinie zum Gefäß („echographisches Silhouettenzeichen", → ←) (Längsschnitt rechts paramedian durch die V. cava inferior).

Parailiakale Lymphome sind selbst bei günstigen Untersuchungsbedingungen – wenig Darmgasgehalt und gefüllte Blase – erst ab 2 – 3 cm Größe nachzuweisen. Dabei liegen sie vor oder hinter den bogig verlagerten iliakalen Arterien und Venen, aber immer außerhalb des Psoaskompartments (Abb. **9a, b**). Im Querschnitt rufen Lymphompakete Impressionseffekte an der seitlichen Harnblasenwand hervor (Abb. **9c**).

Mesenteriale Lymphome sind sonographisch nur faßbar, wenn sie gashaltige Darmschlingen distanzieren. Sie weisen eine direkte Beziehung zu den Mesenterialgefäßen und zum Peritonealüberzug auf. Insbesondere im Längsschnitt liegen lobuläre echoarme Massen ventral und dorsal einer linearen echoreichen Struktur, die mesenterialem Fettgewebe entspricht. In dieser echoreichen Fettschicht sind die Mesenterialgefäße, meist der Hauptast der V. mesenterica superior, gut abgrenzbar („Sandwichzeichen") (Abb. **10**) (16). Dieses „Sandwichzeichen" scheint für den Mesenterialbefall bei malignem Lymphom typisch zu sein, da es bei lymphogen metastasierenden Tumoren bisher nicht beobachtet wurde (16). Als weiterer Hinweis für die Zugehörigkeit von Lymphomen zum Mesenterium ist deren Lokalisation zentral und ventral im Abdomen oder im rechten unteren Quadranten – entsprechend dem Verlauf des Mesenteriums – zu werten. Darüber hinaus sind sie durch eine Schicht retroperitonealen Fettes von den großen Gefäßen zu trennen; ein echographisches Silhouettenzeichen tritt nicht auf.

Lymphome am Truncus coeliacus stellen sich als

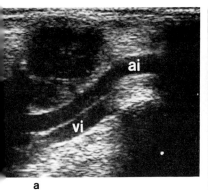 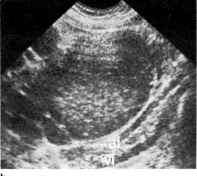 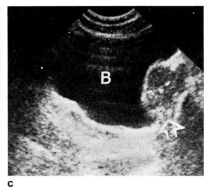

Abb. 9
a ♂, 32 J. Zentrozystischz-zentroblastisches Non-Hodgkin-Lymphom mit iliakalen Lymphomen. Der den Beckengefäßen (ai = A. iliaca, vi = V. iliaca) folgende Schnitt zeigt echoarme Lymphome vor den Beckengefäßen (→ ←).
b ♀, 52 J. Zentroblastisches Non-Hodgkin-Lymphom. Große, relativ echoreiche Lymphome *vor* den Beckengefäßen (ai, vi).
c ♀, 33 J. Lymphogen metastasierendes, malignes Melanom der linken Fußsohle, Querschnitt durch die Harnblase (B). Links paravesikal-iliakal echoreiche Lymphome (→ ←) mit Pelottierung der Harnblase.

echoarme perivaskuläre Raumforderungen ca. 1 – 2 cm nach dem Abgang des Gefäßes aus der Aorta dar und wirken „wie ein Apfel am Stiel" (applesign) (Abb. 11) (4, 18).
Lymphome am Leberhilus sind als echoarme Raumforderung periportal im Lig. hepatoduodenale in enger Nachbarschaftsbeziehung zum Gallengang und zur A. hepatica abzubilden (Abb. 12a). Hiluslymphome lassen durch erhaltenes periportales Fett- bzw. Bindegewebe in der Mehrzahl der Fälle eine Abgrenzung zur Leber zu. Ist diese Abgrenzung nicht darstellbar, muß eine Leberinfiltration per continuitatem in Erwägung gezogen werden (Abb. 12b). In vielen Fällen liegt durch Druck auf den Ductus choledochus eine geringe Erweiterung des Ganges über 5 mm vor, ein obstruktiver Ikterus durch Kompression des Ductus choledochus ist jedoch selten (6). In 50 %

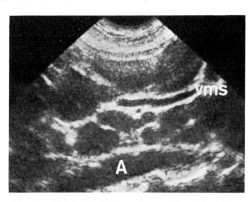

Abb. 10 ♀, 42 J. Undifferenziertes Non-Hodgkin-Lymphom mit Mesenterialbefall. Längsschnitt links paramedian durch die Aorta (A). Lobuläre echoarme Massen ventral und dorsal des als lineare, echoreiche Struktur imponierenden mesenterialen Fettgewebes, in dem die V. mesenterica superior (vms) verläuft („Sandwichzeichen").

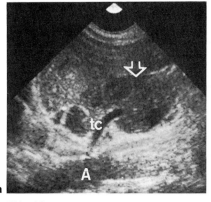 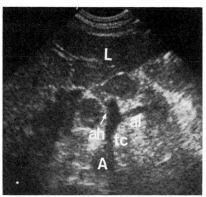

Abb. 11
a ♀, 68 J. Lymphogen metastasierendes Gallenblasenkarzinom mit Lymphknotenmetastasen am Truncus coeliacus. Links parasagittaler Längsschnitt durch die Aorta (A) mit aufgerichtetem, nach ventral abgehendem Truncus coeliacus (tc), an dessen Spitze Lymphome „wie ein Apfel am Stiel" hängen (→ ←) (apple-sign).
b Dieselbe Patientin. Querschnitt durch den Truncus coeliacus (tc) mit A. lienalis (al) und A. hepatica (ah) (→ ←). Die Gefäße werden von Lymphomen umlagert. L = li. Leberlappen, A = Aorta.

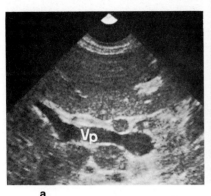 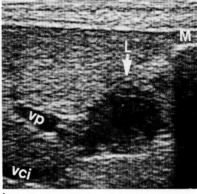 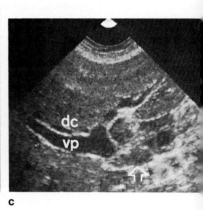

a   b   c

Abb. 12
a ♂, 47 J. Immunoblastisches Non-Hodgkin-Lymphom mit vergrößerten Lymphknoten im Leberhilus, die die V. portae (vp) umgeben. Keine Erweiterung des Ductus choledochus.
b ♀, 33 J. Morbus Hodgkin mit infradiaphragmalem Befall. Durch Sektion bestätigte direkte Infiltration eines Lymphoms in die Leber. In der Leberpforte großes, die V. portae (vp) umgebendes Lymphom (L) (→ ←), das vom linken Leberlappen nicht zu trennen ist (Längsschnitt rechts paramedian durch die V. cava inferior (vci); M = Magen (lufthaltig).
c ♂, 33 J. Zentrozystisch-zentroblastisches Non-Hodgkin-Lymphom mit Befall der Leberpforte und der peripankreatischen Region. Multiple Lymphome, die bis in die Leberpforte an den linken Ast der V. portae (vp) reichen und das Pankreas umlagern (→ ←). Geringe Erweiterung des Ductus choledochus (dc).

bestehen ein simultaner Befall der Leber (nodulär oder diffus) und periportaler Lymphknoten im Leberhilus (7).
Lymphome im Bereich des Pankreas sind nicht immer von Pankreastumoren abgrenzbar, zumal beide Strukturen retroperitoneal liegen (6). Für *peripankreatische Lymphome* spricht das mehr polyzyklische Aussehen der Raumforderung (Abb. **12c**). Ein begleitender Ikterus mit Obstruktion des Ductus choledochus führt differentialdiagnostisch nicht weiter. Selten kommt es zum Einwachsen von Lymphknotenmetastasen in das Duodenum, so daß in vergrößerten Lymphknoten echoreiche, lufthaltige Zonen mit dorsaler Schallschattenbildung bzw. Wiederholungsechos auftreten können (Abb. **13**) (4).
Retrogastrale Lymphome, insbesondere bei Magenkarzinomen, sind bei geringem Luftgehalt

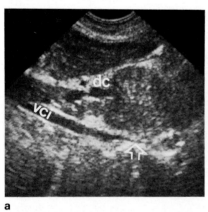 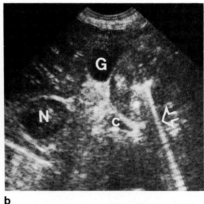

a   b

Abb. 13
a ♂, 65 J. Lymphogen metastasierendes Adenokarzinom des Sigmas. Längsschnitt rechts paramedian durch die V. cava inferior (vci). Präkaval im Pankreaskopfbereich echoreiche Raumforderung (→ ←), auf die der gering erweiterte Ductus choledochus (dc) zuläuft.
b Derselbe Patient. Querschnitt durch den rechten oberen Nierenpol (N) und die Gallenblase (G). Im präkavalen (c = V. cava inferior) Lymphom echoreicher Zentralkomplex mit multiplen dorsalen Wiederholungsechos (→ ←) als Hinweis auf zentralen Lufteinschluß (durch ERCP bestätigte Verbindung zwischen Duodenum und Lymphom).

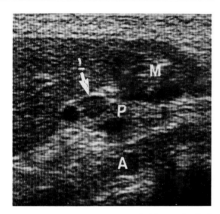
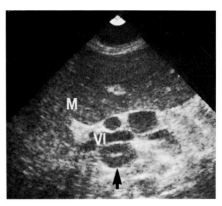

Abb. 14 ♀, 32 J. Morbus Hodgkin mit Magenbefall und retrogastralen Lymphomen. Längsschnitt links paramedian durch die Aorta (A). Im Pankreasareal (P) Nachweis retrogastraler Lymphome (L) (→←). Konzentrische Magenkokarde (M) durch Lymphombefall.

Abb. 15 ♂, 58 J. Non-Hodgkin Lymphom vom lymphozytischen Typ (CLL) mit Splenomegalie (M) und Lymphomen an Milzhilus, die die V. lienalis (Vl) umlagern (→←).

des Magens bzw. Flüssigkeitsfüllung als peripankreatische, meist echoarme Raumforderungen darzustellen. Je nach Größe führen sie zu – auch röntgenologisch darstellbaren – Verlagerungen und Impressionen der Magenhinterwand (Abb. 14).
Lymphome am Milzhilus können – unter Ausnutzung einer vergrößerten Milz als „akustisches Fenster" – die Milzgefäße umgebend abgebildet werden (Abb. 15) (2, 3, 10).
Retrokrurale Lymphome sind meist nur bei ausgeprägtem Befall dieser Lymphknotengruppe mit deutlicher Vergrößerung nachzuweisen (Abb. 16a u. b) oder wenn besonders gute Voraussetzungen für die Darstellbarkeit wie ein Perikard- oder Pleuraerguß vorliegen (Abb. 16c).
Bei der *systematischen Suche* nach Lymphknotenveränderungen muß gleichzeitig auf diffuse oder noduläre Leber-, Milz- oder Niereninfiltrationen bei Systemerkrankungen, Lebermetastasen, eine Mitbeteiligung der Darmwand bei malignem Lymphom oder ein Aszites als Hinweis auf Peritonealkarzinose oder Peritonealbefall geachtet werden (s. entsprechende Kapitel).

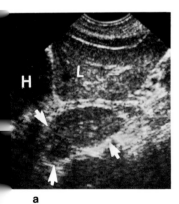
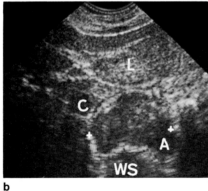
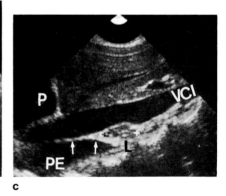

a b c

Abb. 16
a ♂, 28 J. Zustand nach Strahlentherapie eines lymphogen metastasierenden Seminoms. Kontrolluntersuchung 14 Monate nach Abschluß der Strahlentherapie. Retrokrurales Lymphompaket (→←) hinter dem linken Leberlappen (L), das sich nach retrokardial (H= Herz) erstreckt.
b Derselbe Patient. Querschnitt durch die kranialen Abschnitte des linken Leberlappens (L). V. cava inferior (C) und Aorta (A) werden durch ein vor der Wirbelsäule (WS) gelegenes retrokrurales Lymphompaket distanziert (++).
c ♂, 38 J. Morbus Hodgkin mit mediastinalem Befall, Perikarderguß (P) und Pleuraerguß (Pe). Retrokaval (VCI) bis retrokrural (→←) reichendes Lymphom (++).

Treffsicherheit

1978 bis Ende 1981 wurden 342 Patienten zum Ausschluß oder Nachweis vergrößerter Lymphknoten sonographisch untersucht, bei denen eine zuverlässige *Sicherung* der Diagnose durch Histologie und/oder bildgebende Verfahren (Computertomographie, Lymphographie) sowie klinischen Verlauf möglich war.
Die Treffsicherheit – Zahl der richtig-positiven und richtig-negativen aller kontrollierten Befunde – betrug 87,7 %.
Die Sensitivität – Zahl der richtig-positiven Befunde aller pathologischen Fälle – betrug 77,8 %. Die Sensitivität bei Hodgkin- und Non-Hodgkin-Lymphomen war mit 80,1 % deutlich höher als bei lymphogen metastasierenden Tumoren mit 72,1 %.
Die Spezifität – Zahl richtig-negativer sonographischer Befunde aller kontrollierten nicht erkrankten Patienten – betrug 96,1 %.
Diese Auswertung zeigt, daß in nur ca. 4 % der Fälle – eingehend in die Spezifität – falsch-positive Befunde erhoben wurden, während bei malignem Lymphom ca. 20 %, bei soliden Tumoren ca. 28 % falsch-negativer Befunde auftraten.
Die *falsch-positiven* Befunde entsprachen retrospektiv in allen Fällen als Lymphome fehlgedeuteten, flüssigkeitsgefüllten Darmschlingen präaortal bzw. präkaval. *Falsch-negative* Befunde traten vorwiegend bei Morbus Hodgkin mit nicht vergrößerten Lymphknoten und bei metastatisch befallenen Lymphknoten im Beckenbereich und an den Nierenhili auf. Besonders kleinere Lymphome an der Beckenwand bei weiblichen Genitaltumoren und kleinere, durch Metastasen von Hodentumoren befallene Lymphknoten an den Nierenhili entgingen der Sonographie durch Luftüberlagerung. Die höchste Treffsicherheit wurde bei Non-Hodgkin-Lymphomen erreicht, da sie meist einen bereits ausgedehnten Lymphknotenbefall aufwiesen (4).

Differentialdiagnose und Fehlermöglichkeiten

Differentialdiagnostische Schwierigkeiten ergeben sich aus der fehlenden sonographischen Abgrenzbarkeit von Abdominal- und Retroperitonealraum. Die Diagnose einer retroperitonealen Raumforderung durch Lymphome darf dann als gesichert gelten, wenn Lymphome den retroperitonealen großen Gefäßen direkt anliegen bzw. wenn sie zwischen oder hinter diesen Gefäßen liegen. Bei einem größeren Abstand und einer Beziehung zur V. mesenterica superior bzw. einer Lage ventral der A. mesenterica superior muß eine intraabdominelle mesenteriale Lokalisation angenommen werden.
Die Differenzierung der Lymphome von einer *retroperitonealen Fibrose* ist oft schwierig. Die retroperitoneale Fibrose imponiert meist als paravasale, unscharf berandete, die großen Gefäße umscheidende Raumforderung, die oft mit einer ein- oder beidseitigen Hydronephrose einhergeht.
Die parenchymatöse bzw. bindegewebige Brücke einer *Hufeisenniere* zeigt sich als präaortale, solide Raumforderung, die von Lymphomen nicht auf den ersten Blick zu trennen ist. Erst die Verbindung zu den beiden unteren Nierenpolen und die nach kaudal konvergente Achsenstellung der weiter ventral liegenden Nieren klärt die Situation.
Die Verwechslung von Lymphomen mit einem *Aortenaneurysma* ist möglich, wenn ein breiter Thrombosesaum bei scheinbar noch normalem Aortenlumen vorliegt. Oft kann das Pulsationsverhalten weitere diagnostische Entscheidungshilfen geben, obwohl auch Lymphome mitgeteilte Pulsationen der Aorta zeigen. Hilfreich sind jedoch die meist sehr echodichte, teilverkalkte Aortenwand, die glatte Begrenzung des Aortenaneurysmas ventral und dorsal und die häufige Mitbeteiligung der Iliakalarterien.
Auch *retroperitoneale Sarkome* sind gegenüber lokalisierten Lymphomen oft nur eingeschränkt differenzierbar, obwohl sie meist eine rundliche Konfiguration zeigen und ihr Echomuster im Vergleich zum Lymphom etwas echodichter ist.
Retroperitoneale Flüssigkeitsansammlungen wie Hämatome, Abszesse, Urinome oder Lymphozelen, imponieren als echoleere oder -arme, liquide Raumforderungen, die meist durch Kenntnis der Anamnese voneinander zu differenzieren sind.
Die häufigste Ursache *falsch-positiver* sonographischer Befunde sind *flüssigkeitsgefüllte Darmschlingen* vor den retroperitonealen großen Gefäßen, die jedoch meist an ihrer Peristaltik und durch Bewegung der im Darmlumen gelegenen Partikel von Lymphomen zu trennen sind (4).

Wertung

Die Treffsicherheit der Real-time-Sonographie bei der Suche nach vergrößerten Lymphknoten von 87,7 % und die geringe Zahl falsch-positiver Ergebnisse (4%) rechtfertigen die Empfehlung, einen Patienten mit Verdacht auf maligne Systemerkrankung oder einen lymphogen metastasierenden Tumor *zuerst* sonographisch zu untersuchen, zumal die Methode auch einen raschen Überblick über die übrigen Oberbauchorgane erlaubt (4).

Das topographisch anatomische Spektrum der Sonographie ist weitaus breiter als das der Lymphographie. Es sind nicht nur pelvine und retroperitoneale Lymphknoten darstellbar, sondern über diese Stationen hinaus auch Lymphome proximal der Cisterna chyli, im Mesenterium sowie der Organhili. In einigen Fällen ist zusätzlich ein Organbefall und damit ein Stadienwechsel zum Stadium IV nachweisbar. Im Vergleich zur Computertomographie liefert die Sonographie bei entsprechend vorbereiteten, schlanken und kachektischen Patienten besonders gute Untersuchungsergebnisse.

Wie bei keiner anderen bildgebenden Methode sind jedoch die Ergebnisse der Sonographie von der *Trias Patient – Gerät – Untersucher* abhängig. Darmgasüberlagerungen erlauben in ca. 11 % keine technisch einwandfreie Untersuchung (4). Schwächen der Sonographie liegen darüber hinaus im Nachweis kleinerer Lymphome iliakal, retrokrural und an den Nierenhili (4).

Pathologische Prozesse im normal großen Lymphknoten entgehen dem sonographischen Nachweis, da Lymphknoten frühestens ab einem Durchmesser von 1 – 1,5 cm darstellbar sind. Die Beurteilung der Lymphknotenstrukturen ist nur bei vergrößerten Knoten möglich, jedoch gelingt die Differenzierung zwischen chronischer Entzündung, reaktiver Hyperplasie und Neoplasie nicht (1 – 3, 10, 13, 15).

Als konkurrierende bzw. komplementäre bildgebende Verfahren zum Nachweis oder Ausschluß abdomineller Lymphknotenveränderungen stehen die *Computertomographie* und die *Lymphographie* zur Verfügung (17).

Das räumliche Auflösungsvermögen moderner Computertomographen ist so gut, daß normal große Lymphknoten abgebildet werden, wenn sie von ausreichend Fettgewebe umgeben sind. Diese Bedingung ist bei der Mehrzahl der Patienten im Retroperitonealraum gegeben. Die CT zeigt wie die Sonographie das wahre Ausmaß der Lymphknotenveränderungen und erbringt zusätzlich in Einzelfällen den Nachweis einer Organbeteiligung (10). Für die computerassistierte Bestrahlungsplanung sind maßstabsgerechte Körperquerschnitte eine wertvolle Bereicherung.

Das Auflösungsvermögen von Sonographie und Computertomographie genügt allerdings nicht, um die interne Lymphknotenstruktur abzubilden. Unspezifische Lymphknotenvergrößerungen können daher nicht vom metastatischen oder Lymphombefall differenziert werden.

Die Lymphographie erlaubt als bisher einzige Methode eine Beurteilung der Lymphbahnen und der inneren Struktur von Lymphknoten. Insbesondere Speicherdefekte in *normal* großen Lymphknoten werden *nur* mit der Lymphographie erkannt. Die Markierung von Lymphknoten mit Kontrastmittel erleichtert dem Operator das Auffinden bestimmter Lymphknoten unter Bildwandlerkontrolle und ermöglicht intra- bzw. postoperativ eine Überprüfung der noch verbliebenen Lymphknoten (17).

Verlaufskontrollen unter Strahlentherapie bzw. Zytostase durch eine Abdomenübersichtsaufnahme erlauben eine Beurteilung des Therapieerfolges und gelegentlich den Nachweis eines Rezidivs. Auch zur Planung der Bestrahlungsfelder bei der „Total Nodal Irradiation" erweisen sich lymphographische Aufnahmen als vorteilhaft (10).

Die Lymphographie ist jedoch invasiv, mit einem zwar geringen, aber doch klar definierten Risiko belastet, zeitaufwendig und kostenintensiv. Der erkrankte Anteil eines Lymphknotens stellt sich nicht dar, so daß bei vollständigem Tumorersatz des Lymphgewebes nur sekundäre Hinweise im Lymphangiogramm bestehen. Mesenteriale Lymphknoten und Lymphknoten an der A. iliaca interna bzw. im Oberbauch stellen sich nicht dar.

Aus den oben beschriebenen Stärken und Schwächen der einzelnen Untersuchungsmethoden ergibt sich der folgende *gestufte Einsatz dieser bildgebenden Verfahren* (10).

1. Zum Nachweis oder Ausschluß abdomineller Lymphknotenerkrankungen beginnt die Untersuchung mit der Sonographie.

2. Ein *normaler* sonographischer Befund bedeutet: es liegen besonders um die großen Gefäße und im Oberbauch keine Lymphknotenvergrößerungen vor oder es bestehen sonographisch nicht faßbare Strukturveränderungen an noch normal großen Lymphknoten. Im Becken, im Bereich der Nierenhili und retrokrural ist die Sonographie nur bei positivem Lymphombefall beweisend, da hier kleinere Lymphome der Sonographie entgehen können.

3. In diesen Fällen schließt sich die *Computertomographie* an unter der Vorstellung des gegenüber der Sonographie noch besseren Auflösungsvermögens, der zuverlässigeren Beurteilbarkeit des iliakalen und retrokruralen Abschnittes und der anhand der Querschnitte gegebenen Möglichkeit einer exakten Bestrahlungsplanung. Darüber hinaus kann gleichzeitig ein Befall des Mediastinums verifiziert werden. Ferner scheiden Einschränkungen der sonographischen Beurteilbarkeit durch Luftüberlagerung oder bei Adipositas aus, und die diagnostische Aussage gewinnt insgesamt an Sicherheit.

4. Bei sonographisch *eindeutig* registrierten Lymphomen, z. B. bei einem Non-Hodgkin-Lymphom, können *weitere bildgebende Methoden entfallen*. Ist eine Bestrahlung vorgesehen, werden computertomographisch durch orientierende, insbesondere die befallenen Abschnitte berücksichtigende Querschnitte die Voraussetzung für eine Bestrahlungsplanung schaffen.

Ist sonographisch oder computertomographisch

der Lymphknotenbefall gesichert, erübrigt sich die Lymphographie.

5. Ergeben beide Verfahren einen normalen oder fraglich pathologischen Befund, ist eine *absolute Indikation* für die *Lymphographie* gegeben.

6. Durch den gestuften Einsatz der drei genannten Verfahren reduziert sich die Zahl der Lymphographien beträchtlich.

7. Durch häufiges sonographisches Re-Staging sind Rezidive und Komplikationen einer Erkrankung frühzeitig erkennbar. Das Therapiekonzept kann dann – eventuell nach Untermauerung durch Computertomographie – dem aktuellen Krankheitsverlauf ohne Zeitverlust angepaßt werden.

Literatur

1. Asher, W. M., A. K. Freimanis: Echographic diagnosis of retroperitoneal lymph node enlargement. Amer. J. Roentgenol. 105 (1969) 438
2. Beyer, D., P. E. Peters: Real-time ultrasonography. An efficient screening method for abdominal and pelvic lymphadenopathy. Lymphology 13 (1980) 142
3. Beyer, D.: Real-time ultrasonography of the lymphatic system. In Donner, M. W., F. H. W. Heuck: Radiology Today I. Springer, Berlin 1981
4. Beyer, D., G. Friedmann, P. E. Peters: Ergebnisse der Real-time Sonographie bei abdominellen Lymphknotenerkrankungen. In A. Kratochwil, E. Reinhold: Ultraschalldiagnostik in der Medizin. Thieme, Stuttgart 1982
5. Brascho, D. J., J. R. Durant, L. E. Green: The accuracy of retroperitoneal ultrasonography in Hodgkin's disease and Non-Hodgkin's lymphoma. Radiology 125 (1977) 485
6. Carroll, B. A., H. N. Ta: The ultrasonic appearance of extranodal abdominal lymphoma. Radiology 136 (1980) 419
7. Carroll, B. A.: Lymphoma. In Goldberg, B.: Ultrasound in Cancer. Churchill Livingstone, New York 1981
8. Filly, R. A., S. Marglin, R. A. Castellino: The ultrasonographic spectrum of abdominal and pelvic Hodgkin's disease and Non-Hodgkin's lymphoma. Cancer (Philad.) 38 (1976) 2143
9. Freimanis, A. K.: Echography and other diagnostic methods in retroperitoneal node enlargement and other masses. In Sodee, D. B.: Correlations in Diagnostic Imaging. Appleton-Century-Crofts, New York 1979
10. Friedmann, G., P. E. Peters, D. Beyer: Rationale Diagnostik der Lymphogranulomatose durch gestuften Einsatz bildgebender Verfahren. Internist (Berl.) 22 (1981) 270
11. Goffinet, D. R., R. Warnke, W. R. Dunnik, R. Castellino, E. Glatstein, T. S. Nelson, R. F. Dorfmann, S. A. Rosenberg, H. S. Kaplan: Clinical and surgical laparotomy-evaluation of patients with Non-Hodgkin's lymphomas. Cancer Treatm. Rep. 61 (1977) 981
12. Goldberg, B. B., G. Perlmutter: Ultrasonic evaluation of the mesenteric artery. J. clin. Ultrasound 5 (1977) 185
13. Hillman, B. J., K. Haber: Echographic characteristics of malignant lymph nodes. J. clin. Ultrasound 8 (1980) 213
14. Koehler, P. R.: Lymphography vs. CT of lymphomas. Letter to the Editor. Amer. J. Roentgenol. 131 (1978) 1116
15. Leopold, G. R.: Ultrasonic evaluation of retroperitoneal lymphadenopathy. In Korobkin, M.: Comp. Tomography, Ultrasound and X-Ray: an Integrated Approach. Postgraduate Course, San Francisco, California 1978
16. Müller, P. R., J. T. Ferucci jr., W. P. Harbin, R. H. Kirkpatrick, J. F. Simeone, J. Wittenberg: Appearance of lymphomatous involvement of the mesentery by ultrasonography and body computed tomography: the „sandwich sign". Radiology 134 (1980) 467
17. Peters, P. E.: Lymphography: Overview. In Donner, M. W., F. H. W. Heuck: Radiology Today I. Springer, Berlin 1981
18. Peters, P. E., D. Beyer, M. Egen: Real-time ultrasonography in diseases of the lymphatic system. Proceedings of the 8th International Congress of Lymphology. Montreal, Canada, 1981
19. Pirschel, J., H. C. Rücker: Die Ultraschalldiagnostik des retroperitonealen Lymphsystems. In Frommhold, W., P. Gerhardt: Erkrankung des Lymphsystems. Klinisch-radiologisches Seminar, Bd. 11. Thieme, Stuttgart 1981
20. Roberts, K. T., F. A. Mettler: Diagnostic evaluation of the pelvic and abdominal lymphatic system. Curr. Probl. Diagn. Radiol. 8 (1979) 1
21. Rochester, D., J. D. Bowie, A. Kunzmann, E. Lester: Ultrasound in the staging of lymphoma. Radiology 124 (1977) 483
22. Spirt, B. A., M. L. Skolnick, E. W. Carsky, K. Ticen: Anterior displacement of the abdominal aorta: a radiographic and sonographic study. Radiology 111 (1974) 399

19 Retroperitoneale Raumforderungen

D. Beyer, G. Friedmann

Anatomie

Der Retroperitonealraum wird durch parenchymatöse Organe (Pankreas, Nieren, Nebennieren) und nicht parenchymatöse Strukturen wie große Gefäße, Lymphknoten, Muskulatur, Fett und Bindegewebe ausgefüllt. Wichtige anatomische Markierungspunkte bei der Ultraschalluntersuchung sind die Nieren, der M. Psoas beidseits, die großen abdominellen Gefäße – Aorta, V. cava inferior und deren Seitenäste – und die Iliakalgefäße.

Untersuchungstechnik

Da die Ultraschalluntersuchung des Retroperitonealraumes von ventral durch gashaltige Darmschlingen und von dorsal durch knöcherne Strukturen (Rippen, Beckenschaufeln und Wirbelsäule) stark behindert sein kann, muß jede Möglichkeit des sonographischen Zugangs genutzt werden, um eine Beurteilung retroperitonealer Strukturen zu ermöglichen. Eine Untersuchung am nüchternen, abgeführten Patienten erleichtert dies in den meisten Fällen.
Die *kraniale Retroperitonealregion* läßt sich rechts von ventral und lateral durch die Leber als Schallfenster beurteilen, während eine Abbildung des linken oberen Retroperitonealraumes nur von lateral, evtl. in Rechtsseitenlage und interkostal möglich ist.
Der bis ins kleine Becken reichende *kaudale Anteil* der Retroperitonealregion ist lediglich von ventral, am besten in Exspiration zu beurteilen. Eine maximal gefüllte Blase dient hierbei als Schallfenster. Zur Darstellung der paravesikalen Region und großen Iliakalgefäße empfiehlt sich eine schräge Schnittführung, beginnend am Leistenband bis zur Aortenbifurkation (5).

Erkrankungen

Von allen Organen und nicht parenchymatösen Strukturen des Retroperitonealraumes können solide und liquide Raumforderungen ausgehen. Dabei handelt es sich um:

1. primäre retroperitoneale Tumoren:
Neurinome, Neuroblastome, Paragangliome,
Myome, Rhabdomyosarkome, Leiomyosarkome,
Lipome, Liposarkome,
Hämangioendotheliome;

2. sekundäre retroperitoneale Tumoren:
Lymphome (s. Kapitel 18),
lokoregionale Rezidive von Nieren- und Nebennierentumoren,
hämatogene Metastasen nicht retroperitonealer Organtumoren;

3. benigne retroperitoneale Raumforderungen:
Zysten,
Lymphozelen,
Hämatome,
Abszesse,
Urinome,
Bauchaortenaneurysmen (s. Kapitel 23),
retroperitoneale Fibrose (Morbus Ormond),
Hufeisenniere, Nierendystopie (s. Kapitel 15).

Da die retroperitonealen Raumforderungen der Nieren (s. Kapitel 15), Nebennieren (s. Kapitel 17), Lymphknoten (s. Kapitel 18) und großen Gefäße (s. Kapitel 23) in den speziellen Organkapiteln bereits abgehandelt sind, bleiben in diesem Rahmen noch zu besprechen:

1. primäre benigne und maligne retroperitoneale Tumoren,
2. die retroperitoneale Fibrose,
3. entzündlich, traumatisch oder iatrogen entstandene retroperitoneale Prozesse.

Ultraschallbefunde

Primäre retroperitoneale Tumoren

Primäre Neoplasien retroperitonealer Gewebsstrukturen, meist Sarkome der verschiedenen ortsständigen Gewebe, sitzen in der Regel dem M. iliopsoas und den dorsalen Weichteilstrukturen als sonographisch solide Raumforderung breitbasig auf. Infolge des echographischen Silhouettenphänomens sind die Konturen des M. psoas und bei jüngeren Patienten auch der großen Gefäße nicht mehr abgrenzbar (Abb. 1a) (13).

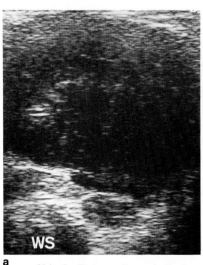
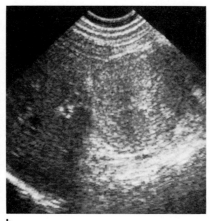
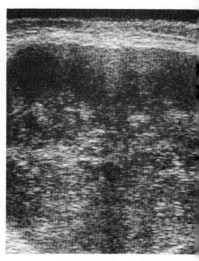

Abb. 1 Retroperitoneale Tumoren.
a ♂, 48 J. Retroperitoneales Fibrosarkom. Querschnitt in Höhe des Nabels. Großer, echoarmer, raumfordernder Prozeß mit relativ glatter Begrenzung, der sich bis unter die Bauchdecke vorwölbt. Der Tumor ist von der Wirbelsäule (WS) und dem M. psoas gut abgrenzbar.
b ♂, 54 J. Zufallsbefund bei Durchuntersuchung wegen Pericarditis constrictiva. Querschnitt durch den rechten Leberlappen. Großer, glatt abgegrenzter und homogen echoreicher retroperitonealer Tumor unklarer Genese. Die V. cava ist nicht sicher abgrenzbar. Sonographisch keine Organzuordnung möglich. Op.: Phäochromozytom.
c ♂, 43 J. Lymphoblastisches Lymphom. Längsschnitt in der Mittellinie. Großer, teils echoreicher, teils echoarmer, glatt begrenzter, rundlicher raumfordernder Prozeß, der bis unter die Bauchdecke reicht. Eine Zuordnung zum Peritoneal- oder Retroperitonealraum ist nicht möglich. Begleitende Stauungsniere beidseits. Verlagerung der Darmschlingen.

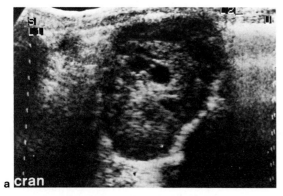
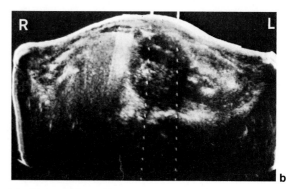

Abb. 2 Retroperitoneales Neurilemmom.
a ♂, 36 J. Längsschnitt links paramedian (Compound-Scan). Echoreicher, in der Peripherie echoarmer, glatt begrenzter, raumfordernder Prozeß, der sich von retroperitoneal nach intraperitoneal vorwölbt. Zentral echofreie Zonen mit angedeuteter dorsaler Schallverstärkung.
b Körperquerschnitt im Compound-Scan. Eine sichere Organzuordnung ist auch im Körperquerschnitt nicht möglich.

Ultraschallbefunde 335

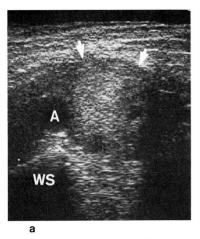
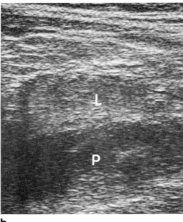
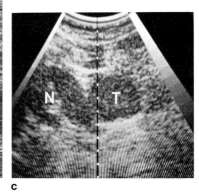

a b c

Abb. 3 Retroperitoneale Tumoren.
a ♀, 20 J. Querschnitt durch den Mittelbauch. Links paraaortal rundlicher und glatt begrenzter, echoreicher, raumfordernder Prozeß, der die Aorta (A) nicht verlagert. Keine Beziehung zur Wirbelsäule (WS). Op.: Paragangliom.
b ♂ 28 J., Längsschnitt rechts paramedian durch den M. psoas (P). Vor dem M. psoas liegt eine echoreiche, lobulär konfigurierte Raumforderung, die vom M. psoas nicht zu trennen ist. Der M. psoas ist verdickt und zeigt ein unregelmäßiges Reflexmuster. Verdachtsdiagnose: primär-retroperitonealer Tumor, vom M. psoas ausgehend. Op.: isoliert in dieser Region gelegener Morbus Hodgkin mit Infiltration des M. psoas. L = Lymphom.
c ♀, 36 J. Querschnitt durch die rechte Niere von dorsal. Pararenal echoreicher und runder Tumor, der sich weitgehend von der Niere abgrenzen läßt. Op.: Fibrom des M. psoas.

Die Tumoren zeigen ein expansives, meist auch infiltrierendes Wachstum nach kranial, kaudal und vorwiegend nach ventral (5). Da es sich bei der Diagnosestellung in der Mehrzahl der Fälle bereits um sehr ausgedehnte Raumforderungen handelt, ist die Zuordnung zum Peritoneal- oder Retroperitonealraum bzw. einem parenchymatösen Organ oft sehr schwierig, insbesondere dann, wenn sich die Tumoren bis unter die Bauchdecke ausdehnen und die umliegenden Darmschlingen verdrängen (Abb. 1a–c). Bei riesigen Raumforde-

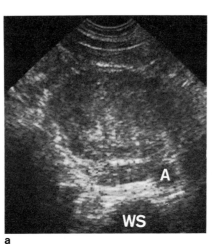
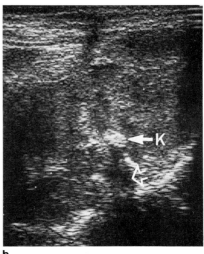

a b

Abb. 4 Primär retroperitoneale Tumoren.
a ♂, 42 J. Querschnitt unterhalb des Nabels vor der Wirbelsäule (WS) an die Aorta (A) angrenzender, vorwiegend echoreicher, rundlich konfigurierter Tumor, der nach intraperitoneal bis unter die Bauchdecke vorwächst. Op.: retroperitoneales Liposarkom.
b ♀, 44 J. Schrägschnitt in Höhe der linken Beckenschaufel. Vor der Beckenschaufel Nachweis eines großen, lobulär konfigurierten, teils echoarmen, teils echoreichen, nach ventral glatt abgegrenzten raumfordernden Prozesses. Zentral größere Verkalkung (K →) mit dorsalem Schallschatten (- →). Op.: Chondrosarkom der linken Beckenschaufel.

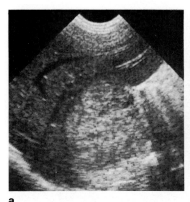 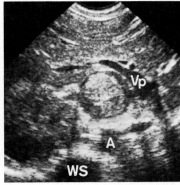 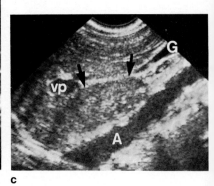

a b c

Abb. 5 Sekundäre retroperitoneale Tumoren.
a ♀ 51 J., Zustand nach Nephrektomie vor 3 Jahren wegen Hypernephrom. Längsschnitt durch die Leber und das rechte Nierenlager. Im Bereich des rechten Nierenlagers großer, echoreicher, von der Leber nicht abgrenzbarer, raumfordernder Prozeß. Bei Respiration kein Nachweis einer Verschieblichkeit der beiden Raumforderungen gegeneinander. Computertomographie und Feinnadelpunktion: Rezidiv eines Hypernephroms mit Einwachsen in die Leber.
b ♀, 58 J. Querschnitt durch die Leberpforte. Vor der Aorta (A) rundlicher, echoreicher Tumor, der von einem echoarmen Rand umgeben wird und die V. portae (Vp) nach ventral verlagert. Gleichzeitig großer Nierentumor rechts. Die V. cava ist nicht abgrenzbar. WS = Wirbelsäule.
c Längsschnitt links paramedian durch die Aorta. Rundlich konfigurierter, von der Leber kaum abgrenzbarer echoreicher Tumor vor der Aorta. Tumorthrombus in der V. cava inferior bei Hypernephrom. G = Gallenblase, A = Aorta, vp = V. portae.

rungen kann die Real-time-Sonographie wegen ihres limitierten Bildausschnittes oft nur den Tumor in Form, Größe und Reflexmuster erfassen (Abb. **1a** u. **c**); erst ein Compoundscan mit vollständigem Körperquerschnitt ermöglicht die Darstellung des Situs und eventuell eine bessere Organ- bzw. Raumzuordnung (Abb. **2**).
Kleinere retroperitoneale Tumoren sind nur dann darzustellen, wenn wenig Darmgasüberlagerung vorliegt (Abb. **3a** u. **b**) oder eine Untersuchung von dorsal möglich ist (Abb. **3c**).
Die Beurteilung des *Reflexmusters* retroperitonealer Tumoren erlaubt keine sichere Zuordnung zu einer bestimmten histologischen Form der Sarkome.
Die Publikation von BREE u. GREEN (2), Einzelfalldarstellungen (6, 8, 11, 15) und eigene Erfahrungen zeigen jedoch, daß vier verschiedene Echomuster vorkommen:

1. homogen echodichte Tumoren (Abb. **3a** u. **c**),
2. echodichte Tumoren mit eingesprengten, echoarmen Arealen (Abb. **4a**),
3. echodichte Tumoren mit zentralen liquiden Bezirken (s. Abb. **2**),
4. homogen echoarme Tumoren (s. Abb. **1c**).

Zentrale Nekrosen oder Blutungen können bei ausgedehnten Tumoren mit schlechter Blutversorgung so groß werden, daß sie Zysten oder Pankreaspseudozysten imitieren (6). Darüber hinaus können retroperitoneale Tumoren auch verkalken (Abb. **4b**). Die Mehrzahl der primär retroperitonealen Tumoren verlagert die Retroperitonealorgane oder Gefäße und führt zu einer meist unilateralen Abflußbehinderung der Nieren mit Stauung oder Hydronephrose, die oft ein erstes faßbares Symptom darstellen.
Bei schlanken, muskulösen Sportlern kann der M. psoas stark hypertrophieren und – besonders im Querschnittsbild – einen echoreichen Tumor imitieren, der im Urogramm den Ureter nach medial verlagert (1). Die Untersuchung der „Raumforderung" bei gestrecktem und gebeugtem Hüftgelenk mit Größenzunahme bei Beugung klärt die Situation.
Primäre und *sekundäre retroperitoneale Tumoren* sind allein durch sonographische Kriterien selten voneinander zu differenzieren (s. Abb. **1**). So können lokoregionale Rezidive von Nieren- oder Nebennierentumoren bzw. gynäkologischer Tumoren als retroperitoneale Raumforderung im ehemaligen Areal des entfernten Organs nachweisbar sein (Abb. **5a**).
Auch Tumorthromben in der V. cava inferior, ausgehend von Hypernephromen, können als primärer retroperitonealer Tumor fehlgedeutet werden. Die fehlende Darstellung der V. cava inferior führt in diesen Fällen differentialdiagnostisch weiter (Abb. **5b** u. **c**).

Retroperitoneale Hämatome

Mit retroperitonealen Hämatomen ist zu rechnen nach Bauch- oder Rückentraumen, bei Patienten mit Antikoagulantientherapie, Hämophilie oder hämorrhagischer Diathese, bei Bauchaortenan-

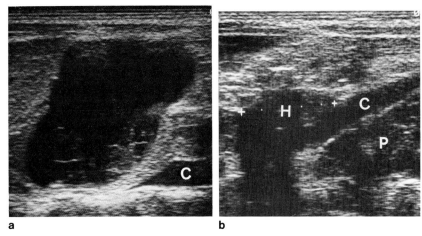

Abb. 6 Retroperitoneale Hämatome.
a ♂, 22 J. Zustand nach Motorradunfall. Große, vorwiegend echofreie, glatt begrenzte Raumforderung retroperitoneal mit Kompression der V. cava inferior (C). Dorsal multiple, flottierende und sedimentierende Echokomplexe. Op.: Ruptur des Pankreaskopfes mit großem retroperitonealem Hämatom.
b ♂, 18 J. Retroperitoneales Hämatom (H) bei Zustand nach plastischem Ersatz der V. cava inferior wegen Kavahypoplasie und Thrombose. Vor der plastisch ersetzten V. cava inferior (C) echoarmer, spindelig konfigurierter, raumfordernder Prozeß (H). P = M. psoas.

eurysmen mit Penetration sowie nach Punktionen retroperitonealer Organe (insbesondere Nierenpunktion), translumbaler Angiographie oder operativen Eingriffen im Retroperitonealraum.
Diese Hämatome können sich bis unter die Bauchdecke ausdehnen, so daß eine Zuordnung zum Peritoneal- oder Retroperitonealraum oft schwerfällt. Das fehlende Ablaufen der Flüssigkeit bei Lagewechsel und einer Verlagerung der Retroperitonealorgane oder -gefäße spricht für den retroperitonealen Ursprung (Abb. 6a u. 7).
Hämatome zeigen ein unterschiedliches Reflexmuster, das häufig approximativ auf ihr Alter schließen läßt (5).

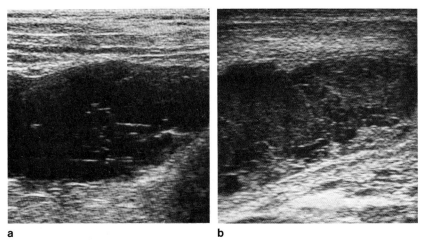

Abb. 7
a ♂, 61 J. Retroperitoneales Hämatom (Überdosierung von Antikoagulantien). Längsschnitt durch den linken Unterbauch. Im linken Unterbauch Nachweis einer großen, glatt begrenzten, vorwiegend echofreien Raumforderung, die sich nach intraperitoneal vorwölbt und z. T. septenähnliche, flottierende, sich jedoch nicht sedimentierende Echokomplexe enthält.
b Kontrolle des Befundes nach 3 Tagen. Kaum Größenreduktion. Zunehmende Echogenität der Flüssigkeitsansammlung mit dorsaler Sedimentation von thrombotischem Material.

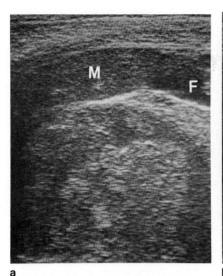 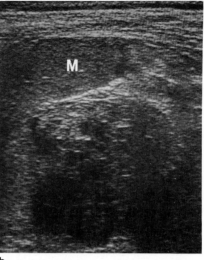

Abb. 8 ♂, 48 J. Ultraschalluntersuchung wegen plötzlicher Schock- und Schmerzsymptomatik im linken Oberbauch. Kein Trauma.
a Längsschnitt durch die Milz von links lateral. Die Milz (M) ist von freier Flüssigkeit (F) umgeben. Zwischen Milz und oberem Nierenpol (nicht dargestellt) Nachweis eines großen, rundlich begrenzten, vorwiegend echoreichen, raumfordernden Prozesses unklarer Genese.
b Untersuchung nach 48 Std. Geringe Verkleinerung des scheinbar retroperitonealen Prozesses mit Veränderung des Reflexmusters (echoarme Zonen). Op.: keine retroperitoneale Blutung. Spontane Einblutung in eine angeborene Milzzyste.

Frische Hämatome stellen sich als echofreie oder echoarme Raumforderungen dar (Abb. 6), die mit zunehmender Organisation und konsekutiver Verkleinerung ihr Reflexverhalten in der Form ändern, daß zunehmend Echostrukturen auftreten, die z. T. als Fäden bzw. Septen in Form eines komplexen Strukturmusters imponieren (Abb. 6b u. 7) (4, 5).

In diesem Stadium ist eine Differenzierung von retroperitonealen Lymphozelen oder Abszessen nicht immer möglich. Das echogene Material hat zudem die Neigung dorsal zu sedimentieren und bei Lagewechsel eine andere Konfiguration anzunehmen (Abb. 7b).

Hämatome infolge Überdosierung von Antikoagulantien oder Hämophilie organisieren sich deutlich langsamer (Abb. 7). Die Entwicklung der Hämatome von echofreien zu echoreichen Raumforderungen verläuft jedoch nicht uniform. Auch der umgekehrte Weg vom primär echoreichen Prozeß zur Raumforderung mit zunehmend liquiden Anteilen ist möglich (Abb. 8).

Retroperitoneale Lymphozelen

In ca. 25 – 30 % bilden sich nach ausgedehnten retroperitonealen Lymphadenektomien wegen lymphogen metastasierender Tumoren Lymphozelen. Nach den Untersuchungen von SPRING u. Mitarb. (12) bilden sich Lymphozelen mit einem Durchmesser unter 30 cm meist spontan zurück, während bei größerer Ausdehnung in der Mehrzahl der Fälle operativ eingegriffen werden muß. Typische Lokalisationen sind – abhängig vom Ort und Ausmaß der Lymphadenektomie – die Paraaortal - oder Parakavalregion sowie das Kompartment lateral und ventral der Iliakalgefäße. Je nach Größe der Lymphozelen ist eine Ausdehnung bis unter die Bauchdecke möglich (Abb. 9). Sie sind in der Mehrzahl echofrei, zeigen jedoch mit zunehmendem Alter echoreiche, meist bewegliche Septen und dorsal gelegene Spiegel, die lageverschieblich sind (Abb. 9). Die plötzliche Größenzunahme einer Lymphozele mit Spiegelbildung durch Detritus spricht für eine Infektion der Lymphansammlung (12). Eine Verlagerung der retroperitonealen großen Gefäße oder des Ureters mit Abflußstörung einer Niere durch die liquide Raumforderung ist ungewöhnlich.

Die differentialdiagnostische Abgrenzung gegenüber einem frischen Hämatom, einem postoperativen Serom, Urinom oder Abszeß kann – allein mit der Reflexmusteranalyse – Schwierigkeiten bereiten.

Retroperitoneale Abszesse

Der Retroperitonealraum mit seinen präformierten Spaltbildungen und kraniokaudal gerichteten Leitstrukturen begünstigt die Entwicklung und

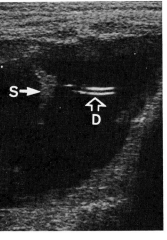 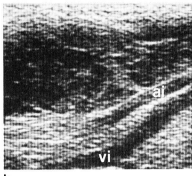 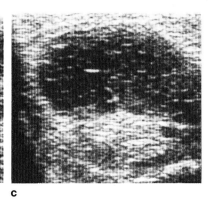

Abb. 9 Retroperitoneale Lymphozelen.
a ♂, 61 J. Zustand nach Lymphadenekomie und Prostatektomie wegen Prostatakarzinoms, 5 Tage postoperativ Auftreten einer weichen Schwellung im rechten Mittel-Unter-Bauch.
Längsschnitt rechts paramedian. Große, weitgehend echofreie Raumforderung, die sich bis unter die Bauchdecke vorwölbt und teilweise Septen (S –→), enthält. Zustand nach Einlegen einer Drainage (D →) zur Ableitung.

b ♂, 24 J. Zustand nach retroperitonealer Lymphadenektomie wegen Teratokarzinoms des Hodens. Jetzt weiche Schwellung links iliakal. Schrägschnitt durch die linken iliakalen Gefäße (ai = A. iliaca, vi = V. iliaca). Ventral der großen Beckengefäße Nachweis einer liquiden Raumforderung, die bis unter die Bauchdecke reicht und multiple, teils mobile Echokomplexe enthält.
c Querschnitt in derselben Region. Die vorwiegend liquide Raumforderung wölbt sich nach ventral und medial vor.

Ausdehnung von Abszessen (5). Als Ursache kommen postoperative Infektionen, Traumata (retroperitoneale Duodenalruptur!), Pyelonephritis, entzündliche Wirbelsäulenprozesse, insbesondere Tuberkulose und fortgeleitete entzündliche Prozesse von Nachbarorganen (Appendizitis und Pankreatitis) in Betracht. Sektionsstatistiken zeigen, daß 30 – 50 % der retroperitonealen Abszesse undiagnostiziert bleiben; die Mortalität ist mit 40 – 50 % entsprechend hoch (9).

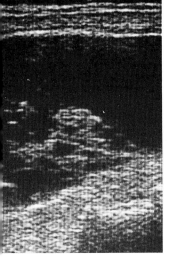 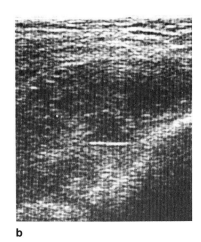 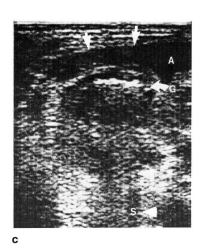

Abb. 10 Retroperitoneale Abszesse.
a ♂, 24 J. Als Grundleiden Morbus Crohn. Längsschnitt rechts paramedian von ventral. Große, glatt begrenzte in den ventralen Abschnitten echofreie Raumforderung mit multiplen, schwebenden, sedimentierenden Echos dorsal.
b ♂, 26 J. Retroperitonealer Abszeß nach retroperitonealer Duodenalruptur (Autounfall). Längsschnitt rechts parakaval unterhalb der Leber. Großer echoreicher, sich nach ventral vorwölbender Prozeß mit leichter dorsaler Schallverstärkung.
c ♀, 36 J. Zustand nach akuter Pyelonephritis bei Diatetes mellitus. Hohes Fieber. Querschnitt durch die rechte Niere von dorsal. Dorsal der Niere liquide Zone mit angedeuteter Schallverstärkung (perirenaler Abszeß = A →). Intrarenal multiple Gasblasen (G →) mit dorsalem Schallschatten (S).

340 Retroperitoneale Raumforderungen

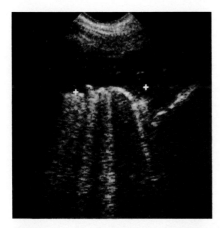

Abb. 11 ♀, 51 J. Zustand nach Nephrektomie wegen Hypernephroms; Fieber. Bei der Untersuchung von dorsal Nachweis einer echoreichen Reflexformation im ehemaligen Nierenlager (+ +) mit dorsaler Schallschattenbildung und multiplen Wiederholungsechos als Hinweis auf einen gasbildenden Abszeß.

Sonographisch zeigen sich Abszesse als vorwiegend echofreie (Abb. **10a**), aber auch komplex reflexgebende echoärmere Zonen (Abb. **10b** u. **c**), die sich nach intraperitoneal bis an die Bauchdecke vorwölben oder retroperitoneale Strukturen wie den Ureter verlagern und eine Stauungsniere bzw. eine Verlagerung der Niere hervorrufen können (5, 9, 14). Eine fehlende Abgrenzbarkeit der großen Gefäße ist ebenfalls möglich, wenn der Abszeß – etwa bei Spondylitis tuberculosa – von der Wirbelsäule ausgeht (13). Abszesse im vorderen Pararenalraum verlagern die Niere nach lateral, im hinteren Pararenalraum nach ventral und lateral und können sich entlang des Ureters bis ins Becken bzw. in den präperitonealen Raum ausbreiten.

Perirenale Abszesse verdrängen die Niere nach ventral und medial (Abb. **10c**) und können wegen der guten Abgrenzung des Peritonealraumes durch Faszien nicht ins kleine Becken vordringen (10). Bei Übergreifen des Abszesses auf den dorsal der Fascia transversalis gelegenen hinteren Pararenalraum und phlegmonöser Infiltrationen angrenzender Weichteile lassen sich im Bereich der Rückenmuskulatur liquide Areale abgrenzen. Postoperativ, z. B. nach Nephrektomie, entstandene Abszesse sind als liquide Areale in der Nierenloge darzustellen (13).

Gashaltige Abszesse fallen durch abnorme retroperitoneale Echoansammlungen mit breitem Schallschatten und Wiederholungsechos auf (Abb. **11**).

Eine schlüssige Abgrenzung von retroperitonealen Abszessen gegenüber postoperativen Urinomen, Hämatomen oder Lymphozelen ist jedoch auch unter Zuhilfenahme klinischer Parameter selten möglich.

Retroperitoneale Fibrose (Morbus Ormond)

Die seltene retroperitoneale Fibrose wird oft erst durch eine beidseitige Stauungsniere mit Medialverlagerung der Ureteren in die differentialdiagnostischen Überlegungen miteinbezogen.

Sonographisch zeigt sich bei günstigen Untersuchungsbedingungen eine prävertebrale, echoarme Masse, die meist nach ventral relativ glatt abgegrenzt ist und die die großen Gefäße – beson-

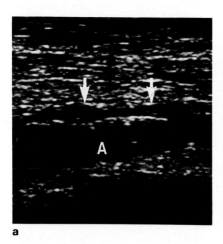
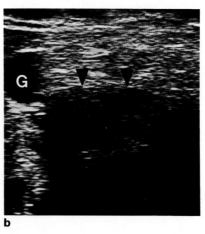

a b

Abb. 12 Morbus Ormond (retroperitoneale Fibrose).
a ♂, 54 J. Längsschnitt durch die Aorta (A) links paramedian. Präaortal Nachweis einer echoarmen Platte, die durch die echogene Aortenwand gut von der Aorta abzugrenzen ist.
b ♀, 40 J. Querschnitt in Höhe der Gallenblase (G). Prävertebral sind die großen Gefäße durch eine nach ventral glatt abgegrenzte, echoarme Raumforderung verschattet (echographisches Silhouettenzeichen). Op.: retroperitoneale Fibrose.

ders bei jüngeren Patienten – nicht zur Darstellung kommen läßt (Abb. **12**) (7). Auch beim Vorliegen beidseitiger Stauungsnieren ist diese „Tumorplatte" selten von Lymphomen zu differenzieren.

Bei histologisch verifizierter Diagnose und nach operativer Verlagerung der Ureteren nach ventral und peritoneal erlaubt die Sonographie eine Größenkontrolle der tumorähnlichen Platte und der Weite der Nierenbeckenhohlsysteme.

Wertung

Bei klinischem Verdacht auf eine Raumforderung retroperitonealen Ursprungs führt die Sonographie zu wichtigen Angaben über Konsistenz, Größe, Ausdehnung und evtl. über die Organzugehörigkeit des Prozesses. Darüber hinaus liefert sie wichtige Informationen über die Verlagerung extra- oder intraperitonealer Organe, insbesondere der Nieren und Ureteren. Hier ergänzt sie sich insbesondere mit der Urographie.

Bei liquiden Raumforderungen ist oft auch unter Berücksichtigung von Anamnese und Klinik nicht zwischen einem weitgehend nekrotisch zerfallenen Tumor, einem Abszeß, Hämatom, Urinom oder einer Lymphozele zu differenzieren. Hier bietet sich ergänzend die Computertomographie an, die eine präzise topographisch-anatomische Zuordnung erlaubt und z. T. über die Dichtebestimmung Hämatome von Abszessen und Urinomen bzw. Lympozelen differenzieren läßt. Bei entzündlichen oder traumatischen Prozessen des Retroperitonealraumes ist die CT der Sonographie überlegen, da hier die meist begleitende Darmblähung durch Ileus, postoperative Verbände, Drainagen und Wunden nicht hinderlich sind.

Nicht zu vergessen ist die Möglichkeit der *ultraschallgezielten Feinnadelpunktion* retroperitonealer Prozesse von dorsal und lateral mit der Möglichkeit der Aspiration von Flüssigkeit und Zellmaterial zu laborchemischen, bakteriologischen und histologischen Untersuchungen und perkutanen Ableitung.

Literatur

1 Bree, R. L., B. Green, D. Keiller, E. Genet: Medial deviation of the ureters secondary to psoas-muscle hypertrophy. Radiology 118 (1976) 691
2 Bree, R. L., B. Green: The gray-scale sonographic appearance of intraabdominal mesenchymal sarcomas. Radiology 128 (1978) 193
3 McCullough, D. L., G. R. Leopold: Diagnosis of retroperitoneal fluid collections by ultrasonography: a series of surgically proved cases. J. Urol. (Baltimore) 115 (1976) 656
4 Doust, B. D., F. Quiroz, J. M. Stewart: Ultrasonic distinction of abscesses from other intra-abdominal fluid collections. Radiology 125 (1977) 213
5 Frommhold, H., D. Koischwitz: Sonographie des Abdomens. Thieme, Stuttgart 1982
6 Hoefflin, S. M., E. Passaro jr.: A retroperitoneal cystic leiomyosarcoma spontaneously draining into the stomach. Amer. J. Surg. 132 (1976) 387
7 Jacobson, J. B., H. C. Redman: Ultrasound findings in a case of retroperitoneal fibrosis. Radiology 113 (1974) 423
8 Kim, E., S. M. Goldman, S. D. Minkin: Contralateral displacement of abdominal viscera by a retroperitoneal liposarcoma: ultrasonic demonstration. J. clin. Ultrasound 5 (1977) 117
9 Laing, F. C., R. P. Jacobs: Value of ultrasonography in the detection of retroperitoneal inflammatory masses. Radiology 123 (1977) 169
10 Meyers, M. A.: Dynamic Radiology of the Abdomen. Normal and Pathologic Anatomy. Springer, Berlin 1976
11 Ponhold, W., H. Czembirek: Sonographische Differentialdiagnose retroperitonealer Tumoren. Radiologe 20 (1980) 181
12 Spring, D. B., D. Schroeder, S. Babu, R. Agee, G. Gooding: Ultrasonic evaluation of lymphocele formation after staging lymphadenectomy for prostatic carcinoma. Radiology 141 (1981) 479
13 Triller, J., W. A. Fuchs: Abdominelle Sonographie. Thieme, Stuttgart 1980
14 Wicks, J. D., T. M. Silver, J. R. Thornbury: Complementary use of radiography, ultrasonography and gallium-67-scintigraphy in the diagnosis of a retroperitoneal abscess. Urol. Radiol. 1 (1979) 25
15 Woon, Man Chung, Yoeh, Ming Ting, R. A. Gagliardi: Ultrasound diagnosis of retroperitoneal liposarcoma. J. clin. Ultrasound 6 (1978) 266

20 Harnblase

B. Frentzel-Beyme, H. Denkhaus, D. Beyer

Anatomie und Topographie

Die Harnblase ist ein muskuläres Hohlorgan und liegt im kleinen Becken verschieblich zwischen Symphyse, vorderer Bauchwand und Peritoneum. Die Ureteren münden beidseits dorsolateral in den Harnblasenfundus und durchsetzen die Blasenwand in schrägem Verlauf nach mediokaudal. Beim Mann ist der Blasenfundus vom Beckenboden durch die Prostata und die Samenblasen getrennt (Abb. 1). Bei der Frau steht die Blase tiefer und hat Verbindung zur vorderen Scheidenwand. Die gefüllte Harnblase, die eine normale Kapazität zwischen 300 und 500 ml hat, ist annähernd oval mit dorsoventraler Längsachse. Sie überragt die Symphyse und wird suprapubisch palpabel bzw. sonographisch zugänglich. Nach der Miktion projiziert sich die Harnblase hinter die Symphyse.

Die Harnblasenwand besteht aus drei funktionellen Schichten: der Schleimhaut (Mukosa und Submukosa), der Muskulatur (Muskularis) und der Serosa. Hieran schließt sich das perivesikale Fettgewebe an; nur das Blasendach wird vom Peritoneum überzogen.

Die Wanddicke beträgt bei leerer Blase 5–10 mm, bei starker Füllung nur noch 0,5–2 mm. Die Verdünnung ist in erster Linie auf eine Dehnung der Muskulatur zurückzuführen. Die Lymphgefäße vereinigen sich im Plexus perivesicalis und ziehen mit den Gefäßen zu den Nodi lymphatici iliacae internae und zu den aortalen Lymphknoten.

Untersuchungsmethoden

Über Ultraschalluntersuchungen des Beckens unter Ausnutzung der gefüllten Harnblase haben 1958 bereits DONALD u. Mitarb. berichtet (5). Die Untersuchung der Blase selbst war jedoch begrenzt auf die Bestimmung des Volumens. Heute stehen zur sonographischen Untersuchung

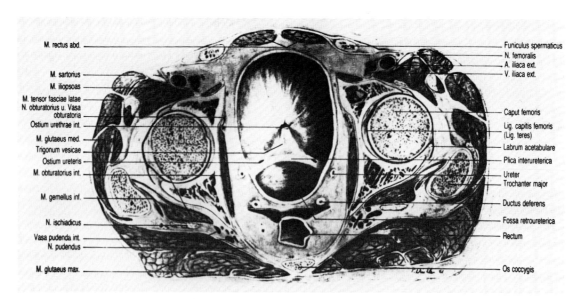

Abb. 1 Anatomischer Querschnitt eines männlichen Beckens in Höhe der beiden Hüftgelenke (aus *G. Töndury*: Angewandte und topographische Anatomie. Thieme, Stuttgart 1981).

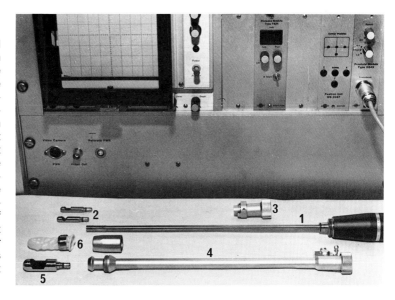

Abb. 2 Die Schallsonde (1) wird durch einen Motor – rechts im Bild – gedreht. Verschiedene Schallköpfe für die transurethrale Untersuchung (2) können aufgesteckt werden, und nach Einführen der Schallsonde in den Zystoskopschaft kann sie mit einem Verschluß (3) adaptiert werden. Für die transrektale Untersuchung wird das Rektalrohr (4) über die Schallsonde geführt, der Schallkopf (5) aufgesteckt. Über den Schallkopf wird nun ein Gummiballon mit Metallhülsen (6) befestigt, der über einen Wasserzulauf – rechts am Rektalrohr erkennbar – mit Wasser gefüllt wird.

der Harnblase die suprapubische-transabdominelle (1, 12, 14, 18, 27), die intravesikale (10, 11, 19, 20, 25, 26) und die transrektale (8, 22, 30) Methode zur Verfügung. Während die suprapubische Methode einfach durchzuführen ist, muß die transurethrale-intravesikale Sonographie mit einer Zystoskopie gekoppelt werden, bietet allerdings den Vorteil einer größeren Detailerkennbarkeit.

Suprapubische-transabdominelle Technik

Bei der suprapubischen Sonographie ist ebenfalls wie bei der transvesikalen Prostatauntersuchungstechnik eine gut gefüllte Harnblase Voraussetzung für eine erfolgreiche Untersuchung. Durch die Blasenfüllung tritt das Blasendach nach kranioventral und verdrängt die Darmschlingen. Die Untersuchung kann mit Compound- oder Real-time-Geräten durchgeführt werden. Die Blasenhinterwand ist mit 3,5-MHz-Schallköpfen mit langem Fokus darstellbar. Bei adipösen Patienten wird oft ein 2,5-MHz-Schallkopf notwendig. Die Vorderwand ist wegen der häufigen Wiederholungsechos relativ schlecht zu untersuchen. Zur genaueren Abklärung kann ein 3,5-MHz-Schallkopf mit kurzem Fokus verwendet werden bzw. Schallköpfe mit einer Wasservorlaufstrecke. Die Untersuchung des auf dem Rücken liegenden Patienten beginnt unmittelbar oberhalb der Symphyse in transversalen und longitudinalen Schnitten. Zur Darstellung des Fundus wird der Schallkopf bei den transversalen Schnitten nach kaudal gewinkelt.
Eine Lageänderung des Patienten wird manchmal notwendig, um z. B. Fremdkörper, Blasensteine oder Blutkoagel durch ihre Beweglichkeit von wandständigen Prozessen abzugrenzen. Bei pathologischen Befunden ist es hilfreich, die Blase in verschiedenen Füllungszuständen zu schallen, um tumorinfiltrierte, starre Harnblasenareale von einer elastischen Harnblasenwand abzugrenzen. Da ein Harnblasenkatheter gut sichtbar ist, kann eine Katheterisierung und damit die Darstellung des Katheters in der Harnblase zur Differentialdiagnose herangezogen werden, wenn bei einer zystischen Struktur im kleinen Becken Zweifel bestehen, ob es sich um die Harnblase handelt. Jede sonographische Untersuchung der Harnblase sollte durch eine Nierensonographie ergänzt werden zum Ausschluß eines pathologischen Befundes.
Es werden Bilder gezeigt, die mit einem 2,5-MHz-Sectorscanner erstellt wurden.

Transurethrale-intravesikale Technik

Das erste transurethrale Ultraschallgerät wurde von MICSKI 1966 (17) vorgestellt zur besseren Darstellbarkeit der weiblichen Genitalorgane. Der eigentliche Pionier aber ist HOLM, der 1974 einen Prototyp vorstellte, um die Blasenwand besser beurteilen zu können (10). Dieses Verfahren arbeitet mit einem Rotationsscanner, einem Kleinstschallkopf, der um die Längsachse einer Sonde rotiert. Die Sonde besitzt einen Durchmesser von 7,5 mm und muß durch ein 24-Charr-Zystoskop geführt werden (Abb. 2). Die Rotationsgeschwindigkeit des Schallkopfes ist bei den einzelnen Geräten unterschiedlich und reicht von 2 – 15 U/s. Die Schallköpfe sind fokussiert und arbeiten zwischen 5 und 7 MHz. Ergänzend zu dem normalen 90°-Schallkopf werden retrograde Schallköpfe von 135° benutzt, um den Blasenausgang besser einsehen zu können, bzw. auch antegrade von 45°, um das Blasendach beurteilen zu können (Abb. 3).

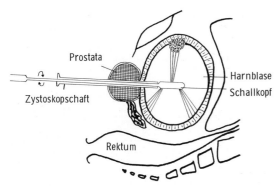

Abb. 3 Schematische Darstellung der Ultraschallsonde in der Harnblase. Eingezeichnet ist eine rechtwinklige Schallrichtung, eine retrograde (135°) und eine antegrade (45°). Wird der Schallkopf in der Blase bewegt, können alle Anteile abgebildet werden.

In Ergänzung einer durchgeführten Zystoskopie wird die sterilisierte Schallsonde mit der Zystoskopieoptik ausgetauscht und kann für alle gebräuchlichen Schäfte mit einem Verschluß adaptiert werden (s. Abb. 2). Die Blase wird über einen Wasserzulaufhahn aufgefüllt. Mit der Rotation des Schallkopfes entstehen auf dem Monitor dynamische Querschnittsbilder. Die Sonde kann durch Bewegen im Zystoskopschaft verschieden positioniert werden. Die vorgestellten Bilder sind mit einem Rotationsscanner mit 5,5 MHz erstellt worden.

Transrektale Technik

Die Methode der transrektalen Sonographie wird unter „Prostata" im Kapitel 21 ausführlich beschrieben. Kann die Schallsonde weit genug, etwa 10 – 12 cm, rektal eingeführt werden, ist die Harnblase in ihrer Gesamtheit darstellbar. Die Abbildungseigenschaften sind allerdings wegen des kürzeren Fokus nicht optimal (Abb. 16).

Normalbefund

Im Querschnitt zeigt eine normale, gefüllte Harnblase im Fundus und Korpusabschnitt eine annähernd quadratische Figur mit abgerundeten Ecken; weiter kranial ist sie oval. Auf medianen Longitudinalschnitten erscheint die Blase dreieckförmig mit abgerundeten Ecken; lateral wird sie eher oval (Abb. 4, 6 u. 14). Die Blasenwanddicke ist vom Füllungszustand abhängig. Bei mittlerer Füllung ist sie als ein ca. 4 – 8 mm breites Reflexband abgrenzbar (Abb. 4 u. 5). Bei maximaler Blasenentfaltung beträgt die Wanddicke 1 – 3 mm. Die Innenwand der Blase ist normalerweise glatt berandet und echodicht, während die Außenwand als eigene Schicht nicht immer abgrenzbar ist. Die verschiedenen Wandschichten wie Mukosa, Submukosa und Muskularis sind nicht zu differenzieren. Auch experimentell an Kadaverblasen war dieses nicht möglich, auch nicht mit höheren Frequenzen und entsprechenden Fokussierungen (27).

Bei der *suprapubischen* Methode sind zusätzlich die benachbarten Organe wie Uterus, Vagina (Abb. 6) bzw. Prostata und Samenblasen (Abb. 7, 8 u. 15) in ihrer gesamten Ausdehnung darstellbar. Dies ist mit der *intravesikalen* Methode nicht möglich. Oft sind mit der intravesikalen Technik am Blasenboden die Ureteren als ovale oder schlitzförmige, echofreie Areale abgrenzbar (Abb. 5 u. 20b). Um die Blase herum ist häufig ein echoärmerer Saum zu sehen, der dem perivesikalen Fettgewebe entspricht (Abb. 5 u. 18) (27). Intravesikal kommen manchmal im Blasenlumen kleine zerstreut liegende echodichte Stippchen zur Darstellung (s. Abb. 20b), die Luftbläschen

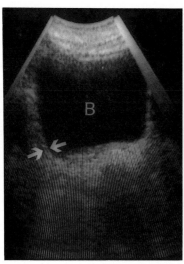
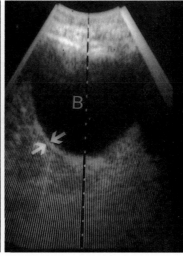

Abb. 4 Normalbefund einer 62jährigen Patientin mit der suprapubischen Methode.
a Transversalschnitt in Harnblasenmitte.
b Longitudinalschnitt in der Medianebene.
B = Harnblase, Dicke der Harnblasenwand (→), Marker: 1 cm.

a   b

Untersuchungsmethoden 345

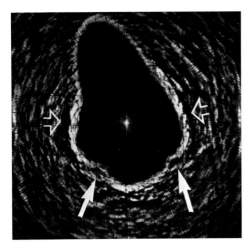

Abb. 5 Intravesikale Darstellung einer unauffälligen Harnblase. Dorsal sind die beiden Ureterostien dargestellt (→). Der echoarme Saum seitlich (⇨) entspricht dem perivesikalen Fettgewebe.

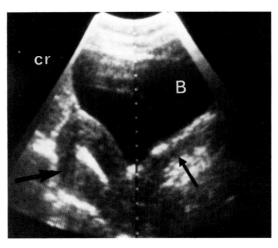

Abb. 6 Longitudinalschnitt in der Medianebene einer 42jährigen Patientin. Im Uterus (⇨) Abbildung eines Pessars. Darstellung auch des Kollums und der Vagina (→).
B = Harnblase; cr = kranial.

entsprechen. Am Blasendach können sie sich sammeln und dann einen Schallschatten hervorrufen.
Zur *Volumenbestimmung* der Blase werden in Transversal- und Longitudinalschnitten die drei größten Durchmesser ermittelt und mit verschiedenen Formeln berechnet:
1. unter der Vorstellung der Blase als eines Rotationsellipsoides: $V = a \times b \times c \times 0{,}523$ (2) oder
2. $V = (a \times b \times c) - 3{,}14 : 2{,}17$.
Diese Formel wurde von McLean und Edell experimentell ermittelt (15). Eine normale Blase toleriert eine Füllung bis zu 700 ml. Zwischen den sonographisch bestimmten Blasenvolumina und dem Miktionsvolumen besteht eine gute Korrelation; für kleinere Blasenvolumina unter 100 ml wird die sonographische Bestimmung schwieriger (3, 21), ist jedoch für praktische Belange noch ausreichend genau.
Ab der 16. Schwangerschaftswoche ist die gefüllte Harnblase des Fetus nachweisbar, und die Urinproduktion ist ab der 30. Woche berechenbar (18).

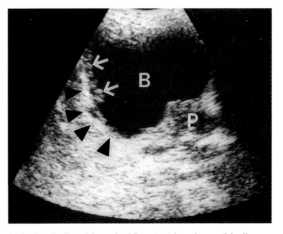

Abb. 7 Balkenblase bei Prostatakarzinom. Medianer Longitudinalschnitt: dorsale Begrenzung der Blasenwand (▶), ausgeprägte Trabekulierung (→). B = Blase.

Abb. 8 Endovesikal wachsendes Mittellappenadenom eines 68jährigen Patienten.
a scheinbarer Tumor am Blasengrund.
b Bei Kippung des Schallkopfes nach kaudal hat der Mittellappen mit der Prostata (→) Verbindung.

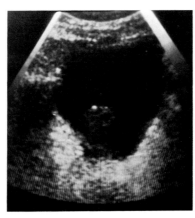
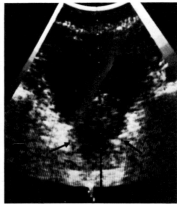

Erkrankungen

Änderungen der Blasengröße und -form

Eine *Harnblasendilatation* kann sonographisch schnell und sicher nachgewiesen und das Urinvolumen mit großer Treffsicherheit berechnet werden. Die Ursache einer Dilatation ist sonographisch nicht immer zu klären. Obstruktionen im Blasenhals, die zu einer Entleerungsstörung mit nachfolgender Dilatation führen, sind oft ursächlich zu diagnostizieren, wie z. B. eine Prostatavergrößerung mit ausgeprägt endovesikalem Wachstum (Abb. 8), Harnblasentumoren am Blasenausgang, gynäkologische Tumoren (Abb. 9), Harnblasensteine (s. Abb. 23), Fremdkörper und ähnliches. Dilatationen durch solche Obstruktionen oder durch Urethrastrikturen sind natürlich von neurogenen Dysfunktionen nicht zu differenzieren.

Eine *Wandhypertrophie* kann sich aus länger bestehenden Entleerungsstörungen bei Obstruktionen oder bei chronisch-rezidivierenden Zystitiden entwickeln. Dies führt zu einer Verdickung der Muskulatur bis hin zur Trabekulierung (s. Abb. 7). Sonographisch zeigt sich eine verdickte und an der inneren Oberfläche unregelmäßige Blasenwand mit teilweise deutlich prominenten Trabekeln – entsprechend den zystographischen Bildern. Häufig bilden sich dann auch Blasendivertrikel aus (s. S. 350, Abb. 21).

Eine Veränderung der Blasenform kann durch eine *extravesikale Raumforderung* bedingt sein. Die häufigste Ursache einer Blasenkompression ist die Prostatahypertrophie, insbesondere bei einem großen endovesikal wachsenden Mittellappenadenom durch Anhebung des Blasenbodens. Von einem Harnblasentumor ist das Adenom bei einer sorgfältigen Untersuchung durch die Verbindung zur periurethralen Prostata zu unterscheiden (Abb. 8).

Tumoren der pelvinen oder retroperitoneal gelegenen Organe können in die Harnblase infiltrieren und sind dann als echodichte, unregelmäßig berandete Massen in der Harnblase sichtbar (Abb. 9). Die Harnblasenwand ist in diesem Bereich als Reflexband nicht mehr erhalten. Die Organzugehörigkeit, z. B. Rektum oder Uterus, ist häufig jedoch sehr schwer zu diagnostizieren. Fisteln sind sonographisch nicht darstellbar.

Entzündungen

Pathologie

Die Zystitis ist die häufigste Erkrankung der Harnblase. Als prädisponierender Faktor ist eine Urinretention bei Blasenhalsobstruktionen, z. B. durch Prostatavergrößerungen, bei Blasenparalyse oder in Blasendivertikeln zu erwähnen. Hier kommt der Ultraschalldiagnostik zum Auffinden der Entzündungsursache eine gewisse Bedeutung zu.

Die Mukosa ist bei einer *akuten Zystitis* hyperämisch und die Wand ödematös verdickt. Bestehen die prädisponierenden Faktoren weiter, kommt es zur *chronisch rezidivierenden Zystitis*. Die Blase ist dann oft klein mit hypertrophierter Muskulatur.

Klinik

Klinisch äußert sich die akute Zystitis durch eine Pollakisurie, Schmerzen bei der Miktion, evtl. Hämaturie oder Unterbauchschmerzen.

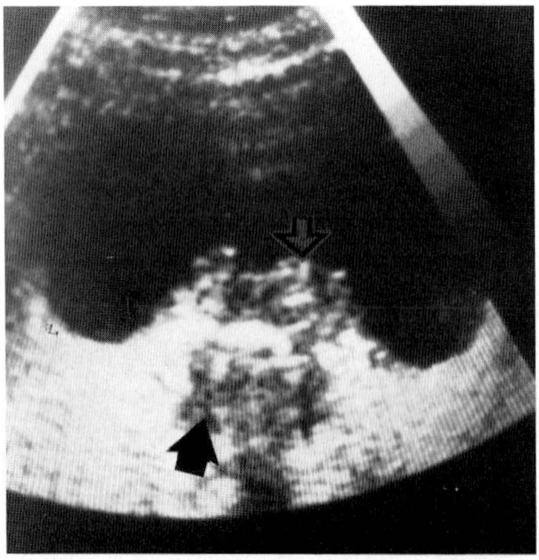

Abb. 9 Kollumkarzinom (⇨) einer 58jährigen Patientin mit Infiltration in die Harnblase (⇒). Zustand nach Radiatio: Fibrosierungen (echodichte Bezirke) in dem Tumor.

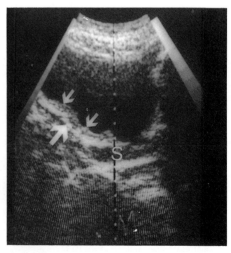

Abb. 10 Longitudinalschnitt bei einem 65jährigen Mann mit Prostatakarzinom. Deutlich verdickte und leicht unregelmäßige Harnblasenwand (→): chronische Zystitis. S = Samenblase.

Ultraschallbefunde

Bei einer *akuten Zystitis* kann im Sonogramm die Wand durch das Ödem verdickt sein und erscheint oft unregelmäßig begrenzt. Häufig ist aber kein pathologischer Befund zu erheben. Da der Patient wegen der Reizblase unfähig ist, über einen längeren Zeitraum den Urin zu halten, ist die suprapubische Sonographie auch nur eingeschränkt einsetzbar.

Bei einer *chronisch-rezidivierenden Zystitis* ist das Epithel häufig verbreitert, so daß bisweilen die Wandverdickungen nur schwer von oberflächlichen Harnblasentumoren oder von einer Balkenblase zu differenzieren sind (Abb. **10**). Die Elastizität der Wand ist eingeschränkt. Bei einer *eitrigen Zystitis* ist der Eiter spiegelbildend in Form feiner echodichter Stippchen in der Blase zu sehen. Bei schweren *Strahlenzystitiden* finden sich bisweilen Wandunregelmäßigkeiten, die von Tumoren abgegrenzt werden müssen (18).

Blasentumoren

Pathologie

Blasentumoren sind die häufigsten Tumoren der ableitenden Harnwege. Sie entstehen vor allem im Bereich der Seitenwände und des Trigonums. 20 - 30 % der Blasentumoren kommen multipel vor. Man unterscheidet papilläre Tumoren – hierunter fällt auch das sog. benigne Papillom – von soliden Tumoren, die eine stärkere Tendenz haben, die Blasenwand zu infiltrieren.

Die Ausdehnung der Tumoren wird durch eine genaue Stadieneinteilung (Staging) beschrieben. Die Tab. **1** zeigt in einer Gegenüberstellung die klinisch gebräuchlichen Stadieneinteilungen nach der TNM-Klassifikation (29) und der Marshall-Klassifikation (13). Die Prognose der Blasentumoren ist entscheidend abhängig von der Histologie und vor allem vom Tumorstadium. Mit einer Infiltration der tiefen Muskelschichten sinkt die 5-Jahres-Überlebensrate rasch auf 20 - 0 % zurück. In diesem Stadium werden bereits in 60 % der Fälle Lymphknotenmetastasen gefunden (26).

Klinik

Leitsymptom ist eine schmerzlose Hämaturie. Gelegentlich treten Pollakisurie und Dysurie hinzu. Wenn die Ureterostien befallen sind, können Hydronephrose und Pyelonephritis häufig erste Symptome sein.

Ultraschallbefunde

Die intravesikale und die suprapubische Blasensonographie werden zum Auffinden und zum Staging von Tumoren angewandt.

Mit der *suprapubischen Methode* können Tumoren ab einer Größe von etwa 5 - 7 mm an der Blasenhinterwand oder an den Seitenwänden mit großer Treffsicherheit dargestellt werden (12). Dagegen sind selbst größere Tumoren im Bereich des Blasenauslasses und des Blasendaches schwierig zu finden. Wegen störender Wiederholungsechos gilt dieses ebenso für Tumoren, die der Blasenvorderwand aufsitzen. Im letztgenannten Falle können Schallköpfe mit einer Wasservorlaufstrecke eine diagnostische Verbesserung bringen. Häufig können die Tumoren der Stadien A und B von den organüberschreitenden Tumoren der Stadien C und D differenziert werden (Abb. **11 - 15**) (14). Mit stark eingeschränkter Beurteilungsmöglichkeit sind die Stadien O und A von B abzugrenzen.

Mit der *transrektalen Methode* kann eine Stadieneinteilung versucht werden, wenn die Harnblase sonographisch darstellbar ist (Abb. **16** u. Abb. **2b** im Kapitel 21) (8, 22, 30).

Die *transurethrale intravesikale Methode* erfaßt zusätzlich auch Tumoren der Blasenvorderwand. Trotz der retrograden und antegraden Schallköpfe können Tumoren des Blasendaches und des Blasenauslasses diagnostische Schwierigkeiten bereiten. Eine Stadieneinteilung ist intravesikal gut möglich.

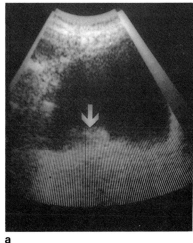 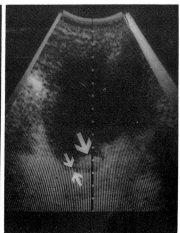

Abb. **11** Blasenpapillom, das der Hinterwand aufsitzt (→). Die Harnblasenwand ist durchgezogen.
a Transversalschnitt.
b Longitudinalschnitt.

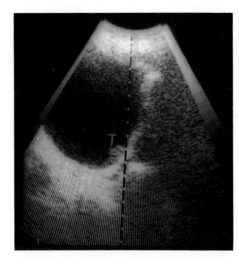

Abb. 12 Urothelkarzinom (T), Stadium A. Longitudinalschnitt: Die Blasenwand ist nicht verdickt und nach dorsal scharf konturiert.

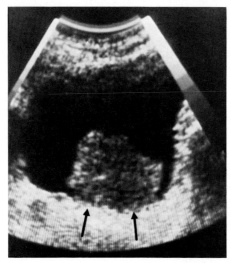

Abb. 13 Großes Urothelkarzinom, Stadium B. Transversalschnitt: Die Harnblasenwand (→) ist ein wenig unscharf konturiert, aber durchgezogen.

Papilläre Tumoren projizieren sich als dichte Echoreflexe von der Blasenwand ausgehend in das Blasenlumen. Die Blasenwand ist dabei im Ultraschallbild vollständig erhalten. Es findet sich keine Wandunregelmäßigkeit (Abb. 11 u. 17). Oft sind die von der Mukosa ausgehenden Papillome gestielt.

Auch das *oberflächliche Urothelkarzinom* des Stadiums A (T 1) zeigt nur geringe Wandveränderungen bei erhaltener Kontinuität (Abb. 12 u. 18). Es ist oft schwerer zu lokalisieren als das Papillom, da es breitbasiger aufsitzt und nicht so weit ins Lumen hineinragt.

Die die *Muskularis infiltrierenden Tumoren* vom Stadium B 1 und B 2 (T 2, T 3a) zeigen sonographisch ausgedehnte Blasenwandveränderungen mit Auflockerung der Blasenwandstruktur. Die Kontinuität der Blasenwand ist jedoch insgesamt noch erhalten (Abb. 13 u. 19) (25).

Bei ins *perivesikale Fettgewebe infiltrierenden Tumoren,* also im Stadium C (T 3b), ist die Kontinuität der Blasenwand unterbrochen (Abb. 16 u. 20) (25). Eine stark verminderte Kontraktionsfähigkeit der Blasenwand bis hin zur Wandstarre sowie vermehrte Restharnmengen können Zeichen für eine breite Tumorinfiltration sein (18).

Die *extravesikale Tumorausbreitung* des Stadiums D (T 4) zeigt neben der Unterbrechung der Blasenwandkontinuität zusätzlich die Infiltration des Tumors in die Nachbarorgane (s. Abb. 15). Bei Infiltrationen in die Prostata oder in den Uterus ist dann die Unterscheidung von einem in die Blase einwachsenden Prostata- oder Uteruskarzinom schwer.

Große Tumoren, vor allem der Stadien C und D, enthalten bisweilen echoärmere zentrale Bezirke, die nekrotischen Zerfallshöhlen entsprechen. Im fortgeschrittenen Tumorstadium sollte mit der suprapubischen Methode der Versuch gemacht werden, die Lymphknoten darzustellen, um mögliche Metastasen frühzeitig zu erfassen. Im gleichen Untersuchungsgang kann die Leber nach

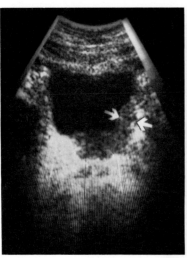
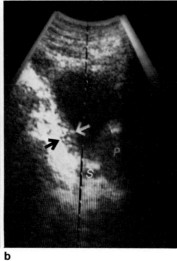

a b

Abb. 14 Urothelkarzinom, Stadium C.
a Transversalschnitt.
b Die Schnittebene des Longitudinalschnittes ist eingezeichnet. Die linke Seitenwand und die dorsale Wand überragen die Kontur der normalen Harnblasenwand, sind stark verbreitert und unregelmäßig (→).

Erkrankungen 349

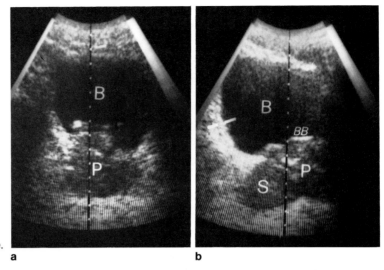

Abb. 15 Urothelkarzinom, Stadium D. Der Tumor zeigt Infiltration in den Blasenboden (BB) und in die deutlich vergrößerte Prostata (P). Darstellung einer vergrößerten Samenblase (S).
a Transversalschnitt.
b Longitudinalschnitt. B = Blase.

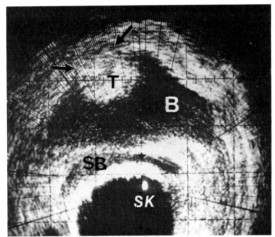

Abb. 16 Urothelkarzinom, Stadium C in der transrektalen Technik. Dorsal ist der Schallkopf (SK) im Rektum abgebildet. Zwischen Harnblase (B) und Rektum Darstellung der Samenblasen (SB). T = Tumor.

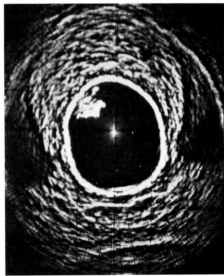

Abb. 17 Papillärer Tumor der rechtsseitigen Vorderwand (histologisch Urothelkarzinom, Grad I) in der intravesikalen Technik. Keine Blasenwandveränderungen. Seitlich Abbildung des perivesikalen Stütz- und Fettgewebes.

Metastasen abgesucht werden. Tumoren, die im Blasenauslaß lokalisiert sind, können häufig die Ureterostien befallen und eine Ureterstauung verursachen. In jedem Fall ist eine Mituntersuchung der Nieren indiziert.

Die intravesikale Methode kann auch zur *Therapiekontrolle* herangezogen werden. Während der

Tabelle 1 Klinische Stadieneinteilung des Harnblasenkarzinoms mit sonographischen Kriterien

TNM	Marchall	Diagnose	Sonographische Kriterien
T_0	0	Carcinoma in situ	wenig Wandveränderungen
T_1	A	Infiltration der Submukosa	
T_2	B_1	Befall der Muscularis mucosae	ausgeprägte Wandveränderungen mit erhaltener Blasenwand
T_{3a}	B_2	Befall bis in die tiefe Muskularis	
T_{3b}	C	Infiltration in das perivesikale Fettgewebe	Blasenwand unterbrochen
T_4	D	extravesikales Wachstum	extravesikale Tumorausdehnung

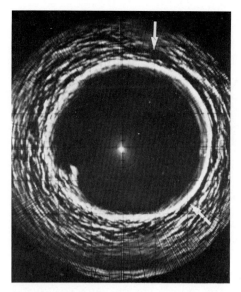

Abb. 18 Urothelkarzinom der Hinterwand, Stadium A. Nur geringe Wandveränderungen. Darstellung des perivesikalen Fettgewebes (→).

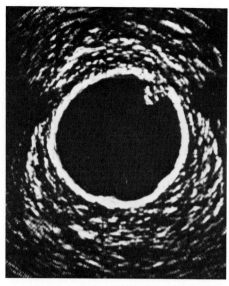

Abb. 19 Urothelkarzinom der Vorderwand, Stadium B2. Ausgeprägte Wandveränderungen bei jedoch noch erhaltener durchzogener Blasenwand.

transurethralen Resektion kann das Resektoskop mit der Ultraschallsonde ausgetauscht und die Resektionstiefe bestimmt werden (23). Therapiekontrollen nach Radiatio mit Volumenbestimmung sind leicht möglich. Zur Therapieplanung kann mit dem Compoundgerät ein Körperquerschnitt mit Lokalisation des Tumors und der angrenzenden Organe aufgezeichnet werden; ist jedoch ein Computertomogramm vorhanden, ist dieses vorzuziehen.

Verschiedene Befunde

Divertikel sind meist kongenital; Pseudodivertikel kommen häufig bei bestehender Blasenwandhypertrophie, z. B. als Folge einer Blasenausgangsstenose, vor. Durch den chronisch erhöhten Innendruck entstehen Ausstülpungen zwischen den hypertrophierten Trabekelwänden. Divertikel kommen einzeln oder multipel vor. Sonographisch werden sie als echoleerer Raum neben der

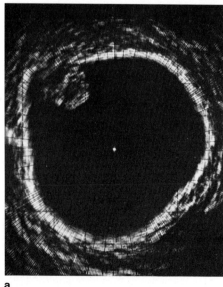

a

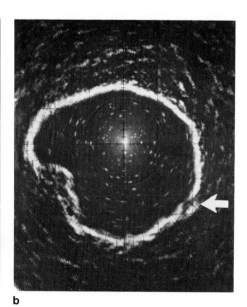

b

Abb. 20 Urothelkarzinome, Stadium C. Die Harnblasenwand ist nicht mehr durchgezogen, die Tumoren müssen ins perivesikale Fettgewebe infiltriert sein.
a Tumor der Vorderwand.

b Breitbasig aufsitzender Tumor der rechten Seitenwand in der Nähe des Ureterostiums. Darstellung von Luftbläschen (echodichte Stippchen) in der Harnblase. Das linke Ureterostium ist abgebildet (⇒).

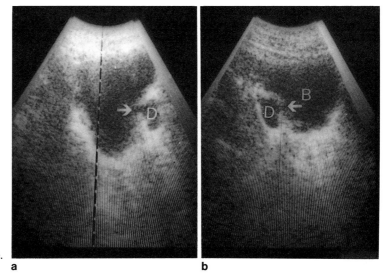

Abb. 21 Harnblasendivertikel (D) und Harnblasenwandhypertrophie. Der Divertikelhals (→) ist abgebildet.
a Transversalschnitt.
b Longitudinalschnitt. B = Blase.

Blase erkennbar. Zur sicheren Diagnostik wird gefordert, daß eine Einmündung des Divertikelhalses in die Blase dargestellt ist. Sie haben meist eine dreieckige oder rundliche Form (Abb. 21). Unter Miktion oder Katheterisierung kann durch Füllungsänderung des Divertikels die Diagnose bisweilen gesichert werden. Bei weiblichen Patienten ist es wichtig, ein lateral gelegenes Divertikel von einer Ovarialzyste zu differenzieren (Abb. 22).

Harnblasensteine können entweder aus den Nieren in die Blase gelangen (s. Abb. 24) oder sich primär in der Blase entwickeln. Im letzteren Falle ist die Ursache meist eine Harnretention. In der Folge kann eine Zystitis, evtl. eine Hämaturie, auftreten. Sonographisch sind Blasensteine relativ leicht zu diagnostizieren, da sie einen starken echodichten Reflex mit nachfolgendem distalem Schallschatten aufweisen (Abb. 23). Bei sonographischem Verdacht auf Konkremente ohne Schallschatten muß zum Ausschluß von Blasentumoren eine Kontrolluntersuchung nach Lageänderung des Patienten vorgenommen werden. Die gestauten Ureteren sind in Längsschnitten oft unter der Harnblase darstellbar; bisweilen können auch Konkremente in den erweiterten Ureteren nachgewiesen werden (Abb. 24).

Eine *Ureterozele* ist ein meist angeborener Prolaps des intravesikalen Ureters in die Blase mit daraus häufig nachfolgender Aufweitung des ipsilatera-

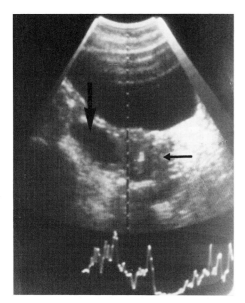

Abb. 22 Transversalschnitt durch den Corpus uteri (→). Rechts lateral Darstellung einer 4 x 2,5 cm großen echofreien glatt berandeten Ovarialzyste (⇨).

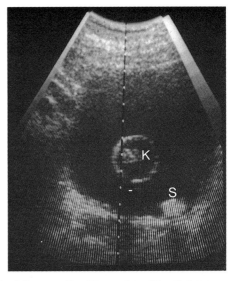

Abb. 23 1,5 cm großer Blasenstein (S) mit distalem Schallschatten. Die Luft im Katheterballon (K) wirft ebenfalls einen Schallschatten. Transversalschnitt.

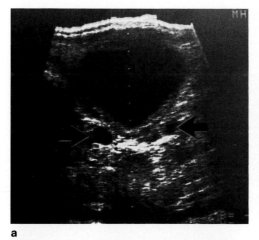
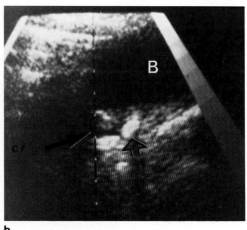
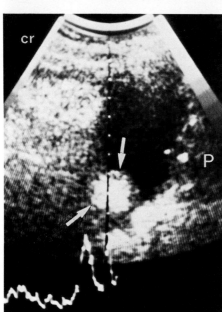

Abb. 24
a Transversalschnitt mit Darstellung geweiteter Ureteren dorsal der Harnblase, die eine verdickte Wand zeigt.
b Longitudinalschnitt über dem rechten geweiteten Ureter (→), der weiter nach kranial (cr) wegen Darmluft nicht verfolgt werden kann. Im Ureter Darstellung eines 8 mm großen Konkrementes (⇨). B = Blase.

Abb. 25 Darstellung von einem großen Blutkoagel in der Harnblase (→). Im Longitudinalschnitt ist die Prostata (P) angeschnitten.

len Ureters. Sonographisch ist ein echofreies Areal erkennbar, das sich neben dem distalen Ureter abbildet (11).

Blutkoagel können sich sonographisch als sehr echodichte Areale darstellen, die von Tumoren differenziert werden müssen (Abb. **25**). Auch hier kann eine Untersuchung in einer anderen Lage des Patienten weiterhelfen (18).

Differentialdiagnose und Fehlermöglichkeiten

Ovarialzysten oder Ovarialzystadenome können Anlaß zu Verwechslungen mit der Harnblase oder mit Harnblasendivertikeln geben. Harnblaseninfiltrierende Karzinome der Nachbarorgane müssen von primären Karzinomen differenziert werden. Blutkoagel oder nicht schattengebende Konkremente können mit kleinen Tumoren verwechselt werden. Tumoren, die breitbasig aufsitzen und nicht weit ins Lumen hineinragen, sind sonographisch schwer nachzuweisen.

Limitierende Faktoren der Beurteilung bei der *suprapubischen* Harnblasensonographie sind eine Adipositas und schlecht gefüllte Harnblasen, wie z. B. bei Harninkontinenz oder bei einer Reizblase. Liegende Blasenkatheter können durch ihren Schallschatten kleine Tumoren distal des Katheters verdecken. Tumoren der Blasenvorderwand, des Blasendaches und -auslasses sind schwer zu erfassen.

Bei der *intravesikalen* Sonographie sammeln sich bisweilen am Blasendach Luftbläschen, die durch die Wasserfüllung bedingt sind. Sie können einen breiten Schallschatten werfen, der von Konkrementen zu differenzieren ist, bzw. können sich Tumoren der Vorderwand dahinter verbergen. Die Blase darf nicht zu prall gefüllt sein, da sonst die Entfernung vom Schallkopf zur Blasenwand nicht mehr der Fokussierung der meist auf 4 cm fokussierten Schallköpfe entspricht. Aus den gleichen Gründen entstehen Abbildungsschwierigkeiten des Blasendaches und des Blasenauslasses bei den antegraden bzw. retrograden Schallköpfen.

Wertung

An diagnostischen Verfahren zur Erkennung eines Blasentumors standen bis jetzt das Ausscheidungsurogramm mit Stufenzystogramm, die Zystoskopie mit Biopsie und die bimanuelle Untersuchung in Narkose zur Verfügung. Zum Staging jedoch erscheinen diese Methoden mit einer Understagingquote von 25 – 30 % nicht ausreichend geeignet (24). Die Computertomographie kann mit guter Treffsicherheit zwischen den Stadien O, A, B und C, D unterscheiden (7, 9, 16, 28). Die Domäne der Computertomographie jedoch ist die Erfassung von regionären Lymphknoten zum Ausschluß oder Nachweis von Metastasen.

Die suprapubische Harnblasensonographie als eine nicht-invasive Untersuchungsmethode kann als Screening zum Auffinden von Harnblasentumoren angewandt werden. Ihre Treffsicherheit hängt von der Größe und Lokalisation des Tumors ab.

Entscheidend für die Art des therapeutischen Vorgehens beim Blasenkarzinom ist die Bestimmung der Infiltrationstiefe und der Tumorausdehnung. Wenn auch bereits 1975 McLaughlin u. Mitarb. (14) recht gute Ergebnisse in der Stadieneinteilung mit der suprapubischen Methode erreichten, so brachte doch die intravesikale Blasensonographie hier einen entscheidenden Fortschritt. Intravesikal zeigen alle Stadien ein relativ typisches sonographisches Bild (s. Tab. 1). Die prognostisch bedeutsame Abgrenzung zwischen Stadium A und B hat durch die intravesikale Methode eine entscheidende Verbesserung gefunden. Während im Stadium A mit keiner Metastasierung zu rechnen ist, finden sich im Stadium B bereits bis zu 20 % regionäre Lymphknotenmetastasen (4). Da die Stadien C und D bereits zu 50 % Lymphknotenmetastasen zeigen und die 5-Jahres-Überlebensrate 20 - 0 % beträgt (4), muß wegen der Frage des radikalen Vorgehens Stadium A und B vom Stadium C und D sicher differenziert werden.

Die intravesikale Ultraschalldiagnostik ist noch ein junges Verfahren und in der Bundesrepublik erst seit 1981 angewandt. Dennoch hat die transurethrale Sonographie zur Stadieneinteilung der Karzinome schon einen bedeutenden Stellenwert erreicht. Kombiniert man die Zystoskopie mit einer intravesikalen Ultraschalluntersuchung, so kann neben der optischen Entdeckung des Tumors und der Biopsie gleichzeitig eine Aussage über die Infiltrationstiefe gemacht werden.

Literatur

1. Barnett, E., P. Morley: Ultrasound in the investigation of space-occupying lesions of the urinary tract. Brit. J. Radiol. 44 (1971) 733
2. Brunn, J., G. Ruf: Sonographische Zystometrie. Dtsch. med. Wschr. 105 (1980) 1501
3. Corby, V., R. Heslop: Bladder volume measurement by ultrasound. Radiography 46 (1980) 187
4. Dold, U., H. Sack: Praktische Tumortherapie. Thieme, Stuttgart 1980 (S. 396)
5. Donald, I., J. MacVicar, J. T. Brown: Investigation of abdominal masses by pulsed ultrasound. Lancet 1958/I, 1188
6. Gammelgaard, J., H. H. Holm: Transurethal and transrectal ultrasonic scanning in urology. J. Urol. (Baltimore) 124 (1980) 863
7. Gürtler, K., E. Grabbe, W. Steinbrich: Becken. In Friedmann, G., E. Bücheler, P. Thurn: Ganzkörper-Computertomographie. Thieme, Stuttgart 1981
8. Harada, K., D. Igari, Y. Tanahaski, M. Saitoh: Staging of bladder tumors by means of transrectal Ultrasonography. J. clin. Ultrasound 5 (1977) 388
9. Hodson, N., J. Husband, J. McDonald: The role of computed tomography in the staging of bladder cancer. Clin. Radiol. 30 (1979) 389
10. Holm, H. H., A. Northeved: A transurethral ultrasonic scanner. J. Urol. (Baltimore) 111 (1974) 238
11. Holm, H. H., J. Kristensen: Urinary bladder, prostate and periprostatic structures. In: Abdominal Ultrasound, 2nd ed. University Park Press, Baltimore (p. 167)
12. Itzchak, Y., D. Singer, Y. Fischelovitch: Ultrasonographic assessment of bladder tumors, I. Tumor detection. J. Urol. (Baltimore) 126 (1981) 31
13. Marshall, V.: The relationship of the preoperative estimate to the pathologic demonstration of the extent of vesical neoplasma. J. Urol. (Baltimore) 68 (1952) 714
14. McLaughlin, L., P. Morley, R. Deane, E. Barnett, A. Grahamm, K. Kyle: Ultrasound in the staging of bladder tumors. Brit. J. Urol. 47 (1975) 51
15. McLean, G., S. Edell: Determination of bladder volume by gray scale ultrasonography. Radiology 128 (1978) 181
16. Lütgemeier, J., F. Wunschik, M. Hörst: Die Rolle der Computertomographie beim staging von Harnblasenkarzinomen. Fortschr. Röntgenstr. 134 (1981) 661
17. von Micsky, L.: Transvesical pelveo-sonography. A new theoretical and experimental approach to the investigation of gynecologial cancer. Obstet. and Gynec. 27 (1966) 597
18. Morley, P.: The bladder. In Rosenfield, A.: Genitourinary Ultrasonography. Churchill, Livingstone, New York 1979
19. Nakamura, S., T. Niijima: Staging of bladder cancer by ultrasonography: A new technique by transurethral, intravesical scanning. J. Urol. (Baltimore) 124 (1980) 341
20. Niijima, T.: Ultrasonic diagnosis and bladder cancer staging. In Wagai, J., R. Omoto: Ultrasound in Medicine and Biology. Excerpta Medica, Amsterdam 1980 (p. 213)
21. Pedersen, J., R. Bartrum, C. Grytter: Residual urine determination by ultrasonic scanning. Amer. J. Roentgenol. 125 (1975) 477
22. Resnick, M., J. Willard: Recent progress in ultrasonography of the bladder and prostate. J. Urol. (Baltimore) 117 (1977) 444
23. Rothauge, C., J. Kraushaar: Harnblasentumoren: sonographisch orientierte Elektroresektion und Laserbestrahlung. Diagnostik u. Intensivther. 6 (1981) 324
24. Schmidt, J., S. Weinstein: Pitfalls in clinical staging of bladder tumors. Urol. Clin. N. Amer. 3 (1976) 107
25. Schüller, J., V. Walther, G. Staehler, H. Bauer: Beurteilung von Blasenwandveränderungen mit der intravesikalen Ultraschalltomographie. Urologe A 20 (1981) 204
26. Schüller, J., V. Walther, G. Staehler, E. Schmiedt, H. Bauer: Intravesikale Ultraschalltomographie zur Bestimmung der Infiltrationstiefe von Blasentumoren. Münch. med. Wschr. 41 (1980) 1431
27. Singer, D., Y. Itzchak, Y. Fischelovitch: Ultrasonographic assessment of bladder tumors, II. Clinical staging. J. Urol. (Baltimore) 126 (1981) 34

28 Steinbrich, W., G. Friedmann: Computertomographie der Organe des kleinen Beckens – normale und pathologische Anatomie, Indikation und Ergebnisse. Fortschr. Röntgenstr. 134 (1981) 115

29 UICC: TNM-Klassifikation der malignen Tumoren. Springer, Berlin 1977

30 Watanabe, H.: Recent advances in transrectal ultrasonotomography. In Wagai, J., R. Omoto: Ultrasound in Medicine and Biology. Excerpta Medica, Amsterdam 1980 (p. 213)

21 Männliche Geschlechtsorgane

Prostata und Samenblasen

H. Denkhaus, B. Frentzel-Beyme und D. Beyer

Anatomie und Topographie

Die *Prostata* umgibt als fibromuskuläres, drüsiges Organ den Anfangsteil der männlichen Harnröhre und ist ca. 1–2 cm dorsal der Symphyse gelegen. Die Basis des Organs steht in Kontakt mit dem Blasengrund, den Samenblasen und den Ductus deferentes; die Spitze ruht auf dem Diaphragma urogenitale. Die Hinterfläche ist dem Rektum zugewandt. Die Prostata hat die Größe einer Kastanie und mißt 3–4 cm Länge, 3–5 cm Breite und 1,7–2,3 cm Höhe. Bei Jugendlichen ist sie im Transversaldurchmesser um 1–2 cm kleiner als bei älteren Patienten. Umgeben ist das Organ von einer fibromuskulären Kapsel und der Fascia pelvis. Dazwischen liegt der Plexus venosus prostaticus, der den venösen Abfluß der Prostata bildet. Nach lateral wird die Drüse von den Mm. levatores ani umfaßt; weiter lateral findet sich das Fett- und Bindegewebe der Fossae ischiorectales, die ihrerseits gegen die Beckenwände durch die Mm. obturatorii interni abgegrenzt werden (Abb. 1).

Die Prostata besteht aus einem rechten und linken Seitenlappen, dem ventral der Urethra gelegenen Lobus anterior und dem Lobus medius, der zwischen den die Prostata durchziehenden Ductus ejaculatores und der Urethra gelegen ist.
Die ersten Lymphknotenstationen der Prostata liegen im Bereich der Fossa obturatoria. Weiter verlaufen die Lymphbahnen zu den Nodi lymphatici iliaci interni und externi und zu den Nodi sacrales laterales.
Die *Samenblasen (Vesicae seminales)* entsprechen gleichsam zusammengestauchten Schläuchen von 4–5 cm Länge, 0,7–2,5 cm Breite und 1 cm Dicke. Der Harnblasenwand dorsal anliegend, selbst von dorsal vom Rektum begrenzt (s. Abb. 2a), ziehen die Samenblasen von laterokranial nach mediokaudal und münden mit den medial gelegenen Ampullae der Ductus deferentes in die Ductus ejaculatores.

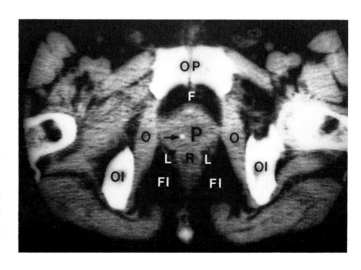

Abb. 1 Computertomogramm des männlichen Beckens in Höhe der Prostata.
FI = Fossa ischiorectalis; O = M. obturatorius internus; OI = Os ischium, Tuber ischiadicum, OP = Os pubis, P = Prostata mit Verkalkung (→), F = retropubisches Fettgewebe, L = M. levator ani, R = Rektum.

Untersuchungstechnik

Zur Prostatasonographie stehen grundsätzlich die transrektale (9, 11, 13, 14, 16, 26, 27, 31, 34, 35), die suprapubische (5, 21, 23, 30, 36), die transurethrale (11, 16, 22) und die perineale (16) Untersuchungstechnik zur Verfügung.

Während jedoch die suprapubische und transrektale Prostatasonographie beide in der klinisch-urologischen Praxis weitverbreitet Anwendung finden, hat die transurethrale Sonographie, bei der die Ultraschallsonde in die Harnröhre eingeführt wird, auf Grund der Invasivität des Verfahrens keine Bedeutung erlangt. Ebenso bedeutungslos ist der perineale Kontaktscan wegen schlechter Ankopplung und unzulänglicher Abbildungseigenschaften.

Suprapubische Technik

Die *Prostata* wird durch die gefüllte Harnblase als Schallfenster untersucht. Bei dem durchschnittlichen Abstand der Prostata von der Bauchwand von 6–12 cm gelingt die Sonographie mit Compoundscannern und Real-time-Geräten mit 2,5- und 3,5-MHz-Schallköpfen mit langem Fokus.
Voraussetzung für gute Abbildungsverhältnisse ist eine ausreichende Blasenfüllung, da andererseits eine genaue Abgrenzbarkeit der Prostata gegen das umgebende Gewebe nicht gegeben ist. Mit dem unmittelbar kranial der Symphyse aufgesetzten Schallkopf werden mehrere kontinuierlich aufeinanderfolgende Transversal- und Longitudinalschnitte durchgeführt (Abb. 2a). Da die Prostata dorsal des Os pubis gelegen ist, ist eine Neigung des Schallkopfes um 15–25° nach kaudal notwendig. Trotzdem ist nicht immer eine gesamte Abbildung des Organs möglich; die kaudalen Anteile werden häufig vom Os pubis verschattet (s. z. B. Abb. 7).
Die *Samenblasen* stellen sich auf Transversalschnitten dorsolateral der Prostata bzw. dorsal der Harnblase dar (s. Abb. 5). Für die longitudinale Darstellung der Samenblasen empfiehlt sich auf Grund ihres laterokranialen- mediokaudalen Verlaufes die Drehung des Schallkopfes aus einer reinen Longitudinalachse in eine nach kranial divergierende Schnittebene. Gelegentlich, z. B. bei der Abklärung einer fraglichen Blasenbodeninfiltration durch ein Prostatakarzinom, kann es hilfreich sein, die Elastizität der Harnblase bei verschiedenen Füllungszuständen durch die Sonographie ergänzend zu überprüfen.

Transrektale Technik

Ein kleiner rotierender Schallkopf wird ins Rektum eingeführt und so von dorsal ein Querschnittsbild der Prostata aufgenommen. Die Rektalrohre sind mit 18 mm im Durchmesser dünner als Rektoskope. Nach dem Einführen in das Rektum wird ein um den Schallkopf befestigter Gummiballon mit Wasser aufgefüllt, so daß sich nun zwischen Schallkopf und Rektumwand eine Wasservorlaufstrecke befindet, in der der Schallkopf frei rotieren kann (Abb. 2a). Da in dem Wasserballon kleinste Wasserbläschen die Untersuchung stören, ist dies durch eine entsprechende Lagerung des Patienten zu verhindern. Einige Untersucher führen die Untersuchung in Steinschnittlage aus, die meisten jedoch in Linksseitenlage des Patienten, da dann die Prostata seitlich vor dem Schallkopf liegt und nach oben aufgestiegene Luftblasen die Untersuchung nicht beeinflussen. Die Schallköpfe sind fokussiert, arbeiten mit 3,5 oder 4,5 MHz, selten auch mit 7 MHz und rotieren zwischen 2 und 15 Umdrehungen pro Sekunde. Eine Vorbereitung des Patienten ist nicht nötig, eine volle Harnblase jedoch erleichtert die Untersuchung. Damit die Prostata in ihrer gesamten Ausdehnung abgebildet werden kann, muß der Schallkopf im Rektum hin- und herbewegt werden. Zur Darstellung der Samenblasen und der Harnblase wird der Transducer etwa 8–12 cm vorgeschoben (Abb. 2a).
Unter sonographischer Kontrolle kann die Prostata gezielt *biopsiert* werden. Nach lokaler Anästhesie wird die Nadel perineal eingeführt, nachdem die in der Sagittalebene gemessene Entfernung des verdächtigen Areals vom Schallkopf auf eine Führungsschiene übertragen wurde, die ventral auf dem Rektalrohr befestigt ist (Abb. 2b). Wenn die Punktionsnadel beim Vorschieben in der Longitudinalebene die fragliche Region erreicht, wird sie auf dem Monitor sichtbar. Nach HOLM (17) ergibt sich eine Lokalisationsgenauigkeit von 2 mm.

Sonogramm der normalen Prostata und Samenblasen

Die *Prostata* zeigt im Transversalschnitt eine dreiecks- bis trapezoidförmige Figur dorsal der Harnblase und ventral des Rektums (Abb. 3 u. 4). Der sagittale Durchmesser ist kleiner als der transversale. Gegen das periprostatische Gewebe, einem Gebiet relativer Echovermehrung, ist das Organ mit glatten Randkonturen gut abgrenzbar. Der venöse Plexus sowie die Mm. levatores ani sind transrektal darstellbar (s. z. B. Abb. 4 u. 10).

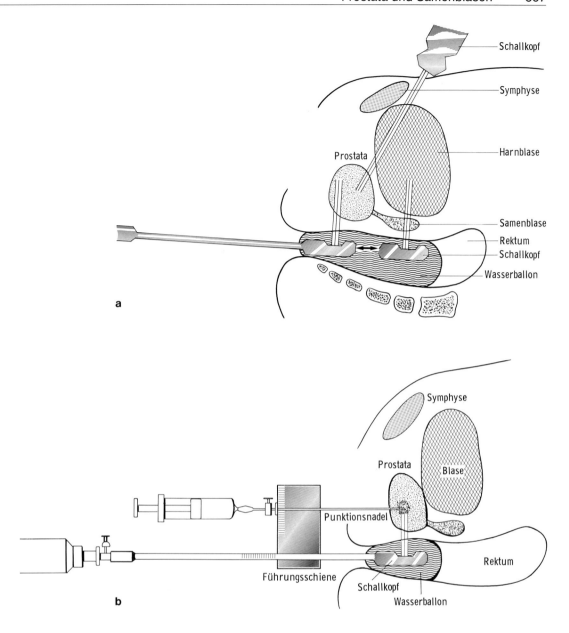

Abb. 2
a Schema der suprapubischen und transrektalen Prostatasonographie.
Bei der suprapubischen Sonographie ist es notwendig, den kranial der Symphyse aufgesetzten Schallkopf um 15 – 25° nach kaudal abzuwinkeln.
Transrektal wird der Schallkopf im Rektum hin- und herbewegt, um Prostata, Samenblasen und Harnblase darzustellen.
b Schema der perinealen ultraschallgezielten Prostatabiopsie.
Die Führungsschiene besitzt eine verschiebliche Bohrung, durch die die Punktionsnadel in der zuvor bestimmten Entfernung Schallkopf – suspekter Befund geführt wird.

Die Echobinnenstruktur der Prostata ist im wesentlichen homogen. Im Zentrum des Organs ist gelegentlich die Urethra als vermehrter Echoreflex erkennbar. In der Umgebung stellen sich besonders bei transrektaler Untersuchung jüngerer Patienten echoärmere Areale dar, den periurethralen Drüsen entsprechend (s. Abb. 4). Auf dem Longitudinalschnitt erscheint die Prostata als ovale Figur dorsokaudal der Blase (s. Abb. 3).
Kranial der Prostatabasis erscheinen die *Samenblasen* als schlauchförmige Gebilde (Abb. 5 u. 6). Transrektal zeigen sie eine relativ homogene Struktur und sind glatt berandet. Schräg longitudinal stellen sie sich beidseits lateral der Prostatamitte als schlauchförmige Strukturen dar (Abb. 3b u. 5).

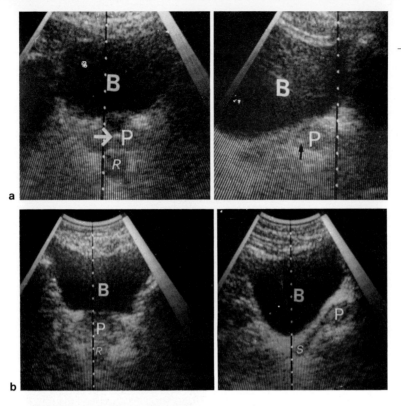

Abb. **3** Prostatanormalbefund in der suprapubischen transvesikalen Technik.
a 30jähriger Patient. Homogene Echostruktur. B = Blase, P = Prostata, R = Rektum.
Der Abstand zwischen zwei Markern in sämtlichen folgenden Abbildungen beträgt 1 cm.
Links: Transversalschnitt: Urethra (→), ventral davon periurethrale Drüsen als echoärmeres Areal.
Rechts: Longitudinalschnitt: Verkalkung (→).
b 61jähriger Patient. Verglichen mit a ist die Prostata gering größer und eher oval bis rundlich. Glatte Randkonturen. Auf dem paramedian geführten Longitudinalschnitt rechts stellt sich die Samenblase (S) dar.

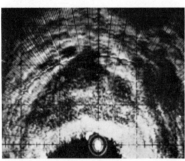
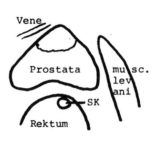

Abb. **4** Prostatanormalbefund. 44jähriger Patient. Transrektale Technik.
Annähernd dreieckförmige, altersentsprechende Prostata. Der Bereich der periurethralen Drüsen ist oft echoärmer (ventral = oben im Bild). Anschnitte des Plexus prostaticus rechts ventral der Prostata. SK = Schallkopf.

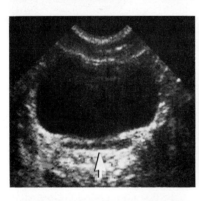
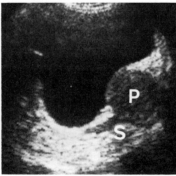

Abb. **5** Samenblasennormalbefund.
Links: Transversalschnitt: Samenblasen kranial einer Schnittebene in Abb. 3 als schlauchförmige Gebilde (→), dorsal der Harnblase.
Rechts: Longitudinalschnitt: Schlauchförmige Samenblase (S) kranial der vergrößerten Prostata (Adenom) mit Anhebung des glattberandeten Blasenbodens. P = Prostata.

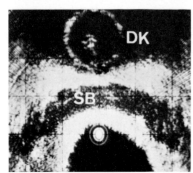

Abb. **6** Samenblasennormalbefund.
Zwischen Harnblase und Rektum stellen sich normal große, annähernd schlauchförmige Samenblasen (SB) dar. In der Harnblase Abbildung eines Dauerkatheters (DK).

Erkrankungen

Prostataadenom

Pathologie

Eine Prostatahyperplasie (Prostataadenom) bezeichnet eine myoglanduläre Prostatavergrößerung mit nodulären Veränderungen, die von der periurethralen Region ausgeht und eine weitverbreitete Erkrankung bei Männern jenseits des 50. Lebensjahres ist.

Klinik

Die beim Vorliegen eines Prostataadenoms auftretende klinische Symptomatik ist im wesentlichen bedingt durch die Kompression der Urethra

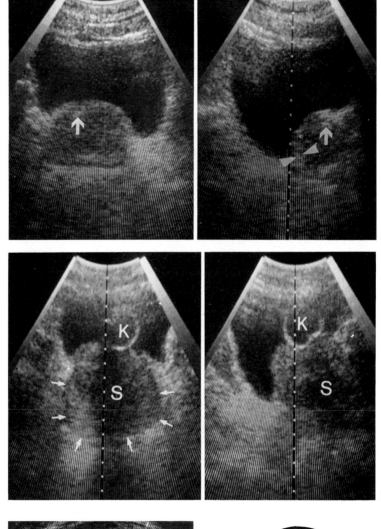

Abb. 7 Prostataadenom.
a Prostataadenom bei einem Patienten mit abgeschwächtem Miktionsstrahl.
Homogene Binnenechostrukturen mit erhaltener Kapsel bei ovaler Organkonfiguration. Vorwölbung des glatt berandeten Blasenbodens.
Links: Transversalschnitt: Verkalkungen rechts ventrolateral (→).
Rechts: Longitudinalschnitt: Verkalkungen ventral (→).
„Chirurgische Kapsel" (→←).
b Prostataadenom bei einem Patienten mit akutem Harnverhalt.
Im Vergleich zu a Konfiguration des Organs eher rund. Eine stärkere Echoinhomogenität wird vorgetäuscht durch den Schallschatten (S) eines Harnblasenkatheters (K).
Links: Transversalschnitt: glatte Randkonturen (→).
Rechts: Longitudinalschnitt. extreme Vorwölbung des Blasenbodens.

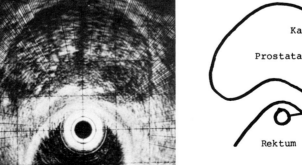

Abb. 8 Prostataadenom.
Symmetrische Organvergrößerung mit glatten, durchgezeichneten Konturen.

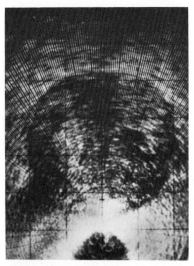

Abb. 9 Großes Prostataadenom.
Sehr große Adenome haben meist eine rundliche Form. Die Echostruktur ist fleckig („adenomhomogen").

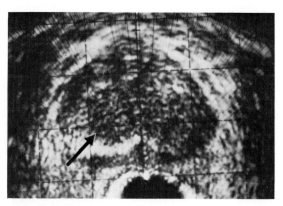

Abb. 10 Adenomknoten.
2 cm großer, glattberandeter Adenomknoten (→) im rechten Prostatalappen. Dorsal treten Kalkformationen als vermehrte Echoreflexe in Erscheinung. Beidseits lateral der Prostata sind die Mm. levatores ani angeschnitten.

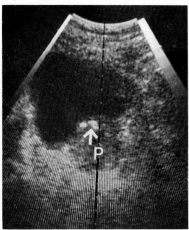
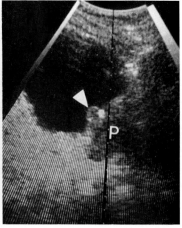

Abb. 11 Kleines Mittellappenadenom.
Eine umschriebene Vorwölbung des Mittellappens (▶) wird nur auf dem Longitudinalschnitt (rechts) sichtbar. Solche Befunde können gelegentlich zu Verwechslungen mit Blasentumoren Anlaß geben. P = Prostata, Verkalkungen (→).

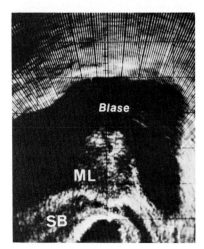

Abb. 12 Mittellappenadenom.
Projektion eines Mittellappenadenoms (ML) in die Harnblase. Zwischen Mittellappen und Rektum Abbildung der Samenblasen (SB).

mit nachfolgender Restharnbildung in der Blase, Blasendilatation, -hypertrophie und einer evtl. Hydronephrose. Die Patienten klagen über Miktionsbeschwerden wie abgeschwächten Miktionsstrahl, Dysurie, Pollakisurie und Nykturie. Außerdem können ein akuter Harnverhalt, eine Zystitis und Pyelonephritis auftreten.

Ultraschallbefunde

Bei den Prostataadenomen (Abb. 7 - 12) findet sich eine symmetrische Vergrößerung des Organs. Der sagittale und der longitudinale Durchmesser sind im Verhältnis zum transversalen gleichsinnig vergrößert. Im Frühstadium des Adenoms ist die Form des Organs halbmondförmig bis oval (Abb. 7a u. 8), während sie im Spätstadium fast rund ist (Abb. 7b u. 9). Die Organgrenzen sind glatt und kontinuierlich durchgezogen, die „chirurgische Kapsel" kann oft als eine deutliche Grenzschicht oder als eine dicke Kapsel abgegrenzt werden

Abb. 13 Prostataverkalkungen.
Kalkformationen verschiedenster Größe sind in vielen Prostatae nachzuweisen.
a Sie kommen als echodichte Areale zur Darstellung.
b Nimmt der Kalkgehalt zu und werden die Konkremente (Ko) größer, zeigen sie auch einen distalen Schallschatten (SS). Deutlich erkennbar bei diesem Adenom die „chirurgische Kapsel".

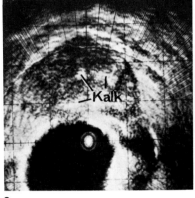
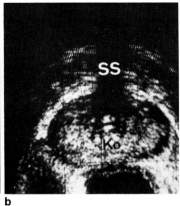

a b

(Abb. **7a** u. **13b**). Die Binnenechostruktur des Adenoms ist in der suprapubischen Sonographie relativ homogen (Abb. **7a**). Die Detailerkennbarkeit ist jedoch geringer als bei der transrektalen Technik. Bei der letzteren ist so z. B. die Echostruktur oft etwas fleckig und zeigt eine leicht unregelmäßige Zeichnung (Abb. **9**). Im Vergleich z. B. zur Leber kann man diese Struktur nicht als homogen bezeichnen, sondern eher in bezug zur normalen Prostata oder zum Karzinom als „adenomhomogen".
Damit ergeben sich beim Adenom als Leitsymptome eine ovale bis runde Form, eine fast homogene Binnenechostruktur und eine glatte, durchgezogene Kapsel.
Relativ häufig sieht man bei der Untersuchung der Adenome mit der rektalen Methode in der „Innendrüse" unterschiedliche, große runde oder ovale, solide Areale, die meistens glatt begrenzt sind und makroskopisch einzelnen *Adenomknoten* entsprechen (Abb. **10**). Auch *Kalkformationen* sind häufig zu finden. Kalkhaltige Formationen werden in 75 % aller 20jährigen Patienten und in nahezu 100 % bei über 30jährigen Patienten (14) gefunden. Sie imponieren als echodichte, einzelne, ungeordnete Areale (Abb. **13**). In Abhängigkeit von Größe und Kalkgehalt können sie Schallschatten verursachen (Abb. **13b**) und werden besonders dann auch suprapubisch nachweisbar (Abb. **14**).
Differentialdiagnostisch haben Verkalkungen keine Bedeutung, da sie etwa gleich häufig bei Adenomen, Karzinomen und einer chronischen Prostatitis gefunden werden (14). Bei großen Prostataadenomen ist der Blasenboden angehoben (s. Abb. **7b**), besonders beim isolierten *Mittellappenadenom* (Abb. **11** u. **12**), das den Blasenboden, der selbst glatt berandet ist, umschrieben deutlich vorwölbt. Dieses läßt sich besonders gut auf Longitudinalschnitten der suprapubischen Technik beurteilen (s. Abb. **11**); große Prostataadenome können eine chronische Blasenauslaßstörung verursachen, die eine Blasenwandhypertrophie bedingt und in der Folge zu einer Balkenblase mit evtl. begleitenden Harnblasendivertikeln (s. Kapitel „20 Harnblase", Abb. **7** u. **21**) führen kann.

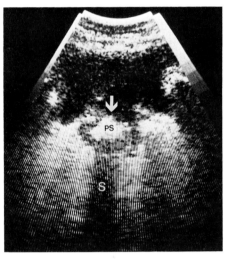

Abb. 14 Prostatasteine.
Transversalschnitt: den Blasenboden infiltrierendes Prostatakarzinom – unregelmäßiger Blasenboden (→) – mit Prostatasteinen (PS) und dorsalem Schallschatten (S). Die transurethrale Elektroresektion erbrachte multiple reiskorn- bis linsengroße, dichtgelagerte Konkremente.

Für die Wahl des operativen Vorgehens bei Prostataadenomen – transurethrale Resektion oder transvesikale und retropubische Adenomektomie – sind die Größe der Prostata und ihre Ausdehnung von entscheidender Bedeutung. Diese Parameter kann man durch Palpation und den zystoskopisch gewonnenen Sphinkter-Kollikulus-Abstand nicht immer genau bestimmen. Die sonographische *Volumenbestimmung* der Prostata nach der Kugelformel (15) mit

$V = \frac{\pi}{6} d^3$, wobei d als Mittelwert der drei maximalen Durchmesser berechnet wird, oder nach der Formel eines Ellipsoides mit

$V = \frac{4}{3} \pi \cdot \frac{a}{2} \cdot \frac{b}{2} \cdot \frac{c}{2}$ oder $V = a \cdot b \cdot c \cdot 0{,}523$

b und c als den jeweiligen maximalen Durchmessern (26), erlaubt eine gute Berechnung der Prostatagröße. Für die transrektale Untersuchung kommt außerdem das Verfahren der Planimetrie zur Anwendung (12). In 0,5-cm-Abständen werden Querschnitte der Prostata angefertigt, planimetriert und dann das Volumen nach der Formel $V = F_1 \cdot 0,5 + F_2 \cdot 0,5 + F_3 \cdot 0,5 + ... + F_n \cdot 0,5$ berechnet, wobei F_n die einzelnen Flächen der jeweiligen Schnitte bedeuten. Da das spezifische Gewicht der Prostata durchschnittlich mit 1,05 g/cm^3 anzunehmen ist (32), kann das Volumen = Gewicht gesetzt werden.

Während mit der transrektalen Technik das Volumen mit einer Fehlerbreite von maximal 5 % sehr genau bestimmt weden kann (14, 26, 31), wird für die suprapubische Technik eine Fehlerbreite von 5 – 30 % angegeben (15, 23, 37). Die hohe Fehlerbreite beruht auf der Abwinklung des Schallkopfes nach kaudal und auf der teilweise nicht sicheren Darstellbarkeit der kaudalen Prostataanteile.

Prostatakarzinom

Pathologie

Prostatakarzinome stehen in der Bundesrepublik bei Männern an der dritten Stelle der Krebsmortalität nach Lungen- und gastrointestinalen Tumoren (1). Neben den klinisch in Erscheinung tretenden Karzinomen finden sich in einem hohen Prozentsatz sog. Inzidentalkarzinome, d. h. mikroskopische Karzinome, die bei einer Adenomektomie oder einer transurethralen Resektion wegen eines Prostataadenoms zufällig entdeckt werden (bei den unter 55jährigen etwa 6 % [7]). Noch weitaus mehr Karzinome, sog. latente Karzinome, die klinisch nie in Erscheinung getreten sind, werden bei Autopsien entdeckt. Als Entstehungsort der Karzinome wird in ca. 80 % der Fälle die subkapsuläre, palpatorisch erreichbare Lokalisation des Hinterlappens angenommen (1). Frühkarzinome jedoch können multifokal an sämtlichen Stellen vorhandenen aktiven Drüsengewebes innerhalb der Prostata entstehen (24).

Die direkte Ausbreitung der Prostatakarzinome erfolgt mit einer Kapselüberschreitung und Einbruch ins periprostatische Gewebe, mit einer Infiltration der Samenblasen und/oder der Harnblase und des Rektums. Der lymphogene Metastasierungsweg betrifft die Obturator-, iliakalen, paraaortalen und gelegentlichen mediastinalen Lymphknoten. Hämatogen werden frühzeitig die Wirbelkörper erreicht. Wie die meisten malignen Tumoren werden auch die Prostatakarzinome nach Stagingsystemen eingeteilt (Tab. 1).

Klinik

Patienten mit Inzidentalkarzinomen (Stadium O) sind asymptomatisch; der Palpationsbefund ist unsuspekt.

Im klinischen Stadium A/B (organbegrenzt) dagegen fallen die Patienten bei der rektalen Routinepalpation mit einem oder mehreren umschriebenen, derben oder harten Knoten auf. Gegen die Umgebung bleibt die Prostata gut abgrenzbar. Klinisch werden von den Patienten in den meisten Fällen keine Beschwerden angegeben.

Ein großer Teil der Patienten kommt jedoch erst in einem fortgeschrittenen Stadium C/D zur Unter-

Tabelle 1 Klinische Stadieneinteilung des Prostatakarzinoms nach der TNM-Klassifikation (3), nach der Einteilung von *Flocks* (8) und nach sonographischen Kriterien

TNM		*Flocks*		Sonographische Kriterien
T_0	pathologischer Zufallsbefund (Inzidentalkarzinom)	0*	pathologischer Zufallsbefund (Inzidentalkarzinom)	evtl. Echoinhomogenitäten
T_1	intrakapsulärer Tumor normale Drüsenkonfiguration	A	isolierter Knoten	Echoinhomogenität, normale oder verformte, asymmetrische Prostata (oft Ausdehnung in sagittaler Ebene größer als in transversaler), scharfe, erhaltene Organgrenzen
T_2	intrakapsulärer Tumor verformte Drüse	B	Befall eines oder beider Lappen	
T_3	kapselüberschreitender Tumor mit/ohne Samenblaseninfiltration	C	kapselüberschreitender Tumor mit/ohne Infiltration der Samenblasen, mit/ohne Infiltration benachbarter Organe	Echoinhomogenität, häufig stärker als bei A/B (evtl. Schallschwächung), Organgrenzen nicht erhalten, mit/ohne Infiltration der Samenblasen, mit/ohne Infiltration benachbarter Strukturen oder Organe
T_4	kapselüberschreitender Tumor Ausdehnung auf benachbarte Organe/Tumor fixiert			
		D	Fernmetastasen unabhängig vom Lokalbefund	

*Stadium 0 wurde ursprünglich von *Flocks* nicht beschrieben. Es wird in der Klinik als Inzidentalkarzinom hinzugenommen.

suchung. Diese Patienten zeigen ähnliche Symptome wie Erkrankte mit obstruierenden Prostataadenomen: Dysurie, Pollakisurie, Nykturie, abgeschwächter Miktionsstrahl bis hin zum akuten Harnverhalt und Hämaturie. Bei rektaler Palpation ist die Prostata gegen die Umgebung nicht abgrenzbar.

Ultraschallbefunde

Stadium O (Inzidentalkarzinome): Ein typisches sonographisches Bild bei Inzidentalkarzinomen existiert nicht. Hinweise auf ein Inzidentalkarzinom können bei einer palpatorisch unauffälligen Prostata inhomogene Echobinnenstrukturen sein, die über die „adenomhomogene" Echostruktur bei Adenom hinausgehen und dem sonographischen Befund eines Prostatakarzinoms A/B (s. u.) (Abb. 15 u. 16) oder gelegentlich bereits auch einmal eines beginnenden Stadiums C entsprechen (s. u.). Differentialdiagnostisch muß bei der Verdachtsdiagnose „Inzidentalkarzinom" auch eine chronische Prostatitis (s. Abb. 25) in Erwägung gezogen werden. Die Diagnose kann nur die Biopsie oder Histologie nach transurethraler Resektion erbringen.

Stadium A/B: Die Prostatarandkonturen sind wie bei einer normalen Prostata glatt begrenzt, nicht unterbrochen. Im Unterschied zur symmetrischen Prostata beim Normalbefund und beim Adenom ist die Vergrößerung beim Prostatakarzinom häufig asymmetrisch. Der sagittale Durchmesser ist oft ohne gleichzeitiges Wachstum des transversalen vergrößert, so daß bei der rektalen Sonographie häufig eine birnenförmige Konfiguration entsteht (Abb. 15) (10). Die Binnenechostruktur ist in der Regel inhomogen (Abb. 15 u. 16). So bestimmen echodichte und echoärmere Bezirke nebeneinander das Bild. Als entscheidendes differentialdiagnostisches Kriterium kann die

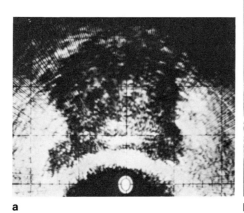
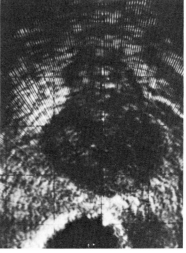

a b

Abb. 15 Prostatakarzinome, Stadium B.
a Asymmetrische Form. Ausgeprägte Echoinhomogenitäten mit vermehrter Schallschwächung. Beidseits dorsal Anschnitte der Samenblasen.
b Bei einem anderen Patienten zeigt sich besonders deutlich eine birnenförmige Konfiguration – sagittaler Durchmesser in Relation zum transversalen ausgeprägter vergrößert.

Abb. 16 Prostatakarzinom, Stadium B.
Bei scharf abgrenzbaren, knotigen Randkonturen deutliche Echoinhomogenitäten. P = Prostata.
a Transversalschnitt: Knotige Vorwölbungen der Prostataseitenlappen (→).
b Longitudinalschnitt: Anschnitt der Samenblase (S). Blasenboden glatt begrenzt.

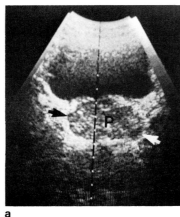
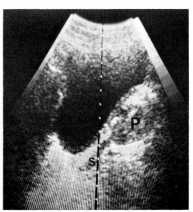

a b

Männliche Geschlechtsorgane

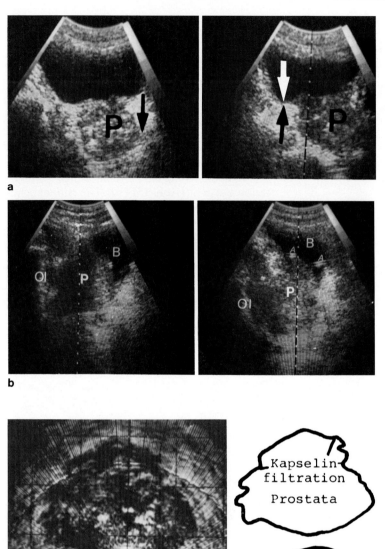

Abb. 17 Prostatakarzinome, Stadium C.
a Mittelgroßes Prostatakarzinom mit Infiltration des periprostatischen Gewebes und des Blasenbodens. Mäßig bis stark vergrößerte Prostata (P).
Links: Transversalschnitt: Randkonturen unregelmäßig, links lateral unterbrochen als Hinweis für eine Kapselpenetration (→). Deutlich inhomogene Binnenechostruktur.
Rechts: Longitudinalschnitt: Harnblasenwand im Bereich des Blasendaches und der Hinterwand mit normaler Breite gut abgrenzbar (→ ←). Kaudal davon Blasenwand als Ausdruck einer Wandinfiltration durch das Prostatakarzinom nicht abgrenzbar. Auf Grund des Transversalschnittes war dieser Befund nicht vermutet worden.
b Riesiges Prostatakarzinom, das das ganze kleine Becken ausfüllt und bis zur rechten Beckenschaufel (OI) reicht. Verglichen mit a Echoinhomogenitäten deutlich ausgeprägter.
B = Harnblase, OI = Os ilium mit dorsalem Schallschatten, A = Artefakt, verursacht durch einen einliegenden Harnblasenkatheter, P = Prostata.

Abb. 18 Prostatakarzinom, Stadium C.
Sehr unregelmäßige Binnenechostruktur. Durchbrochene Kapsel als Hinweis auf ein infiltratives Wachstum.

Binnenechostruktur jedoch nicht herangezogen werden, da die Karzinome zu 20 - 40 % auch eine fast homogene, adenomähnliche Echostruktur zeigen können. Die endgültige Diagnose kann nur die Biopsie erbringen. Bei transrektaler Untersuchung findet sich, wohl bedingt durch eine vermehrte Schallabsorption des karzinomatösen Gewebes bei höheren Frequenzen, oft besonders im Bereich der ventralen Prostataanteile eine erhebliche Schallschwächung (s. Abb. 15).
Stadium C/D: Bei den Tumorstadien C sowie D mit einem lokal organüberschreitenden Tumorbefund sind sonographisch die Organgrenzen nicht mehr erhalten. Die Prostatarandkonturen sind unregelmäßig und nicht im gesamten Verlauf abgrenzbar (Abb. 17 - 20). In den fortgeschrittenen Tumorstadien erscheint die Echobinnenstruktur deutlich inhomogener. Je nach Ausdehnung des organüberschreitenden Tumorwachstums kann das periprostatische Gewebe (Abb. 18 u. 19) und/oder der Blasenboden (Abb. 17 u. 20) und/oder die Samenblasen (s. Abb. 21) von Tumorgewebe infiltriert sein. Eine Infiltration des Blasenbodens ist mit der suprapubischen Sonographie in der Regel besser auf Longitudinalschnitten zu diagnostizieren (s. Abb. 20).
Bei fortgeschrittenen Tumorstadien sollten bei der suprapubischen Sonographie im gleichen Untersuchungsgang die Nieren mit der Frage einer vorliegenden Stauung – bedingt durch eine Kompression der Ureterostien – mitbeurteilt werden. Auch die Leber kann ergänzend nach vorliegenden Lebermetastasen untersucht werden.

Prostata und Samenblasen 365

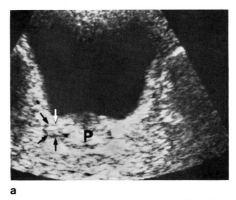 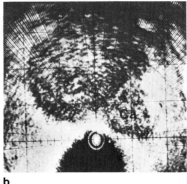

a b

Abb. **19** Prostatakarzinome mit Infiltrationen ins periprostatische Gewebe.
a In der suprapubischen Technik ist rechts lateral die Prostatakapsel durchbrochen, Gewebe ist periprostatisch vorgewachsen (→). Starke inhomogene Echoreflexe. P = Prostata.
b In der transrektalen Untersuchung eines anderen Falles kommt linksseitig ebenfalls ein in das periprostatische Gewebe wachsendes Prostatakarzinom (Ca) (a) zur Darstellung. Vergrößerung der adenomatösen Restprostata.

Abb. **20** Prostatakarzinom, Stadium C, mit einer umschriebenen Blasenbodeninfiltration.
Links: Transversalschnitt: Unregelmäßig begrenzte Prostata (P). Übergang des Prostatagewebes in die Blasenwand links lateral (→).
Rechts: Longitudinalschnitt: Deutlicher Kapseldurchbruch (→) mit Infiltration des Prostatagewebes in die Blasenwand.

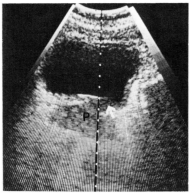 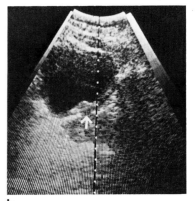

a b

Abb. **21**
Samenblaseninfiltration.
Deutliche Vergrößerung der rechten Samenblase (SB) mit unregelmäßiger, teilweise zystischer Struktur. Bei bekanntem Prostatakarzinom (s. Abb. **18**) ist eine Samenblaseninfiltration zu diagnostizieren. In der Harnblase Abbildung eines kleinen Mittellappens (ML).

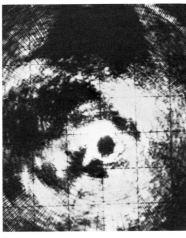 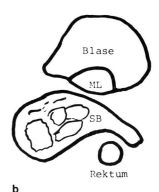

a b

Die Sonographie der *Samenblasen* hat ihre wesentliche Bedeutung beim Staging von Prostatakarzinomen. Sind bei der transrektalen Untersuchung die Samenblasen bei einem diagnostizierten Prostatakarzinom deutlich vergrößert und zeigen sie eine inhomogene Binnenechostruktur und unscharfe Randbegrenzungen, so liegt mit größter Wahrscheinlichkeit eine Samenbleseninfiltration vor (Abb. 21). Bisweilen sind auch zystische Areale in den Samenbläschen zu sehen, die dann auf eine Aufstauung hinweisen, die durch Kompression des Prostatakarzinoms im Bereich des Colliculus seminalis entsteht. Die suprapubische Sonographie der Samenblase hat demgegenüber für das Staging wegen der relativ schlechten Detailerkennbarkeit praktisch keine Bedeutung, da tumorbedingte Infiltrationen in der Regel nicht zu erkennen sind. Lediglich indirekte Zeichen wie eine asymmetrische Form beider Samenblasen und die Weite des Samenblasen-Blasen-Winkels sind bei der suprapubischen Sonographie ähnlich wie bei der Computertomographie zur Beurteilung heranzuziehen.

Die Suche nach Beckenlymphknotenmetastasen ist mit der transrektalen Sonographie selbstverständlich nicht möglich. In der suprapubischen Sonographie sind paraaortale Lymphknotenmetastasen (s. Kapitel „18 Subdiaphragmales Lymphknotensystem") gelegentlich bei fortgeschrittenen Prostatakarzinomen nachweisbar. Beckenlymphknotenmetastasen im Bereich der Obturator- und Iliaca-interna-Lymphknotengruppen sind nur in Ausnahmefällen extremer Lymphknotenvergrößerungen zu diagnostizieren.

Die suprapubische Sonographie ist auch für die Bestrahlungsplanung einsetzbar, um das exakte Tumorvolumen festzulegen (29). Compoundscanner erweisen sich hier im Vergleich zu Realtime-Geräten jedoch als vorteilhafter, da das Tumorvolumen durch einen Umrißscan direkt in Beziehung zum Körperquerschnitt gebracht werden kann.

Entzündungen

Pathologie

Entzündungen der Prostata sind im Vergleich zu Prostataadenomen und -karzinomen von geringerer klinischer Bedeutung. Eine *akute Prostatitis* kommt vor allem bei jungen Männern vor und ist in der Regel bakteriell bedingt. Makroskopisch ist die Prostata mit einem diffusen Ödem, kleinen Abszessen oder größeren Gebieten von Nekrosen durchsetzt.

Die *chronische Prostatitis* tritt häufig rezidivierend auf und ist wahrscheinlich als die häufigste Ursache für rezidivierende Harnwegsinfekte bei Männern anzusehen. Makroskopisch imponiert die Prostata irregulär mit harten Gebieten von fibrösen Narben, die palpatorisch nicht von karzinomatösen Knoten zu unterscheiden sind.

Entzündungen der Samenblasen sind meist chronisch und haben klinisch nur geringe Bedeutung.

Klinik

Patienten mit akuten und chronischen Entzündungen der Prostata und Samenblasen klagen über kaudale Rückenschmerzen, Druck- und Spannungsgefühl im After, Dysurie, Pollakisurie und Harndrang mit teilweise eitrigem Ausfluß.

Ultraschallbefunde

Die *akute Prostatitis* geht mit einer Vergrößerung des Organs einher. Durch das Ödem bedingt ist die Echostruktur meist echoärmer als im Normalfalle, die Kapsel ist glatt begrenzt (Abb. 22). Eine akute Prostatitis oder eine Infektion nach einer Prostatapunktion kann gelegentlich zu *Prostataabszessen* führen. Im akuten Stadium zeigt sich ein echofreies, unscharf berandetes Areal, das eine distale

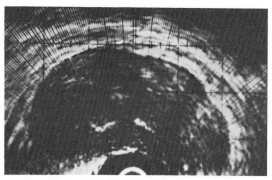

Abb. 22 Akute Prostatitis.
Prostatavergrößerung mit glatter Kapsel und sehr echoarmer Binnenstruktur. Im Zusammenhang mit der Klinik ist hier eine akute Prostatitis zu diagnostizieren.

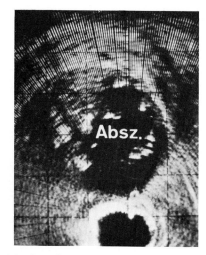

Abb. 23 Prostataabszeß.
Im linken Prostatalappen zeigt sich ein unregelmäßig berandeter, echofreier bis echoarmer Bezirk: Abszeß. Echodichte Bezirke entsprechen Verkalkungen.

Abb. 24 Prostata- und Samenblasenabszesse.
In beiden Prostatalappen unscharf berandete, echofreie Bezirke mit angedeuteter distaler Schallverstärkung. Auch in der rechten Samenblase Abbildung einer rundlichen, echofreien Struktur: Abszeß. A = Abszeß, SB = Samenblasen.

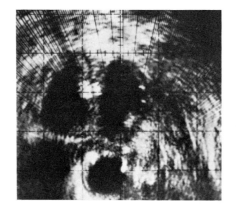
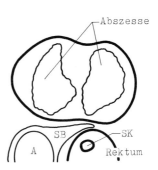

Schallverstärkung als Ausdruck der Flüssigkeitsansammlung aufweist (Abb. 23 u. 24). Bei Beginn der fibrösen Organisation des Abszesses zeigen sich echoärmere Areale mit angedeuteter Berandung, die keine Schallverstärkung zeigen. Abszesse können auch auf die Samenbläschen übergreifen oder in diesen selbst entstehen. Sie zeigen sonographisch ein gleiches Bild (Abb. 24).

Für die *chronische Prostatitis* gibt es kein typisches Echobild, weil verschiedene Erscheinungsformen wie z. B. die Deformation des Organs und die inhomogene Echobinnenstruktur auch beim Karzinom zu finden sind; die Kapselkontinuität ist allerdings in jedem Falle erhalten (Abb. 25). Es gibt auch histologisch gesicherte chronische Prostatitiden, die ein völlig normales sonographisches Bild zeigen. Meist jedoch ist die chronische Prostatitis mit einem Karzinom bzw. Adenom vergesellschaftet, so daß dann in der Regel die Primärerkrankung das Bild bestimmt.

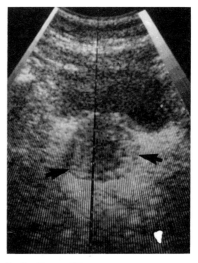

Abb. 25 Chronische Prostatitis.
Transversalschnitt: Mäßig vergrößerte Prostata mit glatten Randkonturen und besonders beidseits lateral vermehrten Echoreflexen (⇨). Sonographisch von einem Karzinom, Stadium B, nicht zu differenzieren (s. Abb. 16).

Therapierte Prostata

Zur Therapiekontrolle nach transurethraler Resektion, endokriner Therapie und Strahlentherapie können beide Untersuchungstechniken mit Erfolg eingesetzt werden. Während in dem ersten Fall Resektionsloge und Restprostata darzustellen sind, welches mit der transrektalen Untersuchung zuverlässiger geschehen kann (Abb. 26), erfolgt die Kontrolle in den beiden anderen Fällen insbesondere durch die Dokumentation der abnehmenden Größe.

Abb. 26 Prostata nach transurethraler Elektrosektion eines Adenoms.
Die Resektionshöhle stellt sich als unscharf berandeter echofreier Bezirk dar. Die Restprostata ist ventral und vor allem dorsal mit dem Colliculus seminalis nachweisbar.

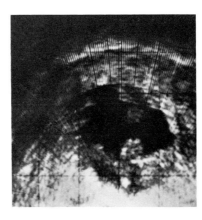
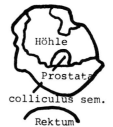

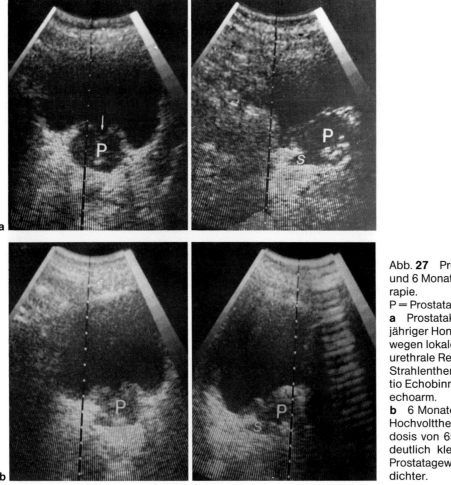

Abb. 27 Prostatakarzinom vor und 6 Monate nach Strahlentherapie.
P = Prostata, S = Samenblase.
a Prostatakarzinom nach einjähriger Honvantherapie. Jetzt wegen lokalen Progresses transurethrale Resektion (→) und Strahlentherapie. Vor der Radiatio Echobinnenstruktur relativ echoarm.
b 6 Monate nach Abschluß der Hochvolttherapie mit einer Herddosis von 65 Gy ist die Prostata deutlich kleiner geworden, das Prostatagewebe relativ echodichter.

Zusätzlich wird nach *Radiatio* (Abb. **27**) neben der Verkleinerung des Organs die Echostruktur eher dichter, bedingt durch fibröse Veränderungen (30). Nach *endokriner Therapie* (Hormonsubstitution oder Orchiektomie) wird die Prostata ebenfalls kleiner (Abb. **28**), die Kapsel wieder schärfer und die Unregelmäßigkeit der Binnenechostruktur geringer (19, 34). *Prostatakarzinomrezidive* sind auf Grund einer erneuten Größenzunahme und anhand von Echostrukturveränderungen zu erkennen (Abb. **29**). Voraussetzung für ihre frühzeitige Diagnose ist die regelmäßige sonographische Kontrolle im Anschluß an eine vorangegangene Therapie.

Die transrektale Sonographie kann auch eingesetzt werden, um bei transurethralen kryochirurgischen Eingriffen an der Prostata die Vereisungstiefe zu kontrollieren (13).

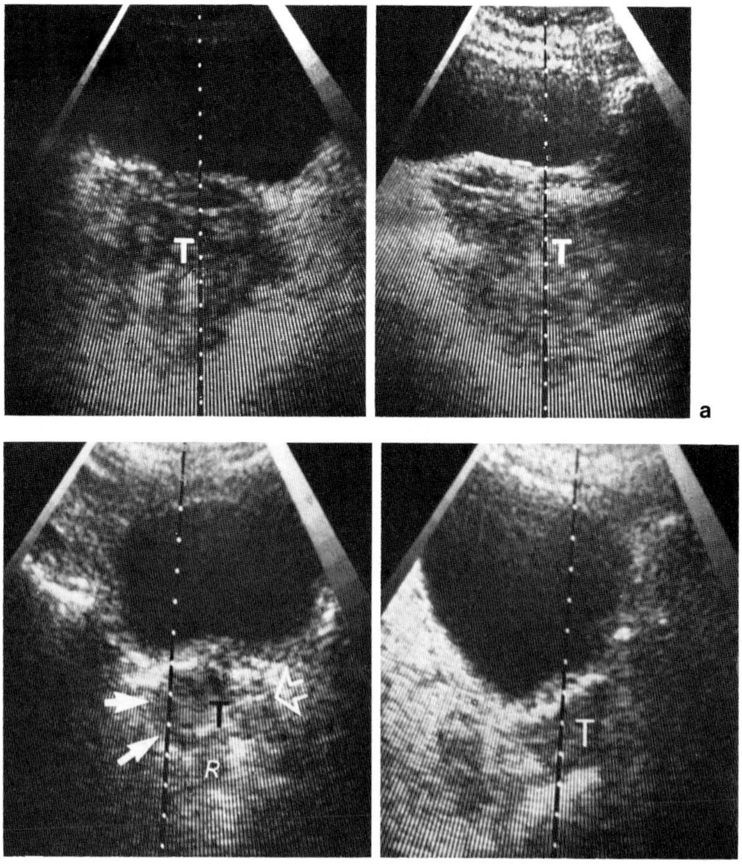

Abb. 28 Prostatakarzinom vor und 3 Monate nach beidseitiger subkapsulärer Orchiektomie.
R = Rektum, T = Prostatatumor.
a Riesiger Prostatatumor (Stadium C).
Der Patient litt an einem akuten Harnverhalt und zeigte eine deutliche Hydronephrose. Die Prostatarandkonturen sind unregelmäßig, die Kapsel nicht abgrenzbar. Starke Echoinhomogenitäten.
b 3 Monate nach Orchiektomie starke Verkleinerung des Tumors. Randkonturen rechts wieder deutlich abgrenzbar (→), links eingeschränkt abgrenzbar (⇨). Echobinnenstruktur wieder homogener.
Klinisch hatte der Patient keine Miktionsbeschwerden mehr; eine Hydronephrose war nicht mehr nachweisbar.

Abb. 29 Prostatakarzinomrezidiv nach Hormontherapie und Hochvolttherapie bei einem 65jährigen Patienten.
a Kontrolluntersuchung 6 Monate nach der Hochvolttherapie. Laufende Hormontherapie mit Honvan.
P = Prostata, V = Verkalkungen mit distalem Schallschatten (s).
b 1 Jahr danach: deutliche Vergrößerung der Prostata und verminderte Binnenechodichte (Rezidiv).
Der Longitudinalschnitt rechts zeigt ein ausgeprägtes endovesikales Tumorwachstum (→). Klinisch war es einige Tage vor der Untersuchung zu einer schweren Makrohämaturie gekommen.

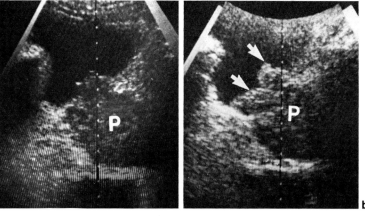

Differentialdiagnose und Fehlermöglichkeiten

Die wichtigste Voraussetzung zur Vermeidung von Fehlinterpretationen in der suprapubischen Sonographie ist eine gute Harnblasenfüllung. Bei entzündlichen Blasenveränderungen oder einer Schrumpfblase (s. Kapitel „20 Harnblase") ist aus diesem Grunde die transvesikale Technik nur bedingt oder nicht einsetzbar.

Bei der transrektalen Sonographie ist darauf zu achten, daß bei der Füllung des das Rektalrohr umhüllenden Gummiballons keine Luft, die die Untersuchung beeinträchtigt oder verhindert, in den Ballon gelangt. Die Untersuchung wird erleichtert durch eine leere Rektumampulle und ebenfalls durch eine gefüllte Harnblase, um ein endovesikales Wachstum der Prostata bzw. eine Harnblaseninfiltration besser abgrenzen zu können.

Die häufigste Differentialdiagnose ist zwischen Prostatakarzinom und -adenom zu ziehen. Während eine homogene Echostruktur sowohl ein Karzinom, als auch ein Adenom repräsentieren kann, liegt bei einem inhomogenen Echobild meistens ein Karzinom vor.

Bei der Differentialdiagnose zwischen Karzinom und einer chronischen Prostatitis, die ebenfalls mit dem Bild vermehrter, inhomogener Echoreflexe einhergeht, kann die Beurteilung der Organgrenzen helfen. Während eine glatte Kapsel beide Diagnosen beinhalten kann, spricht eine unterbrochene Kapsel für ein fortgeschrittenes Prostatakarzinom.

Viele Prostataadenome und -karzinome sowie chronische Prostatitiden enthalten Verkalkungen (14). Im Vergleich zu den vermehrten Echoreflexen bei einem Karzinom liegen diese häufig isolierter und zeigen gelegentlich einen Schallschatten.

Breitflächig in die Blasenwand infiltrierte Prostatakarzinome, bei denen der Infiltrationsnachweis selbst keine Schwierigkeiten bereitet, sind differentialdiagnostisch bisweilen nicht von infiltrativ in die Prostata einwachsenden Harnblasenkarzinomen (s. Kapitel „20 Harnblase") zu differenzieren.

Umschriebene Mittellappenadenome (s. Abb. 11 u. 12 und Kapitel „20 Harnblase") können zu Verwechslungen mit primären Blasentumoren Anlaß geben, sind jedoch bei sorgfältiger Untersuchung immer als mit der Prostata in Verbindung stehend darzustellen.

Wertung

Beide sonographischen Untersuchungsverfahren erlauben eine *Therapiekontrolle* von Prostatakarzinomen und ermöglichen somit die Beurteilung eines Therapieerfolges und die frühzeitige Entdeckung von Rezidiven. Als einziges weiteres, nichtinvasives Darstellungsverfahren der Prostata bietet die CT den zusätzlichen Vorteil, das Verhalten evtl. primär vorhandener Lymphknotenmetastasen nach der Therapie ebenfalls kontrollieren zu können. Die CT ist jedoch aufwendiger, kostenintensiver und nur an großen Kliniken verfügbar.

Die transrektale Sonographie verbessert insbesondere die *Differenzierungsmöglichkeit* zwischen Prostataadenomen und -karzinomen. Über die Treffsicherheit der transrektalen Sonographie bei der Differenzierung beider Erkrankungen liegen gute Ergebnisse vor (10, 13, 14, 27, 32, 35) (Tab. 2). Die Sensitivität der Methode liegt beim Karzinom mit 84 % höher als die der Palpation mit 78 % und entspricht den in der Literatur angegebenen Zahlen (13, 14, 25, 34). Die falsch-positiven Befunde bei Karzinomen liegen mit 9 Fehlbeurteilungen deutlich niedriger als bei der Palpation mit 22 (Tab. 2). Die Verdachtsdiagnose Karzinom und eine damit notwendig werdende Biopsie wird sonographisch also viel seltener gestellt.

Für die suprapubische Sonographie sind uns zu der genannten Fragestellung keine Publikationen bekannt. Auf Grund jedoch einer höheren Schallfrequenz und der Organuntersuchung im unmittelbaren Nahbereich des Schallkopfes, erscheint die transrektale Sonographie für die Differenzie-

Tabelle 2 Vergleich zwischen transrektaler Prostatasonographie und Palpation

		Anzahl der Fälle N = 357	richtig-positiv	Ergebnisse falsch-positiv	falsch-negativ	Sensitivität der Methode
Adenom	Sonographie	268	259	14	9	96,6%
	Palpation	268	246	18	22	91,8%
Karzinom	Sonographie	89	75	9	14	84,2%
	Palpation	89	69	22	20	77,5%

rung zwischen Adenom und Karzinom die empfindlichere und spezifischere Methode zu sein, verbunden jedoch mit dem Nachteil, ein Zusatzgerät hierfür zu benötigen. Im Vergleich zur Palpation läßt sich durch die Sonographie gelegentlich auch die Vermutungsdiagnose „Inzidentalkarzinom" stellen, die dann durch die Biopsie überprüft werden muß.

Beide sonographischen Untersuchungsmethoden führen zu einer deutlichen Verbesserung des lokalen *Staging.* Erste vergleichende Untersuchungen zwischen Palpation, suprapubischer Sonographie und Computertomographie (6) haben ergeben, daß durch die Palpation im Vergleich zur Sonographie in 20 % der Fälle das klinische Tumorstadium möglicherweise unterschätzt wird und daß die Sonographie etwa doppelt so häufig zum Upstaging führt wie die CT (Tab. 3). Da nur die klinischen Tumorstadien A/B radikal prostatektomiert werden, können nur in Einzelfällen nach Prostatektomie oder Autopsie die sonographischen Befunde belegt werden, sie scheinen jedoch beim Vergleich mit Prostatektomieergebnissen in der Literatur die richtige Tendenz widerzuspiegeln. Wie nämlich pathohistologische Kontrollen nach Prostatektomien zeigen konnten, bestehen in bis zu 42% der Fälle mit einem Durchschnitt von 24% Diskrepanzen im Sinne einer Stadienunterschätzung zwischen dem klinischen Tumorstadium nach rektaler Untersuchung und dem tatsächlichen Tumorstadium nach Prostatektomie (2, 4, 18, 20).

Für die Sonographie der Samenblasen im Rahmen des Staging ist die transrektale Technik die bessere Untersuchungsmethode. Auch für das lokale

Tabelle 3 Prozentuale Stadienänderung auf Grund des sonographischen und computertomographischen Befundes im Vergleich zur Palpation bzw. CT (Anzahl der Patienten).

N = 81	Up staging	Down staging	Gleichbleibend
Sonographie – Palpation	20% (16)	4% (3)	76% (62)
CT – Palpation	11% (9)	38% (31)	51% (41)
Sonographie – CT	61% (49)	–	39% (32)

Staging insgesamt erscheint die rektale Prostatasonographie auf Grund der besseren Detailerkennbarkeit geeigneter, wie es einige Literaturangaben über die transrektale Technik vermuten lassen (28, 32). Für beide sonographischen Methoden ist diese Fragestellung bisher jedoch nicht ausreichend untersucht worden, um eine abschließende Antwort über den Vorteil einer der beiden Methoden geben zu können.

Zusammenfassend hat somit die Prostatasonographie vier wesentliche Anwendungsbereiche: die Größenbestimmung von Prostataadenomen (s. S. 361) mit der Frage des einzuschlagenden Operationsverfahrens, die Verlaufskontrolle von Karzinomen nach Megavolt- oder Hormontherapie und insbesondere die Differentialdiagnose zwischen Adenom und Karzinom und das lokale Staging von Prostatakarzinomen.

Literatur

1 Alken, C.-E., J. Sökeland: Urologie, 8. Aufl. Thieme, Stuttgart 1979 (S. 260)
2 Byar, D. P., F. K. Mostofi: Carcinoma of the prostate: Prognostic evaluation of certain pathologic features in 208 radical prostatectomies. Cancer (Philad.) 30 (1972) 5
3 Collins, W. E.: TNM-classification of malignant tumours of the bladder, prostate, testis, and kidney. Canad. J. Surg. 18 (1975) 468
4 Correa, R. J., R. P. Gibbons, K. B. Cummings, J. T. Mason: Total prostatectomy for stage B carcinoma of the prostate. J. Urol. (Baltimore) 117 (1977) 328
5 Denkhaus, H., H. Becker, E. Bücheler: Befunde bei Prostatakarzinomen und -adenomen in der suprapubischen Prostatasonographie. Fortschr. Röntgenstr. 135 (1981) 285
6 Denkhaus, H., W. Dierkopf, E. Grabbe, F. Donn: Comparative study of suprapubic sonography and computed tomography for staging of prostatic carcinoma. Urol. Radiol. 5 (1983) 1
7 Dhom, G.: Gedanken zur Pathologie und Klinik des Prostatakarzinoms. Med. in unserer Zeit 5 (1978) 133
8 Flocks, R. H.: The use of radioactive isotopes in the management of prostatic cancer. Sciences Monographs: Int. Symposium on the Treatment of Carcinoma of the Prostate. Pergamon Press, Vieweg, Oxford, Braunschweig 1971
9 Frentzel-Beyme, B., J. Schwartz, B. Aurich: Die transrektale Prostatasonographie (TPS). Computertomographie 2 (1982) 68

10 Frentzel-Beyme, B., B. Aurich: Erste Ergebnisse mit der transrektalen Prostatasonographie. In Kratochwil, A., E. Reinold: Ultraschalldiagnostik '81. Drei-Länder-Treffen Graz 1981. Thieme, Stuttgart 1982
11 Gammelgaard, J., H. H. Holm: Transurethral and transrectal ultrasonic scanning in urology. J. Urol. (Baltimore) 124 (1980) 863
12 Hallemans, E., G. Declercq, L. Denis: Transrectal ultrasono-tomography. Europ. Urol. 3 (1977) 37
13 Harada, K., D. Igari, Y. Tanahashi: Ultrasonography of the prostate. J. clin. Ultrasound 7 (1979) 45
14 Harada, K., Y. Tanahashi, D. Igari, J. Numata, S. Orikasa: Clinical evaluation of inside echo pattern in gray scale prostatic echography. J. Urol. (Baltimore) 124 (1980) 216
15 Hennebury, L., M. F. Carter, H. L. Neiman: Estimation of prostatic size by suprapubic ultrasonography. J. Urol. (Baltimore) 121 (1979) 615
16 Holm, H. H., J. Kristensen: Urinary bladder, prostate, and periprostic structures. In Holm, H. H.: Abdominal Ultrasound, 2nd ed. University Park Press, Baltimore 1981
17 Holm, H. H., J. Gammelgaard: Ultrasonically guided precise needle placement in the prostate and the seminal vesicles. J. Urol. (Baltimore) 125 (1981) 385
18 Kastendieck, H., M. Bressel: Vergleichende Analyse der klinischen und morphologischen Klassifikation (Staging) von 165 Prostatacarcinomen nach radikaler Prostatektomie. Urologe A 19 (1980) 331

19 Kohri, K., S. Kaneko, T. Akiyama, S. Yachiku, T. Kurita: Ultrasonic evaluation of prostatic carcinoma. Urology 17 (1981) 214
20 Kopecky, A. A., T. Z. Laskowski, R. Scott jr.: Radical retropubic prostatectomy in the treatment of prostatic carcinoma. J. Urol. (Baltimore) 103 (1970) 641
21 Loch, E.-G., A. Gaca, G. Wessels: Ultraschalluntersuchungen der Prostata mit Datengeräten zur Erkennung von Tumorerkrankungen. Urologe A 16 (1977) 356
22 Matouschek, E.: Erste Ergebnisse bei der echographischen Darstellung von Tumoren mit einem transurethralen Scanner. Tumor Diagnostik 2 (1981) 17
23 Miller, S. S., W. H. H. Garvie: The evaluation of prostatic size by ultrasonic scanning: a preliminary report. Brit. J. Urol. 45 (1973) 187
24 Murphy, G. P.: Prostate cancer: progress and chance. Cancer (Philad.) 28 (1978) 104
25 Resnick, M. I., J. W. Willard, W. H. Boyce: Recent progress in ultrasonography of the bladder and prostate. J. Urol. (Baltimore) 117 (1977) 444
26 Resnick, M. I., J. W. Willard: Ultrasonography of the prostate. Ultrasound Med. Biol. 3 A (1977) 403
27 Resnick, M. I., J. W. Willard, W. H. Boyce: Ultrasonic evaluation of the prostatic nodule. J. Urol. (Baltimore) 120 (1978) 86
28 Resnick, M. I., J. W. Willard, W. H. Boyce: Transrectal ultrasonography in the evaluation of patients with prostatic carcinoma. J. Urol. (Baltimore) 124 (1980) 482
29 Sukov, R. J., P. T. Scardino, W. F. Sample, J. Winter, D. J. Confer: Computed tomography and transabdominal ultrasound in the evaluation of the prostate. J. Comp. ass. Tomogr. 3 (1979) 45
30 Walz, P. H., P. Alken, G. Hutschenreiter: Ultraschalluntersuchung von Prostata und Samenblasen. Ultraschall 1 (1980) 158
31 Watanabe, H., D. Igari, Y. Tanahashi, K. Harada, M. Saitoh: Development and application of new equipment for transrectal ultrasonography. J. clin. Ultrasound 2 (1974) 45
32 Watanabe, H., D. Igari, Y. Tanahashi, K. Harada, M. Saitoh: Transrectal ultrasonotomography of the prostate. J. Urol. (Baltimore) 114 (1975) 734
33 Watanabe, H., M. Saitoh, T. Mishina, D. Igari, Y. Tanahashi, K. Harada, S. Hisamichi: Mass screening program for prostatic diseases with transrectal ultrasonotomography. J. Urol. (Baltimore) 117 (1977) 746
34 Watanabe, H.: Prostatic ultrasound. In Rosenfield, A. T.: Genitourinary Ultrasonography, Churchill Livingstone, New York 1979 (p. 125)
35 Watanabe, H.: Recent advances in transrectal ultrasonography. In Wagari, T., R. Omoto: Ultrasound in Medicine and Biology, Serie 505. Excerpta Medica, Amsterdam 1980 (p. 218)
36 Wessels, G., A. Gaca, E.-G. Loch, W. von Seelen, U. Scheiding: Analyse des Ultraschallbildes der Prostata bei Tumorerkrankungen. Helv. chir. Acta 44 (1977) 293
37 Whittingham, T. A.: Ultrasonic estimation of the volume of the enlarged prostate. Brit. J. Radiol. 46 (1973) 68

Skrotalinhalt

D. Beyer, H. Denkhaus und B. Frentzel-Beyme

Anatomie

Der *Hoden* kommt innerhalb der Skrotalhülle als im Längsschnitt ovaläre und im Querschnitt runde Struktur mit homogenem, mittelreflektivem Reflexmuster zur Darstellung (5, 7, 9), das einen echoreichen Hintergrund für die Suche nach den meist echoärmeren Hodentumoren bietet (Abb. 30) (6). In seinen Abmessungen weist der normale Hoden eine große Schwankungsbreite auf; der Längsdurchmesser beträgt durchschnittlich 3,8 cm bei einem großen Schwankungsbereich zwischen 3 und 6 cm. Die durchschnittliche Breite beträgt 2,7 cm bei einem Schwankungsbereich von 2 - 3,5 cm (9).
Eine sichere Abgrenzung der Tunica albuginea von testikulärem Gewebe gelingt nicht; ebenso lassen sich auch intratestikuläre Strukturen, wie z. B. das Rete testis, nicht darstellen (8, 9).
Der *Nebenhoden* stellt sich im Querschnitt als eine lateral vom Hoden abgrenzbare, rundlich bis ovale Struktur mit echodichterem inhomogenem Reflexmuster dar (7, 8, 9). Der Nebenhodenkopf (Globus major) ist im Längsschnitt als kappenförmiges, dem oberen Hodenpol aufsitzendes Gebilde darstellbar (Abb. 31) (7). Der Nebenhodenschwanz (Globus minor) ist nur in wenigen Fällen abgrenzbar. Andere intraskrotale Strukturen, z. B. der Ductus deferens, können nicht dargestellt werden.
Die häufig anzutreffende, nur millimeterbreite, peritestikuläre Flüssigkeitsansammlung zwischen den zwei Blättern der Tunica vaginalis ist physiologisch (8).

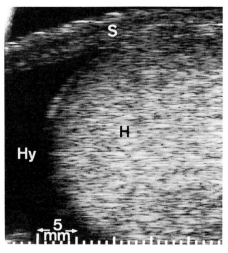

Abb. 30 36 J., Hydrozele. Extratestikuläre, echofreie Raumforderung (Hy) zwischen Hoden (H) und Skrotalhaut (S). Nicht pathologisch veränderter Hoden mit homogenem echodichtem Reflexmuster (small-part-Scanner, 10 MHz).

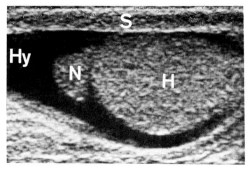

Abb. 31 24 J., Hydrozele (Hy). Darstellung des normalen Nebenhodens (N) im Längsschnitt mit echodichterem Reflexmuster als der benachbarte Hoden (H). S = Skrotalhaut. (Parallel-Scanner, 5 MHz).

Untersuchungstechnik

Zur Untersuchung des Skrotalinhaltes sind spezielle, dem Kleinorgan adaptierte, hochauflösende Real-time-Geräte entwickelt worden. Es stehen hochauflösende, fokussierte Schallköpfe von 3,5 - 10 MHz mit und ohne Wasservorlaufstrecke und Geräte mit freier Wasserbadimmersion zur Verfügung. Die freie Immersionstechnik hat den Vorteil, daß das verformbare Untersuchungsobjekt aus verschiedenen Einstrahlrichtungen ohne Kompression abgetastet werden kann (5, 6).
Gebräuchliche Real-time-Geräte werden manuell geführt. Dabei wird zuerst der Hoden in Längs- und Querschnitten in ganzer Ausdehnung dargestellt, anschließend der kappenförmig aufsitzende Nebenhoden aufgesucht und abgebildet. Die manuelle Führung des Schallkopfes hat den Vorteil, daß die Schnittführung dem Tastbefund zwanglos angepaßt werden kann.

Bei Verdacht auf Varikozele hat sich neben der normalen Untersuchung im Liegen die Sonographie am stehenden Patienten – soweit gerätetechnisch durchführbar – bewährt.

Speziell zur Unterscheidung einer Hodentorsion und der akuten Epididymoorchitis können Ultraschalldopplersonden zur Auskultation intratestikulärer Gefäßpulsationen eingesetzt werden (10).

Erkrankungen

Das Spektrum der Skrotalerkrankungen umfaßt als *akute* Krankheitsbilder die Hodentorsion, das Hodentrauma, die akute Epididymitis und die Orchitis, als *nicht akute* Erkrankungen die chronische Epididymoorchitis, den Hodentumor und verschiedene anlagebedingte oder erworbene Flüssigkeitsansammlungen, Varikozelen und Hernien (5).
Noch immer vergehen ca. 4 – 6 Monate zwischen dem Auftreten erster Symptome von Hodentumoren und der operativen Diagnosestellung. Diese Diagnoseverschleppung geht in ca. 50 % der Fälle – wegen Vernachlässigung der Symptome – zu Lasten der Patienten, in knapp der anderen Hälfte zu Lasten der ärztlichen Fehldiagnose: akute oder chronische Epididymoorchitis (5, 11). Aus diesem Sachverhalt ergibt sich, daß die klinische Untersuchung mit Inspektion, Palpation und Transillumination des Hodens nicht immer zuverlässig ist.

Ultraschallbefunde

Als Indikation zur Skrotalsonographie gelten:
  jede unklare Hoden- oder Skrotalschwellung,
  jeder unklare skrotale Palpationsbefund,
  der unklare Hodenschmerz (Torsion, Trauma, Entzündung)
  und die Suche nach intraskrotalen Tumoren.
Pathologische Skrotalbefunde werden in bezug auf ihr echographisches Erscheinungsbild in zwei Gruppen eingeteilt:
1. intraskrotale Flüssigkeitsansammlungen und
2. solide Läsionen.

Solide Läsionen sind wiederum in *intra- oder extratestikuläre Erkrankungen* zu differenzieren; in vielen Fällen liegen solide Veränderungen und pathologische Flüssigkeitsansammlungen simultan vor (6).

Intraskrotale Flüssigkeitsansammlungen

Die *Hydrozele* erscheint als echoleere, evtl. gekammerte, extratestikuläre Raumforderung zwischen Hoden, Nebenhoden und Skrotalwand, so daß bei diesem häufigen Krankheitsbild Hoden und Nebenhoden besonders gut abgrenzbar sind (s. Abb. 30 u. 31). Bei ausgedehnten Hydrozelen ist der Hoden meist wandständig und deutlich abgeflacht (9).
Liegt eine *Einblutung* in die Hydrozele vor, lassen sich multiple, schwebende Echos in der Hydroze-

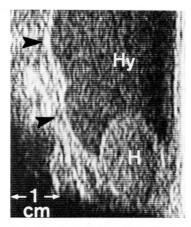

Abb. 32 48 J., Hydrozele mit Einblutung (Hy ▶). Multiple, bewegliche Echos in der Hydrozelenflüssigkeit. Atrophischer, regelrecht strukturierter Hoden (H) (Parallel-Scanner, 3,5 MHz).

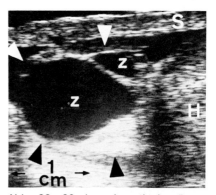

Abb. 33 22 J., polyzystische Degeneration des Nebenhodens. Neben dem normal strukturiertem Hoden (H) im Nebenhodenkopfareal multiple, echofreie, polyedrisch konfigurierte Strukturen (z), die von breiten Septen (▶) abgegrenzt sind. S = Skrotalhaut (small-part-Scanner, 10 MHz).

Skrotalinhalt 375

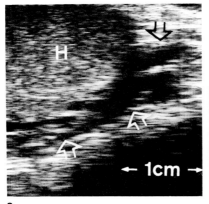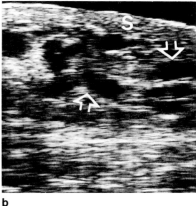

Abb. 34 33 J., Varikozele.
a Neben dem normal strukturierten Hoden (H) multiple kanalikuläre echofreie Strukturen (→) (small-part-Scanner, 10 MHz).
b Tangentialschnitt durch die lateralen Skrotumabschnitte. Erweiterte Venen (→) unter der Skrotalhaut (S).

lenflüssigkeit nachweisen (Abb. 32). Eine *Spermatozele* zeigt sich als mehr oder weniger großes, echofreies, rundes Gebilde in der Region des Nebenhodenkopfes (6). Bei der *polyzystischen Degeneration* des Nebenhodens können multiple, gekammerte Zysten im Nebenhodenkopf abgebildet werden (Abb. 33).
Die Darstellung der meist in der linken Skrotalhälfte gelegenen *Varikozele* ist in Rückenlage nur bei ausgedehntem Befund möglich (Abb. 34).
Teils kanalikuläre, teils traubenförmig imponierende, peritestikuläre Strukturen mit homogener Echostruktur weisen auf diese Diagnose hin, erschweren allerdings die Abgrenzung des Nebenhodens (9). Frische *Skrotalhämatome* stellen sich als echoreiche, intraskrotale Läsionen nach Trauma oder Operation dar (1, 4).

Intraskrotale solide Läsionen

Extratestikuläre Erkrankungen

Die *akute Epididymitis* führt zu einer Vergrößerung des Nebenhodens mit herabgesetztem, unregelmäßigem Reflexverhalten des Organs durch das entzündliche Ödem (Abb. 35a). Echoärmere oder -leere Zonen weisen auf eine beginnende oder manifeste Abszedierung hin (Abb. 35b) (9). Eine exakte Abgrenzung zum *Nebenhodentumor* ist jedoch nicht möglich (6). Allerdings spricht die Trias „Nebenhodenvergrößerung, reaktive Hydrozele und Skrotalhautverdickung" mehr für die Epididymitis (2).

Intratestikuläre Erkrankungen

Wichtigstes Symptom einer *akuten Orchitis* ist die Hodenvergrößerung mit Echoverminderung und erschwerter Abgrenzbarkeit zum Nebenhoden, der gleichzeitig Entzündungszeichen zeigen kann (Abb. 36a). Echoärmere Zonen weisen auch hier auf eine beginnende Abszedierung hin. Noch schwieriger ist die sonographische Abgrenzung einer *fokalen Orchitis* (Abb. 36b), die wie der Hodenabszeß nicht sicher von einem Seminom zu differenzieren ist.
Hodentumoren führen zu einer Vergrößerung und Formänderung des befallenen Hodens und einer umschriebenen Störung oder ausgedehnten Destruktion des typischen echoreichen Strukturmusters. Eine fehlende Verdickung der Skrotalhaut spricht dabei eher für den Tumor und gegen die Orchitis (2). *Seminome* kennzeichnen sich dabei als glattbegrenzte echoarme Regionen (Abb. 37a), während *Embryonalzellkarzinome* ähnlich einer fokalen Orchitis z. T. unregelmäßige Begrenzungen aufweisen (Abb. 37c u. d) (6). *Teratokarzinome*

Abb. 35 41 J., Epididymitis. Vergrößerter Nebenhoden (→) (NH) mit echoärmerem Reflexmuster als der Hoden (H). Keine begleitende Hydrozele (small-part-Scanner, 6,5 MHz).
b 26 J., Epididymitis mit Abszedierung. Im quergeschnittenen Nebenhoden (N) Nachweis einer echoarmen Zentralzone (→). Begleitende Hydrozele (Hy) und mäßige Verdickung der Skrotalhaut (S). Normale Hodenstruktur. H = Hoden, N = Nebenhoden (small-part-Scanner, 10 MHz).

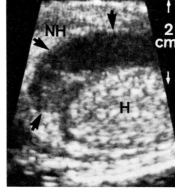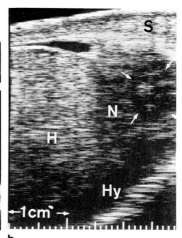

Männliche Geschlechtsorgane

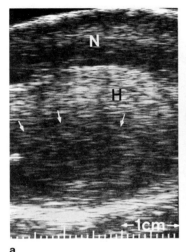 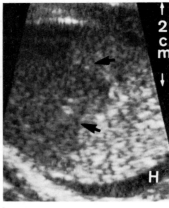

Abb. 36
a 31 J., Epididymoorchitis. Vergrößerter und unregelmäßig echoarmer Nebenhoden (N) und gering aufgetriebener Hoden (H). Unregelmäßig konfigurierte Abszedierung (→) in den dorsalen Hodenabschnitten mit geringer Schallverstärkung. Rückbildung nach antiphlogistischer Therapie (small-part-Scanner, 10 MHz).
b 19 J., fokale Orchitis. Mäßige Hodenvergrößerung. In den kranialen Hodenanteilen echoarme, polyzyklisch begrenzte Raumforderung (→). Die übrigen Hodenanteile mit regelrechtem Reflexmuster. Begleitende Hydrozele (H). Op-Ergebnis: fokale Orchitis (small-part-Scanner, 6,5 MHz).

weisen – evtl. als Folge häufiger Blutungen in den Tumor – ein sehr unregelmäßiges, teils echovermehrtes, teils echovermindertes Reflexmuster bei unregelmäßiger Abgrenzung zum noch erhaltenen Hodenparenchym auf (Abb. **37b** u. **c**) (6, 7). Verkalkungen sind ebenfalls typisch. Der seltene *Sertoli-Zell-Tumor* hingegen zeigt multiple, durch radiäre Septen getrennte zystische Hohlräume (3). Das Bild einer *diffusen Tumorinfiltration* des Hodens kann einer abszedierenden Orchitis sehr ähnlich sein (9).
Bei der seltenen *Metastasierung* in den Hoden – z. B. bei malignem Melanom – zeigen sich multiple Läsionen mit echoarmem Rand und echoreicherer Zentralzone (sog. Targetläsionen) oft ohne signifikante Hodenvergrößerung (Abb. **37e**).
Hodeninfarkte können als stark reflexogene, intratestikuläre Raumforderungen mit Organvergrößerungen und relativ echoärmerem Ring durch verdrängtes Hodenparenchym diagnostiziert werden (8).

Wertung

Die hochauflösende Real-time-Sonographie des Skrotalinhaltes ergänzt sinnvoll als nichtinvasive, schmerzlose und schnell durchführbare Methode die konventionellen Untersuchungstechniken – im wesentlichen Inspektion, Palpation und Transillumination. Sie erleichtert die Entscheidung des Urologen zwischen exspektativer Verlaufsbeobachtung und beschleunigt das operative Vorgehen bei Erkrankungen des Hodens und Nebenhodens. Die Überlegenheit der Methode gegenüber der klinischen Untersuchung liegt darin, daß ein vergrößerter Nebenhoden, eine Hydro- oder Varikozele die palpatorische Beurteilung des Hodens oft stark beeinträchtigen (9). Nach unserer Erfahrung entsprach eine unauffällige sonographische Hodendarstellung bisher immer einem klinischen Normalbefund.
Mit dem vermehrten Einsatz hochauflösender Geräte erscheint die Entdeckung auch kleinerer Hodentumoren ohne Organvergrößerung und -vorwölbung möglich (6). Die Einteilung in intraskrotale Flüssigkeitsansammlungen und solide intra- und extratestikuläre Läsionen gelingt in über 95 % (9), so daß wesentliche Fortschritte in der Abgrenzung entzündlicher Nebenhodenerkrankungen von Hodentumoren erzielt wurden. Schwierigstes Problem bleibt weiterhin die Differenzierung eines Hodentumors von einer fokalen Orchitis und einem Hodenabszeß, so daß bei intratestikulären Raumforderungen die Sonographie die histologische Untersuchung *nicht* ersetzen kann (5, 6, 9). In Verbindung mit den klinischen Befunden liefert sie jedoch wertvolle Hinweise, die für oder gegen einen Tumor sprechen, und beeinflußt somit das therapeutische Vorgehen erheblich. Mit Einschränkung findet die Real-time-Sonographie auch Anwendung bei der Hodentorsion, dem Hodentrauma und postoperativen Skrotalveränderungen.

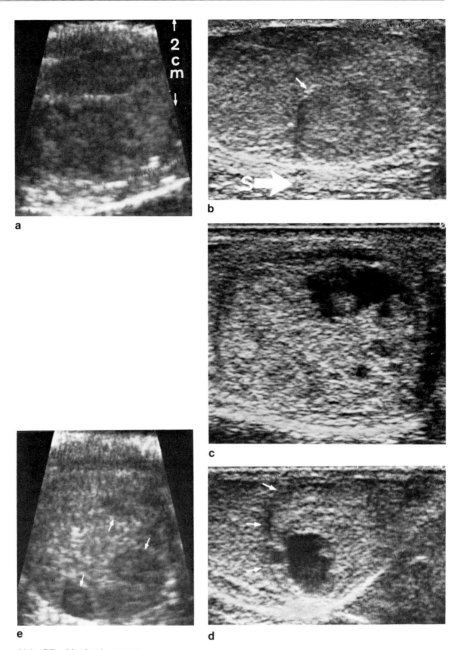

Abb. 37 Hodentumoren.
a 31 J., Seminom. Vergrößerter Hoden mit zwei echoarmen, schlecht abgrenzbaren Herden (Small-part-Scanner, 6,5 MHz).
b 29 J., Teratokarzinom. Mäßig vergrößerter Hoden, der von 3 wechselnd echoarmen und echoreichen Rundherden durchsetzt ist. Kleine Tumorverkalkung (→) mit Schallschatten (⇨ s. Parallel-Scanner,
5 MHz).
c 25 J., Embryonalzell-und Teratokarzinom. Am unteren Hodenpol 5 cm im Durchmesser betragender, echoreicher Tumor mit multiplen, wechselnd großen liquiden Arealen. Halonierter Randsaum des Tumors (Parallel-Scanner, 5 MHz).
d 28 J., Embryonalzellkarzinom. 3 cm im Durchmesser betragender, rundlich konfigurierter echoreicher Tumor mit haloniertem Randsaum und randständiger, liquider Zone (Parallel-Scanner, 5 MHz).
e 48 J., Hodenmetastasen eines metastasierenden malignen Melanoms. Nur gering vergrößerter Hoden mit mehreren echoarmen Herden (→), die eine echoreiche Zentralzone aufweisen (Target-Läsionen). Durchmesser der Metastasen 8 – 10 mm (small-part-Scanner, 6,5 MHz).

Literatur

1 Albert, N. E.: Testicular ultrasound for trauma. J. Urol. (Baltimore) 124 (1980) 558
2 Arger, P. H., C. B. Mulhern jr., B. G. Coleman, H. M. Pollack, A. Wein, J. Koss, R. Arenson, M. Banner: Prospective analysis of the value of scrotal ultrasound. Radiology 141 (1982) 763
3 Cunningham, J. J.: Echographic findings in Sertoli cell tumor of the testis. J. clin. Ultrasound 9 (1981) 341
4 Friedman, S. G., J. G. Rose, M. A. Winston: Ultrasound and nuclear medicine evaluation in acute testicular trauma. J. Urol. (Baltimore) 125 (1981) 748
5 Friedrich, M., C. Claussen, R. Felix: Neues Ultraschallverfahren in der Diagnostik von Hodenerkrankungen Dtsch. med. Wschr. 105 (1980) 630
6 Friedrich, M., C. D. Claussen, R. Felix: Immersion ultrasonography of scrotal and testicular pathology. Europ. J. Radiol. 1 (1981) 60
7 Frommhold, H., D. Koischwitz: Sonographie des Abdomens. Ultraschalldiagnostik bei Hodenerkrankungen. Thieme, Stuttgart 1982
8 Leopold, G. R., V. L. Woo, F. W. Scheible, D. Nachtsheim, B. Gosink: High-resolution ultrasonography of scrotal pathology. Radiology 131 (1979) 719
9 Naser, V., U. Ikinger, G. van Kaick, M. Schweigler: Echographie des Scrotums und der Testes mit Hilfe eines neuen Untersuchungsgerätes. Urologe A 18 (1979) 321
10 Pedersen, J. F., H. H. Hohn, T. Hald: Torsion of the testicle diagnosed by ultrasound. J. Urol. (Baltimore) 113 (1975) 66
11 Staehler, G., A. Gebauer, H. E. Mellin: Sonographische Untersuchung bei Erkrankungen des Scrotalinhaltes. Urologe A 17 (1978) 247

22 Weibliche Geschlechtsorgane

Ch. Thiel und P. Brockerhoff

Ultraschalluntersuchungen im Bereich des weiblichen Beckens sind durch den routinemäßigen Einsatz in der *geburtshilflichen Diagnostik* ein seit langem geübtes und anerkanntes Verfahren in der Hand des Geburtshelfers (10, 11, 45).

Ihre Aussagemöglichkeit bei der Untersuchung *gynäkologischer Erkrankungen* ist weniger spezifisch. Mit der zunehmend besseren Auflösung der Geräte ergeben sich aber auch hier erweiterte Anwendungsmöglichkeiten in Ergänzung zur klinischen Untersuchung, insbesondere, da es sich um ein nichtinvasives und nach allen bisherigen Erfahrungen unschädliches Verfahren handelt.

Da Ultraschalluntersuchungen in zunehmendem Maße als diagnostisches Instrument in allen anderen Disziplinen Eingang finden, insbesondere die abdominelle Sonographie eine Routineuntersuchung sowohl im Rahmen des internistischen als auch des von Radiologen betriebenen Ultraschalls geworden ist, sollten auch dem sonographisch tätigen Nichtgynäkologen die normalen Befunde im Becken sowie die häufigsten Veränderungen und ihre typische sonographische Darstellung bekannt sein, um schwerwiegende diagnostische Irrtümer und die Verschleppung sinnvoller diagnostischer und therapeutischer Maßnahmen zu vermeiden.

Anatomie

Das kleine Becken wird kranial durch die Linea terminalis, das Promontorium und den Oberrand der Symphyse begrenzt, kaudal durch die Beckenbodenmuskulatur und lateral durch Anteile des knöchernen Beckens sowie die sie auskleidende Muskulatur, von dorsal nach lateroventral der M. coccygeus, der M. obturatorius internus sowie der M. Iliopsoas, die sich sonographisch deutlich voneinander abgrenzen lassen (Abb. 1) (17). Von ventral nach dorsal lassen sich ein vorderer, mittlerer und hinterer Abschnitt unterscheiden, wobei der vordere die Blase, der mittlere Uterus und Adnexe und der dorsale Abschnitt das Rektum als Hauptstrukturen enthält.

Die Blase stellt sich sonographisch bei ausreichender Füllung oberhalb der Symphyse im Querschnitt annähernd viereckig, im Längsschnitt mehr dreieckförmig konfiguriert in Form eines gut abgrenzbaren, echoleeren Bezirks mit deutlicher relativer dorsaler Schallverstärkung dar (Abb. 1 u. 2). Dorsal der Blase findet sich der *Uterus,* der im Querschnitt in Höhe der Zervix eine kleinere, in Höhe des Korpus eine größere runde oder ovaläre Konfiguration mit schwachen Binnenechos zeigt. Das Corpus uteri führt beim anteflektierten Uterus zu einer leichten bogigen Impression der Blasenhinterwand (Abb. 2 u. 3).

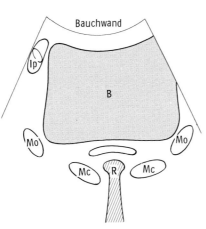
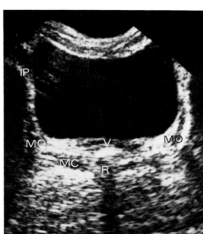

Abb. 1 Anatomie (Beckenmuskulatur), Querschnitt oberhalb der Symphyse:
B = Blase, IP = M. iliopsoas (der helle Reflex in der Mitte trennt die beiden Anteile), MO = M. obturatorius internus, MC = M. coccygeus, V = Vagina, R = Rektum (kenntlich an der kegelförmigen Schallauslöschung durch Luft).

380 Weibliche Geschlechtsorgane

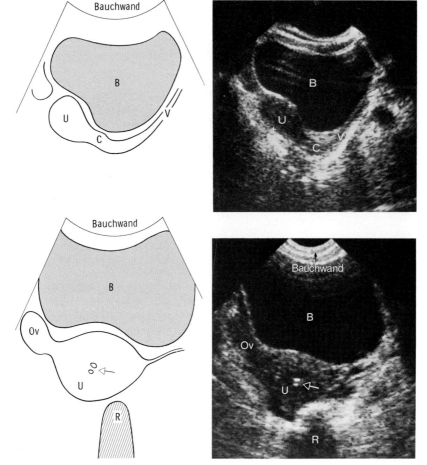

Abb. 2 Anatomie, medianer Längsschnitt oberhalb der Symphyse: B = Blase, U = Corpus uteri, C = Zervix, V = Vagina.

Abb. 3 Anatomie, Querschnitt in Höhe des Corpus uteri: B = Blase, U = Corpus uteri (Pfeil = Intrauterinpessar) Ov = rechtes Ovar, R = Luft im Rektum.

Im Längsschnitt hat der normale Uterus einer nichtschwangeren, erwachsenen Frau eine Länge von 6 – 8 cm, bei Multiparae kann er 1 – 2 cm größer sein (15). Normalerweise ist er mittelständig und anteflektiert, wobei der Grad der Flexion abhängig ist von der Blasen- und Rektumfüllung. Leichte Abweichungen nach rechts oder links sind häufig zu beobachten, ebenso eine Retroflexio, die nicht als pathologisch zu werten ist (17, 33).

Von den drei anatomischen Wandschichten des Uterus, dem *Perimetrium,* dem *Myometrium* und dem *Endometrium,* lassen sich die beiden letzten sonographisch voneinander differenzieren (17); wichtig ist dabei die Darstellungsmöglichkeit des sog. zentralen Uterus-Kavum-Echos (Abb. 4), das vermutlich die Grenzflächen der aufeinanderliegenden Endometriumschichten repräsentiert und das beim normalen, nicht schwangeren Uterus so gut wie immer nachweisbar ist (7).

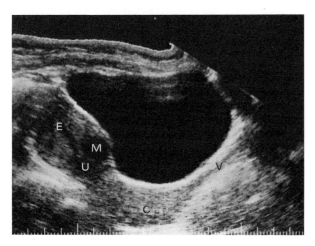

Abb. 4 Zentrales Uterus-Kavum-Echo, Längsschnitt.
E = Endometriumecho, M = kleines Myom in der Vorderwand des Uterus, U = Corpus uteri, C = Zervix, V = Vagina.

Die Lage der *Ovarien* ist sehr variabel. Meist finden sie sich als ovaläre, gut abgrenzbare echoarme Strukturen mit einer Länge von 2–3 cm rechts und links des Uterus; sie können jedoch auch oberhalb des Uterus, dorsal im Douglasschen Raum oder weiter lateral an der Beckenwand gelegen sein. Dorsal der Ovarien laufen die A. und V. iliaca interna, die als Leitstrukturen dienen können (33). Die Ovarien zeigen im Verlauf eines normalen ovulatorischen Zyklus typische Veränderungen, wobei sich sonographisch die Ausbildung eines Graafschen Follikels und später das Corpus luteum nachweisen lassen (13). Die Tuben als sehr schmale, zarte Gebilde sind unter physiologischen Bedingungen nicht nachweisbar. Man findet sie, wenn sie vermehrt Flüssigkeit enthalten (Hydro-, Hämatosalpinx), zwischen Uterus und Ovar als tubuläre, liquide Strukturen (15).

Lymphknoten des Beckens lassen sich sonographisch nur bei pathologischer Vergrößerung nachweisen.

Das *Rektum*, das sich im dorsalen Beckenabschnitt befindet, ist sonographisch häufig erkennbar an einem kegelförmigen, zentralen Schallschatten, der durch Luft bedingt ist (s. Abb. 1). Eine bessere Abgrenzung ist u. U. erwünscht und erreichbar durch einen Wassereinlauf unter Real-time-Kontrolle (20, 32).

Sämtliche Organe des kleinen Beckens liegen extraperitoneal. Sie werden an ihrer Oberseite vom Bauchfell überzogen, das zwischen Blase und Uterus die Excavatio vesicouterina, zwischen Uterus und Rektum die Excavatio rectouterina, den *Douglasschen Raum*, bildet, der den tiefsten Punkt der Bauchhöhle darstellt. Intraabdominelle Flüssigkeit, die sich bei Schräglagerung des Patienten in diesem Bereich ansammelt, läßt sich hier am sichersten nachweisen (Abb. 5).

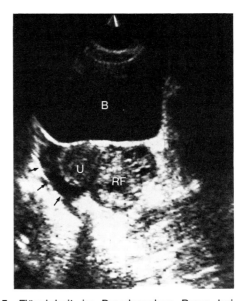

Abb. **5** Flüssigkeit im Douglasschen Raum bei Extrauteringravidität. Querschnitt.
B = Blase, U = Uterus, RF = komplexe Raumforderung im Bereich der linken Adnexe, der Extrauteringravidität entsprechend (Abb. Dr. *Goldhofer*, Mainz).

Oberhalb der eigentlichen Beckenorgane und intraperitoneal, je nach Blasenfüllungszustand aber bis ins kleine Becken herunterreichend, finden sich Dünndarmschlingen, deren Position variabel ist und die sonographisch in der Real-time-Untersuchung an der Peristaltik und der wechselnden Position erkannt werden können. Nach Flüssigkeitsgabe stellen sie sich dar als liquide Strukturen mit wechselnder Kontur und Ausdehnung. Ihre dichte Beziehung zu den Beckenorganen kann gelegentlich differentialdiagnostische Schwierigkeiten bereiten.

Differentialdiagnose bei Flüssigkeit im Douglas-Raum:

Aszites	Ovulation
Extrauteringravidität	Endometriose
Adnexitis	schnelle orale Flüssigkeitsaufnahme (47)
rupturierte Ovarialzyste	Hämoperitoneum (nach Trauma, postoperativ)

Untersuchungstechnik

Die Real-time-Technik ist die Untersuchungstechnik der Wahl im geburtshilflichen Ultraschall zur Verlaufskontrolle und während der Amniozentese, außerdem im gynäkologischen Ultraschall zur orientierenden Untersuchung im Hinblick auf größere pathologische Veränderungen. Die neuere Generation der Real-time-Geräte besitzt im allgemeinen auch eine genügend hohe Auflösung zur Differenzierung kleinerer Veränderungen; ansonsten ist hier der zusätzliche Einsatz eines Compoundgerätes oft von Vorteil. Entscheidend ist die Real-time-Untersuchung bei der Frage nach Abgrenzung von darmzugehörigen Strukturen, da nur mit ihr die direkte Beobachtung der Peristaltik möglich ist.

Wichtigste Voraussetzung für eine sonographische Untersuchung der Beckenorgane ist die ausreichende Füllung der Harnblase, die quasi als interne Wasservorlaufstrecke dient. Zum einen drängt sie die Dünndarmschlingen nach kranial, zum anderen erlaubt der ungehinderte Durchtritt des Schalls eine gute Beurteilung der dorsal der Blase gelegenen Strukturen.

Die Patientinnen sollten etwa 2 Std. vor der Untersuchung 1 - 1,5 l Flüssigkeit trinken und die Blase anschließend nicht mehr entleeren, notfalls, bei nicht ausreichender Füllung, muß die Untersuchung nach einer halben Stunde und zusätzlicher Gabe von 300 - 500 ml Flüssigkeit wiederholt werden.

Eine zu starke Füllung der Blase ist zu vermeiden, da eine Kompression der Beckenorgane zu diagnostischen Irrtümern führen kann (17), abgesehen davon, daß die zu starke Blasendehnung von den meisten Patientinnen als unangenehm empfunden wird.

Zur Untersuchung selbst befindet sich die Patientin in Rückenlage. Eine kraniokaudale Schräglagerung mit Anhebung des Oberkörpers ist sinnvoll zum Nachweis kleiner Flüssigkeitsmengen intraperitoneal, die sich in dieser Position im Douglasschen Raum sammeln (s. Abb. 5). Ggf. kann eine linke oder rechte vordere Schräglagerung der Patientin zusätzliche Informationen bringen (17).

Zunächst erfolgt eine orientierende Untersuchung der pelvinen Hauptstrukturen in Längs- und Querrichtung, die durch Schrägschnitte ergänzt wird. Außerdem kann es gelegentlich erforderlich sein, den Schallkopf nach kranial oder kaudal einzukippen, besonders, um die Beziehung zwischen Uterus und Adnexen zu dokumentieren.

Zur besseren Beurteilung der dorsalen Begrenzung des Uterus und des Douglasschen Raumes sowie bei operierten Patientinnen kann eine zusätzliche Füllung des Rektums mit warmem Wasser bzw. isotonischer Kochsalzlösung nützlich sein, da sie erlaubt, den dorsalen Abschnitt des kleinen Beckens exakter abzugrenzen (17, 20, 32).

Ein Problem bei bestehendem Deszensus der Beckenorgane oder nicht ausreichend erreichbarer Blasenfüllung ergibt sich durch die Symphyse, hinter die insbesondere Linear-array-Schallköpfe bei der Untersuchung im Längsschnitt nicht ausreichend einzukippen sind.

Ultraschallbefunde in der Geburtshilfe

Die Ultraschalluntersuchung gehört heute zur routinemäßigen Untersuchung im Rahmen der geburtshilflichen Vorsorge.

Aufgaben des geburtshilflichen Ultraschalls
1. Nachweis der intrauterinen Gravidität,
2. Nachweis fetalen Lebens,
3. Feststellung von Mehrlingsschwangerschaften,
4. Kontrolle der fetalen Entwicklung,
5. Mißbildungsdiagnostik,
6. Beurteilung der Plazenta,
7. Kontrolle bei Amniozentese,
8. Nachweis bzw. Ausschluß assoziierter pathologischer Veränderungen im Becken.

Die beiden wichtigsten Fragen, die der Ultraschall als erstes zu beantworten hat, sind:
die Frage nach Vorliegen einer intrauterinen Gravidität und der Nachweis intrauterinen Lebens. Damit ist die Real-time-Technik die Methode der Wahl in der geburtshilflichen Ultraschalldiagnostik, da nur mit ihr fetale Herzaktionen und Bewegungen unmittelbar zu beobachten sind.

Erstes Schwangerschaftsdrittel

Normale intrauterine Gravidität

Etwa 4 - 5 Tage nach der Konzeption hat die befruchtete Eizelle das Uteruskavum erreicht; die Nidation beginnt. Bereits in der 5. Schwangerschaftswoche (post menstruationem) hat die Fruchtblase eine sonographisch wahrnehmbare Größe erreicht. Sie stellt sich dar als ca. 1 cm großes liquides rundes Gebilde im Uteruskavum, umgeben von den kräftigen Reflexen der dezidual umgewandelten Endometriumschleimhaut. Der Uterus ist leicht vergrößert; das Myometrium wirkt aufgelockert. Häufig läßt sich im Bereich eines Ovars das vergrößerte, manchmal zystische Corpus luteum nachweisen, das charakteristischerweise eine dicke Wand erkennen läßt (Abb. 6). Bei gelegentlich bestehenden ziehenden Beschwerden im Becken können differentialdiagnostische Schwierigkeiten bezüglich der Abgrenzung gegenüber einer Extrauteringravidität auftreten, besonders wenn die intrauterine

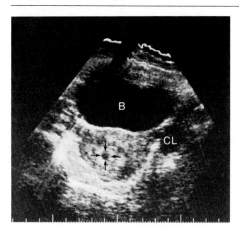

Abb. 6 Frühschwangerschaft, Querschnitt.
B = Blase, CL = Corpus luteum im linken Ovar, Pfeile: Fruchtblase.

Fruchtblase noch sehr klein ist (2, 22, 23). Eine kurzfristige sonographische Kontrolle sorgt im allgemeinen rasch für Klarheit, da die Fruchtblase sehr schnell an Größe zunimmt.
Ab der 6. Woche läßt sich im allgemeinen ein fetaler Pol nachweisen; ab der 7. Woche sind Herzaktionen wahrnehmbar. Ab der 8. Woche lassen sich die ersten fetalen Bewegungen registrieren (Abb. 7) (16). Ab diesem Zeitpunkt kann die Kontrolle der zeitgerechten fetalen Entwicklung über die Messung der Scheitel-Steiß-Länge erfolgen.
Bei Schwierigkeiten des Nachweises einer intrauterinen Gravidität kann in der ganz frühen Phase (5. – 7. Schwangerschaftswoche post menstruationem) gelegentlich der zusätzliche Einsatz eines Compoundgerätes mit besserem Auflösungsvermögen hilfreich sein.

Mehrlingsschwangerschaft

Mehrlingsschwangerschaften sind frühestens nach der 6. – 7. Woche sonographisch nachweisbar, wenn die Darstellung von mehr als einer Fruchtblase gelingt (16) (Ausnahme: monoamniotische Zwillinge). Im weiteren Verlauf läßt sich die Entwicklung von zwei (oder mehr) Feten verfolgen (Abb. 8). Besonders im Rahmen einer hormonellen Ovulationsinduktion ist an die Entwicklung von Mehrlingsschwangerschaften zu denken.

Erkrankungen im ersten Schwangerschaftsdrittel

Extrauteringravidität

Bei Ausbleiben der Regel, positivem Schwangerschaftstest und Schmerzen im Bereich des Beckens, u. U. kombiniert mit einer leichten vaginalen Blutung, ist an das Vorliegen einer Extrauteringravidität zu denken, die mit einer Häufigkeit

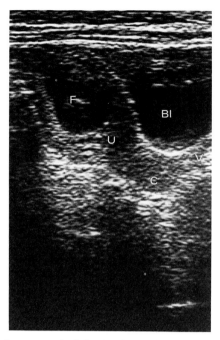

Abb. 7 Schwangerschaft in der 8. Woche, Längsschnitt.
F = Fruchthöhle mit Fetus, U = Uterus, C = Zervix, B = Blase, V = Vagina.

von etwa 1 auf 100 Geburten vorkommt (16). Zu unterscheiden sind:

1. *intakte Extrauteringravidität,*
2. *Tubarabort,*
3. *Tubarruptur.*

Sonographischer Hinweis auf das Vorliegen einer Extrauteringravidität ist der Nachweis einer zystischen oder komplexen Raumforderung im Bereich einer Adnexe bei leerem Uteruskavum und nicht oder nur gering vergrößertem Uterus (6, 22) (s. auch Abb. 5).

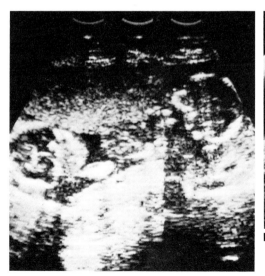
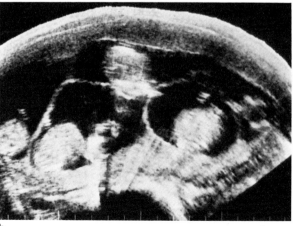

Abb. 8 Mehrlingsschwangerschaften.
a Zwillinge (Aufnahme: Univ.-Frauenklinik, Mainz).
b Darstellung von 5 Fruchthöhlen (16. Schwangerschaftswoche).

Beim Tubarabort gelingt meist der zusätzliche Nachweis von freier Flüssigkeit (Blut) im Douglasschen Raum (22, 24). Gelegentlich läßt sich die aufgetriebene blutgefüllte Tube (Hämatosalpinx) nachweisen. Selten findet sich eine typische extrauterine Fruchtblase mit fetalem Pol. Als typisch für die Extrauteringravidität wird ferner eine extrauterine Ringfigur beschrieben, die aber nur selten zu finden ist (6, 23).

Das Krankheitsbild der Tubarruptur verläuft im allgemeinen dramatisch mit deutlichen Zeichen der peritonealen Reizung; sie ist eine Domäne der klinischen Diagnostik und primär keine Indikation für die Sonographie.

Der wichtigste Hinweis auf das Vorliegen einer Extrauteringravidität ist das Fehlen einer intrauterinen Fruchthöhle, da gleichzeitiges Vorkommen von intrauteriner *und* extrauteriner Gravidität eine extreme Seltenheit darstellt (1:30000) (1).

Dabei ist zu beachten, daß sich in etwa einem Drittel der Extrauteringraviditäten eine geringe Menge Flüssigkeit im Uteruskavum findet, die eine Fruchtblase vortäuschen kann (21, 24, 42). Außerdem kann bei einer Ultraschalluntersuchung zu einem sehr frühen Zeitpunkt eine reguläre intrauterine Gravidität dem Nachweis noch entgehen (s. o.). In Zweifelsfällen, soweit das klinische Bild ein Abwarten zuläßt, kann unter sorgfältiger klinischer Kontrolle eine kurzfristige sonographische Kontrolluntersuchung den Sachverhalt klären, da eine intrauterine Fruchtblase innerhalb einiger Tage eine deutliche Größenzunahme zeigt.

Frühabort

Klinisches Zeichen ist die Blutung im ersten Schwangerschaftsdrittel. Der Abortus imminens, der beginnende Abort, ist sonographisch nicht ohne weiteres nachweisbar. Beim Abortus incipiens läßt sich u. U. ein geöffneter Zervikalkanal darstellen (36). Beim erfolgten Abort findet sich entweder eine zu kleine Fruchthöhle ohne nachweisbaren Fetus oder – bei komplettem Abort – ein bereits leeres Uteruskavum mit etwas erweitertem Zervikalkanal.

Abortivei

Bei Fehlanlage der Schwangerschaft ist der Uterus ebenfalls zu klein für die bestehende Schwangerschaftsdauer; die Fruchtblase ist klein und leer und zeigt keine bzw. eine zu geringe Wachstumstendenz. Gelegentlich entsteht aus einer solchen Schwangerschaftsfehlanlage später eine Blasenmole (59).

Blasenmole

Die Blasenmole, die ebenfalls eine Fehlanlage der Schwangerschaft mit Wucherung des Trophoblasten darstellt, tritt mit einer Häufigkeit von etwa 1 : 1 500 Schwangerschaften auf (16) und bietet sonographisch ein charakteristisches Bild. Der Uterus ist zu groß für die tatsächliche Schwangerschaftsdauer; eine reguläre Fruchthöhle läßt sich nicht nachweisen. Nur in ca. 2 % existiert zusätzlich ein Fetus. Das Uteruskavum ist ausgefüllt von gleichförmigen Echos, die von den Grenzflächen der kleinen intrauterinen Blasen hervorgerufen werden und den Eindruck eines dichten Schneegestöbers hervorrufen (14). Häufig zeigen sich kleinere und größere zystische Areale, die degenerativen Veränderungen entsprechen (Abb. 9).

Die Blasenmole ist im allgemeinen sicher ab der 10. Schwangerschaftswoche darstellbar (9). Bei etwa einem Drittel der Patientinnen lassen sich zusätzlich noch Thekaluteinzysten im Bereich der Ovarien nachweisen (2, 14).

Eine Komplikation der Blasenmole stellt die Entwicklung einer invasiven Mole mit Neigung zur Metastasierung oder die Entwicklung eines Chorionkarzinoms dar.

Zweites und drittes Schwangerschaftsdrittel

Die Kontrolle der ungestörten Schwangerschaft und ihre Weiterentwicklung, die zu Beginn in Form der *Fruchtsackbiometrie*, ab der 7. Woche mit Hilfe der *Fetometrie* als Scheitel-Steiß-Längenmessung erfolgte, gliedert sich im 2. Schwangerschaftsdrittel in die Messung des *biparietalen Durchmessers*, des *Thoraxdurchmessers* und des *Umfangs des Abdomens* in Höhe der Nabelschnur (5, 18). Der Nachweis fetalen Lebens aufgrund sichtbarer Herzaktionen und fetaler Bewegungen erfolgt im Real-time-Verfahren bei jeder Untersuchung.

Zur Verifizierung des normalen Wachstums stehen Tabellen zur Verfügung, die die Entwicklung

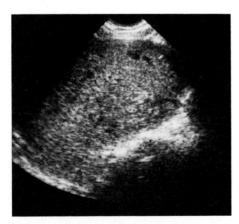

Abb. 9 Blasenmole, 12. Schwangerschaftswoche. Fundus uteri in Nabelhöhe. Gleichförmige dichte Echos im Uteruskavum, kein Fetus. Einzelne echoarme Areale, die degenerativen Veränderungen entsprechen.

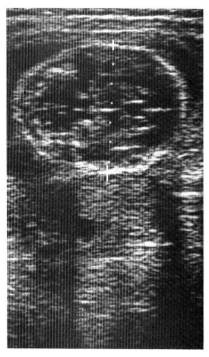

Abb. 10 Fetaler Kopf mit Markierung des biparietalen Durchmessers (26. Schwangerschaftswoche).

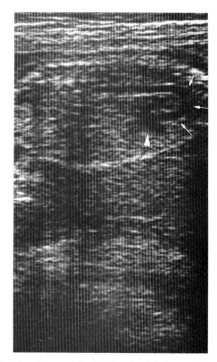

Abb. 11 Fetaler Thorax (seitliche Projektion), 26. Schwangerschaftswoche. Herz (dicker Pfeil) und Aortenbogen (kleine Pfeile) deutlich erkennbar.

der einzelnen Größen in Beziehung zur Schwangerschaftsdauer angeben. Auf diese Weise ist die Diagnose einer Entwicklungsverzögerung bzw. einer Entwicklungsbeschleunigung schnell und sicher möglich (5, 18, 28).

Beurteilung fetaler Organe

Das 2. Schwangerschaftsdrittel ist der beste Zeitpunkt zur Beurteilung einzelner fetaler Strukturen, da einerseits die einzelnen Organe bereits ausreichend ausdifferenziert sind und andererseits noch eine genügende Fruchtwassermenge als Schallfenster zur Verfügung steht (Abb. 10–12) (26).
Deutlich abgrenzen lassen sich der Kopf mit den Anteilen des Hirn- und Gesichtsschädels, die Wirbelsäule, der knöcherne Thorax mit den schmalen parallelen Schallschatten, die durch die Rippen hervorgerufen werden, intrathorakal das Herz und die Aorta. Im Abdomen lassen sich der flüssigkeitsgefüllte Magen, Leber, Nieren und Harnblase darstellen, bei männlichen Feten gelegentlich der Penis. Auch die einzelnen Extremitäten lassen sich deutlich abgrenzen und in ihrer Bewegung beurteilen.

Mißbildungsdiagnostik

Mit der Kenntnis der sonographischen Strukturen der einzelnen Organe ist es bei zunehmender Erfahrung auch möglich geworden, pränatal Fehl-

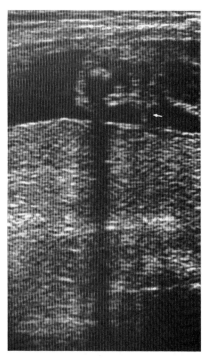

Abb. 12 Einstellung der Dammregion axial, deutliche Darstellung des Penis (26. Schwangerschaftswoche).

Weibliche Geschlechtsorgane

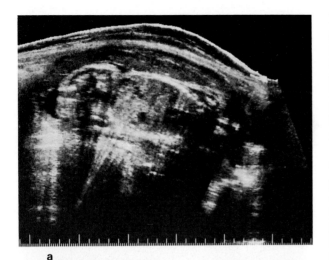

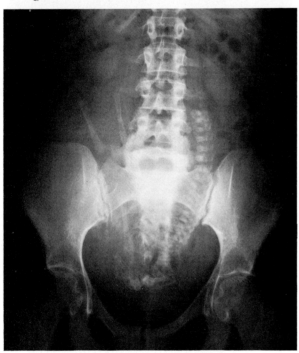

Abb. 13 Anenzephalus, 32. Schwangerschaftswoche.
a Ultraschallbild, Längsschnitt: links im Bild lediglich Schultergürtel, aber kein normaler kindlicher Kopf nachweisbar.
b Zugehöriges Röntgenbild.

bildungen einzelner Organe und Organsysteme sonographisch nachzuweisen (26). Dazu gehören einige Defekte im Bereich der Neuralleiste (Hydrozephalus, Anenzephalus, Myelomeningozele, Spina bifida) (Abb. 13), einzelne angeborene Herzfehler und Mißbildungen der Extremitäten. Im Bereich des Abdomens lassen sich unter anderem Aszites, z. B. bei Hydrops, Hydronephrosen sowie das Vorliegen einer Omphalozele nachweisen. Flüssigkeitsgefüllte Darmschlingen und eine Polyhydramnie können Hinweise auf das Vorliegen von Darmstenosen sein. Abflußbehinderungen im Bereich der Harnwege mit ein- oder beidseitiger Hydronephrose oder Nierenagenesie lassen sich ebenfalls sonographisch darstellen. Dabei besteht meistens ein Oligohydramnion. Auch die sonographische Diagnostik anderer seltenerer Mißbildungen ist möglich und beschrieben worden (26).

Amniozentese

Die *Amniozentese*, die Gewinnung von Fruchtwasser durch Punktion der Fruchthöhle, hat seit ihrer Einführung am Ende der 50iger Jahre einen festen Platz in der pränatalen Diagnostik. Mit ihrer Hilfe gelingt die vorgeburtliche Diagnose von Chromosomenaberrationen sowie einigen angeborenen Stoffwechselerkrankungen und Mißbildungen, die die Indikation zu einem Schwangerschaftsabbruch darstellen können (50). Der günstigste Zeitpunkt für die Durchführung der Amniozentese ist die 15. – 17. Schwangerschaftswoche, da einerseits ausreichend Fruchtwasser zur Verfügung steht und andererseits – unter Berücksichtigung der 3 Wochen Zeit, die die Zellkulturen benötigen – ein evtl. erfolgender Schwangerschaftsabbruch noch vor der 21. Woche durchgeführt werden kann.

Die Punktion der Amnionhöhle wird heute unter vorheriger Ultraschallkontrolle, in einigen Zentren unter direkter Real-time-Kontrolle durchgeführt (30).

Die wichtigsten Argumente für eine Ultraschallkontrolle sind:

1. Lokalisation der Plazenta, die bei der Punktion möglichst nicht getroffen werden sollte (25);

2. Festlegung der Punktionsstelle, die es ermöglicht, ausreichende Fruchtwassermengen zu gewinnen;

3. Vermeidung von Verletzung fetaler Anteile;

4. Ausschluß sonographisch bereits nachweisbarer schwerer Defekte, die ihrerseits eine Schwangerschaftsunterbrechung indizieren und damit eine Amniozentese überflüssig machen.

Ein Sonderfall liegt vor bei bestehender Mehrlingsschwangerschaft, bei der zur ausreichenden pränatalen Diagnostik die Punktion jeder einzelnen Fruchthöhle erforderlich ist.

Eine Amniozentese im letzten Schwangerschaftsdrittel kann erforderlich werden zur Bestimmung der Reife (35), z. B. bei vorzeitiger Beendigung einer Schwangerschaft (bei Diabetes oder Rh-Inkompatibilität).

Plazenta

Ein weiterer sehr wesentlicher Aspekt der geburtshilflichen Ultraschalluntersuchung ist die Beurteilung der *Plazenta*, deren frühestes Sta-

dium, das Chorion frondosum, bereits als Verdikkung eines Teils der Fruchtblase in der 8. Schwangerschaftswoche nachweisbar ist. Die Plazenta hat ihre definitive Form und Dicke am Ende des 4. Monats erreicht. Ihre Form, Lage und Größe ist mit etwa 90%iger Genauigkeit im Ultraschall zu beurteilen (40).
Sie zeigt eine typische granuläre Struktur (Abb. 14). Änderungen der Konfiguration im Verlauf der Schwangerschaft sind durch Kontraktionen der Uteruswand ab dem 2. Schwangerschaftsdrittel zu beobachten. Im letzten Schwangerschaftsdrittel finden sich zwischen Uteruswand und Plazenta häufig echoarme Bezirke, die Fibrinablagerungen entsprechen, oder stark reflektierende Bezirke, die durch Verkalkungen bedingt sind. Diese Veränderungen kommen normalerweise als Zeichen des physiologischen Alterungsprozesses der Plazenta vor und haben keine pathologische Bedeutung (40).
Die sonographische Lagebestimmung der Plazenta ist unter anderem wichtig vor Durchführung einer Amniozentese (25).
Eine auffällig große Plazenta findet sich bei RH-Inkompatibilität und Diabetes, die Größenzunahme ist hier bedingt durch ein Zottenödem.

Placenta praevia

Das klinische Charakteristikum der Placenta praevia ist die schmerzlose Blutung ex utero im letzten Schwangerschaftsdrittel.
Je nach ihrer Beziehung zum inneren Muttermund unterscheidet man:

1. den tiefen Sitz (Placenta praevia marginalis), bei der die Plazenta lediglich bis zum Muttermund heranreicht;
2. die Placenta praevia partialis, bei der ein Teil in den Bereich des inneren Muttermundes ragt;
3. die Placenta praevia totalis, wenn die Plazenta komplett den inneren Muttermund bedeckt.

Die sonographische Diagnose der Placenta praevia ist erst im letzten Schwangerschaftsdrittel sicher möglich, da im 2. Schwangerschaftsdrittel in ca. 80% eine tiefliegende Plazenta nachgewiesen werden kann (Abb. 15) (12, 27). Die falschpositive Diagnose einer Placenta praevia kann bedingt sein durch eine zu starke Füllung der Harnblase, die das untere Uterinsegment komprimiert, so daß eine kranialere Lage des inneren Muttermundes mit vorliegender Plazenta vorgetäuscht werden kann (4, 35, 51). In einem solchen Fall ist es sinnvoll, die Untersuchung nach Entleerung der Blase zu wiederholen. Einen Hinweis gibt auch die Messung der Zervixlänge (Distanz äußerer – innerer Muttermund), die 6 cm im allgemeinen nicht überschreitet (52).
Bei geschlossenem Zervikalkanal kann die Differenzierung der einzelnen Placenta-praevia-Formen u. U. auf Schwierigkeiten stoßen.

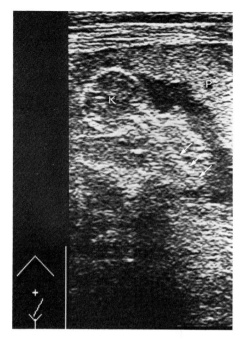

Abb. 14 Vorderwandplazenta (20. Schwangerschaftswoche).
P = Plazenta, K = kindlicher Kopf, Pfeile: BWS

Lageanomalien des Fetus sollen bei der Placenta praevia häufiger als normal vorkommen (4).

Abruptio placentae

Die vorzeitige Lösung der Plazenta ist häufig Folge von plazentaren Zirkulationsstörungen und die zweite wichtige Ursache für die uterine Blutung im letzten Schwangerschaftsdrittel, die allerdings nur auftritt, falls das entstehende retroplazentare Hämatom eine Abflußmöglichkeit findet (in ca. 80 %).

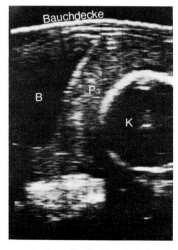

Abb. 15 Placenta praevia (aus G. Martius: Lehrbuch der Geburtshilfe, 10. Aufl. Thieme, Stuttgart 1981)
B = Blase, P = Plazenta, K = kindlicher Kopf.

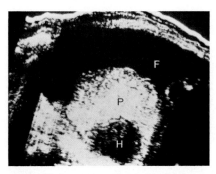

Abb. 16 Retroplazentares Hämatom bei vorzeitiger Plazentalösung.
F = Fruchthöhle, P = Plazenta, H = retroplazentares Hämatom
(aus G. Martius: Lehrbuch der Geburtshilfe, 10. Aufl. Thieme, Stuttgart 1981)

Leichtere Formen der vorzeitigen Lösung können uncharakteristisch und symptomarm verlaufen. Bei schweren Formen bestehen Schmerzen, Kollapsneigung bis zur Schocksymptomatik und Gerinnungsstörungen; der Uterus fühlt sich durch die Kontraktion des Myometriums hart an. Die *klinische Diagnostik* steht bei Verdacht auf vorzeitige Lösung im Vordergrund, zumal der sonographische Nachweis nur gelingt, wenn ein retroplazentares Hämatom vorliegt (Abb. **16**). In diesem Fall findet sich ein liquider Bezirk zwischen Plazenta und Myometrium (41). Keinesfalls sollte das therapeutische Vorgehen ausschließlich von der Ultraschalldiagnostik bestimmt werden.

Erkrankungen und Ultraschallbefunde in der Gynäkologie

Der Ultraschall im Bereich der Gynäkologie hat zwar nicht dieselbe Bedeutung wie im Bereich der Geburtshilfe, kann aber eine Menge nützlicher zusätzlicher Informationen liefern, wobei seine größten Vorteile auch hier wieder die Unschädlichkeit und die fehlende Invasivität der Untersuchung sind.

Als Indikation für die Durchführung einer Ultraschalluntersuchung des Beckens können die weitere Abklärung unklarer Tastbefunde, Schmerzen oder pathologische Blutungen gelten, außerdem die Kontrolle von Intrauterinpessaren (Abb. 17) und die Rückbildung von entzündlichen Veränderungen unter Therapie. Darüber hinaus kann der Ultraschall eingesetzt werden bei Kindern oder Patientinnen, die die gynäkologische Untersuchung verweigern (37). Adipöse Patientinnen sind sowohl gynäkologisch als auch sonographisch schlecht zu untersuchen.

Der wesentliche Beitrag des Ultraschalls zur Abklärung pathologischer Veränderungen im Becken ist die Möglichkeit der Differenzierung von uterinen und extrauterinen Veränderungen sowie ihre Unterteilung in zystische, solide oder komplexe Läsionen.

Diagnostische Aussagen des gynäkologischen Ultraschalls:

1. Nachweis bzw. Ausschluß pathologischer Prozesse im Becken,
2. Unterscheidung zwischen uterinen und extrauterinen Veränderungen,
3. Unterscheidung zwischen:
   a) zystischen, b) komplexen, c) soliden Prozessen,
4. Information über Größe und Ausdehnung eines Prozesses,
5. Nachweis bzw. Ausschluß assoziierter Pathologika (Blase, Darm, Lymphknoten, Aszites, Harnstau, Beckenniere, Lebermetastasen u. a.).

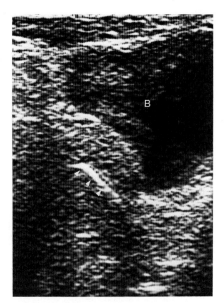

Abb. **17** Intrauterinpessar (Pfeile; kräftiger, gut abgrenzbarer Reflex im Uteruskavum im Längsschnitt (s. auch Abb. **3**).
B = Blase.

Da die Veränderungen häufig unspezifisch sind, ist eine sinnvolle Interpretation nur im Zusammenhang mit anamnestischen und klinischen Daten möglich. Daneben besteht die Möglichkeit, gleichzeitig gezielt nach assoziierten Pathologika zu suchen, wie paraaortalen oder iliakalen Lymphomen, einer Stauung der Nieren, Aszites oder Lebermetastasen.

Uterine Prozesse

Uterustumoren

Myome

Myome sind die häufigsten Uterustumoren. Ihr Wachstum ist an die Ovarialfunktion gebunden. Bei 30jährigen Frauen findet man sie in etwa 20 % (47). Sie bestehen aus glatter Muskulatur und bindegewebigen Anteilen und kommen meist multipel vor. Am häufigsten ist ihre Lage intramural; subseröse, submuköse und intraligamentäre Myome sind wesentlich seltener. Ein Uterus myomatosus kann insgesamt eine erhebliche Größenzunahme zeigen.

Myome neigen zu degenerativen Veränderungen mit Erweichung, Induration oder Verkalkung. Der vergrößerte Uterus myomatosus kann zu erheblicher Impression der Blase und zur Abflußbehinderung im Bereich der Ureteren mit Harnstau führen.

Sonographisch findet sich meist ein vergrößerter, polyzyklisch konfigurierter Uterus, der sich häufig gegenüber der Umgebung schlecht abgrenzen läßt (3). Die Myome selbst sind oft echoarm, bei zentraler Erweichung gelegentlich komplex strukturiert und unregelmäßig begrenzt. Bei Verkalkung finden sich helle Echos mit einer dorsalen Schallabschwächung oder -auslöschung. Insgesamt ist das Bild sehr variabel, häufig uncharakteristisch (Abb. 18 u. 19). Bei subserösem Sitz eines Myoms kommt differentialdiagnostisch ein Ovarialtumor in Betracht (47). Der Nachweis eines Myoms im Bereich der Zervix ist besonders von Bedeutung im Hinblick auf eine Schwangerschaft, da es hier zu Komplikationen kommen kann.

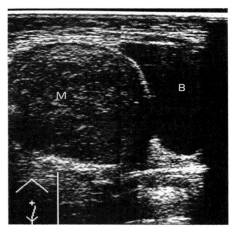

Abb. **18** Großer Uterus myomatosus mit Impression der Blase, Längsschnitt.
M = Myom, B = Blase.

Korpuskarzinom

Das Korpuskarzinom findet sich im allgemeinen bei älteren Patientinnen. In 95 % handelt es sich um Adenokarzinome. Das typische klinische Symptom ist die Blutung in der Postmenopause. In frühen Stadien, in denen das Karzinom auf das Corpus uteri beschränkt ist, ist der sonographische Befund nicht hilfreich und wenig charakteristisch; beschrieben wurden irreguläre Zonen schwacher Echos (48). Indirekter Hinweis kann der Nachweis von Flüssigkeit im Uteruskavum entsprechend einer Hämatometra oder Pyometra sein, die beim Korpuskarzinom durch Behinderung der normalen Drainage des Zervixkanals auftreten kann.

In fortgeschrittenen Stadien kommt es zum Ein-

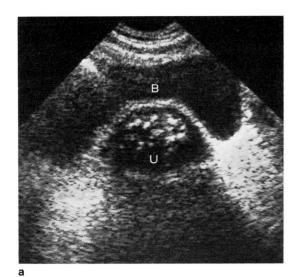
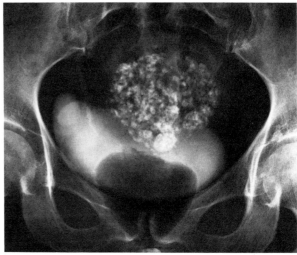

a
b

Abb. **19** Querschnitt eines Uterus myomatosus mit regressiven Verkalkungen.
a Ultraschallbild. U = Uterus, B = Blase; Schallschatten dorsal des Uterus.
b Zugehöriges Röntgenbild mit kontrastmittelgefüllter Blase.

Weibliche Geschlechtsorgane

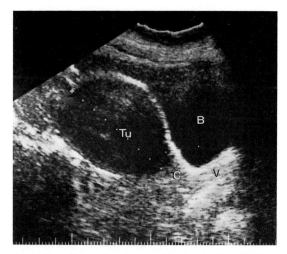

Abb. 20 Korpuskarzinom, Längsschnitt. Großer, echoarmer, gut abgrenzbarer Uterus mit unregelmäßigen Binnenechos. Keine liquiden Strukturen. Deutlicher Strukturunterschied im Vergleich zur Zervix.
B = Blase, Tu = Tumor (Corpus uteri), C = Zervix, V = Vagina.

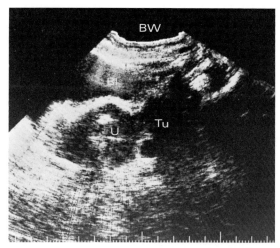

Abb. 23 Carcinoma colli, Stadium IV, Querschnitt: neben dem Corpus uteri (U) echoarme, unregelmäßig konfigurierte Zone (Tu), die der Tumorinfiltration des Parametriums bis zur Beckenwand entspricht.
BW = Bauchwand, B = Blase.

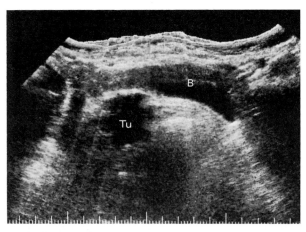

Abb. 21 Carcinoma colli, Stadium III, Querschnitt in Höhe des Collum uteri. Unregelmäßige echoarme Struktur mit deutlichen Ausläufern in die Umgebung. Ventral: mäßig gefüllte Blase.
B = Blase, Tu = Tumor.

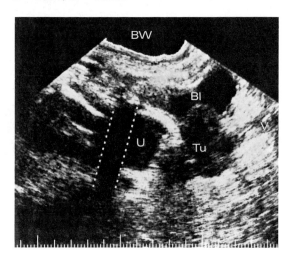

Abb. 22 Carcinoma colli, Stadium IV, Längsschnitt. Echoarmer Tumor im Bereich des Collum uteri, der in die Blase infiltriert (zystoskopisch gesichert).
B = Blase, Tu = Tumor, V = Vagina, U = Corpus uteri, BW = Bauchwand, gestrichelte Linien: Schallschatten durch Darmgasüberlagerung.

wachsen des Karzinoms in die Zervix oder zum Einbruch in die Blase, außerdem zur Ausbildung paraaortaler Lymphknotenmetastasen, die bei entsprechender Lymphknotenvergrößerung sonographisch nachweisbar sind (sonographisches Bild eines operativ gesicherten Korpuskarzinoms s. Abb. 20).

Kollumkarzinom

Die Patientinnen sind im Durchschnitt jünger als die Patientinnen mit Korpuskarzinom; die sehr frühen Stadien sind klinisch symptomlos. In 95 % der Fälle handelt es sich um Plattenepithelkarzinome, in 5 % um Adenokarzinome, die im Bereich der Zervixhöhle entstehen.

In den Stadien I und II bietet der Ultraschall keine diagnostischen Entscheidungshilfen, allenfalls im Stadium II b bei Nachweis einer Infiltration der Parametrien. In späteren Stadien ist es mitunter möglich, eine Verplumpung und Vergrößerung der Zervix sowie die Tumorinfiltration der Parametrien nachzuweisen (47). Außerdem läßt sich möglicherweise eine Impression oder Infiltration der Blase im Ultraschall darstellen (Abb. 21 – 23). Wie beim Korpuskarzinom kann es auch beim fortgeschrittenen Kollumkarzinom zur Ausbildung einer Hämato- oder Pyometra kommen, wobei der Ultraschall die Flüssigkeit im Uteruskavum zeigt. Ferner läßt sich die Frage nach Vorlie-

gen eines Harnstaus bzw. einer Hydronephrose beantworten.
Die Rückbildung des Tumors und der Beckenwandinfiltration läßt sich sonographisch durch Kontrolluntersuchungen während oder nach Strahlentherapie objektiv dokumentieren und im Bild festhalten. Auch Rezidive im Bereich der Beckenwand, die sich als unregelmäßige, solide, echoarme Areale darstellen, sind sonographisch gut faßbar (Abb. 24). Dabei ist zu beachten, daß die sonographische Diagnostik zwar als Ergänzung, aber *nie als Ersatz* der klinisch-gynäkologischen Untersuchung zu sehen ist.

Uterussarkome

Es handelt sich um seltene Tumoren. Sonographisch bieten sie *kein typisches Bild*, am charakteristischsten ist der klinische Befund des schnellen Wachstums bei unregelmäßigen Außenkonturen.

Chorionkarzinome

Sie entstehen zu 50 % aus einer Blasenmole (47), der Rest tritt nach Aborten, Extrauteringravidität oder normaler Schwangerschaft auf, sehr selten gibt es keine entsprechende Anamnese. Diagnostisch wegweisend ist die Erhöhung des HCG-Titers.
Wie bei der Blasenmole zeigt der Ultraschall das typische Bild des mit diffusen Echos ausgefüllten Uteruskavums; im Inneren können auch echoleere Zonen vorkommen, die Blutungen entsprechen.
Ferner zeigt der Ultraschall bei einem Drittel der Patientinnen *Thekaluteinzysten* (2) im Bereich der Ovarien als charakteristischen Begleitbefund.

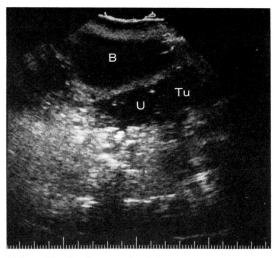

Abb. 24 Beckenwandrezidiv nach kombiniert bestrahltem Kollumkarzinom, vom Uterus nicht abgrenzbarer, echoarmer Bereich (Tu), der dem Rezidivtumor entspricht (Querschnitt).
B = Blase, U = Uterus

können Ausdruck einer Hydro-, Hämato- oder Pyometra sein, die durch Störung der normalen Drainage durch den Zervikalkanal entstehen (Abb. 25).
Ursachen sind zumeist Karzinome des Uteruscorpus oder des Collum, es kann aber auch zu einer Abflußbehinderung durch fibrosierende und schrumpfende bzw. narbige Veränderungen als Folge einer Radiatio oder einer Operation kommen (38, 47).

Flüssigkeitsansammlungen im Uteruskavum

Flüssigkeit im Uteruskavum ist sonographisch leicht nachweisbar. Zentral findet sich nicht mehr das typische lineare Uteruskavumecho, sondern eine mehr oder weniger ausgedehnte echoleere oder echoarme Zone mit nachfolgender relativer Schallverstärkung. Eine geringe Menge Flüssigkeit läßt sich u. U. während der regulären Menstruation nachweisen, außerdem bei entzündlichen Veränderungen des Endometriums im Sinne einer akuten Endometritis, wobei die Flüssigkeit entzündlichem Exsudat entspricht, ferner als Begleitreaktion bei Vorliegen einer Extrauteringravidität, wobei solche kleinen Flüssigkeitsmengen intrauterin nicht mit einer regulären intrauterinen Gravidität verwechselt werden dürfen, weil diese praktisch die Extrauteringravidität ausschließt. In Zweifelsfällen helfen kurzfristige sonographische Kontrollen, da ein regulärer Fruchtsack schnell an Größe zunimmt.
Größere Flüssigkeitsmengen im Uteruskavum

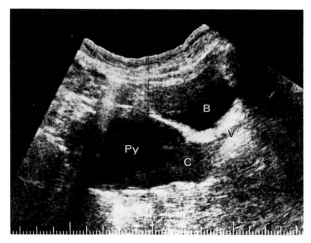

Abb. 25 Pyometra bei Carcinoma colli III, Längsschnitt in der Medianlinie. Aufgetriebenes Corpus uteri, im Inneren fast echofreier, unregelmäßig begrenzter Bezirk, der Pyometra entsprechend (Py); deutliche Schallverstärkung dorsal des Corpus uteri. Aufgetriebenes Collum uteri (C).
V = Vagina, B = Blase.

Weibliche Geschlechtsorgane

Extrauterine Erkrankungen

Prozesse im Bereich der Adnexe oder extragenital lassen sich ebenfalls wieder nach den sonographischen Kriterien in zystische, komplexe und solide Raumforderungen unterteilen. Diagnostische Schwierigkeiten können sich durch ihre Nachbarschaft zu den angrenzenden Darmschlingen ergeben, die pathologische Befunde maskieren oder vortäuschen können.

Extrauterine Raumforderungen im kleinen Becken (2):

Nichtneoplastische Adnexveränderungen:
1. funktionelle Retentionszysten der Ovarien:
   a) Follikelzysten,
   b) Corpus-luteum-Zysten,
   c) Thekaluteinzysten,
2. polyzystische Ovarien (Stein-Leventhal-Syndrom),
3. Paraovarialzysten,
4. Endometriose,
5. Extrauteringravidität,
6. Abszesse.

Neoplastische Adnexveränderungen:
1. benigne Tumoren:
   a) epitheliale Tumoren (seröse und muzinöse Zystadenome),
   b) Tumoren der Keimzellen (z. B. Teratome),
   c) Tumoren des Ovarialstromas (Granulosazelltumoren, Arrhenoblastome, Thekazelltumoren z. B.),
   d) mesenchymale Tumoren (Fibrome, BRENNER-Tumoren),
2. maligne Tumoren:
   a) epitheliale Tumoren (seröse und muzinöse Zystadenokarzinome),
   b) maligne Keimzelltumoren (Teratokarzinome),
   c) Malignome des Ovarialstromas,
   d) Metastasen (KRUKENBERG-Tumoren),
   e) Tubenkarzinome.

Nichtgynäkologische Raumforderungen im Becken:
1. benigne:
   Beckenniere,
   Darmschlingen,
   Gefäßanomalien (z. B. Aneurysmen),
   Lymphozele,
   Hämatom (z. B. postoperativ),
2. maligne:
   Kolon- bzw. Rectumkarzinom,
   Lymphome.

Gelegentlich ist eine maximale Blasenfüllung diagnostisch hilfreich, die für die Patientin allerdings recht unangenehm sein kann und bei größeren Raumforderungen wegen der Kompression und Verlagerung auch häufig nicht möglich ist.
In der Real-time-Untersuchung lassen sich Darmschlingen durch den Nachweis der Peristaltik richtig zuordnen.

Ovarien

Da Ovarialtumoren häufig symptomlos bleiben und auf diese Weise zu erheblicher Größe heranwachsen können, bevor erstmals Beschwerden auftreten, ist die sonographische Abklärung anläßlich eines bei einer Routineuntersuchung erhobenen Palpationsbefundes im Bereich der Ovarien eine sinnvolle Maßnahme, um weitere Aufschlüsse über den Charakter eines solchen Prozesses zu erhalten.
Bei Ovarialprozessen ist zu unterscheiden zwischen funktionellen Ovarialzysten und echten Neoplasien (2).

Funktionelle Ovarialzysten

Zu unterscheiden sind Follikelzysten, die sich aus einem nicht geplatzten Graafschen Follikel entwickeln können, Corpus-luteum-Zysten und Thekaluteinzysten (s. Aufstellung oben).

Ultraschallbefunde
Die Follikelzysten sind dünnwandig, glatt begrenzt und echoleer. Ihr Durchmesser kann mehrere Zentimeter betragen. Die Corpus-luteum-Zysten haben eine dicke Wand, häufig einzelne Binnenechos und treten bevorzugt während einer Gravidität auf, um sich später zurückzubilden. Sie können Anlaß zur Verwechslung mit einer Extrauteringravidität geben, zumal sie oft ziehende Beschwerden im Becken verursachen.
Thekaluteinzysten können ein- oder doppelseitig auftreten. Sie entwickeln sich aus atretischen Follikeln und finden sich in etwa 30 % bei Blasenmolen oder Chorionkarzinomen (2).
Sämtliche funktionellen Zysten werden selten größer als 5 – 6 cm und können sich spontan zurückbilden (Abb. **26**).
Paraovarialzysten und Paraophoronzysten entwickeln sich aus Resten des Urnierenganges. Sie bilden sich nicht spontan zurück.
Eine Sonderform der funktionellen Zysten stellen die polyzystischen Ovarien beim Stein-Leventhal-Syndrom dar (44). Man findet bds. vergrößerte Ovarien mit multiplen kleinen, etwa 2 – 5 mm im Durchmesser großen Zysten, die vermutlich multiplen kleinen Follikeln bei anovulatorischen Zyklen entsprechen (Abb. **27**).

Ovarialtumoren

Im Gegensatz zu den funktionellen Zysten stehen die *echten Neoplasien* im Bereich der Ovarien. Nach dem Ausgangsgewebe unterteilen sie sich in epitheliale Tumoren, von den Keimzellen bzw. dem Ovarialstroma ausgehenden Tumoren sowie mesenchymale Prozesse. Diese Tumoren können in einem unterschiedlichen Prozentsatz maligne entarten, am häufigsten ist dies bei den epithelialen Tumoren der Fall.

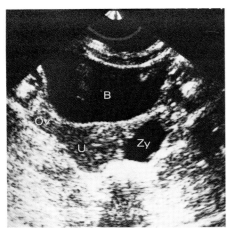

Abb. 26 Ovarialzyste links mit deutlicher dorsaler Schallverstärkung, Querschnitt in Höhe des Corpus uteri.
B = Blase, Ov = rechtes Ovar, U = Corpus uteri, Zy = Zyste im linken Ovar.

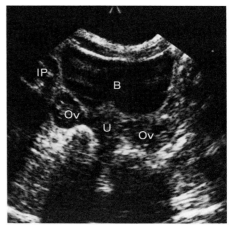

Abb. 27 Polyzystische Ovarien bei Stein-Leventhal-Syndrom, Querschnitt.
B = Blase, Ov = vergrößerte Ovarien mit multiplen kleinen Zysten und dorsaler Schallverstärkung, U = Corpus uteri, IP = M. iliopsoas rechts.

Zu den malignen Ovarialtumoren kommen noch die metastatisch bedingten Malignome, die *Krukenberg-Tumoren* (31) (s. oben Aufstellung).

Ultraschallbefunde
Die Hauptaufgabe des Ultraschalls liegt darin, zystische und komplexe Anteile nachgewiesener Raumforderungen festzustellen, da größere Inhomogenität und Unregelmäßigkeit der Konturen eher für maligne Prozesse spricht als gleichförmige glatt begrenzte und unilokuläre Veränderungen (Abb. 28 u. 29) (2).
Außerdem gibt der Ultraschall Auskunft über zusätzliches Vorliegen von Aszites (Hinweis auf malignes Geschehen), Abflußbehinderungen im Bereich der Nieren und das mögliche Vorliegen von Lebermetastasen.
Wichtig, aber oft schwierig ist die *Abgrenzung des Uterus* wegen der anatomischen Zuordnung (2).

Endometriose

Bei der Endometriose handelt es sich um eine Heterotopie der Uterusschleimhaut, die zu 95 % im Becken lokalisiert ist.
Da auch das ektope Endometrium die zyklischen hormongesteuerten Veränderungen des regulären intrauterinen Endometriums zeigt mit Proliferation, Sekretions- und Desquamationsphase,

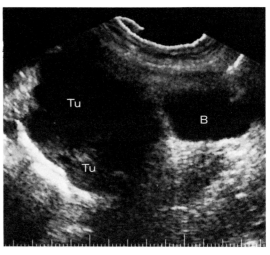

Abb. 28 Ausgedehnter Ovarialtumor mit überwiegend zystischen und geringeren soliden Anteilen (histologisch: paramesogenes hellzelliges Karzinom), Schrägschnitt.
B = Blase, Tu = Tumor.

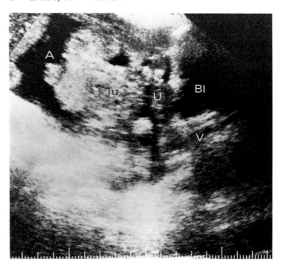

Abb. 29 Ovarialkarzinom mit hauptsächlich soliden und nur kleineren zystischen Anteilen, histologisch adenopapilläres Karzinom. Unregelmäßige Begrenzung gegenüber der Blase (B). Infiltration. Zwischen Tumor (Tu) und Blase der steil anteflektierte Uterus (U). Zusätzlich bestehender Aszites (A).
V = Vagina.

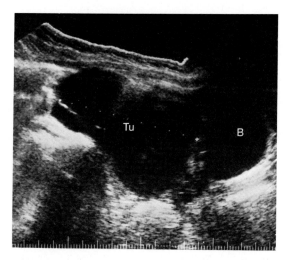

Abb. 30 Endometriose. Ausgedehnte, vorwiegend zystische, die Blase imprimierende Raumforderung kranial der Blase (B). Uterus nicht deutlich abgrenzbar (Längsschnitt). Tu = Tumor. Vgl. Ähnlichkeit der Ultraschallbilder bei benignen und malignen Veränderungen!

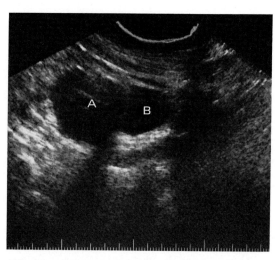

Abb. 31 Paravesikaler Abszeß rechts: neben der Blase (B) zystischer Bezirk mit einzelnen Binnenechos und deutlicher dorsaler Schallverstärkung (A), Querschnitt. Uterus nicht abgrenzbar.

aber die physiologische Drainage für das Menstruationsblut fehlt, kommt es zur Ausbildung blutgefüllter zystischer Tumoren, je nach Sitz des ektopen Endometriums in der Tube, den Ovarien oder im Douglasschen Raum. Im Ovar entstehen dabei die typischen Schokoladenzysten (48).

Aus Ätiologie und Pathogenese der Erkrankung ergibt sich, daß von der Endometriose ausschließlich Frauen in der Generationsphase betroffen sind. Häufig besteht Sterilität. Charakteristisches Symptom ist die erworbene Dysmenorrhö, die sich auf Ovulationshemmer bessert.

Ultraschallbefunde

Typischerweise finden sich zystische Raumforderungen, meist mit dicker Wand, aber auch unregelmäßige, komplexe Gebilde mit zystischen und soliden Anteilen, die je nach primärem Sitz entweder im Bereich der Ovarien, der Tuben, dorsal des Uterus im Douglasschen Raum oder auch kranial des Uterus lokalisiert sind (8). Gelegentlich läßt sich gleichzeitig eine geringe Menge freier Flüssigkeit intraperitoneal (Hämoperitoneum) nachweisen. Als sonographische Befunde wurden meist zystische oder komplexe Raumforderungen beschrieben; ein für die Endometriose typisches sonographisches Bild gibt es aber nicht (34). Die Interpretation ist nur im Zusammenhang mit Anamnese und klinischem Befund möglich. Bei ausgedehnten Befunden kann es Schwierigkeiten bereiten, die einzelnen Beckenorgane abzugrenzen: große, teils zystische, teils komplexe Tumoren im Becken können allein vom sonographischen Bild von einem Ovarialkarzinom nicht zu unterscheiden sein (Abb. 30) (34).

Entzündliche Adnexveränderungen

Sie entwickeln sich meist als aszendierende Infekte und sind möglicherweise häufiger bei der Verwendung von Intrauterinpessaren. Der akute entzündliche Prozeß ist begleitet von starken Schmerzen im Becken ein- oder beidseits, u. U. mit peritonitischer Reizung, Fieber und laborchemischen Zeichen der Entzündung.

Ultraschallbefunde

Das *Frühstadium* der Endometritis oder der ödematösen Salpingitis ist sonographisch im allgemeinen nicht faßbar. Gelegentlich findet sich eine geringe Menge Flüssigkeit (entzündliches Exsudat) im Uteruskavum (21). Bei Fortschreiten des Prozesses mit Ausbildung einer Pyosalpinx bzw. von Tuboovarialabszessen lassen sich mit dem Ultraschall je nach Lokalisation ein- oder doppelseitige Raumforderungen im Bereich der Adnexe, u. U. kranial oder dorsal des Uterus gelegen, sowie bei Übergreifen auf Nachbarstrukturen auch im Douglasschen Raum nachweisen. Sie sind häufig unregelmäßig und unscharf begrenzt und bieten ein sonographisch sehr uneinheitliches Bild. Gelegentlich sind die einzelnen Beckenorgane nicht exakt abgrenzbar (3, 39, 46).

Die Raumforderungen sind meist echoarm; im Fall einer Abszedierung (z. B. bei Pyosalpinx oder Tuboovarialabszessen) finden sich zystische Strukturen mit relativer dorsaler Schallverstärkung. Wegen des inhomogenen Inhalts lassen sich aber häufig Binnenechos nachweisen (Abb. 31 u. 32) (39).

Bei gasbildenden Bakterien können Bezirke mit multiplen kräftigen Echos nachweisbar sein, die vermutlich durch Reflexion an Mikrogasblasen entstehen (19, 39). Gelegentlich findet sich zusätzlich freie Flüssigkeit im Douglasschen Raum (entzündliches Exsudat).
Auch für die entzündlichen Prozesse des Beckens gilt, daß eine spezifische Diagnose mit Hilfe des Ultraschalls allein nicht möglich ist (46). Die Sonographie kann aber – in Ergänzung des klinischen Befundes – als nichtinvasive, nicht belästigende und ungefährliche Methode einen wertvollen Beitrag leisten zur Abklärung der Ausdehnung und Lokalisation sowie im Einsatz zu kurzfristigen Verlaufskontrollen und damit zur Überwachung einer antientzündlichen Therapie, da sie in der Lage ist, ein Fortschreiten des Prozesses, eine mögliche Einschmelzung sowie Resorption und Rückbildung reproduzierbar zu dokumentieren.
Differentialdiagnostische Schwierigkeiten der Abgrenzung können entstehen gegenüber einer Endometriose, einer Extrauteringravidität oder (selten) gegenüber stielgedrehten Ovarialtumoren.

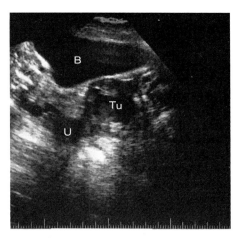

Abb. 32 Entzündlicher Adnextumor links (Tu), Uterus (U) nach dorsal verdrängt und nur unscharf abgrenzbar.
B = Blase.

Wertung

Der Ultraschall im Bereich des kleinen Beckens teilt sich in zwei wesentliche Gebiete.
1. Die Ultraschalluntersuchung zur Überwachung der *Schwangerschaft*.
Sie gehört in die Hand des Geburtshelfers. Nichtgynäkologische Ultraschalluntersucher sollten besonders das sonographische Bild der Frühschwangerschaft kennen, da es gelegentlich bei Beschwerden im Becken differentialdiagnostisch in Erwägung gezogen werden muß und der sonographische Hinweis die Überweisung zum Gynäkologen bzw. Geburtshelfer zur Folge hat.

2. *Ultraschall in der Gynäkologie*.
Wichtig ist die Kenntnis der Form und Lage der normalen Beckenorgane und ihre Abgrenzung gegenüber genitalen oder extragenitalen pathologischen Veränderungen. Der Ultraschall gibt in erster Linie Auskunft über Lokalisation, Zugehörigkeit und Struktur krankhafter Prozesse. Eine Interpretation kann allerdings nur im Zusammenhang mit dem klinischen Befund erfolgen, da es für eine bestimmte Erkrankung charakteristische Ultraschallbefunde nicht gibt.
Ein wesentlicher Vorteil des Ultraschalls besteht in seiner Unschädlichkeit, der fehlenden Invasivität und der damit verbundenen beliebigen Wiederholbarkeit. Der zweite wesentliche Vorteil ist die Möglichkeit, in einem Untersuchungsgang Aufschluß über wichtige Begleiterscheinungen (z. B. Aszites, Harnstauungsnieren, vergrößerte Lymphknoten) zu erhalten.
Gerade wegen des Zusammenhangs zwischen Veränderungen von Organen innerhalb und außerhalb des Beckens ist die Kenntnis der wichtigsten pathologischen Veränderungen im Becken nicht nur für Gynäkologen, sondern für alle diejenigen von Bedeutung, die Ultraschalluntersuchungen der Abdominalorgane routinemäßig durchführen.
Selbst wenn die exakte Diagnostik und die erforderliche Behandlung dem Gynäkologen bzw. Geburtshelfer vorbehalten bleiben, soll und muß der Hinweis auf pathologische Veränderungen durch den nichtgynäkologischen Ultraschaller möglich sein, damit für die Patientinnen u. U. schwerwiegende Verzögerungen und diagnostische Irrtümer vermieden werden.

Literatur

1 Berger, M. J., M. L. Taylor: Simultaneous intrauterine and tubal pregnancies following ovulation induction. Amer. J. Obstet. Gynec. 113 (1972) 812 – 813
2 Berland, L. L., Th. L. Lawson, J. N. Albarelli, W. D. Foley: Ultrasonic diagnosis of ovarian and adnexal disease. Semin. Ultrasound 1 (1980) 17 – 29
3 Bowie, J. D.: Ultrasound of gynecologic pelvic masses: the indefinite uterus and other patterns associated with diagnostic error. J. clin. Ultrasound 5 (1977) 323 – 328
4 Bowie, J. D., D. Rochester, A. V. Cadkin, W. T. Cooke, A. Kunzmann: Accuracy of placental localisation by ultrasound. Radiology 128 (1978) 177 – 180
5 Bree, R. L., F. G. Mariona: The role of ultrasound in the evaluation of normal and abnormal fetal growth. Semin. Ultrasound 1 (1980) 264 – 277
6 Brown, T., R. A. Filly, F. C. Laing, et al.: Analysis of ultrasonographic criteria in the evaluation for ectopic pregnancy. Amer. J. Roentgenol. 131 (1978) 967 – 971

7 Callen, P. W., W. J. de Martini, R. A. Filly: The central uterine cavity echo: a useful anatomic sign in the ultrasonographic evaluation of the female pelvis. Radiology 131 (1979) 187 – 190
8 Coleman, B. G., P. H. Arger, C. B. Mulhern jr.: Endometriosis: clinical and ultrasonic correlation. Amer. J. Roentgenol. 132 (1979) 747 – 749
9 Dewbury, K. C., V. Poll: An unusual ultrasound appearance of a hydatidiform mole. Brit. J. Radiol. 50 (1977) 443 – 444
10 Donald, I., J. MacVicar, T. G. Brown: Investigation of abdominal masses by pulsed ultrasound. Lancet 1958/I, 1188
11 Donald, I.: Clinical application of ultrasonic techniques in obstetrical and gynecological diagnosis. J. Obstet. Gynec. Brit. Cwlth. 69 (1962) 1036
12 Exler, P., K. Gottesfeld: Second trimester placenta previa – an apparently normal placentation. Obstet. and Gynec. 50 (1977) 706
13 Fleischer, A. C., J. F. Daniell, J. Rodier, A. M. Lindsay, A. E. James jr.: Sonographic monitoring of ovarian follicular development. J. clin. Ultrasound 9 (1981) 275 – 280
14 Fleischer, A. C., A. E. James. D. A. Krause, J. B. Millis: Sonographic patterns in trophoblastic diseases. Radiology 126 (1978) 215 – 220
15 Fleischer, A. C., A. E. James, J. B. Millis, C. Julian: Differential diagnosis of pelvic masses by gray scale sonography. Amer. J. Roentgenol. 131 (1978) 469 – 476
16 Gottesfeld, K. R.: The use of ultrasound in the first trimester of pregnancy. Semin. Ultrasound 1 (1980) 254 – 263
17 Hagen-Ansert, S. L., M. G. Ezo, A. B. Kurtz: Techniques of ultrasound pelvic examination. Semin. Ultrasound 1 (1980) 10 – 16
18 Hoffbauer, H., J. Pachaly, B. Arabin, et al.: Control of fetal development with multiple ultrasonic body measures. Contr. Gynec. Obstet. 6 (1979) 147 – 156
19 Kressel, H. Y., R. A. Filly: Ultrasonic appearance of gas-containing abscesses in the abdomen. Amer. J. Roentgenol. 130 (1978) 71 – 73
20 Kurtz, A. B., C. S. Rubin, F. L. Kramer, et al.: Ultrasound evaluation of the posterior pelvic compartment. Radiology 132 (1979) 677–682
21 Laing, F. C., R. A. Filly, W. M. Marks, Th. W. Brown: Ultrasonic demonstration of endometrial fluid collections unassociated with pregnancy. Radiology 137 (1980) 471 – 474
22 Lawson, T. L.: Ectopic pregnancy: criteria and accuracy of ultrasonic diagnosis. Amer. J. Roentgenol. 131 (1978) 153 – 156
23 Maklad, N. F., C. H. Wright: Gray scale ultrasonography in the diagnosis of ectopic pregnancy. Radiology 126 (1978) 221 – 226
24 Marks, W. M., R. A. Filly, P. W. Callen, et al.: The decidual cast of ectopic pregnancy: a confusing ultrasonographic appearance. Radiology 133 (1979) 451 – 454
25 Miskin, M., T. A. Doran, N. Rudd, et al.: Use of ultrasound for placental localization in genetic amniocentesis. Obstet. and Gynec. 43 (1974) 872 – 877
26 Miskin, M., R. Rothberg: Prenatal detection of congenital anomalies by ultrasound. Semin. Ultrasound 1 (1980) 278 – 292
27 Mittelstaedt, C. A., C. L. Partain, I. L. Boyce, et al.: Placenta previa: significance in the second trimester. Radiology 131 (1979) 465 – 468
28 Pedersen, J. F., L. Molsted-Pedersen: Early fetal growth delay detected by ultrasound marks increased risk of congenital malformation in diabetic pregnancy. Brit. med. J. (1981) 269 – 271
29 Piiroinen, O., Kaihola, H. L.: Uterine size measured by ultrasound during the menstrual cycle. Acta obstet. gynec. scand. 54 (1975) 247 – 250
30 Platt, L. D., F. A. Manning, M. Lemay: Real-time B-scan-directed amniocentesis. Amer. J. Obstet. Gynec. 130 (1978) 700 – 703
31 Rochester, D., B. Levin, J. D. Bowie, et al.: Ultrasonic appearance of the Krukenberg tumor. Amer. J. Roentgenol. 129 (1977) 919 – 920
32 Rubin, C., Kurtz, A. B., B. B. Goldberg: Water enema: a new ultrasound technique in defining pelvic anatomy. J. clin. Ultrasound 6 (1978) 28 – 33
33 Sample, W. F., B. M. Lippe, M. T. Gyepes: Gray-scale ultrasonography of the normal female pelvis. Radiology 125 (1977) 477 – 483
34 Sandler, M. A., J. J. Karo: The spectrum of ultrasonic findings in endometriosis. Radiology 127 (1978) 229 – 231
35 Sandler, M. A., S. M. Sznewais, L. L. Bityk: The effect of the distended urinary bladder on placental position and its importance in amniocentesis. Radiology 130 (1979) 195 – 199
36 Sarti, D. A., W. F. Sample, C. J. Hobel, K. J. Staisch: Ultrasonic visualization of a dilated cervix during pregnancy. Radiology 130 (1979) 417 – 420
37 Scheer, K.: The value of ultrasound in the practice of gynecology. Semin. Ultrasound 1 (1980) 7 – 9
38 Scott, W. W., N. B. Rosenshein, S. S. Siegelman, R. C. Sanders: The obstructed uterus. Radiology 141 (1981) 767 – 770
39 Spiegel, R. M., A. Ben-Ora: Ultrasound of inflammatory disease in the pelvis. Semin. Ultrasound 1 (1980) 41 – 50
40 Spirt, B. A., E. H. Kagan: Sonography of the placenta. Semin. Ultrasound 1 (1980) 293 – 310
41 Spirt, B. A., E. H. Kagan, R. M. Rozanski: Abruptio placentae: sonographic and pathologic correlation. Amer. J. Roentgenol. 133 (1979) 877 – 881
42 Spirt, B. A., K. R. O'Hara, L. Gordon: Pseudogestational sac in ectopic pregnancy: sonographic and pathologic correlation. J. clin. Ultrasound 9 (1981) 338 – 340
43 Sukov, R. J., M. J. Whitcomb: Rapid oral hydration: a cause of pelvic fluid collections at sonography. J. clin. Ultrasound 9 (1981) 115 – 118
44 Swanson, M., E. E. Sauerbrei, P. L. Cooperberg: Medical implications of ultrasonically detected polycystic ovaries. J. clin. Ultrasound 9 (1981) 219–222
45 Taylor, E. S., J. H. Holmes, H. E. Thompson, K. R. Gottesfeld: Ultrasound diagnostic techniques in obstetrics and gynecology. Amer. J. Obstet. Gynec. 90 (1964) 655
46 Uhrich, P. C., R. C. Sanders: Ultrasonic characteristics of pelvic inflammatory masses. J. clin. Ultrasound 4 (1976) 199 – 204
47 Walsh, J. W., W. H. Brewer, V. Schneider: Ultrasound diagnosis in diseases of the uterine corpus and cervix. Semin. Ultrasound 1 (1980) 30 – 40
48 Walsh, J. W., K. J. W. Taylor, F. M. Wasson, et al.: Gray scale ultrasound in 204 proved gynecologic masses: accuracy and diagnostic criteria. Radiology 130 (1979) 391 – 397
49 Wittman, B. K., L. Fulton, P. L. Cooperberg, et al.: Molar pregnancy: early diagnosis by ultrasound. J. clin. Ultrasound 9 (1981) 153 – 156
50 Young, Ph. E., D. A. Wolf: Midtrimester amniocentesis. Semin. Ultrasound 1 (1980) 311 – 323
51 Zemlyn, S.: The effect of the urinary bladder in obstetrical sonography. Radiology 128 (1978) 169 – 175
52 Zemlyn, S.: The length of the uterine cervix and its significance. J. clin. Ultrasound 9 (1981) 267 – 269

Wir danken Herrn *Goetsch* und Mitarbeiterinnen für die Durchführung der fotografischen Arbeiten sowie Frau *Kalteier* für das Schreiben des Manuskripts.

23 Gefäßsystem

Hals

F.-P. Kuhn

Anatomie

Die sonographisch einsehbaren Anteile der extrakraniellen A. carotis werden nach kranial durch die Mandibula und nach kaudal durch die Klavikula begrenzt.

Arterien

Die *A. carotis communis* entspringt rechts aus dem Truncus brachiocephalicus, links aus dem Aortenbogen. Sie verläuft lateral von Trachea und Schilddrüse und dorsal oberflächlicher Halsmuskeln (M. sternocleidomastoideus, M. omohyoideus) entlang einer Linie zwischen Unterkieferwinkel und Sternoklavikulargelenk kranialwärts und teilt sich ohne Astabgabe etwa in Höhe der Prominentia laryngea bzw. des vierten Halswirbelkörperoberrandes in die A. carotis externa und A. carotis interna.

Das Ursprungsstück der A. carotis interna und oft auch die Teilungsstelle der A. carotis communis sind zum Sinus caroticus (Blutdruckzügler bzw. Spannungsrezeptoren in der verdünnten Gefäßwand) erweitert.

Die *A. carotis interna* verläuft neben der Pharynxwand, ohne Äste abzugeben, in Höhe der Bifurkation zunächst lateral, weiter kranial, dorsal und medial von der A. carotis externa und gelangt durch den Canalis caroticus in die mittlere Schädelgrube.

Die *A. carotis externa* liegt beim Ursprung aus der A. carotis communis ventral und medial von der A. carotis interna, zieht dorsal des R. mandibulae im Drüsengewebe der Glandula parotis kranialwärts und teilt sich in Höhe des Collum mandibulae in ihre beiden Endäste A. maxillaris und A. temporalis superficialis. Die A. carotis externa gibt drei vordere, einen medialen und vier hintere Äste ab. Die vorderen Äste, von kaudal nach kranial die A. thyreoidea superior, A. lingualis und A. facialis, liegen im Bereich der sonographisch darstellbaren A.-carotis-externa-Anteile. Abweichungen vom üblichen Verlauf beider Karotisäste sind zu beachten (Abb. 1).

Venen

Die *V. jugularis interna* entsteht im Foramen jugulare der Schädelbasis. Sie verläuft zunächst dorsal, dann lateral der A. carotis interna und ventrolateral der A. carotis communis kaudalwärts. Hinter dem Sternoklavikulargelenk bildet sie mit der V. subclavia die V. brachiocephalica.

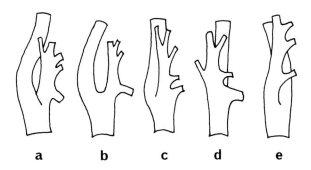

Abb. 1 Abgangsvarianten der A. carotis interna (nach *Faller*). Schematische Darstellung der Karotisbifurkation in Seitenansicht. Rechte Halsseite.
a Dorsolateral (49 %).
b Dorsal (21 %).
c Dorsomedial (18 %).
d Medial (3 %).
e Ventromedial (9 %).

Untersuchungstechnik

Apparative Voraussetzungen

Zur B-Scan-Sonographie der A. carotis eignen sich prinzipiell Real-time-Nahfeldscanner mit Wasser- bzw. Ölvorlaufstrecke und Sendefrequenzen zwischen 3,5 und 10 MHz. Bevorzugt werden heute hochauflösende sog. Real-time-Small-parts-Scanner mit Frequenzen zwischen 7 und 10 MHz eingesetzt. Die Geräte besitzen ein axiales und laterales Auflösungsvermögen von mindestens 1 mm sowie eine hohe Empfindlichkeit für die Darstellung schwacher Reflektoren. Ein praxisnaher Kompromiß zwischen Auflösungsvermögen und Eindringtiefe wird mit Frequenzen zwischen 7 und 8 MHz erreicht.

Untersuchungsvorgang

Patientenlagerung

Während der Untersuchung liegt der Patient auf dem Rücken; beide Schultern sind durch eine Unterlage leicht erhöht; der Kopf ist gering rekliniert und von der Untersuchungsseite abgewendet (Abb. 2). Bei eingeschränkter Halswirbelsäulenbeweglichkeit ist die zusätzliche links- bzw. rechtsschräge Patientenlagerung von Vorteil.

Untersuchungsbeginn im Querschnitt, Bildjustierung

Zunächst wird die A. carotis einer Seite im *Querschnitt* unmittelbar oberhalb der Klavikula aufgesucht. Trachea und Schilddrüse finden sich medial, die oberflächliche Halsmuskulatur ventral und die V. jugularis interna ventrolateral der A. carotis communis. Arterie und Vene werden problemlos durch ihre Lage, die typischen Pulsationen (arteriell bzw. venös), die Kompressibilität der V. jugularis interna und den Valsalva-Versuch (Erweiterung der V. jugularis interna auf das zwei- bis dreifache des Lumens der A. carotis communis) unterschieden.

Das exakt eingestellte Ultraschallbild dieser Region zeigt (s. Abb. 4a):
1. echoleere Gefäßlumina von Vene und Arterie,
2. einen homogen-echoreichen Schilddrüsenlappen und
3. die gegenüber der Schilddrüse echoärmere Halsmuskulatur.

Die Tiefenausgleichskurve dieses Referenzbildes ist für die weitere Beurteilung der extrakraniellen A. carotis annähernd beizubehalten. Notwendige Korrekturen oberhalb der Bifurkationsebene müssen sich auf das Lumen der A. carotis externa beziehen. Sie ist erwartungsgemäß das arteriosklerotisch weniger betroffene Gefäß.

Die rechte A. carotis communis wird nach kaudal bis zu ihrem Ursprung aus dem Truncus brachiocephalicus erfaßt (s. Abb. 4d). Der Abgang der linken A. carotis communis aus dem Aortenbogen ist nicht nachweisbar.

Durch kontinuierliche Verlagerung des Ultraschallapplikators von kaudal nach kranial werden die A. carotis communis, ihr zum Sinus caroticus erweiterter Anteil und nachfolgend die Karotisbifurkation mit der A. carotis externa und A. carotis interna aufgezeichnet (Abb. 2, 3 u. 4a – c).

A. carotis interna und A. carotis externa unterscheiden sich durch:
1. ihre Lagebeziehung zur V. jugularis interna,
2. das meist größere Gefäßlumen der A. carotis interna (Abb. 4c u. 5a),

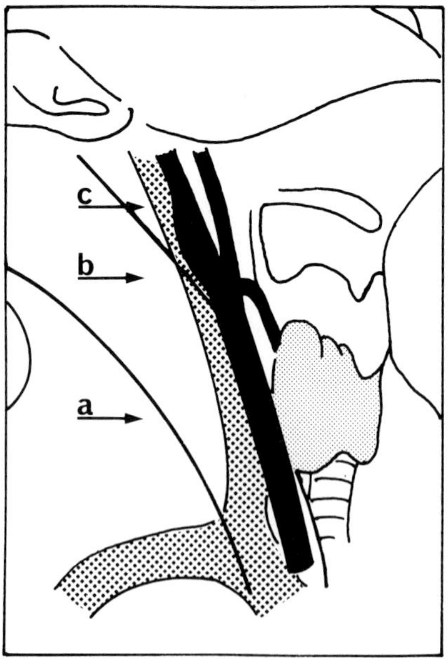

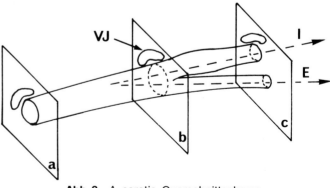

Abb. 2 Topographie der A. carotis.
a, b und c = korrespondierende Schnittebenen zu den Abb. 3 u. 4.

Abb. 3 A. carotis. Querschnittschema.
VJ = V. jugularis interna, I = A. carotis interna, E = A. carotis externa, Pfeile = Schnittebenen bei der selektiven Darstellung der Karotisäste im Längsschnitt.
a, b und c = korrespondierende Schnittebenen zu den Abb. 2 u. 4.

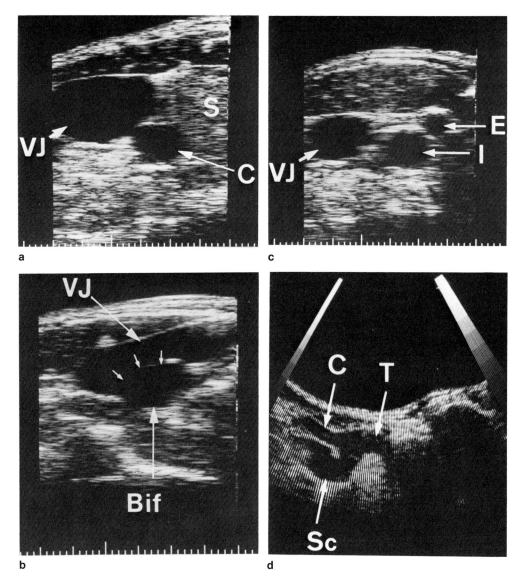

Abb. 4 Normale A. carotis. Rechter Querschnitt. Real-time, 10 MHz. C = A. carotis communis, I = A. carotis interna, E = A. carotis externa, T = Truncus brachiocephalicus, Bif = Karotisbifurkation bzw. Sinus caroticus, VJ = V. jugularis interna, S = Schilddrüse.
a Karotisquerschnitt 2 – 3 cm oberhalb der Klavikula (Ebene a in Abb. 2 u. 3). Ventral (oberer Bildrand) von VJ und S echoarmer M. sternocleidomastoideus.
b Karotisquerschnitt in Bifurkationshöhe (Ebene b in Abb. 2 u. 3), unmittelbar vor der Aufzweigung in I und E.
c Karotisquerschnitt oberhalb der Teilungsstelle (Ebene c in Abb. 2 u. 3).
M. sternocleidomastoideus ventral der Gefäße (oberer Bildrand).
d A. carotis communis. Real-time, 3,5 MHz. Abgang aus dem Truncus brachiocephalicus (T). Sc = A. subclavia dextra.

3. den sonographischen Nachweis eines der drei vorderen Äste der A. carotis externa (meist A. thyreoidea superior) (Abb. **5a**).
Die A. carotis interna setzt sich im allgemeinen aus der hinteren Wand der A. carotis communis geradlinig fort und befindet sich in etwa 70 % zwischen der medialen A. carotis externa und der lateral verlaufenden V. jugularis interna (s. Abb. 1) (9, 27). Grob orientierend, verläuft die A. carotis interna in Richtung des Mastoids, die A. carotis externa in Richtung des Unterkieferwinkels.

Untersuchung im Längsschnitt

Die Untersuchung im Längsschnitt erfolgt sekundär durch Drehung des Ultraschallapplikators um 90 Grad zur jeweilig eingestellten Querschnittebene der A. carotis communis, A. carotis interna

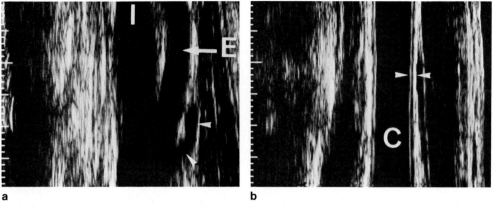

Abb. 5 A. carotis im Längsschnitt. Real-time, 10 MHz. I = A. carotis interna, E = A. carotis externa, C = A. carotis communis.
a Simultane Darstellung beider Karotisäste. Pfeilspitzen = A. thyreoidea superior.
b A. carotis communis. Pfeilspitzen = Dreischichtung der Gefäßwand.

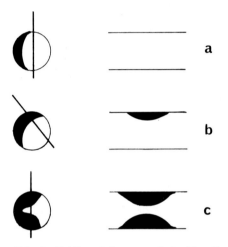

Abb. 6 Fehlbeurteilungen arteriosklerotischer Wandveränderungen bei unzureichender Schallkopfführung im Längsschnitt.
a Plaque übersehen.
b Plaquegröße unterbewertet.
c Plaquegröße überbewertet.

und A. carotis externa (Abb. 5). Um Fehlbeurteilungen zu vermeiden, ist es wichtig, den entsprechenden Gefäßabschnitt durch mehrere parallel zueinander versetzte Längsschnitte darzustellen (Abb. 6). Bei günstigen anatomischen Verhältnissen sind beide Karotisäste und die Karotisgabel in einer Schnittebene simultan darstellbar (s. Abb. 5a). Zur zweifelsfreien Beurteilung müssen beide Gefäße jedoch grundsätzlich selektiv untersucht werden (s. Abb. 3).

A. carotis interna und A. carotis externa lassen sich bis maximal 2 - 3 cm nach der Bifurkation, d. h. bis etwa in Höhe des kaudalen Unterkieferrandes, beurteilen.

Zuverlässige Ergebnisse der B-Scan-Sonographie setzen voraus:

1. eine ausreichende Abbildungsqualität, d. h. vollständige und trennscharfe Darstellung der Gefäßwand in der Fokussierungsebene der Ultraschallsonde (2, 28);

2. die Aufzeichnung normaler und pathologischer Befunde in zwei Ebenen (Längs- und Querschnitt) von ventral sowie auch mindestens um 45 Grad versetzt von lateral.

Aus physikalischen Gründen werden die im Transversalschnitt nicht senkrecht vom Ultraschallimpuls getroffenen Gefäßanteile weniger gut aufgelöst (s. Abb. 4a). Dies ist besonders bei der Darstellung pathologischer Wandauflagerungen zu berücksichtigen.

Normale Ultraschallanatomie

Mit der B-Scan-Sonographie werden prinzipiell beurteilt: Lage, Lumenweite, Lumeninhalt, Wanddicke, Wandschichtungen, Wandauflagerungen sowie Wandbewegungen und Verlauf der Gefäße.

Arterien

Normale Arterien pulsieren im Herzrhythmus senkrecht zur Gefäßachse. Bei rechtwinkeligem Impulseinfall ist eine Dreischichtung der Gefäßwand erkennbar (s. Abb. 5b). Ihre Zuordnung zu Intima, Media und Adventitia ist Gegenstand derzeitiger Untersuchungen. Das Gefäßlumen ist wegen der relativ homogenen Blutbeschaffenheit echofrei.

Venen

Venen pulsieren verzögert zur Herzaktion, sind leicht kompressibel und reagieren auf Schwankungen des intrathorakalen Druckes (Müller-, Valsalva-Versuch) durch Änderung von Form und Lumenweite. Das echofreie Gefäßlumen ist von einer einschichtigen, reflexreichen Gefäßwand umgeben. Venenklappen werden im Einmündungsgebiet der V. jugularis interna beobachtet.

Erkrankungen

Histopathologisch zeigen arteriosklerotisch veränderte Gefäßwände eine Verdickung der Intima durch Bindegewebe und/oder elastische Fasern, Lipoidbeete (Atherome) und Vermehrung saurer Mukopolysaccharide. Zwischen Intima und Media sind Lipoide und hyaline Substanzen eingelagert. Die Media muskulärer Arterien kann Kalkablagerungen enthalten.

Prädilektionsstellen der Gefäßarteriosklerose im Halsbereich sind die Karotisgabel (60 - 70 %), der Truncus brachiocephalicus (5 %) sowie linksseitig die Abgänge der A. carotis communis (10 - 15 %), der A. subclavia (10 - 15 %) und der A. vertebralis (10 - 20 %) (30). Pathologisch-anatomisch sind nachweisbar:

1. glatte, irregulär-rauhe (verrukös) oder exulzerierte Plaques (10).

Verruköse, speziell exulzerierte Plaques sind Ausgangspunkt rezidivierender Mikroembolien (zerebral, retinal) aus Fibrin, Blutbröckchen, Cholesterinpartikeln oder größeren Fragmenten atheromatösen Materials (23).

2. umschriebene Stenose.

Sie ist bei einer Einengung des Gefäßdurchmessers über 50 % und des Gefäßquerschnittes über 75% hämodynamisch wirksam (22).

3. Gefäßverschluß.

Prozesse an den Halsschlagadern sind in einem nicht selektierten Patientenkollektiv in ca. 15 % Ursache von Hirninfarkten (12). Bei Symptomen einer zerebrovaskulär bedingten Hirnischämie werden in etwa 75 % extrakranielle Läsionen der A. carotis nachgewiesen (13).

Nach dem Schweregrad der Karotisinsuffizienz werden vier Stadien unterschieden (12):

Stadium I: asymptomatische Karotisstenose mit auskultatorisch nachweisbarem Strömungsgeräusch.

Stadium II: transitorische ischämische Attacke mit akuter Herdsymptomatik und vollständiger Rückbildung innerhalb von 24 Std. oder spätestens im Verlauf weniger Tage (prolongierter reversibler ischämischer Insult).

Stadium III: fortschreitender Schlaganfall, der entweder im Koma und Tod endet oder in das Stadium IV übergeht.

Stadium IV: irreversibler Hirninfarkt mit bleibendem neurologischem Defekt.

Flüchtige Ischämien (transitorische ischämische Attacken) sind im Verlauf von 11 - 60 Monaten in 10 - 35 % Vorboten des Hirninfarktes (14). Durch operative Beseitigung der Stenosen oder Embolusstreuherde im Stadium II wird das Hirninfarktrisiko signifikant gesenkt (25). Im Stadium I der Karotisinsuffizienz ist das Risiko des Hirninfarktes gegenüber einem Normalkollektiv verdoppelt; operative Maßnahmen sollen drohende transitorische ischämische Attacken um das 6fache reduzieren (29). Bei Patienten mit abgeschlossenem Hirninfarkt erbringt die Operation keine Verbesserung der Langzeitprognose (25).

Ultraschallbefunde

Diffuse Arterienwandverdickung

Die diffuse Verdickung der Arterienwand wird als Zeichen der fortgeschrittenen Arteriosklerose beobachtet (Abb. 7).

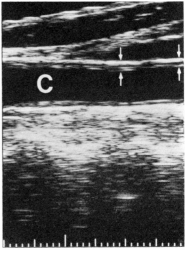

Abb. **7** A. carotis communis (C). Real-time, 10 MHz. Diffuse Arterienwandverdickung (s. Abb. **5b**).

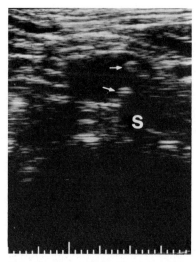

Abb. 8 Querschnitt Sinus caroticus. Real-time, 10 MHz. Verrukös in das Lumen vorspringende Plaques.

Lokal begrenzte Arterienwandverdickung

Arteriosklerotische bzw. atheromatöse Plaquebildungen imponieren als unterschiedlich reflexreiche Auflagerungen der Gefäßwandung und führen entsprechend dem Grad ihrer Ausprägung zur Obliteration des Gefäßlumens.

Plaqueform, Plaqueoberfläche

Nach ihrer Form finden sich semizirkuläre, zirkuläre und verrukös in das Lumen vorspringende Plaques (Abb. **8, 10** u. **11**). Sie können glatt oder unregelmäßig begrenzt sein. Ob aus Wandunregelmäßigkeiten mit kleinem ulkusähnlichem Krater sicher auf einen exulzerierten Plaques geschlossen werden kann, bleibt abzuwarten.

Plaquereflexmuster, Plaqueechogenität

Strukturell sehr dichte und/oder kalkhaltige Plaques sind stark echogen und bewirken abhängig von Reflexion und Absorption der auf sie eintreffenden Ultraschallwellen eine dorsale Schallabschattung (Abb. **9** u. **16**). Vorwiegend atheromatöse, fettreiche Plaques (Abb. **10** u. **12**) und frische thrombotische Wandauflagerungen sind schwach echogen. Sie unterscheiden sich daher oft nur geringfügig von den akustischen Eigenschaften des Blutes. Das Plaquereflexmuster ist gemäß der Zusammensetzung der arteriosklerotischen Wandeinlagerungen homogen oder inhomogen.

Gefäßstenose

Etwa 75 – 80 % der Gefäßstenosen (Abb. **9 – 12**) befinden sich im sonographisch einsehbaren Bereich der extrakraniellen A. carotis 2 cm proximal und distal der Karotisbifurkation. Höher gelegene Gefäßprozesse können sich dem Nachweis entziehen. Der Stenosierungsgrad eines Gefäßes wird wie bei der Angiographie in Prozent des unmittelbar nachfolgenden gesunden Gefäßdurchmessers errechnet.

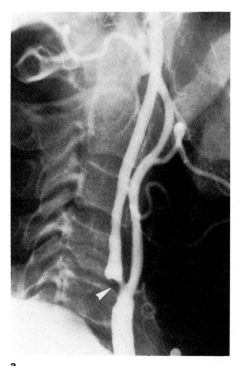

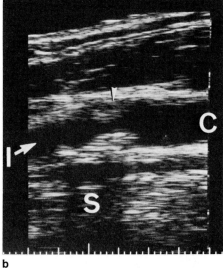

a
b

Abb. 9 Männlich, 67 Jahre. 50%ige Abgangsstenose der A. carotis interna rechts. Real-time, 10 MHz. Plaques relativ homogen-echoreich.
a Selektive Karotisangiographie. Seitlicher Strahlengang. Pfeilspitze: Abgangsstenose der A. carotis interna.
b Karotissonographie. Längsschnitt der A. carotis interna (I). C = A. carotis communis, S = Schallabschwächung dorsal der Stenose.

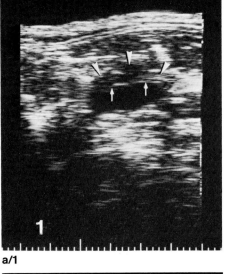
a/1

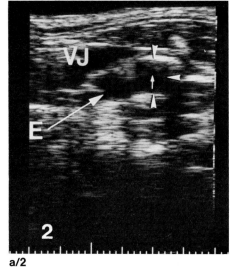
a/2

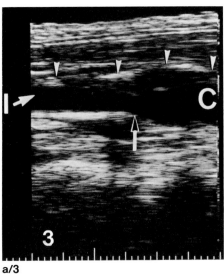
a/3

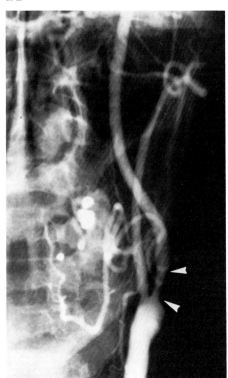
b

Abb. 10 Männlich, 62 Jahre.
50%ige Abgangsstenose der A. carotis interna links. Real-time, 10 MHz. Plaques schwach echogen, inhomogen.
a 1 Querschnitt der A. carotis communis unmittelbar vor Abgang der A. carotis interna. Pfeile = semizirkulär stenosierender Plaque.
a 2 Querschnitt der Aa. carotis interna und externa (E) in Abgangshöhe. Pfeil = semizirkulär stenosierender Plaque der A. carotis interna. VJ = V. jugularis interna.
a 3 Längsschnitt der A. carotis interna (I) in Höhe des Abganges. Langstreckig stenosierender Plaque an der Vorderwand von A. carotis communis (C) und interna.
b Selektive Karotisangiographie links, a.-p. Strahlengang. Pfeilspitzen = Abgangsstenose der A. carotis interna.

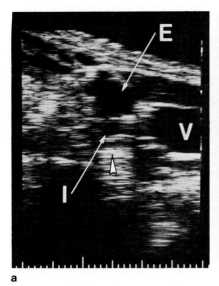 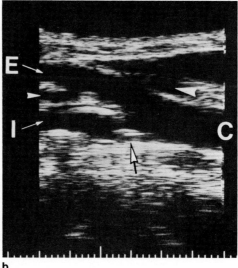

Abb. 11 Weiblich, 68 Jahre. Zirkuläre > 50%ige Abgangsstenose der A. carotis interna links. Real-time, 10 MHz. Plaques stark echogen.
a Querschnitt der Karotisbifurkation im unmittelbaren Abgangsbereich der A. carotis interna (I) und externa (E). Real-time, 10 MHz. Pfeilspitze = Internaabgangsstenose, V = V. jugularis interna.
b Längsschnitt der Karotisbifurkation. E = A. carotis externa, I = A. carotis interna, C = A. carotis communis, große Pfeilspitze = A. thyreoidea superior, kleine Pfeilspitze = A. pharyngea ascendens, Pfeil = Abgangsstenose.

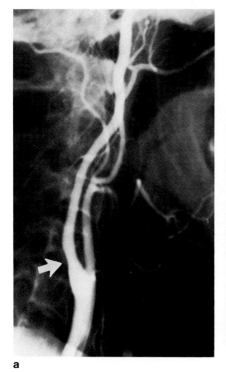 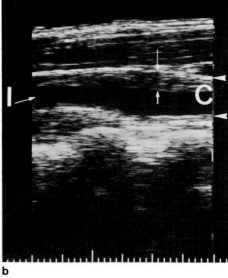

Abb. 12 Weiblich, 38 Jahre, < 50%ige Abgangsstenose der rechten A. carotis interna. Real-time, 10 MHz. Das Ausmaß der Wandauflagerungen wird im Angiogramm unterschätzt. Der Ultraschall zeigt einen glatt begrenzten, bis zu 3 mm dicken Plaque im Abgangsbereich der A. carotis interna.
a Selektive Karotisangiographie rechts.
b Längsschnitt der rechten A. carotis interna (I). Pfeile = Plaque, C = A. carotis communis.

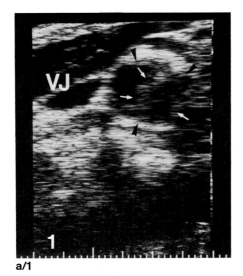

a/1

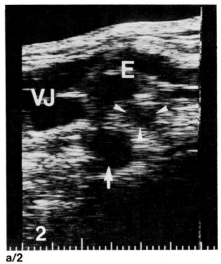

a/2

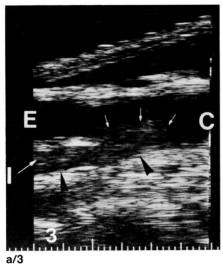

a/3

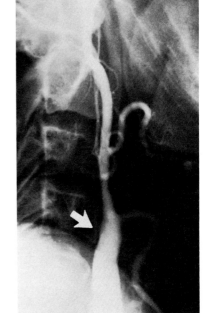

b

Abb 13 Männlich, 58 Jahre. Verschluß der A. carotis interna rechts. Real-time, 10 MHz.
a1 Querschnitt in Bifurkationshöhe. Im Bereich des Internaabganges echoreicher Thrombus (Pfeile); VJ = V. jugularis interna.
a2 Querschnitt unmittelbar oberhalb der Karotisbifurkation. A. carotis interna (Pfeilspitzen), hier medial der A. carotis externa, durch einen echoreichen Thrombus verschlossen und kaliberreduziert. Pfeil = tiefer Halsmuskel, E = Carotis externa, VJ = V. jugularis interna.
a 3 Längsschnitt der Karotisbifurkation. Der verschließende Thrombus (Pfeile) ragt in das Lumen der A. carotis communis und den Abgang der A. carotis externa hinein. A. carotis interna (I) deutlich kaliberreduziert. A. carotis externa (E) ungewöhnlich kaliberstark; C = A. carotis communis.
b Selektive Carotiangiographie. Pfeil = Verschluß der A. carotis interna.

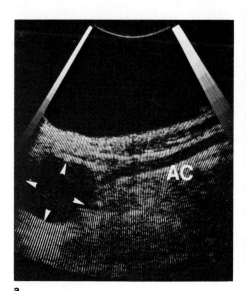 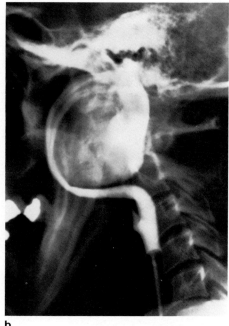

a b

Abb. 14 Weiblich, 40 Jahre. Aneurysma der A. carotis interna. Real-time, 3,5 MHz.
a Längsschnitt der A. carotis communis (AC) und des unter Real-time-Bedingungen pulsierenden Aneurysmas (Pfeilspitzen).
b Arteriographie des Aneurysmas unter Ballonokklusion.

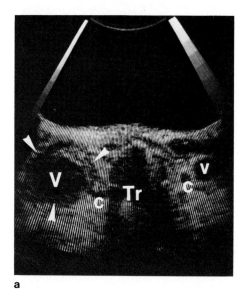 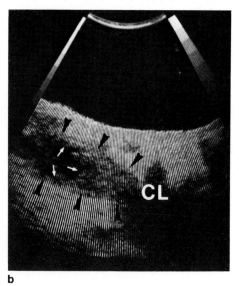

a b

Abb. 15 Männlich, 50 Jahre. Jugularvenenthrombose. Real-time, 3,5 MHz.
a Halsquerschnitt etwa 2 cm oberhalb der Schlüsselbeinebene. Ektatische V. jugularis interna dextra (V) mit wandständigem echoreichen Thrombus. Normalkalibrige V. jugularis interna sinistra (rechte Bildhälfte). Tr = Trachea, C = A. carotis communis.
b Längsschnitt der rechten V. jugularis interna oberhalb der Klavikula (CL): Ektatisches Venenlumen (Pfeilspitzen) mit echoreichem Verschlußthrombus (Pfeile).

Gefäßverschluß

Einzig beweisendes sonographisches Zeichen des Gefäßverschlusses ist der echoreiche Verschlußthrombus (Abb. 13). Indirekte Hinweise sind:

1. axiale Pulsation des verschlossenen Gefäßes bei fehlender senkrecht zur Gefäßachse gerichteter Wandbewegung,
2. kaliberreduziertes Gefäßlumen bei älteren Verschlüssen,
3. ungewöhnlich kaliberstarke und kräftig pulsierende A. carotis externa.

Gefäßaneurysma

Aneurysmen (Abb. 14) der extrakraniellen A. carotis sind Aussackungen der Gefäßwand mit sonographisch nachweisbarer Verbindung zur A. carotis, kugliger Form und synchronem Pulsationsverhalten. Sie können wandständig partiell oder total thrombosiert sein.

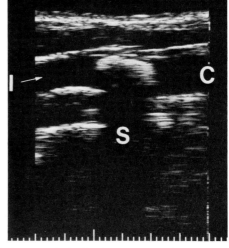

Abb. 16 Längsschnitt der A. carotis interna (I). Realtime, 10 MHz. Stenosierender Plaque im Abgangsbereich mit dorsaler Schallabschattung (S). Der Stenosierungsgrad ist nicht exakt zu ermitteln. C = A. carotis communis.

Thrombendarteriektomie

Nach Thrombendarteriektomie ist das Gefäßlumen deutlich weiter; die Wandpulsationen sind kräftiger. Restenosierungen treten bevorzugt an den Übergängen zum normalen Gefäßlumen auf. Postoperativ entstehende aneurysmatische Erweiterungen lassen sich sonographisch von Anastomosenaneurysmen unterscheiden.

Jugularvenenthrombose

Die Jugularvenenthrombose (Abb. 15) ist eine der Komplikationen bei parenteraler Ernährung über Venenkatheter. Sonographische Befunde der frischen Jugularvenenthrombose sind:

1. ektatisches, nicht vollständig komprimierbares Venenlumen,
2. fehlende Wandpulsationen,
3. echoreicher Thrombus.

Fehlermöglichkeiten

1. Sehr *dicht strukturierte Plaques*, d. h., insbesondere ausgeprägte Gefäßwandkalzifikationen mit dorsaler Schallabschattung behindern die Ausbreitung der Ultraschallwellen, hierdurch aber auch die vollständige Abbildung dorsaler Plaquepartien und Gefäßabschnitte (Abb. 16).

2. *Thrombus, lipoidreicher Plaque.* Frische thrombotische Wandauflagerungen und die akute Gefäßthrombose werden aufgrund ihrer schwachen, blutähnlichen Echogenität meist verkannt. Auch lipoidreiche Plaques und ältere, bereits organisierte echogene Verschlußthromben sind wegen ihrer geringen Reflexivität leicht zu übersehen (s. Abb. 10, 12 u. 13).
Ihre Aufzeichnung erfordert subtile Scantechniken und hochauflösende Schallsonden. Fließende Übergänge zwischen überverstärkungsbedingten Artefaktechos innerhalb des Gefäßlumens und fehlender Darstellung des Thrombus bzw. Plaques infolge unwissentlich zu niedrig geregeltem Tiefenausgleich erschweren den zuverlässigen Nachweis.

3. *Stenosegrad.* Fehlbeurteilungen des Stenosierungsgrades ergeben sich bei unzulänglicher Darstellung der lumenseitigen Begrenzung pathologischer Wandveränderungen aus den unter 1. und 2. genannten Gründen. Die Differenzierung zwischen filiformer Stenose und Gefäßverschluß liegt an der Grenze zum praktischen Auflösungsvermögen auch höherfrequenter Ultraschallsonden. Sie ist nur dann sicher zu treffen, wenn das hochgradig stenosierte Lumen selbst und/oder ein poststenotisch pulsierender Gefäßabschnitt nachweisbar sind.

4. *Artefakte.* Plaquebildungen, Gefäßeinengungen und Verschlüsse können durch Artefaktechos vorgetäuscht werden. Artefaktechos entstehen durch unsachgemäß zu hoch geregelten Tiefenausgleich oder Totalreflexionen an der Gefäßwandung und/oder vorgelagerten Weichteilstrukturen. Sie sind durch folgende Merkmale von echten Gefäßwandveränderungen zu unterscheiden:

a) Totalreflexionen sind annähernd parallel zueinander angeordnete Reflexe. Sie pulsieren

Gefäßsystem

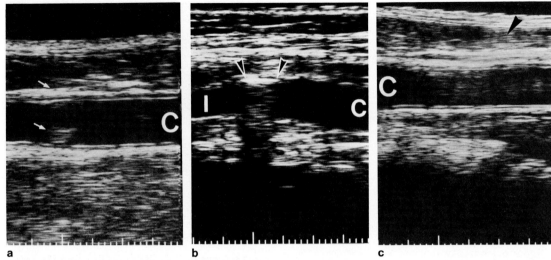

Abb. 17 Fehlerquelle der Carotissonographie. Pseudoplaques durch Totalreflexionen (Abb. 17 a, b) und zu hoch geregelten Tiefenausgleich (Abb. 17 c).
a Längsschnitt der A. carotis communis. Real-time, 10 MHz. Pseudoplaque (Pfeil) an der dorsalen Gefäßwand durch Totalreflexionen an der ventralen Gefäßgrenze (Pfeil). C = A. carotis communis.
b Längsschnitt der linken A. carotis interna. Real-time, 10 MHz. Intraluminäre Echos durch Totalreflexion an einem flachen, stark echogenen Plaque der Karotisvorderwand. C = A. carotis communis, I = A. carotis interna.
c Längsschnitt der A. carotis communis (C). Realtime, 10 MHz. Intraluminäre Echos vorgetäuscht durch zu hoch geregelten Tiefenausgleich. Das vorgelagerte Bildfeld (Pfeil) ist überstrahlt.

gleichförmig mit dem Ort ihrer Entstehung nur in Impulseinfallsrichtung und sind bei geringfügiger Änderung des Einstrahlwinkels nicht mehr nachweisbar (Abb. **17a** u. **b**).

b) Überverstärkungsbedingte Artefaktechos ergeben ein homogenes Bild (Abb. **17c**); das vorgelagerte Bildfeld ist überstrahlt. Sie bleiben trotz Änderung des Einfallswinkels bestehen, werden jedoch durch geringfügige Justierung des Tiefenausgleichs korrigiert.

5. *Fehlerquellen der Karotissonographie*, die erfahrungsabhängig an Bedeutung verlieren, sind die anatomischen Varianten der Karotisteilungsstelle (s. Abb. **1**), sich überkreuzende und stark geschlängelt verlaufende Gefäße, tiefliegende Gefäße bei Adipositas und muskelstarkem Hals sowie Interpretationsfehler durch das Schnittbildverfahren (s. Abb. **6**).

6. *Operable Gefäßstenosierungen*, Knick- und Schlingenbildungen der A. carotis interna distal der sonographisch einsehbaren extrakraniellen Karotisanteile bleiben zwangsläufig unentdeckt.

Wertung

Die Notwendigkeit der frühzeitigen und exakten Diagnostik extrazerebraler Gefäßprozesse wird durch die Langzeitergebnisse operativer Maßnahmen im Frühstadium der Karotisinsuffizienz belegt.

Die Angiographie ist die Standardmethode, jedoch als Risikountersuchung für engmaschige Verlaufskontrollen oder Screeninguntersuchungen wenig geeignet. Dies hat zur Entwicklung einer Vielzahl direkter und indirekter Methoden zur Diagnostik von Karotisobliterationen geführt. Die indirekten Verfahren Okuloplethysmographie (17), Plattenthermographie (24) und die direktionelle Doppler-Sonographie der Ophtalmikaendäste (6) haben Nachteile. Eine akzeptable Sicherheit wird erst bei Karotisstenosen über 70 % erzielt; die exakte Lokalisation der Stenosen (extra-, intrakraniell) ist nicht möglich, die Unterscheidung zwischen Verschluß und Stenose schwierig (6, 19).

Verbesserungen haben die Phonoangiographie (7) in Verbindung mit der Okuloplethysmographie, die zweidimensionale Doppler-Angiographie (5, 21) und insbesondere die nichtfokussierte handgeführte direkte Doppler-Sonographie erbracht (26). Die Kombination von Phonoangiographie und Okuloplethysmographie führt in 89% der Stenosen über 40% zur richtigen Diagnose (17, 18). Die diagnostische Sicherheit der direkten Doppler-Sonographie liegt für Stenosen von mehr als 60%iger Lumeneinengung nahe bei 100% und schwankt für 50%ige Lumeneinengungen zwischen 40 und 100% (31).

Auch leichte und mittelgradige, hämodynamisch nicht wirksame Stenosen unter 40% Lumeneinengung sind potentielle Emboliequellen. Sie entgehen jedoch dem Nachweis durch die o. g. Methoden und wurden bisher nur angiographisch erfaßt.

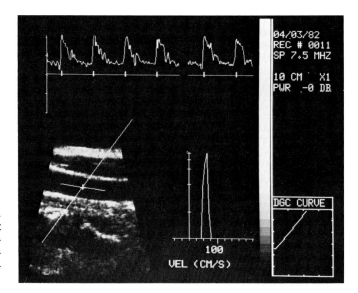

Abb. 18 Duplex-Sonographie der A. carotis communis. 7,5 MHz B-Bild, 3 MHz gepulster Doppler. Angabe von arteriellem Mittelfluß (obere Bildhälfte) und Fließgeschwindigkeit (cm/s) im 2 x 3 mm großen Meßvolumen (rechts unten).

Die zweidimensionale B-Scan-Sonographie der A. carotis schließt hier eine Lücke. Sie erweitert den Untersuchungsbereich der nichtinvasiven Gefäßdiagnostik auf geringgradige Stenosen unter 40% und die Darstellung kleinster Plaquebildungen. Die Treffsicherheit der Methode ist jedoch abhängig von der Wahl des Ultraschallgerätes, der Erfahrung des Untersuchers und Schwere der arteriosklerotischen Wandveränderungen. Sie variiert für Normalbefunde zwischen 29 und 91%, für Stenosen unter 50% zwischen 59 und 88%, für Stenosen über 50% zwischen 58 und 91 % und für Gefäßverschlüsse zwischen 18 und 75% (3, 8, 11, 15, 16, 20, 28).

Mögliche sinnvolle Indikationen zur B-Scan-Sonographie der A. carotis sind:

- unspezifische nicht lateralisierende neurologische Symptome,
- Synkopen nichtkardialer Ursache,
- unklare Geräuschbefunde am Hals,
- retinale und fokale zerebrale Ischämie,
- Hirninfarkt.

Screeninguntersuchung:
- periphere arterielle Verschlußkrankheit,
- koronare Herzkrankheit,
- Risikofaktoren der Arteriosklerose;

Verlaufskontrolle:
- Karotis-Thrombendarteriektomie,
- bekannte Stenose.

Die Methode eröffnet neue Möglichkeiten in der Arterioskleroseforschung durch Screeninguntersuchung von Risikopatienten und kurzfristige Erfolgskontrollen medikamentöser oder operativer Maßnahmen. Sie ergänzt die angiographische Aussage durch höhere Empfindlichkeit im Nachweis kleiner Plaques und die dreidimensionale Darstellung der morphologischen Veränderungen (4). Die Zuverlässigkeit der B-Scan-Sonographie in der Erkennung ulzeröser Plaques ist jedoch abschließend noch nicht zu beurteilen.

Der B-Scan-sonographische Nachweis einer hämodynamisch signifikanten Stenose oder ausgeprägter arteriosklerotischer Wandveränderungen stellt oder erhärtet die Indikation zur Arteriographie. Die gezielte Doppler-Sonographie unter B-Scan-Kontrolle durch Integration beider Techniken in einem Gerät (Duplex-Scanner) gilt hierbei als eine der vielversprechendsten Entwicklungen (Abb. 18) (1). Die Arteriographie ist bei eindeutiger Klinik nach wie vor indiziert; die B-Scan-Sonographie ist als Teil der nichtinvasiven Gefäßdiagnostik komplementär. Nur die Angiographie gibt Auskunft über das Operationsrisiko und den zu erwartenden Therapieerfolg; nur sie schließt gleichzeitig vorliegende intrakranielle Gefäßstenosierungen aus.

Literatur

1. Blackshear, W. M., D. J. Philipps, P. M. Chokos, J. D. Harley, B. L. Thiele, E. Strandness: Carotid artery velocity patterns in normal and stenotic vessels. Stroke 11 (1980) 67
2. Comerota, A. J., J. J. Cranley, S. E. Cook: Real-time B-mode carotid imaging in diagnosis of cerebrovascular disease. Surgery 89 (1981) 718
3. Cooperberg, P. L., W. D. Robertson, F. Fry, V. Sweeney: High resolution real-time ultrasound of the carotid bifurcation. J. clin. Ultrasound 7 (1979) 13
4. Croft, R. J., L. D. Ellan, M. J. G. Harrison: Accuracy of carotid angiography in the assessment of atheroma of the internal carotid artery. Lancet 1 (1980) 997
5. Curry, G. R., D. N. White: Color coded ultrasonic differential velocity arterial scanner (Echoflow). Ultrasound Med. Biol. 4 (1978) 27
6. Büdingen, H. J., M. Hennerici, K. Kendel, H. J. Freund: Die Diagnostik von Stenosen oder Verschlüssen der A. carotis interna mit der direktionellen Ultraschall-Doppler-Sonographie der A. supratrochlearis. Dtsch. med. Wschr. 101 (1976) 269
7. Duncan, G. W.: Evaluation of carotid stenosis by phonoangiography. New Engl. J. Med. 293 (1975) 1124
8. Evans, T. C., J. C. Taenzer: Ultrasound imaging of atherosclerosis in carotid arteries. Appl. Radiol. 2 (1979) 106
9. Faller, A.: Zur Kenntnis der Gefäßverhältnisse der Carotisteilungsstelle. Schweiz. med. Wschr. 45 (1946) 1156
10. Faurel, J., J. P. Caron: Klinische und anatomische Formen der Karotisstenosen. In Kulenkampff, C., W. Dorndorf: Die chirurgische Behandlung der Carotis- und Vertebralisinsuffizienz. Thieme, Stuttgart 1966
11. Gompels, B. M.: High definition imaging of carotid arteries using standard commercial ultrasound B-scanner. A preliminary report. Brit. J. Radiol. 52 (1979) 608
12. Gottstein, U.: Der akute zerebrale Insult. Differentialdiagnose und therapeutische Probleme. Internist (Berl.) 21 (1980) 252
13. Haas, W. K., W. S. Fields, R. R. North, J. Kricheff, M. E. Chase, R. B. Bauer: Joint study of extracranial arterial occlusion (II). Arteriography, techniques, sites and complications. J. Amer. med. Ass. 203 (1968) 159
14. Held, K.: Intermittierende zerebrovaskuläre Insuffizienz. Z. Geront. 10 (1977) 107
15. Hobson, R. W., S. M. Berry, A. S. Katocs, J. A. O'Donnell, Z. Jahil, J. P. Savitsky: Comparision of pulsed Doppler and real-time B-mode echo arteriography for non-invasive imaging of the extracranial carotid arteries. Surgery 87 (1980) 286
16. Humber, P. R., G. R. Leopold, I. G. Wickbom, E. F. Bernstein: Ultrasonic imaging of the carotid arterial system. Amer. J. Surg. 140 (1980) 199
17. Kartchner, M. M., L. P. McRae, V. Crain, B. Withaker: Oculoplethysmography: an adjunct to arteriography in the diagnosis of extracranial carotid disease. Amer. J. Surg. 132 (1976) 728
18. Kartchner, M. M., L. P. McRae: Noninvasive evaluation and management of the asymptomatic carotid bruit. Surgery 82 (1977) 840
19. Keller, H., G. Baumgartner: Doppler-Ultraschall-Sonographie: eine nichtbelastende Untersuchungsmethode zur Diagnostik und Therapiekontrolle von Karotisstenosen. Schweiz. med. Wschr. 104 (1974) 1281
20. Kuhn, F.-P., G. Krämer, G. Günther, M. Thelen: B-Scan-Sonographie der Arteria carotis. Untersuchungstechnik, Ergebnisse, Stellenwert. Fortschr. Röntgenstr. 135 (1981) 407
21. Lewis, R. R., M. G. Beasley, D. E. Hymans, R. G. Gosling: Imaging the carotid bifurcation using continuous-wave Doppler-shift ultrasound and spectral analysis. Stroke 9 (1978) 465
22. May, A. G., L. van de Berg, J. A. de Weese, C. G. Rob: Critical arterial stenosis. Surgery 54 (1963) 250
23. Moore, W. S., A. D. Hall: Importance of emboli from carotid bifurcation in pathogenesis of cerebral ischemic attacks. Arch. Surg. 101 (1970) 708
24. Ortega-Suhrkamp, E., G.-M. von Reutern: Zum Wert der Plattenthermographie als Suchtest von Stenosen oder Verschlüssen der Carotiden. Nervenarzt 51 (1980) 462
25. Raithel, D., Th. Grobe: Ermutigende Spätergebnisse nach Operationen supraaortaler Gefäßstenosen. Med. Klin. 75 (1980) 874
26. Schoop, W., D. Neuerburg-Heusler: Accuracy of clinical diagnosis in carotid artery stenosis angiological methods. Ann. Radiol. 23 (1980) 265
27. Teal, J. S., C. L. Rumbaugh, R. T. Bergeron, H. D. Segall: Lateral position of the external carotid artery: a rare anomaly? Radiology 108 (1973) 77
28. Terwey, B., H. Gahbauer: Die Untersuchung der extrakraniellen Arteria carotis mit einem hochauflösenden B-Bildverfahren. Ein Vergleich mit den Ergebnissen der Karotisangiographie. Fortschr. Röntgenstr. 135 (1981) 524
29. Thompson, J. E., R. D. Patmann, C. M. Talkington: Asymptomatic carotid bruit: Long-term outcome of patients having endarterectomy compared with unoperated kontrols. Ann. Surg. 188 (1978) 308
30. Wieck, H. H., L. Blaha: Zerebrovaskuläre Insuffizienz. Aspekte für die Praxis zur Diagnose, Differentialdiagnose und Therapie. Perimed, Erlangen 1981
31. Winter, R.: Die klinische Bedeutung der Dopplersonographie der hirnversorgenden extrakraniellen Arterien. Röntgenpraxis 34 (1981) 343

Ich danke Herrn *Goetsch* und Mitarbeiterinnen für die Durchführung der fotografischen Arbeiten.

Abdomen

W.-P. Brockmann und E. Bücheler

Arterielles Gefäßsystem

Anatomie

Nach ihrem Durchtritt durch den Hiatus aorticus verläuft die Aorta abdominalis sonographisch gut darstellbar links prävertebral kaudalwärts. Während sich die parietalen Äste (Aa. phrenicae inferiores, Aa. lumbales) bislang einer Ultraschalldiagnostik entziehen, können die zentralen Abschnitte der größeren viszeralen Arterien im Real-time-Verfahren dargestellt werden. Zu den schallbaren Gefäßen zählen:

1. Truncus coeliacus in Höhe L 1 sowie daraus hervorgehend die A. hepatica communis, A. gastrica sinistra und A. lienalis,
2. A. mesenterica superior, in Höhe L 2 ventral aus der Aorta abgehend,
3. A. mesenterica inferior mit ihrem Abgang in Höhe des 3. oder 4. LWK links ventral,
4. Aa. renales, beidseits lateral oder dorsolateral aus der Aorta abgehend.

Untersuchungstechnik

Patientenvorbereitung

Da die Untersuchung der im Ober- und Mittelbauch gelegenen arteriellen Gefäße leicht durch intestinalen Gasgehalt gestört wird, kommt einer sorgfältigen Vorbereitung des Patienten besondere Bedeutung zu. Notwendig sind daher eine leichte Mahlzeit am Vorabend der Untersuchung (keine blähende Kost!) sowie die mehrfache Applikation eines Karminativums (Polysiloxanpräparat) zur Entblähung. Gezielte Gefäßuntersuchungen sollten möglichst in der Frühe durchgeführt werden.

Apparative Voraussetzungen

Bei schlanken Patienten, bei denen die Gefäßstrukturen in den Abbildungstiefen von 3 - 4 cm liegen, kann die Diagnostik zumindest bei mechanischen Sektorscannern nur unter Zuhilfenahme einer Wasservorlaufstrecke erfolgen. Durch diese werden die technisch bedingten Artefakte der ersten Zentimeter in den Wasservorlauf hineinverlagert, so daß die abgebildeten Strukturen von der Körperoberfläche zur Tiefe hin artefaktfrei und scharf konturiert erscheinen.

Schnittführung

Bei der Suche nach der Aorta abdominalis sollte der Schallapplikator zu einem Längsschnitt in die linke Medioklavikularlinie direkt unterhalb des linken Rippenbogens aufgesetzt werden. Danach wird er nach mediokranial entlang dem Rippenbogen verschoben, unter Wahrung der longitudinalen Schnittführung. Im Normalfall zeigt sich die

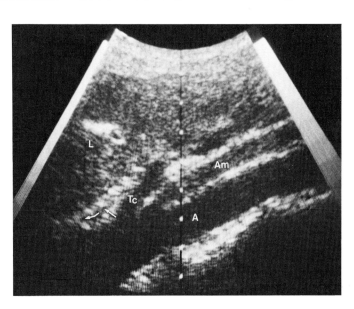

Abb. **19** Aorta abdominalis. Longitudinalschnitt.
A = Aorta, Am = A. mesenterica superior, Tc = Truncus coeliacus; A. gastrica sinistra in ihrem proximalen Verlauf durch Pfeile markiert; L = linker Leberlappen (A. R., ♂, 24 J.).

412 Gefäßsystem

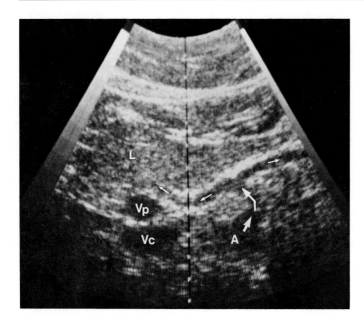

Abb. 20 Truncus coeliacus. Transversalschnitt.
L = Leberparenchym, Vc = V. cava, Vp = V. portae, A = Aorta; Trunkusabgang durch großen Pfeil, Verlauf sowie A. hepatica und A. lienalis durch kleine Pfeile markiert (A. R., ♂, 24 J.).

Aorta gering links der Medianlinie als 2 - 3 cm breites Band, das sich dorsal des linken Leberlappens unter leichter Verjüngung kaudalwärts erstreckt (Abb. 19). Ungefähr in der Mitte zwischen Zwerchfellaustritt und (bei normaler Lebergröße) kaudalem Leberrand erkennt man den Truncus coeliacus bei L 1/2 mit einem unterschiedlichen ventralen Abgangswinkel. Etwa 1 cm kaudalwärts findet man den Abgang der A. mesenterica superior, die in einem Abstand von 1 - 2 cm parallel zur Aorta kaudalwärts verläuft und dabei über 5 - 7 cm hinweg im Längsschnitt zu verfolgen ist. Unter günstigen Bedingungen läßt sich unter leichter kaudaler Verschiebung des Schallapplikators ungefähr 8 cm weiter distal der Abgang der A. mesenterica inferior erkennen. Sie bleibt in dieser Schnittebene jedoch nur über ca. 3 cm hinweg nachweisbar.

Beim Ansetzen des Schallapplikators im epigastrischen Winkel zu einem Transversalschnitt erkennt man quer getroffen links der Wirbelsäule die Aorta abdominalis und rechts die V. cava superior. Weiter kaudalwärts sieht man jetzt den Truncus coeliacus quer getroffen und dabei seine sternförmige Aufzweigung nach rechts und links in A. hepatica communis und A. lienalis (Abb. 20). Zu deren Darstellung sollte der Schallkopf leicht kaudalwärts gekippt werden, entsprechend dem Winkel zwischen A. abdominalis und Truncus coeliacus. Die A. gastrica sinistra läßt sich nur im Longitudinalschnitt erfassen und verläßt den Truncus als zarte, fadenförmige Struktur nach kraniodorsal, wobei sie in dieser Schnittebene nur über eine Strecke von ca. 3 - 7 mm wahrnehmbar bleibt (Abb. 21). Bei weiterer kaudaler Verschiebung lassen sich ventralwärts der Abgang der A. mesenterica superior sowie einige Zentimeter weiter kaudalwärts in Höhe von L2 beidseits die Abzwei-

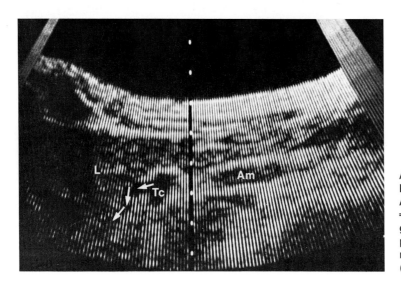

Abb. 21 A. gastrica sinistra. Longitudinalschnitt.
Am = A. mesenterica superior, Tc = Truncus coeliacus; kräftige A. gastrica sinistra in ihrem proximalen Verlauf durch Pfeile markiert; L = linker Leberlappen (A. R., ♂, 24 J.).

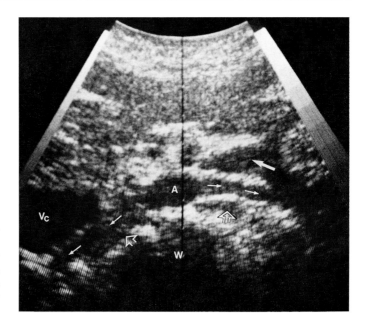

Abb. 22 Aa. renales. Transversalschnitt.
Vc = V. cava, A = Aorta, W = Wirbelkörper; linke Nierenvene durch großen Pfeil, beide Nierenarterien durch kleine Pfeile, beide Zwerchfellschenkel durch Hohlpfeile markiert (A. R., ♂, 24 J.).

gungen der Aa. renales nach lateral erkennen (Abb. 22). Die linke Nierenarterie zeigt einen gering nach ventral gerichteten Verlauf; die rechte Nierenarterie stellt sich dorsal der V. cava und linken Nierenvene dar. Nach Verschiebung der Schallsonde um weitere 3 - 4 cm nach kaudal erscheint der ventralwärts gerichtete Abgang der A. mesenterica inferior und 3 - 4 cm weiter die Aufzweigung der Aorta abdominalis in die Aa. iliacae communes (Abb. 23) (8, 15).

Normales Ultraschallbild

Im Longitudinalschnitt erscheint die Aorta abdominalis als homogen sehr echoarmes Längsband von 2 - 3 cm Durchmesser mit einem Saum deutlicher Wandreflexionen. Im Transversalschnitt wird dieser Reflexsaum zu einem Kreis, in dem das frei durchströmte Lumen wiederum nur geringe Echogenität besitzt (8, 11, 15).
Entsprechend seiner Länge bildet im Longitudinalschnitt der Truncus coeliacus ein bis 5 cm langes und ungefähr 0,5 cm breites Band mit echoarmem Reflexverhalten. Auch im Transversalschnitt zeigt er sich als etwa 0,5 cm breites reflexarmes Band. Die sonographische Darstellung seiner Aufteilungsstelle und Arterien wird natürlich durch die häufigen Variationsmöglichkeiten erschwert. Wandreflexionen sind an ihnen jedoch im Gegensatz zur Aorta abdominalis im Normalfall kaum noch wahrnehmbar (18).

Gefäßveränderungen

Ultraschalldiagnostisch lassen sich die bisher wahrnehmbaren arteriellen Gefäßveränderungen in acht verschiedene Kategorien einteilen:

1. Aneurysmen,
2. Dilatationen,
3. Stenosen,
4. Verschlüsse (Thrombosen oder Embolien),
5. Atheromatosen,
6. Aortenelongationen,
7. Normvarianten,
8. Gefäßprothesen.

Aneurysmen

In der überwiegenden Mehrzahl der Fälle entstehen Aneurysmen auf dem Boden einer Arteriosklerose. Sie sind meist unterhalb der Nierenarterienabgänge lokalisiert und dehnen sich oft bis in die Beckenarterien hinein aus. Unter den seltenen traumatischen, mykotischen und luetischen Aneurysmen manifestieren sich letztere überwiegend suprarenal.
Aneurysmen können verkalken, thrombosieren und dissezieren. Zumeist beginnt eine Dissektion im thorakalen Anteil, so daß in der Aorta abdominalis nur noch der distale Anteil einer Dissektion samt Wiederanschluß an das eigentliche Gefäßlumen zu erkennen ist.

Ultraschallbefunde

1. Aortenaneurysma
Form, Längenausdehnung, Thrombosierungen und Dissektionen eines Aortenaneurysmas lassen sich sonographisch durch Längs- und Querschnitte diagnostizieren. Verdächtig auf ein Aortenaneurysma ist eine umschriebene oder diffuse Erweiterung des Gefäßes auf mindestens 3,5 - 4 cm Durchmesser, vor allem wenn proximal davon das Gefäßkaliber enger erscheint (2, 12). Bei einer Lumenbestimmung muß jedoch berück-

414 Gefäßsystem

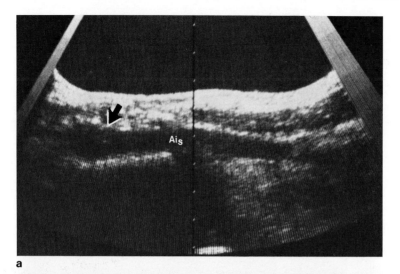

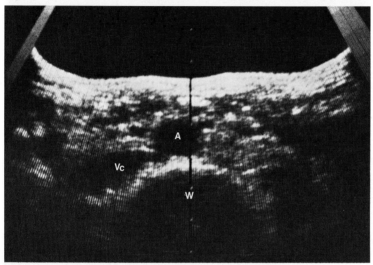

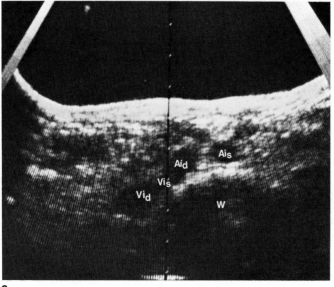

Abb. 23 L. M., ♀, 34 J. Übergang Aorta Aa. iliacae.
a linke A. iliaca communis. Longitudinalschnitt.
Ais = A. iliaca sinistra; Bifurkation durch Pfeil markiert.
b Aorta und V. cava direkt kranial der Bifurkation. Transversalschnitt.
Vc = V. cava, A = Aorta, W = Wirbelkörper.
c Aa. und Vv. iliacae direkt kaudal der Bifurkation. Transversalschnitt.
Ais = A. iliaca sinistra, Aid = A. iliaca dextra, Vis = V. iliaca sinistra, Vid = V. iliaca dextra, W = Wirbelkörper.

sichtigt werden, daß eine elongierte oder torquierte Aorta ein Aneurysma vortäuschen kann, wenn der Transversalschnitt nicht exakt senkrecht zur Längsachse des Gefäßes gelegt wird. Auffallend ist die deutlich erkennbare Wandstärke des Gefäßes, die mehrere Millimeter dick erscheint und bisweilen kalkplaqueartig glänzende, schollige Reflexvermehrungen aufweist (Abb. 24). Thromben im Aneurysma charakterisieren sich durch eine vermehrte Echogenität gegenüber dem reflexarmen Aortenlumen sowie durch verminderte Echoanzahl gegenüber der Aortenwandung. Manchmal lassen Thromben eine Schichtung erkennen (Abb. 25). Die Abgrenzung gegenüber dem Aortenlumen ist scharf. Ist das Gesamtlumen der Aussackung gleichermaßen echoarm, so spricht dies gegen das Vorliegen einer wandständigen Thrombose. Es muß jedoch betont werden, daß sehr kleine wandständige Thromben dem sonographischen Nachweis entgehen können.

Das *Aneurysma dissecans* wird durch zwei Lumina, die gleichermaßen echoarm imponieren und durch ein reflexstarkes Band getrennt sind, diagnostiziert. Im Längsschnitt läßt sich auch die kaudale Kommunikationsstelle zwischen Dissektion und eigentlichem Lumen in manchen Fällen erkennen (Abb. 26). Die Beziehung eines Aortenaneurysmas zu den Abdominalarterien, vor allem

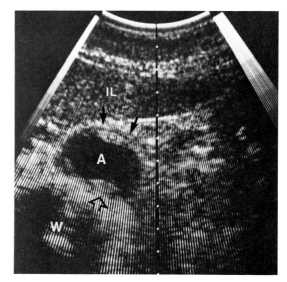

Abb. 24 Aortenaneurysma. Transversalschnitt.
A = Aortenlumen, entrundet; wandständige Plaques durch Pfeile markiert; W = Wirbelkörper, IL = linker Leberlappen (R. G., ♂, 54 J.).

den Nierenarterien, kann sonographisch nicht in allen Fällen geklärt werden, da letztere manchmal nur schwierig darzustellen sind.

Aneurysmablutung. Eine Ruptur bzw. die nachfolgende retroperitoneale Blutung kennzeichnet

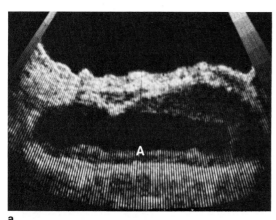

a

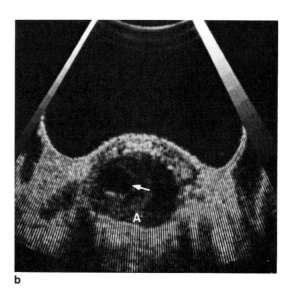

b

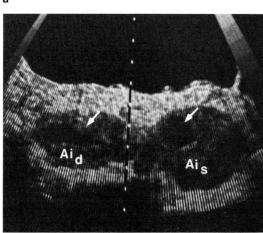

c

Abb. 25 L. S., ♂, 62 J. Thrombosiertes Bauchaortenaneurysma, bis in die Beckenarterien hineinreichend.
a Longitudinalschnitt.
A = Aortenaneurysma.
b Transversalschnitt.
A = Aneurysma; exzentrisches, freies Lumen durch Pfeil markiert.
c Transversalschnitt caudal von b.
Aid = A. iliaca dextra, Ais = A. iliaca sinistra; exzentrische, freie Lumina durch Pfeile markiert.

416 Gefäßsystem

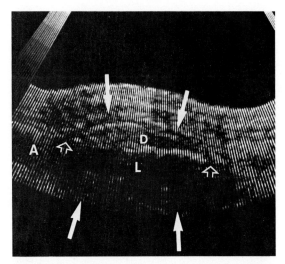

Abb. 26 Dissezierendes Bauchaortenaneurysma. Longitudinalschnitt.
L = freies Lumen, A = Aorta, proximal des Aneurysmas, D = Dissektion; Breite des Aneurysmas durch Pfeile, Beginn und Ende der Dissektion durch Hohlpfeil markiert (G. G., ♀, 63 J.).

sich durch echoarme, bisweilen nur schlecht von Umgebungsstrukturen abgrenzbare Areale, die den Einblutungen in die Umgebung entsprechen. Dabei muß jedoch berücksichtigt werden, daß auch frische, noch liquide Einblutungen bisweilen reflexreich erscheinen können.

2. *Aneurysmen der Organarterien*
Kleine Aneurysmen des Truncus coeliacus, der A. hepatica, A. lienalis, A. mesenterica superior und A. renalis mit einem Durchmesser von 1,6 – 2,5 cm unterscheiden sich im Echobild kaum voneinander, da sie alle als meist umschriebene Dilatationen eines im Gegensatz zur Aorta abdominalis zarten Gefäßes erscheinen. Dabei weist eine derartige Dilatation die gleiche Echoarmut auf wie der prä- und postaneurysmatische Gefäßanteil (Abb. 27) (2).

Die Diagnostik von Aneurysmen kleinerer Arterien durch Ultraschall wurde erst aufgrund der Möglichkeiten kontinuierlicher Schnittebenenverschiebung unter ständiger Sichtkontrolle beim Real-time-B-Scanning möglich, da eine sichere prä- und postaneurysmatische Gefäßbeurteilung für die Diagnose unverzichtbar ist (Abb. 28). Hierdurch wird auch eine Verwechslung mit kleineren Lymphomen vermieden, die oftmals eine ähnliche Echoarmut aufweisen, jedoch auch bei gefäßnaher Lokalisation aufgrund des Impedanzsprunges zwischen Lymphomrand, Gefäßwand und durchströmendem Blut stets vom Gefäß durch ein dünnes Reflexband getrennt bleiben (zumindest bei hochauflösenden Ultraschallgeräten).

Dilatationen (nicht aneurysmatisch)

Eine Dilatation der Aorta abdominalis läßt sich diagnostizieren, wenn der Durchmesser im Transversalschnitt allerorts ca. 3,0 – 3,5 cm aufweist und im Longitudinalschnitt bei Fehlen einer umschriebenen Erweiterung eine gleichmäßige Verjüngung des Gefäßes vom Zwerchfell bis in die

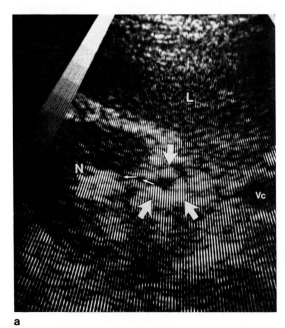

a

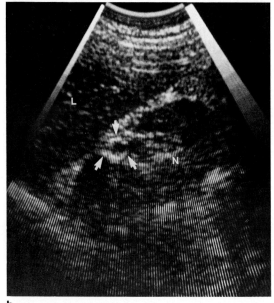

b

Abb. 27 A. E., ♀, 57 J. Aneurysma der rechten Nierenarterie mit verkalkter Wandung.
a N = rechte Niere; Transversalschnitt. Aneurysma durch große Pfeile, postaneurysmatischer Arterienverlauf durch kleine Pfeile markiert; Vc = V. cava, L = rechter Leberlappen.
b Longitudinalschnitt. N = rechte Niere, L = rechter Leberlappen; Aneurysma durch Pfeile markiert.

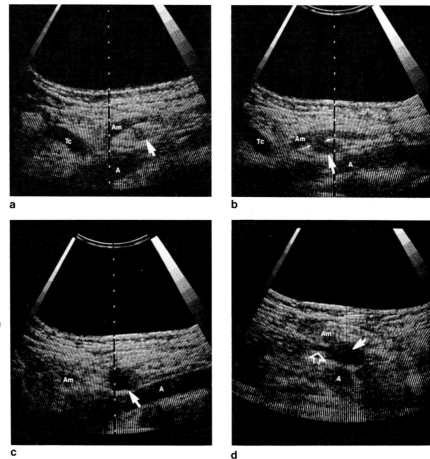

Abb. 28 a – d Jejunalarterienaneurysma. A = Aorta, Tc = Truncus coeliacus, Am = A. mesenterica superior; Verbindung zwischen Aneurysma und A. mesenterica (präaneurysmatisch) durch zwei kleine Pfeile (Abb. b), Aneurysma durch großen Pfeil (Abb. a – d), postaneurysmatischer Gefäßanteil durch Hohlpfeil markiert (Abb. d) (G. M., ♀, 44 J.).

Iliakalarterien hinein gewährleistet bleibt. Eine Erweiterung des Truncus coeliacus (Durchmesser größer als 1 cm) und seiner Äste kann sonographisch gleichfalls diagnostiziert werden. Diese Dilatation ist typisch für Patienten mit Leberzirrhose.

Stenosen

Stenosen im arteriellen Gefäßsystem sind entweder angeboren oder erworben, wobei zu den ersteren die supra-, inter- und infrarenal lokalisierte Coarctatio aortae gehört. Ferner zählt zu den angeborenen Engen die ätiologisch unklare fibromuskuläre Dysplasie mit ihren perlschnurartigen Gefäßeinengungen, insbesondere die Nierenarterien betreffend. Zu den erworbenen Stenosen zählen solche aufgrund atheromatöser Plaques oder wandständiger Thromben. Ebenfalls erworben sind Einengungen durch gefäßummauernde tumoröse Raumforderungen. Eine typische Stenose ist die Truncus-coeliacus-Stenose am Abgang des Tripus Halleri.

Ultraschallbefunde

Arterielle Stenosen imponieren in der Ultraschallaufnahme als kurzstreckige umschriebene Einengungen des echoarmen Gefäßlumens, wobei angeborene Stenosen das Kaliber mehr spindelförmig von allen Seiten her einengen, während erworbene Stenosen häufig von einer Seite her asymmetrisch das Lumen verringern.

Aufgrund der Ähnlichkeit arterieller Stenosen untereinander soll hier die Truncus-coeliacus-Stenose beispielgebend beschrieben werden, die sich sonographisch gut diagnostizieren läßt.

Da im Querschnittsbild leicht projektionsbedingt „Abgangsstenosen" entstehen, wie eigene Untersuchungen ergaben, ist auf eine weitere Abbildung des Befundes in einer zweiten Schnittebene (Transversal- und Longitudinalschnitt) nicht zu verzichten (2).

Liegt eine poststenotische Dilatation vor, so kann auch eine hämodynamische Wirksamkeit postuliert werden. Graduierungen sind ultraschalldiagnostisch nur Spekulation. Auch die Ätiologie läßt sich nicht regelmäßig bestimmen. Während sich Kalkplaques als glänzende Reflexe – bisweilen mit zartem, distalem Schallschatten (Abb. 29) – und entzündliche oder tumoröse Einengungen (z. B. bei Pankreatitiden oder beim Pankreasneoplasma) als homogen echoärmere bis echoreichere Strukturen darstellen, was eine geringe Differenzierung ermöglicht, gelingt die Darstellung des Zwerchfellschenkels als Ursache für eine liga-

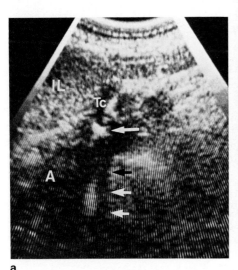 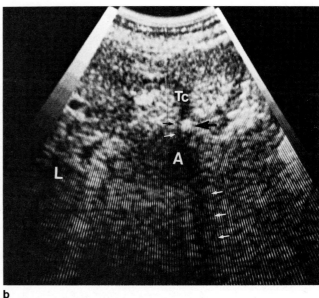

a **b**

Abb. 29 S. L., ♀, 68 J. Truncus-coeliacus-Stenose, atheromatös. Longitudinalschnitt.

a IL = linker Leberlappen, A = Aorta, Tc = Truncus coeliacus; echogener Kalkplaque durch größeren Pfeil, distaler Schallschatten durch drei kleinere Pfeile markiert.

b Transversalschnitt. L = rechter Leberlappen, A = Aorta, Tc = Truncus coeliacus; stenosierender Plaque durch großen schwarzen Pfeil, stenosiertes Lumen durch zwei kleine Pfeile, distaler Schallschatten durch drei kleine weiße Pfeile markiert.

mentäre Stenose fast nur beim asthenischen Patienten. Besonders gut zu erkennen ist letztere Form der Truncus-coeliacus-Stenose in maximaler Inspiration (Abb. 30).

Der Wert der Diagnose liegt bei der ligamentären Stenose eher in der Erleichterung nachfolgender angiographischer Beurteilungen als in therapeutischen Konsequenzen, zumal die klinische Bedeutung des sog. Dunbar-Syndroms umstritten ist, wie GRABBE u. Mitarb. zeigten (4).

Thrombosen oder Embolien

Der *akute Aortenverschluß* entsteht häufiger durch eine Embolie als durch eine Thrombose und wird von einem schweren klinischen Krankheitsbild begleitet. Der chronische Aortenverschluß entwickelt sich auf dem Boden einer Atheromatose; sehr selten sind hyperergische Gefäßerkrankungen, thrombotische Verschlüsse nach Traumen, Fehlbildungen der Aorta oder Aneurysmen kausale Ursache. Man unterscheidet einen hohen Aortenverschluß, gewöhnlich bis zu den Nierenarterien reichend, von einem tiefen, der zumeist oberhalb der A. mesenterica inferior beginnt und die Aortenbifurkation einschließt. Chronische Eingeweidearterienverschlüsse können alle drei Arterien betreffen. Insgesamt gesehen ist eine Obturation von Mesenterialarterien seltener als ein Aortenverschluß.

Ultraschallbefunde

Da Patienten mit einem akuten Abdominalarterienverschluß immer die Symptomatik eines „akuten Bauches" mit (Prä-)Ileuszeichen aufweisen, wird die Ultraschalldiagnostik durch Dick- und Dünndarmmeteorismus fast regelmäßig stark behindert. Im Falle einer Darstellung erkennt man einen Abbruch des blutdurchströmten Gefäßlumens und distal davon bei einer akuten Thrombose das weiter verlaufende Gefäß mit einem diskreten bis deutlich erkennbar vermehr-

Abb. 30 Truncus-coeliacus-Stenose, ligamentär. Transversalschnitt.
Vc = V. cava, A = Aorta, Ah = A. hepatica, Al = A. lienalis; Stenose durch gebogenen Pfeil, rechter Zwerchfellschenkel durch zwei Pfeile markiert; Z = Echinokokkuszyste (B. N., ♂, 28 J.).

ten Echoreichtum (Abb. 31). Ein Embolus bietet das Bild einer reflexreichen Gefäßunterbrechung, insbesondere wenn die Distanz kurz ist und der distale Gefäßanteil bei vorhandener Kollateralisation retrograd gefüllt wird. Ein distaler Schallschatten wird durch einen Embolus in aller Regel ebensowenig erzeugt wie bei einer Thrombose.

Atheromatöse Gefäßveränderungen

Verkalkungen im Rahmen einer Atheromatose der Aorta abdominalis und ihrer größeren Äste sind häufige Befunde bei der Ultraschalluntersuchung. Man beobachtet deutliche Reflexionen an der Aortenwand, die sich bisweilen als gut abgrenzbare Strukturen in das Lumen hineinwölben und bei ausreichender Dicke auch distale Schallschatten verursachen können (Abb. 32).

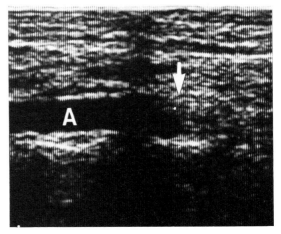

Abb. 31 Aortenverschluß. Longitudinalschnitt.
A = durchströmtes Aortenlumen; Beginn des Verschlusses durch Pfeil markiert (D. L., ♂, 77 J.).

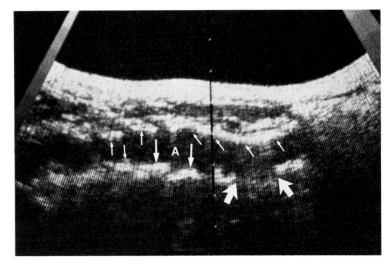

Abb. 32 Aortensklerose. Longitudinalschnitt.
A = freies Aortenlumen; echogene Wandverkalkungen durch kleine Pfeile, distaler Schallschatten durch zwei große Pfeile markiert (S. N., ♀, 76 J.).

Aortenelongationen

Atypische Verläufe der Aorta kommen zumeist im Rahmen einer Atheromatose, aber auch bei Kyphoskoliosen oder Raumforderungen im Abdominal- und Retroperitonealraum vor. Beim Vorliegen eines Aortenkinking gelingt im Ultra-

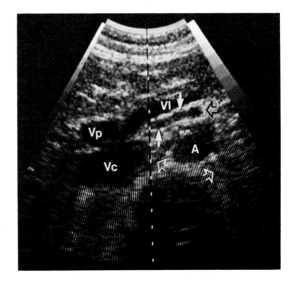

Abb. 33 Akzessorische Leberarterie aus der A. mesenterica superior. Transversalschnitt.
A = Aorta, Vc = V. cava, Vp = V. portae, Vl = V. lienalis; Zwerchfellschenkel durch zwei weiße Hohlpfeile, quer getroffene A. mesenterica superior durch schwarzen Hohlpfeil, akzessorische Leberarterie durch zwei fette Pfeile markiert (F. P., ♀, 32 J.).

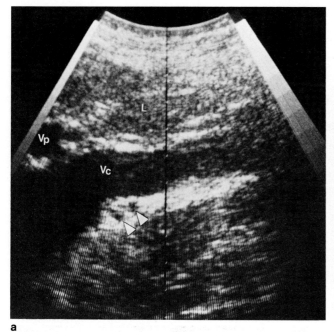
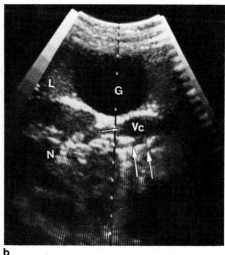

a
Abb. 34 G. D., ♂, 30 J. Gedoppelte Arterienversorgung der rechten Niere.
a Longitudinalschnitt. L = Leberparenchym, Vp = V. portae, Vc = V. cava; gedoppelte Nierenarterien durch Dreieckspfeile markiert.

b Transversalschnitt. L = rechter Leberlappen, G = Gallenblase, N = rechte Niere, Vc = V. cava; rechte Nierenvene in ihrem Verlauf durch kleinen weißen Pfeil, Nierenarterien durch zwei größere Pfeile markiert.

schallbild keine vollständige Darstellung des Gefäßes in der longitudinalen Schnittebene. Der Beweis solch eines atypischen Verlaufes wird dann durch den Transversalschnitt erbracht, in welchem die Aorta kurzstreckig wiederum längsgetroffen imponiert.

Normvarianten

Bei gut einsehbarem Truncus coeliacus und seiner Aufzweigung in A. lienalis und A. hepatica läßt sich von letzterer ohne Schwierigkeiten eine *akzessorische Leberarterie* aus der A. mesenterica superior oder direkt aus der Aorta abgrenzen, die im Transversalschnitt einige Zentimeter horizontal nach rechts lateral verläuft, um dann die Portalvene zu kreuzen und zum rechten Leberlappen zu ziehen (Abb. 33).

Normvarianten am Abgang von *Truncus coeliacus* und der *A. mesenterica superior* haben KREMER u. Mitarb. (9) ebenfalls im Real-B-Bild-Verfahren untersucht. So läßt sich ein gemeinsamer Abgang des Truncus und der A. mesenterica ebensogut wahrnehmen wie ein von Anfang an getrennter Verlauf der A. hepatica und A. lienalis.

Gedoppelte Nierenarterien imponieren als echoarme, aus der Aorta entspringende, parallel in die Niere hineinziehende Gefäßstränge (Abb. 34 u. 35), die sich im Längsschnitt retrokaval als zwei kleine, nebeneinander gelegene Punkte darstellen.

Gefäßprothesen

Abdominalaortenprothesen sind im Ultraschall deutlich erkennbar. Liegt der proximale Aortenprothesenabgang intraabdominell, dann erkennt man nach ventral aus dem echoarmen Aortenlumen hervorgehend im Longitudinalschnitt ein parallel nach kaudal verlaufendes zweites Lumen, meist etwas echoärmer imponierend als der dorsal liegende, belassene Gefäßanteil („Huckepackprothese") (Abb. 36). Bei der im belassenen Aneurysma liegenden „Rohrprothese" stellt sich die Prothesenwandung als besonders heller und sehr dünner Reflexsaum von auffällig gleichmäßiger Dicke dar, da atheromatöse Wandunregelmäßigkeiten fehlen (Abb. 37).

Der Wiederanschluß an die Iliakalarterien ist sonographisch aufgrund ihrer kräftigen Gefäßkaliber ebenfalls zu erfassen, bleibt jedoch häufig von Darmgasartefakten überlagert.

Blutungen aufgrund von Nahtdehiszenzen stellen sich retroperitoneal als echoarme Raumforderungen in der Region der Prothesenanschlüsse dar. Bei einer Blutung in die freie Bauchhöhle findet man aszitesähnliche Bilder mit Dünndarmperistaltik in freier Flüssigkeit, die bei geringer Ausprägung in Rückenlage bzw. Rechtsseitenlage lateral als diskreter, zarter echoarmer Saum um den kaudalen Leberrand herumzieht.

Abdomen 421

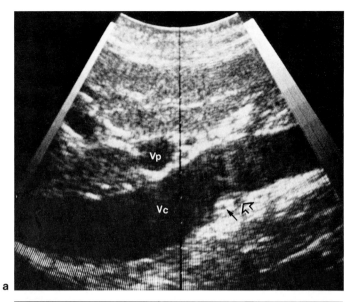

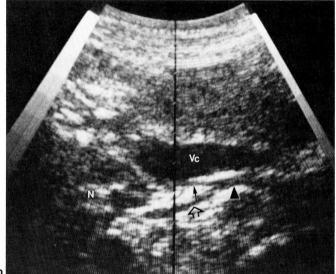

Abb. 35 R. A., ♂, 44 J. Retrokavale Teilung der rechten Nierenarterie in zwei Äste.
a Longitudinalschnitt. Vc = V. cava, Vp = V. portae; kleinerer Nierenarterienast durch kleinen schwarzen Pfeil, größerer Nierenarterienast durch schwarzen Hohlpfeil markiert.
b Schräger Transversalschnitt. Vc = V. cava, N = rechte Niere; Nierenarterienhauptstamm durch schwarzen Pfeil, kleinerer Ast durch kleinen Pfeil, größerer Ast durch Hohlpfeil markiert.

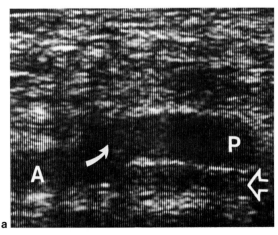

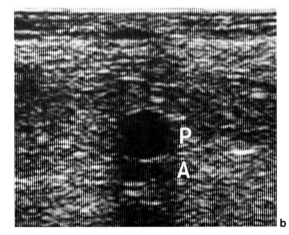

Abb. 36 F. A., ♀, 52 J. Aortenprothese („Huckepack"-Prothese) wegen Aortenaneurysmas.
a Longitudinalschnitt. A = Aortenlumen (präprothetisch), P = Prothesenlumen, ventral des mit Hohlpfeil markierten, belassenen Aneurysmaanteils (ehemaliges Lumen); Kommunikationsstelle zwischen Aorta und Prothese durch gebogenen Pfeil markiert.
b Transversalschnitt. A = ehemaliges Aortenlumen des belassenen Aneurysmaanteils, P = Prothesenlumen.

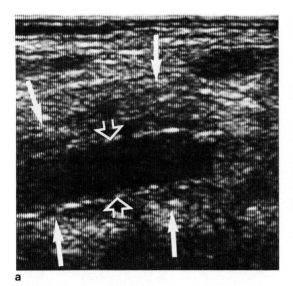
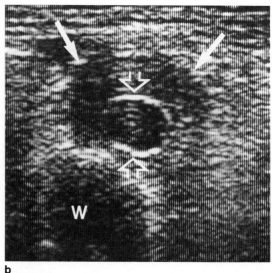

Abb. 37 A. M., ♂, 64 J. Aortenprothese („Rohr"-Prothese) wegen Aortenaneurysmas.
a Longitudinalschnitt. Kaliber des Aneurysmas durch fette Pfeile, Lumen der Prothese durch Hohlpfeile markiert.

b Transversalschnitt. Kaliber des Aneurysmas durch fette Pfeile, Prothesenlumen durch Hohlpfeile markiert; W = Wirbelkörper.

Venöses Gefäßsystem

In diesem Abschnitt wird nur die Ultraschalldiagnostik der V. cava behandelt, da Mesenterial-Portalgefäß-Veränderungen im Kapitel „9 Leber" beschrieben werden.

Anatomie

Die V. cava inferior verläuft rechts parallel zur Aorta. In Höhe der Leber liegt sie im Sulcus venae cavae eingebettet und verläuft dorsal des Lobus caudatus nach kranial, um im Foramen venae cavae durch das Zwerchfell hindurchzuziehen.
Ultraschalldiagnostische Bedeutung haben von den Ästen der V. cava nur die Vv. hepaticae und Vv. renales, deren pathologische Veränderungen im Rahmen von Leber und Niere abgehandelt werden. Zu achten ist weiterhin auf die paravertebral verlaufenden Vv. lumbales ascendentes sowie ihre Fortsetzung in die V. azygos und V. hemiazygos. Die relativ kleinen Gefäße können bei fehlender Kavadrainage erheblich dilatieren.

Untersuchungstechnik

Patientenvorbereitung

Für die Vorbereitung des Patienten gelten die im arteriellen Abschnitt (S. 411) beschriebenen Empfehlungen.

Schnittführung

Der Schallapplikator wird zur Darstellung der V. cava im Längsschnitt über die Aorta als Leitstruktur nach rechts verschoben, bis wenige Zentimeter rechts lateral von dieser ein breites, parallel verlaufendes Gefäß von ähnlichem Kaliber (2 – 3 cm) erscheint (Abb. **38**). Die V. cava läßt sich durch verstärkten Druck des Applikators etwas abplatten (Abb. **38b**) und erhält ihre maximale Lumenweite bei tiefer Inspiration (Valsalva-Versuch, Abb. **38c**) (14). Bei Drehung des Schallapplikators um 90° erhält man von der unteren Hohlvene einen ovalären Querschnitt (s. Abb. **45b**), der bei entsprechendem Neigungswinkel der Schnittebene und Verschiebung nach kranial auch eine Abbildung der Einmündung in den rechten Vorhof zuläßt. Bei einem Rippenbogenparallelschnitt (Holm) erkennt man sternförmig die Einmündung der Lebervenen in die V. cava, in manchen Fällen über eine gemeinsame Konfluenz (Abb. **39**) (20).
Zur Darstellung der Nierenvenen und ihrer Einmündung in die V. cava inferior dient ein medianer Querschnitt, den man so weit nach kaudal verschiebt, bis die Hili der gleichzeitig erkennbaren Nieren sichtbar werden. Die Nierenvene hat ein zwei- (rechts) bis dreimal (links) weiteres Kaliber als die Nierenarterie (Abb. **40**).

Abdomen 423

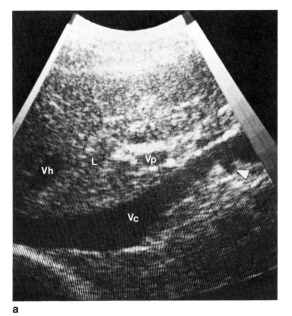
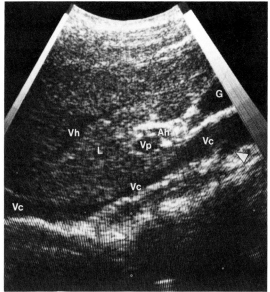
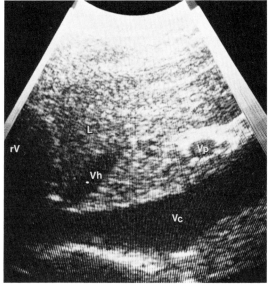

Abb. 38 H. H., ♀, 29 J. V. cava. Longitudinalschnitte.
a V. cava bei mittlerer Atemlage.
L = Leberparenchym, Vh = V. hepatica, Vp = V. portae, Vc = V. cava; rechte Nierenarterie durch schwarzen Dreieckspfeil markiert.
b V. cava in Exspiration und bei verstärktem Auflagedruck des Schallapplikators.
L = Leberparenchym, G = Gallenblase, Vh = V. hepatica (linker Ast), Vp = linker Portalvenenhauptast, Ah = A. hepatica (linker Ast), Vc = V. cava.
c V. cava in Inspiration (Valsalva-Versuch).
rV = rechter Vorhof, L = Leberparenchym, Vh = V. hepatica (linker Ast), Vp = linker Portalvenenhauptast, Vc = V. cava.

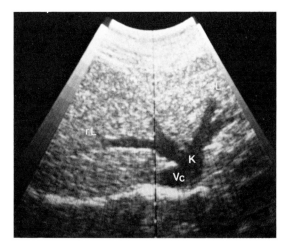

Abb. 39 Leberveneneinmündung in die V. cava inferior. Rippenbogenparallelschnitt (Holm).
rL = rechter Leberlappen, lL = linker Leberlappen, Vc = V. cava, K = Lebervenenkonfluenz (A. R., ♂, 24 J.).

Normales Ultraschallbild

Im Gegensatz zur Aorta abdominalis weist die V. cava im Längsschnitt kaum Wandreflexionen auf, wobei das Lumen noch deutlich echoärmer wirkt und sich sogar bisweilen homogen echofrei darstellen kann. Auffallend im venösen System sind erkennbare gröbere Reflexe, die sich in Strömungsrichtung bewegen und durch Turbulenzen entstehen dürften (erkennbar in V. cava und konfluenznahen Lebervenenabschnitten). Im Querschnitt zeigt die untere Hohlvene im kranialen Bereich eine ovale Form, dagegen unterhalb der Einmündungsstellen der Nierenvenen eine mehr rundliche Konfiguration (17). Auch im Querschnitt sind Wandreflexionen kaum erkennbar und die Binnenreflexe des Lumens homogen etwas geringer ausgeprägt als im Aortenlumen.

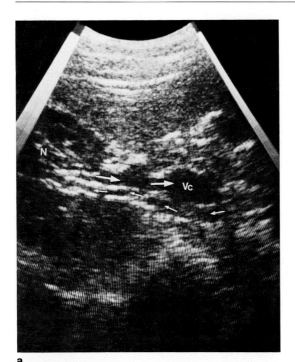

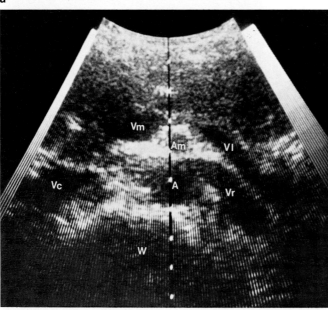

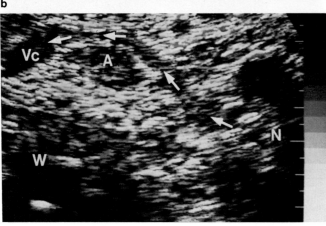

Abb. 40 Nierenhili, Transversalschnitte.
a Rechter Nierenhilus.
N = rechte Niere, Vc = V. cava; einmündende rechte Nierenvene in ihrem Verlauf durch zwei Pfeile, dahinter gelegene rechte Nierenarterie in ihrem Verlauf durch vier Pfeile markiert (H. N., ♂, 17 J.).
b Gefäßsitus mit linker Nierenvene.
W = Wirbelkörper, Vc = V. cava, Vm = V. mesenterica superior, Vl = V. lienalis, Am = A. mesenterica superior, A = Aorta, Vr = proximal der Aortenüberkreuzung weite linke V. renalis (A. H., ♀, 31 J.).
c Linker Nierenhilus mit linker Nierenvene.
N = linke Niere, Vc = V. cava, A = Aorta, W = Wirbelkörper; durchgehend zarte linke Nierenvene in ihrem Verlauf durch Pfeile markiert (Z. A., ♀, 57 J.).

Gefäßveränderungen

Zu den ultraschalldiagnostisch darstellbaren Gefäßveränderungen an der V. cava gehören Dilatationen, Stenosen, Verschlüsse, partielle Thrombosen und Normvarianten (2).

Dilatationen

Gut darstellbar ist eine Dilatation der V. cava bei Rechtsherzinsuffizienz auf gewöhnlich 3,5 - 4 cm Durchmesser (Abb. 40). Im Transversalschnitt hat dann die V. cava sowohl in Exspiration als auch in Inspiration ein deutlich gerundetes Lumen, während sie beim Herzgesunden in Exspiration eine schmale abgeplattete Form einnimmt. Dies wird durch verstärkten Druck des Schallapplikators auf das Abdomen begünstigt (Abb. 41). Oftmals sind bei der venösen Stauung auch sekundäre Pulsationen bis in die Lebervenen zu verfolgen, wobei diese auch im Konfluenzbereich eine Kalibervergrößerung auf über 1,2 cm zeigen können. Außerdem fällt bei Patienten mit Rechtsherzinsuffizienz die meist völlige intraluminale Echofreiheit in V. cava und konfluenznahen Lebervenenabschnitten auf. Dabei werden vereinzelt strömungsbedingte gröbere Reflexe in Richtung des Blutstromes besonders gut erkennbar. Dieses Reflexphänomen läßt sich manchmal auch im Portalvenenbereich sowie in Aortenaneurysmen beobachten.

Stenosen

Einengungen der V. cava entstehen hauptsächlich durch der Kava benachbarte Raumforderungen ohne und mit Organzusammenhang, durch Lebervergrößerung bei diffusen Parenchymerkrankungen sowie durch primäre Kavaerkrankungen, z. B. Kavamembranen.
Die Ultraschalldiagnose wird durch den Nachweis der Raumforderungen bzw. der echogenen intraluminären Septierung gestellt (s. Abb. 42 u. 43). Kleine Lebervenenlumina im Bereich der Konfluenz mit einem Durchmesser von weniger als 0,4 cm findet man häufig als fakultatives Leberzirrhosezeichen (s. Abb. 44). Eine Ausnahme mit meist etwas dilatierten Lebervenenlumina ist die Cirrhosis cardiaca, da diese erst auf dem Boden einer chronischen Venenstauung bei Rechtsherzinsuffizienz entsteht.
Bei der Beurteilung der Lebervenenkaliber im Konfluenzbereich ist zu berücksichtigen, daß die Lumenweite mit zunehmendem Alter abnimmt. Daher kann ein relativ weiter Durchmesser, der beim Jugendlichen normal ist (insbesondere bei ausgeprägter Kaliberdifferenz zwischen In- und Exspiration) beim älteren Patienten dagegen pathologisch sein. Deshalb sollte zur Diagnosestellung einer venösen Stauung auch die Größe des rechten Herzens mit beurteilt werden (epigastrischer Vierkammerschnitt, s. Kapitel „6 Herz"). Umgekehrt kann ein relativ enges Kaliber, das bei

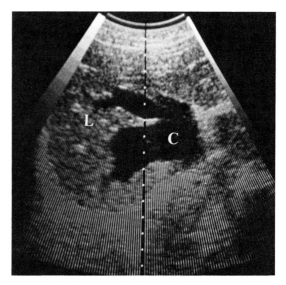

Abb. **41** Lebervenenkonfluenz bei dekompensierter Rechtsherzinsuffizienz. Holm.
L = rechter Leberlappen, C = dilatierte Lebervenenkonfluenz (Z. L., ♀, 57 J.).

älteren Menschen als normal gilt, beim jüngeren als sekundäres Leberzirrhosezeichen gewertet werden. Die angegebenen Gefäßlumina entsprechen größtenteils röntgenangiographischen Untersuchungsergebnissen bei Patienten mit Leberzirrhose (3).

Thrombosen

V.-cava-Thrombosen können die gleiche Ätiologie besitzen wie Stenosen, kommen jedoch auch als primäre Erkrankung oder als paraneoplastisches Syndrom vor. Bei einer Thrombose zeigt der Ultraschallbefund im Falle eines totalen Ver-

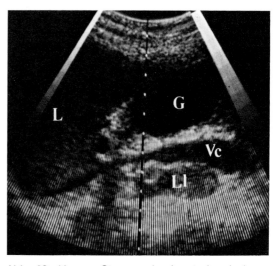

Abb. **42** V.-cava-Stenose durch retrokavale Lymphome. Longitudinalschnitt.
L = linker Leberlappen, G = Gallenblase, Vc = V. cava, Ll = Lymphome (D. O., ♂, 23 J.).

Gefäßsystem

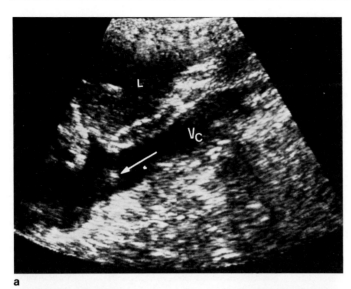

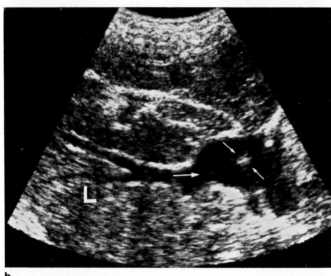

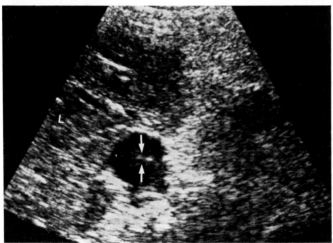

Abb. 43 M. M., ♀, 54 J. Membranöse V.-cava-Stenose.
a Longitudinalschnitt. L = linker Leberlappen, Vc = V. cava; stenosierendes Septum durch Pfeil markiert.
b Holm. L = rechter Leberlappen; rechter Lebervenenhauptast im Verlauf durch Pfeil, Septum intrakaval durch Pfeile markiert.
c Transversalschnitt. L = rechter Leberlappen; Septum intrakaval durch Pfeile markiert.

Abb. 45 A. H., ♂, 42 J. V.-cava-Thrombose bei Hypernephrom.
a Longitudinalschnitt. L = Leberparenchym, Vc = kranialer, durchgängiger V.-cava-Abschnitt, T = thrombosierter Anteil der V. cava; Thrombusende durch Pfeil markiert.
b Transversalschnitt. L = Leberparenchym, A = Aorta, Vc = durchgängiger, kranialer Anteil der V. cava.
c Transversalschnitt. L = Leberparenchym, P = Pankreasparenchym, Vl = V. lienalis, Am = A. mesenterica superior, A = Aorta, T = thrombosierter, kaudaler Anteil der V. cava.
d Longitudinalschnitt. Durchgängigkeit der Lebervenen.
Vp = Portalvenenast, T = Thrombus, Vc = V. cava, Vh = Lebervenenast; freie Einmündung in die V. cava durch Pfeile markiert.

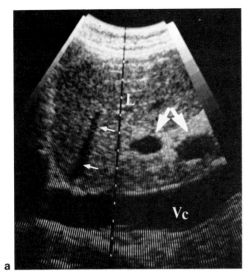
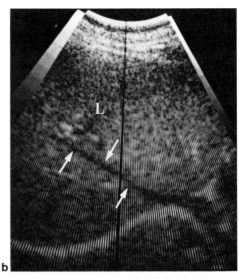

Abb. 44 A. U., ♂, 36 J. Enge Lebervenenlumina bei Leberzirrhose.
a Longitudinalschnitt. L = linker Leberlappen, Vc = V. cava; Portalvenen durch große Pfeile, Lebervene durch kleine Pfeile markiert.
b Holm. L = rechter Leberlappen; Lebervene durch Pfeile markiert.

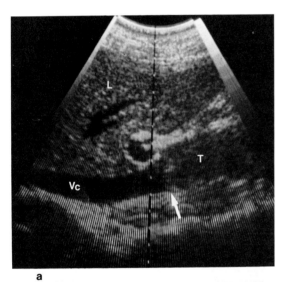
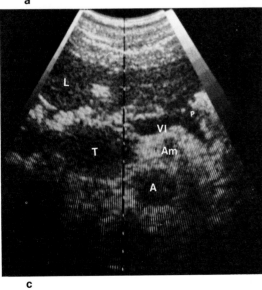
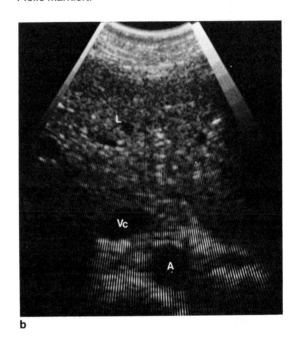
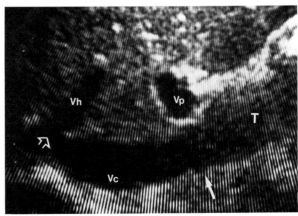

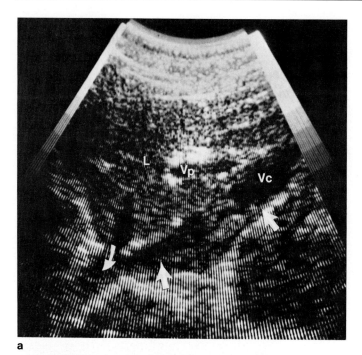

Abb. 46 D. L., ♂, 51 J. Teilobturation der V. cava durch Tumorthrombose bei Hypernephrom.
a Longitudinalschnitt. L = Leberparenchym, Vc = V. cava kaudal der Thrombose, Vp = V. portae; Länge des Thrombus durch zwei Pfeile, freie Leberveneneinmündung durch gebogenen Pfeil markiert.
b Transversalschnitt. L = Leberparenchym, Vp = V. portae, A = Aorta; ventrale V.-cava-Kontur durch große Pfeile, dorsal gelegener Thrombus durch kleine Pfeile markiert.

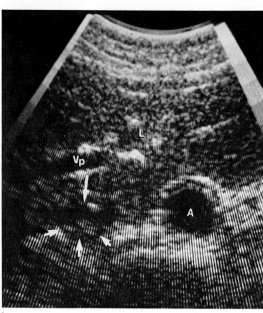

schlusses eine Aufweitung des betroffenen Gefäßabschnittes (Abb. **45a – c**) (1, 13). Die Echogenität der Thromben ist um so geringer, je akuter das Geschehen zur Untersuchungszeit ist. Trotzdem kann meist auch bezüglich der Echogenität noch ein Unterschied zwischen frei durchströmtem Lumen und thrombotischem Material erkannt werden. Mit zunehmender Dauer der Erkrankung kommt es infolge verstärkter Organisation der Thromben zu vermehrter Echogenität (Abb. **46**). Wichtig ist, daß bei vollständiger Obturation der V. cava im Ultraschall sofort entschieden werden kann, ob Lebervenen im Sinne eines Budd-Chiari-Syndroms mitbetroffen oder frei durchgängig sind (Abb. **45d**). Ein Kollateralkreislauf läßt sich nicht in jedem Fall sonographisch nachweisen.
Nicht obturierende, wandständige Thromben stellen sich im Vergleich zum Gefäßlumen sehr echoreich dar, zumal sie z. Z. der Untersuchung oft schon seit längerem organisiert sind (Abb. **47**).

Normvarianten

Normvarianten der V. cava inferior sind:
1. Kavadoppelung,
2. links verlaufende Kava,
3. Kavaaplasie,
4. fehlendes intrahepatisches Segment,
5. membranöser Kavaverschluß.

Eine *Kavadoppelung* wird aufgrund von zwei neben der Aorta parallel verlaufender Gefäße gleichen Kalibers leicht diagnostiziert. Ein Gefäß liegt in der typischen Kavaposition, das zweite links laterodorsal der Aorta. Beide Gefäße lassen sich nach kranial verfolgen, wobei das linke in Höhe der Nierenvenen die Aorta zur rechtsseitigen Kava hin kreuzt, um mit ihr zusammen in den rechten Vorhof einzumünden.
Eine *links verlaufende V. cava* kann man an ihrer prähepatischen Überkreuzung der Aorta zur rechten Seite hin erkennen.
Bei der *Kavaaplasie* oder beim *Fehlen des intrahepatischen Kavasegmentes* muß die Diagnose durch die Darstellung kompensatorisch erweiterter Vv. lumbales ascendentes, V. azygos und V. hemiazygos gestellt werden (2, 7), die als Kollateralen dienen: Im Longitudinalschnitt verschwindet die Aorta kranial in pulmonalen Luftartefakten. Beidseits parallel zur Aorta finden sich Gefäßstruktu-

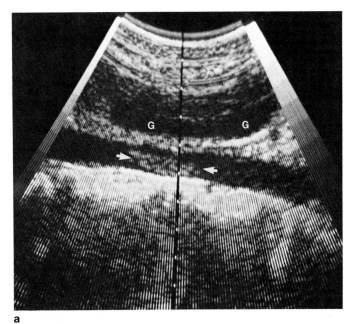

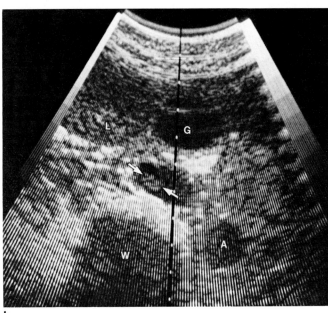

Abb. 47 S. R., ♀, 72 J. Umschriebener, nichtokkludierender Thrombus in der V. cava bei malignem Melanom.
a Longitudinalschnitt. G = Gallenblase; intrakavaler Thrombus durch Pfeile markiert.
b Transversalschnitt. L = Leberparenchym, G = Gallenblase, W = Wirbelkörper, A = Aorta; intrakavaler Thrombus durch Pfeile markiert.

ren von geringerer Lumenweite, die sich ebenfalls in Luftartefakten verlieren und nicht in den rechten Vorhof drainieren (s. Abb. **48a**). Dabei handelt es sich um das erweiterte lumbale und Azygosvenensystem. In manchen Fällen zeigt sich eine Erweiterung der linken Nierenvene, die Folge einer retrograden Kollateralzirkulation ist, wobei die weitere Drainage über eine renolumbale Anastomose zum lumbalen Venensystem gehen kann. Besonders auffällig ist die Darstellung der direkten Lebervenemündung in den rechten Vorhof, die sonographisch eindrucksvoll dokumentiert werden kann (s. Abb. **48b**).

Beim unvollständigen *membranösen Kavaverschluß* ist ein Kollateralkreislauf nicht wahrnehmbar. Das Septum selbst läßt sich jedoch auch hier als echogener, dünner Strang intraluminal im Gefäßlumen darstellen (s. Abb. **43**).

Wertung

Bei klinischem Verdacht auf einen pathologischen Prozeß in Aorta und V. cava inferior sollte die Sonographie als erste Untersuchungsmethode eingesetzt werden. Sie besitzt einen hohen Informationsgehalt, der den der Computertomographie übertrifft. Wenn auch die Computertomographie als Konkurrenzmethode betrachtet wird, hat die Sonographie jedoch den Vorteil, daß neben

Gefäßsystem

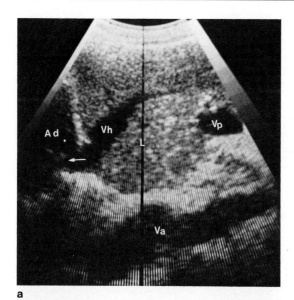

Abb. 48 P. A., ♂, 55 J. Fehlendes intrahepatisches V.-cava-Segment mit Erweiterung der V. azygos.
a Longitudinalschnitt. L = Leberparenchym, Ad = rechter Vorhof, Vh = V. hepatica (linker Hauptast); direkte Einmündung der V. hepatica in den rechten Vorhof durch Pfeil markiert; Vp = V. portae, Va = V. azygos.
b Holm. Ad = rechter Vorhof, As = linker Vorhof, Vd = rechter Ventrikel, Vs = linker Ventrikel; Leberveneneinmündung in den rechten Vorhof durch Pfeil markiert.

Schnittführungen in zwei Ebenen auch solche in schrägen Positionen möglich sind, was z. B. zur Größenbestimmung eines Aneurysmas von Bedeutung ist. Nachteilig wirken sich im Vergleich zur Computertomographie erschwerte Untersuchungsbedingungen wie Adipositas und Meteorismus aus (10).
Methode der Wahl ist der Ultraschall bei Schwangerschaft und bei Kontrastmittel-Kontraindikationen. Die gezielte Ultraschalldiagnostik der Abdominalgefäße bedeutet im Routinescreening bei der Untersuchung des Abdomens für den geübten Ultraschalldiagnostiker nur einen geringen zeitlichen Mehraufwand. Dieser Zeitraum wird sich naturgemäß verlängern, wenn sich dabei Gefäßbefunde zeigen oder der Untersuchungsvorgang durch klinische Gegebenheiten (ausgeprägte Adipositas und/oder Meteorismus) allgemein erschwert wird.

Gezielte Gefäßdiagnostik (Methode erster Wahl) *bei Akutsymptomatik:*

Liegt klinisch der Verdacht auf einen größeren abdominellen Gefäßprozeß vor, gehört die Sonographie mit zur Erstuntersuchung. Sonographische Ausschlußdiagnosen, die eine Angiographie überflüssig machen, sind nur bei wenigen, gezielten Fragestellungen möglich (z. B. abdominellem Aortenaneurysma, Kavaanomalien, umschriebenen Aorten- und Kavathrombosen, zentralen Stenosen der abdominellen Aortenäste). Hierzu müssen jedoch Einschränkungen gemacht werden: Sonographisch kann nicht in allen Fällen die wichtige Frage der Einbeziehung der Aortenäste in ein Aneurysma geklärt werden, was nur dann eine Angiographie erfordert. Stenosierende und okkludierende Prozesse an den großen Gefäßen sind im Sonogramm lokalisierbar, nicht jedoch ist die veränderte Hämodynamik zu beurteilen. Daher bleibt hier bei einem positiven sonographischen Gefäßbefund nach wie vor die Indikation zur röntgenologischen Gefäßdarstellung erhalten (19). Bei einem negativen Gefäßbefund im Bereich der Aorta und der V. cava erübrigt sich die Angiographie.

Methodische Grenzen der abdominalen Gefäßdarstellung:

1. Erschwert wird eine Ultraschallgefäßuntersuchung vor allem durch intestinalen Gasgehalt.
2. Das Auflösungsvermögen, das bei der Ultraschalluntersuchung sehr viel schlechter als bei der Röntgenangiographie ist, führt zu einer vergleichsweisen geringen Detaildarstellbarkeit.
3. Ein Faktor, der abdominelle Ultraschalluntersuchungen grundsätzlich im Vergleich zur Röntgenangiographie erschwert, ist die systembedingte ähnliche und gleichzeitige Darstellung verschiedener flüssigkeitsgefüllter Strukturen, die prall-zystisch oder langstreckig erscheinen können. So bilden sich Zysten, Gallengänge, Venen (z. B. V. hepatica *und* V. portae) sowie Arterien im Normalfall echoarm zur selben Zeit ab (18, 20).

Sensitivität und Spezifität in der Gefäßdiagnostik sind bei der Sonographie im allgemeinen größer als bei der Computertomographie, jedoch deutlich geringer als bei der Röntgenangiographie.

Zukunftsaspekte sonographischer Abdominalgefäßdiagnostik:
Bei weiterer Verbesserung der bildtechnischen Verarbeitung sowie nach erfolgreichen Tests sonographischer „Kontrastmittel" (mit mikroverkapselten Lufteinschlüssen) dürfte sich der sonographischen Abdominalgefäßdarstellung im Real-time-B-Bild-Verfahren ein noch umfassenderer diagnostischer Bereich erschließen lassen, wie erfolgreiche Versuche von TICKNER (16) erwarten lassen.
Ähnlich positive Zukunftsmöglichkeiten würden auch durch endoskopische Ultraschallgeräte mit sehr hoher Schallfrequenz (5-10-MHz-Bereich) eröffnet, die es ermöglichen z. B. Leberhilus- und Pankreasgefäße aus kürzester Distanz einzusehen, wie GREEN u. Mitarb. (5) und HISANAGA u. Mitarb. demonstrieren konnten.

Literatur

1 Braun, B., L. S. Weilemann, W. Weigand: Ultrasonographic demonstration of renal vein thrombosis. Radiology 138 (1981) 157 - 158
2 Brockmann, W. P.: Ultraschalldiagnostik intraabdomineller Gefäßveränderungen. Thieme, Stuttgart 1983
3 Friman, L.: Portal pressure correlated to visceral circulation times. Acta radiol. Diagn. 20 (1979) 737 - 751
4 Grabbe, E., E. M. Erbe, W. Erbe: Die ligamentäre Stenose des Truncus coeliacus – eine Diagnose mit Krankheitswert? Fortschr. Röntgenstr. 136 (1982) 391-396
5 Green, P. S., E. P. Di Magno, M. James: Endoscopic sonography. Deutscher Röntgenkongreß 1981
6 Hisanaga, K., A. Hisanaga, N. Hibi, K. Nishimura, T. Kambe: High speed rotating scanner for transesophageal cross-sectional echocardiography. Amer. J. Cardiol. 46 (1981) 837 - 842
7 Klapdor, R., K. F. Gürtler, W. P. Brockmann, H. Vogel, K. Lanser: Nicht-invasiver Nachweis einer sogenannten Azygosfortsetzung der V. cava als Ursache einer rechtsseitigen Verbreiterung des oberen Mediastinums durch Computertomographie und Sonographie. Prax. klin. Pneumol. 36 (1982) 3-6
8 Kremer, H., S. Weidenhiller, W. Schierl, H. Hess, N. Zöllner, H. Heberer: Sonographische Untersuchung der Aorta abdominalis. Med. Welt (Stuttg.) 28 (1977) 1688 - 1680
9 Kremer, H., M. Mikyska, W. Dobrinski: Truncus coeliacus: Sonographischer Nachweis anatomischer Varianten. Ultraschall i. d. Med. 2 (1981) 90 - 93
10 Lackner, K., H. Frommhold, P. Thurn: Vergleich der Gefäßdarstellungen im Abdomen und Retroperitonealraum mit Computertomographie und Ultraschall. Fortschr. Röntgenstr. 131 (1979) 479 - 486
11 Leopold, G. R.: Gray scale ultrasonic angiography of the upper abdomen. Radiology 117 (1975) 665 - 671
12 Otto, P., D. Weitzel, H. G. Jesfer: Ultraschalltomographie: ein sicheres Diagnostikum beim Aneurysma der Bauchaorta. Dtsch. med. Wschr. 98 (1973) 1612 - 1614
13 Rosenfield, A. T., R. K. Zeemann, J. J. Cronan, K. J. W. Taylor: Ultrasound in experimental and clinical renal vein thrombosis. Radiology 137 (1980) 735 - 741
14 Sanders, R. C., M. R. Conrad, R. I. White: Normal and abnormal upper abdominal venous structures as seen by ultrasound. Amer. J. Roentgenol. 128 (1977) 773 - 779
15 Skolnick, M. L., D. R. Royal: Normal upper abdominal vasculature: A study correlating contact B scanning with arteriography and gross anatomy. J. clin. Ultrasound 4 (1976) 399 - 402
16 Tickner, E. G.: Precision microbubbles for right side intracardiac pressure and flow measurements. In Rijsterborgh, H.: Echocardiology. Nijhoff, The Hague (1981) (pp. 461 - 472)
17 Triller, J.: Gray-scale-Sonographie der normalen vaskulären Strukturen im Oberbauch. Fortschr. Röntgenstr. 127 (1977) 89 - 97
18 Triller, J., M. Härtel, W. Zaunbauer, W. A. Fuchs: Sonographie vaskulärer und biliärer Oberbauchstrukturen. Computertomographie 1 (1981) 20 - 27
19 Wenz, W.: Abdominale Angiographie. Springer, Berlin 1972
20 Weill, F. S., A. Eisenscher, D. Aucant, A. Bourgoin, D. Gallinit: Ultrasonic study of venous patterns in the right hypochondrium: An anatomical approach to differential diagnosis of obstructive jaundice. J. clin. Ultrasound 3 (1975) 23 - 28

Extremitäten

F.-P. Kuhn und D. Beyer

Anatomie

Obere Extremität

Sonographisch lassen sich von den Arterien der oberen Extremität die A. subclavia, die A. axillaris, die A. brachialis, die A. radialis, die A. ulnaris, der Arcus palmaris superficialis ulnaris und die Fingerarterien abbilden (28).

Die *A. subclavia* entspringt rechts hinter dem Sternoklavikulargelenk aus dem Truncus brachiocephalicus, links unmittelbar aus dem Arcus aortae. Sie verläuft beiderseits bogenförmig über die Pleurakuppel, zieht durch die Skalenuslücke zwischen M. scalenus anterior und medius und gelangt zwischen I. Rippe und Klavikula in die Achselhöhle.

Die *A. axillaris* ist Fortsetzung der A. subclavia, verläuft unter den Mm. pectorales längs des M. coracobrachialis und reicht vom Unterrand der I. Rippe bis zum unteren Rand des M. pectoralis major (vordere Achselfalte).

Die unpaarig angelegte *V. axillaris* liegt medial der Arterie.

Die *A. brachialis* setzt am Unterrand des M. pectoralis major die A. axillaris fort. Sie verläuft in der medialen Bizepsrinne zur Ellenbeuge, wird beidseits von einer V. brachialis begleitet und teilt sich in Höhe des Ellenbogengelenkspaltes in ihre Endäste, A. radialis und A. ulnaris, auf.

Die *A. radialis* folgt dem Verlauf des Radius unter dem M. brachioradialis nach distal, liegt proximal des Processus styloideus radii am oberflächlichsten, nur von der Fascia antebrachei bedeckt, und endet schließlich im oberflächlichen und tiefen Hohlhandbogen.

Die *A. ulnaris* zieht unter dem M. pronator teres nach distal und ulnar im Sulcus antebrachei medialis an der radialen Seite des Flexor carpi ulnaris zur Handwurzel und endet im Arcus palmaris superficialis.

Untere Extremität

Sonographisch darstellbare Gefäße der unteren Extremität sind die A. femoralis, die A. femoralis profunda, die A. poplitea, die A. tibialis posterior und anterior sowie die A. dorsalis pedis (28).

Die *A. femoralis* ist die distale Fortsetzung der A. iliaca externa. Sie liegt beim Austritt aus der Lacuna vasorum unterhalb des Leistenbandes und lateral der V. femoralis in der Mitte einer die Symphyse mit der Spina iliaca anterior superior verbindenden Linie. Ihre weitere Verlaufsrichtung entspricht einer Geraden zwischen Leistenbandmitte und medialem Epicondylus femoris, zunächst zwischen Adduktoren und Streckmuskeln, dann vom M. sartorius bedeckt bis zum Eintritt in den Adduktorenkanal.

Die *A. profunda femoris* entspringt in der Regel 3 – 6 cm unterhalb des Leistenbandes lateral aus der A. femoralis. Sie übernimmt bei Verschlüssen oberhalb ihres Abganges wichtige Kollateralfunktionen.

Die *A. poplitea* setzt im Adduktorenschlitz die A. femoralis fort, zieht in der Tiefe der Kniekehle zunächst auf dem Planum popliteum des Femurs, dann über die Kniegelenkskapsel und teilt sich am Oberrand des M. soleus in die Aa. tibialis anterior und posterior auf.

Die *V. femoralis* liegt in Höhe des Leistenbandes medial, in der Mitte des Oberschenkels dorsal und im Adduktorenschlitz dorsolateral der A. femoralis.

Die *V. poplitea* liegt oberflächlich und medial der gleichnamigen Arterie.

Untersuchungstechnik

Apparative Voraussetzungen

Das breite Spektrum diagnostischer Fragestellungen im Bereich der Extremitätengefäße erfordert ein Optimum an apparativer Ausstattung. Für die Untersuchung von Aneurysmen, Hämatomen, Weichteilstrukturen und tiefliegenden Gefäßen sind Ultraschallsonden mit großem Sichtfeld und ausreichender Eindringtiefe notwendig; geeignete Sendefrequenzen liegen zwischen 3,5 und 5 MHz.

Bei der Beurteilung kleinster, oberflächennaher Gefäße, chirurgisch angelegter arteriovenöser Fisteln oder arteriosklerotischer Wandveränderungen sind hochauflösende Geräte mit Sendefrequenzen zwischen 7 und 10 MHz von Vorteil.

Patientenlagerung

Während der Untersuchung der oberen Extremität liegt der Patient auf dem Rücken; der Arm ist extendiert, leicht abduziert und supiniert.
Die Sonographie der unteren Extremität erfolgt zunächst in Rückenlage des Patienten zur Beurteilung der A. femoralis bis zum Adduktorenschlitz, dann in Bauchlage zur Beurteilung der A. poplitea und ihrer Äste.

Untersuchungsvorgang

Für die Untersuchung der Extremitätengefäße empfiehlt sich im allgemeinen folgendes Vorgehen:
1. Palpation,
2. Aufsuchen des gewünschten Gefäßabschnittes im Querschnitt,
3. Darstellung des Gefäßes im Längsschnitt durch

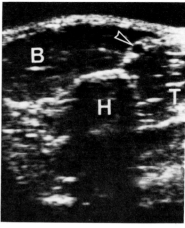

Abb. 49 Gefäßanatomie. A. brachialis. Real-time, 5 MHz. Querschnitt des rechten Oberarmes in Höhe des mittleren Oberarmdrittels. Die A. brachialis (Pfeilspitze) im Sulcus bicibitalis medialis, oberflächlich zwischen M. bizeps brachei (B) und M. trizeps brachei (T). H = Humerusschallschatten.

Drehung des Ultraschallapplikators um 90 Grad zur eingestellten Querschnittsebene.
Der Verlauf eines Gefäßes wird üblicherweise im Längsschnitt, bei starker Schlängelung einfacher und übersichtlicher im Querschnitt verfolgt.

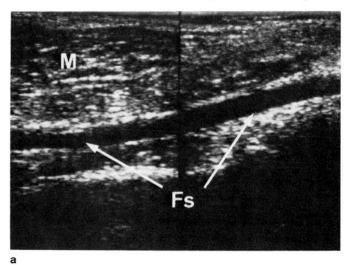

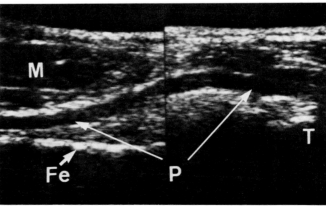

Abb. 50 Gefäßanatomie. A. femoralis, A. poplitea. Real-time, 5 MHz. Längsschnitt.
a A. femoralis superficialis (Fs) im mittleren und distalen Oberschenkeldrittel. M = Oberschenkelmuskulatur. Ultraschallapplikation von ventral.
b A. poplitea (P). Fe = Femur, T = Tibia, M = Oberschenkelmuskulatur.

Normale Ultraschallanatomie

Bei exakt justierter Verstärkungsregelung sind die Gefäßlumina echoleer, die Gefäßwände echoreich (Abb. 49 u. 50). Venen lassen sich durch ihre Kompressibilität von den Arterien unterscheiden. Sonographisch ermittelte normale Gefäßdurchmesser betragen für die A. poplitea 0,6 – 1,0 cm, für die A. femoralis 0,7 – 1,5 cm (19). Die Echogenität der Muskulatur variiert mit der Schnittebene und dem Einfallswinkel der Ultraschallimpulse. Muskelfaszien sind als intensiv helle bandförmige Strukturen erkennbar. Knochen sind ventral echoreich begrenzt und führen wegen ihrer hohen Dichte zu einer dorsalen Schallabschattung (Abb. 49 u. 50).

Erkrankungen

Nach den bisherigen Erfahrungen bietet die Ultraschalldiagnostik peripherer Arterien nachfolgende mehr oder weniger erprobte Einsatzmöglichkeiten:

1. Diagnostik peripherer Aneurysmen (3 – 5, 12, 14, 15, 18, 19, 22, 24, 25, 27),

2. Verlaufskontrolle nach gefäßchirurgischen Eingriffen (8, 9),

3. Zusatzinformation bei der arteriellen Verschlußkrankheit,

4. Überwachung arteriovenöser Fisteln bei Dauerdialysepatienten (8, 16, 23).

Periphere Aneurysmen

Nach ätiologischen Gesichtspunkten werden Aneurysmen der Extremitätenarterien in der Reihenfolge ihrer Häufigkeit eingeteilt in:

1. arteriosklerotische Aneurysmen,

2. postoperative Aneurysmen,

3. traumatische Aneurysmen,

4. mykotische Aneurysmen (hämatogen, lymphogen, per continuitatem bakteriell entzündlich).

Morphologische Formen sind die Aneurysmata verum, spurium und dissecans. Bei den echten Aneurysmen liegt eine konzentrische (fusiforme) oder exzentrische (sakkiforme) Erweiterung des betreffenden Gefäßabschnittes vor. Die Gefäßwand ist erhalten.

Falsche Aneurysmen entstehen posttraumatisch oder häufiger nach gefäßchirurgischen Eingriffen im Bereich nahtinsuffizienter Anastomosen. Das pulsierende und meist sackförmige periarterielle Hämatom wird von Endothel ausgekleidet und kapselt sich bindegewebig ab.

Primär dissezierende Aneurysmen der Extremitätenarterien sind eine ausgesprochene Rarität. Gelegentlich sind sie Fortsetzung eines dissezierenden Aortenaneurysmas (10). Alle Aneurysmen können wandständig oder vollständig thrombosieren.

Prädilektionsstellen arteriosklerotischer Aneurysmen im Bereich der unteren Extremität sind die A. poplitea und A. femoralis communis. 70% aller peripheren arteriellen Aneurysmen sind im proximalen, mittleren und seltener kaudalen Bereich der A. poplitea lokalisiert (29). Bilaterales Vorkommen wird in etwa 60% der femoralen und 50% der poplitealen Aneurysmen beobachtet (6,29). In bis zu 95% der femoralen und 80% der poplitealen Aneurysmen (6) liegen angiographisch zusätzliche Aneurysmen anderer Gefäßprovinzen vor, bevorzugt im Bereich der Aorta und Iliakalarterien (6).

An der oberen Extremität dominieren zahlenmäßig traumatische Aneurysmen. Eine Sonderform stellen poststenotische Subklaviaaneurysmen bei Halsrippen dar (13).

Größere Aneurysmen führen zu subjektiven Beschwerden infolge Druck auf benachbarte Nerven und Venen. Im typischen Fall sind der pulsierende Tumor und ein systolisches Strömungsgeräusch im Verlauf des Gefäßes beweisend. Partiell trombosierte Aneurysmen werden palpatorisch jedoch weniger zuverlässig erfaßt (17). Überdies sind Strömungsgeräusche nur in weniger als 50% aller Aneurysmen nachweisbar (21).

Bleibt das Aneurysma zunächst asymptomatisch, sind thrombembolische Komplikationen durch periphere arterielle Embolien aus dem Aneurysmasack oder Verlegung der Hauptarterie durch Thrombose des Aneurysmas in bis zu 50% Zeichen der klinischen Erstmanifestation (6,29). Rupturen sind die Ausnahme.

Ultraschallbefunde

Sonographische Erkennungsmerkmale arterieller Extremitätenaneurysmen sind im einzelnen (Abb. 51, 52 u. 55):

1. spindel- oder sackförmiger, echoleerer Tumor im Verlauf eines Gefäßes,

2. konzentrische Tumorpulsation im Herzrhythmus unter Real-time-Bedingungen,

3. wandständiger echoreicher Thrombus.
Die Aufzeichnung der wenig echogenen wandständigen Thromben geschieht am sichersten bei leicht übersteuertem Tiefenausgleich;

4. nachweisbare Verbindung zu proximal und/oder distal gelegenen Gefäßabschnitten.

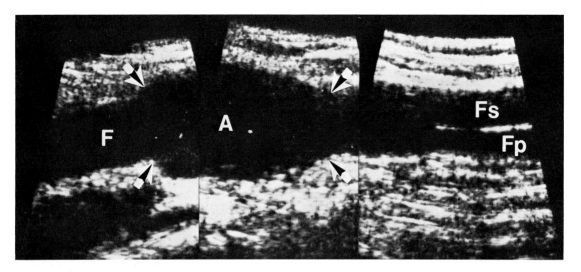

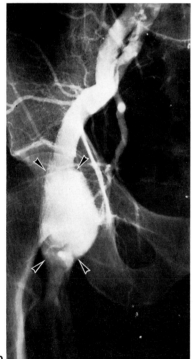

Abb. 51 Männlich, 49 Jahre. Fusiformes Aneurysma der A. femoralis.
a Aneurysmalängsschnitt. Real-time, 7,5 MHz. Größere wandständige Thromben sind nicht nachweisbar. F = A. femoralis, A = Aneurysma, Fs = A. femoralis superficialis, Fp = A. femoralis profunda.
b Arteriographie des Femoralisaneurysmas.

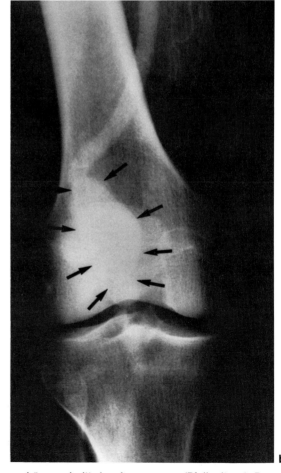

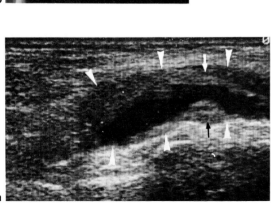

Abb. 52 Männlich, 63 Jahre. Arteriosklerotisches, wandständig thrombosiertes Aneurysma der rechten A. poplitea. Real-time, 3,5 MHz.

a Längsschnitt des Aneurysmas (Pfeilspitzen). Der Aneurysmasack ist zu 2/3 durch einen echoreichen Thrombus (Pfeile) ausgefüllt.
b Arteriographie des Poplitaeaneurysmas.

Gefäßsystem

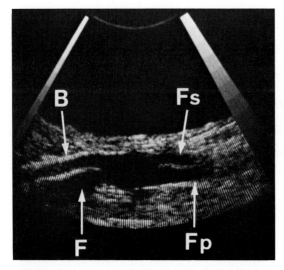

Abb. 53 Männlich, 71 Jahre. Normaler aortofemoraler Bypaß rechtsseitig. Real-time, 3,5 MHz, Längsschnitt.
Kunststoffbypaß (B) mit der A. femoralis (F) anastomosiert. Fs = A. femoralis superficialis. Fp = A. femoralis profunda.

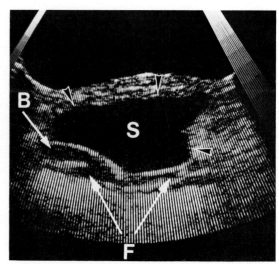

Abb. 54 Männlich, 72 Jahre. Zustand nach aortofemoralem Bypaß rechts. Postoperativ Entwicklung eines Seroms (S) im Operationsgebiet.
B = Kunststoffbypaß, F = A. femoralis. Real-time, 3,5 MHz.

Aus klinischer Sicht ergibt die Sonographie peripherer Aneurysmen nachfolgende nützliche Informationen:
1. Lokalisation des Aneurysmas in Beziehung zu den großen Gefäßen und den benachbarten Weichteilstrukturen,
2. Größe des Aneurysmasackes und des Aneurysmalumens,
3. Ausmaß wandständiger Thromben,
4. Abgrenzung vorhandener Extravasationen.

Verlaufskontrolle nach gefäßchirurgischen Eingriffen

Die Wiederherstellung der Strombahn bei Stenosen und Verschlüssen der Becken- und Beinarterien wird durch verschiedene gefäßchirurgische Maßnahmen erzielt. Hierzu gehören die Thrombarteriektomie und Erweiterungsplastik, der autoplastische Venenbypaß und der Einsatz alloplastischer Gefäßprothesen (Dacron).

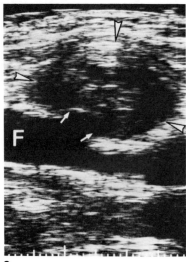

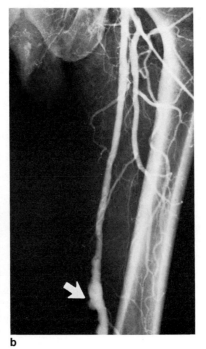

Abb. 55 Männlich, 52 Jahre. Zustand nach offener Ausschälplastik der linken A. femoralis superficialis bei kurzstreckiger Stenose. Im Verlauf Ausbildung eines Nahtaneurysmas, das klinisch als pulsierender Tumor imponierte.
a Nahtaneurysma im Längsschnitt. Real-time, 10 MHz.
F = A. femoralis, Pfeile = Verbindung zwischen A. femoralis und Aneurysmasack. Das Aneurysma (Pfeilspitzen) ist von echoreichen Thrombusmassen ausgefüllt.
b Arteriographie der linken A. femoralis. Unregelmäßige Aussackung der distalen A. femoralis (Pfeil). Das thrombosierte Aneurysma stellt sich nicht dar.

Mögliche Komplikationen im postoperativen Verlauf sind (26):
1. Blutung,
2. Prothesenverschluß,
3. Wundinfektion,
4. Ausbildung eines falschen Aneurysmas im Bereich nahtinsuffizienter Anastomosen.

Ultraschallbefunde

Venentransplantate und Kunststoffprothesen sind sonographisch als gefäßgleiche Strukturen erkennbar (s. Abb. 53). Dabei lassen sich Verlauf, Kaliber, Wanddicke und die Anastomosen des Gefäßersatzes beurteilen. Die Sonographie erkennt Ansammlungen von Flüssigkeit (Serum, Lymphe, Blut) im Operationsgebiet, ohne sie jedoch im einzelnen voneinander unterscheiden zu können (Abb. 54).
Hämatom und Abszeß zeigen eine wechselnde Struktur. Anfänglich sind sie echoarm bis echoleer, bei zunehmender Organisation reflexreich. Die Diagnose eines Anastomosenaneurysmas ist einfach zu stellen. Typisch ist der sackförmige, konzentrisch pulsierende Tumor mit Gefäßbeziehung und möglicher Thrombosierung (Abb. 55). Weniger sicher ist die Beurteilung der Prothesendurchgängigkeit. Frische Verschlüsse können wegen der geringen Reflexivität des Verschlußthrombus übersehen werden (1). Das Pulsationsverhalten ist bei Kunststoffprothesen schwierig zu bewerten.
Die Überprüfung der Prothesendurchgängigkeit geschieht sicherer durch den klinischen Pulsstatus und die periphere Druckmessung mit der Doppler-Sonographie (7), neuerdings auch durch die

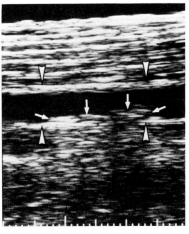

Abb. 56 Männlich, 51 Jahre. Arteriosklerotische Plaques der A. femoralis superficialis. Real-time, 10 MHz. Längsschnitt in Höhe des mittleren Oberschenkeldrittels. Innerhalb der A. femoralis (Pfeilspitzen) Nachweis mehrerer stark echogener wandständiger Plaques (Pfeile).

Kombination von B-Bild- und Doppler-Sonographie (Duplexscanner) (20).

Arterielle Verschlußkrankheit

Plaques, Stenosen und Verschlüsse können wie bei der A. carotis auch im Bereich der Extremitätenarterien erkannt werden:

1. *Plaques* als echoreiche, in das Gefäßlumen vorspringende Wandauflagerungen (Abb. 56 u. 57),
2. *Stenosen* an der umschriebenen Gefäßeinengung (Abb. 57),
3. *Verschlüsse* bei Nachweis eines echogenen Verschlußthrombus (Abb. 58).

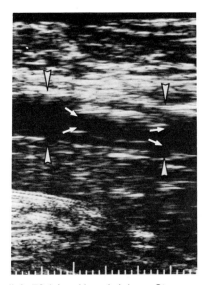

Abb. 57 Männlich, 73 Jahre. Umschriebene Stenose der A. femoralis superficialis in Höhe des mittleren Oberschenkeldrittels. Längsschnitt. Real-time, 10 MHz.

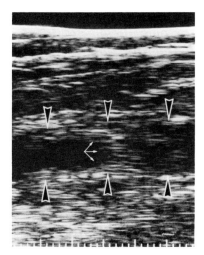

Abb. 58 Männlich, 62 Jahre. Verschluß der linken A. poplitea (Pfeilspitzen) durch einen echoreichen Verschlußthrombus (Pfeile). Real-time, 10 MHz, Längsschnitt.

438 Gefäßsystem

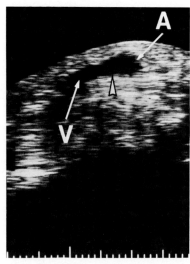

Abb. 59 Unterarmquerschnitt. Real-time, 10 MHz. Normaler End-zu-Seit-Shunt (Pfeilspitze) zwischen einer Unterarmvene (V) und der A. radialis (A).

Überwachung arteriovenöser Fisteln bei Dauerdialysepatienten

Chirurgisch angelegte arteriovenöse Fisteln dienen der Arterialisierung oberflächlicher zur Punktion geeigneter Unterarmvenen. Das klassische Vorgehen ist eine Seit-zu-Seit- oder Seit-zu-End-Anastomose zwischen der A. radialis und der V. cephalica antebrachei im distalen Unterarmbereich (2).
Homologe Venentransplantate und alloplastische Gefäßersatzmaterialien (z. B. Polytetrafluoraethylen-Kunststoffprothese) werden nur dann eingesetzt, wenn alle am Unterarm verfügbaren Gefäßregionen unbrauchbar geworden sind. Die Lebensdauer arteriovenöser Fisteln ist wegen den zahlreichen Punktionen und der geänderten Hämodynamik begrenzt.

Die Komplikationen im einzelnen sind:

1. Stenosen, arteriell oder venös, vorwiegend im Bereich der Anastomose,
2. Thrombose (häufigste Komplikation),
3. venöse Aneurysmen (können partiell oder total thrombosieren),
4. falsche Aneurysmen, typischerweise im Bereich von Punktionsstellen; oft vollständig thrombosiert; auch als Anastomosenaneurysma,
5. Infektion.

Oberstes Prinzip der Behandlung von Komplikationen ist die Erhaltung der arteriovenösen Fistel vor der Neuanlage.

Ultraschallbefunde

Wegen ihrer oberflächlichen Lage sind arteriovenöse Fisteln der sonographischen Untersuchung leicht zugänglich. Dabei lassen sich Arterie und Vene grundsätzlich nach folgenden Gesichtspunkten beurteilen (Abb. 59):

1. Gefäßverlauf,
2. Gefäßwandbeschaffenheit,
3. Lumenweite, Lumeninhalt,
4. Kompressibilität und Pulsationsverhalten,
5. Größe und Form der Anastomose.

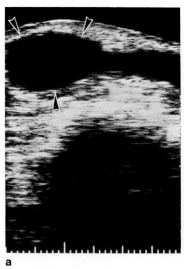
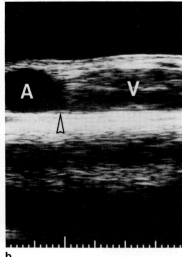
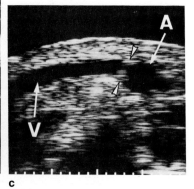

a b c

Abb. 60 Komplikationen arteriovenöser Fisteln. Real-time, 10 MHz.
a Venöses Aneurysma (Pfeilspitzen) der anastomosierten Unterarmvene.
b Weiblich, 38 Jahre. Thrombose der anastomosierten Unterarmvene bei Seit-zu-End-Shunt (Pfeilspitze). A = Arterie, V = die durch einen echoreichen Thrombus verschlossene Unterarmvene.
c Männlich, 69 Jahre. Hochgradige Anastomosenstenose (Pfeilspitzen) bei Seit-zu-End-Shunt. A = A. radialis, V = Vene.

Polytetrafluoraethylenprothesen zeigen die Bildung einer Neointima und im Vergleich zu Gefäßen eine relative dorsale Schallabschwächung.

Shuntkomplikationen

Bei nachlassender Shuntfunktion kann die Sonographie in vielen Fällen zur Klärung der Ursache beitragen (8, 16, 23):
Sie erkennt Stenosen und Verschlüsse des Gefäß- bzw. Anastomosenlumens (Abb. **60c**). Der Stenosierungsgrad läßt sich bei Kenntnis des Ausgangsbefundes berechnen.
Wandständige oder verschließende Thromben sind echoreich (Abb. **60b**). Venöse Aneurysmen werden an der lokalen Venenaussackung erkannt (Abb. **60a**).
Falsche Aneurysmen stellen sich als pulsierendes, echoleeres, perivaskuläres Hämatom dar; wenn älter, enthalten sie echoreiche Thrombusmaterialien (23). Pathologische Strömungsverhältnisse lassen sich mit der Doppler-Sonographie aufdecken (9).

Wertung

Die Ultraschalldiagnostik peripherer Arterien ist ein ergänzendes Verfahren zur Angiographie. Die wesentlichen Vorteile der Sonographie sind:

1. Möglichkeit der Beurteilung perivaskulärer Weichteilveränderungen und Flüssigkeitsansammlungen.

2. Aneurysmen können in ihrer tatsächlichen Ausdehnung (Außenkontur, Innenlumen) vermessen werden.

3. Appositionelle Thromben (Emboliequelle) werden direkt abgebildet und damit erst zuverlässig nachweisbar.

4. Auch vollständig thrombosierte Aneurysmen sind zu erkennen.

5. Die Sonographie ist unabhängig von Kontrastmitteln.

6. Bei arteriellen Aneurysmen der unteren Extremität und zusätzlichem Verschluß der gleichseitigen A. femoralis oder der Beckenetage ist die Sonographie der angiographischen Untersuchung gelegentlich überlegen (19).

Hauptanwendung des Ultraschalls sind umschriebene Gefäßprozesse. Die zweidimensionale B-Scan-Sonographie ist eine wertvolle Methode zur Diagnostik lokaler Komplikationen nach gefäßchirurgischen Eingriffen, zur Überwachung chirurgisch angelegter arteriovenöser Fisteln sowie zur Klärung eines fraglichen Tastbefundes.
Die Sonographie grenzt palpatorisch vorgetäuschte Aneurysmen, z. B. im Bereich der Leistenbeuge und des Adduktorenkanals, infolge dilatierender Arteriosklerose oder auch bei starker Schlängelung des Truncus brachiocephalicus und der A. carotis communis infolge Aortensklerose und -elongation (15) von echten Aneurysmen ab. Auch Abszeßbildung, Hämatom, Weichteiltumoren und Poplitealzysten (18) sind zusammen mit dem klinischen Befund zu klären.
Zur Diagnostik der arteriellen Verschlußkrankheit findet die B-Scan-Sonographie derzeit keine routinemäßige Anwendung. Die B-Scan-sonographische Untersuchung peripherer Extremitätenarterien ist unverhältnismäßig zeitaufwendig, da immer nur ein Gefäß beurteilt werden kann. Die zur Abbildung tief liegender Gefäße erforderlichen Sendefrequenzen zwischen 3,5 und 5 MHz schließen eine ausreichende Detailinformation aus. Überdies bleiben Kollateralisationsgrad und periphere Strömungsverhältnisse unberücksichtigt.
Welchen Beitrag die B-Scan-Sonographie in Verbindung mit der geräteintegrierten Doppler-Sonographie (Duplexscanner) im Rahmen der nichtinvasiven angiologischen Diagnostik leisten kann, müssen zukünftige Untersuchungen erst zeigen (20).
Die Arteriographie behält nach wie vor ihren Stellenwert als unentbehrliche präoperative Maßnahme zur endgültigen Diagnosesicherung, Erkennung von Gefäßanomalien und Kollateralbildungen sowie zur Beurteilung der peripheren Ausflußbahn. Hierbei wird die digitale Subtraktionsangiographie möglicherweise eine dominierende Stelle einnehmen. Hauptvorteil der Angiographie ist die übersichtliche und zusammenhängende Darstellung des Gefäßbaumes. Ihr Nachteil: Invasivität, Strahlenbelastung und Notwendigkeit von Kontrastmitteln.

Literatur

1 Anderson, J. C., H. A. Baltaxe, G. L. Wolf: Inability to show clot: one limitation of ultrasonography of the abdominal aorta. Radiology 132 (1979) 693
2 Brescia, M. J., J. E. Cimino, K. Appel, B. J. Hurwich: Chronic hemodialysis using venipuncture and a surgically created arteriovenous fistula. New Engl. J. Med. 275 (1966) 1089
3 Collins, G. J., N. M. Rich, J. Phillips, R. W. Hobson, C. A. Anderson: Ultrasound diagnosis of popliteal arterial aneurysms. Amer. J. Surg. 42 (1976) 853
4 Cooperberg, P. L., D. K. Li, E. E. Sauerbrei: Abdominal and peripheral applications of real-time ultrasound. Radiol. Clin. N. Amer. 18 (1980) 59
5 Davis, R. P., H. L. Neimann, J. S. Yao, J. J. Began: Ultrasound scan in diagnosis of peripheral aneurysms. Arch. Surg. 112 (1977) 55
6 Dent, T. L., S. M. Lindenauer, C. B. Ernst, W. J. Fry: Multiple arteriosclerotic arterial aneurysms. Arch. Surg. 105 (1972) 338
7 Diehm, C., H. Mörl: Ultraschall-Doppler-Untersuchung des peripheren Gefäßsystems. Röntgenpraxis 34 (1981) 350
8 Fellner, S. K., A. C. Gonzalez, S. P. Kottle: Ultrasonography. A noninvasive alternative to arteriography for evaluation of vascular grafts. Dialysis Transplant. 7 (1978) 680
9 Forsberg, L. T. Holmin, E. Lindstedt: Quantitative Doppler and ultrasound measurements in surgically performed arteriovenous fistulas of the arm. Acta radiol. Diagn. 21 (1980) 769
10 Fry, W. J.: Femoral artery aneurysms. In Sabiston, D. C.: Textbook of Surgery, 11th ed. Saunders, Philadelphia 1977
11 Gooding, G. A. W., K. A. Herzog, M. W. Hedgcock, R. L. Eisenberg: B-Mode ultrasonography of prostetic vascular grafts. Radiology 127 (1978) 763
12 Gooding, G. A. W., D. J. Effeneey: Ultrasound of femoral artery aneurysms. Amer. J. Roentgenol. 134 (1980) 477
13 Heberer, G., G. Rau, H. H. Löhr: Aorta und große Arterien. Springer, Berlin 1966
14 Hirsch, H. J., B. L. Thiele, S. S. Carter, C. Colacurcio: Aortic and lower extremity arterial aneurysms. J. clin. Ultrasound 9 (1981) 29
15 Hsu-Chong, Y., H. A. Mitty, B. S. Wolf, J. H. Jacobson: Ultrasonography of the brachiocephalic arteries. Radiology 132 (1979) 403
16 Kottle, S. P., A. C. Gonzalez, E. J. Macon, S. K. Fellner: Ultrasonographic evaluation of vascular access complications. Radiology 129 (1978) 751
17 Lawson, T. L., S. Mittler: Ultrasonic evaluation of extremity softtissue lesions with arthrographic correlation. J. Canad. Ass. Radiol. 29 (1978) 58
18 Lenkey, J. L., L. Skolnick, B. S. Slasky, W. L. Campbell: Evaluation of the lower extremities. J. clin. Ultrasound 9 (1981) 413
19 Neiman, H. L., J. S. T. Yao, T. M. Silver: Gray-scale ultrasound diagnosis of peripheral arterial aneurysms. Radiology 130 (1979) 413
20 Phillips, D. J., J. E. Powers, M. K. Eyer: Detection of peripheral vascular disease using the Duplex Scanner III. Ultrasound Med. Biol. 6 (1980) 205
21 Rob, C. G.: Arterial aneurysms. In Kinmonth, J. B., C. G. Rob, F. A. Simeone: Vascular Surgery. Arnold, London 1962
22 Sarti, D. A.: Ultrasonography of the lower extremity. In Sarti, D. A., W. F. Sample: Diagnostic Ultrasound. Nijhoff, The Hague 1980
23 Scheible, W., C. Skram, G. R. Leopold: High resolution Real-time sonography of hemodialysis vascular access complications. Amer. J. Roentgenol. 134 (1980) 1173
24 Scott, W. W., P. P. Scott, R. C. Sanders: B-Scan ultrasound in the diagnosis of popliteal aneurysms. Surgery 81 (1977) 436
25 Silver, T. M., R. L. Washburn, J. C. Stanley, W. S. Gross: Gray scale ultrasound evaluation of popliteal artery aneurysms. Amer. J. Roentgenol. 129 (1977) 1003
26 Szilagyi, D. E.: Management of complications after arterial reconstruction. Surg. Clin. N. Amer. 59 (1979) 659
27 Terwey, B., P. Gerhardt: Die Untersuchung abdomineller und peripherer Gefäße mit bildgebenden Ultraschallverfahren. Röntgenpraxis 34 (1981) 300
28 van Kaick, G., V. Naser: Echographische Echtzeitdarstellung der Arteria carotis und der peripheren Arterien (Echoarteriographie). Fortschr. Röntgenstr. 130 (1979) 391
29 Wychulis, A. R., J. A. Spittell, R. B. Wallace: Popliteal aneurysms. Surgery 68 (1970) 942

Ich danke Herrn *Goetsch* u. Mitarb. für die Durchführung der fotografischen Arbeiten.

24 Weichteile

P. E. Peters und D. Beyer

Nach der Definition der Weltgesundheitsorganisation (WHO) werden innere und äußere Weichteile unterschieden. Die inneren Weichteile umfassen u. a. das Mediastinum, den Retroperitonealraum, das Mesenterium und die Orbita (4). Erkrankungen der Weichgewebe in den genannten Regionen werden in den entsprechenden anatomisch gegliederten Kapiteln abgehandelt. An dieser Stelle sollen Veränderungen der *äußeren* Weichteile besprochen werden, die nach der zitierten WHO-Definition „... außerhalb des Knochengerüstes liegen und die nicht knöcherne Bauchwand einschließen". Erkrankungen des Epithels (z. B. Hauttumoren), des retikuloendothelialen Systems, der Glia und des Stützgewebes der Eingeweide werden nicht zu den Weichteilen gerechnet. Somit umfaßt dieser Abschnitt gutartige und bösartige Prozesse, die vom Korium, dem subkutanen Gewebe, den Faszien, Muskeln und Aponeurosen, von periartikulärem Gewebe und von peripheren Nerven ihren Ausgang nehmen (3).

Untersuchungstechnik

Zur Ultraschalluntersuchung oberflächlich gelegener Strukturen eignen sich am besten Schallköpfe mit hoher Frequenz: 5 – 7,5 – 10 MHz. Hiermit ist eine Detailauflösung im Millimeterbereich möglich. Die reduzierte Eindringtiefe der hochfrequenten Ultraschallwellen limitiert den Einsatz derartiger Geräte für Untersuchungen im Kindesalter, in der Opthalmologie und für die Diagnostik oberflächlicher Läsionen.

Von der Industrie werden Schallköpfe mit entsprechend hohen Frequenzen für den Nahbereich angeboten, die dann mit einem vorhandenen Grundgerät eingesetzt werden. Daneben sind aber auch Spezialgeräte auf dem Markt, die ausschließlich für die Oberflächendiagnostik konstruiert worden sind. In der Regel verfügen diese Schallköpfe über eine integrierte Wasservorlaufstrecke, die durch ihre Verformbarkeit eine gute Anpassung an die zu untersuchende Körperregion gewährleistet und zudem eine Beurteilung der Haut und des Unterhautgewebes zuläßt. (9).

Etwas tiefer in der Muskulatur gelegene raumfordernde Prozesse werden mit den üblichen 3,0–3,5-MHz-Schallköpfen gut dargestellt. Im Einzelfall kann versucht werden, mit Hilfe einer improvisierten Wasservorlaufstrecke (z. B. Infusionslösung im Polyäthylenbeutel) die zu untersuchende Läsion besser in die Fokussierungsebene des Schallkopfes zu bringen.

Die statische Ultraschalluntersuchung mit dem Compoundverfahren ist für die bildliche Darstellung oberflächennaher Veränderungen der Weichteile sehr gut geeignet; dennoch setzen sich auch hier die Real-time-Geräte zunehmend durch (9). Mit modernen Real-time-Ultraschallgeräten können oberflächliche Läsionen bei gleicher Detailauflösung mit deutlich geringerem Zeitaufwand in der jeweils optimalen Schnittrichtung untersucht werden. Zudem ist eine Beurteilung der Gefäße mit Analyse der Pulsationen und Bestimmung von Flußrichtung und -geschwindigkeit möglich.

Auch für ultraschallgezielte *Punktionen* sind die modernen Real-time-Geräte besser geeignet. Spezielle Schallköpfe hierfür werden angeboten; allerdings kann bei Erkrankungen oberflächennaher Weichgewebe auch mit normalen Diagnostikschallköpfen zuverlässig punktiert werden.

Ultraschallgezielte Punktionen werden zur Diagnostik solider und zystischer Raumforderungen durchgeführt. Bei *zystischen* Raumforderungen kann der diagnostische Eingriff leicht zur Therapie erweitert werden („Entlastungspunktion"); dies gilt besonders für frische Hämatome, Serome und Lymphozelen. Auf strengste Asepsis ist zu achten!

Diagnostische Punktionen *solider* Raumforderungen sind hingegen nur in Ausnahmefällen sinnvoll, da die oberflächliche Lage der Läsion eine konventionelle Exstirpation oder zumindest eine angemessene Probeexzision in aller Regel zuläßt. Die ohnehin schwierige histologische Zuordnung von Weichteiltumoren wird durch unzureichendes Punktionsmaterial unnötig weiter erschwert oder sogar unmöglich gemacht.

Erkrankungen

Umschriebene Weichteilprozesse, die für die Ultraschalluntersuchung besonders geeignet sind, umfassen kongenitale Fehlbildungen, herdförmige Entzündungen, benigne und maligne Weichteiltumoren und Traumafolgen bzw. postoperative Komplikationen. Obwohl viele der genannten Läsionen dank ihrer oberflächlichen Lage durch Inspektion, Palpation und sorgfältige Anamneseerhebung bereits weitgehend klinisch diagnostiziert werden können, ist bei der Mehrzahl durch die Ultraschalluntersuchung eine Befunderweiterung zu erwarten. Bei tiefer gelegenen Prozessen und/oder kräftig ausgeprägter subkutaner Fettschicht ist naturgemäß der Informationsgewinn noch größer.

Die Ultraschalluntersuchung oberflächennaher Weichteilerkrankungen erlaubt Aussagen über:
- die *Qualität* der Veränderung (zystisch, solide, komplex),
- die *innere Struktur* (homogen, inhomogen, Fremdkörper-, Kalk-, Lufteinschlüsse),
- die *Abgrenzung* gegenüber dem umgebenden Gewebe (glatt, unregelmäßig, verdrängendes oder infiltratives Wachstum),
- die *Längen- und Tiefenausdehnung*.

Die sonographische Gewebedifferenzierung, d. h. die exakte Analyse der Interaktion der eingestrahlten Ultraschallwellen mit dem Gewebe, steht noch in ihren Anfängen, dennoch ist zu hoffen, daß gerade die Diagnostik oberflächennaher Strukturen von den Ergebnissen dieser Forschung profitieren wird (12). Zum gegenwärtigen Zeitpunkt ist *keines* der genannten Kriterien – einzeln oder in Kombination mit anderen Zeichen – für eine bestimmte Weichteilerkrankung *pathognomonisch*. Nur im Zusammenhang mit entsprechenden klinischen und anamnestischen Daten oder durch Punktion mit anschließender feingeweblicher Untersuchung des gewonnenen Materials sind artdiagnostische Aussagen der Ultraschalluntersuchung verläßlich.

Angeborene Fehlbildungen

Die Ultraschalluntersuchung von Weichteilerkrankungen kann bereits im Neugeborenenalter erfolgen. Neben dem häufig kongenital auftretenden Hämangiom, dessen Diagnose klinisch meist zu stellen ist, werden selten auch kongenitale Desmoidtumoren, Fibrosarkome, Neurofibrome und Lipome angetroffen (7). Die Methode ist ferner geeignet, kleine Hydrozelen des Funiculus spermaticus aufzudecken und von einer Leistenhernie bzw. einem vergrößerten Lymphknoten zu differenzieren (14).

Eine weitere Indikation ist die Bestimmung der Größe und Tiefenausdehnung zystischer Prozesse. Da im Neugeborenenalter die Wirbelbögen und Dornfortsätze noch nicht verknöchert sind, kann der Spinalkanal von dorsal eingesehen werden. Auf diese Weise können Schwellungen der Lumbosakralregion bei Neugeborenen – falls nicht bereits klinisch eindeutig – als kleine Myelomeningozelen bzw. als solide Strukturen (Lipome) identifiziert werden (9). Branchiogene Zysten und andere angeborene zystische Fehlbildungen werden durch ihre Lage und den sonographischen Befund der liquiden Raumforderung diagnostiziert (5).

Entzündliche Prozesse

Entzündliche Infiltrationen sind vom umgebenden Weichgewebe im Frühstadium schwer abzugrenzen. Bei der sog. *Zellulitis* beobachteten YEH u. RABINOWITZ (21) ein relativ echoarmes Bild im subkutanen Fettgewebe, welches sie als Zeichen der Infiltration des normalerweise sehr echogenen Fettgewebes werten. Allerdings variiert auch unter Normal-Bedingungen die Echogenizität des Fettgewebes, so daß sich die Diagnose der Infiltration nicht allein auf den sonographischen Befund gründen darf (13).

Sobald jedoch mit zentraler Einschmelzung und Ausbildung einer dicken Membran das Vollbild eines *Abszesses* vorliegt, läßt sich dieser in Form, Größe und Lagebeziehung gut darstellen (Abb. 1).

Die Begrenzung des vorwiegend echofreien Binnenraumes ist meist irregulär; die Wanddicke

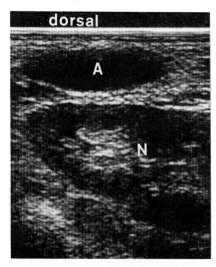

Abb. 1 Frau, 39 J. Abszeß in den Rückenweichteilen bei akuter Leukose. Längsschnittuntersuchung von dorsal (3,5 MHz). Der spindelförmige Abszeß (A) ist von der Niere (N) deutlich getrennt.

kann beträchtliche Ausmaße annehmen. Je nach dem Grad der Einschmelzung werden mehr oder weniger Binnenechos durch Zelldetritus o. ä. im Zentrum der liquiden Raumforderung angetroffen (2). Ein Verfahren zur ultraschallgezielten Abszeßpunktion und Drainage wurde von van Sonnenberg u. Mitarb. (15) beschrieben. Die nichtinvasive Ultraschalldiagnostik eignet sich besonders zur Verlaufskontrolle während und nach der Therapie.

Tumoren und tumorähnliche Neubildungen

In der Nomenklatur der Weichteiltumoren herrscht eine nahezu babylonische Sprachverwirrung. Die vierzig bekanntesten Weichteilsarkome sind unter mehr als 300 Synonymen bekannt (7).

Unklarheit besteht auch bei einigen Weichteiltumoren hinsichtlich ihrer Dignität. Neben eindeutig benignen bzw. malignen Neubildungen werden Tumoren unterschieden, deren Dignität klinisch und histologisch nicht immer sicher zu beurteilen ist (3). Histologisch gutartige Tumoren können klinisch alle Zeichen der Malignität aufweisen. Die Frage der malignen Entartung primär benigner Neubildungen wird, abgesehen von extrem seltenen, gut dokumentierten Einzelbeobachtungen, für die Mehrzahl der Weichteiltumoren heute verneint.

Aus den genannten Gründen sind auch Angaben zur Inzidenz von Weichteiltumoren nur schwer zu erhalten. Während die gutartigen Neubildungen (Lipome, Fibrome etc.) außerordentlich häufig beobachtet werden, sind die malignen Weichteiltumoren nur mit 1% an der Gesamtheit der bösartigen Geschwülste beteiligt (8). Nach einer Schät-

Tabelle 1 Einteilung der Tumoren und tumorähnlichen Läsionen der Weichteile (nach *Hajdu*)

Ursprungsgewebe	Nichtneoplastische Läsionen	Benigne Neubildungen	Maligne Neubildungen
Tumoren des fibrösen Bindegewebes	Keloid Fibromatose	benignes fibröses Histiozytom Fibrom	malignes fibröses Histiozytom Fibrosarkom Desmoidtumor (aggressive Fibromatose)
Tumoren des tendosynovialen Gewebes	tendosynoviale Zyste (Ganglion) synoviale Chondromatose	Fibrom Lipom villonoduläre Synovitis	tendosynoviales Sarkom (malignes Synovialom)
Tumoren des Fettgewebes	Steatopygie Madelungscher Fetthals Adipositas dolorosa	Lipom Angiolipom Angiomyolipom	Liposarkom
Tumoren des Muskelgewebes	Myositis ossificans Polymyositis	Leiomyom Rhabdomyom	Leiomyosarkom Rhabdomyosarkom – embryonal – pleomorph
Tumoren der Gefäße	arteriovenöse Fistel	Hämangiom – kapillär, kavernös Glomustumor Lymphangiom	Hämangioperizytom Hämangiosarkom (malignes Hämangioendotheliom) Lymphangiosarkom
Tumoren des perpheren Nervengewebe	traumatisches Neurinom	Neurofibrom Neurofibromatose	malignes Schwannom (neurogenes Sarkom)
extraskelettale Knochentumoren		Chondrom Osteochondrom Osteom	osteogenes Sarkom Chondrosarkom Ewing-Sarkom
nicht klassifizierbare Weichteiltumoren		benignes Mesenchymom	alveoläres Weichteilsarkom malignes Mesenchymom Plasmozytom strahleninduziertes Sarkom

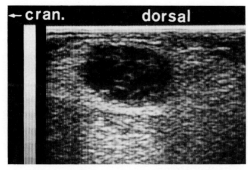

Abb. 2 Frau, 56 J. Malignes pleomorphes fibröses Histiozytom (Fibroxanthosarkom) des rechten Oberschenkels. 2. Rezidiv. Längsschnittuntersuchung von dorsal (3,5 MHz). Nahezu zystische Raumforderung mit zarten Septierungen, unregelmäßigen Wandkonturen und deutlicher dorsaler Schallverstärkung.

zung der American Cancer Society werden in den Vereinigten Staaten pro Jahr 5000 neue Fälle maligner Weichteiltumoren entdeckt; die Anzahl der Todesfälle an dieser Erkrankung soll pro Jahr 2000 überschreiten.

Allen Einteilungsversuchen der Weichteiltumoren ist gemeinsam, daß sie sich am Ausgangsgewebe orientieren. Die für die limitierte artdiagnostische Aussage der Ultraschalldiagnostik stark vereinfachte Klassifizierung in der Tab. 1 folgt den Empfehlungen von HAJDU (Sloan Kettering Cancer Institute) (7).

Tumoren und tumorähnliche Läsionen des fibrösen Gewebes

Zu den tumorähnlichen, nichtneoplastischen Läsionen des fibrösen Gewebes zählen das Keloid, die Fasziitis und die Gruppe der Fibromatosen. Alle genannten Weichteilerkrankungen breiten sich infiltrativ aus und sind daher für die Ultraschalldiagnostik weniger gut geeignet.

Die echten Neoplasien nehmen ihren Ursprung von der pluripotenten Mesenchymzelle. Nach ihrem Färbeverhalten und dem Nachweis von Kollagen werden die *fibrösen Histiozytome* von den *kollagenösen fibrösen Tumoren* abgegrenzt. Von beiden großen Gruppen gibt es benigne und maligne Varianten (Tab. 1).

Die einfachen *Fibrome* treten ubiquitär, in allen Altersstufen und in allen Größen auf. Die Diagnose wird klinisch und histologisch gestellt.

Die benignen oder malignen *fibrösen Histiozytome* sind bevorzugt an den Extremitäten lokalisiert. Sonographisch werden sie als echofreie oder echoarme (komplexe) Tumoren beschrieben, die sich von der Umgebung meist gut abgrenzen lassen (1, 11). Die gute Abgrenzbarkeit ist Ausdruck einer Pseudokapselbildung wie sie auch andere Formen des *Fibrosarkoms* aufweisen (Abb. 2).

Der Wert der Ultraschalluntersuchung dieser Tumoren liegt in der Bestimmung der Größenausdehnung und der Beurteilung der Nachbarschaftsstrukturen (z. B. Beziehung zum Gefäß-Nerven-Bündel). Besonders aussagekräftig sind Ultraschalluntersuchungen in der Nachsorge nach operativen Eingriffen, da die Abgrenzung eines Tumorrezidivs von der Operationsnarbe sonographisch einfacher und mit höherer Treffsicherheit vorgenommen werden kann als computertomographisch (1).

Von praktisch klinischer Bedeutung ist die Kenntnis des sog. *Desmoidtumors* (Synonym: aggressive Fibromatose), welcher heute übereinstimmend als maligner Tumor mit niedrigem Malignitätsgrad eingestuft wird. Desmoidtumoren treten bei Frauen bevorzugt im Bereich der vorderen Bauchwand auf (Narben). Bei extraabdominalem Sitz überwiegen die Männer mit einer Tumorlokalisation am Rücken, im Kopf-Hals-Bereich und an den unteren Extremitäten. Desmoidtumoren zeigen ein infiltratives Wachstum mit gelegentlicher Ausbildung einer Pseudokapsel durch Kompression des umgebenden Gewebes. Sonographisch gelingt der Nachweis einer meist relativ echoarmen, komplexen Raumforderung.

Tumoren und tumorähnliche Läsionen des tendosynovialen Gewebes

Unter den tumorähnlichen Läsionen kommt der *tendosynovialen Zyste* (Synonym : Ganglion) die größte praktische Bedeutung zu. Mit Hilfe der Ultraschalluntersuchung kann der Nachweis des flüssigkeitsgefüllten Hohlraumes geführt werden. Darüber hinaus kann die schmale Verbindung zum Gelenkbinnenraum und die mitunter beträchtliche Längenausdehnung sonographisch exakt angegeben werden (21).

Als echte benigne Neubildungen sind die seltenen Fibrome und Lipome zu erwähnen, die vom tendosynovialen Gewebe ausgehen können.

Das *tendosynoviale Sarkom* (Synonym : malignes Synovialom, synoviales Sarkom) ist mit einem Anteil von weniger als 8% der malignen Weichteiltumoren ein seltener Befund auch in spezialisierten Zentren. Frauen und Männer werden gleichermaßen betroffen; das mittlere Erkrankungsalter beträgt 33 Jahre (7). Nach der Lokalisation läßt sich folgende Häufigkeitsverteilung angeben: Oberschenkel, Fuß, Kniegelenksregion, Schultergürtel, Unterarm. Der Tumor entsteht in der Nachbarschaft eines Gelenkes, einer Bursa oder einer Sehnenscheide, aber weniger als 10% sind primär intraartikulär gelegen.

Bei der klinischen Untersuchung tastet man eine derbe, schmerzhafte Schwellung, die nach Angaben der Patienten meist schon längere Zeit besteht und insgesamt eine relativ geringe Wachstumstendenz zeigt.

Der Wert der Ultraschalluntersuchung liegt im Ausschluß zystischer periartikulärer Raumforderungen. Dank einer Pseudokapsel kann die Läsion in ihrer Ausdehnung und Beziehung zum Gelenk beurteilt werden. Der Nachweis von *Kalkeinschlüssen* hat eine gewisse differentialdiagnostische Bedeutung, da bei ca. 30% bereits röntgenologisch Kalkspritzer erkannt werden. Die Computertomographie mit Kontrastmittelgabe und die Arteriographie haben bei diesem gefäßreichen Tumor einen deutlich höheren diagnostischen Stellenwert als der Ultraschall.

Tumoren und tumorähnliche Läsionen des Fettgewebes

Ungewöhnliche Fettansammlungen wie Steatopygie und Madelungscher Fetthals werden ebenso wie die seltene Adipositas dolorosa (Morbus Dercum) zu den tumorähnlichen, nichtneoplastischen Läsionen des Fettgewebes gezählt. Sonographische Untersuchungen dieser Erkrankungen sind nicht angezeigt. *Lipome* sind die häufigsten benignen Tumoren des Weichgewebes. Sie treten meist solitär auf, vorwiegend im Bereich von Schulter, Hals und Rücken, seltener an den Extremitäten (19). Bei oberflächlicher Lage sind die weichen, gut verschieblichen Tumoren klinisch zu diagnostizieren. Sie zeigen in der Regel eine geringe Wachstumstendenz und sind nur selten schmerzhaft.

Tiefliegende Lipome an den Extremitäten entgehen dem klinischen Nachweis und können Beschwerden machen. Nach ihrer Beziehung zur umgebenden Muskulatur unterscheidet man *intramuskuläre* und *intermuskuläre* Typen. *Sonographisch* imponieren Lipome als homogene, echoreiche Strukturen, die sich manchmal schlecht vom umgebenden Muskelgewebe abheben. Differentialdiagnostisch verwertbar ist die gleichförmige Textur, die sich vom federartigen, in Strängen angeordneten Bild der Muskulatur unterscheidet. Die glatt begrenzte bindegewebige Kapsel läßt sich sonographisch ebenfalls darstellen (Abb. 3). Dank ihres Fettgehaltes sind Lipome auf Röntgenaufnahmen in Weichteiltechnik, xeroradiographisch und vor allem computertomographisch gut abzugrenzen und in der CT durch Dichtemessungen auch eindeutig zu diagnostizieren.

Angiolipome sind seltene, gutartige Fettgewebstumoren mit Einschluß zahlreicher vaskulärer Elemente. Hierbei werden *infiltrative* und *nichtinfiltrative* Formen unterschieden. Die einzeln oder mehrfach auftretenden Tumoren sind häufig schmerzhaft und zeigen nach unvollständiger Entfernung eine große Neigung zu Rezidiven. Im *Ultraschallbild* simuliert der infiltrative Typ eine maligne Neubildung; auch computertomographisch ist eine zuverlässige Diagnose nicht möglich, da der Fettgehalt variiert und der Gefäßreichtum zu einem Enhancement nach Kontrastmittelgabe führt, welches bei den einfachen gutartigen Fettgewebstumoren fehlt.

Pathologisch-anatomisch werden noch einige weitere gutartige Fettgewebstumoren beschrie-

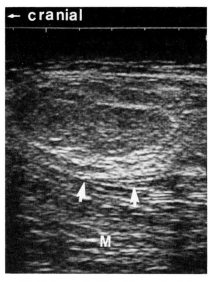

Abb. 3 Mann, 76 J. Intramuskuläres Lipom des linken Oberschenkels. 4. Rezidiv. Längsschnittuntersuchung (5,0 MHz). Echoreiche Raumforderung mit gelapptem Aufbau. Verdickte Kapsel (→) bei Zustand nach mehrfachen Operationen. Verdrängung der Muskulatur (M).

ben, z. B. das myxoide Lipom, das fibroblastische Lipom, das pleomorphe Lipom, das Lipoblastom und das Hibernom, deren Diagnose jedoch nur histologisch gestellt werden kann.

Gemessen an den gutartigen Fettgewebstumoren ist das *Liposarkom* sehr selten: Auf 120 Lipome entfällt nur 1 Liposarkom; zugleich jedoch ist das

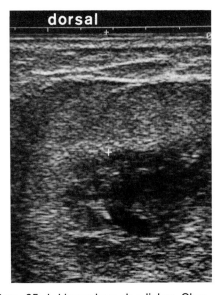

Abb. 4 Frau, 35 J. Liposarkom des linken Oberschenkels. Längsschnittuntersuchung von dorsal (5,0 MHz). Nach außen scharf begrenzte Raumforderung. Echoreiche, fetthaltige Anteile in der Peripherie, echoarmes, jedoch solides Zentrum. Im CT zentral vermehrt Blutgefäße und nekrotische Einschmelzungen.

Liposarkom der *häufigste* maligne Weichteiltumor (19). Die Alters- und Geschlechtsverteilung zeigt ein leichtes Überwiegen der Männer (59%) bei einem mittleren Erkrankungsalter von 52 Jahren (7).

Die Mehrzahl der Liposarkome entstehen im Fettgewebe des Retroperitonealraumes (häufigster maligner Tumor des Retroperitonealraumes) (19); neben dieser Lokalisation wird vorwiegend der Oberschenkel betroffen. Die malignen Fettgewebstumoren erreichen eine beträchtliche Größe und neigen zu Rezidiven nach chirurgischer Entfernung.

Bei der *Ultraschalluntersuchung* bestimmt der Anteil des vorhandenen Fettgewebes das Bild des Tumors. Reflexreiche Areale wechseln ab mit echoarmen und echofreien Bezirken, die der Gefäß- und Bindegewebskomponente entsprechen. Kalkeinschlüsse werden röntgenologisch in ca. 15% der Liposarkome beobachtet (11). Für die Primärdiagnostik ist die Aussagekraft der Computertomographie höher einzuschätzen. Der Wert der Sonographie liegt in der postoperativen Nachsorge (Abb. 4).

Tumoren und tumorähnliche Läsionen des Muskelgewebes

Nichtneoplastische Erkrankungen des Muskelgewebes, die die Anwendung sonographischer Untersuchungsverfahren gerechtfertigt erscheinen lassen, sind die Muskelatrophie, die Muskeldystrophie und die verschiedenen Formen der Myositis. TERMOTE u. Mitarb. (18) haben die Infiltration der Muskulatur durch Fettgewebe und die sog. Pseudohypertrophie computertomographisch eindrucksvoll demonstriert, zumindest im Bereich der Extremitäten können Verlaufs- und Therapiekontrollen nach Vorliegen eines computertomographischen Ausgangsbefundes auch sonographisch erfolgen. Die Beurteilung von Ausmaß und Lokalisation der *Myositis ossificans* ist der konventionellen Röntgendiagnostik vorbehalten.

Unter den gutartigen Tumoren des Muskelgewebes ist in erster Linie an das *Leiomyom* zu denken, welches überall auftreten kann, wo glatte Muskulatur vorliegt; daher sind vorwiegend die inneren Organe (Magen-Darm-Trakt, weiblicher Genitaltrakt u. a.) betroffen. Kutane Manifestationen des Leiomyoms sind selten; ebenso zählen die gutartigen Tumoren der quergestreiften Muskulatur – die *Rhabdomyome* – zu den publikationswürdigen Raritäten.

Die *Leiomyosarkome* zeigen das gleiche Verteilungsmuster wie die gutartige Tumorform, d. h., sie werden unter den peripheren Weichteiltumoren nur sehr selten angetroffen.

Rhabdomyosarkome haben mit ca. 10–15% einen namhaften Anteil an den malignen Weichteiltumoren. Ihre Prognose ist besonders schlecht. Nach dem histologischen Bild werden eine *embryonale* und eine *pleomorphe* Form unterschieden. Die embryonalen Rhabdomyosarkome sind vorwiegend im Kopf-Hals-Bereich lokalisiert (Orbita!). Männer unter 16 Jahren stellen das Hauptkontingent der Erkrankten. Demgegenüber ist das pleomorphe Rhabdomyosarkom ein Tumor des mittleren Erwachsenenalters (53 Jahre) mit geringer männlicher Prävalenz und bevorzugter Lokalisation in den muskelreichen Regionen des Becken- und Schultergürtels (7).

Sonographisch sind Rhabdomyosarkome sehr echoarme Läsionen, die fast wie eine Zyste anmuten. Die dorsale Schallverstärkung der liquiden Raumforderung fehlt jedoch (21). Differentialdiagnostisch kann ein Hämatom nicht sicher ausgeschlossen werden (5).

Vor allen malignen Weichteiltumoren metastasiert das Rhabdomyosarkom am häufigsten auf dem Lymphwege (53%), so daß neben der Suche nach dem Lokalrezidiv besonders auf retroperitoneale Lymphknotenmetastasen geachtet werden muß (17).

Tumoren der Gefäße

Pathologisch-anatomisch sind nach dem Ursprungsgewebe Tumoren der *Blutgefäße* und der *Lymphgefäße* bekannt.

Gutartige Neubildungen der Blutgefäße sind die *Hämangiome,* die nach dem morphologischen Bild in *kapilläre* und *kavernöse* und nach der Lage in *oberflächliche* und *tiefe* Hämangiome untergliedert werden. Hämangiome der Haut sind in der Regel angeboren und zeigen eine hohe spontane Rückbildungstendenz bis ca. zum 7. Lebensjahr. Etwa ein Drittel aller Hämangiome sind im Kopf-Hals-Bereich lokalisiert, 20% in der Leber, und ein weiteres Drittel imponiert als gutartiger, meist tief gelegener Weichteiltumor der Extremitäten.

Beim Vorliegen arteriovenöser Kurzschlußverbindungen wird eine Wachstumstendenz beobachtet. Unter dem Begriff der *Angiodysplasie* werden unterschiedliche gutartige Gefäßtumoren zusammengefaßt, wobei nach klinischer und arteriographischer Untersuchung Tumoren mit großem Blutdurchsatz („high flow angioma") von solchen mit geringem oder fehlendem Durchfluß abgegrenzt werden. Die Unterscheidung hat therapeutische (Katheterembolisation) und prognostische Bedeutung.

Die *Ultraschalluntersuchung* ist vor allem in der Vorfelddiagnostik der tiefen, z. T. intramuskulär gelegenen Gefäßgeschwülste hilfreich. Bei entsprechend starker Durchblutung kann auch dieser Befund sonographisch erhoben werden. Das sonographische Bild hängt vom inneren Aufbau des Tumors ab: Je geringer der Anteil blutgefüllter, lakunär erweiterter Gefäße, um so mehr dominieren die Reflexe, die von den zahlreichen kapillären Grenzflächen ausgehen. Unter dem Begriff der *Angiomatose* werden multiple Hämangiome verstanden, die oft mit zahlreichen anderen

Krankheitsbildern kombiniert auftreten (Mafucci-Syndrom, Klippel-Trenaunay-Syndrom u. v. a.).
Eine Sonderstellung nimmt das *Hämangioperizytom* ein, welches von den Perizyten ausgeht. Der Tumor kann überall entstehen, gehäuft wird er jedoch in den Weichteilen der unteren Extremitäten und im Retroperitonealraum beschrieben. Über die Dignität dieses seltenen Gefäßtumors herrscht in der Literatur keine Übereinstimmung; es werden *benigne* und *maligne* Formen angegeben, die jedoch offenbar auch histologisch relativ schwer zu differenzieren sind. Nach ihrem Verlauf scheint die Mehrzahl der Hämangioperizytome gutartig zu sein, obwohl in bis zu 50% Metastasen auftreten können. HAJDU ordnet das Hämangioperizytom schließlich doch unter die malignen Gefäßgeschwülste ein (s. Tab. 1), da der Tumor eine eingreifende Therapie erfordert, um Rezidive zu vermeiden.

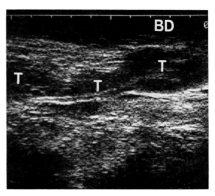

Abb. 5 Mann, 72 J. Malignes Schwannom der vorderen Bauchwand (BD). Längsschnittuntersuchung von ventral (3,5 MHz). Echoarmes Tumorrezidiv (T) mit hantelförmiger Ausbreitung.

Während angiographisch ein spezifisches Gefäßmuster mitgeteilt wurde (20), sind die *sonographischen* Befunde wie bei anderen Weichteiltumoren in jeder Beziehung unspezifisch. Bei 4 untersuchten Fällen fanden GRANT u. Mitarb. (6) zwar immer eine glatt begrenzte Raumforderung, deren innere Struktur jedoch von „rein zystisch" bis „vollständig solide" alle denkbaren Variationen aufwies.
Kein Zweifel an der Dignität und an der schlechten Prognose besteht beim *Hämangiosarkom* (Synonyme: malignes Angiosarkom, malignes Hämangioendotheliom u. a.). Der Tumor ist ebenfalls selten und entsteht als Weichteiltumor bevorzugt in den Extremitäten. Der Befall innerer Organe (Leber, Milz, Herz) und der Zusammenhang mit exogenen Noxen (PVC, Thorotrast) sei nur der Vollständigkeit wegen erwähnt. Wegen seines tiefen Sitzes in den Weichteilen wird die Diagnose oft zu spät gestellt. Sonographisch müßten die teils zystischen, teils hämorrhagischnekrotischen Areale im Tumorkern gut zu entdecken sein. Entsprechende Mitteilungen liegen jedoch noch nicht vor.
Vom Lymphsystem ausgehende benigne und maligne Weichteiltumoren – *Lymphangiom* und *Lymphangiosarkom* – zählen ebenfalls zu den seltenen Neubildungen. Das Lymphangiom tritt vorwiegend im Kindesalter im Kopf-Hals-Bereich auf. Das Lymphangiosarkom entsteht auf dem Boden einer chronischen Lymphabflußstörung der Extremitäten, in der Mehrzahl der Fälle postoperativ (16).
Die Diagnostik der genannten Krankheitsbilder erfolgt klinisch und histologisch.

Tumoren der peripheren Nerven

Die Tumoren des peripheren Nervengewebes werden nach ihrer Herkunft in drei große Gruppen unterteilt: *Schwannome* (Schwannsche Zellen der Nervenscheide), *Neuroblastome* (Neuroblasten) und *Paragangliome* (Paraganglienzellen, chromaffine Zellen). Die beiden letztgenannten werden nicht mehr zu den primären Tumoren der peripheren Weichteile gerechnet.
Zur Gruppe der Schwannome gehören das *Neurofibrom* (Synonym: solitäres Schwannom) und die *Neurofibromatosis* v. Recklinghausen.
Die oberflächlichen Manifestationen dieser gutartigen Tumoren werden klinisch mit hoher Treffsicherheit diagnostiziert.
Die *Ultraschalluntersuchung* kann hilfreich sein in der Diagnostik tiefliegender Neurofibrome, die perlschnurartig dem Verlauf der größeren Nervenstämme folgen können. Plötzliche Größenzunahme eines Neurofibroms muß als Hinweis auf eine *maligne Transformation* gewertet werden. Gutartige Schwannome sind relativ häufig mit einem synchron oder metachron auftretenden Malignom nichtnervalen Ursprungs vergesellschaftet.
Das *neurogene Sarkom* (Synonym: malignes Schwannom) kann *de novo* oder auf dem Boden einer Neurofibromatose entstehen. Die Prognose ist sehr ernst, vor allem für Patienten mit einer länger bestehenden Neurofibromatose. Nahezu alle Altersklassen können erkranken (mittleres Manifestationsalter 39 Jahre). Das weibliche Geschlecht überwiegt. Rücken, Hals, Axilla, Oberschenkel und Gesäß sind die bevorzugten Lokalisationen (7).
Sonographisch ist das maligne Schwannom als echoarme Raumforderung vom umgebenden Gewebe gut abzugrenzen (Abb. 5). Ein tumorspezifisches Echomuster ist nicht bekannt.

Andere Weichteiltumoren und Metastasen

In der systematischen Einteilung der Weichteiltumoren werden noch die *extraskelettalen Knochen-*

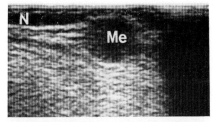

Abb. 6 Frau, 56 J. Metastase eines Hypernephroms am kranialen Narbenpol. Operation vor 2 Jahren. Längsschnittuntersuchung im Verlauf der Narbe (N). Echoarme, ca. 2 x 2 cm große, runde Metastase (Me) mit angedeuteter dorsaler Schallverstärkung.

tumoren und eine Reihe nicht näher klassifizierbarer Weichteiltumoren aufgeführt (s. Tab. 1).
Die Gruppe der extraskelettalen Knochentumoren fällt durch den obligat erhöhten Kalksalzgehalt in den Bereich der konventionellen Röntgendiagnostik und der Computertomographie. In der zweiten Gruppe werden seltene Erkrankungen wie das *alveoläre Weichteilsarkom,* das *Plasmozytom* der Weichteile und die *strahleninduzierten Weichteilsarkome* zusammengefaßt. Alle genannten Neoplasien sind extrem selten. Eigene sonographische Erfahrungen oder entsprechende Mitteilungen in der Literatur liegen bisher nicht vor.
Kutane oder subkutane *Metastasen* weisen ein gegenüber dem umgebenden Gewebe deutlich differentes Echomuster auf. In Abb. 6 ist der Fall einer subkutanen Metastase am oberen Pol einer Operationsnarbe wiedergegeben. Das echoarme, jedoch nicht zystische Bild erlaubt die Abgrenzung gegenüber einem Serom bzw. einer Abszeßbildung, während ein Fadengranulom sonographisch nicht ausgeschlossen werden könnte.
Leukämische Infiltrate können in ihrer Ausdehnung und Lagebeziehung mit der Oberflächensonographie exakt bestimmt werden, so daß sich das Ansprechen einer eingeleiteten Therapie auf diese Weise objektivieren läßt (Abb. 7).

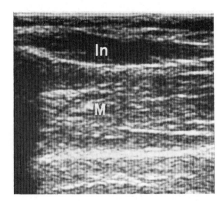

Abb. 7 Frau, 16 J. Leukämisches Infiltrat des rechten Unterarmes. Längsschnittuntersuchung von volar (3,5 MHz). Scharf begrenztes, spindelförmiges Infiltrat (In), der Muskulatur (M) aufliegend.

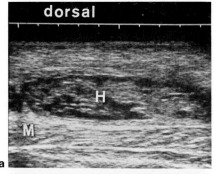

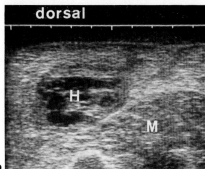

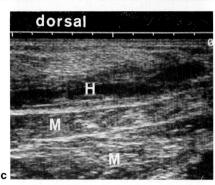

Abb. 8 Mann, 42 J. Hämatom der rechten Wade nach Skiunfall.
a Längsschnittuntersuchung von dorsal (3,5 MHz). Intramuskuläres Hämatom (H), teilkoaguliert. M = Muskulatur.
b Querschnittuntersuchung von dorsal.
c Längsschnittuntersuchung von dorsal nach Punktion von 70 ml Blut Resthämatom (H), weniger raumfordernd als zuvor.

Traumafolgen und postoperative Komplikationen

Die häufigste sonographisch nachweisbare Traumafolge an den Weichteilen ist das *Hämatom.* Der Nachweis einer frischen Blutung gelingt schnell und mühelos, die Beziehung zu Muskeln *(intramuskuläres Hämatom)* oder Gefäßen kann gut dokumentiert werden (Abb. 8 u. 9). Auf die Möglichkeit der *ultraschallgezielten Punktion* wurde bereits hingewiesen. Ältere, in Organisation begriffene Hämatome sind von Abszessen und Weichteiltumoren sonographisch nicht zu diffe-

renzieren (2). Unter Antikoagulantientherapie können auch ohne adäquates Trauma große Weichteilhämatome auftreten (Abb. 9).
Der Einsatz der Ultraschallverfahren in der Traumatologie und Notfallpraxis ist weitaus vielseitiger als diese knappe Zusammenstellung vermuten läßt, da selbstverständlich in einem Arbeitsgang nach Traumafolgen in den Weichteilen *und* an inneren Organen gefahndet wird.
Postoperative Komplikationen sind neben den bereits besprochenen Hämatomen und Abszessen Sekretverhaltungen *(Serome)* und *Lymphozelen,* die ebenfalls unter sonographischer Kontrolle abpunktiert werden (Abb. 10).

Wertung

Die überwiegende Zahl der Tumoren und tumorähnlichen Läsionen der peripheren Weichteile kann durch deutliche Unterschiede im Reflexverhalten und durch den Nachweis markanter Grenzflächen mit den modernen Real-time-Ultraschallverfahren gut bildlich dargestellt werden. Größe und Tiefenausdehnung des raumfordernden Prozesses und seine Beziehung zu Nachbarstrukturen werden in frei wählbaren Schnittebenen ohne geometrische Verzerrung bestimmt. Die fehlende Strahlenbelastung, die kurze Untersuchungszeit, die (inzwischen) breite Verfügbarkeit der Geräte und die relativ geringen Kosten sind weitere Vorzüge des Ultraschallverfahrens, die den primären Einsatz – „gleich nach der Palpation" – rechtfertigen.
Der größte Nachteil der Methode besteht darin, daß die erhobenen Befunde bei Weichteilprozessen *keine artdiagnostische Aussage* zulassen. Alle beschriebenen sonographischen Einzelkriterien sind *unspezifisch.* Nur im Zusammenhang mit eindeutigen klinischen und anamnestischen Angaben kann eine verläßliche Diagnose gestellt werden.
Trotz dieser Einschränkungen ist die Ultraschalluntersuchung bei Tumoren und tumorähnlichen Läsionen der peripheren Weichteile den konventionellen *Röntgenverfahren mit Weichstrahltechnik* in nahezu jeder Hinsicht überlegen. Lediglich der Nachweis von Kalk, Knochen oder schattengebenden Fremdkörpern und die ossäre Begleitreaktion eines Weichteilprozesses werden im konventionellen Röntgenbild besser dargestellt.
Im Vergleich der Ultraschallverfahren mit der *Xeroradiographie,* die durch den charakteristischen Kantenverstärkungseffekt in der Lage ist, geringe Kontrastdifferenzen abzubilden, fanden BERNARDINO u. Mitarb. (1) die gleiche Anzahl richtig erkannter Läsionen, aber eine geringere Zuverlässigkeit der xeroradiographischen Größenbestimmung. Berücksichtigt man dann noch die Strahlenbelastung und Kosten der Xeroradio-

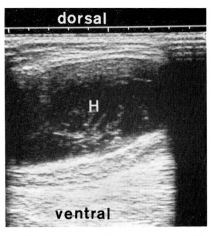

Abb. **9** Frau, 38 J. Massives Glutäalhämatom (H) unter Antikoagulantientherapie. Inadäquates Trauma. Längsschnittuntersuchung von dorsal (3,5 MHz). Echoarme Raumforderung mit vereinzelt bizarr konfigurierten Binnenechos (Blutkoagel). Dorsale Schallverstärkung.

graphie, dann fällt auch dieser Vergleich zugunsten der Ultraschallverfahren aus.
Die Vorzüge der fehlenden Strahlenbelastung, der geringeren Kosten und der breiten Verfügbarkeit sonographischer Untersuchungsverfahren sind auch Vorteile gegenüber der *Computertomographie.* In diagnostischer Hinsicht jedoch ist die Beurteilung des Stellenwertes beider Abbildungsmodalitäten etwas komplexer: Der freien Wahl der sonographischen Schnittebenen und der sonographischen Gewebedifferenzierung stehen auf computertomographischer Seite die exakt

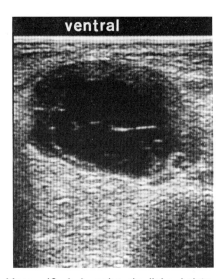

Abb. **10** Mann, 48 J. Lymphozele linke Leiste. Zustand nach Lymphknotenexstirpation. Längsschnittuntersuchung von ventral (3,5 MHz); ca. 6 x 8 cm große zystische Raumforderung mit einzelnen septenartig angeordneten Binnenstrukturen.

reproduzierbare Abbildungsgeometrie, das bessere räumliche Auflösungsvermögen, die Möglichkeit der Dichtemessung, die gleichzeitige Beurteilung von Knochen- und Weichteilprozessen und die Abschätzung des Vaskularisationsgrades nach Kontrastmittelgabe gegenüber. Da mit beiden Verfahren sehr unterschiedliche Eigenschaften eines raumfordernden Prozesses untersucht werden, *ergänzen* sich die erhobenen Befunde zu einer insgesamt präziseren Aussage. Noch weiterreichende artdiagnostische Aussagen können in ausgewählten Fällen mit der *Arteriographie* erzielt werden, die als invasive Methode am Ende eines Untersuchungsganges steht. Vom arteriographischen Bild sind in topographischer Hinsicht keine neuen Informationen zu erwarten. Die Analyse der Gefäßversorgung eines Weichteiltumors erlaubt jedoch eine vorsichtige Abschätzung der Dignität oder zumindest eine Empfehlung hinsichtlich des Ortes einer Gewebsentnahme. Bei einigen fibrösen Weichteiltumoren geht der Grad der Vaskularisation parallel mit dem Malignitätsgrad der Geschwulst, so daß auch prognostische Schlüsse gezogen werden können. Zusammenfassend ist somit in der Diagnostik der Tumoren und tumorähnlichen Läsionen der peripheren Weichteile wie auch bei anderen Organsystemen der *stufenweise Einsatz* der bildgebenden Verfahren sinnvoll. Hierbei steht die nichtinvasive Ultraschalldiagnostik am Anfang, Computertomographie und ggf. Arteriographie folgen, falls die klinische Fragestellung und die therapeutischen Konsequenzen eine weitergehende Diagnostik rechtfertigen. Daneben ist die Sonographie das Verfahren der Wahl zur Kontrolle des Behandlungserfolges und zur Aufdeckung von Rezidiven und Metastasen im Rahmen der klinischen Nachsorge (1, 10, 11).

Literatur

1 Bernardino, M. E., B. S. Jing, J. L. Thomas, M. M. Lindell, J. Zornoza: The extremity soft-tissue lesion: a comparative study of ultrasound, computed tomography, and xeroradiography. Radiology 139 (1981) 53–59
2 Braunstein, E. M., T. M. Silver, W. Martel, M. Jaffe: Ultrasonographic diagnosis of extremity masses. Skeletal Radiol. 6 (1981) 157–163
3 Bünte, H., E. Einhoff, A. Klaus, J. O. Jost: Benigne periphere Weichteiltumoren. Dtsch. Ärztebl. 74 (1977) 71–78
4 Enzinger, F. M., R. Lattes, H. Torloni: Histological typing of soft tissue tumors. International Histological Classification. WHO, Geneva 1969
5 Goldberg, B. B.: Ultrasonic evaluation of superficial masses. J. clin. Ultrasound 3 (1975) 91–94
6 Grant, E. G., S. Grønvall, T. E. Sarosi, F. T. Borts, H. H. Holms, D. Schellinger: Sonographic findings in four cases of hemangiopericytoma. Correlation with computed tomographic, angiographic, and pathologic findings. Radiology 142 (1982) 447–451
7 Hajdu, S. I.: Pathology of Soft Tissue Tumors. Lea & Febiger, Philadelphia 1979
8 Jost, J. O., H. Bünte, E. Senftleben, M. Clemens, H. Schwering: Periphere Weichteiltumoren. Dtsch. med. Wschr. 105 (1980) 341–346
9 Leopold, G. R.: Ultrasonography of superficially located structures. Radiol. Clin. N. Amer. 18 (1980) 161–173
10 Levine, E., K. R. Lee, J. R. Neff, N. F. Makland, R. G. Robinson, D. F. Preston: Comparison of computed tomography and other imaging modalities in the evaluation of musculoskeletal tumors. Radiology 131 (1979) 431–437
11 Lindell, M. M., S. Wallace, L. A. de Santos, M. E. Bernardino: Diagnostic technique for the evaluation of the soft tissue sarcoma. Semin. Oncol. 8 (1981) 160–171
12 Price, R. R., T. B. Jones, J. Goddard, A. E. James: Basic concepts of ultrasound tissue characterization. Radiol. Clin. N. Amer. 18 (1980) 21–30
13 Rosenfield, A. T., K. J. W. Taylor, C. C. Jaffe: Clinical applications of ultrasound tissue characterization. Radiol. Clin. N. Amer. 18 (1980) 31–58
14 Schumacher, R., V. Klingmüller, M. Reither: Ultraschalldiagnostik oberflächennaher Strukturen im Kindesalter. Fortschr. Röntgenstr. 135 (1981) 635–640
15 van Sonnenberg, E., J. T. Ferrucci, P. R. Mueller, J. Wittenberg, J. F. Simeone: Percutaneous drainage of abscesses and fluid collections: technique, results, and applications. Radiology 142 (1982) 1–10
16 Stewart, F. W., N. Treves: Lymphangiosarcoma in postmastectomy lymphedema: a report of six cases in elephantiasis chirurgica. Cancer (Philad.) 1 (1948) 64
17 Tallroth, K., F. Makai, R. Musumeci: Lymphography in bone and soft tissue sarcomas. In Weissleder, H., V. Bartos, L. Clodius, P. Malek: Lymphology. Avicenum, Prag 1981
18 Termote, J. L., A. Baert, D. Crolla, Y. Palmers, J. A. Bulcke: Computed tomography of the normal and pathologic muscular system. Radiology 137 (1980) 439
19 Viamonte, M., M. Viamonte: Radiology and pathology of fat. CRC Critic. Rev. Diagn. Imaging 16 (1981) 93–123
20 Yaghmai, I.: Angiography of Bone and Soft Tissue Lesions. Springer, Berlin 1979
21 Yeh, H. C., J. G. Rabinowitz: Ultrasonography of the extremities and pelvic girdle and correlation with computed tomography. Radiology 143 (1982) 519–525

25 Gelenke

W.-P. Brockmann und H. v. Wilmsdorff

Die Untersuchungsmöglichkeiten von Gelenken und ihren knöchernen Begrenzungen im Ultraschall sind aufgrund der Totalreflexion der Schallwellen am Knochen auf einige wenige Krankheitsbilder begrenzt. Die notwendige Darstellung kleiner Details in eng umschriebenen Schnittebenen läßt dabei nach einigen diagnostischen Versuchen mit dem Gray-scale-Scanning (COOPERBERG u. Mitarb. 1978, SELTZER u. Mitarb. 1979, 1980) nur das Real-time-Verfahren sinnvoll erscheinen, das sich jedoch im wesentlichen auf zwei Gelenke beschränkt:

1. Kniegelenk und 2. Hüftgelenk (nur im Säuglingsalter); nachfolgend sonographisch nachvollziehbare Befunde an den entsprechenden Gelenken:

Kniegelenk:
freier Gelenkkörper,
Kniegelenkserguß,
Patellafraktur,
degenerative
Veränderungen,
Baker-Zyste;

Hüftgelenk:
(Säuglingsalter):
Hüftkopf(sub)luxation,
Pfannendachdysplasie.

Kniegelenk

Untersuchungstechnik und Normalbefund

Medialer und lateraler Anteil des Kniegelenks sind am besten in Longitudinalschnitten darstellbar (Abb. 2c, d): Unter Anwendung eines Schallapplikators mit integrierter Wasservorlaufstrecke und einer Mindestfrequenz von 3,5 MHz läßt sich die längliche Reflexkontur des Tibiaschaftes mit ihrem distalen Schallschatten abbilden. Sie geht nach kranial in den Reflexsaum des Epicondylus medialis oder lateralis und der Epikondylenplatte über (CARPENTER u. Mitarb. 1976). Die Epikondylenplatte zeigt eine millimeterdünne echofreie Auflagerung, die der Knorpelschicht entspricht. Weiter kranial erkennt man den echofreien Knorpelsaum der medialen oder lateralen Femurkondylenoberfläche sowie das Reflexband der knöchernen Femuranteile und den zugehörigen distalen Schallschatten (Abb. 2a, b).
Sowohl beim medialen als auch beim lateralen Longitudinalschnitt stellt sich zwischen Tibiakopf und Femurkondylen ein kleines echoleeres Dreieck dar, das den seitlichen Gelenkspalt ausfüllt und Gelenkflüssigkeit sowie den medialen oder lateralen Meniskus beinhaltet.
Von ventral ist der Kniegelenkspalt nur in Streckstellung einzusehen, da er in Beugestellung von der Patella verdeckt wird (Abb. 1a–d).
Bei der Einsichtnahme von dorsal (Longitudinal- oder Transversalschnitt) lassen sich besonders gut Dicke und Homogenität der knorpeligen Gelenkflächenüberzüge beurteilen (Abb. 2a, b).

Sonographisch erfaßbare Kniegelenksveränderungen

Freier Gelenkkörper

Ein freier Gelenkkörper („Gelenkmaus") stellt sich im Ultraschall als kleiner, glänzender Reflex mit distalem Schallschatten dar. Er wird im Gelenkspalt sichtbar, wenn der Schallapplikator im Längsschnitt von ventromedial langsam nach ventrolateral bewegt wird und dabei die geeignete Projektionsebene erreicht (Abb. 3).

Kniegelenkserguß

Bei einer pathologischen Flüssigkeitsansammlung im Kniegelenk läßt sich im ventralen Longitudinal- und Transversalschnitt eine Distanzierung der Patellareflexkontur zu Femur und Tibia hin erkennen. Die echofreie, flüssigkeitsäquivalente Aufblähung der Bursa suprapatellaris beweist auch einen kleinen Erguß (Abb. 1b). Bei zunehmendem Echogehalt der pathologischen Flüssigkeitsansammlung muß an ein Hämarthros oder Pyarthros gedacht werden (AMBANELLI u. Mitarb. 1976).

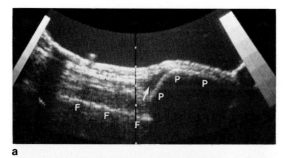
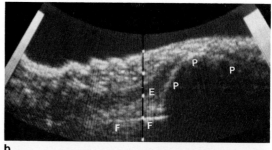
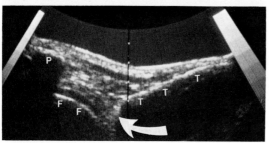
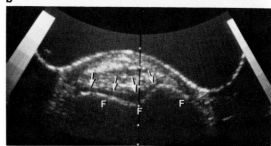

Abb. 1
a K. G., 23 Jahre, männl. Normales Kniegelenk links (ventraler Longitudinalschnitt).
F = Femurschaftkontur, P = Patellakontur; Bursa suprapatellaris durch Pfeil markiert.
b K. G., 23 Jahre, männl. Kleiner Kniegelenkserguß rechts (ventraler Longitudinalschnitt).
F=Femurschaftkontur, P=Patellakontur, E=Erguß in der etwas aufgeweiteten Bursa suprapatellaris.
c W. B., 29 Jahre, männl. Normales Kniegelenk links (ventraler Longitudinalschnitt).
P=Patellakontur, F=Femurkondylenkontur mit echofreier Knorpelbeschichtung, T = Tibiaschaftkontur; Gelenkspalt durch Pfeil markiert.
d W. B., 29 Jahre, männl. Normales Kniegelenk rechts (ventraler Transversalschnitt).
F = Femurkondylenkontur; Knorpelbeschichtung durch Pfeil markiert.

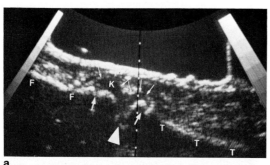
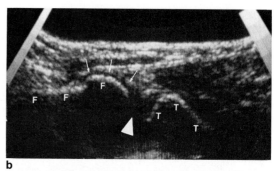
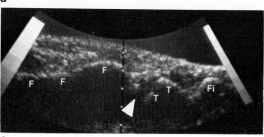
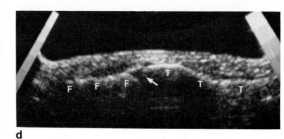

Abb. 2
a R. D., 11 Jahre, männl. Normales Kniegelenk rechts (laterodorsaler Longitudinalschnitt).
F=Femurschaftkontur, K=Knorpelanteil der lateralen Femurkondyle, T = Tibiaschaftkontur; Kontur des Kondylenknorpels und Tibiakonsolenknorpels durch kleine Pfeile, Epiphysenfugen durch größere Pfeile, Gelenkspalt durch Dreieck markiert.
b W. B., 29 Jahre, männl. Normales Kniegelenk rechts (lateroventraler Longitudinalschnitt).
F = Femurkontur, T = Tibiakonsolenkontur; Knorpel des lateralen Femurkondylus durch Pfeile, Gelenkspalt mit lateralem Meniskus durch Dreieck markiert.
c W. B., 29 Jahre, männl. Normales Kniegelenk rechts (lateraler Longitudinalschnitt).
F=Femurkontur, T=Tibiakonsolenkontur, Fi=Fibulaköpfchenkontur; Gelenkspalt durch Dreieck markiert.
d W. B., 29 Jahre, männl. Normales Kniegelenk rechts (medialer Longitudinalschnitt).
F = Femurkontur, T = Tibiakontur; Gelenkspalt mit medialem Meniskus durch Pfeil markiert.

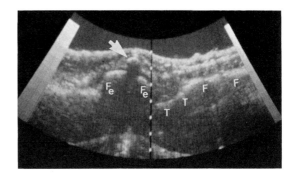

Abb. 3 R. G., 28 J., männl. Freier Gelenkkörper im rechten Kniegelenk (dorsolateraler Longitudinalschnitt).
F = Fibulakontur, T = Tibiakonsolenkontur, Fe = laterale Femurkondyle; freier Gelenkkörper mit distalem Schallschatten durch Pfeil markiert.

Patellafraktur

Bisweilen läßt sich eine Fraktur der Patella auch sonographisch erkennen, indem ihre ventrale Reflexkontur Unterbrechungen und Stufenbildungen aufweist (DD: Patella bipartita). Da jedoch Aussagen über Frische und Ausdehnung der Fraktur kaum möglich sind, bleiben Röntgenkontrollen hier unerläßlich (Abb. 4a–h).

Degenerative Kniegelenksveränderungen

Randzackenbildungen an den knöchernen Kniegelenksstrukturen sowie Unregelmäßigkeiten im Knorpelüberzug von Tibiakopf und Femurkondylen lassen sich sonographisch so deutlich dokumentieren (Abb. 5), daß wahrscheinlich auch Verlaufskontrollen möglich sind.

Baker-Zyste

Die Baker-Zyste als pathologische Flüssigkeitsansammlung in der dorsalen Kniegelenksregion ist sonographisch als rundliches, echoleeres Areal von meist 1–3 cm Ø leicht dokumentierbar (Abb. 6a, b) (AMBANELLI u. Mitarb. 1976). Polyzyklische Konfigurationen werden bei septierten Zysten beobachtet. Ihre Septen stellen sich im Ultraschall als zarte Binnenreflexlinien dar.

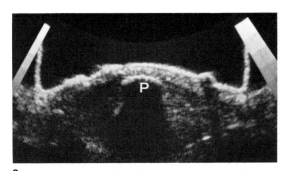

a

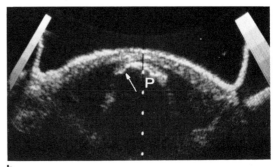

b

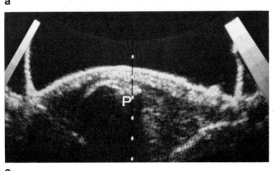

c

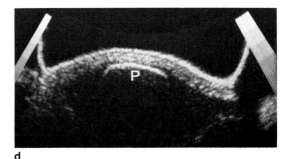

d

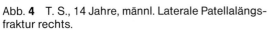

Abb. 4 T. S., 14 Jahre, männl. Laterale Patellalängsfraktur rechts.
a (Longitudinalschnitt). P = unauffällige Patellakontur (lateral des Frakturspalts).
b (Longitudinalschnitt). P = pathologisch verdickte Patellakontur in Region des Frakturspalts; Stufenbildung durch Pfeil markiert.
c (Longitudinalschnitt). P = pathologisch verdickte Patellakontur in der Region des Frakturspalts; kranialer Anteil der Patellakontur unauffällig schmal.
d (Longitudinalschnitt). P = unauffällige Patellakontur (Medial des Frakturspalts)

Abb. 4 e–h umseitig ▶

454 Gelenke

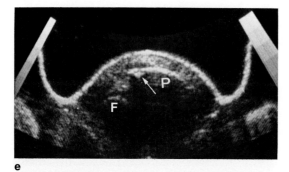

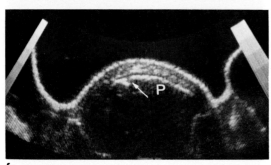

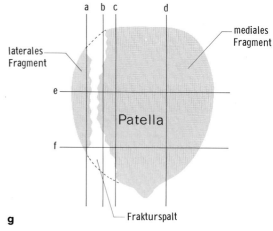

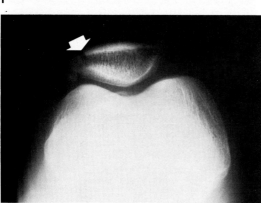

Abb. 4 e–h
e (Transversalschnitt) P=Patellakontur, F=Teil des lateralen Femurkondylus; Frakturstelle durch Pfeil markiert.
f (Transversalschnitt, kranial von Abb. 3e). P = Patellakontur; Frakturstelle durch Pfeil markiert.
g Schnittdarstellung zu den Abb. 3a – f.
h Patellafraktur. Röntgenzielaufname zu den Abb. 3a – f.

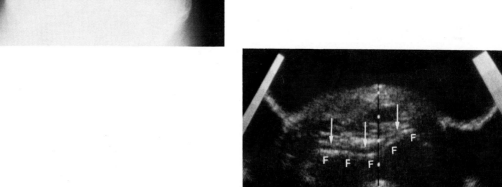

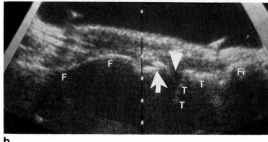

Abb. 5 S. H., 75 J., männl. Degenerative Kniegelenksveränderungen im linken Kniegelenk (Arthrose aufgrund Fehlbelastung nach apoplektischem Insult vor 7 Jahren).
a (ventraler Transversalschnitt). F = Femurkondylenkontur; unscharf konturierte, ungleichmäßig dicke Knorpelbeschichtung durch Pfeile markiert (vergl. Abb. 1d).
b (lateraler Longitudinalschnitt). F = Femurkontur, T = Tibiakonsolenkontur, Fi = Fibulaköpfchenkontur; Gelenkspalt durch Dreieck markiert, Osteophytenkontur an der lateralen Femurkondyle durch Pfeil markiert (vergl. Abb. 2c).

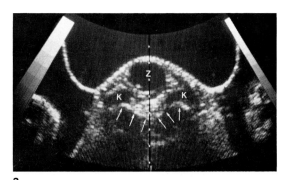

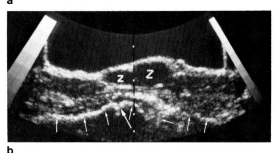

Abb. 6 M. R., 10 Jahre, männl. Rechtes Kniegelenk, Baker-Zysten.
a (dorsaler Transversalschnitt).
Z = Baker-Zyste, K = Femurkondylenknorpel; Femurkondylenkontur durch Pfeile markiert.
b (dorsaler Longitudinalschnitt).
Z = Baker-Zysten; Femur- und Tibiakonturen durch Pfeile, Femurepiphysenfuge durch größeren Pfeil markiert.

Weitere Krankheitsbilder

Bei weiterer gerätetechnischer Vervollkommnung (Frequenz der Applikatorquarze mindestens 5–7 MHz) ist zu erwarten, daß auch größere Veränderungen an den Menisken und Kreuzbändern zu erkennen sind. Ein Konkurrenzverfahren zur Röntgenarthrographie kann die Realtime-Sonographie zwar aufgrund der erwähnten methodischen Schwierigkeiten (Behinderung durch knöcherne Strukturen) kaum werden; bei den beschriebenen Krankheitsbildern ist sie jedoch eine wertvolle erste diagnostische Hilfe.

Hüftgelenk

Aufgrund der fehlenden Darstellungsmöglichkeiten des Hüftgelenkspalts durch überprojizierende Beckenknochenanteile ist im Ultraschall eine Untersuchungsmöglichkeit nur während der ersten Lebensmonate gegeben, wenn die noch knorpeligen Strukturen aufgrund ihres hohen Wassergehalts echofrei in vollem Umfang abgebildet werden können.

Untersuchungstechnik und Normalbefund

Der Säugling liegt in Seiten- oder Bauchlage (Oberschenkel in Streckstellung). Bei einem Longitudinalschnitt des laterodorsal angesetzten Schallapplikators kommt es nur in einer sehr schmalen Schichtebene zur gleichzeitigen Abbildung folgender Strukturen: Femurschaft, Femurhals, Femurkopf und Hüftgelenkspfanne (Abb. 7a, b). Diese Referenzebene läßt sowohl einen direkten Seitenvergleich zwischen linkem und rechtem Gelenk als auch Kontrolluntersuchungen bei steigendem Lebensalter (bis ca. 9. Monat) zu. Dabei stellen sich Femurschaft und Femurhals als abknickende Reflexkontur mit distalem Schallschatten dar. An den Femurhals schließt sich ein rundes, echoarmes Gebilde von ca. 1,5–2 cm Ø an, der knorpelige Hüftkopf, der in einem Reflexbogen gelegen ist, welcher nach kranial hin abknickt und dem Azetabulum mit Pfannendacherker entspricht. Ab drittem/viertem Lebensmonat ist zentral im Hüftknopf der Epiphysenkernreflex wahrnehmbar.

Sonographisch erfaßbare Hüftgelenksveränderungen

Hüftkopfluxation

Wird die Luxation des Hüftkopfs im allgemeinen klinisch gestellt, so kann hier der Ultraschall im Kleinstkindesalter zur Diagnostik beitragen, zumal die Untersuchung nicht belastend und

456 Gelenke

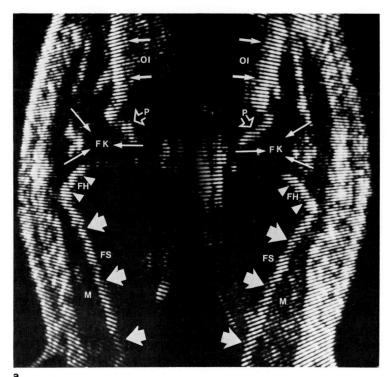

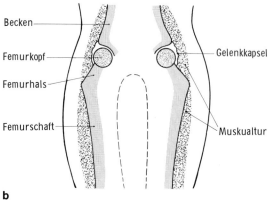

Abb. 7 F. N., 2,5 Monate, weibl. Normale Hüftgelenke im Säuglingsalter.
a (Longitudinalschnitte von laterodorsal aus in Streckstellung).
FH = Femurhals (Dreiecke),
FK = Femurkopf (kleine Pfeile),
FS = Femurschaft (fette Pfeile),
M = Oberschenkelmuskulatur,
OI = Os ileum (lange Pfeile),
P = Hüftgelenkpfanne (Hohlpfeile).
b Zeichnung zur Abb. 5a.

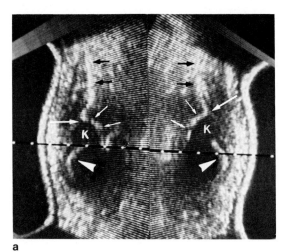

Abb. 8 J. H., 2,5 Monate, weibl. Pfannendachdysplasie links mit Subluxation des Hüftkopfs.
a (Longitudinalschnitte von laterodorsal). K = Femurkopf; Femurhals durch Dreiecke, Os ileum durch schwarze Pfeile, Gelenkpfanne durch kleine weiße Pfeile markiert; korrekte Stellung des rechten Hüftkopfes zur Gelenkpfanne sowie Fehlstellung des linken Hüftkopfes nach außen und kranial durch längere Pfeile markiert.
b Zeichnung zur Abb. 6a. Die linke Gelenkpfanne ist flacher, der Pfannenerker weniger ausgeprägt vorhanden, und der linke Femurkopf steht weiter nach außen.

jederzeit wiederholbar ist. Man erkennt in der Referenz-oder Standardebene, daß der Hüftkopf außerhalb der Pfannendachwölbung zu liegen kommt und kann dann auch die Luxationsrichtung angeben (Abb. **9**).
Bei entsprechender Öffnung einer Spreizhose läßt sich auch von der Medialseite des Oberschenkels her die Lage des Hüftkopfes in der Gelenkpfanne kontrollieren und rechtzeitig eine mögliche Reluxation erkennen (NOVICK 1982).

Pfannendachdysplasie

Ist in der Standardebene der Pfannendacherker abgeflacht, die Wölbung der Pfanne nur mäßig ausgeprägt oder ist sie gleichzeitig zu steil angelegt (Abb. **8a, b**), liegt, wie 62 Untersuchungen im eigenen Patientengut ergaben, der Verdacht auf eine Dysplasie des Pfannendachs nahe. Weiter erhärtet wird er durch Asymmetrien beim Seitenvergleich, obwohl zu beachten ist, daß auch beidseitige Dysplasien nicht selten sind. Die Eckkontur des Pfannenerkers geht nach lateral über in ein kleines, echoleeres Dreieck, dem knorpeligen Anteil des Pfannendachs. Bei der Frage nach einer Dysplasie sollte auch auf sein Vorhandensein und seine Größe (Seitenvergleich!) geachtet werden. Weiterhin läßt sich sonographisch die Epiphysenkernreifung im Hüftkopf gut kontrollieren (Abb. **10a, b**), deren einseitige Verspätung ein weiterer Hinweis auf ein dysplastisches Hüftgelenk sein kann. Der Epiphysenkern stellt sich zuerst als kleinster, sehr heller Zentralreflex im Hüftkopf dar, der im 3.-4. Lebensmonat sichtbar wird und bei ständiger Größenzunahme (mehr als 3 mm Ø) auch einen distalen Schallschatten aufweist. Auf diese Weise läßt sich eine beidseitige oder asymmetrische Verzögerung der Knochenkernbildung ohne jede Strahlenbelastung für das Kind engmaschig kontrollieren.

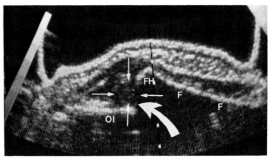

Abb. **9** G. A., 1,5 Monate, weibl. Luxation des rechten Femurkopfes nach kranial (latero-dorsaler Longitudinalschnitt). Eine Gelenkpfanne ist nicht mehr erkennbar, da sie kaudal des Hüftkopfes im distalen Schallschatten von Femurhals und Femurschaft gelegen ist. Der Femurkopf ruht direkt auf dem Os ileum.
Oi = Os ileum, FH = Femurhals, F = Femurschaft; Hüftkopf durch vier Pfeile, Fehlstellung des Hüftkopfes durch gebogenen Pfeil markiert.

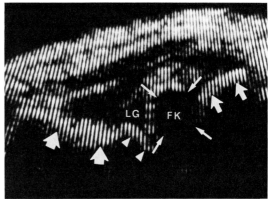

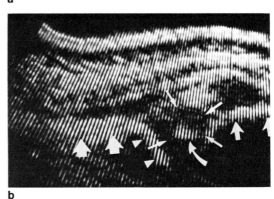

Abb. **10** B. D., 2 Monate, männl. Epiphysenkernreifung im rechten Femurkopf.
a (latero-dorsaler Longitudinalschnitt). Der echoleere Femurkopf weist noch keinen Zentralreflex auf. FK = Femurkopf (vier lange Pfeile), LG = Labrum glenoidale des Pfannendachs; Os ileum durch breite Pfeile, Gelenkpfanne durch Dreiecke, Femurhals durch weniger breite Pfeile markiert.
b Zusätzlich ist jetzt der Epiphysenkern als Binnenreflex zentral im Femurkopf darstellbar (durch gebogenen Pfeil markiert).

Weitere Gelenke

Aufgrund der geringen Literaturmitteilungen und kleinen Patientenanzahlen im eigenen Krankengut lassen sich allgemeingültige Aussagen über Untersuchungsmöglichkeiten weiterer wichtiger Gelenke wie Schulter-, Hand- oder Sprunggelenke bisher nicht machen. Aber gerade im Kleinkindesalter mit großenteils noch nicht verknöcherten Skelettstrukturen dürften sich auch hier diagnostische Versuche lohnen, zumal bei spezifischer gerätetechnischer Weiterentwicklung (hohem Auflösungsvermögen + ausreichender Penetrationstiefe der Schallwellen + Artefaktfreiheit innerhalb der ersten Abbildungszentimeter).

Literatur

1 Ambanelli, U., P. Manganelli, A. Nervetti: Determination of articular effusions and popliteal cysts with ultrasound. J. Rheumatol. 3 (1976) 134
2 Carpenter, J. R., R. R. Hattery, G. G. Hunder: Ultrasound evaluation of popliteal space: comparision with arthrography and physical examination. Mayo Clin. Proc. 51 (1976) 498
3 Cooperberg, P. L., I. T. Tsang, L. Truelove: Gray scale ultrasound in the evaluation of rheumatoid arthritis of the knee. Radiology 126 (1978) 759
4 Novick, G.: 82. Jahrestagung der Roentgen Ray Society (1982)
5 Seltzer, S. E., H. J. Finberg, B. N. Weissman: Arthrosonography: gray scale ultrasound evaluation of the shoulder. Radiology 132 (1979) 467
6 Seltzer, S. E., H. J. Finberg, B. N. Weissman: Arthrosonography-technique, sonographic anatomy and pathology. Invest. Radiol. 15 (1980) 29–28

26 Besonderheiten im Kindesalter

J. A. Bliesener

Ziel dieses Kapitels ist, Besonderheiten bei der Ultraschalluntersuchung von Kindern aufzuzeigen, die Anwendung des Ultraschalles als Initialuntersuchung zu empfehlen, den diagnostischen Wert im Rahmen der anderen bildgebenden Methoden darzulegen und seine Grenzen und Fehler zu demonstrieren.

Eine generelle *Vorbereitung* zur Ultraschalluntersuchung im Kindesalter ist nicht erforderlich. Es ist wesentlich, den Kindern zu erklären, daß die Untersuchung schmerzfrei ist. Meist kommen die Kinder gern zu Kontrolluntersuchungen wieder (spezielle Vorbereitung s. bei den einzelnen Kapiteln).

Die *Untersuchungstechnik* unterscheidet sich nicht wesentlich von der im Erwachsenenalter. Es ist wichtig, in einem gut temperierten Raum zu arbeiten, so daß die Kinder, besonders die Früh- und Neugeborenen, nicht auskühlen. Das Kontaktgel sollte leicht angewärmt sein, Lagerung auf dem warmen Heizkörper genügt. Eine Sedierung ist grundsätzlich nicht erforderlich. Bei Säuglingen bewährt es sich, ihnen während der Untersuchung (ausgenommen die Gallenblasenuntersuchung) die Flasche anzubieten. Bei „Krabblern" (12–36 Monate) hilft meist nur ein gut geschultes, geduldiges, aber konsequentes „Haltepersonal". Ältere Kinder sind mit dem Hinweis, daß auf dem Fernsehmonitor gleich die „Sesamstraße" erscheint, ruhig zu halten (spezielle Untersuchungstechnik s. bei den einzelnen Kapiteln).

Urogenitaltrakt

Anatomie

Die Säuglingsnieren zeigen gegenüber anderen Altersstufen ein deutlich differentes Bild (27) (normale Nierengrößen im Kindesalter s. Anhang 1). Die im Säuglingsalter typische deutliche Abgrenzbarkeit der Pyramiden der Medulla von der Kortex sollte nicht zur Verdachtsdiagnose „Zystenniere" führen (Abb. 1).

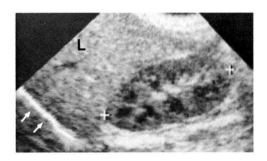

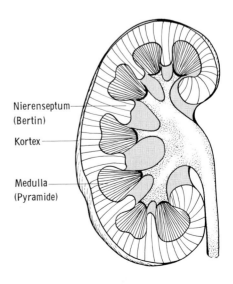

Abb. 1
a Sonographischer Längsschnitt in der VAL (vordere Axillarlinie) einer kompensatorisch vergrößerten (5,9 cm) gesunden rechten Niere eines 1 Tag alten männlichen Säuglings, bei dem links eine multizystische Niere gefunden wurde. Typischer, für das Alter normaler Pyramiden-Nierenparenchym-Kortex-Aufbau. L = Leber, → = dichtes Echoband des Zwerchfells, ++ = Markierungskreuze am oberen und unteren Nierenpol.
b Schematische Darstellung des Nierenaufbaus, der besonders bei der Säuglingsniere sonographisch noch nachweisbar ist.

Besonderheiten im Kindesalter

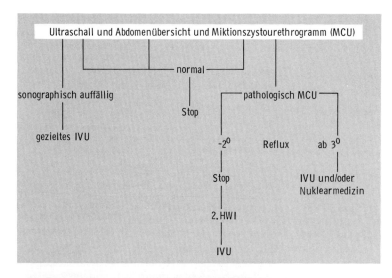

Abb. 2 Untersuchungsgang bei Harnwegsinfektionen im Kindesalter:
1. Ultraschall und MCU ohne pathologischen Befund → keine weiteren Untersuchungen erforderlich. 2. Ultraschall mit pathologischem Befund → IVU.
3. Normaler Ultraschall und pathologisches MCU: z. B. Reflux 2° → nur Therapie; erst nach Harnwegsrezidiv → IVU.
Reflux ab 3° → IVU. HWI = Harnwegsinfektion, IVU = intravenöses Urogramm.

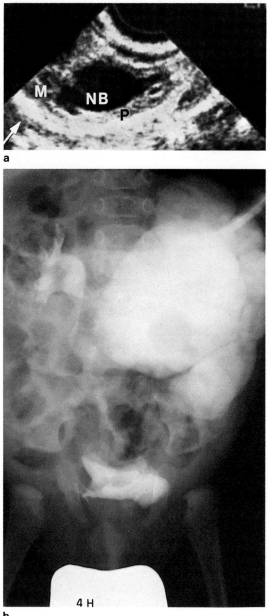

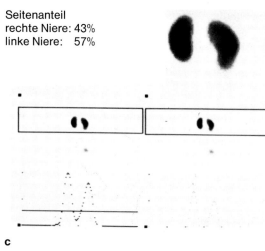

Abb. 3
a Sonographischer Längsschnitt der linken Niere bei einem 14 Tage alten männlichen Säugling mit linksseitigem palpablem Tumor.
Sonographisch: großer echoarmer Bereich = gestautes Nierenbecken (NB), M = Milz, P = Parenchym, → = Zwerchfell.
Diagnose: Hydronephrose links, bedingt durch Abgangsstenose.
b IVU: eine Aufnahme 4 Std. p. i. bestätigt die Diagnose einer Abgangsstenose links.
c Wie wesentlich eine frühe Diagnosestellung für die betroffene Niere ist, zeigt die seitengetrennte Clearancebestimmung 6 Monate nach einer Harnleiterabgangsplastik. Sie zeigt eine gute Restitution der linken Niere mit 43 % im Vergleich zu 57 % rechts seitenanteilige Funktionsleistung.

Untersuchungstechnik

Im Gegensatz zum intravenösen Urogramm sollten Kinder zur Ultraschalluntersuchung gut hydriert sein. Andernfalls könnten Harnabflußstörungen übersehen werden. Wir beginnen die Untersuchung der Nierenregion grundsätzlich in Rückenlage von ventral her; hierbei ist die rechte Niere durch das „Schallfenster" der Leber gut abzubilden. Im Nierenquerschnitt von ventral lassen sich besonders gut die Nierengefäße darstellen. Durch Kompression der linken Flexur des Kolons mit dem Schallkopf läßt sich diese oft nach medial verlagern, so daß eine gute Darstellung auch der linken Niere gelingt. Ist die Untersuchung von ventral nicht möglich, erfolgt sie anschließend von dorsal.

Indikationen

Als Hauptindikation gelten hauptsächlich die *Harnwegsinfektionen*. Der Stellenwert der Ultraschalluntersuchung bei Harnwegsinfektionen im Kindesalter wird an einem Flußdiagramm (Abb. 2) veranschaulicht (3).

Erkrankungen

Bei der Differentialdiagnose der vergrößerten Niere ist wohl am häufigsten die Hydronephrose infolge einer angeborenen Abgangsstenose (Abb. 3), einer Ostiumstenose (Abb. 4), einer Doppelanlage mit oder ohne Ausbildung einer Ureterozele (Abb. 5) oder einer Urethralklappe mit rückwirkender Harnabflußstörung zu nennen.
Sonographisch ist diesen Erkrankungen die Verbreiterung des Mittelechos mit Darstellung einer echofreien Zone gemeinsam.

Multizystische Nieren (s. Kap. 15)

Es handelt sich hierbei um eine angeborene Mißbildung, die mit anderen Nierenmißbildungen kombiniert sein kann.
Sonographisch bietet sich das Bild multipler, gleich aussehender Zysten. Die intakten Septen können bei der differentialdiagnostischen Abgrenzung zu einer extremen Hydronephrose hilfreich sein (39).

Zysten

Solitäre Nierenzysten sind im Kleinkindesalter selten und werden mitunter als Nebenbefund ent-

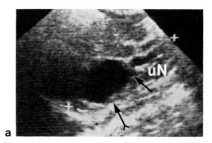

a

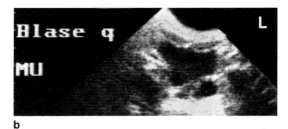

b

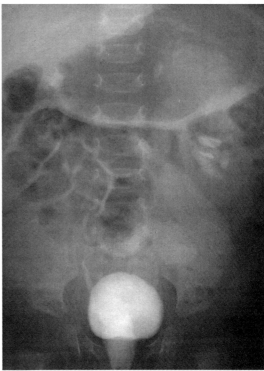

c

Abb. 4
a Sonographischer Längsschnitt bei einem 2 Monate alten männlichen Säugling, der mit Erbrechen erkrankte. Oberhalb einer normal gestalteten unteren Nierenanlage (UN), abgegrenzt durch eine Parenchymbrücke (↑) findet sich eine rundliche echoarme Formation, die ebenfalls noch auffallend breites Parenchym, insbesondere dorsal (↕), aufweist.
b Im sonographischen Querschnitt der Blase zeigt sich ein Megaureter links. L = links.
Weiteres diagnostisches Vorgehen: MCU unauffällig.
Diagnose: Doppelanlage links mit Megaureter zur oberen Anlage infolge einer Ostiumstenose.
c Weiteres diagnostisches Vorgehen: IVU, eine Aufnahme 4 Std. p. i. bestätigt die Diagnose. Im Isotopennephrogramm noch erstaunlich gute Funktionsleistung der hydronephrotischen oberen Anlage links: reparativer Operationsversuch.

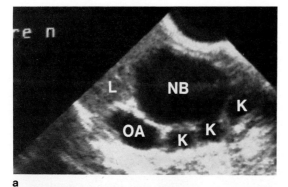

Abb. 5
a Sonogramm eines männlichen Neugeborenen mit beidseits vergrößerten Nieren. Rechte Niere longitudinal: riesig erweitertes Nierenbecken (NB) mit darumgelegenen rundlich erweiterten Kelchen (K). Die kranial dem Nierenbecken gelegene größere echoarme Erweiterung läßt den Verdacht auf eine hydronephrotisch umgewandelte obere Anlage (OA) zu. L = Leber.

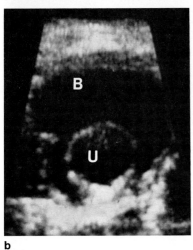 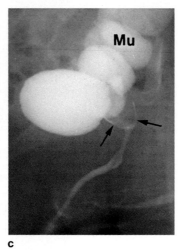

b Dies gilt insbesondere, als sich bei der Ultraschalluntersuchung der Blase (B) eine am Blasenboden sitzende zystische Formation = Ureterozele (U) findet.
c Im anschließenden MCU bestätigt sich die Diagnose. Die Ureterozele (↑) wird während der Miktion in die hintere Harnröhre „geboren". Zusätzlich besteht ein massiver Reflux in einen Megaureter links (MU).
Diagnose: hydronephrotische Doppelanlage rechts mit Ureterozele, Reflux links.

deckt. Differentialdiagnostisch zur Hydronephrose, die ein rundbogig gespreiztes Mittelecho hat, weisen die Zysten *sonographisch* ein, wenn auch mitunter verlagertes, paralleles Mittelecho auf.

Infantile polyzystische Nierendegeneration

Die infantile polyzystische Nierendegeneration ist eine angeborene mikrozystische Veränderung der Niere, die mit einer (meist) beidseitigen Organvergrößerung einhergeht.
Sonographische Kriterien sind verstärkte Echodichte des Nierenparenchyms, erweiterte Kelche sowie schlechte Abgrenzbarkeit der Nieren (2, 4, 5, 7) (Abb. **6**).
Die klinische Diagnose wird meist vom Pädiater gestellt, der bei einem Kind mit schlechter Nierenfunktion vergrößerte Nieren tastet. In Verbindung mit den charakteristischen Nierenveränderungen wie zystische Dilatation der Sammelröhren findet sich eine mit dem Alter zunehmende Fibrose des periportalen Lebergewebes.
BLYTH u. OCKENDEN (4) unterteilen die infantile polyzystische Nierendegeneration in vier Formen: die perinatale, neonatale, infantile und juvenile Form. Jede Form unterscheidet sich durch das Ausmaß des Nieren- und Leberbefalles. Bei der perinatalen Form sind ca. 90% der Nierentu-

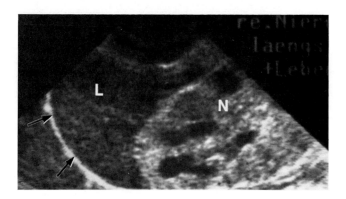

Abb. **6** Sonographischer Längsschnitt in der VAL bei einem 14 Tage alten Mädchen mit palpablem Tumor in der rechten Flanke. Unter der Leber (L) liegt die vergrößerte rechte Niere (N), die zahlreiche zystische echofreie Bezirke aufweist. Die linke Niere zeigt ähnliche Veränderungen. → = Zwerchfell.
Diagnose: polyzystische Nierendegeneration.

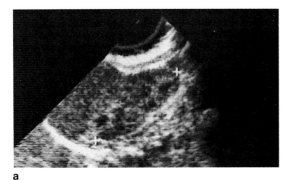

a

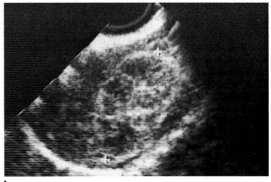

b

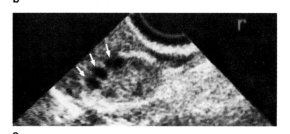

c

Abb. 7 Sonographische Längsschnitte der Nieren bei einem 14 Tage alten weiblichen Säugling mit Hämaturie.
a Die linke Niere (4,8 cm) zeigt einen normalen Aufbau.
b Die rechte Niere ist deutlich größer (5,6 cm), das Parenchym verdickt, die Mittelechos dissiminiert; die V. cava ist sonographisch frei. Diagnose: Nierenvenenthrombose rechts.
c Unter konservativer Therapie 14 Tage später: unverändert normales Bild links; rechts bilden sich im ventrokranialen Parenchym echoarme zystenähnliche Bereiche (↑), die wahrscheinlich nekrosebedingt sind. Die rechte Niere mißt jetzt 4,4 cm.
d Weitere 3 Monate später ist die linke Niere kompensatorisch vergrößert (5,8 cm Poldistanz), die rechte Niere weiter geschrumpft (d = Nierenquerschnitt von dorsal abgeleitet). R = rechts, W = Wirbelsäule.
e Eine seitengetrennte Clearance 4 Monate nach der Nierenvenenthrombose zeigt die herabgesetzte Nierenfunktion rechts mit anteilig 12% im Vergleich zu links 88% der Gesamtleistung.

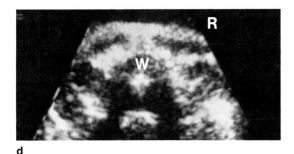

d

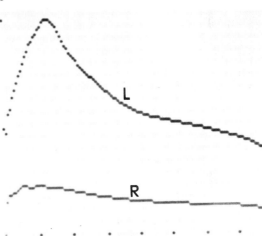

e/1

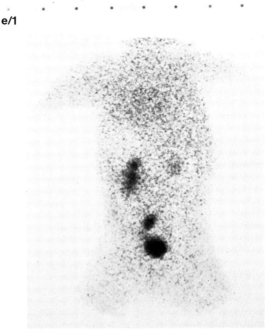

e/2

buli verändert, und es besteht nur eine geringe periportale Fibrose. Bei der juvenilen Form sind lediglich 10% der Tubuli verändert; dafür besteht eine ausgeprägte Fibrose der Leber, verbunden mit portaler Hypertension. Die neonatale und die infantile Form liegen zwischen diesen beiden Extremen.
Die Diagnostik erfolgt sonographisch sowie nuklearmedizinisch. Die verzögerte Anreicherung des Parenchyms sowie die verzögerte Ausscheidung – noch 24 Std. p. i. ist Aktivität über den Nieren nachweisbar – sind typisch für die polyzystische Nierendegeneration. Ein intravenöses Urogramm ist meist nicht erforderlich.

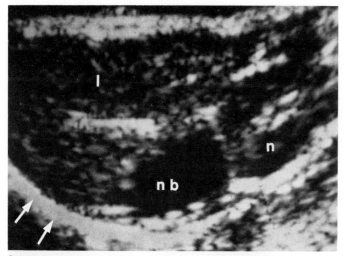

Abb. 8
a Sonographischer Längsschnitt in der VAL bei einem männlichen Neugeborenen mit palpablem Tumor in der rechten Flanke. Oberhalb der kaudal verlagerten rechten Niere(n) stellt sich ein echoarmer Bereich dar (nb). l = Leber, → = Zwerchfell.
Diagnose: Nebennierenblutung rechts.
b Im IVU sieht man die kaudal verlagerte, ansonsten normale rechte Niere durch eine schwach angefärbte Raumforderung (→) oberhalb derselben.

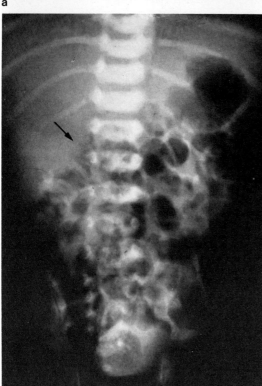

erfolgen, da beim intravenösen Urogramm wenig bis gar keine Ausscheidung des Kontrastmittels auf der betroffenen Seite zu erwarten ist.
Ultrasonographisch findet sich in der akuten Phase ein vergrößertes Organ mit entweder komprimierten zentralen oder dissiminierten Echos in einem ansonsten echoarmen Parenchym (Abb. **7a-c**) (11, 33). Im weiteren Verlauf ändert sich das Bild. Beim nekrotisierenden Typ kann es neben einer zunehmenden Echoverdichtung zur Darstellung echofreier (nekrosebedingter) Bezirke kommen.
Im weiteren Krankheitsverlauf können sich diese Nieren mehr oder weniger erholen. Bei einigen Patienten kommt es lediglich zu einem Parenchymverlust; andere entwickeln eine Schrumpfniere.

Nebennierenblutung

Die Nebennierenblutung kann im Rahmen eines Schockgeschehens auftreten. Mitunter ist sie kombiniert mit einer Nierenvenenthrombose. In der Perinatalphase wird die Nebennierenblutung besonders nach komplizierten Geburten, Apnoen sowie bei Sepsis beobachtet. Sie wird allerdings auch bei Kindern ohne dramatische Anamnese gefunden. Ein häufiges Begleitsymptom ist ein Ikterus.
Die rechte Nebenniere ist häufiger als die linke betroffen. METREWELI u. Mitarb. (28) glauben die Ursache in der differenten venösen Drainage der Nieren zu sehen.
Das *sonographische* Bild ist unterschiedlich.
Die hämorrhagische Nebenniere kann entweder echoarm (Abb. **8**) oder gemischt echodicht (Abb. **9**) sein. Im weiteren Verlauf verkleinern sich die hämorrhagischen Nebennieren meist mit Echoverdichtung; die zuvor deplazierten Nieren normalisieren ihre Lage wieder.
Die Differentialdiagnose zu einem Neuroblastom kann durch die Bestimmung der Vanillinmandelsäure und den Verlauf geklärt werden.

Nierenvenenthrombose

Die Nierenvenenthrombose wird als Schockfolge und nach schweren Dyspepsien beim jungen Säugling gesehen. Durch gesteigerte Blutgerinnung kommt es zur Thrombenbildung. Das Ausmaß des Gefäßverschlusses kann variieren, der Thrombus zentripetal von den Nierenvenen bis in die V. cava reichen. Klinisch ist die betroffene Niere vergrößert; es besteht eine Hämaturie (11). Ist nur eine Niere befallen, kann sich der Urin wieder klären; bei beidseitiger Nierenvenenthrombose besteht meist eine Anurie. Die Diagnostik sollte sonographisch und nuklearmedizinisch

Nephrokalzinose

Die typischen klinischen Zeichen der seltenen Nephrokalzinose beim Säugling und Kleinkind sind beidseitige Nierenvergrößerung und Isosthenurie.
Sonographisch findet sich eine Umkehr des Normalbildes. Die gewöhnlich echoarmen Pyramiden der Medulla sind bei der Nephrokalzinose hochgradig echodicht, mitunter mit darunter gelegenen Schlagschatten (Abb. 10).
Wegen der Konzentrationsschwäche der Nieren kommt es im intravenösen Urogramm nur zu einer schlechten Darstellung, so daß der Ultraschall bei dieser Erkrankung die sensitivere bildgebende Methode ist.

Nierenveränderungen bei größeren Kindern

Nierenmißbildungen (s. Kapitel 15)

Tumoren

Bei Raumforderungen im Bauchraum muß überwiegend zwischen dem Nephroblastom (Wilms-Tumor) (Abb. 11 u. 12) und dem Neuroblastom (s. Kapitel 15) differenziert werden.
Wilms-Tumoren sind die häufigsten Nierentumoren im Kindesalter. Mehr als 90% der Wilms-Tumoren treten bei Kindern unter 5 Jahren auf (10). Mitunter sind sie bereits angeboren. Die Häufigkeit der bilateralen Tumorbildung wird mit ca. 5% angegeben (31); dies soll nicht durch Metastasierung, sondern vielmehr durch eine deutlich stärkere genetische Komponente der Tumorbildung bedingt sein (20). Die Sonographie ist nicht nur bei der Primärdiagnostik des Wilms-Tumors von Bedeutung; sie bietet dem Therapeuten eine ständige Kontrollmöglichkeit während der Behandlung.
Nach WEITZEL (42) ist auch eine sonographische Stadieneinteilung möglich:

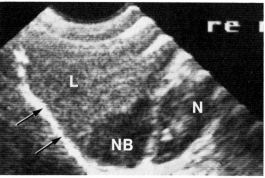

a

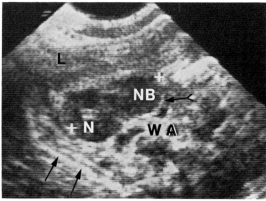

b

Abb. 9
a Sonographischer Nierenlängsschnitt
b Sonographischer Nierenquerschnitt bei einem 6 Tage alten männlichen Neugeborenen nach protrahierter Geburt und Ikterus. Die rechte Niere ist palpabel.
Die rechte Niere (N) wird durch eine gemischt echodichte suprarenale Raumforderung (NB) nach lateral – kaudal verlagert. Ansonsten ist die rechte Niere normal, so daß differentialdiagnostisch eine Nierenvenenthrombose ausscheidet. Die V. cava (↔) ist nach medial verlagert; W = Wirbelsäule, A = Aorta, L = Leber, → = Zwerchfell.
Die Vanillinmandelsäure war nicht erhöht, somit scheidet ein Neuroblastom als differentialdiagnostische Möglichkeit aus.
Bei weiteren sonographischen Kontrollen verkleinerte sich die Raumforderung.
Diagnose: Nebennierenblutung rechts.

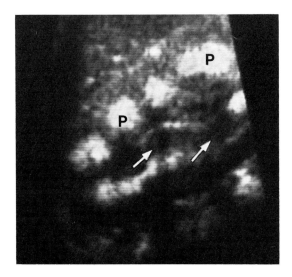

Abb. 10 Sonographischer Nierenlängsschnitt mit einem 7,5-MHz-„small-part"Schallkopf bei einem 10 Tage alten männlichen Säugling mit tastbar vergrößerten Nieren sowie Isosthenurie.
Das Echomuster ist umgekehrt zum Normalbild; die Pyramiden (P) sind echodicht mit darunter gelegenen Schlagschatten (→).
Diagnose: angeborene Nephrokalzinose

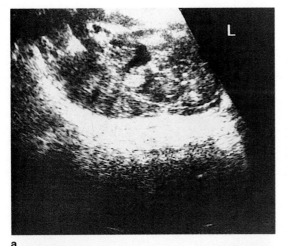
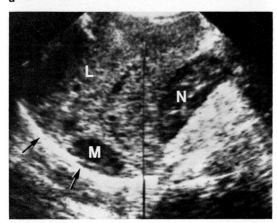
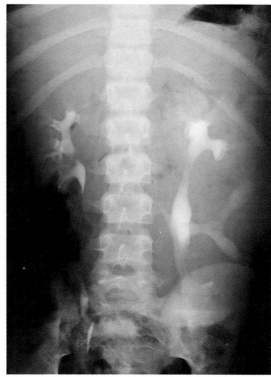
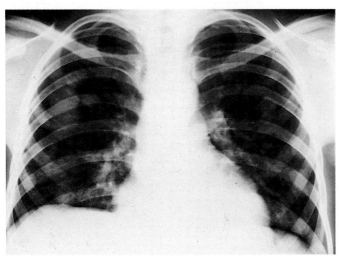

Abb. 11
a Ultraschallängsschnitt der linken Niere eines 10 Jahre alten Jungen mit palpablem Tumor in der linken Flanke. Die linke Niere ist deutlich vergrößert, mit dichten Echos durchsetzt. Daneben finden sich echofreie Zonen, die dem verlagerten NBK-System entsprechen. Diagnose: Wilms-Tumor links
b Im IVU (das Kontrastmittel wurde durch eine untere Kavographie, wobei sich die V. cava frei durchgängig zeigte, zugeführt) bestätigt sich der Verdacht.
c Die weitere Ultraschalluntersuchung deckt eine Lebermetastase (M) auf. N = rechte Niere, L = Leber, → = Zwerchfell.
d In der Thoraxaufnahme lassen sich ebenfalls Metastasen nachweisen. Diagnose: metastasierender Wilms-Tumor Stadium IV

Stadium I: solider Tumor sonographisch auf die normal große Niere begrenzt;

Stadium II: solider Tumor, der größer als die normal große Niere ist; V. cava inferior, Aorta und Pfortader sind nicht verlagert; der Tumor ist noch eindeutig von den Nachbarorganen abzugrenzen;

Stadium III: solider Tumor größer als die normale Niere; Nachbarorgane bereits verlagert bzw. infiltriert;

Stadium IV: solider Tumor größer als die normale Niere mit Infiltration in die Nachbarorgane sowie Nachweis von Metastasen.

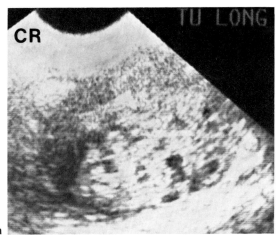

Abb. 12
a Sonographischer Längsschnitt der linken Nierenregion bei einem 16 Monate alten Jungen mit palpablem Tumor in der linken Flanke mit Verdacht auf eine Hämoblastose. Es stellen sich ein gemischt echodichter Tumor mit echoärmerem Bereich am oberen Pol (NBK-System) sowie mehrere kleinere den Tumor durchsetzende zystische Zonen dar.
Diagnose: zystischer Wilms-Tumor
b Im IVU zeigt sich das typische Bild eines Wilms-Tumors.
Histologische Diagnose: sog. „benignes zystisches Nephroblastom".

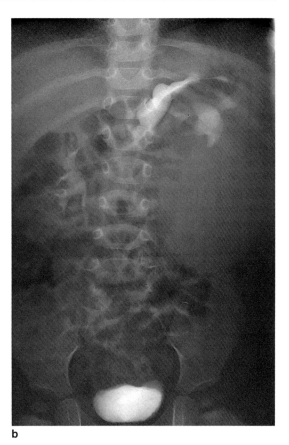

Immer sollte beim Wilms-Tumor ein intravenöses Urogramm als *untere Kavographie* durchgeführt werden, um ein mögliches Tumoreinwachsen in die V. cava inferior frühzeitig zu diagnostizieren, so daß der Tumorzapfen dann intraoperativ durch Kavaeröffnung entfernt werden kann. Bei Verdacht auf beidseitigen Nierenbefall ist ein Angiogramm angezeigt.

Eine prognostisch günstige Tumorform stellt das sog. benigne zystische Nephroblastom (Abb. **12**) dar, welches eine so geringe Metastasierungstendenz haben soll, daß eine chemotherapeutische Behandlung das größere Risiko darstellen würde (6, 45).

Das *Neuroblastom* (Sympathikoblastom) ist der zweithäufigste Bauchtumor im Kindesalter. 80% der Neuroblastome werden bei Kindern unter 2,5 Jahren entdeckt. Radiologisch ist das Neuroblastom vom Wilms-Tumor meist durch seine Tendenz zu Verkalkungen sowie zur Nierenverlagerung (und nicht Destruktion) zu trennen.
Sonographisch ist das Neuroblastom meist echodichter als der Wilms-Tumor infolge der Tumorverkalkungen.

Systemerkrankungen
Der Nierenbefall durch Lymphome oder durch leukämische Infiltrationen kann ebenfalls, insbesondere bei kleineren Kindern, frühzeitig zu einer Vergrößerung der Nieren führen (18).

Die sonographische Kontrolle während der Therapie zeigt dann vielfach eine Verkleinerung der Organe.
Im therapiefreien Intervall zeigt die erneute Nierenvergrößerung frühzeitig ein Leukoserezidiv an.

Entzündungen (s. Kapitel 15)

Nierentrauma (s. Kapitel 15)

Postoperative Ultraschalluntersuchung
Als hilfreich hat sich die postoperative Ultraschalluntersuchung nach Harnleiteroperationen erwiesen (14, 40). Hier können frühzeitig Harnabflußstörungen aufgezeigt und in kurzen Abständen kontrolliert werden, so daß hier auch eine Entscheidungshilfe für eine evtl. Reoperation gegeben ist.

Hemihypertrophie
Als Kontrolluntersuchung bei Hemihypertrophie und dem Beckwith-Wiedemann-Syndrom (EMG=Exomphalo-Makroglossie-Gigantismus-Syndrom), bei dem es gehäuft zur Bildung von Nephroblastomen kommen kann, sollte die sonographische Kontrolle routinemäßig eingesetzt werden (15, 16, 22, 34).

Meningomyelozele
Bei der Überprüfung der Harnwege bei Kindern mit Meningomyelozele ist der Ultraschall ein unerläßliches Hilfsmittel geworden. Sowohl die

Kontrolle der Abflußverhältnisse als auch die Restharnbestimmung nach Blasenentleerung sind leicht und schnell durchzuführen. Zur Restharnbestimmung benutzen wir die von WEITZEL (41) angegebene Berechnungsmethode: Höhe x Breite x Länge x 0,523 = ml.

Inneres Genitale

Zur Ultraschalluntersuchung mit der Frage nach einer *gynäkologischen Fehlbildung* muß die Harnblase gut gefüllt sein, da nur dann eine zufriedenstellende Darstellung der im Becken gelegenen Strukturen möglich wird. Der Uterus läßt sich in allen Altersstufen abgrenzen; die Eierstöcke sind normalerweise ab dem 2. Lebensjahr nachzuweisen. Intraabdominelle Raumforderungen bei weiblichen Säuglingen entsprechen nicht selten Ovarialzysten.

Bei Mädchen vor und im geschlechtsreifen Alter können Ovarialzysten oder eine Hämatometrokolpos ein enormes Ausmaß erreichen. Bei der Differenzierung von Intersexen und Raumforderungen im kleinen Becken ergänzt die Sonographie die Abdominalübersichtsaufnahme, die Urographie, die Genitographie und ggf. das Computertomogramm.

Abdominalorgane

Leber

Untersuchungstechnik

Der Untersuchungsgang bei der Leberuntersuchung entspricht dem bei Erwachsenen. Zur Größenbestimmung der Leber erfolgen Schnitte in der Sternallinie mit Darstellung der Aorta, der längsgetroffenen Pankreasfigur, der A. mesenterica superior, sowie der quer getroffenen V. lienalis (normale Leber-, Milz- und Pankreasgrößen entsprechend dem Gewicht der Kinder s. Anhang 2 u. 3 [24, 41]).

Der Leberlängsdurchmesser in der Medioklavikularlinie mit der Gallenblase als Richtpunkt reicht vom Zwerchfell bis zur Lebervorderkante.

Schließlich erfolgt die 3. longitudinale Messung in der vorderen Axillarlinie mit gleichzeitiger Darstellung der rechten Niere.

Erkrankungen

Der Ultraschall deckt ungewöhnliche Leberlagen oder -formen, wie sie durch Zwerchfellücken oder Bauchdeckendefekte, das Prune-Belly-Syndrom oder durch Omphalozelen bedingt sind, auf. Primäre Tumoren sind seltener als im Erwachsenenalter. An weiteren Läsionen kommen Echinokokkuszysten, Abszesse und Metastasen in Betracht (echographische Befunde s. Kapitel 9). Im Gegensatz zum Erwachsenen kann die angeborene Hämangiomatose der Leber (Abb. 13) eine lebensbedrohliche Erkrankung sein. Die Kinder fallen wegen des erhöhten Shuntvolumens mit den klinischen Zeichen eines Vitium cordis auf. Mitunter rettet nur die Unterbindung der A. hepatica communis diese Kinder vor der Dekompensation. *Sonographisch* finden sich in der vergrößerten Leber zahlreiche verschieden große rundliche echoarme Bereiche.

Gallengangsatresien

Das klinische Leitsymptom sowohl der Gallengangsatresie als auch der neonatalen Hepatitis ist der Ikterus.

Als diagnostische Hilfsmittel bieten sich die Sonographie und die nuklearmedizinische Funktionsdiagnostik mit 99mTC-HIDA (Hepatobida-Test) an.

Bei der Gallengangsatresie läßt sich sonographisch im Längsschnitt keine oder nur eine kleine Gallenblase nachweisen. Gallenblasengrößen über 1,5 cm sind als „normal" anzusehen (1) (Abb. 14); Gallenblasengrößen unter 1,5 cm sind verdächtig auf eine Atresie, insbesondere wenn sich im Hepatobida-Test kein Nuklidaustritt in den Darm nachweisen läßt (1).

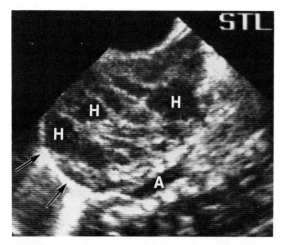

Abb. 13 Leberlängsschnitt in der STL bei einem 8 Wochen alten männlichen Säugling mit Verdacht auf Vitium cordis. Das Kind hat vereinzelte kutane Hämangiome. Darstellung einer mit 8,2 cm, in der STL erheblich vergrößerten Leber mit zahlreichen verschieden großen echoärmeren Zonen (H). A = Aorta, → = Zwerchfell.
Diagnose: Hämangiomatose der Leber.

Abb. 14 Ultraschalluntersuchung mit einem 7,5-MHz-Schallkopf einer normalen Gallenblase
a Längsschnitt
b Querschnitt bei einem 4 Wochen alten Säugling.
L = Leber, LL = linker Leberlappen, → = Gallenblase.

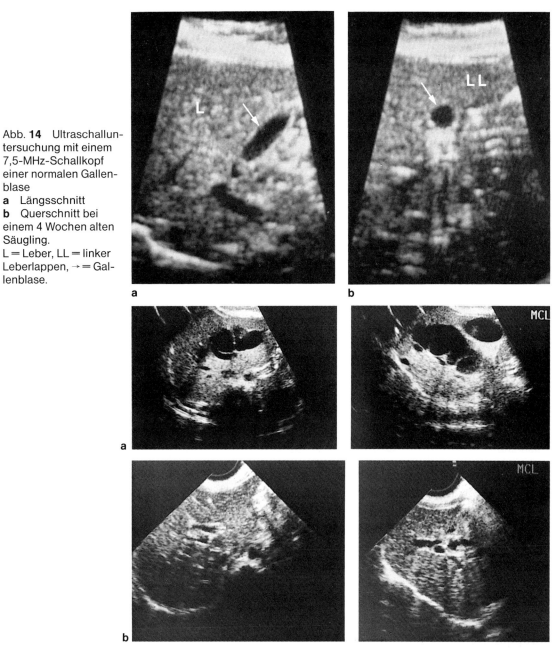

Abb. 15 Sonographischer Quer- und Längsschnitt (in der MCL).
a vor operativer Behandlung.
b nach operativer Behandlung. Klinisch: 6 Jahre altes Mädchen mit geblähtem druckschmerzhaftem Abdomen.
Sonographische Diagnose: Gallengangszysten.
c Die intraoperative Cholangiographie zeigt einen pathologischen Eintritt des erweiterten Ductus choledochus(c) in den Ductus pancreaticus (→). D = Duodenum.

Wichtig ist die Kontrolle der Gallenblasengröße postprandial. Eine prompte sonographisch zu erkennende Verkleinerung der Gallenblase spricht ebenfalls gegen das Vorliegen einer Gallengangsatresie.

Bei der neonatalen Hepatitis ist die Gallenblase beim nüchternen Kind in der Regel sonographisch normal groß. Bei schwerer neonataler Hepatitis kann, genau wie bei der Gallenwegsatresie, funktionsszintigraphisch kein Nuklidaustritt in den Darm nachweisbar sein. In diesem Fall ist der nächste Schritt die Leberbiopsie.

Gallenwegserweiterungen
Relativ selten sind Gallengangserweiterungen im Kindesalter. Bei dieser Erkrankung muß die Trias „intermittierender Ikterus, rezidivierender Oberbauchschmerz und palpabler Oberbauchtumor" nicht immer vorhanden sein.
Choledochuszysten oder Erweiterungen des gesamten Gallenwegssystems durch Fehlmündung des Ductus choledochus in den Ductus pancreaticus sind *sonographisch* als erweiterte zusammenhängende echoarme Zonen zu erfassen (Abb. 15) (23). Allerdings gelingt hier die letztliche Abklärung der Ursache der Fehlbildung erst durch intraoperative Cholangiographie (17).

Milz

Untersuchungstechnik

Rechtsseitenlage, wobei der linke Arm über den Kopf gezogen wird. Schallrichtung durch den 10.–11. ICR und von lateral subkostal bei tiefer Inspiration. Die Milzdarstellung gelingt am besten mit 5- oder 7,5-MHz-Schallköpfen (Milzgrößen s. Anhang 3).

Erkrankungen

Hämoblastosen (s. Kapitel 12)
Am häufigsten sind Milzvergrößerungen im Rahmen von Hämoblastosen anzutreffen (35).

Milzruptur (s. Kapitel 12)
Die Frage nach einer Milzruptur läßt sich durch eine Radionukliduntersuchung besser beantworten, da sonographisch mitunter nur intraabdominelle freie Flüssigkeit und nicht die Rupturstelle nachgewiesen werden kann.

Pankreas

Erkrankungen

Hauptindikationen im Kindesalter sind:

Pankreaspseudozysten (s. Kapitel 11)
Es ist besonders wichtig, auch im Rahmen des „battered child syndrom" und nach stumpfem Bauchtrauma (Fahrradunfall) nach Pankreaspseudozysten zu suchen.

Pankreatitis
Kommt im Kindesalter selten vor. Sie zeichnet sich *sonographisch* durch eine Organvergrößerung mit Abnahme der Echodichte im Vergleich zur Leberstruktur aus (normale Pankreasgröße, im posterioanteriorem Diameter im Oberbauchquerschnitt gemessen, s. Anhang 2).

Zystische Fibrose
Bei der zystischen Fibrose wurde von SPEHL-ROBBERECHT u. Mitarb. (37) und WILLI u. Mitarb. (44) eine Organverkleinerung mit zunehmender Echoverdichtung bis hin zur vollständigen Fibrosierung des Organes beschrieben. Mit zunehmendem Alter können bei diesen Patienten eine Cholelithiasis, Mikrogallenblase und Verengung der großen Gallenwege auftreten.

Gastrointestinaltrakt

Hypertrophe Pylorusstenose

Bewährt hat sich die Sonographie bei der Diagnostik der hypertrophen Pylorustenose. Neben den klassischen klinischen Zeichen wie Erbrechen im Schwall, peristaltische Wellen im Oberbauch, ggf. tastbarer Tumor im rechten Oberbauch können die sonographischen Kriterien entscheidend für die Operationsindikation sein. Im Sonogramm findet sich direkt im Anschluß an das Antrum ein echoarmer Ring, der ein stark echodichtes Zentrum umschließt. Dieses Zentrum repräsentiert die Schleimhaut und das Lumen des Pyloruskanals. Der Durchmesser des ganzen Bereiches überschreitet im Normalfalle 1 cm nicht (16, 26, 28). Erst Durchmesser ab 2–3 cm sind als pathologisch anzusehen, wobei die Relation von Muskel : Lumen sich umgekehrt hat und 2 : 1 beträgt (Abb. 16). Hinzu kommt noch, daß sonographisch eine gesteigerte Peristaltik nachzuweisen ist (26).

Zystische Darmduplikatur

Klinisch fallen die Kinder mit einer prallelastischen Raumforderung im Abdomen auf.
Sonographisch findet sich eine zystische Figur, die sich während der Untersuchung bei gleichzeitiger Palpation etwas bewegen läßt, ohne daß die gut abgrenzbaren Leber und Nieren sich mitbewegen. Als weitere zuordnende Untersuchung ist ein Kolonkontrasteinlauf erforderlich (Abb. 17). Differentialdiagnostisch muß bei weiblichen Kindern an eine Ovarialzyste gedacht werden.

Invagination, unspezifische Colitis

Bei der Invagination (Abb. 18), der Colitis ulcerosa und auch der Ileitis terminalis, mit der durch die veränderte Darmwand sonographisch typischen „Kokardenfigur", hat der Ultraschall nur bestätigende Bedeutung. Insbesondere bei der Invagination bleibt der Kolonkontrasteinlauf

Abdominalorgane 471

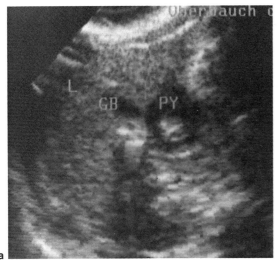

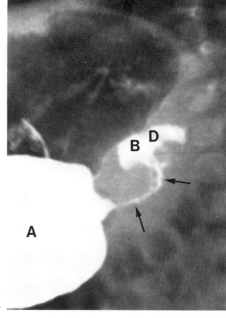

Abb. 16 Sonographischer Oberbauchquerschnitt eines 8 Wochen alten männlichen Säuglings mit Erbrechen im Strahl.
Deutliche Darstellung des echoarmen hypertrophen Pylorusmuskels (PY), der ringförmig die echodichte Mukosa und das Lumen umschließt. GB = Gallenblase, L = Leber.
Diagnose: muskuläre Pylorushypertrophie

b Bestätigung der Diagnose durch obere MDP. Enggestellter Pyloruskanal = →, A = Antrum, BD = Bulbus duodeni.

Abb. 17
a CT als Erstuntersuchung bei einem 10 Wochen alten weiblichen Säugling mit einem Tumor im rechten Oberbauch. Es wurde die Diagnose einer „Leberzyste" gestellt.
b Im sonographischen Längsschnitt des rechten Oberbauches in der VAL zeigen sich die Leber (L) und die rechte Niere (N) unauffällig. Vor beiden liegt eine große Zyste (Z), BD = Bauchdecke.
c Die Diagnose einer zystischen Darmduplikatur wurde nach einem ebenfalls verdächtigen Kolonkontrasteinlauf (Kontrastmittelstopp im Colon ascendens →), operativ bestätigt.

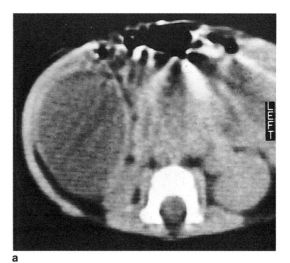

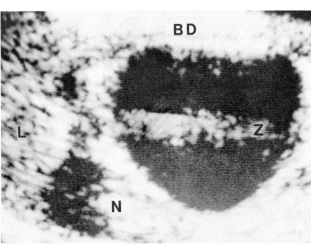

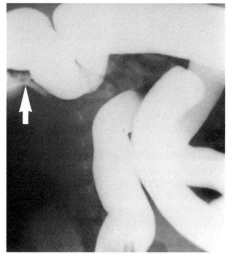

Besonderheiten im Kindesalter

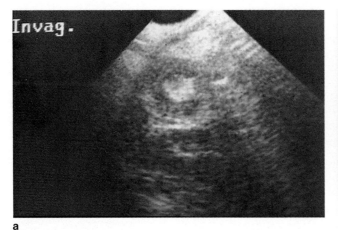
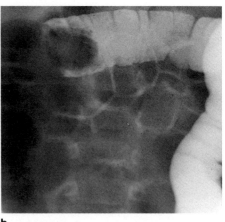

Abb. 18
a Sonographischer Oberbauchlängsschnitt bei einem 24 Monate alten Jungen mit krampfartigen Bauchschmerzen sowie Blutauflagerungen auf dem Stuhl. Typische „Kokardenbildung" mit echodichtem Zentrum (Invaginat), umgeben von einem echoärmeren Ring.
Diagnose: Invagination

b Im anschließenden therapeutischen Kolonkontrastmitteleinlauf mit Gastrografin (1 : 1 mit Wasser gemischt) bestätigt sich die Diagnose. Die Invagination wurde erfolgreich hydrostatisch reponiert.

wegen seines therapeutischen Einsatzes unbedingt erforderlich.
Cave: eine negative Ultraschalluntersuchung schließt eine Invagination nicht aus!

Tumoren im Bauchraum

Tumoren im Bauchraum sind selten. Neben Teratomen (Abb. **19**), die sowohl zystisch als auch gewebsdicht sind, können Mesenterialzysten, Lymphome und Sarkome gefunden werden.

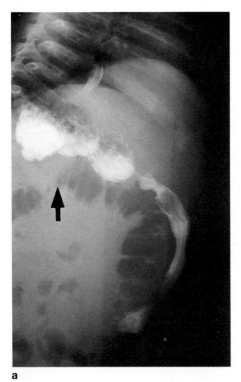
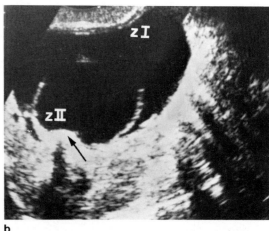

Abb. 19
a MDP (seitliche Aufnahme) bei einem 18 Monate alten Jungen mit einer Raumforderung im Oberbauch. Das Duodenum ist nach ventral verlagert und rundbogig ausgezogen. Eine Verkalkung (→) wurde diagnostisch nicht weiter beachtet.
Verdachtsdiagnose: Pankreaspseudozyste

b Im Sonogramm zeigt sich im medianen Längsschnitt ein riesiger zystischer Hohlraum (ZI) in dem ein zweiter Hohlraum (ZII) flottiert. An der Basis des inneren Hohlraumes befindet sich eine stark echodichte Struktur (→) mit darunter gelegenem Schallschatten. Diese Struktur könnte dem Kalkschatten in o. g. Röntgenbild entsprechen.
Diagnose: zystisches Teratom (operativ bestätigt)

Anhang

1. Nierengrößen (nach 14, 29, 36, 41, 43)

Nierenlänge rechts und links mit größter Poldistanz entsprechend kg Körpergewicht (KG).

Nierenparenchymdicke:
  5–10 kg Körpergewicht –   1 cm ± 0,2 cm
10–25 kg Körpergewicht – 1,2 cm ± 0,3 cm
25–50 kg Körpergewicht – 1,4 cm ± 0,3 cm

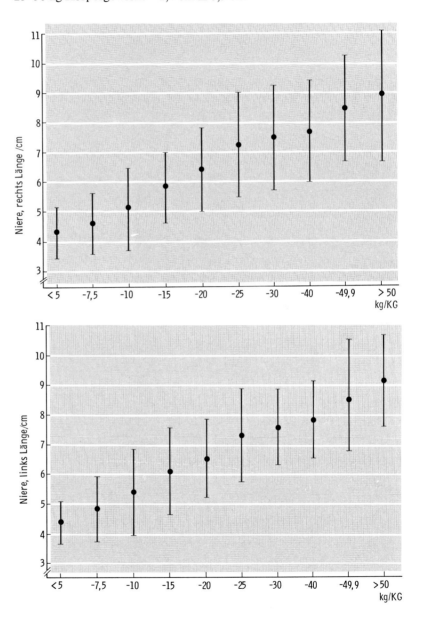

474 Besonderheiten im Kindesalter

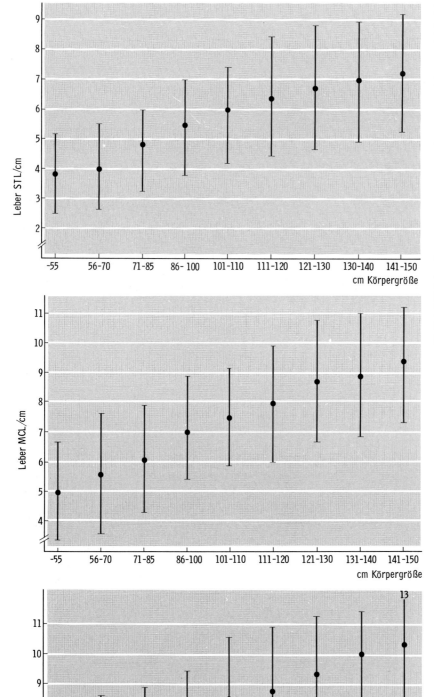

2. Lebergröße
(nach 24, 41)
Die Leber wird gemessen in der Sternallinie (STL), der Medioclavikularlinie (MCL) und in der vorderen Axillarlinie (VAL) entsprechend der Körpergröße.

Gallenblasengröße:
normal 1,5 cm und größer. Wichtig ist auch die prompte postprandiale Entleerung.

Pankreasgröße:
1–2 cm für den Kopfabschnitt
0,4–1 cm für den Körperabschnitt
0,8–1,8 cm für den Schwanzabschnitt

3. Milzgröße

gemessen werden die maximale Poldistanz (Länge) und die maximale Breite in Höhe der Zentralvene.

Als Faustregel kann gelten: Milzlänge kleiner als Länge der linken Niere = normal.

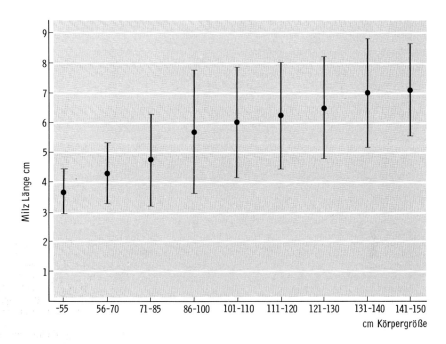

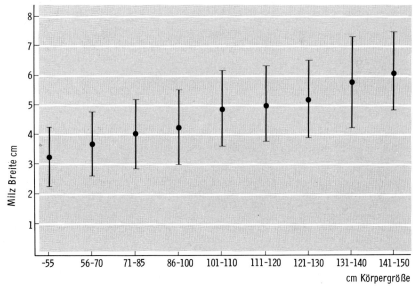

Literatur

1. Abramson, S. J., S. Treves, R. Littlewood Teele: The infant with possible biliara atresia. Evaluation by ultrasound and nuclear medicine. Pediat. Radiol. 12 (1982) 15
2. Banner, M. P., H. M. Pollack, J. Chatten, C. Witzleben: Multilocular renal cysts: Radiologic-pathologic correlation. Amer. J. Roentgenol. 136 (1981) 239
3. Bliesener, J. A.: Untersuchungsgang bei Harnwegserkrankungen im Kindesalter (Röntgendiagnostik, Ultraschall, Nuklearmedizin). Vortrag: 21. Kongress der Österreichischen Gesellschaft für Kinderheilkunde, Obergurgl 25.-29. Januar 1982
4. Blyth, H., B. G. Ockenden: Polycystic disease of kidneys and liver presenting in childhood. J. med. Genet. 8 (1971) 257
5. Boal, D. K., R. Littlewood Teele: Sonography of infantile polycystic kidney disease. Amer. J. Roentgenol. 135 (1980) 575
6. Bolande, R.: Commentary: Multicystic nephroma, what it is and its relationship to Wilm's tumor. Pediat. Radiol. 12 (1982) 46
7. Brasch, R. C., J. B. Abols, Ch. A. Gooding, R. A. Filly: Abdominal disease in children: A comparison of computed tomography and ultrasound. Amer. J. Roentgenol. 134 (1980) 153
8. Brunelle, F., D. Alagille, D. Pariente, P. Chaumont: An ultrasound study of portal hypertension in children. Ann. Radiol. 24 (1981) 121
9. Brunelle, F., B. Descos, O. Bernard, P. Chaumont, D. Alagille: Cholelithiasis in infancy, 19th ESPR, Prag, 22-24 April, 1982
10. Caffey, J.: Pediatric X-Ray Diagnosis, 7th ed. Yearbook Medical Publishers, Chicago 1978
11. Chrispin, A. R., I. Gordon, C. Hall, C. Metreweli: Diagnostic Imaging of the Kidney and Urinary Tract in Children. Springer, Berlin 1980
12. Coleman, B. G., P. H. Arger, H. K. Rosenberg, C. B. Mulhern, W. Ortega, D. Stauffer: Grey scale sonographic assessment of pancreatitis in children. 19th ESPR, Prag, 22-24 April, 1982
13. Delbert Bowen, A., R. Dominguez, L. W. Young: Diagnostic ultrasound. Current pediatric applications. Amer. J. Dis. Child. 135 (1981) 954
14. Fernes, R.: Vergleich sonographischer und radiologischer Kontrolluntersuchungen nach urologischen Operationen im Kindesalter. Diss., Köln 1982
15. Ferran, J. L., A. Couture, C. Veyrac, G. Barneon, R. B. Galifer: Renal cyst and congenital hemihypertrophy. Ann. Radiol. 25 (1982) 137
16. Ferran, J. L., L. Veyrac, A. Couture, J. P. Senac: Kidney cysts and congenital hemihypertrophy. 18th ESPR, Oslo, 20-23 May, 1981
17. Gharib, M., K. D. Ebel, R. Engelskirchen, J. Bliesener: Fehlmündung des Ductus Choledochus in den Ductus Pancreaticus als Ursache der zystisch-zylindrischen Dilatation der intra- und extrahepatischen Gallenwege. Mschr. Kinderheilk. 130 (1982) 783
18. Goh, T. S., G. W. LeQuesne, K. Y. Wong: Severe infiltration of the kidney with ultrasonic abnormalities in acute lymphoblastic leukemia. Amer. J. Dis. Child. 132 (1978) 1204
19. Gomes, H., B. Menanteau: Sonography of normal and hypertrophic pyloric stenosis. 19th ESPR, Prag, 22-24 April, 1982
20. Gutjahr, P.: Protokoll zur Therapie der Wilmstumoren, ein Plan der Gesellschaft für Pädiatrische Onkologie e. V. 1981
21. Gwinn, J. L., P. Stanley: Diagnostic Imaging in Pediatric Trauma. Springer, Berlin 1980
22. Gruner, M., A. Guilhaume, J. Ph. Montagne, C. Fauré: Nephroblastoma and Beckwith-Wiedemann syndrome. Ann. Radiol. 24 (1981) 39
23. Han, B. K., D. S. Babcock, M. H. Gelfand: Choledochal cyst with bile duct dilatation: sonography and 99mTcIDA cholescintigraphy. Amer. J. Roentgenol. 136 (1981) 1075
24. Holder, L. E., J. Strife, T. N. Padikal: Liver size determination in pediatrics using sonographic and scintigraphic techniques. Radiology 117 (1975) 349
25. LeQuesne, G. W.: Patterns of ultrasonic abnormality in the renal parenchyma in childhood. Ann. Radiol. 21 (1977) 225
26. LeQuesne, G. W.: Improved accuracy in the real time ultrasonic diagnosis of hypertrophic pyloric stenosis. 19th ESPR, Prag, 22-24 April, 1982
27. McInnis, A. N., A. H. Felman, J. V. Kaude, R. D. Walker: Renal ultrasound in the neonatal period. Pediat. Radiol. 12 (1982) 15
28. Metreweli, C., E. Sweet, L. Garel: The echography of nephrocalcinosis. Abstract. 18th ESPR, Oslo, 22-23 May, 1981
29. Moskowitz, P. S., B. A. Carroll, J. M. McCoy: Ultrasonic renal volumetry in children. Pediat. Radiol. 134 (1980) 61
30. Nagesh Raghavendra, B., H. D. Feiner, B. R. Subramanyam, J. H. C. Ranson, S. P. Toder, S. C. Horii, M. R. Madamba: Acute cholecystitis: Sonographic-pathologic analysis. Amer. J. Roentgenol. 137 (1981) 327
31. Perale, R., M. Del Maschio, L. Pescarini, A. DiTerlizzi, M. G. Cocito, F. Candiani: IVP, US and CT in the evaluation of Wilms tumor. Abstract. 19th ESPR, Prag, 22-24 April, 1982
32. Pfister-Goedecke, L.: Sonographic follow-up in blunt renal trauma in comparison with conventional X-ray findings. Abstract. 19th ESPR, Prag, 22-24 April, 1982
33. Rosenberg, E. R., W. S. Trought, D. R. Kirks, T. E. Sumner, H. Grossman: Ultrasonic diagnosis of renal vein thrombosis in neonates. Amer. J. Roentgenol. 134 (1980) 35
34. Shah, K. J.: Role of ultrasound in the management of children with Beckwiths-syndrom. Abstract. 18th ESPR, Oslo, 20-23 May, 1981
35. Siler, J., T. B. Hunter, J. Weiss, K. Haber: Increased echogenicity of the spleen in benign and malignant disease. Amer. J. Roentgenol. 134 (1980) 1011
36. Spehl, M., N. Perlmutter, C. Bogaert: Ultrasound measurement of the kidney in children: A preliminary report. Abstract. 18th ESPR, Oslo, 20-23 May, 1981
37. Spehl-Robberecht, M., D. Baran, J. Dab, N. Permutter-Cremer: Ultrasonic study of pancreas in cystic fibrosis. Abstract. 17th Congress ESPR, The Hague, 8-10 May, 1980
38. Strauss, S., Y. Itzach, A. Manor, Z. Heyman, M. Graif: Sonography of the hypertrophic pyloric stenosis. Amer. J. Roentgenol. 136 (1981) 1057
39. Weill, F. S., E. Bihr, P. Rohmer, F. Zeltner: Renal Sonography. Springer, Berlin 1981
40. Weitzel, D.: Ultrasonic diagnosis in children with vesicoureteric reflux. Ann. Radiol. 23 (1980) 99
41. Weitzel, D.: Untersuchungen zur sonographischen Organometrie im Kindesalter. Habil.-Schrift, Mainz 1978
42. Weitzel, D.: Sonographische Diagnostik des Wilmstumors. Ergebn. Pädiat. Onkol. 5 (1981) 230
43. Weitzel, D., J. Tröger: Morphologische Abdominaldiagnostik im Kindesalter. Springer, Berlin 1982
44. Willi, U. V., J. M. Reddish, R. L. Teele: Cystic fibrosis: its characteristic appearance on abdominal sonography. Amer. J. Roentgenol. 134 (1980) 1005
45. Wood, B. P., N. Muurahainen, V. M. Anderson, L. J. Ettinger: Multicystic nephroblastoma: ultrasound diagnosis - with a pathologic anatomic commentary. Pediat. Radiol. 12 (1982) 41

Sachverzeichnis

A

Abdomen, akutes 245
– – Abdominalarterienverschluß 418
– – Sonographie, Leistungsfähigkeit 254
Abdominalaortenaneurysma 413, 415 f
– thrombosiertes 415
Abdominalaortendilatation 416
Abdominalaortenprothese 420 f
Abdominalaortenverkalkung 419
Abdominalaortenverschluß, akuter 418
– chronischer 418
Abdominalarterien, Anatomie 411
– Sonographie 411 ff
– Ultraschallbild, normales 413
Abdominalarterienaneurysma 413, 415 f
– dissezierendes 415 f
Abdominalarteriendilatation, poststenotische 417
Abdominalarterienembolie 418
Abdominalarterienprothese 420 f
Abdominalarterienstenose 417 f
Abdominalarterienthrombose 418
Abdominalarterienverschluß, akuter 418
Abdominalgefäßatheromatose 419
Abdominalgefäße, Sonographie 411 ff
– – gezielte Diagnostik 430
– – methodische Grenzen 430
– – Wertung 429
Abdominalpunktion, ultraschallgezielte 245
Abdominalsonographie beim Kind 468 ff
Abdominaltumor beim Kind 472
Abdominalvenen 422 ff
– Anatomie 422
– Sonographie 422 ff
– Ultraschallbild, normales 424
Abdominalvenendilatation 425
Abdominalvenenstenose 425
Abdominalverletzung, stumpfe, Milzhämatom 239
– – Retroperitonealhämatom 336
– – Sonographie, Leistungsfähigkeit 254
A-Bild 26 f
Abortivei 384
Abortus imminens 384
– incipiens 384
Abruptio placentae 387 f
Abszeß 38, 442 f
– Detritusmassen 257 f
– divertikulitischer 253
– intrahepatischer s. Leberabszeß
– intraperitonealer 257
– parakolischer 253, 257

– pararenaler 275
– – dorsaler 340
– – nach Nierentransplantation 303 f
– – ventraler 340
– paravesikaler 394
– perihepatischer 139 f
– perirenaler 275, 340
– perisigmoidaler 257
– perityphlitischer 258
– perizäkaler 257
– postoperativer 437
– prähepatischer 140
– retroperitonealer 338 ff
– – gashaltiger 340
– – Mortalität 339
– – nach Nephrektomie 340
– – spondylogener 340
– – Ursachen 339
– subhepatischer 139
– subphrenischer 90, 139 f
– – linksseitiger 140
– – postoperativer 140
– – rechtsseitiger 139 f
Abszeßmembran 137
Abszeßpunktion, ultraschallgezielte 443
Aderhautabhebung, postoperative 30
Aderhauthämangiom 30
Aderhautmelanom, malignes 30
Aderhauttumor 28
Adnexveränderung, entzündliche 394 f
– neoplastische 392
– nichtneoplastische 392
Adrenalitis, unspezifische 317
Adrenogenitales Syndrom, kongenitales 313
Aerobilie 183, 225
Aktinomykose, Leberbeteiligung 137
Aldosteronüberproduktion 308
Amniozentese 386
– ultraschallkontrollierte 386
Amöbenabszeß der Leber 137, 139
Amyloidose, Dünndarmbeteiligung 251
– Milzbeteiligung 236
Anastomose, portokavale, Durchgängigkeitsprüfung 129
Anenzephalus, pränatale Diagnose 386
Aneurysma 413, 415 f
– arteriosklerotisches, Prädilektionsstellen 434
– dissezierendes 415, 434
– echtes 434
– falsches 434
– pheripheres 434
– traumatisches 434

Aneurysmablutung, abdominale 415
Aneurysmathrombus 415
Angiodysplasie 446
Angiographie nach Nierentransplantation 305
Angiolipom 445
Angiomatose 446
Angiomyolipom, renales 284
Angiosarkom, malignes s. Hämangiosarkom
Antikoagulantienüberdosierung, Glutäalhämatom 449
– Retroperitonealhämatom 338
Aorta abdominalis, Longitudinalschnitt 411
Aortenaneurysma 330, 413, 415 f
Aortenatheromatose 419
Aortenelongation 419 f
Aortenkinking 419
Aortenklappe 70 ff
– Fehlinterpretationsmöglichkeiten 72
– geöffnete 70
– Normalbefund 70 f
Aortenklappenfehler, kombinierter 75
Aortenklappeninsuffizienz 72
Aortenklappenöffnungsfläche 71
Aortenklappensegel, Bewegungseinschränkung 71
– flatternde 72
Aortenklappenstenose 71 f
– echokardiographische Wertung 72
Aortenklappenstruktur, verdickte 71
Aortenklappenverkalkung 71
Aortensklerose 419
Aortenverschluß, akuter 418
– chronischer 418
Aortenwurzeldurchmesser 84
Apnoe, postnatale 13
Appendizitis, perforierte, bei Aszites 257
– – Douglas-Abszeß 258
Apple-sign 327
APU-Dom, pankreatisches 226
Äquädukt, Fontanellensagittalschnitt 6
Arachnoiditis 11
Arnold-Chiari-Syndrom 18 ff
Arteria axillaris 432
– basilaris 7
– brachialis 432
– – Gefäßanatomie 432 f
– carotis communis 397
– – – Duplex-Sonographie 409
– – – Wandverdickung, diffuse 401
– – externa 397
– – interna, Abgangsstenose 402 ff

Arteria carotis interna,
   Abgangsvarianten 397
– – – Aneurysma 406
– – – Verschluß 405
– – Querschnittschema 398
– – sonographischer Normalbefund 399
– – Topographie 398
– cerebri anterior 6
– – media 5
– – – Pulsationsverminderung 13
– femoralis 432
– – Aneurysma 434
– – – fusiformes 435
– – Gefäßanatomie 432 f
– – superficialis 433
– – – arteriosklerotische Plaques 437
– – – Nahtaneurysma 436
– – – Stenose 437
– gastrica sinistra 412
– gastroduodenalis, Anschluß an eine Pankreaspseudozyste 215
– hepatica communis 119
– – Differenzierung vom Ductus hepatocholedochus 179
– – propria 119
– hyaloidea, persistierende 27 f
– lienalis s. Milzarterie
– mesenterica superior 411 f
– – – Verschluß 251
– poplitea 432
– – Aneurysma 434
– – – thrombosiertes 435
– – Gefäßanatomie 432 f
– – Verschluß 437
– profunda femoris 432
– radialis 432
– renalis s. Nierenarterie
– subclavia 432
– thyreoidea inferior 64
– ulnaris 432
Arteriae iliacae 414
Arteriographie 439, 450
Asphyxie, postnatale, Hirnödem 13
– – Hydrozephalus 14
Asplenie 232
Astrozytom 18
Aszites 88, 121, 256 f
– abgekapselter 257
– Darmperforation, freie 257
– Gallenblasenwandverdickung 172 f
– hepatogener 124 ff, 258
– Leberzirrhose 124 ff
– maligner 257
– bei Pankreatitis 204, 206
– Rechtsherzinsuffizienz 131
– Seeanemonenphänomen 256 f
Attacke, ischämische, transitorische 401
Augapfel, A-Bild 26
– B-Bild 27
Augapfeltrauma 28
Augenhornhaut 27
Augenmuskelverbreiterung 32
Augen-Ohr-Linie s. Reidsche Basislinie

Augenoperation, Indikationsstellung 28
Augenverletzung, Bulbusdoppelperforation 29
Ausstrombahn, linksventrikuläre, Normdurchmesser 79, 84
Autoimmunadrenalitis 317

B

Baker-Zyste 453, 455
– septierte 453
Balkenagenesie 20 f
– Seitenventrikelwinkel 4, 20 f
Balkenblase 345 f
Bauchhöhlenlymphknoten 321
B-Bild 26 f
Becken, männliches, Computertomogramm 355
– – Querschnitt 342
– weibliches, Anatomie 379
– – Sonographie 381
– – – Wertung 395
Beckenlymphknoten 321
Beckenschaufelchondrosarkom 335
Beckwith-Wiedemann-Syndrom 467
Befunddokumentation 121
Bernheim-Syndrom 83
Bertinische Säule, hypertrophierte 291
Bindegewebstumor 443
Biometrie, sonographische 27
Blasenmole 384
Block, intrahepatischer 125
– posthepatischer 130
Blutdruckerhöhung 11
Blutgefäßtumor 446 f
Blutkoagel, intravesikale 352
Blutung, intraokuläre 28
– intrazerebrale s. Hirnblutung
– retrochorioidale 30
– subarachnoidale 13
Bogenscanner, Mammasonographie 98
Budd-Chiari-Syndrom 127
– Computertomogramm 130
– Sonogramm 130
– Ursache 131
Bulls-eye-Leberläsion 149, 151
Bulls-eye-Leberpseudoläsion 156
Bursa omentalis, Flüssigkeitsansammlung 211
Bypass, aortofemoraler 436

C

Caput medusae 126
Carcinoma colli uteri s. Kollumkarzinom
– in situ mammae 102
Cavum septi pellucidi 7
– Vergae 7
Cholangiokarzinom, peripheres 130
Cholangiolithiasis 182

Cholangiopankreatikographie, endoskopische, retrograde 210
Cholangitis, sklerosierende 185
Choledochojejunostomie 225
Choledocholithiasis 183
Choledochuszyste 182
Cholelithiasis 166 ff
– Cholezystitis 171
– Karzinomhäufigkeit 174
– stumme 167
Cholestase 179 ff
– extrahepatische, Pankreaskopfkarzinom 220, 222
Cholesterolose 174, 176
– diffuse 173
Cholesterolpolyp 174, 176 f
Cholezystektomie 179
Cholezystitis 170 ff
– akute 170 f
– chronisch rezidivierende 170 f
– chronische 167, 170, 172
– gangränöse 171
Cholezystose, hyperplastische 174, 176
Chorionkarzinom 391
Cisterna magna, Fontanellensagittalschnitt 6
– – Paramedianschnitt 7
Coarctatio aortae 417
Colon spasticum 252
Compoundgerät, Mammasonographie 98
Computertomographie bei abdominellen Lymphomen 331
– nach Nierentransplantation 305
Conn-Syndrom 308, 313
– Nebennierentumor 313
Coopersche Retinakula 96 f
Corpus callosum 7
– luteum, zystisches 382
Corpus-luteum-Zyste 392
Crohn-Krankheit 250
– Dickdarm 252 f
– Dünndarm 250 f
– beim Kind 470
– Retroperitonealabszeß 339
– Sonographie, Leistungsfähigkeit 254
Cruveilhier-von-Baumgarten-Syndrom 125
Cushing-Syndrom 308
Cystosarcoma phylloides 104

D

Dandy-Walker-Zyste 20
– Computertomogramm 19
Darmatonie, postoperative 245
Darmduplikatur, zystische 470 f
Darmischämie 251
Darmperforation, freie 257
Darmschlinge, inkarzerierte 251
Darmsonographie 245
Darmwandveränderung, pathologische 250 ff
Dermoid, intraorbitales 31

Desmoidtumor 444
- angeborener 442
Dickdarmdivertikulitis 252
Dickdarmkarzinom 247 ff, 252 f
Dickdarmkokarde 252
Dickdarmwandveränderung, pathologische 252 f
Doppelkokarde 247 f
Doppler-Pulskurve, Hirnarterien 13
Douglas-Abszeß 258
Douglas-Raum 381
- Flüssigkeitsansammlung 206, 395
- - Differentialdiagnose 381
Ductus arteriosus, persistierender, Hirnblutung 11
- choledochus 119, 163
- - Darstellung 197
- - Fehlmündung in den Ductus pancreaticus 469 f
- cysticus 163
- hepaticus communis 163
- - Konkrement 183
- - postoperative Stenose 185
- hepatocholedochus 163
- - Darstellung 164
- - Differenzierung von der Arteria hepatica 179
- pancreaticus 188
- - dilatierter 198
- - - Darstellung 221
- - im ERCP 197
- - Lage 197
- - minor 188
- - Stauung, steinbedingte 208
- - Transversalschnitt 196
Dunbar-Syndrom 418
Dünndarm, Kaffeebohnenzeichen 252
- Klaviertastenphänomen 252
- Leiterphänomen 252
Dünndarmamyloidose 251
Dünndarmileus, mechanischer 252
Dünndarminfarkt 251
Dünndarminvagination 251
- Kokardenphänomen 251
Dünndarmischämie 251
Dünndarmkarzinom 250
Dünndarmkokarde 250 f
Dünndarmwandveränderung, pathologische 250 ff
Duodenaldivertikel 250
Duodenalhämatom 250
Duodenalkarzinom 249
Duodenalruptur, retroperitoneale 339

E

Ebstein-Anomalie 74
Echinococcus alveolaris 135 ff, 237
- cysticus 134 f
Echinokokkose, Leberzyste 133 ff
- Milzbeteiligung 236
Echinokokkustochterzyste 135, 237

Echinokokkuszyste, kochsalzgefüllte 135 f
- unkomplizierte 134 f
- Wandverkalkung 135
- in der Zyste 135, 237
Echofreiheit, intraluminale, in Venen 425
Echokardiographie 67 ff
- M-Mode-Verfahren 67
- Real-time-Verfahren 67 ff
- - Indikationen 84 f
- - Längsachsenebene 68
- - Querachsenebene 68, 70
- - Schallkopfpositionen 67
- - Schnittbildebenen 68
- - Standardquerschnitte 70
- - Vierkammerebene 68 f
Echomuster, pseudozystisches 51
- zystisches 52
Ektasie, duktale s. Gallengangsektasie
Embryonalzellkarzinom 375, 377
Endometriose 393 f
Endometritis 391
- Frühstadium 394
Endometrium 380
Endometriumektopie s. Endometriose
Endotheliom, lienales 237
Enteritis regionalis s. Crohn-Krankheit
Enteroptose 232
Entzündung, pararenale 275
- perirenale 275
Enzephalozele 18
Epidermoidzyste, lienale 237
Epididymitis 375
Epididymoorchitis 375 f
Epiphysenkernreifung 457
Epithelkörperchen s. Nebenschilddrüsen
ERCP s. Cholangiopankreatikographie, endoskopische retrograde 210
Exomphalo-Makroglossie-Gigantismus-Syndrom 467
Exophthalmus 31
- pulsierender 32
Extrauteringravidität 383
Extremität, obere, Gefäße 432
- untere, Gefäße 432
Extremitätenaneurysma, arterielles 434 ff
- - sonographische Zeichen 434
Extremitätengefäßchirurgie, postoperative Komplikationen 437
- - Verlaufskontrolle 436 f
Extremitätengefäße 432 ff
Extremitätengefäßerkrankung 434 ff
Extremitätengefäß-Plaques, arteriosklerotische 437
Extremitätengefäßsonographie 432 ff
- Technik 432 ff
- Wertung 439
Extremitätengefäßstenose 437

F

Fascia renalis 261
Fehlbildung, intrakranielle, angeborene 18 ff
Feinnadelcholangiographie, transhepatische, perkutane 210
Femurkondylen, Knorpelüberzug, unregelmäßiger 453 f
Femurkondylenosteophyt 454
Femurkopf, Epiphysenkernreifung 457
Femurkopfluxation 455 ff
Fetometrie 384
Fetopathie, diabetische 13
Fettgewebe, Echogenizität 442
- perirenales 261
- - Dicke 264
Fettgewebetumor 443, 445 f
Fettkapsel, perirenale 261, 263
Fettleber s. Leberverfettung
Fetusorgane, Beurteilung 385
Fibroliposarkom, mesenteriales 259
Fibrom 444
Fibromatose, aggressive s. Desmoidtumor
Fibrosarkom 444
- retroperitoneales 334
Fibrose, retroperitoneale 330, 340 f
Fibroxanthosarkom 444
Fistel, arteriovenöse, bei Dialysepatient 438 f
- - - Komplikationen 438 f
Floating-aorta 324 f
Flüssigkeitsansammlung, intraperitoneale, Nachweis 245
- intraskrotale 374 f
- intrauterine 391
- retroperitoneale 330
- subdurale 14
Follikelzyste 392
Fontanellenkoronarschnitt 2 ff
- Normalbefund 5
Fontanellensagittalschnitt 4
Foramen Monroi, Fontanellensagittalschnitt 6
- - Paramedianschnitt 7
Fremdkörper, intraokularer 28 f
- orbitaler 29
- retrobulbärer 29
Frontokoronarschnitt 1 f
Fruchtsackbiometrie 384
Frühabort 384
Frühschwangerschaft 382 f
Funduskokarde, dorsale 245

G

Galle, eingedickte 170
Galleansammlung, epikapsuläre 133
Gallenblase 119
- Kontraktionsfähigkeit 164
- Rückwandecho, Betonung 165
- Sludge 167, 169 f, 172
- steingefüllte 168

Gallenblase, Topographie 162
- vergrößerte 170
- Wanddicke 171
- Wandverdickung 171 f
- - funktionelle 171
- - pathologische 171 f
Gallenblasenadenom 173, 176 f
Gallenblasenadenomyomatose 173 ff
Gallenblasenbeweglichkeit, abnorme 162
Gallenblasencholesterolpolyp 174, 176 f
Gallenblasendivertikel 166
- intramurale 174
Gallenblasendurchmesser, pathologischer 162
Gallenblasenempyem 172
Gallenblasenfrühkarzinom 175
Gallenblasenfundus, Abknickung 166
Gallenblasengrieß 169, 172
Gallenblasengröße 474
Gallenblasenhals, doppelter Schallschatten 165
Gallenblasenhydrops 169, 219
Gallenblasenkarzinom 173 f, 177 f
- sonographische Typen 178
Gallenblasenmetastase, polypöse 178
Gallenblasenpolyp, entzündlicher 174, 176 f
Gallenblasenpseudotumor 173
Gallenblasenschrumpfung 172
Gallenblasenseptum 166
Gallenblasensonographie 165 ff
- kritischer Winkel 165, 168
- beim Säugling 469
- Untersuchungshindernisse 165
Gallenblasenstein, Schallschatten 167 ff
- ohne Schallschatten 167
Gallenblasentorsion 162
Gallenblasentumor, gutartiger 173 f
- maligner 174
Gallengänge, intrahepatische 119, 163
- - erweiterte 183
Gallengangsatresie 468
Gallengangsektasie, kongenitale 182
Gallengangserweiterung beim Kind 470
Gallengangskarzinom 184
- blutendes 178
Gallengangsstein 182 f
- primärer 182
- sekundärer 182
Gallengangszyste 469
Gallenstein 166 ff
Gallenwege 119
- erweiterte 180 f
- Sonographie 179 ff
- - Wertung 185 f
- Topographie 162 f
- Ultraschallbefunde 179 ff
- Weite 179

Gallenwegstriktur 184 f
Gallenwegstumor, gutartiger 184
- maligner 184
Gallertkarzinom 105, 107
Ganglion 444
Ganglioneurom 315 f
Gasansammlung, intrahepatische 128
Gastrinom 226
Gefäß-Kunststoffprothese 437
Gefäßnahtaneurysma 436
Gefäßtumor 443, 446 f
Gefäßummauerung durch Lymphome 324 f
Gefäßverletzung, orbitale 32
Gefäßwandveränderung, arteriosklerotische, Fehlbeurteilung 400
- - Histopathologie 401
Gelenkkörper, freier 451, 453
Gelenksonographie 451 ff
Gewebe, fibröses, Tumoren 444
- tendosynoviales, Tumoren 443 ff
Glandula parotis s. Parotis
- sublingualis 44 f
- submandibularis 41 ff
- - Karzinom 43
- - Steinbildung 42
Glaskörper 28
Glaskörpereinblutung 28
Glaskörpertrübung 28
Gliom, hämorrhagisches 18
Glomerulonephritis s. Nephritis, glomeruläre
Glomus-caroticum-Tumor 39
Glomustumor 35, 39
Glukagonom 226
Glukocorticoidüberproduktion 308
Glutäalhämatom 449
Gravidität, Sonographie 382 ff
- - Wertung 395
Graviditätsfehlanlage 384
Gyrus cinguli 6
- hippocampi 6

H

Haloeffekt 53
Halsarterie, Thrombektomie 407
Halsarterien, Anatomie 397
- sonographischer Normalbefund 400
Halsarterienwandverdickung, diffuse 401
- lokal begrenzte 402
Halsarteriosklerose, Prädilektionsstellen 401
Halsgefäßaneurysma 406 f
Halsgefäßsonographie 398 ff
- Fehlermöglichkeiten 407 f
- Längsschnitt 399 f
- Querschnitt 398
Halsgefäßstenose 402
Halsgefäßverschluß 405, 407
Halslymphknotenmetastasen 36 ff, 323
- Resektionsindikation 38 f

Halsquerschnitt, computertomographischer 34
Halstumor 38
- schluckverschieblicher 40
Halsvenen, Anatomie 397
- sonographischer Normalbefund 401
Halsweichteile, laterale, Anatomie 34
- - Metastasierungszonen 36
- - Ultraschalldiagnostik, Indikationen 35
- - Untersuchungstechnik 35
Halsweichteilkarzinom 35
Halsweichteiltumor 35
- Nebenschilddrüsenlokalisierung 64
Halszyste, laterale 35, 40
- mediane 35, 39 f
- Ultraschallbefund 40
Hämangioendotheliom 142, 447
- infantiles 142
Hämangiom 446
- angeborenes 442, 446
- intraokulares 29f
- intraorbitales 31
- kapilläres 142
- - lienales 237
- kavernöses 141
- - lienales 237
Hämangiomatose im Erwachsenenalter 142
- im Kindesalter 142
Hämangiome, multiple 446
Hämangioperizytom 447
Hämangiosarkom 447
Hämarthros 451
Hamartoblastom 284
Hämatom, intrahepatisches 133
- intralienales 239
- intramuskuläres 448 f
- intraperitoneales 258
- pararenales 295
- - nach Nierentransplantation 303
- perilienales 239
- perirenales 294
- postoperatives 437
- retroperitoneales 336 ff
- - Ursachen 336 f
- retroplazentares 387 f
- traumatisch bedingtes 448
Hämatometra 389 ff
Hämatosalpinx 384
Hämatothorax 88
Hämaturie beim Säugling 463 f
- schmerzlose 347
Hämoblastose beim Kind 470
Hämochromatose, Milzbeteiligung 236
Hämophilie, Retroperitonealhämatom 338
Harnabflußhindernis 287
Harnblase, Anatomie 342
- Kollumkarzinominfiltration 346, 390
- Prostatakarzinominfiltration 361, 365

- Topographie im weiblichen Becken 379 f
- Volumenbestimmung 345
- Wanddicke 344
- Wandhypertrophie 346, 350 f
- - Pseudodivertikel 350
Harnblasendilatation 346
Harnblasendivertikel 350 f
Harnblasenentzündung s. Zystitis
Harnblasenkompression 346
- Uterus myomatosus 389
Harnblasenpseudodivertikel 350
Harnblasensonogramm, Normalbefund 344 f
Harnblasensonographie 342 ff
- Fehlermöglichkeiten 352
- Technik 342 f
- - transabdominelle 343
- - transrektale 344
- - transurethral-intravesikale 343 f
- Wertung 352
Harnblasenstein 351
Harnblasentrabekulierung 345 f
Harnblasentumor 347 ff
- papillärer 347 ff
- Stadieneinteilung 347, 349
- Therapiekontrolle 349 f
- transurethrale Resektion 350
Harnstauungsgrade 287
Harnstauungsniere 286 ff
- Diagnose 288
- Differentialdiagnose 289 f
- Sackform 287
- Schweregrade 287
- septierte 287
Harnwegsinfektion beim Kind, Untersuchungsgang 460
Harnwegsverlegung 272
Hartmannsche Tasche 166
Hemihypertrophie 467
Hemisphärenorganisationsstörung 20
Hepatitis, akute 127
- chronische 127
- neonatale 470
Hepatomegalie 128
- kardial bedingte Leberstauung 129
- Leberkarzinom 146
Herz, großes, Differentialdiagnose 74
Herzhinterwanddicke, linksventrikuläre 84
Herzhinterwandhypertrophie, linksventrikuläre 77
Herzklappen 71 ff
Herzkrankheit, koronare 78 f
Herzmessung, echokardiographische 84
Herzmuskelinsuffizienz 79
Herzrestblutvermehrung 78, 81
Herzrhythmusstörung 73
Herzsonographie s. Echokardiographie
Herzuntersuchungstechnik 67
Herzventrikel, linker 78 f
- - Dilatation 78 ff

- - - myogene 80, 82
- - Durchmesser 84
- - Füllungsbehinderung 80
- - Funktionsbeurteilung 82
- - Hinterwanddicke 84
- - Myokarddickenbestimmung 79
- - Myokardverdickung 75
- rechter 82
- - Durchmesser 84
- - vergrößerter 75
Herzventrikelthrombus 79
Herzvorhof, linker 74 ff
- - Durchmesser 84
- - Thrombusnachweis 74
- - Tumornachweis 74, 76
- - vergrößerter 77
- - - Differentialdiagnose 74
- rechter 78
- - erweiterter 131
- - Thrombus 76
- - - fixierter 76
Herzvorhofmyxom 76
Herzvorhofvergrößerung, beidseitige 75
Herzwandaneurysma 79
Herzwanddyskinesie 79
Herzwandhypokinesie 79
High flow angioma 446
Hirnarterien-Pulskurve 13
Hirnatrophie 14 ff
Hirnblutung, intraventrikuläre 8 ff
- - Klassifizierung 8
- - Prädilektionsstelle 8, 11
- Nachweiszeit, mittlere 11
- Pathogenese 8, 11
- Pathophysiologie 11
- periventrikuläre 8 ff
- - Klassifizierung 8
- - Prädilektionsstelle 8, 11
- Prognose
- subependymale 8
- Ultraschallbefunde 13
Hirngefäße, periventrikuläre, beim Frühgeborenen 11
Hirngefäßpulsation, verminderte 13
Hirninfarkt 401
- ischämischer 11
Hirnischämie, flüchtige 401
Hirnminderdurchblutung 11
Hirnmittellinienstrukturen, Darstellung 4
Hirnödem 13
- postnatale Asphyxie 13
Hirnstamm, Fontanellenkoronarschnitt 5
Hirntumor, Computertomogramm 18
- zentraler 17 f
Hirnventrikel, dritter, Fontanellenkoronarschnitt 5
- - tumorbedingte Deformierung 17
- - Verlagerung nach frontal 19
- - Shunt-Operation, Kontrolluntersuchungen 22
- vierter, Fontanellensagittalschnitt 6
- - zystische Erweiterung 20

Hirnventrikelableitung 22 f
Hirnventrikelkollaps 23
Hirnventrikelsystem, kollabiertes 13
- Koronarschnitt 5
- Stierkopfform 21
Hirnwindungsabstand, vergrößerter 14
Hirnwindungsrelief, verstrichenes 13
Histiozytom, fibröses 444
Hoden, Anatomie 373
Hodenabszeß 375 f
Hodeninfarkt 376
Hodenmetastase 376 f
Hodenteratokarzinom 375, 377
Hodentorsion 374, 376
Hodentrauma 374, 376
Hodentumor 374 ff
Hodgkin-Krankheit, Dünndarmbeteiligung 251
- Leberinfiltration 154 f
- Milzbeteiligung 235 f
- Sonographie 322
Hodgkin-Lymphom, Mammaknoten 110
- retroperitoneales 335
Holoprosenzephalie 20 f
Honigwabenniere 268
Hornhautleukom 27
Hufeisenniere 266, 330
Hüftgelenk-Pfannendachdysplasie 456 f
Hüftgelenksonogramm beim Säugling, Normalbefund 456
Hüftgelenksonographie 455 ff
Hüftkopf s. Femurkopf
Hydrocephalus internus et externus e vacuo 14
- occlusus s. Verschlußhydrozephalus
Hydrokalikose 286 f
Hydrometra 391
Hydronephrose 266, 287 f
- Blasentumor 347
- infizierte 272
- beim Säugling 460
Hydrozele 373, 442
- Einblutung 374
- reaktive 375
Hydrozephalus, Fontanellenkoronarschnitt 3, 14
- Frontokoronarschnitt 2
- kranielle Fehlbildung 18
- nach postnataler Hirnblutung 11
- überdrainierter 23
- Ventrikelableitung 23
Hygrom 14, 16
- frontales, Computertomogramm 16
Hyperinsulinismus 226
Hyperkapnie 11
Hypernephrom 277 ff, 291
- Differentialdiagnose 281 f
- Einblutung 278
- Kavathrombose 426, 428
- Kolliquationsnekrose 278 ff

Hypernephrom, Lymphknotenmetastasen 281
- Nierenhilusmetastasen 278
- Nierenvenenthrombose 293
- pararenale Ausbreitung 280 f
- Schilddrüsenmetastase 55
- Stadien 279
- Weichteilmetastase 448
Hypernephromrezidiv 282, 336
Hyperparathyreoidismus 60 ff
- Nebenschilddrüsenlokalisierung, Methoden 65
- primärer 60 ff
- sekundärer 60
- tertiärer 60
- Urolithiasis 285
Hypertension, portale, mit intrahepatischem Block 125
- - Leberzirrhose 125 f
- - Pankreasprozeß 209
- - Pfortaderthrombose 128
- - segmentale 221
- - Splenomegalie 235
- - Umbilikalvenenerweiterung 125 f, 172
Hyperthyreose 51
Hypertonie, arterielle, Herzveränderungen 77
- pulmonale 77
- - Pulmonalklappenveränderungen 74
- renale, polyzystische Nierendegeneration 268
Hypoxie, isolierte 11

I

Ikterus, Echinococcus alveolaris 136
- nonobstruktiver 180
- obstruktiver, Ursachen 180
Ileitis, radiogene 251
Ileotransversostomie 253
Ileozökaltuberkulose 251
Immersionsscanner, Mammasonographie 98
Immunozytom 324
- Lymphome 323
Infiltrat, leukämisches 448
Inguinallymphknoten 321
Inselzellkarzinom 228
Inselzelltumor 226
- hormoninaktiver 227
- Lokalisierungsmethoden 228
Insulinom 226 f
Intrauterinpessar 388
Invagination 470, 472
Iristumor 27
Iriszyste 27
Isotopennephrographie nach Nierentransplantation 305
Ivemark-Syndrom 232

J

Jejunalarterienaneurysma 417
Jejunaldilatation 223
Jodmangel 55
Jugularvenenthrombose 406 f

K

Kaffeebohnenzeichen 252
Kalkmilchgallenblase 170
Kanthomeatuslinie s. Reidsche Basislinie
Kardia-Korpus-Karzinom 246
Kardiomyopathie, dilatative 79
- - Computertomogram 81
- - Thoraxröntgenaufnahme 81
- hypertrophe 79 f
- - asymmetrische 79
- - Computertomogram 80
- - Thoraxröntgenaufnahme 80
Karotisaneurysma 35
Karotisgabelarteriosklerose 401
Karotisgabelaufspreizung 39
Karotisgabelummauerung 39
Karotisinsuffizienz, Stadieneinteilung 401
Karzinoid 226
Karzinommetastase, intraorbitale 31
Katarakt, angeborene 27
Kavographie, untere 467
Keratoprosthesis 27
Klaviertastenphänomen 252
Kleeblattfigur 30
Kleinhirn s. Zerebellum
Kniegelenkerguß 451 f
Kniegelenkkörper, freier 451, 453
Kniegelenksonogramm, Normalbefund 451 f
Kniegelenksonographie 451 ff
- Technik 451
Kniegelenkveränderung, degenerative 453 f
Knochentumor, extraskelettaler 443, 447 f
Knollenniere 265
Kokardenläsion, Dünndarm 250
- Leber 149
- lineale 238
- Magen 243 f
Kollumkarzinom 390 f
- Beckenwandrezidiv 391
- Blaseninfiltration 346, 390
Kolonkarzinom 247 ff
- Doppelkokarde 247 f
Kolontumor, nierennaher 281 f
Konkrementpyonephrose 272
Kontrastmittel, sonographische 431
Kopf, fetaler 385
Kopfpankreatitis, chronische 207, 209
Kopfsonographie, Indikationen 35
Korpuskarzinom 389 f
Krukenberg-Tumor 393
Kuchenniere 266

L

Leber, Anatomie 115 ff
- Bulls-eye-Läsion 149, 151
- intraparenchymatöse Gasansammlung 128
- Kokardenläsion 149
- Schallabschwächung 123 f, 126 f
- Targetläsion 149
- weiße 122
Leberabszeß 128, 137 ff
- gasbildender 138
- Initialphase 137 f
- Kolliquationsphase 137 f
- pyogener 137 ff
Leberadenom 144 f
- cholangiozelluläres 144
- hepatozelluläres 144, 146
Leberamöbenabszeß 137, 139
Leberarterie 163
- akzessorische 419 f
Leberarterienverschluß 128
- postpartaler 127
Leberdegeneration, polyzystische 269
Leberechionokokkus-Tochterzyste 135
Leberechinokokkuszyste 134 ff
- infizierte 135
- kochsalzgefüllte 135 f
- unkomplizierte 134 f
- Wandverkalkung 135
Lebererkrankung, herdförmige 131 ff
- - diagnostische Irrtumsmöglichkeiten 155 ff
- zystische 131 ff
Leberform 117 f
Lebergröße 117, 474
Leberhämangioendotheliom 142, 145
- infantiles 142
Leberhämangioendotheliome, maligne, multiple 147
Leberhämangiom, kapilläres 142
- kavernöses 141 ff
- - teilhyalinisiertes, verkalktes 143
- verkalktes 143
Leberhämangiomatose 142 f, 468
Leberhämangiomfibrosierung 142
Leberhämangiomhyalinisierung 142
Leberhämatom 133
- spontanes 133
- subkapsuläres 133
Leberhiluslymphome 327
Leberhilusschnitt 193
Leberhyperplasie, fokal-noduläre 143 ff
Leberinfarkt 128
Leberinfarktnarbe 127
Leberinfiltration, diffuse 154 f
- feinnoduläre 154 f
- grobnoduläre 154 f
- leukotische 155
- metastatische, diffuse 153
Leberkarzinom, cholangiozelluläres 145
- diffuses 146 f
- hepatozelluläres 145 ff
- multilokuläres 146 f
- solitäres 145
- Symptome 146

Leberkontur, unregelmäßige 125
- verwaschene 122
Leberkonturkriterien 118
Leberlängsdurchmesser 117
Leberlängsschnitt 118
Leberlappen 115 ff
- akzessorischer 117
- linker 115, 117 f
- - Dicke 118
- rechter 115, 117
- Topographie 115
Leberlappenbildung, atypische 115
Lebermetastase 131, 147 ff
- echoarme 149, 151
- echofreie 149 f
- echoreiche 149 ff
- bei Fettleber 153
- Konturkriterien 148
- Strukturkriterien 148
- verkalkte 152
- zystische 149
Lebermetastasen, multiple, Mischbild 153
Lebermetastasenklassifikation, sonographische 148 f
Leberoberfläche, feingranuläre 123
- feinhöckrige 123
Leberparenchymerkrankung 121 ff
- diffuse 121 ff
- extrahepatische Parameter 121
- sonographische Kriterien 121
Leberpforte, Darstellung 164
- Querschnitt 116
- Topographie 119
Leberpseudoläsion 155 ff
Leberpseudozyste, posttraumatische 133
Leberpunktion, ultraschallgezielte 121
Leberquerschnitt 118
Leberrandwinkel, physiologische 117
Leberruptur 133 f
Lebersonographie 115 ff
- Befunddokumentation 121
- Grenzen durch den Patienten 120 f
- beim Kind 468 ff
- Technik 120 f
- Wertung 158 ff
Leberspaltbildung, atypische 115
Leberstauung 127
- chronische 130
- kardial bedingte 129
Leberstrukturdefekt, umschriebener 148
Lebertumor, benigner 141 ff
- maligner, primärer 145 ff
- - sekundärer s. Lebermetastase
- solider 140 f
Lebervenen 118 f
- Durchmesser 90
- Uferbegrenzung 118 f
Lebervenendilatation 425
Lebervenenseinmündung in die Vene cava inferior 423

Lebervenenkonfluenz 425
- Kaliberänderung, altersabhängige 425
- Stenose 425, 427
Lebervenenpulsation 131, 425
Lebervenentrunkulisation 125
Leberverfettung 122 f
- Differentialdiagnose 123
- herdförmige 123
- Leberkonturänderung 122
- Lebervolumenänderung 122
- Reflexdichte 122
- Schallabschwächung 123
- Tumormetastase 153
- Ursachen 122
Leberverformbarkeit, fehlende 125
Lebervergrößerung 121, 124, 127
- Systemkrankheit 154
Leberverkleinerung 125
Leberzirkulationsstörung 127 ff
- arterielle 127
- portovenöse Zuflußstörung 127
- venöse Abflußstörung 127
Leberzirrhose 123 ff
- Abdominalarteriendilatation 417
- biliäre 123
- Gefäßveränderungen 125
- glatte 124
- grobknotige 124
- kardial bedingte 425
- kleinknotige 124
- Lebervenendilatation 425
- Lebervenenkonfluenzstenose 425, 427
- portale 123
- postnekrotische 123
- Schallabschwächung 124
- Splenomegalie 235
- Strukturdichtenzunahme 124
- Symptome, extrahepatische 125 f
- - intrahepatische 124 f
- Ultraschallbefunde 124 ff
- Ursachen 124
Leberzyste 90
- cholangioläre 132
- dysontogenetische 131 f
- - septierte 132
- Einblutung 132
- parasitäre 133 ff
- posttraumatische 133
- in der Zyste 135
Leberzystenkonglomerat 134 f
Leiomyom 446
Leiomyosarkom 446
Leistenhernie 442
Leiterphänomen 252
Leukämie, chronisch-lymphatische, Milzbefall 235
Leukomalazie, periventrikuläre 11, 15
Leukose, Leberbeteiligung 153 ff
Lien lobatus s. Milzlappung
- mobile s. Wandermilz
Ligamentum falciforme hepatis 115
- - - Querschnitt 116
- teres 115

Linksherzinsuffizienz 79, 82
Lipoidspeicherkrankheit, Milzbeteiligung 236
Lipom 38, 101 f, 445
- intermuskuläres 445
- intramuskuläres 445
Lipomatosis pelvis 290
Liposarkom 445 f
- retroperitoneales 335, 446
Lobus caudatus 115 f
- - Anatomie 116
- - vergrößerter 124 f
- - - nach Leberlappenresektion 155 f
- dexter hepatis s. Leberlappen, rechter
- quadratus 115
- sinister hepatis s. Leberlappen, linker
Lumballymphknoten 321
Lungenemphysem 79
Lungenmetastase 91
- zwerchfellnahe 157
Lungenstauung 78
- chronische 77
Lymphadenektomie, retroperitoneale 338 f
Lymphangiom 447
- intraorbitales 31
Lymphangiomatose, zystische, peritoneale 259
Lymphangiosarkom 447
Lymphangiosis carcinomatosa mammae 109
Lymphgefäßtumor 447
Lymphknoten, eingeschmolzener 38
- durch Fremdgewebe infiltrierte 322
Lymphknotenmetastase 36, 322 f
- präaortale 323
Lymphknotensystem, subdiaphragmale 321 f
- - Untersuchungstechnik 321 f
Lymphknotenveränderungen, systematische Suche 329
Lymphknotenvergrößerung, solitäre 322
Lymphknotenverkalkung 38
Lymphographie, Indikation, absolute 332
Lymphom, intraorbitales 31
Lymphome, abdominelle, Diagnostik 331 f
- benigne 36
- Differentialdiagnose 330
- entzündliche 36
- Hantelform 325
- iliakale 323, 327
- infradiaphragmale, Leberinfiltration 328
- interaortikokavale 324 f
- maligne 36 f, 322
- - mesenteriale 259
- mesenteriale 259, 323, 326
- neoplastische 37
- paraaortale 325

Lymphome, parailiakale 326
- parakavale 325
- peripankreatische 328
- präaortale 324
- retroaortale 324 f
- retrogastrale 328 f
- retrokavale 325 f
- - Kavastenose 425
- retrokrurale 329
- retroperitoneale 323 f
- Sonographie 322 ff
- - Treffsicherheit 330
- - Wertung 330
- topographische Zuordnung 324
- am Truncus coeliacus 326
- Ultraschallbefunde 36
- zervikale 35
- - Nebenschilddrüsenlokalisierung 64
Lymphozele 449
- Detritusbildung 338
- Größenzunahme 338
- nach Nierentransplantation 302 f
- postoperative 295
- retroperitoneale 338 f
Lymphsystem, Anatomie 321

M

Magen, Anatomie 243 f
Magenadenokarzinom, polypös-exophytisches 247
Magenausgangskokarde 243
Magenausgangsstenose 250
Magen-Darm-Trakt 243 ff
- Erkrankung 246 ff
- Sonographie 244 f
- - beim Kind 470 f
- - Wertung 254
Magenkarzinom 246 ff
- in das Colon transversum eingewachsenes 247 f
- Doppelkokarde 247 f
- der kleinen Kurvatur 248
- Kokardenform 246 f
- zirrhöses 247
Magenkokarde, pathologische 243, 246 f
- - inkomplette 248
- - komplette 246 f
- - - exzentrische 247 f
- - - konzentrische 247
- physiologische 243 ff
- - Peristaltikablauf 244
Magen-Non-Hodgkin-Lymphom 246
Magensonographie 244 f
Magenwand 243
Magenwandveränderung, pathologische 246 ff
Magenwandverdickung 246
- komplette 246
Makrohämaturie, rezidivierende 284
Makrozephalus, asymmetrischer 17
- genuiner familiärer 21
- Hirntumor 17 f

- Holoprosenzephalie 21
- intrakranielle angeborene Fehlbildung 18
Mamma, Anatomie 96 f
- Drüsenkörperinvolution 97
- dysplastische, dichte 98
- Mantelbindegewebe 96
- - Hyperplasie 101
- Screeninguntersuchung 113
Mammaabszeß 100
Mammaadenofibrose 103, 108
Mammaadenose, sklerosierende 102 f, 108
Mammaazinus 96
Mammabindegewebe 96
Mammabiopsie, Indikationen 112
Mammadiagnostik, altersabhängige 112
Mammadysplasieknoten, Ultraschallbefund 99
Mammaerkrankung, Ultraschallbefunde 99
Mammafibroadenom 99 ff
- Diagnostik 112
- Mammogramm 101
- Ultraschallbefund 99 ff
- verkalktes 101, 108
Mammagallertkarzinom 105, 107
Mammahämatom 100
Mamma-Hodgkin-Lymphom 110
Mammainduration, radiogene 109
Mammakarzinom 104 ff
- adenozystisches 105
- Diagnostik 112
- Differentialdiagnostik 108
- inflammatorisches, Differenzierung vom Abszeß 100
- medulläres 105
- solides drüsiges 106
- sonographische Nachweisbarkeit 104 ff
- Ultraschallbefund 99, 105
- undifferenziertes 106
- - Mammogramm 111
- - Sonogramm 106, 111
Mammaknoten, Diagnostik 112
Mammaläsion, dorsale Schallverstärkung 100, 108
- dorsaler Schallschatten 99, 105, 107
Mammalipom 101 f
Mammalobulus 96
Mammamikrokalzifikationen 102
Mammanarbe 102, 104
- Ultraschallbefund 99, 102, 104
Mammaprobeexzision, Indikation 108
Mamma-Silikonprothese 108
Mammasonographie 96 ff
- apparative Voraussetzungen 96
- Indikationen 110, 113
- Schnittschema 98
- Technik 98 f
- Wertung 110, 113
Mammastrahlenfibrose 108 f
Mammastrukturen, sonographisch unterscheidbare 96 f

Mammatumor 104
Mammazyste 99 f, 108
- Diagnostik 112
- Ultraschallbefund 99 f
Mammographie 104
- Indikationen 112
Markschwammniere 269 f
Massa intermedia 7
- - vergrößerte 19
Mastektomie, subkutane Silikonprothese 108
Mastodynie 102
Mastopathie 102 f
- Diagnostik 112
- Gradeinteilung 102
- obliterierende 111
- zystische 100
Matrix germinale 8, 11
Megaureter 461
Mehrlingsschwangerschaft 383
Melanom, malignes, Gallenblasenmetastase 178
- - intraokulares 29 f
- - Kavathrombus 429
- - Lebermetastase 153
- - lymphogen metastasierendes 327
- - Milzmetastase 238
- - Nierenmetastase 283
Membran, prätetinale 28
Menetrier-Krankheit 248 f
Meningiom, intraorbitales 31
Meningomyelozele 442
- Fontanellenkoronarschnitt 18
- Fontanellensagittalschnitt 19
- lumbale 19
- Urogenitaltraktsonographie 467
Meningozele 18
Mesenterialhämatom 259
Mesenteriallymphknoten 321
Mesenterialtumor 259
Mesotheliom, peritoneales 259
Metastasenleber, kleinknotige 126
Metastasierung in eine Fettleber 153
Miktionsbeschwerden 360
Milchgangskarzinom, invasiv papilläres 107
Miliartuberkulose, Milzverkalkungen 241
Milz, akzessorische s. Nebenmilz
- Bestrahlungsplanung 242
- Formvarianten 233
- Hodgkin-Knoten 236
- Non-Hodgkin-Knoten 236
- Speicherkrankheit 236
- Topographie 231 f
- Transversalschnitt 232 f
Milzabszeß 238 f
- Stadien 239
Milzabszesse, multiple 239
Milzanomalie 232
Milzaplasie 232
Milzarterienaneurysma 241
Milzarterienverschluß 241
Milzatrophie 232
Milzdurchblutungsstörung 241

Milzdystropie 232
Milzechinokokkose 236
Milzepidermoidzyste 237
Milzerkrankung 234
Milzgröße 121, 475
Milzhämangiom 237
Milzhämatom mit Detritus 239
- subkapsuläres 239 f
- - septiertes 240
Milzhiluslymphome 329
Milzhypoplasie 232
Milzinfarkt 237, 241
- Parenchymeinblutung 239
Milzinfiltration, diffuse 238
Milz-Kokardenläsion 238
Milzlappung, mediale 233
Milzmetastase 238
Milzmetastasierung, konfluierende 238
Milzpseudozyste 237
Milzruptur beim Kind 470
- primäre 239
- sekundäre 239
Milzschwellung, akute, infektiöse 235
Milzsonogramm, Normalbefund 232
Milzsonographie 231 ff
- beim Kind 470
- Technik 231
- Wertung 241 f
Milztumor 237 f
- benigner 237
- maligner 237 f
Milzvenenerweiterung 235
Milzvenengeflecht, variköses, hiläres 241
Milzvenenthrombose 235, 241
Milzvergrößerung 125
Milzverkalkung 241
Milzverletzung 239 ff
Milzzyste 90, 236 f
- angeborene, Einblutung 338
- dysontogenetische 236
- neoplastische 237
- posttraumatische 237
Mißbildungsdiagnostik, intrauterine 385 f
Mitralinsuffizienz 73
Mitralklappe 72 f
Mitralklappenfehler, kombinierter 72, 75
- - Thoraxröntgenaufnahme 77
Mitralklappenöffnungsfläche 73
Mitralklappenprolaps 73
- Komplikationen 73
Mitralklappensegel, hochfrequente Schwingungen 72
Mitralklappenverkalkung 72
Mitralstenose 72 f
- sonographische Kriterien 73
Monoventrikel 21
Morison's pouch 140
Mukoviszidose 217
Mukozele, intraorbitale 31
Mundboden 34
- Frontalschnitt 45 f

- Längsschnitt 46
- Sagittalschnitt 44 f
Mundbodenkarzinom 44, 46
- Halslymphknotenmetastase 323
- Ultraschallbefunde 44
Mundbodensonographie, Indikationen 46
Musculus psoas, hypertrophierter 336
Muskelgewebetumor 443, 446
Mütze, phrygische 166
Myelolipom 316
Myelomeningozele s. Meningomyelozele
Myokarddickenbestimmung, linksventrikuläre 79
Myokardhypertrophie 71
Myokardverdickung, linksventrikuläre 75, 80
- umschriebene 79
Myokardverdünnung, linksventrikuläre 81
Myom 389
Myometrium 380
Myositis, intraorbitale 32

N

Nabelschnurumschlingung 13
Napfkucheniris 27
Nebenhoden, Anatomie 373
Nebenhodendegeneration, polyzystische 374 f
Nebenhodentumor 375
Nebenhodenvergrößerung 375
Nebenmilz 232 ff
Nebenniere 261, 307 ff
- Anatomie 307
- linke Darstellung 308 f
- rechte Darstellung 308 f
Nebennierenabszeß 317
Nebennierenadenom 314
Nebennierenangiographie 320
Nebennierenapoplexie 317
Nebennierenblutung 317
- perinatale 464
- beim Säugling 464 f
Nebennierencomputertomogramm 307, 311 f
Nebennierencomputertomographie 319 f
Nebennierendiagnostik 319
Nebennierenentzündung 317 f
Nebennierenerkrankung 312
Nebennierenganglioneurom 315 f
Nebennierengröße 307
Nebennierenhormonbestimmung, Blutentnahme 320
Nebennierenhormonüberproduktion 308
Nebennierenhyperplasie 310, 313
Nebennierenkarzinom 314
Nebennierenmetastase 310, 316
Nebennierenmyelolipom 316
Nebennierenneuroblastom 315
Nebennierensonogramm, Normalbefund 310

Nebennierensonographie 307 ff
- Fehlermöglichkeiten 319
- Standardschnitte 308 f
- Technik 308 f
- Wertung 319 f
Nebennierenszintigraphie 320
Nebennierentuberkulose 317 f
- verkäsende 317 f
Nebennierentumor 314 ff
- Conn-Syndrom 313
Nebennierenverkalkung 317 f
Nebennierenzyste 316
- vorgetäuscht durch Nierenzyste 319
Nebenschilddrüsen 49
- Anatomie 58
- ektopische 58, 63
- Größe 49
- sonographischer Normalbefund 60
Nebenschilddrüsenadenom 60 ff
Nebenschilddrüsenerkrankung 60 ff
Nebenschilddrüsenkarzinom, Kriterien 60
Nebenschilddrüsenlokalisierung, Methoden 65
- sonographische 59 ff
Nebenschilddrüsentumor 62
- regressiv veränderter 63 f
Nebenschilddrüsenvergrößerung, Sonographie, Fehlermöglichkeiten 63
- - Treffsicherheit 62 f
Nephrektomie, Abszeß im leeren Nierenlager 340
- Hypernephromrezidiv 282
Nephritis, bakterielle, fokale, akute 270
- - interstitielle, destruktive, herdförmige 270
- glomeruläre 273 f
Nephroblastom, zystisches, benignes 467
Nephrokalzinose, angeborene 465
- beim Kind 465
Nephrolithiasis 285
Nervengewebstumor 443, 447
Nervus opticus s. Opticus
Netzhaut 28
Netzhautablösung 28
- sekundäre 30
Neurilemmon, retroperitoneales 334
Neuritis nervi optici 32
Neuroblastom 315, 447, 467
- Differenzierung von Nebennierenblutung 464 f
Neurofibrom 447
Neurofibromatose 447
Niere, Anatomie 261
- linke Abflachung 234
- Lipoideinlagerung 271
- Longitudinalschnitt 262 ff
- multizystische, beim Kind 461
- sonographisches Reflexverhalten 264

Niere, Topographie 261
- Transversalschnitt 262
- überzälige 266
- urographisch stumme 290
Nierenabszeß 272 f
Nierenagenesie 264
Nierenangiomyolipom 284
Nierenanlage, doppelte 265
Nierenanomalie, makrozystische 268 f
Nierenaplasie 265
Nierenarterie 413
- akzessorische 270
- linke 261
- rechte 261
Nierenarterienaneurysma 215 f, 416
Nierenarteriendoppelung 420
Nierenarteriendurchmesser 261
Nierenarteriendysplasie, fibromuskuläre 417
Nierenarterienteilung, retrokavale 420 f
Nierenarterienthrombose an Transplantatniere 304
Nierenarterienummauerung durch Lymphome 325
Nieren-A-Scan, Steinzacke 286
Nierenbecken 262
- Ventilfunktion 289
Nierenbeckenausgußstein 286
Nierenbeckeneinblutung bei Nierenvenenthrombose 294
- traumatisch bedingte 295
Nierenbeckenkarzinom 277, 284
Nierenbeckenkelchstein 286
Nierenbeckenkelchsystem, dreigeteiltes 292
- erweitertes 287 ff
Nierenbeckenkelchzyste 277
Nierenbeckenpapillom 284
Nierenbeckenstein 286
Nierenbeckentumor 284 f
Nierenbecken-Übergangszellkarzinom 284
Nierendegeneration, polyzystische 268 ff
- - adulte 268
- - juvenile 268 f, 462 f
Nierendermoidzyste 284
Nierendystopie 266
- gekreuzte 266
- - mit Verschmelzung 266
Nierenentwicklungsstörung 264 ff
Nierenentzündung 270 ff
Nierenerkrankung 264 ff
Nierenfehlrotation 266
Nierenfettkapsel 261, 263
Nierenformanomalie 266 f
Nierengröße 473
Nierenhämatom, subkapsuläres 294 f
Nierenhilus 261
- linker 263 f
- rechter 263
- Transversalschnitt 424
Nierenhilusmetastase 278

Nierenhyperplasie 265
Nierenhypertrophie, kompensatorische 265
- kortikale, fokale 291
Nierenhypoplasie 265
Niereninfarkt 293 f
Niereninsuffizienz, akute 292
- akut-toxische 292
- polyzystische Nierendegeneration 268
Nierenkapselzerreißung 294
Nierenkontusion 294 f
Nierenlänge 473
- altersabhängige 261
Nierenlappung 233
- renkuläre 267
- - Differentialdiagnose 267
Nierenlipom 284
Nierenloge, leere 266
Nierenmetastase 282 f
Nierenparenchymanomalie 267 f
Nierenparenchymbuckel 267
Nierenparenchymdicke 261, 473
Nierenparenchymeinblutung, traumatisch bedingte 294
Nierenparenchymknoten, pyelonephritischer, pseudotumoröser 291
Nierenparenchymstein 286
Nierenparenchymtumor, gutartiger 283 f
- maligner 277 ff
Nierenparenchymverschwellung 292
Nierenparenchymzyste 276
Nierenperfusionsszintigraphie nach Nierentransplantation 305
Nierenruptur 294
Nierensammelröhrchendilatation, zystische, angeborene s. Markschwammniere
Nierensinuszyste 276
Nierensonogramm, Mittelecho 262
- Normalbefund 262
- peripelvine Befunde 290
- Sinusreflex 262
- - echoverminderter 290
- - Einengung 295
Nierensonographie 261 ff
- beim Kind 461
- Technik 262
- Wertung 295 f
Nierenteilresektion 294
Nierenteratom 283
Nierentuberkulose 272
Nierentumor 277 ff, 336
- Differenzierung vom Abszeß 273
- palpabler beim Säugling 460
Nierenvene, linke 261
- -retroaortaler Verlauf 270
- rechte 261
Nierenvenendilatation 263
Nierenvenendurchmesser 90, 261
Nierenveneneinmündung in die Vena cava 424
Nierenvenensystem, erweitertes 289

Nierenvenenthrombose 292 ff
- beidseitige 464
- beim Säugling 463 f
- an Transplantatniere 304 f
- tumoröse 277
Nierenvergrößerung, beidseitige 292
- beim Kind 461
Nierenverletzung 294 f
Nierenversagen, akut-toxisches 274
Nierenzyste 268 ff, 275 ff
- Einblutung 277
- beim Kind 461 f
- perihiläre 277, 289
- sonographische Kriterien 276
- Superinfektion 277
- Vortäuschung einer Nebennierenzyste 319
- Wandkarzinom 277
Nierenzysten, multiple 132, 289, 292
- peripelvine, multiple 289, 292
Non-Hodgkin-Lymphom, Dünndarmbeteiligung 251
- immunoblastisches 328
- Mammainfiltration 110
- Milzbeteiligung 235 f
- Nierenmetastasen 283
- zentrozytisch-zentroblastisches 323, 327 f
- - Leberinfiltration 154 f
Non-Hodgkin-Lymphome 324
- iliakale 323, 327
Nucleus caudatus, Fontanellenkoronarschnitt 5
- - Paramedianschnitt 7

O

Oberbauchlängsschnitt 192 f
Oberbauchquerschnitt 190
Oberbauchsonographie 163 ff
- Technik 163 f
Obstruktion, biliäre 179 ff
- - postoperative Ductus-hepaticus-Stenose 185
- - tumorbedingte 184
- - Ursachen 179
Oligohydramnion 386
Omentum majus, Infiltration bei Peritonealkarzinose 257
Optikusgliom 31
Optikusscheidenmeningiom 31
Optikusspongioblastom 31
Optikusverbreiterung, Entzündung 32
- Tumor 31
Orbitahämatom 31 f
- diffuses 32
- kompaktes 32
Orbitasonographie, A-Bild-Verfahren 26 f
- B-Bild-Verfahren 26 f
- Indikationen 28, 32
- Wertigkeit im Vergleich zur Computertomographie 32

Orbitatumor 31
Orbitopathie, endokrine 32
Orchitis, akute 375
- fokale 375 f
Ormond-Krankheit s. Fibrose, retroperitoneale
Ösophagus 64
Ostium-primum-Defekt 83
Ostium-secundum-Defekt 83
Ovar, polyzystisches 392 f
Ovarialkarzinom, adenopapilläres 393
- hellzelliges, paramesogenes 393
Ovarialtumor 392 f
Ovarialzyste 351 f
- funktionelle 392 f
Ovarien, Topographie 381

P

Pancreas anulare 228
- divisum 228
- minus 228
Pankreas, Anatomie 188 f
- Reflexverhalten 196
- Topographie 188 f
Pankreasabszeß 204 f
Pankreasadenokarzinom, duktales 217
- Operabilität 217
Pankreasadenom, makrozystisches 213
- mikrozystisches 214
Pankreasanomalie 228
Pankreasdurchmesser 195
Pankreasfibrose, zystische 217, 470
Pankreasform 195
Pankreasgangstein 208
Pankreasgröße 195, 474
Pankreaskarzinom 217 ff
- Differentialdiagnose 221
- Echogenität 223
- hormonbildendes 217
- Kontrolldiagnostik bei Palliativtherapie 223
- Lebermetastasen 223
- Lokalisation 218
- Lokalrezidiv 222 ff
- Lymphknotenmetastasen 224
- Operabilität 222
- Rezidivdiagnostik 222 f
- Sonographie, diagnostische Genauigkeit 222
- Symptome 218
- Verlaufskontrolle, postoperative 222
- Zeichen, direkte
- - indirekte 219
Pankreaskonturierung 195
Pankreaskontusion 217
Pankreaskopf 119
- Detailanatomie 193
- Longitudinalschnitt 192, 194
- Transversalschnitt 192
Pankreaskopfkarzinom 210, 218
- Lokalrezidiv 222 ff

- Pankreasgangerweiterung, Darstellung 221
Pankreaslipomatose 196
Pankreasmetastase 225
Pankreasnekrose, partielle 199, 203 f
Pankreaspseudozyste 208, 211 ff
- Anschluß an die Arteria gastroduodenalis 215
- Differentialdiagnose 213
- beim Kind 470
- Komplikationen 211
- Lufteinschlüsse 212
- Volumenzunahme 212 f
Pankreaspseudozystenruptur 211
Pankreasruptur 217
Pankreassonogramm, Normalbefund 194 ff
Pankreassonographie 189 ff
- beim Kind 470
- Leberhilusschnitt 193
- Oberbauchlängsschnitt 192
- Oberbauchquerschnitt 190
- Patientenlagerung 189
- Patientenvorbereitung 189
- Schnittführung 190
- Täuschungsmöglichkeiten 198
- Technik 189 ff
- transgastrale 189
- transrenale 194
Pankreasteilresektion, postoperatives Sonogramm 223
Pankreastotalnekrose 199
Pankreastrauma 217
Pankreastumor 217 ff
- Computertomographie 225
- Diagnostik 218
- diarrhogener 226
- endokriner 226
- maligner 217
- Malignitätszeichen 219
- Sonographie, Leistungsvermögen 225
- zystischer 214
- - vorgetäuschter 214
Pankreasvergrößerung 201 f
Pankreasverkalkungen 207
Pankreaszystadenokarzinom 214, 218
Pankreaszystadenom 214
Pankreaszyste 211 ff
Pankreatitis 199 ff
- abszedierende 199, 203 f
- akute 199 f
- - Abdomenübersichtsaufnahme 206
- - Begleitphänomene 204, 206
- - Computertomographie 206
- - ERCP 206
- - Schweregrade 199 f
- - Sonographie, Wertung 206
- - sonographische Zeichen 200
- chronische 207 ff
- - diagnostische Genauigkeit 209
- - - Verfahren 210
- - Differentialdiagnose 209
- - kalzifizierende 207 f

- - sklerosierende 209
- - Sonographie, Wertung 210
- fokale 208
- hämorrhagisch-nekrotisierende 199, 203 ff
- beim Kind 470
- Nekrosestraße 201, 203 f
- nekrotisierende 201 ff
- ödematöse 199 ff
- bei Pankreaskarzinom 220
- postakutes Stadium 206
Papillarmuskelhypertrophie 71
Paragangliom 447
- retroperitoneales 335
Parallel-channel-Zeichen 180
Paraophoronzyste 392
Paraovarialzyste 392
Parotis 41 ff
Parotisabszeß 43
Parotisadenom, pleomorphes 43
Parotistumor, Diagnostik 44
Parotiszyste, dysontogenetische 42
Patellafraktur 453 f
Patellalängsfraktur, laterale 453 f
Perikarderguß 83 f
- Differenzierung vom Pleuraerguß 88
- fibröser 83
- hämorrhagischer 83
- Rechtsherzinsuffizienz 131
- seröser 83
Perimetrium 380
Periportalfelder, breite 155
Peritonealhämatom 258
Peritonealkarzinose 156, 256 f
- Omentum-majus-Infiltration 257
Peritonealraum 256 ff
- Seeanemonenphänomen 256 f
Peritonealraumsonographie 256 ff
- Wertung 259
Peritonealtumor 259
Peritonitis 257
Pfortader 118 f, 163, 412
Pfortaderaneurysma, extrahepatisches 126, 129
Pfortaderstenose, tumorbedingte 128 f
Pfortaderthrombose 127
- akute 128
- Pankreaskopfkarzinom 221
- Thrombusnachweis, direkter 128
Pfortadertransformation, kavernöse 128 f
Pfortaderweite 121
Phäochromozytom 314 f, 334
- szintigraphischer Nachweis 320
Phased-Array-Prinzip 67
Phonoangiographie 408
Phrygische Mütze 166
Placenta praevia 387
Plaquebildung, arteriosklerotische 402
Plaqueechogenität 402
Plaquereflexmuster 402
Platte, prävertebrale, echoarme 340
Plazenta 386 ff
Plazentalösung, vorzeitige s. Abruptio placentae

Pleura 87 ff
- costalis 87
- diaphragmatica 87
- mediastinalis 87
- parietalis 87
- pericardiaca 87
- pulmonalis 87
- visceralis 87
Pleuraempyem 88
Pleuraendotheliom 93
Pleuraerguß 83 f, 87 ff
- Diagnose 83 f
- Differentialdiagnose 88, 90
- Kardiomyopathie 80
- maligner 88 ff
- Rechtsherzinsuffizienz 131
- nach Strahlentherapie 88, 90
- Ultraschallbefunde 88
Pleurahöhle 87
- solide Raumforderung 91
- Spiegelbildung 88
- Untersuchungstechnik 87 f
Pleuramesotheliom 93 ff
Pleuratumor 93
Pleuraverschwartung 81 f
Pleuraverschwielung 88 f, 91
Pleuritis 88
- carcinomatosa 90
- tuberculosa 91
Plexus chorioideus 5 ff
- - Pulsationsverminderung 13
Plexusblutung 13
Plexuspapillom 18
Pneumozystographie 100, 112
Polyhydramnie 386
Polyspleniesyndrom 234
Pons, Fontanellensagittalschnitt 7
Portaläste, intrahepatische 119
- - Veränderungen bei Zirrhose 125
Portalvenenaneurysma, extrahepatisches 126
Porzellangallenblase 170
- Karzinomhäufigkeit 174
PPom 226
Processus uncinatus, Karzinom 219
Prostata, Anatomie 355
- therapierte 367 ff
- Volumenbestimmung 361 f
Prostataabszeß 366 f
Prostataadenom 359 ff
- Blasenkompression 346
- chirurgische Kapsel 359
- Kalkformation 361
- Symptome 359 f
- transurethrale Resektion 367
- Zystitis 346
Prostatahyperplasie s. Prostataadenom
Prostatainzidentalkarzinom 362
Prostatakarzinom 362 ff
- Blasenbodeninfiltration 361, 365
- Computertomographie 371
- Differenzierung vom Adenom 370
- - von einer Prostatitis 370
- Kapselinfiltration 364

- latentes 362
- Lymphknotenmetastasensuche 366
- Samenblaseninfiltration 365
- Therapiekontrolle 367 ff
- TNM-Klassifikation 362
- Ultraschallbefunde 363 ff
Prostatakarzinomausbreitung, direkte 362, 364 f
- metastatische 362
Prostatakarzinomrezidiv 368 f
Prostataknoten 362
Prostatamittellappenadenom 360 f
- intravesikal wachsendes 345 f
Prostatapalpation, Befundvergleich mit Sonographie 370
Prostatasonogramm, Normalbefund 356 ff
Prostatasonographie 356 ff
- suprapubische 356 f
- transrektale 356 f
- Wertung 370
Prostatastein 361
Prostatavergrößerung 366
Prostatitis 366 f
- akute 366 f
- chronische 367
Pseudomyxoma peritonei 259
Pseudotumor, orbitaler 32
Pseudozyste 211
- Lokalisationen 212
- Volumenzunahme 212 f
Pulmonalarteriendarstellung 74
Pulmonalklappe 74
Pyarthros 451
Pyelonephritis 270 ff
- Abszeßbildung 270, 273
- akute 270
- - Retroperitonealabszeß 339
- chronische 270 f
- xanthogranulomatöse 271
Pylorusstenose, hypertrophe 470 f
Pyokalikose 272 f
Pyometra 389 ff
Pyonephrose 272
Pyosalpinx 394

R

Raumforderung, abdominale, beim Kind 465
- extrauterine 392
- extravesikale 346
- parahepatische 156 f
- retroperitoneale, benigne 333
- - Sonographie 334 ff
- - - Wertung 341
- - Tumor s. Tumor, retroperitonealer
Recessus costodiaphragmaticus 87
Rechtsherzinsuffizienz, dekompensierte 425
- Kavadilatation 425
- Leberstauung 129
- Pleuraerguß 88 ff
- Splenomegalie 235

Regio colli anterior 34
- - lateralis 34
- parotideomasseterica 34
- sternocleidomastoidea 34
Reidsche Basislinie 1
Restharn 360
Retentionsintestinum 223
Retinopathia diabetica 28
Retroperitonealfibrose s. Fibrose, retroperitoneale
Retroperitoneallymphknoten 321
Retroperitonealorganverlagerung 336
Retroperitonealraum, Anatomie 333
- Sonographie 333 ff
- - Technik 333
- - Wertung 341
Rezessus, hepatorenaler, flüssigkeitsgefüllter 257
Rhabdomyom 446
Rhabdomyosarkom 446
- embryonales 446
- pleomorphes 446
Riedelscher Lappen 115 f
Ringfigur, extrauterine 384
Rückenweichteilabszeß 442
Rückwandecho, Betonung 165

S

Sackniere 287
Samenblase, Anatomie 355
- Prostatakarzinominfiltration 365
Samenblasenabszeß 367
Samenblasenentzündung 366
Samenblasensonogramm, Normalbefund 357 f
Samenblasensonographie, Bedeutung 366
Sandwichzeichen 326 f
Sarkom, intraorbitales 31
- neurogenes 447
- retroperitoneales 330, 334
- tendosynoviales 444
Säuglingsniere 459 f
Schädelfrontalschnitt 2
Schädelhorizontalschnitt 1 f
Schädelinnenraumsonogramm 1 ff
- Normalbefunde 5 ff
- Normvarianten 7
- Wertigkeit im Vergleich zum Computertomogramm 23 f
Schädelinnenraumsonographie 1 ff
- Indikationen 8, 24
Schädelparamedianschnitt 7
Schallschatten 167 f
- dorsaler, Harnstein 286
- - bei Mammaläsion 99, 105, 107
- - Speicheldrüsenstein 42
- Gallenblasenhals 168
- sauberer 168
- verunreinigter 168
Schallverstärkung, dorsale, Gallenblase 165, 169
- - Leberabszeß 138
- - Mammazyste 100, 108

Schilddrüse, Anatomie 49
- Gewicht 55
- Querschnitt 59
Schilddrüsenadenom 53 f
- autonomes 53
- - dekompensiertes 53
- Epithelkörperchenlokalisierung 63
- folliküläres 53
Schilddrüsenerkrankung, diffuse 51
- umschriebene 52 ff
Schilddrüsengewebe, aberrierendes 54
Schilddrüsenhämangioendotheliom 54
Schilddrüsenhämangiom 54
Schilddrüsenisthmus 49
- Schwellung 51
Schilddrüsenkarzinom 54
- folliküläres 55
Schilddrüsenknoten, Differentialdiagnose 52
- Halo 53
- szintigraphisch kalter 54
- - warmer 54
Schilddrüsenmetastase 55
Schilddrüsensonogramm, Normalbefund 50 f
Schilddrüsensonographie 49 ff, 59 ff
- Technik 49 f
- Wertung 56 f
Schilddrüsenszintigraphie 57
Schilddrüsentumor, gutartiger 54
- maligner 54 f
Schilddrüsenüberfunktion, diffuse 51
- umschriebene 51
Schilddrüsenzyste 52
- Einblutung 52
- Epithelkörperchenlokalisierung 63
Schlaganfall, fortschreitender 401
Schockniere 293
Schrumpfgallenblase, konkrementgefüllte 168
Schrumpfniere 271 f
- hydronephrotische 287
- pyelonephritische 271
- vaskulär bedingte 271, 293 f
Schwannom 447
- gutartiges 447
- malignes 447
Schwanzpankreatitis, nekrotisierende 203
- - Nekrosestraße 203
Seeanemonenphänomen 256 f
Seitenventrikel, asymmetrische 3
- Fontanellenkoronarschnitt 5
- Paramedianschnitt 7
- Vorderhorndeformierung 15
Seitenventrikelabstand, vergrößerter 20
Seitenventrikelmessung 2
Seitenventrikeltamponade 10
Seitenventrikelverlagerung, tumorbedingte 17

Seitenventrikelwinkel 2 ff, 20
- Normwert 4
Sektor-Scanner 67
Seminom 375, 377
Septum pellucidum, Mangel 19
Serom 295, 449
Sertoli-Zell-Tumor 376
Shunt, arteriovenöser s. Fistel, arteriovenöse, bei Dialysepatient
Sialadenitis 41 ff
- akute 42
- chronische 43
Sialolithiasis 41 f
Silhouettenzeichen, echographisches 326, 334
Sinus transversus, Hochstand 20
Sinus-venosus-Defekt 83
Situs inversus 232, 234
Skalenuslücke 432
Skrotalhämatom 375
Skrotalhautverdickung 375
Skrotalinhalt 373 ff
- Anatomie 373
Skrotalsonographie 373 ff
- Indikation 374
- Wertung 376
Sludge 167, 169 f, 172
Somatostatinom 226
Sonographie, geburtshilfliche 379, 381 ff
- - Wertung 395
- gynäkologische 381 f, 388 ff
- - diagnostische Aussagen 388
- - beim Kind 468
- - Wertung 395
- beim Kind 459 ff
- Kontrastmittel 431
Speicheldrüsen, Ultraschalldiagnostik 41 ff
- - Indikationen 43 f
Speicheldrüsenerkrankung 41 ff
- Ultraschallbefunde 41
Speicheldrüsenschwellung 41 f
Speicheldrüsentumor 41, 43
- benigner 41, 43
- - Kriterien 43
- maligner 41
- Malignitätskriterien 43
Speicheldrüsenzyste 41 f
Speicherkrankheit, Milzbeteiligung 236
Spermatozele 375
Spiegelung, subdiaphragmale 93
Splenektomie, Nebenmilzfunktion 234
- postoperativer Zustand 234
Splenom 237
Splenomegalie 234 ff
- chronisch myeloische Leukämie 234
- isoliertes follikuläres Lymphom 237
- Leberzirrhose 235
- Non-Hodgkin-Lymphom 329
- Rechtsherzinsuffizienz 235
Stauungsleber s. Leberstauung
Stauungsmilz, venöse 235

Stauungsniere, beidseitige 340
- venöse 292
Stein-Leventhal-Syndrom 392 f
Steinzacke 286
Stierkopffigur 21
Strahlenfibrose 108 f
Strahlenzystitis 347
Strangbildung, intraokulare 28
Struma diffusa 55
- endemische 55 f
- Epithelkörperchenlokalisierung 63
- euthyreote, regressive Veränderungen 56
- nodosa 55
- uninodosa 56
Subduralerguß 2
Subependymalblutung s. Hirnblutung, subependymale
Synovialom, malignes 444

T

Tangentenzeichen 118
Target-Läsion, Hodenmetastase 377
- Lebermetastase 131, 149
Tendosynovialgewebetumor 443 ff
Tentorium, Fontanellenkoronarschnitt 5
- Paramedianschnitt 7
Teratokarzinom 375, 377
Teratom, zystisches, abdominales, beim Kind 472
Thalamus, Fontanellenkoronarschnitt 5
- Paramedianschnitt 7
Thekaluteinzyste 391 f
Thorax, fetaler 385
Thoraxniere 266
Thrombarteriektomie am Halsgefäß 407
Thrombus, Echogenität 428
Thyreoiditis 51
- subakute 51
Tibiakopf, Knorpelüberzug, unregelmäßiger 453
TNM-Klassifikation, Tumorgröße 44
Torotrastmilz 236
Tränendrüsentumor 31
Transitorische ischämische Attacke 401
Transplantatniere, Diagnostik, nuklearmedizinische 305
- - röntgenologishe 305
- globuläre Umformung 302
- Komplikationen 304 f
- - vaskuläre 304 f
- Konturänderung 300
- pararenale Flüssigkeit 302 ff
- Parenchym-Sinus-Grenze, unscharfe 302
- Rinden-Mark-Grenze, unscharfe 301
- Sonographie 298 ff
- - Basisdokumentation 298

Transplantatniere, Sonographie, Technik 298 f
– – Wertung 305
Transplantatnierenbiopsie, Indikation 306
Transplantatnierenerkrankung 299 f
Transplantatnierenkapsel 298
Transplantatnierenmark 298
Transplantatnierennekrose, tubuläre akute 299
Transplantatnierenpunktion, ultraschallgezielte 298
Transplantatnierenrejektion, akute 300 f
– chronische 302
Transplantatnierenrinde 298
Transplantatnierenruptur 303
Transplantatnierenschrumpfung 302
Transplantatnierensonogramm, Sinusreflex 299
Transplantatnierenstauung 304
Trigonum caroticum 34
– submandibulare 34
Trikuspidalinsuffizienz, Lebervenenpulsation 130 f
Trikuspidalklappe 74
Trikuspidalklappensegel, septales, Kaudalverlagerung 74
Trikuspidalstenose 74
Truncus coeliacus, Aneurysma 416
– – Dilatation 416 f
– – Longitudinalschnitt 411 f
– – Stenose 417 f
– – – atheromatöse 418
– – – ligamentöse 418
– – Transversalschnitt 412
Trunkulisation des Lebervenensystems 125
Tubarabort 384
Tubarruptur 384
Tuboovarialabszeß 394
Tumor, angeborener 442
– intraokularer 29 f
– neurogener, retroperitonealer, Vortäuschung eines Pankreastumors 214
– parahepatischer 156 f
– pleuranaher 93
– pulsierender 434
– retroperitonealer 333 ff
– – Harnblaseninfiltration 346
– – primärer 333 ff
– – Reflexmuster 336
– – sekundärer 336
– – Wachstumstendenz 335
– – zentrale Nekrose 336
– der Weichteile s. Weichteiltumor
Tumormetastase, kutane 448
– subkutane 448

U

Uferbegrenzung, Lebervenen 118 f
Ultraschallgerät, endoskopisches 431

Umbilikalvene, rekanalisierte 125 f, 172
Unterarm, End-zu-Seit-Shunt, arteriovenöser 438
Ureterblutung 293
Ureterenmedialverlagerung 340
Ureterostien 345
Ureterostiumstenose 461
Ureterozele 351 f
– beim Kind 462
Ureterstauung, Blasentumor 349
Ureterthrombosierung 293
Urinom 295
– nach Nierentransplantation 303
Urogenitaltraktsonographie beim Kind 459 f
– – Indikationen 461
Urolithiasis 285 f
Urothelkarzinom 348
– extravesikale Ausbreitung 348 f
– die Muskularis infiltrierender 348, 350
– oberflächliches 348, 350
– das perivesikale Fettgewebe infiltrierendes 348 ff
Urozele s. Urinom
Uterus myomatosus 389
– Topographie 379 f
Uterusblutung, postmenopausale 389
Uterus-Kavum-Echo, zentrales 380
Uterussarkom 391
Uterustumor 389 ff

V

Varikozele 375
Vena axillaris 432
– cava 412
– – Dilatation 425
– – Doppelung 428
– – Echofreiheit, intralumniale 425
– – inferior, Aplasie 428
– – – erweiterte 130 f
– – – links verlaufende 428
– – – Normvarianten 428
– – – Ummauerung durch Lymphome 324 f
– – – Verschluß, membranöser 429
– – Longitudinalschnitt 423
– – Obturation 428
– – Stenose 425 f
– – – membranöse 426
– – Thrombose 425 f
– – – tumoröse 426, 428
– – Tumorthrombose 336
– femoralis 432
– jugularis interna 397
– – Thrombose 406 f
– linealis s. Milzvene
– mesenterica, Aneurysma 216
– – superior, Ventralverlagerung 219
– poplitea 432
– portae s. Pfortader
– renalis s. Nierenvene
– thalamostriata 7

Venentransplantat 437
Ventilableitung, hirnventrikuläre 20
Ventrikel s. Herzventrikel; s. Hirnventrikel
Ventrikel-Hirn-Quotient 1 f
Ventrikelknie 7
Ventrikelseptum 82 f
– Bewegungsanalyse 82
– Darstellung 82
– Dickenbestimmung 68
– Dickenveränderung, herzaktionsabhängige 82
– – pathologische 82 f
– Durchmesser 84
Ventrikelseptumhypertrophie 77
– asymmetrische 82
Ventrikeltamponade 10
Verkalkung, intralienale 241
Verner-Morrison-Syndrom 226
Verschlußhydrozephalus, Dandy-Walker-Zyste 20
Verschlußikterus, Pankreaspseudozyste 211
Verschlußkrankheit, arterielle 437
Verschlußthrombus, echoreicher 437
Verschmelzungsniere 266
VIPom 226
Vitrektomie 28
Vorderwandplazenta 387
Vorhofseptum 83
Vorhofseptumdefekt 83

W

Wandermilz 232
Weichteilcomputertomographie 449
Weichteildiagnostik, stufenweise 450
Weichteile, äußere 441 ff
– innere 441
Weichteilfehlbildung, angeborene 442
Weichteilinfiltrat, leukämisches 448
Weichteilkomplikation, postoperative 449
Weichteilpunktion, ultraschallgezielte 441
Weichteilröntgenuntersuchung 449
Weichteilsonographie 441 ff
– Aussagefähigkeit 442
– Technik 441
– Wertung 449
Weichteiltumor 443 ff
Weichteiltumoren, Einteilung 443
Wilms-Tumor 277, 315, 465 ff
– angeborener 465
– metastasierender 466
– sonographische Stadien 465 f

X

Xanthomzellen 271
Xeroradiographie 449

Z

Zäkumkarzinom 253
Zellulitis 442
Zerebellum, extrakranielles 19
- Fontanellensagittalschnitt 6 f
- Paramedianschnitt 7
Zisterne, basale 6
Zollinger-Ellison-Syndrom 226
Zunge, Sagittalschnitt 44 f

Zungengrund, Frontalschnitt 46 f
Zungengrundkarzinom 44, 47
- Ultraschallbefund 44
Zungengrundsonographie, Indikationen 46
Zwerchfellbuckel, Fehlinterpretation 157
Zwerchfellinsertionen, Fehlinterpretation 157

Zyste, branchiogene 442
- tendosynoviale 444
Zystenbildung, porenzephale 14
Zystenleber 131 f
Zystitis 346 f
- akute 346 f
- chronisch rezidivierende 346 f
- eitrige 347